《本草纲目》彩色图鉴

轻松读懂具有世界影响力的药典巨著

原　著　李时珍（明）

编译者（以姓氏笔画为序）

万新平	马　勇	马寅中	王　芳	王　玮
王　培	王　静	冯　莹	冯　婷	刘敏杰
张　成	张　敏	张　静	张嘉怡	赵爱萍
徐　杰	龚云芳	蔡红雅	蔡辉军	潘静梅

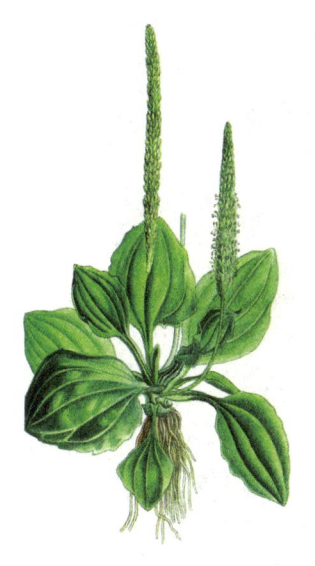

中国科学技术出版社

·北京·

图书在版编目（CIP）数据

本草纲目彩色图鉴 ／（明）李时珍著；王静编译． -- 北京：中国科学技术出版社，2017.10

ISBN 978-7-5046-7663-4

Ⅰ．①本… Ⅱ．①李…②王… Ⅲ．①《本草纲目》－图集Ⅳ．①R281.3-64

中国版本图书馆CIP数据核字（2017）第231219号

策划编辑	崔晓荣
责任编辑	黄维佳 瞿 昕
装帧设计	王长江
责任校对	龚利霞
责任印制	马宇晨

出　　版	中国科学技术出版社
发　　行	科学普及出版社发行部
地　　址	北京市海淀区中关村南大街16号
邮　　编	100081
发行电话	010-62103130
传　　真	010-62179148
网　　址	http://www.cspbooks.com.cn

开　　本	720mm×1000mm 1/16
字　　数	540千字
印　　张	30.5
版、印次	2017年10月 第1版第1次印刷
印　　刷	北京盛通印刷股份有限公司
书　　号	ISBN 978-7-5046-7663-4/R・2111
定　　价	69.00元

（凡购买本社图书，如有缺页、倒页、脱页者，本社发行部负责调换）

写在前面

　　《本草纲目》为明代学者李时珍倾其毕生精力于万历六年（1578年）撰成，万历二十三年（1596年）在金陵（今南京）正式刊行。它既是我国古代医学宝库中一部珍贵的药学巨典，又是一部具有世界性影响的博物学著作，书中涉及的内容极其广泛，在生物、化学、天文、地理、地质等方面都有不小的贡献。因其学术精深、内涵丰富备受国内外医学界和其他领域学术界的关注，已先后被译成多种语言版本，如日文、拉丁文、法文、德文、英文、俄文等，让全世界共同见证了一部伟大巨著的诞生与成长。但由于年代久远，整理校订的版本众多，许多版本中会存在一些错漏，而且文言文晦涩难懂，编排条理混乱，严重妨碍了读者对《本草纲目》的正确理解。

　　本书以原作者最初的完整金陵版为蓝本，集众家所长对其进行了悉心整理、编辑，其具有以下特点。

　　1.以白话文讲解，内容通俗易懂，语言简洁精练。轻松解决文言文晦涩难懂的问题，令读者更易理解。

　　2.图文结合。本书除附有上千幅金陵古版药材图谱外，还为多数药材绘制了精美的实物彩色高清图片，尽可能做到古今药材图谱相吻合，杜绝图文不符之误，帮助读者对每种药物的原生状态有更清晰的认识，同时避免了单纯文字介绍造成的视觉疲劳。

　　3.删减了部分与现代认识不符的内容。因本书的编写年代久远，其对部分药物的介绍可能有一些偏颇或欠妥的地方，如原来认为铅粉辛寒无毒，现代则认为有毒；又如人部收录的人肉疗羸瘵（割股疗亲）、梁上尘治昏厥等。对此我们都予以了更正或解惑，帮助读者基于现代中药学理论来研习药学古籍，领会其中精髓。

　　希望本书的出版能够让这部药学巨典焕发出新的文化光芒，早日走进平常百姓家，成为人们生活中必备的保健参考书。对于书中存在的疏漏和错误，望读者予以指正，以便再版时修订。

原序

纪称：望龙光，知古剑；觇宝气，辨明珠。故萍实商羊，非天明莫洞。厥后博物称华，辨字称康，析宝玉称倚顿，亦仅仅晨星耳。楚蕲阳李君东璧，一日过予山园谒予，留饮数有《本草纲目》数十卷。谓予曰：时珍，荆楚鄙人也。幼多羸疾，质成钝椎；长耽典籍，若啖蔗饴。遂渔猎群书，搜罗百氏。凡子、史、经、传、声韵、农圃、医卜、星相、乐府诸家，稍有得处，辄着数言。古有《本草》一书，自炎黄及汉、梁、唐、宋，下迨国朝，注解群氏旧矣。第其中舛谬差讹遗漏，不可枚数。乃敢奋编摩之志，僭纂述之权。岁历三十稔，书考八百余家，稿凡三易。复者芟之，阙者缉之，讹者绳之。旧本一千五百一十八种，今增药三百七十四种，分为一十六部，着成五十二卷。虽非集成，亦粗大备，僭名曰《本草纲目》。

愿乞一言，以托不朽。予开卷细玩，每药标正名为纲，附释名为目，正始也；次以集解、辨疑、正误，详其土产形状也；次以气味、主治、附方，着其体用也。上自坟典，下及传奇，凡有相关，靡不备采。如入金谷之园，种色夺目；如登龙君之宫，宝藏悉陈；如对冰壶玉鉴，毛发可指数也。博而不繁，详而有要，综核究竟，直窥渊海。兹岂仅以医书觏哉？实性理之精微，格物之《通典》，帝王之秘，臣民之重宝也。李君用心嘉惠何勤哉！噫，玉莫剖，朱紫相倾，弊也久矣。故辨专车之骨，必俟鲁儒；博支机之石，必访卖卜。予方着《卮言》，恚博古如《丹铅卮言》后乏人也，何幸睹兹集哉！兹集也，藏之深山石室无当，盍锲之，以共天下后世味《太玄》如子云者。

时万历岁庚寅春上元日，州山人凤洲王世贞拜撰。

进《本草纲目》疏

　　湖广黄州府儒学增广生员李建元谨奏，为遵奉明例访书，进献《本草》以备采择事。臣伏读礼部仪制司勘合一款，恭请圣明敕儒臣开书局纂修正史，移文中外。凡名家著述，有关国家典章，及纪君臣事迹，他如天文、乐律、医术、方技诸书，但成一家名言，可以垂于方来者，即访求解送，以备采入《艺文志》。如已刻行者，即刷印一部送部。或其家自欲进献者，听。奉此。臣故父李时珍，原任楚府奉祠，奉敕进封文林郎、四川蓬溪知县。生平笃学，刻意纂修。曾著《本草》一部，甫及刻成，忽值数尽，撰有遗表，令臣代献。臣切思之：父有遗命而子不遵，何以承先志；父有遗书而子不献，何以应朝命。矧今修史之时，又值取书之会，臣不揣谫陋，不避斧钺，谨述故父遗表。臣父时珍，幼多羸疾，长成钝椎，耽嗜典籍，若啖蔗饴。考古证今，奋发编摩，苦志辨疑订误，留心纂述诸书。伏念《本草》一书，关系颇重，注解群氏，谬误亦多。行年三十，力肆校雠；历岁七旬，功始成就。野人炙背食芹，尚欲献之天子；微臣采珠聚玉，敢不上之明君？昔炎黄辨百谷，尝百草，而分别气味之良毒；轩辕师岐伯，遵伯高，而剖析经络之本标。遂有《神农本草》三卷，《艺文》录为医家一经。

　　及汉末而李当之始加校修，至梁末而陶弘景益以注释，古药三百六十五种，以应重卦。唐高宗命司空李重修，长史苏颂表请伏定，增药一百一十四种。宋太祖命医官刘翰详校，宋仁宗再诏补注，增药一百种。召医唐慎微合为《证类》，修补众本草五百种。自是人皆指为全书，医则目为奥典。夷考其间，瑕不少。有当析而混者，如葳蕤、女葳，二物而并入一条；有当并而析者，如南星、虎掌，一物而分为二种。生姜、薯蓣，菜也，而列草品；槟榔、龙眼，果也，而列木部。八谷，生民之天也，不能明辨其种类；三菘，日用之蔬也，罔克的别其名称。黑豆、赤菽，大小同条；硝石、芒硝，水火混注。以兰花为兰草，卷丹为百合，此寇氏《衍义》之舛谬；谓黄精即钩吻，旋花即山姜，乃陶氏《别录》之差讹。酸浆、苦耽，草菜重出，掌氏之不审；天花、栝蒌，两处图形，苏氏之欠明。五倍子，构虫窠也，而认为木实；大草，田字草也，而指为浮萍。似兹之类，不可枚陈，略摘一二，以见错误。若不类分品列，何以印定群疑？臣不揣猥愚，僭肆删述，重复者芟之，遗缺者补之。如磨刀水、滦水、桑柴火、艾火、锁阳、山柰、土茯苓、番木鳖、金柑、樟脑、蝎虎、狗蝇、白蜡、水蛇、狗宝、秋虫之类，并今方所用，而古本则无；三七、地罗、九仙子、蜘蛛香、猪腰子、勾金皮之类，皆方物土苴，而稗官不载。今增新药，凡三百七十四种，类析旧本，分为一十六部。虽非集成，实亦粗备。有数名或散见各部，总标正名为纲，余各附释为目，正始也；次以集解、辨疑、正误，详其出产形状也；次以气味、主治、附方，着其体用也。上自坟典，下至传奇，凡有相关，靡不收采，虽命医书，实该物理。我太祖高皇帝首设医院，重设医学，沛仁心仁术于九有之中；世宗肃皇帝既刻《医方选要》，又刻《卫生易简》，蔼仁政仁声于率土之远。伏愿皇帝陛下体道守成，遵祖继志；当离明之正位，司考文之大权。留情民瘼，再修司命之书；特诏良臣，着成昭代之典。治身以治天下，书当与日月争光；寿国以寿万民，臣不与草木同朽。臣不胜冀望屏营之至。臣建元为此一得之愚，上干九重之览，或准行礼部转发史馆采择，或行医院重修，父子衔恩，存殁均戴。臣无任瞻天仰圣之至。

　　万历二十四年十一月　日进呈，十八日奉圣旨：书留览，礼部知道，钦此。

目录

卷一 序例

- 神农本草经名例 ········· 1
- 七方 ·················· 1
- 十剂 ·················· 2
- 气味阴阳 ············· 4
- 五味宜忌 ············· 5
- 五味偏胜 ············· 6
- 标本阴阳 ············· 6
- 升降浮沉 ············· 6
- 四时用药例 ··········· 7
- 六腑六脏用药
  气味补泻 ··········· 7
- 五脏五味补泻 ······· 8
- 相须相使相畏相恶诸药 8
- 相反诸药 ············ 13
- 服药忌食 ············ 13
- 妊娠禁忌 ············ 14
- 饮食禁忌 ············ 14

卷二 百病主治

- 诸风 ················ 16
- 痉风 ················ 16
- 癫痫 ················ 17
- 伤寒热病 ············ 17
- 瘟疫 ················ 17
- 暑 ·················· 18
- 湿 ·················· 18
- 火热 ················ 18
- 诸气 ················ 18
- 痰饮 ················ 19
- 脾胃 ················ 19
- 吞酸嘈杂 ············ 19
- 噎膈 ················ 20
- 反胃 ················ 20
- 呕吐 ················ 20
- 呃逆 ················ 20
- 霍乱 ················ 20
- 泄泻 ················ 21
- 痢 ·················· 21
- 疟 ·················· 22
- 心下痞满 ············ 22
- 胀满 ················ 22
- 诸肿 ················ 23
- 黄疸 ················ 23
- 脚气 ················ 23
- 喘逆 ················ 24
- 咳嗽 ················ 24
- 寒热 ················ 25
- 齿出血 ·············· 25
- 咳血 ················ 25
- 诸汗 ················ 25
- 健忘 ················ 25
- 惊悸 ················ 26
- 不眠 ················ 26
- 多眠 ················ 26
- 遗精梦泄 ············ 26
- 癃淋 ················ 26
- 溲数遗尿 ············ 27
- 小便血 ·············· 27
- 阴痿 ················ 27
- 大便燥结 ············ 28
- 脱肛 ················ 28
- 痔漏 ················ 28
- 诸虫 ················ 29
- 肠鸣 ················ 29
- 心腹痛 ·············· 29
- 胁痛 ················ 29
- 腰痛 ················ 30
- 痛风 ················ 30
- 头痛 ················ 31
- 眩晕 ················ 31
- 眼目 ················ 31
- 耳 ·················· 32
- 面 ·················· 32
- 鼻 ·················· 32
- 唇 ·················· 33
- 口舌 ················ 33
- 咽喉 ················ 33
- 音声 ················ 33
- 牙齿 ················ 34
- 须发 ················ 34
- 狐臭 ················ 34
- 风瘙疹痹 ············ 34
- 痈疽 ················ 35
- 诸疮 ················ 35
- 跌仆折伤 ············ 36
- 诸虫伤 ·············· 36
- 妇人经水 ············ 36
- 带下 ················ 36
- 崩中漏下 ············ 36

- 胎前 …… 37
- 产难 …… 37
- 产后 …… 37
- 小儿初生诸病 …… 37
- 惊痫 …… 37

卷三 水部
- 天水类 …… 38
- 地水类 …… 40

卷四 火部
- 阳火、阴火 …… 43
- 桑柴火 …… 44
- 芦火、竹火 …… 44
- 炭火 …… 44
- 艾火 …… 45
- 灯火 …… 45
- 烛烬 …… 46
- 火针 …… 46
- 神针火 …… 46

卷五 土部
- 白垩 …… 47
- 赤土 …… 47
- 黄土 …… 47
- 乌爹泥 …… 48
- 白蚁泥 …… 48
- 胡燕窠土 …… 48
- 东壁土 …… 49
- 梁上尘 …… 49

- 土蜂窠 …… 49
- 伏龙肝 …… 49
- 蚯蚓泥 …… 50
- 白瓷器 …… 50
- 墨 …… 50
- 釜脐墨 …… 51
- 百草霜 …… 51

卷六 金石部
- 金 …… 52
- 银 …… 53
- 自然铜 …… 54
- 铜青 …… 54
- 铅 …… 54
- 铅丹 …… 55
- 锡 …… 56
- 诸铜器 …… 57
- 铁 …… 57
- 玉类 …… 57
- 青玉 …… 58
- 珊瑚 …… 58
- 玛瑙 …… 59
- 玻璃 …… 59
- 琉璃 …… 59
- 水晶 …… 60
- 云母 …… 60
- 五色石英 …… 61
- 紫石英 …… 61
- 白石英 …… 61
- 丹砂 …… 62
- 水银 …… 62

- 雄黄 …… 63
- 密陀僧 …… 63
- 炉甘石 …… 64
- 石膏 …… 65
- 代赭石 …… 65
- 理石 …… 66
- 长石 …… 66
- 禹余粮 …… 66
- 空青 …… 67
- 曾青 …… 67
- 绿青 …… 67
- 扁青 …… 67
- 礞石 …… 68
- 花乳石 …… 68
- 金牙石 …… 68
- 石燕 …… 68
- 滑石 …… 69
- 石钟乳 …… 70
- 石脑油 …… 70
- 石炭 …… 71
- 石灰 …… 71
- 阳起石 …… 71
- 石胆 …… 72
- 砒石 …… 73
- 食盐 …… 73
- 朴消 …… 74
- 芒硝 …… 75
- 矾石 …… 75
- 卤碱 …… 76
- 凝水石 …… 76
- 玄精石 …… 76
- 硇砂 …… 76

- □ 蓬砂 ·················· 77
- □ 石硫黄 ················ 77
- □ 石硫赤 ················ 78
- □ 石碱 ·················· 78

卷七 草部

- □ 甘草 ·················· 79
- □ 黄耆 ·················· 80
- □ 人参 ·················· 82
- □ 沙参 ·················· 83
- □ 荠苨 ·················· 84
- □ 桔梗 ·················· 85
- □ 黄精 ·················· 86
- □ 萎蕤 ·················· 87
- □ 知母 ·················· 88
- □ 肉苁蓉 ················ 89
- □ 锁阳 ·················· 90
- □ 天麻、赤箭 ············ 90
- □ 苍术 ·················· 91
- □ 狗脊 ·················· 92
- □ 贯众 ·················· 93
- □ 巴戟天 ················ 94
- □ 远志 ·················· 95
- □ 淫羊藿 ················ 96
- □ 玄参 ·················· 97
- □ 白头翁 ················ 98
- □ 仙茅 ·················· 99
- □ 地榆 ·················· 99
- □ 三七 ·················· 100
- □ 丹参 ·················· 101
- □ 黄连 ·················· 102

- □ 黄芩 ·················· 104
- □ 秦艽 ·················· 105
- □ 柴胡 ·················· 106
- □ 前胡 ·················· 107
- □ 胡黄连 ················ 108
- □ 防风 ·················· 109
- □ 钩吻 ·················· 110
- □ 独活 ·················· 110
- □ 茈草 ·················· 111
- □ 苦参 ·················· 112
- □ 白鲜 ·················· 113
- □ 贝母 ·················· 114
- □ 山慈菇 ················ 115
- □ 白茅 ·················· 116
- □ 石蒜 ·················· 117
- □ 龙胆 ·················· 118
- □ 徐长卿 ················ 119
- □ 细辛 ·················· 120
- □ 白前 ·················· 121
- □ 当归 ·················· 122
- □ 蛇床 ·················· 123
- □ 藁本 ·················· 124
- □ 芍药 ·················· 125
- □ 牡丹 ·················· 127
- □ 三白草 ················ 128
- □ 木香 ·················· 128
- □ 山柰 ·················· 129
- □ 高良姜 ················ 130
- □ 萱草 ·················· 130
- □ 豆蔻 ·················· 131
- □ 肉豆蔻 ················ 132
- □ 白豆蔻 ················ 133

- □ 益智子 ················ 133
- □ 荜茇 ·················· 134
- □ 补骨脂 ················ 135
- □ 姜黄 ·················· 136
- □ 郁金 ·················· 137
- □ 蓬莪茂 ················ 137
- □ 莎草、香附子 ·········· 138
- □ 茉莉 ·················· 140
- □ 藿香 ·················· 141
- □ 旋覆花 ················ 141
- □ 薰草、零陵香 ·········· 142
- □ 郁金香 ················ 143
- □ 泽兰 ·················· 143
- □ 兰草 ·················· 144
- □ 马兰 ·················· 145
- □ 爵床 ·················· 146
- □ 香薷 ·················· 146
- □ 假苏 ·················· 147
- □ 薄荷 ·················· 148
- □ 苏 ···················· 149
- □ 积雪草 ················ 151
- □ 菊 ···················· 152
- □ 野菊 ·················· 153
- □ 茺蔚 ·················· 154
- □ 迷迭香 ················ 155
- □ 丽春草 ················ 155
- □ 升麻 ·················· 156
- □ 白英 ·················· 157
- □ 决明 ·················· 157
- □ 番红花 ················ 159
- □ 莨菪 ·················· 159
- □ 狼把草 ················ 161

□ 石龙芮 …… 162	□ 箬 …… 194	□ 王不留行 …… 222
□ 蛇莓 …… 163	□ 射干 …… 194	□ 葶苈 …… 223
□ 五味子 …… 164	□ 凤仙 …… 195	□ 车前 …… 224
□ 使君子 …… 166	□ 恶实 …… 196	□ 马鞭草 …… 225
□ 菝 …… 167	□ 苍耳 …… 197	□ 蓼 …… 225
□ 藜芦 …… 168	□ 天名精 …… 199	□ 甘蓝 …… 226
□ 忍冬 …… 170	□ 甘蕉 …… 200	□ 水蓼 …… 227
□ 虎耳草 …… 172	□ 麻黄 …… 201	□ 蒺藜 …… 227
□ 没药 …… 172	□ 玉簪 …… 203	□ 虎杖 …… 228
□ 莴苣 …… 173	□ 木贼 …… 203	□ 萹蓄 …… 229
□ 马齿苋 …… 174	□ 地黄 …… 204	□ 海金沙 …… 230
□ 景天 …… 176	□ 灯心草 …… 207	□ 紫花地丁 …… 231
□ 酢浆草 …… 177	□ 牛膝 …… 207	□ 半边莲 …… 231
□ 蕤核 …… 178	□ 鸢尾 …… 209	□ 谷精草 …… 231
□ 胡颓子 …… 179	□ 紫菀 …… 209	□ 泽漆 …… 232
□ 牡荆 …… 180	□ 麦门冬 …… 210	□ 大黄 …… 233
□ 蔓荆 …… 182	□ 淡竹叶 …… 211	□ 甘遂 …… 235
□ 扶芳藤 …… 183	□ 石松 …… 212	□ 大戟 …… 235
□ 桑上寄生 …… 183	□ 射罔 …… 212	□ 蓖麻 …… 236
□ 佛甲草 …… 184	□ 葵 …… 212	□ 半夏 …… 237
□ 茵陈蒿 …… 185	□ 鸭跖草 …… 213	□ 常山、蜀漆 …… 238
□ 艾 …… 185	□ 酸浆 …… 214	□ 附子 …… 240
□ 夏枯草 …… 187	□ 龙葵 …… 215	□ 乌头 …… 241
□ 青葙 …… 187	□ 蜀葵 …… 216	□ 天南星 …… 241
□ 鸡冠 …… 188	□ 败酱 …… 217	□ 蚤休 …… 242
□ 刘寄奴草 …… 189	□ 迎春花 …… 217	□ 菟丝子 …… 243
□ 红蓝花 …… 189	□ 地肤 …… 218	□ 芫花 …… 244
□ 大蓟、小蓟 …… 190	□ 青黛 …… 218	□ 番木鳖 …… 245
□ 苎麻 …… 191	□ 款冬花 …… 219	□ 曼陀罗花 …… 245
□ 续断 …… 192	□ 鼠曲草 …… 220	□ 栝楼 …… 246
□ 大青 …… 192	□ 连翘 …… 220	□ 牵牛子 …… 247
□ 蠡实 …… 193	□ 瞿麦 …… 221	□ 木鳖子 …… 248

□ 葛 …… 249	□ 亚麻 …… 269	□ 大豆豉 …… 291
□ 何首乌 …… 250	□ 麻蕡 …… 269	□ 豆腐 …… 292
□ 马兜铃 …… 251	□ 青蘘 …… 270	□ 饭 …… 293
□ 泽泻 …… 251	□ 大麦 …… 270	□ 粥 …… 293
□ 香蒲、蒲黄 …… 252	□ 小麦 …… 271	□ 糕 …… 294
□ 水萍 …… 253	□ 雀麦 …… 273	□ 粽 …… 294
□ 月季花 …… 254	□ 荞麦 …… 273	□ 麴 …… 294
□ 藻 …… 255	□ 苦荞麦 …… 274	□ 饴糖 …… 296
□ 海藻 …… 255	□ 紫堇 …… 275	□ 酱 …… 296
□ 昆布 …… 256	□ 稻 …… 275	□ 醋 …… 297
□ 海带 …… 256	□ 籼 …… 276	□ 米醋 …… 298
□ 石韦 …… 256	□ 稷 …… 277	□ 酒 …… 298
□ 石胡荽 …… 257	□ 黍 …… 277	□ 米酒 …… 299
□ 骨碎补 …… 258	□ 蜀黍 …… 278	□ 老酒 …… 299
□ 菖蒲 …… 258	□ 粱 …… 279	□ 东阳酒 …… 299
□ 地锦 …… 260	□ 秫 …… 280	□ 烧酒 …… 302
□ 石斛 …… 260	□ 罂子粟 …… 280	□ 葡萄酒 …… 302
□ 海芋 …… 261	□ 粟 …… 281	
□ 卷柏 …… 262	□ 薏苡 …… 282	**卷九 菜部**
□ 乌蔹莓 …… 262	□ 阿芙蓉 …… 283	
□ 覆盆子 …… 263	□ 玉蜀黍 …… 284	□ 韭 …… 303
□ 营实 …… 264	□ 大豆 …… 284	□ 葱 …… 305
□ 紫葳 …… 264	□ 黑大豆 …… 284	□ 葫 …… 306
□ 茜草 …… 265	□ 黄大豆 …… 285	□ 芸薹 …… 308
□ 千里及 …… 265	□ 赤小豆 …… 285	□ 菘 …… 309
□ 女萎 …… 266	□ 绿豆 …… 286	□ 罗勒 …… 309
□ 黄药子 …… 266	□ 豇豆 …… 287	□ 菘 …… 310
	□ 豌豆 …… 288	□ 芥 …… 310
	□ 刀豆 …… 289	□ 莱菔 …… 311
卷八 谷部	□ 扁豆 …… 289	□ 生姜 …… 313
□ 胡麻 …… 267	□ 白扁豆 …… 290	□ 干姜 …… 314
□ 大麻 …… 268	□ 蚕豆 …… 290	□ 茼蒿 …… 315

□ 芫荽	315
□ 水芹	316
□ 茴香	317
□ 胡萝卜	317
□ 荠菜	318
□ 苜蓿	318
□ 菠菜	319
□ 苋	320
□ 苋实	320
□ 黄花菜	320
□ 蒲公英	321
□ 蕺	322
□ 翘摇	322
□ 蕨	323
□ 芋	323
□ 茄	324
□ 壶卢	325
□ 冬瓜	326
□ 白冬瓜	326
□ 南瓜	327
□ 丝瓜	327
□ 胡瓜	328
□ 苦瓜	328
□ 紫菜	329
□ 石花菜	329
□ 龙须菜	330
□ 芝	330
□ 木耳	331
□ 蘑菰蕈	331
□ 香蕈	331
□ 竹蓐	332

卷十 果部

□ 李	333
□ 杏	334
□ 桃	335
□ 梅	336
□ 栗	337
□ 枣	338
□ 梨	339
□ 木瓜	340
□ 山楂	341
□ 柿	342
□ 安石榴	343
□ 甘石榴	343
□ 酸石榴	343
□ 槟榔	344
□ 椰子	345
□ 橄榄	346
□ 荔枝	347
□ 龙眼	348
□ 松子	348
□ 秦椒	349
□ 胡椒	349
□ 茗	350
□ 猕猴桃	351
□ 无花果	351
□ 吴茱萸	352
□ 西瓜	353
□ 葡萄	354
□ 甘蔗	354
□ 甜瓜	355

□ 莲藕	356
□ 乌芋	359
□ 芰实	359
□ 芡实	360
□ 慈菇	361

卷十一 木部

□ 柏	362
□ 桂	364
□ 沉香	365
□ 松	365
□ 杉	367
□ 芦荟	368
□ 牡桂	368
□ 丁香	368
□ 相思子	369
□ 檀香	370
□ 樟	370
□ 椿樗	370
□ 苏合香	372
□ 龙脑香	372
□ 安息香	373
□ 杜仲	373
□ 漆	374
□ 桐	375
□ 合欢	376
□ 柳	377
□ 白杨	378
□ 桦木	379
□ 巴豆	379
□ 桑	381

桑椹 ………… 382	蚁 …………… 410	鲥鱼 ………… 429
枳 …………… 383	水蛭 ………… 410	鲫鱼 ………… 429
金樱子 ……… 384	蚱蝉 ………… 411	鳗鲡鱼 ……… 430
酸枣 ………… 385	蜣螂 ………… 413	鳝鱼 ………… 430
木槿 ………… 386	天牛 ………… 414	乌贼鱼 ……… 431
郁李 ………… 387	蝼 …………… 415	鳅鱼 ………… 432
扶桑 ………… 387	萤火 ………… 416	虾 …………… 432
冬青 ………… 388	蛙 …………… 417	海虾 ………… 432
蜡梅 ………… 389	蝌蚪 ………… 417	
木芙蓉 ……… 389	蟾蜍 ………… 417	
黄杨木 ……… 390	蚯蚓 ………… 419	**卷十四　介部**
接骨木 ……… 390	蜈蚣 ………… 420	水龟 ………… 433
木棉 ………… 391	蜗牛 ………… 421	玳瑁 ………… 434
茯苓 ………… 391	樗鸡 ………… 422	鳖 …………… 434
琥珀 ………… 392	蛴螬 ………… 422	蟹 …………… 435
雷丸 ………… 392	䗪虫 ………… 423	牡蛎 ………… 436
枸杞 ………… 393	䗪蠊 ………… 423	蚌 …………… 437
竹 …………… 394	䗪虻 ………… 423	蚬 …………… 438
		石决明 ……… 438
		海蛤 ………… 438
卷十二　虫部	**卷十三　鳞部**	文蛤 ………… 439
蜜蜂 ………… 396	鲮鲤 ………… 424	蛤蜊 ………… 439
蜂蜜 ………… 397	蛤蚧 ………… 424	紫贝 ………… 440
土蜂 ………… 399	守宫 ………… 425	海螺 ………… 440
大黄蜂 ……… 399	蛇蜕 ………… 425	田螺 ………… 440
蜜蜡 ………… 400	白花蛇 ……… 426	淡菜 ………… 440
露蜂房 ……… 401	蝮蛇 ………… 427	蜗螺 ………… 441
螳螂 ………… 402	乌蛇 ………… 427	
蚕 …………… 404	鲤鱼 ………… 427	
九香虫 ……… 407	鳟鱼 ………… 428	**卷十五　禽部**
斑蝥 ………… 407	鲩鱼 ………… 428	鹤 …………… 442
蝎 …………… 408	鲚鱼 ………… 428	鹳 …………… 442

| □ 鸹鸡 …… 443
| □ 鹅 …… 443
| □ 鹈鹕 …… 444
| □ 雁 …… 444
| □ 鹄 …… 445
| □ 鸳鸯 …… 445
| □ 鹜 …… 445
| □ 凫 …… 446
| □ 鸥 …… 446
| □ 鹭 …… 447
| □ 鸬鹚 …… 447
| □ 鱼狗 …… 447
| □ 鸡 …… 447
| □ 雉 …… 449
| □ 鹧鸪 …… 450
| □ 鸽 …… 450
| □ 鹑 …… 451
| □ 雀 …… 451
| □ 燕 …… 452
| □ 伏翼 …… 452
| □ 斑鸠 …… 452
| □ 鸲鹆 …… 453
| □ 鹊 …… 453
| □ 啄木鸟 …… 453
| □ 慈乌 …… 454
| □ 莺 …… 454
| □ 乌鸦 …… 454
| □ 鸱鸺 …… 454
| □ 杜鹃 …… 455
| □ 孔雀 …… 455
| □ 鹰 …… 455
| □ 鹦鹉 …… 456

□ 雕 …… 456
□ 鹗 …… 456
□ 鸱 …… 457
□ 鸩 …… 457

卷十六 兽部

□ 猪 …… 458
□ 狗 …… 461
□ 羊 …… 461
□ 马 …… 463
□ 牛 …… 464
□ 驴 …… 465
□ 骡 …… 466
□ 驼 …… 466
□ 阿胶 …… 467
□ 麝 …… 468
□ 狐 …… 469
□ 貉 …… 469
□ 猪獾 …… 470
□ 獾 …… 470
□ 豺 …… 470
□ 狼 …… 471
□ 兔 …… 471
□ 山獭 …… 472
□ 水獭 …… 472

第十七卷 人部

□ 乳汁 …… 473
□ 口津唾 …… 473
□ 人胞 …… 473

卷一 序例

□ 神农本草经名例

上药一百二十种为君，主养命以顺应上天，无毒，长期服用不伤人。想要轻身益气、延年益寿者以上经为本。

中药一百二十种为臣，主养性以顺应人事，有的无毒，有的有毒，须斟酌服用。想要遏病、滋补虚弱者以中经为本。

下药一百二十五种为佐、使，主治病以顺应土地，大多有毒，不能长期服用。想要除寒热邪气、破积聚疗疾病者以下经为本。

上、中、下三品共计三百六十五种，法三百六十五度，一度应一日，以成一年。把此数翻倍，合七百三十种。

药中有君、臣、佐、使，彼此相互配合、制约。一般的配置是君药一味、臣药两味、佐药三味、使药五味，也可以君药一味、臣药三味、佐使药九味。

药有阴阳相配、母子兄弟，根、茎、花、实、苗、皮、骨、肉。不同药物之间，药性不同，有单行的、相须的、相使的、相畏的、相恶的、相反的、相杀的。医生对这七种情形，要从药性方面来观察。要用药性相须、相使的，不要用药性相恶、相反的。如果药物有毒但能相互制约，可以用相畏、相杀的；否则不能合用。

[李时珍说]药有七情：单行的，指的是单方，不需辅药；相须的，指药物药性相同，配合使用，不可分离，如人参、甘草，黄柏、知母等；相使的，指主药的佐使；相恶的，指药物夺取彼此药效；相畏的，指药物彼此制约；相反的，指药物不相合；相杀的，指药物制约彼此的毒性。古方中多有用相恶、相反的。相须、相使同用的，是用药的帝道；相畏、相杀同用的，是用药的王道；相恶、相反同用的，是用药的霸道。

药物有酸、咸、甘、苦、辛五味，还有寒、热、温、凉四气以及有毒无毒。药物阴干、曝干，采收、炮制的时间，生熟，出于何种土壤，药物的真、伪、陈、新，都各有方法。药性有适宜制丸的，有适宜制散的，有适宜水煎煮的，有适宜用酒浸泡的，有适宜制膏的，有以上各种制作方法都适宜的，也有不能入汤酒的。凡此种种，都要顺从药性，不能违反、逾越。

凡是治疗疾病，必须先了解疾病的根源，等待治病的时机。如果五脏未虚，六腑未竭，血脉未乱，精神未散，那服药必活。如果病已成，可得半愈。如果病势已过，命将难全。

□ 七方

[刘完素说]病情的转变在于疾病，疾病的治疗在于药方，药方的配制在于医生。药方有七类：大、小、缓、急、

奇、偶、复。配制药方，气味是根本。寒、热、温、凉，四气生于天；酸、苦、辛、咸、甘、淡，六味成于地。所以有形为味，无形为气。气为阳，味为阴。辛甘发散为阳，酸苦涌泄为阴；咸味涌泄为阴，淡味渗泄为阳。或收或散，或缓或急，或燥或润，或软或坚，各随脏腑的病症，而采用不同品味的药物，于是七方可成。所以，奇、偶、复方，是三种药方的形式；大、小、缓、急，是四种配制方法。所以说，治有缓急，方有大小。

大方 [岐伯说]君药一味，臣药二味，佐药九味，为大方。君药一味，臣药三味，佐药五味，为中方。君药一味，臣药二味，为小方。

缓方 [张从正说]缓方有五种：有用甘甜的缓方，如甘草、糖、蜜之类，病在胸膈，取其留恋。有用药丸的缓方，因药丸的药效比汤、散剂要慢。有药味众多的缓方，药物众多则相互拘制，不得完全发挥其药性。有无毒治病的缓方，无毒则性纯功缓。有气味俱薄的缓方，气味薄则长于补上治上，等其蔓延到下时，药力已衰。

急方 [张从正说]急方有四种：有急病急攻的急方，例如中风、关格之类的疾病。有汤散荡涤的急方，下咽易散而行速。有毒药的急方，毒性能上涌下泄以减弱病势。有气味俱厚的急方，气味俱厚，直趋于下而力不衰。

奇方 [张从正说]奇方有两种：有单独用一味药物的奇方，适宜于病在上而近的；有药物数目和阳数一、三、五、七、九的奇方，宜下泄，不宜发汗。

偶方 [张从正说]偶方有三种：有两味相配的偶方；有将两个古方相合的偶方，古谓之复方，都适宜用于病在下而远的；有药物之数合阴数二、四、六、八、十的偶方，宜发汗，不宜下泄。

复方 [张从正说]复方有三种：有二方、三方以及数方相合的复方，如桂枝二越婢一汤、五积散之类；有本方之外另加其他药物的复方，如调胃承气汤加连翘、薄荷、黄芩、栀子为凉膈散之类；有两分均等的复方，如胃风汤各等份之类。

十剂

徐之才说：药有宣、通、补、泄、轻、重、涩、滑、燥、湿十种，是药之大体，但是《神农本草经》没有记录，后来的人们也没有叙述。

宣剂 [李时珍说]壅，堵塞的意思；宣，发散的意思。郁塞导致的疾病，不升不降，传化失常。或郁久而生病，或病久而生郁，必须用药物去宣布发散，就好像承流宣化一样，不单单是涌越为宣。所以，气郁有余，就用香附、抚芎之类的药物去开解，不足则补中益气，以使气运行。火郁轻微的用山栀、青黛发散，严重的则升阳解肌发汗。湿郁轻微的用苍术、白芷这类药物燥解，严重的则用风药偏胜。痰郁轻微的用南星、橘皮这类药物化痰，严重的则用瓜蒂、藜芦这类药物涌吐痰涎。血郁轻微的用桃仁、红花这类药物行血活血，严重的则用吐、利的方法祛除血瘀。食郁轻微的用山楂、神曲消食，严重的则用上涌下利的办法消除食积。这些都是宣剂。

通剂 [李时珍说]滞，留滞的意思。湿热之邪留于气分，从而形成痛痹癃闭的，宜用淡味药物上助肺气下降，通其小便，以泄气中之滞，如木通、猪苓之类。湿热之邪留于血分，从而形成痹痛肿注、二便不通的，宜用苦寒药物下引，通其前后，以泄血中之滞，如防己之类。《神农本草经》上说：味薄者通，所以淡味药物被称为通剂。

补剂 [李时珍说]虚则补其母。生姜之辛补肝，炒盐之咸补心，甘草之甘补脾，五味子之酸补肺，黄柏之苦补肾。又如，茯神之补心气，生地黄之补心血；人参之补脾气，白芍药之补脾血；黄芪之补肺气，阿胶之补肺血；杜仲之补肾气，熟地黄之补肾血；芎䓖之补肝气，当归之补肝血之类，都是补剂，不单人参、羊肉为补药。

泄剂 [李时珍说]去闭也就是去实。《神农本草经》上说实者泻之，实际上应当是泻其子。五脏五味皆有泻，不单是葶苈、大黄。肝实泻以芍药之酸，心实泻以甘草之甘，脾实则泻以黄连之苦，肺实泻以石膏之辛，肾实泻以泽泻之咸。

轻剂 [李时珍说]轻剂可解除闭塞，有表闭里闭，上闭下闭之分。表闭者，风寒伤营，腠理闭密，阳气郁积，不能外出，出现发热、恶寒、头痛、脊强等症状，适宜用轻扬之剂发汗，而表自解。里闭者，火热郁抑，津液不行，皮肤干闭，出现肌热、烦热、头痛、目肿、昏瞀、疮疡等症状，适宜用轻扬之剂解其肌，而火自散。上闭有两种：一是外寒内热，上焦气闭，出现咽喉闭痛的症状，适宜用清凉之剂扬散，则闭自开；另一则是饮食寒冷抑遏阳气在下，出现胸膈痞满闭塞的病症，适宜扬其清而抑其浊，则痞自泰。下闭也有两种：一是阳气陷下，表现为里急后重，数至厕而不行之证，只需升其阳而大便自顺，也就是所说的"下者举之"；另一则是燥热伤肺，金气郁积，窍闭于上，而膀胱闭于下，出现小便不利的症状，适宜用升麻之类的药物探吐，上窍通而小便自利，也就是所说的"病在下而取之上"。

重剂 [李时珍说]重剂有四：有惊则气乱，而魂气飞扬，如丧神守的；有怒则气逆，而肝火激烈，病狂善怒的，这两种都可以用铁粉、雄黄之类的药物平其肝。有神不守舍，而多惊健忘，迷惑不宁的，适宜用朱砂、紫石英之类的药物镇其心；有恐则气下，精志失守而畏惧，仿佛有人要逮他的，适宜用磁石、沉香之类的药物安其肾。大多数的重剂压浮火而坠痰涎，不单是治疗胆怯的。所以诸风掉眩及惊痫痰喘，吐逆不止及反胃之类的病，都是由浮火痰涎所导致的，都适宜用重剂坠之。

滑剂 [李时珍说]着者，也就是有形之邪留着于经络脏腑之间，表现为小便浊滞、痰涎、胞胎、痈肿之类的疾病，都适宜用滑药以引去留着之物。这与木通、猪苓通以去滞相类似，但是并不一样。木通、猪苓，为淡泄的药物，去湿热无形之邪；葵子、榆皮，为甘滑的药物，去湿热有形之邪。所以前者为滞，后者为着。大便涩的，用菠、牵牛之类；小便涩的，用车前、榆皮之类；

精窍涩的，用黄柏、葵花之类；胞胎涩的，用黄葵子、王不留行之类；引痰涎自小便去的，用半夏、茯苓之类；引疮毒自小便去的，则用五叶藤、萱草根之类。以上所列都为滑剂。

涩剂 [张从正说]寝汗不禁，涩以麻黄根、防风。滑泄不止，涩以豆蔻、枯矾、木贼、罂粟壳。喘咳上奔，涩以乌梅、诃子。凡酸味近于涩者，收敛的意思。然而都宜先攻其本，而后才能够收敛。

燥剂 [李时珍说]湿有外感、内伤。外感之湿，为雨露、岚雾、地气、水湿，袭于人体皮肉筋骨经络之间；内伤之湿，为水饮、酒食及脾弱肾强所致，所以不能一概而论。故风药可以胜湿，燥药可以除湿，淡药可以渗湿，泄小便可以引湿，利大便可以逐湿，吐痰涎可以祛湿。湿而有热，用苦寒之剂燥之；湿而有寒，用辛热之剂燥之，不单桑皮、小豆是燥剂。湿去则燥，所以称之为燥剂。

湿剂 [李时珍说]湿剂当作润剂。枯者燥也，阳明燥金之化；秋令也，风热忿郁，血液枯涸而为燥病。上燥则渴，下燥则结，筋燥则强，皮燥则揭，肉燥则裂，骨燥则枯，肺燥则痿，肾燥则消。凡麻仁、阿胶、膏润之类的药物，都为润剂。养血用当归、地黄之类的药物，生津用麦门冬、栝蒌根之类的药物，益精则用肉苁蓉、枸杞之类的药物。

气味阴阳

《素问·阴阳应象大论》记载：阳气积聚在上为天，阴气积聚在下为地。阴性柔和而安静，阳性刚强而躁动，阳主孕育，阴主成长；阳主肃杀，阴主收藏。阳化生清气，阴凝聚成形。饮食五味滋养了形体，形体又依赖于元气的充养。五味之气生成阴精；阴精又靠气化生成。五味太过会损伤形体，元气太过则耗损阴精。阴精能化生人体的元气，饮食五味太过又耗伤人体的元气。阴性沉下，故味出于下窍；阳性升浮，故气出于上窍。清阳之气循行于肌肤腠理，浊阴之气向内归藏于五脏；清阳之气充实四肢肌肉，浊阴之气内走于六腑。味属阴，味厚者为纯阴，而味薄者为阴中之阳；气属阳，气厚者为纯阳，气薄者为阳中之阴。味厚者能泻下，味薄者则通利；气薄者能宣泄，气厚者则助阳。五味中，辛、甘味发散为阳，酸苦涌泄为阴；咸味涌泄为阴，淡味渗泄为阳。六者或收或散，或缓或急，或润或燥，或软或坚，须根据各自功能而使用，从而调节机体平衡。

[李杲说]味薄的能通利，像酸、苦、咸、平这些；味厚的能下泄，像咸、苦、酸、寒这些。气厚的能发热，像辛、甘、温、热这些；气薄的能渗泄，像甘、淡、平、凉这些。渗指微出汗，泄指通利小便。

又说：药有温、凉、寒、热之气，辛、甘、淡、酸、苦、咸之味。还有升、降、沉、浮的区别，厚、薄、阴、阳之间的不同。一种药物之内，气味兼有，理性具存。或气相同而味不同，或味相同而气有异。气像天，温热的为天之阳，寒凉的为天之阴；天有阴、阳、风、寒、暑、湿、燥、火，三阴、三阳的规律与之对应。味像地，辛、甘、淡的为地之阳，酸、苦、咸的为地之阴；地有阴、阳、金、木、水、火、土，生、长、化、收、藏与之呼应。气味薄的，轻清上升而形成天象，因为它源于天而亲上。气味厚的，重浊下沉而形成地貌，因为它源于地而亲下。

《素问·六节脏象论》说：天给人以五气，地给人以五味。五气由鼻吸入，藏于心、肺，使得面部五色明润光泽，音、声能辨。五味由口进入，藏于肠胃，以养五气，气和而生，形成津液，滋润五脏，补精益髓，所以神气旺盛。又说：形体瘦弱的用气厚的药食温养，精血不足的用味厚的药食补益。

[王冰说]五种气，臊气入肝，焦气入心，香气入脾，腥气入肺，腐气入肾。心荣面色，肺发声音，因此气藏于心肺二脏，就使面色荣润，声音清脆。气为水之母，所以味藏于肠胃而养五脏之气。

五味宜忌

五欲 肝欲酸，心欲苦，脾欲甘，肺欲辛，肾欲咸，这是五味合于五脏之气。

五宜 青色宜酸，肝病宜食麻、犬、李、韭。赤色宜苦，心病宜食麦、羊、杏、薤。黄色宜甘，脾病宜食粳、牛、枣、葵。白色宜辛，肺病宜食黄黍、鸡、桃、葱。黑色宜咸，肾病宜食大豆、黄卷、猪、栗、藿。

五禁 肝病禁辛，宜食甘：粳、牛、枣、葵。心病禁咸，宜食酸：麻、犬、李、韭。脾病禁酸，宜食咸：大豆、猪、栗、藿。肺病禁甘，宜食苦：麦、羊、杏、薤。肾病禁苦，宜食辛：黄黍、鸡、桃、葱。

[孙思邈说]春季适宜少酸增甘以养脾，夏季适宜少苦增辛以养肺，秋季适宜少辛增酸以养肝，冬季适宜少咸增苦以养心，四季都应少甘增咸以养肾。

五走 酸走筋，筋病不宜多食酸，多食令人小便不畅。酸气涩收，膀胱得酸而缩蜷，故水道不通。

苦走骨，骨病不宜多食苦，多食令人呕吐。苦入下脘，三焦皆闭，所以导致呕吐。

甘走肉，肉病不宜多食甘，多食令人心中烦闷。甘气柔润，胃柔则缓，缓则虫动，所以使人心中烦闷。

辛走气，气病不宜多食辛，多食令人辣心。辛走上焦，与气俱行，久留心下，所以令人辣心。

咸走血，血病不宜多食咸，多食令人渴。血与咸相得则凝，凝则胃汁注入，所以咽焦而舌干。

《灵枢·九针论》作咸走骨，骨病不宜多食咸。苦走血，血病不宜多食苦。

五伤 酸伤筋，辛胜酸。苦伤气，咸胜苦。甘伤肉，酸胜甘。辛伤皮毛，苦胜辛。咸伤血，甘胜咸。

五过 味过于酸，肝气去滋养，脾气乃绝，因此肉坚厚皱缩且唇裂；味过于苦，脾气不能润泽，胃气便胀满留滞，因此皮肤枯槁而毛发脱落；味过于甘，令心气喘满，脸色黑，肾气不平，胃痛而毛发脱落；味过于辛，筋脉阻绝，则精神耗伤，筋急而手足干枯；味过于咸，大骨之气劳伤，肌肉瘦削萎缩，心气抑郁不舒，血脉凝涩而变色。

[李时珍说]五走五伤，是指本脏所对应的五味太过而致自伤，也就是五脏的阴精伤在五味。五过，是指本脏所对应的五味伐其所胜，也就是脏气偏胜。

五味偏胜

[岐伯说]五味入胃，各归所喜。酸先入肝，苦先入心，甘先入脾，辛先入肺，咸先入肾。时间久了，增脏气；脏气增多了，便成了夭亡的原因。

[王冰说]入肝为温，入心为热，入肺为清，入肾为寒，入脾为至阴并兼有四气，都是增其味而益其气。故各从本脏之气，久则从化。所以久服黄连、苦参反而热，热从苦化。其余各味皆与此同。如果气不断增加，则脏气偏胜，必导致偏绝；脏有偏绝，必致突然夭亡。

[李杲说]一阴一阳称之为道，偏阴偏阳称之为疾。阳剂性刚，积若燎原，如果消狂痈疽之类的疾病用了它，就会天癸竭而荣涸。阴剂性柔，积若凝水，如果洞泄寒中之类的疾病用了它，就会使真火微弱而卫气散去。所以大寒大热的药物，应当谨慎权衡后使用，气平了则须停止。如有偏助，令人脏气不平，就成为夭亡的缘由。

标本阴阳

[李杲说]治病应当清楚标本。以身体来说，体外为标，体内为本；阳为标，阴为本。所以六腑属阳为标，五脏属阴为本；脏腑在内为本，十二经络在外为标。而脏腑、阴阳、气血、经络又各有标本。以病来说，先受为本，后传为标。因此百病必须先治其本，后治其标。否则邪气滋生更甚，疾病也就更难治愈。即使先得的是轻病，后得重病，也应当先治轻病，后治重病，这样邪气才会被制伏。如果有腹满及大小便不利的症状，则不问先后标本，必须先解除腹满及大小便不利，因为那是急症。所以说缓则治其本，急则治其标。又有从前来者为实邪，从后来者为虚邪。实则泻其子，虚则补其母。假如肝受心火为前来实邪，应当针刺肝经上的荥穴以泻心火，这是先治其本；刺心经上的荥穴以泻心火，为后治其标。药物的使用则是入肝经的药物为引，泻心的药物为君。这就是医经上说的标本并见，应当先治其本，后治其标。又如肝受肾水为从后来的虚邪，应当针刺肾经上的井穴以补肝木，这是先治其标，然后刺肝经上的合穴以泻肾水，为后治其本。药物的使用则是入肾的药物为引，补肝的药物为君。这就是医经上所说的标本并见，应当先治其标，后治其本。

升降浮沉

[李杲说]药物有升、降、浮、沉、化、生、长、收、藏、成，以与四季配合。春季主升，夏季主浮，秋季主收，冬季主藏，土居中主化。所以味薄的升而生，气薄的降而收，气厚的浮而长，味厚的沉而藏，气平的化而成。如果补之以辛、甘、温、热以及气味薄的，就能助春夏之升浮，那同时也是泻秋冬收

藏的药物。在人身上，肝、心二脏就是。如果说补之以酸、苦、咸、寒以及气味厚的，就能助秋冬之降沉，那同时也是泻春夏生长的药物。在人身上，肺、肾二脏就是。淡味的药物，渗也就是升，泄也就是降，为各种药物的佐使。用药的人，遵循这种法则，就能治愈疾病。若反其道而行，非但不能治病，还会导致病人死亡，即使不死，也很危险。

[王好古说]病证上升的使之下降，必须懂得抑；沉降的使之上浮，必须懂得载。辛主散，作用也横行；甘主发，作用也上行；苦主泄，作用也下行；酸主收敛，性质为缩；咸味药主软坚，性质为舒。药物的味、功能不同，大致如此。鼓掌成声，火使水沸，二物相合，象在其间。五味相互制约，四气相互调和，其变化甚多，不可轻易使用。《神农本草经》不谈淡味、凉气，是由于缺文造成的。

味薄者主升：甘平、辛平、辛微温、微苦平的药物。

气薄者主降：甘寒、甘凉、甘淡寒凉、酸温、酸平、咸平的药物。

气厚者主浮：甘热、辛热的药物。

味厚者主沉：苦寒、咸寒的药物。

气味平者，兼有四气、四味：甘平、甘温、甘凉、甘辛平、甘微苦平的药物。

[李时珍说]酸、咸二味没有升的作用，甘、辛二味没有降的作用，寒无浮的作用，热无沉的作用，这是由各自的性质所决定的。治疗上升的病证，用气味咸寒的药物引之，就能使其沉而直达下焦；治疗沉降的病证，用酒引之，就能使其上浮至头顶。如果不是洞察大自然的奥秘而有造化的人，是不能达到这种境界的。一种药物之中，有根主升而梢主降，生主散而熟主降的，升降虽是药物的固有属性，但也会因人们使用方法的不同而异。

四时用药例

[李时珍说]《神农本草经》上说："四时用药要先顺应时令，不能杀伐天地间的祥和之气。"又说："升、降、沉、浮要顺应它，寒、热、温、凉则悖逆它。"所以春季宜加辛温之药，如薄荷、荆芥这类，以顺应春季上升之气；夏季宜加辛热之药，如香薷、生姜这类，以顺应夏季浮动之气；长夏季节宜加甘苦辛温之药，如人参、白术、苍术、黄柏这类，以顺应化成之气；秋季宜加酸温之药，如芍药、乌梅这类，以顺应秋季下降之气；冬季宜加苦寒之药，如黄芩、知母这类，以顺应冬季沉郁之气。这就是所说的顺时气以养天和。

[王好古说]四时总以芍药为脾剂，苍术为胃剂，柴胡为时剂，十一脏皆取决于少阳，因为它是发生之始。凡用纯寒纯热的药物，或寒热药物相杂，都适宜用甘草来调和它们，只有中满者禁用甘。

六腑六脏用药气味补泻

肝胆：温补凉泻；辛补酸泻。

心、小肠：热补寒泻；咸补甘泻。

肺、大肠：凉补温泻；酸补辛泻。

肾、膀胱：寒补热泻；苦补寒泻。

脾、胃：温热补，寒凉泻，各从其宜；甘补苦泻。

三焦、命门：与心相同。

▢ 五脏五味补泻

肝 苦急，急食甘以缓和（甘草），以酸泻下（赤芍药），实则泻其子心（甘草）。欲散，急食辛以发散（川芎），以辛补之（细辛），虚则补其母肾（地黄、黄柏）。

心 苦缓，急食酸以收敛（五味子），以甘泻下（甘草、人参、黄芪），实则泻其子脾（甘草）。欲软，急食咸以软化（芒硝），以咸补之（泽泻），虚则补其母肝（生姜）。

脾 苦湿，急食苦以燥热（白术），以苦泻下（黄连），实则泻其子肺（桑白皮）。欲缓，急食甘以缓和（炙甘草），以甘补之（人参），虚则补其母心（炒盐）。

肺 苦气上逆，急食苦以泻下（黄芩），以辛泻下（桑白皮），实则泻其子肾（泽泻）。欲收，急食酸以收敛（白芍药），以酸补之（五味子），虚则补其母脾（五味子）。

肾 苦燥，急食辛以润和（黄柏、知母），以咸泻下（泽泻），实则泻其子肝（芍药）。欲坚，急食苦以坚硬（知母），以苦补之（黄柏），虚则补其母肺（五味子）。

▢ 相须相使相畏相恶诸药

甘草与术、苦参、干漆相使。与远志相恶。忌猪肉。

黄芪与茯苓相使。与白鲜皮、龟甲相恶。

人参与茯苓、马蔺相使。与卤碱、溲疏相恶。与五灵脂相畏。

沙参与防己相恶。

桔梗与节皮相使。与白及、龙胆草、龙眼相畏。忌猪肉、伏砒。

黄精忌梅实。

葳蕤与卤碱相畏。

知母与黄柏、酒相须。伏蓬砂、盐。

术与防风、地榆相使。忌桃、李、雀肉、菘菜、青鱼。

狗脊与萆相使。与莎草、败酱相恶。

贯众与菌、赤小豆相使。伏石钟乳。

巴戟天与覆盆子相使。与雷丸、丹参、朝生相恶。

远志与茯苓、龙骨、冬葵子相须。与珍珠、蜚蠊、藜芦、齐蛤相畏。

淫羊藿与薯蓣、紫芝相使。得酒良。

玄参与黄芪、干姜、大枣、山茱萸相恶。

地榆与麦门冬相恶。伏朱砂、雄黄、硫黄。

丹参与碱水相畏。

紫参与辛夷相畏。

白头翁与蠡实相使。得酒良。

白及与紫石英相使。与理石相恶。与杏仁、李核仁相畏。

黄连与黄芩、龙骨、理石相使。与牛膝、款冬相畏。与冷水、菊花、玄参、白僵蚕、白鲜皮、芫花相恶。忌猪肉。

胡黄连与菊花、玄参、白鲜相恶。忌猪肉。

黄芩与龙骨、山茱萸相使。与葱实

相恶。与朱砂、牡丹皮、藜芦相畏。

秦艽与菖蒲相使。与牛乳相畏。

柴胡与半夏相使。与皂荚相恶。与女菀、藜芦相畏。

前胡与半夏相使。与皂荚相恶。与藜芦相畏。

防风与萆相畏。与干姜、藜芦、白蔹、芫花相恶。

羌、独活与蠡实相使。

苦参与玄参相使。与贝母、漏芦、菟丝子相恶。伏汞、雌黄、焰消。

白鲜皮与桔梗、茯苓、萆、螵蛸相恶。

贝母与厚朴、白薇相使。与桃花相恶。与秦艽、莽草相畏。

龙胆与贯众、赤小豆相使。与地黄、防葵相恶。

细辛与曾青、枣根相使。与生菜、狸肉相忌。与黄芪、狼毒、山茱萸相恶。与滑石、消石相畏。

白薇与黄芪、干姜、大枣、山茱萸、大黄、大戟、干漆相恶。

当归与茹、湿面相恶。与雄黄相制。与菖蒲、生姜、海藻、牡蒙相畏。

芎与白芷相使。与黄连相畏。伏雌黄。

蛇床与牡丹皮、贝母、巴豆相恶。

藁本与青葙子相畏。

白芷与当归相使。与旋覆花相恶。与雄黄、硫黄相制。

牡丹皮忌蒜、胡荽、伏砒。与菟丝子、贝母、大黄相畏。

芍药与须丸、乌药、没药相使。与石斛、芒硝相恶。与消石、鳖甲、小蓟相畏。

杜若与辛夷、细辛相须。与柴胡、前胡相恶。

补骨脂与胡桃、胡麻相须。与甘草相恶。忌诸血、芸薹。

缩砂与白檀香、豆蔻、人参、益智仁、黄柏、茯苓、赤白石脂相使。与诃子、鳖甲、白芜荑相须。

香附子与芎、苍术、醋、童子小便相须。

零陵香伏三黄、朱砂。

泽兰与防己相使。

积雪草伏硫黄。

香薷忌白山桃。

菊花与术、枸杞根、桑白皮、青葙叶相使。

庵荆子、薏苡为之使。

艾叶与苦酒、香附相使。

芫蔚与三黄、砒石相制。

薇衔与秦皮相须。

夏枯草与土瓜相使。伏汞、砂。

红蓝花与酒相使。

续断与地黄相使。与雷丸相恶。

漏芦与连翘相使。

飞廉与乌头相须。与麻黄相恶。

天名精与垣衣、地黄相使。

芦笋忌巴豆。

麻黄与厚朴、白薇相使。与辛夷、石韦相恶。

地黄与酒、麦门冬、姜汁、缩砂相使。与贝母相恶。与芜荑相畏。忌葱、蒜、萝卜、诸血。

牛膝与萤火、龟甲、陆英相恶。与白前相畏。忌牛肉。

紫菀与款冬相使。与天雄、藁本、雷丸、远志、瞿麦相恶。畏茵陈。

女菀与卤碱相畏。

冬葵子与黄芩相使。

麦门冬与地黄、车前相使。与款冬、苦芙、苦瓠相恶。与苦参、青蘘、木耳相畏。伏石钟乳。

款冬花与杏仁相使。与紫菀相须。与玄参、皂荚、消石相恶。与贝母、麻黄、辛夷、黄芩、黄芪、黄连、青葙相畏。

佛耳草与款冬相使。

决明子与蓍实相使。与大麻子相恶。

瞿麦与牡丹皮、蘘草相使。与螵蛸相恶。伏朱砂。

葶苈与榆皮相使。与酒、大枣相须。与白僵蚕、石龙芮相恶。

车前子与常山相使。

女青与蛇衔相使。

茛草与鼠负相畏。

蒺藜与乌头相使。

大黄与黄芩相使。与干漆相恶。忌冷水。

商陆与大蒜相须。忌犬肉。伏硇砂、砒石、雌黄。

狼毒与大豆相使。与天名精相恶。与醋、占斯、密陀僧相畏。

狼牙与芫荑相使。与地榆、枣肌相恶。

茹甘草为之使。恶麦门冬。

大戟与小豆相使。与枣相须。与薯蓣相恶。与菖蒲、芦苇、鼠屎相畏。

泽漆与小豆相使。与薯蓣相恶。

甘遂与瓜蒂相使。与远志相恶。

莨菪与蟹、犀角、甘草、升麻、绿豆相畏。

蓖麻忌炒豆。伏朱砂、粉霜。

常山与玉札相畏。忌葱、菘菜。伏砒石。

藜芦与黄连相使。与大黄相恶。与葱白相畏。

附子与地胆相使。得蜀椒、食盐，下达命门。与蜈蚣、豉汁相恶。与防风、黑豆、甘草、人参、黄芪、绿豆、乌韭、犀角相畏。

天雄与远志相使。与腐婢、豉汁相恶。

白附子与火相须。

蜀漆与栝蒌、桔梗相使。与贯众相恶。与橐吾相畏。

乌头与远志、莽草相使。与藜芦、豉汁相恶。与饴糖、黑豆、冷水相畏。伏朱砂、砒石。

天南星与蜀漆相使。与火、牛胆相须。与莽草相恶。与附子、干姜、防风、生姜相畏。伏雄黄、朱砂、焰消。

半夏与射干、柴胡相使。与皂荚相恶。与生姜、干姜、秦皮、龟甲、雄黄相畏。忌海藻、饴糖、羊血。

鬼臼与垣衣相畏。

羊踯躅与栀子相畏。与诸石及面相恶。伏朱砂、硇砂、雌黄。

芫花与决明相使。与醋相须。

莽草与黑豆、紫河车相畏。

石龙芮与巴戟天相使。与蛇蜕皮、吴茱萸相畏。

钩吻、半夏为之使。恶黄芩。

菟丝子与薯蓣、松脂相使。与酒相须。恶瞿菌

五味子与苁蓉相使。与葳蕤相恶。胜乌头。

牵牛子与干姜、青木香相须。

紫葳与卤碱相畏。

栝蒌根与枸杞相使。与干姜相恶。与牛膝、干漆相畏。

黄环与鸢尾相使。与茯苓、防己、干姜相恶。

天门冬与地黄、贝母、垣衣相使。与曾青、浮萍相畏。与雄黄、硇砂相制。忌鲤鱼。

何首乌与茯苓相使。忌葱、蒜、萝卜、诸血、无鳞鱼。

草与薏苡相使。与前胡、柴胡、牡蛎、大黄、葵根相畏。

土茯苓忌茶。

白蔹与代赭石相使。

威灵仙与茶、面汤相忌。

茜草根与鼠姑相畏。与雄黄相制。

防己与殷蘖相使。与细辛相恶。与草、女菀、卤碱相畏。杀雄黄、消石毒。

络石与杜仲、牡丹皮相使。与铁落、铁精相恶。与贝母、菖蒲相畏。杀蘖毒。

泽泻与海蛤、文蛤相畏。

石菖蒲与秦皮、秦艽相使。与麻黄、地胆相恶。忌饴糖、羊肉、铁器。

石斛与陆英相使。与凝水石、巴豆相恶。与雷丸、僵蚕相畏。

石韦与滑石、杏仁、射干相使。与菖蒲相须。与朱砂、矾石相制。

乌韭与垣衣相使。

杏仁与火相须。与黄芩、黄芪、葛根相恶。与玕草相畏。

桃仁与香附相使。

榧实壳与绿豆相反，食之杀人。

秦椒与栝蒌、防葵相恶。与雌黄相畏。

蜀椒与杏仁相使。与盐相须。与款冬花、防风、附子、雄黄、冷水、麻仁、浆相畏。

吴茱萸与蓼实相使。与丹参、消石、白垩相恶。与紫石英相畏。

食茱萸与紫石英相畏。

石莲子与山药、白术、茯苓、枸杞子相须。

莲蕊须忌地黄、葱、蒜。

荷叶与桐油相畏。

麻花䗪虫为之使。与牡蛎相畏。

麻仁与茯苓相恶。与牡蛎、白薇相畏。

小麦面与汉椒、萝卜相畏。

大麦与石蜜相使。

罂粟壳与醋、乌梅、橘皮相须。

大豆与前胡、杏仁、牡蛎、乌喙、诸胆汁相须。与五参、龙胆、猪肉相恶。

大豆黄卷与前胡、杏子、牡蛎、天雄、乌喙、鼠屎、石蜜相须。与海藻、龙胆草相恶。

诸豆粉畏杏仁。

生姜与秦椒、秦艽相使。与黄芩、黄连、天鼠粪相恶。杀半夏、南星、莨菪毒。

干姜同生姜。

茴香与酒相须。

蕲子与荆实、细辛相须。与干姜、苦参相恶。

薯蓣与紫芝相使。与甘遂相恶。

菌与酒相须。与鸡子相畏。

六芝并与薯蓣相使。得发良，得麻子仁、牡桂、白瓜子，益人。与扁青、茵陈蒿相畏。与常山相恶。

金与锡相恶。与水银、翡翠石、余甘子、驴马脂相畏。

朱砂银与石亭脂、磁石、铁相畏。忌诸血。

生银与锡相恶。与石亭脂、磁石、荷叶、藋灰、黄连、甘草、飞廉、鼠尾、龟甲、生姜、苏子油相畏。与羊血、马目毒公相恶。

赤铜与苍术、巴豆、乳香、胡桃、慈菇、牛脂相畏。

黑铅与紫背天葵相畏。

胡粉与雌黄相恶。

锡与五灵脂、伏龙肝、段羊角、马鞭草、地黄、巴豆、蓖麻、姜汁、砒石、硇砂相畏。

诸铁与石亭脂相制。与磁石、皂荚、乳香、灰炭、朴消、硇砂、盐卤、猪犬脂、荔枝相畏。

玉屑与鹿角相恶。与蟾肪相畏。

玉泉与款冬花、青竹相畏。

青琅与水银相须。与鸡骨相畏。杀锡毒。

白石英与马目毒公相恶。

紫石英与长石相使。得茯苓、人参、芍药，主心中结气；得天雄、菖蒲，主霍乱。与龟甲、黄连、麦句姜相恶。与扁青、附子、酒相畏。

朴消与大黄、石韦相使。与麦句姜、京三棱相畏。

凝水石与地榆相畏。

消石与火相使。与曾青、苦参、苦菜相恶。与女菀、杏仁、竹叶、粥相畏。

硇砂与五金、八石相制。与一切酸浆水、醋、乌梅、牡蛎、卷柏、萝卜、独帚、羊蹄、商陆、冬瓜、苍耳、蚕沙、海螵蛸、羊骨、羊踯躅、鱼腥草、河豚鱼胶相畏。忌羊血。

蓬砂与知母、芸薹、紫苏、甑带、何首乌、鹅不食草相畏。

石硫黄与曾青、石亭脂相使。与细辛、飞廉、朴消、铁、醋、黑锡、猪肉、鸭汁、余甘子、桑灰、石韦、荞麦、独帚、地骨皮、地榆、蛇床、蓖麻、菟丝子、蚕沙、紫荷、菠菜、桑白皮、马鞭草、益母草、天盐、车前、黄柏、何首乌相畏。

矾石与甘草相使。与牡蛎相恶。与麻黄、红心灰相畏。

绿矾畏醋。

龙骨、龙齿与人参、牛黄、黑豆相须。与石膏、铁器相畏。忌鱼。

龙角与蜀椒、理石、干漆相畏。

龟甲与蜀漆相使。与芫花、甘遂、狗胆相畏。

蜥蜴与硫黄、斑蝥、芜荑相恶。

蛇蜕得火良。与磁石、酒相畏。

白花蛇、乌蛇得酒良。

鲤鱼胆与蜀漆相使。

乌贼鱼骨与白及、白蔹、附子相恶。

河豚鱼与橄榄、甘蔗、芦根、鱼茗木、乌草根相畏。

龟甲与沙参、蜚蠊相恶。与狗胆相畏。

鳖甲与矾石、理石相恶。

牡蛎与贝母相使。与甘草、牛膝、远志、蛇床子相须。与麻黄、吴茱萸、辛夷相恶。伏硇砂。

蚌粉与石亭脂、硫黄相制。

海蛤与蜀漆相使。与狗胆、甘遂、芫花相畏。

伏翼与茋实、云实相使。

夜明沙与白薇、白蔹相恶。

五灵脂与人参相恶。

羊角与菟丝子相使。

羊胫骨伏硇砂。

羊屎与粉霜相制。

牛乳与秦艽、不灰木相制。

马脂、驼脂柔五金。

阿胶得火良。与薯蓣相使。与大黄相畏。

牛黄与人参相使。得牡丹皮、菖蒲，利耳目。与龙骨、龙胆、地黄、常山、蜚蠊相恶。与牛膝、干漆相畏。

犀角与松脂、升麻相使。与雷丸、菌、乌头、乌喙相恶。

熊胆与防己、地黄相恶。

鹿茸与麻勃相使。

鹿角与杜仲相使。

鹿角胶得火良。与大黄相畏。

麋脂忌桃、李。与大黄相畏。

麝香忌大蒜。

猬皮得酒良。与桔梗、麦门冬相畏。

猬脂与五金、八石相制。伏雄黄。

相反诸药

甘草反大戟、芫花、甘遂、海藻。

大戟反芫花、海藻。

乌头反贝母、栝蒌、半夏、白蔹、白及。

藜芦反人参、沙参、丹参、玄参、苦参、细辛、芍药、狸肉。

河豚反煤、荆芥、防风、菊花、桔梗、甘草、马头、附子。

蜜反生葱。

柿反蟹。

服药忌食

甘草忌猪肉、菘菜、海菜。

黄连、胡黄连忌猪肉、冷水。

苍耳忌猪肉、马肉、米泔。

桔梗、乌梅忌猪肉。

仙茅忌牛肉、牛乳。

半夏、菖蒲忌羊肉、羊血、饴糖。

牛膝忌牛肉。

阳起石、云母、钟乳、硇砂、矾石忌羊血。

商陆忌狗肉。

朱砂、空青、轻粉忌一切血。

吴茱萸忌猪心、猪肉。

地黄、何首乌忌葱、蒜、萝卜、一切血。

补骨脂忌猪血、芸薹。

细辛、藜芦忌狸肉、生菜。

荆芥忌驴肉、河豚、一切无鳞鱼、蟹。

紫苏、天门冬、丹砂、龙骨忌鲤鱼。

巴豆忌野猪肉、菰笋、芦笋、酱、豆豉、冷水。

苍术、白术忌雀肉、青鱼、菘菜、桃、李。

薄荷忌鳖肉。

麦门冬忌鲫鱼

常山忌生葱、生菜。

附子、乌头、天雄忌豉汁、稷米。

牡丹忌蒜、胡荽。

厚朴、蓖麻忌炒豆。

鳖甲忌苋菜。

威灵仙、土茯苓忌面汤、茶。

当归忌湿面。

丹参、茯苓、茯神忌醋及一切酸。

凡服药，不可杂食肥猪肉、狗肉以及油腻、鱼腥之物；也不可多吃生蒜、胡荽、生葱、各种水果等。

□ 妊娠禁忌

乌头、附子、天雄、乌喙、侧子、野葛、羊踯躅、桂、南星、半夏、巴豆、大戟、芫花、藜芦、薏苡仁、薇衔、牛膝、皂荚、牵牛、厚朴、槐子、桃仁、牡丹皮、茜草根、茅根、干漆、瞿麦、茹、赤箭、草三棱、鬼箭、通草、红花、苏木、葵子、代赭石、常山、水银、锡粉、硇砂、砒石、芒硝、硫黄、石蚕、雄黄、水蛭、虻虫、芫青、斑蝥、地胆、蜘蛛、蝼蛄、葛上亭长、蜈蚣、衣鱼、蛇蜕、蜥蜴、樗鸡、蛴螬、虫、兔肉、蟹爪甲、狗肉、马肉、驴肉、羊肝、鲤鱼、鳅鳝、龟鳖、蟹生、小蒜、马刀、蚱蝉、猬皮、牛黄、麝香、雌黄、蛤蟆、雀肉。

□ 饮食禁忌

猪肉忌生姜、荞麦、葵菜、胡荽、梅子、炒豆、牛肉、马肉、驴肉、羊肝、龟鳖、鹌鹑等。

猪肝忌鹌鹑、鲤鱼肠子等。

猪心肺忌饴糖、白花菜、吴茱萸等。

羊肉忌梅子、小豆、豆酱、荞麦、鱼干、醋、酪和酸物、猪肉。

羊心肝忌梅、小豆、生椒、苦笋等。

白狗血忌羊、鸡等。

犬肉忌菱角、蒜、牛肠、鲤鱼、鳝鱼（等）。

牛肉忌黍米、韭薤、生姜、猪肉、狗肉、栗子等。

牛肝忌鲇鱼。

牛奶忌生鱼和一切酸物。

马肉忌仓米、生姜、苍耳、粳米、猪肉、鹿肉。

兔肉忌生姜、橘皮、芥末、鸡肉、鹿肉、獭肉等。

獐肉忌梅、李、生菜、鹄、虾等。

麋鹿忌生菜、菰蒲、鸡、鱼、雉、虾。

鸡肉忌鱼汁、狗肉、鲤鱼、兔肉、鳖肉、野鸡、糯米、獭肉、胡蒜、芥末、生葱、李子等。

鸡蛋同鸡。

雉肉忌荞麦、木耳、蘑菇、胡桃、鲫鱼、猪肝、鲇鱼、鹿肉。

野鸭忌胡桃、木耳。

鸭蛋忌李子和鳖肉。

鹌鹑忌菌子和木耳。

雀肉忌李子、酱和各种动物的肝。

鲤鱼忌猪肝、葵菜、狗肉、鸡肉等。

鲫鱼忌芥菜、蒜、糖、猪肝和野鸡、鹿肉、猴肉等。

青鱼忌豆藿。

鱼忌豆藿、麦酱、蒜、葵和绿豆等。

黄鱼忌荞麦。

鲈鱼忌乳酪。

鲟鱼忌干笋。

鳅、鳝忌狗肉和桑柴火煮。

鳖肉忌苋菜、薄荷、芥菜、桃子、鸡蛋、鸭肉、猪肉、兔肉等。

螃蟹忌荆芥、柿子、橘子、软枣等。

虾子忌猪肉、鸡肉。

李子忌蜜、浆水、鸭、雀肉、鸡

獐等。

枣子忌葱、鱼。

橙橘忌槟榔、獭肉。

桃子忌鳖肉。

枇杷忌热面。

杨梅忌生葱。

银杏忌鳗鲡。

慈菇忌茱萸。

各种瓜忌油饼。

砂糖忌鲫鱼、笋、葵菜。

荞麦忌猪肉、羊肉、野鸡肉、黄鱼。

黍米忌葵菜、蜜、牛肉。

绿豆忌榧子、鲤鱼干。

炒豆忌猪肉。

生葱忌蜜、鸡、枣、狗肉、杨梅等。

韭薤忌蜜和牛肉。

胡荽忌猪肉。

胡蒜忌腌鱼、鲫鱼、狗肉、鸡。

苋菜忌蕨和鳖。

白花菜忌猪心肺。

胡蒜忌腌鱼、鲫鱼、狗肉、鸡。

梅子忌猪肉、羊肉、獐肉。

凫茈忌驴肉。

生姜忌猪肉、牛肉、兔肉、马肉。

芥末忌鲫鱼、兔肉、鸡肉、鳖等。

干笋忌砂糖、鲟鱼、羊心肝。

木耳忌野鸡肉、野鸭、鹌鹑。

胡桃忌野鸭、酒、野鸡。

栗子忌牛肉。

同是饮食也不适宜错杂，因为物性相反的很多。

卷二
百病主治

☐ 诸风

有中经、中脏、中腑、中气、痰厥、痛风、破伤风。

各经主治 1.白芷主手阳明经。2.葛根主足阳明经。3.藁本主手太阳经。4.羌活主足太阳经。5.黄芪主手少阳经。6.细辛主手少阴经。7.柴胡主足少阳经。

风热湿热 1.黄芩、黄连、菊花、秦艽，并治风热、湿热。2.甘草，泻火，利九窍百脉。3.侧柏叶一把加葱白捣烂浸酒煎服。4.天门冬，治风湿偏痹及热中风。

风寒风湿 1.石菖蒲浸酒服。2.藁本，主一百六十恶风，头面身体风湿，手足颤抖。3.防风，主三十六般风，祛上焦风邪、头目滞气。经络留湿、一身骨节痛，为除风祛湿仙药。4.大豆炒焦后投入酒中饮用。5.羌活，主一切风寒风湿，透关利节，为太阳经、厥阴经、少阴经要药。6.白花蛇或乌蛇浸酒服。

血滞 1.桃仁浸酒制成丸服。2.芍药，治风，除血痹，泻肝，安脾肺。风毒在骨髓痛，同虎骨浸酒饮。3.地黄，逐血痹，填骨髓。4.当归、川芎并主诸风、诸气、诸虚，养新血、破恶血。5.韭汁饮服。

风虚 1.黄芪，风虚自汗。逐五脏恶血，泻阴火，祛虚热，无汗则发，有汗则止。2.人参，补元气，定魂魄，止烦躁，生津液，消痰。3.黄精，补中、除风湿。4.枸杞子或冬青子浸酒服。5.长松，煮酒治一切风虚。

痰气 1.藿香，升降诸气。2.天南星，同木香煎服治中风中气痰厥，不省人事；同苏叶、生姜煎服治诸风口噤。3.前胡，化痰热，下气散风。4.旋覆花，制蜜丸服，治风气湿痹，胸上痰结留饮，中风壅滞。

吐痰 1.藜芦或煎，或散。2.橘红一斤，煎水一碗服。3.食盐煎汤服。4.人参芦或煎，或散。5.瓜蒂、赤小豆捣碎取汁调服。6.莱菔子研磨取汁服。

发散 1.葱白或生姜食用。2.葛根，发散肌表风寒、风热、止渴。3.升麻，发散阳明风邪。4.薄荷治贼风，散风寒、风热。

☐ 痉风

有发热、口噤如痫、身体强直、角弓反张、重则抽搐。金疮折伤、痈疽产后都有伤风湿发痉之证。

风热湿热 1.蝉蜕炒研成末，酒服一钱。2.地黄，主产后风痉，取汁同姜汁交浸焙研，酒服。3.黄连，主破伤风，煎酒入黄蜡化服。

风寒风湿 1.麻黄、桂枝、术，并主风寒风湿。2.羌活，主风寒风湿，伤金疮痈痉。产后中风，口噤不知人，酒水煎服。3.防风，主金疮中风湿内痉。

4.荆芥，散风湿风热。5.细辛，水煎服，督脉发病，脊强而厥。

外敷 1.薤白或韭叶捣烂烘后敷。2.刘寄奴、麦面，同烧盐敷。3.胡粉，主疮入水湿肿痛，同炭灰敷。4.煨葱敷，或同干姜一起煎水洗。5.贝母、茅花，并主金疮伤风。

洗浸 1.桑灰汁、疮伤风水，入腹杀人。2.桑枝烤热后在患部烙，冷后即换。3.鸡肠草，手足疮伤水。4.蜀椒和面煨熨患处。

癫痫

有风热、惊邪，皆兼虑与痰。

吐痰 1.芭蕉油。主暗风痫疾，眩晕仆倒，饮之取吐。2.皂荚，水浸，取汁熬膏，入麝摊晒，化浆水，灌鼻取涎。3.山梅或加白矾，擦牙追涎。

风虚 1.天麻或当归煎汤服。2.石菖蒲，开心孔，通九窍，出音声。为末，猪心汤日服，治癫痫风疾。3.蜂蜜和鸡蛋一同食用。

风热惊痰 1.雄黄与朱砂同研成末，制成丸服。2.百合、鸭跖草，并主癫邪，狂叫身热。3.黄连，泻心肝火，祛心窍恶血。4.茛菪子，癫狂风痫，浸酒煎丸服。5.蛇含、紫菀、半夏，并主寒热惊痫。6.天南星，风痫痰迷，九蒸九晒，姜汁丸服。7.蚯蚓、蜈蚣、白僵蚕，浸酒服用。

卒厥 有血厥、尸厥、气厥、火厥、痰厥、惊死、中恶。指突然昏倒，不省人事，但大多能够逐渐清醒。

内治 1.巴豆同杏仁汁服。2.女青捣末，以酒灌服。3.常山同牡蛎煎服。

4.菖蒲汁、蠡实根汁调匀灌服。

外治 1.半夏、菖蒲、皂角、雄黄，研末吹鼻。2.薤汁、韭汁，调匀灌鼻。3.醋少许灌鼻。

伤寒热病

寒乃标，热乃本。春为温，夏为热，秋为疟，冬为寒，四时天行为疫疠。

攻里 1.芫花、大戟，主胁下水饮。2.桃仁煎汤服。3.大黄，主阳明、太阴、少阴、厥阴经，燥热满痢诸证。4.蜀漆，行水。

发表 1.艾叶，时气瘟疫，煎服取汁。2.葛根、升麻、白芷，主阳明、太阴经。3.细辛，主少阴经。4.苍术，主太阴经。

和解 1.半夏、黄芩、芍药、牡丹皮、贝母、甘草，并主寒热。2.地黄，主温毒发斑，熬黑膏服。同薄荷汁服，主热瘴昏迷。3.白术、葳蕤、白薇、白鲜皮、防风、防己，并主风温、风湿。4.鸡蛋生吞一枚或打破煮成浆啜食。5.防风、黄连、五味子，煎汤服。

食复劳复 1.橘皮水煎服。2.胡黄连，主劳复，同栀子丸服。3.饭烧成灰研末饮服。4.麦门冬，主伤寒后小劳，复作发热。同甘草、竹叶、粳米煎服。

温经 1.草乌头。阴毒，插入谷稻中。2.附子，治三阴经证及阴毒伤寒、阴阳易病。3.蓼子，主女劳复，卵缩入腹绞痛，煮汁服。

瘟疫

瘴疠 1.食用猪血。2.葱、蒜，烧酒同食。3.槟榔、乌梅，同食。4.大黄、附子、肉豆蔻，并煎汤服。

辟禳 1.升麻，吐瘟疫时气毒疠。2.苍耳，为末水服，辟恶邪，不染疫疾。

□ 暑

有受热中暑，受凉中暑。

泻火益元 1.人参，暑伤元气，大汗委顿，同麦门冬、五味子煎服，大泻阴火，补元气，助金水。2.黄芪、知母，泻肺火，滋肾水。3.麦门冬，清肺金，降心火，止烦热咳嗽。4.西瓜、甜瓜和椰子汁饮服。5.黄芪，伤暑自汗，喘促肌热，煎服。

中暑 1.车前草、半夏煎汤服。2.黄连，酒煮丸服，主伏暑在心脾，发热吐泻痢渴诸病。3.黄柏，上湿热，泻阴火，滋肾水，祛痿弱。4.桂心，大解暑毒，同茯苓丸服。同蜜作渴水饮。5.石香薷、紫苏叶、苍术、白术、木通、车前、泽泻、半夏、藿香、缩砂、木瓜、枇杷叶、赤茯苓、厚朴、猪苓，并主伤暑有湿热诸病。

□ 湿

有寒湿、风湿、湿热。

寒湿 1.草乌头，除风湿，燥脾胃，同苍术制丸服。2.葡萄酒、烧酒，饮服。3.苍术，除上、中、下三焦湿，发汗利小便，逐水功最大。湿气身重作痛，熬膏服。

风湿 1.鳝鱼制羹食。2.蝎烧研后加入麝香浸酒服。

湿热 1.大黄，血分药，煎水服。2.牵牛，气分药，煎水服。3.营实、夏枯草，并煎汤服。4.赤小豆、薏苡仁、

旱芹，并制成丸服。5.干姜、生姜、酸枣、柳叶，煎汤服。

□ 火热

有虚火、郁火、实火，气分热、五脏热、血分热、十二经热。

升散 1.升麻，解肌肉热，散郁火。2.白芷，散风寒身热，浴小儿热。3.葛根，解阳明烦热，止渴散郁火。4.羌活，散火郁发热。5.薄荷汁、水萍，煎汤服。

缓火 1.天门冬，肺劳风热，丸服。2.黄芪，泻阴火，补元气，祛虚热。无汗则发，有汗则止。3.鳖肉，同柴胡制丸服，或食鸭肉、鸽肉、兔肉，予解热，凉补。

泻火 1.连翘，主少阳经、阳明经、三焦气分之火。2.黄芩，泻肺火及大肠火，肌肉骨蒸诸热。肺热如火燎，烦躁咳嗽引饮，一味煎服。3.胡黄连，主骨蒸劳热，小儿疳热，妇人胎蒸。

滋阴 1.熟地黄，主血虚劳热，产后虚热，老人虚燥。同生地黄研为末，姜汁糊丸，治妇人劳热。2.黄柏，主下焦湿热，滋阴降火。3.丹参，主冷热劳，风邪留热。研末服，主小儿中风，身热拘急。

□ 诸气

悲则气消，怒则气逆，喜则气散，恐则气下，惊则气乱，劳则气耗，炅则气泄，思则气结，寒则气收。

痰气 1.荞麦、生姜、山楂、橘皮、橙皮、柚子皮，煮食或煎汤服。2.贝母，散心胸郁结之气，消痰。3.桔

梗、前胡、白前、苏子，并主消痰，一切逆气。4.射干，散胸中痰结热气。5.芫花，主诸般气痛，醋炒，同延胡索服。6.威灵仙，宣通五脏，祛心腹冷滞，推陈致新。

郁气 1.苍术，消气块，解气郁。2.抚芎与香附、苍术，总解诸郁。3.木香，消心腹一切滞气。和胃气，泄肺气，行肝气。凡气郁而不舒者，宜用。

冷气 1.艾叶，主心腹一切冷气、恶气，捣汁服。2.附子，升降诸气，煎汁与沉香服。3.乌头，主一切冷气，做丸服。4.五味子，主奔豚冷气，心腹气胀。5.蜀椒，解郁结。其性下行通三焦。凡人食饱气上，吞生蜀椒一二十枚即散。

血气 1.当归，主气中之血。2.芎，主血中之气。3.蓬莪术，主气中之血。4.姜黄，主血中之气。5.郁金，主血气。

痰饮

痰有六：湿、热、风、寒、食、气。饮有五：支、留、伏、溢、悬。都生于湿。

湿热火郁 1.贝母，化痰降气，解郁润肺。痰胀，同厚朴丸服。2.栝蒌，降火清金，涤痰结。清痰利膈，同半夏熬膏服。3.胸痹痰嗽，取子同薤白煎服。饮酒痰癖，胁胀呕吐腹鸣，同神曲末服。

风寒湿郁 1.白术，消痰水，燥脾胃。2.天南星，除痰燥湿。壮人风痰，同木香、生姜煎服。痰迷心窍，服寿星丸。小儿风痰，服抱龙丸。3.苍术，消痰水，解湿郁，治痰夹瘀血成囊。

宣吐 1.杜衡、石苋、石胡荽，汁服。2.蜀漆、郁金，同藜芦末服。3.人参芦、桔梗芦、藜芦、三白草，汁服。

气滞食积 1.盐杨梅，消食祛痰，做屑服。2.曲或神曲水煎服。3.醋、莱菔子，水煎服。4.荜菜、茼蒿、山楂，并消食积痰。5.食用牡蛎、蚌粉。

脾胃

有劳倦内伤，有饮食内伤，有湿热，有虚寒。

劳倦 1.芍药，泻肝，安脾肺，收胃气。2.黄芪，益脾胃，实皮毛，祛肌热，止自汗。3.人参，劳倦内伤，补中气，泻邪火，煎膏合姜、蜜服。4.黄精、葳蕤，补中益气。5.白术，熬膏服。6.柴胡，平肝，引清气白左而上。

食滞 1.饮用葛根汁、白茅根汁。2.地黄，去胃中宿食。3.香附、三棱、莪术、木香、柴胡，消谷。4.大黄，荡涤宿食，推陈致新。5.山楂、柰子、茶，饮服。

酒毒 1.水芹、白苣、甜瓜、橘皮、柑皮，水煎服。2.菊花制成末酒服。3.绿豆、黑豆或赤小豆煮食。

吞酸嘈杂

有痰食热证，有阳气下陷虚证。

阳陷 1.人参同干姜制成丸服。2.吴茱萸与醋煎水服。

痰食 1.荠苨，生食，祛肠间酸水。2.神曲、橘皮、山楂，煎水服。3.萝卜，生食。4.苍术、香附、黄连、蓬莪术、缩砂仁、半夏、鸡苏，生食。

5.蚬壳烧存性研末冲服。

□ 噎膈

噎病在咽嗌，主于气，有痰有积。膈病在膈膜，主于血，有挟积、挟饮癖、挟淤血及虫者。

开结消积 1.郁金，破恶血，止痛。2.韭汁放点盐、姜汁和牛奶饮服，治反胃。3.威灵仙，噎膈气，同蜜煎服，吐痰。4.凤仙子，噎食不下，酒浸晒研，酒丸服。5.莞花、甘遂、梅核，同木香末服。

利痰化气 1.半夏、白面、轻粉，做丸煮食，主噎膈反胃，大便郁结。2.山豆根，研末，橘皮汤下。3.芦根，五噎吐逆，煎服。4.橘皮，水煎服。

□ 反胃

主于虚，有兼气、兼痰、兼血、兼火、兼寒、兼积者。病在中、下二焦。食不能入，是有火；食入反出，是无火。

和胃润燥 1.人参，止反胃吐食，煎饮或煮粥食，或同半夏、生姜、蜜煎服。2.乌雄鸡加入胡荽子煮食，两只即愈。3.马齿苋捣汁饮服。4.干柿子连蒂一起捣烂用酒调服。

温中开结 1.生姜汁煮粥食。2.白芷，血风反胃，猪血蘸食。3.木香，同丁香煎服，治反胃。4.韭菜，炸熟加盐、醋吃十顿。

□ 呕吐

有痰热，有虚寒，有积滞。

积滞 1.大黄，水煎服。2.神曲，水煎服。

痰热 1.葛根，捣末服。2.香附，妊娠恶阻，同藿香、甘草煎服。3.黄连，苦耽，劳乏呕逆。4.麦门冬，止呕吐燥渴。5.前胡，化痰止吐。6.芦根，主呕逆不食，除膈间客热，水煮服。7.泽泻，行水止吐。8.赤小豆、豌豆煎汤服。

虚寒 1.旋覆花，止呕逆不下食，消痰下气。2.苍术，暖胃消谷，止呕吐。3.白术，胃虚呕逆，及产后呕吐。4.人参，止呕吐，胃虚有痰，煎姜汁、竹沥服。胃寒，同丁香、藿香、橘皮煎服。妊娠吐水，同干姜丸服。

□ 呃逆

呃，古音噎，不平之意。有寒有热，有虚有实。其气自脐下冲上，作呃呃声，是冲脉之病。也称咳逆。

虚寒 1.姜汁，久患呃逆，连至四五十声，以汁和蜜煎服，三次立效。2.细辛，卒客忤逆，口不能言，同桂心含口中。也擦背。3.乌头，阴毒呃逆，同干姜等分，研炒色变，煎服。4.缩砂，同姜皮冲酒服。

□ 霍乱

有湿热、寒湿，并七情内伤，六气外感。

湿热 1.香薷，霍乱转筋腹痛，水煮汁服。2.石香薷、术，健胃安脾，除湿热，止霍乱吐下。3.蓼子，霍乱烦渴，同香薷煎服。4.前胡、桔梗，并下气，止霍乱转筋。5.苏子、紫苏，水煮服，止霍乱胀满。6.扁竹，霍乱吐利，入豉煮羹服。

积滞 1.大黄,同巴豆、郁金丸服,治干霍乱。2.巴豆,伏暑伤冷,同黄丹、蜡丸服。

泄泻

有湿热、寒湿、风暑、积滞、惊痰、虚陷。

寒湿 1.皂荚,霍乱转筋,吹鼻。2.木香,霍乱转筋,为末酒服。3.香附同子研末四钱,用盐半钱煎水服,治霍乱吐下。小儿吐泻,熟附子、白石脂、龙骨丸服。4.半夏,同桂末服,治霍乱腹满。5.人参,煎汁入鸡蛋白服,或加丁香,或加桂心,止霍乱吐利。6.炒盐,霍乱腹痛,熨。转筋欲死者,填脐灸。7.高良姜,炙香煮酒。或水煎冷服,治温中消食下气。霍乱腹痛。

湿热 1.青粱米、丹黍米、山药,同苍术丸服,湿泄。2.粟米,并除湿热,利小便,止烦渴,燥脾胃。3.苍术,同芍药、黄芩、桂心煎服,湿泄如注。同神曲丸服,暑月暴泄。4.车前子,炒研服,暑月暴泄。5.苎叶,骤然水泄,阴干研服。

积滞 1.楮叶,止一切泻痢,同巴豆皮炒研蜡丸服。2.芫荽,气泄久不止,小儿疳泄,同豆蔻、诃子丸服。3.神曲、麦蘖、荞麦粉,脾积泄,砂糖水服三钱。4.巴豆,积滞泄泻,可通肠止泄。夏月水泄,及小儿吐泻下痢,灯上烧,蜡丸水服。

虚寒 1.补骨脂,水泄日久,同粟壳丸服。脾胃虚泄,同豆蔻制丸服。2.防风藁本,治风泄,风湿。3.火炊草,风气行于肠胃,泄泻,醋糊丸

服。4.蘼芜,湿泄,作饮服。5.升麻、葛根、柴胡,并主虚泄风泄,阳气下陷作泄。

外治 1.椒红,砂酥后贴于小儿囟门。2.田螺,捣敷脐上。3.大蒜捣烂贴两足心。

痢

有暑毒、积滞、湿热、虚滑、冷积、蛊毒。

湿热 1.葱白煮粥或鲫鱼食。2.柴胡,同黄芩半水半酒煎服,积热痢。3.豆豉炒焦后酒调服。4.白蒿,研末服,夏月暴水痢。5.益母草,同米煮粥,止疳痢。同盐梅烧服,止杂痢。6.荆芥,烧末。7.黄芩,同芍药、甘草用,治下痢腹痛日久。

积滞 1.巴豆,同杏仁丸服,治积痢。2.山楂,煮服,止痢。小儿用百草霜同化蜡丸服。3.巴豆皮,同楮叶烧丸服,治一切泻痢。4.藜芦,主泻痢。5.莱菔汁和蜜服,干者嚼,止噤口痢。6.莱菔子,下痢后重。7.青木香,下痢腹痛,气滞里急,实大肠。

虚寒 1.乌骨鸡煲汤服,或鸡蛋同醋煮食。2.牛肝与醋一同煮食。3.乌头,烧研蜡丸服,治久痢。4.附子,同鸡蛋白丸服,治休息痢。5.人参,同诃子、生姜煎服,治冷痢脚逆。同莲肉煎呷,噤口痢,同鹿角末煎服,治老人虚痢。6.当归,止腹痛里急后重,生血养血。吴茱萸炒过,蜜丸服,治久痢。7.白术,胃虚及冷痢数年。8.苍术,同川椒丸服,久痢。9.芍药,补脾散血,止腹痛后重,生血养血。吴茱萸炒过蜜

丸服，久痢。

止涩 1.大枣与米粉一起烧食。2.鸡冠花，酒煎，治赤白。3.木贼，煎水。4.营实根，煎服，治痔痢。5.五味子，罂粟，同壳炙，蜜丸服。6.乌梅，水煎服，止渴，除冷热痢。同茶、醋服，治血痢。同黄连丸服，治休息痢，同建茶、干姜丸服。

外治 1.蓖麻与硫黄捣烂后，敷贴于脐部。2.芥子，同生姜捣膏封脐。3.黄丹，同蒜捣封脐，仍贴足心。4.田螺或蚂蟥加点麝香捣烂后，贴脐部。5.木鳖子六个，研末，以热面饼挖孔，安一半，热贴脐上，片刻再换。

□ 疟

有湿、风、寒、暑、热、食、瘴、邪八种，以及五脏疟、六腑疟、劳疟、疟母。

寒湿 1.牛肝，用醋煮食，或羊肉，黄狗肉煮羹食。2.鳖甲，醋烧研末冲服。3.独蒜，烧研末，酒调服。4.橘皮，以姜汁浸煮，焙研末，加入大枣，水煎服。5.附子、红枣、葱、姜，并煎服。

暑热 1.牛膝，久疟劳疟，水煎日服。茎叶浸酒服。2.黄芩，去寒热往来，入手少阴、阳明，手足少阳、太阴六经。3.甘草，主五脏六腑寒。4.黄芪，主太阴疟寒热，自汗虚劳。5.柴胡，水煎服。水煎服。少阳本经药，通治诸疟为君，随寒热虚实，入引经佐使。

外治 1.鱼腥草，擦身直至出汗。2.马齿苋、小蒜、胡椒、百草霜，加露水杵汁饮服。

痰食 1.白僵蚕，制丸服。2.穿山

甲，甲加干枣烧研末冲服，或同酒、当归、柴胡、知母一起蒸后制丸服。

吐痰 1.瓜蒂，捣汁服。2.石胡荽，汁饮服。

□ 心下痞满

有不因下而痞结者，从土虚及痰饮、食郁、湿热而治。痛者为结胸、胸痹，不痛者为痞满。有因下而郁结者，从下虚及阳气下陷而治。

痰食 1.白芥子，冷痰痞满，同白术丸服。2.旋覆花，汗下后，心下痞满，噫气不止。3.缩砂，以萝卜汁浸，焙研汤服，治痰气膈胀。4.泽漆，同大黄、葶苈制丸服，治心下伏瘕如杯。

湿热气郁 1.黄连，湿热痞满。2.贝母，主胸胁逆气，姜汁炒丸，散心胸郁结之气。3.黄芩，利胸中气，脾经湿热。4.柴胡，伤寒心下诸痰热结实，胸中邪气，心下痞，胸胁痛。5.前胡，痰满胸胁中痞，心腹结气。6.桔梗，同枳壳煎，胸胁痛刺。

脾虚 1.附子，同橘皮、姜、面、羊肉做羹食，治老人膈痞不下食。2.术，除热消食，消痰水。胸膈烦闷，白术末，同枳实制丸服，消痞强胃。3.苍术，除心下急满，解郁燥湿。4.远志，去心下膈气。5.升麻、柴胡，升清气，降浊气。

□ 胀满

有血积，湿热，寒湿，气积，食积。

寒湿 1.益智子，主客寒犯胃。腹胀急泻，日夜不止，二两煎汤服，即止。2.胡芦巴，治肾冷，腹胁胀满，面色青

黑。3.胡椒，同全蝎丸服，治虚胀腹大。4.草豆蔻，除寒燥湿，开郁破气。

湿热 1.黄连，祛心火及中焦湿热。2.黄芩，主脾经诸湿，利胸中热。3.柴胡，宣畅气血，引清气上行。4.桔梗，同半夏、橘皮煎服，治腹满肠鸣，伤寒腹胀。5.射干，主胸胁满，腹胀气喘。

气虚 1.百合，除浮肿，胪胀痞满。2.沉香，升降诸气。3.萎蕤，主心腹结气。4.青木香，主心腹一切气，散滞气，调诸气。5.香附子，同缩砂、甘草研末服，治诸气胀满。

积滞 1.橘皮，下气破癖，除痰水滞气。2.神曲，补虚消食。同莱菔子煎服，三焦滞气。3.胡蒜，下气，消谷化肉。4.山楂，化积消食，行结气。5.刘寄奴穗，研末，酒服三钱，治血气胀满，是破血下胀的仙药。6.胡椒，同蝎尾、莱菔子制丸服，治腹中虚胀。7.胡粉，化积消胀。小儿腹胀，盐炒摩腹。

诸肿

有湿肿，风肿，热肿，水肿，气肿，血肿，虚肿，积肿。

血肿 1.紫草，胀满，通水道。2.刘寄奴，下气，治水肿。3.泽兰，同防己末，醋汤服，治产后血虚浮肿。4.红蓝花，捣汁服，效果显著。

黄疸

有五种，皆属热湿。有瘀热，脾虚，食积，瘀血，阴黄。

湿热 1.白鲜皮，主黄疸、热黄、急黄、谷黄、劳黄、酒黄，煎服。2.胡黄连，同黄连末入黄瓜内，以面裹，煨熟，捣丸服，治小儿黄疸。3.秦艽，牛乳煎服，利大小便，疗酒黄黄疸，解酒毒，治胃热。以一两酒浸饮汁，治五种疸。4.大黄，治湿热黄疸。

食积 1.丝瓜，同子烧研煎汤服，每次二钱。2.五灵脂，加麝香，制丸服。

脾胃 1.鸡蛋，以酒、醋浸泡一夜，吞蛋清数枚。2.炒白术和熟地黄制丸服，主疸，除湿热，消食，利小便。同苍术制丸功能如上。3.远志，煎服，治面目发黄。4.当归，同白术煎服，治白黄、色枯舌缩。5.老茄，用竹刀采摘，阴干研末，酒调服每次二钱。6.黄雌鸡，煮食并饮汁。7.黄芪，同木兰皮研末，酒服，主酒疸，心下懊痛，胫肿发斑。

脚气

有风湿，寒湿，湿热，食积。

湿热流注 1.甘遂，同木鳖子入猪肾煨食，取利，泻肾风湿下注，脚气肿痛生疮。2.牵牛，蜜丸日服，治风毒脚气肠秘，也可生食。3.巴戟天，同炒大黄共研末，掺蜜制丸服，治饮酒人脚气。4.香附子，胡麻，炒末服，治腰脚痛痹。5.大麻仁，浸酒服，治脚气腹痹，研汁煮小豆食，治肿渴。6.赤小豆，同鲤鱼煮食。7.黑大豆，煮汁饮。8.桃仁，研末酒调服。

风寒湿气 1.猪肝，烧研末酒调服。2.茴香，研末酒服，治干湿脚气。3.木鳖子，麸炒去油，同桂末，热酒服，取汗。4.高良姜。脚气人晚食不消，欲呕吐者，煎服即消。5.丹参，浸酒饮，治风痹足软。6.胡芦巴，酒浸，同破故纸末，入木瓜蒸熟，制丸服，治寒湿脚气。

敷贴 1.皂荚，同小豆末敷。2.天雄、草乌头，姜汁调敷，或加大黄、木鳖子末调敷。3.白芥子，同白芷末敷。4.附子，姜汁调敷。5.蓖麻仁，同苏合香丸贴足心，立即止痛。6.乌桕皮，研末敷，治脚气生疮有虫，追涎。

喘逆

古称咳逆上气。有风寒，火郁，痰气，水湿，气虚，阴虚，脚气。

痰气 1.阿胶，同紫苏、乌梅水煎服。2.甘遂，同大戟末，服"十枣丸"，治水气喘促。3.苏子，与橘皮相当，可消痰利气定喘。将苏子研末取汁煮粥食，治上气咳逆。4.桔梗，研末，水煎服，治痰喘。

风寒 1.南藤，煮汁服，治上气咳嗽。2.羌活，主诸风湿冷，奔喘逆气。3.苏叶，同橘皮水煎服，散风寒，行气，消痰，利肺。4.款冬花，主咳逆上气，喘息呼吸，除烦消痰。5.麻黄，主风寒、咳逆上气。6.松子仁，同麻黄、百部、杏仁制丸服，治小儿寒嗽壅喘。7.桂，同干姜、皂荚制丸服。8.鲤鱼，烧研末，入粥食。

火郁 1.天门冬、麦门冬、黄芩、沙参、前胡、茛草、丹黍根，煮服，并主肺热喘息。2.茅根，煎水服，名"如神汤"，治肺热喘急。3.知母，同杏仁煎服，亦可用杏仁、萝卜子制丸服，治久嗽气急。

虚促 1.沉香，上热下寒喘急，磨汤。2.五味子，以阿胶为佐，咳逆上气，收耗散之气。同白矾研末，猪肺蘸食。治痰嗽气喘。3.马兜铃，肺热喘促不止，清肺补肺。4.黄芪，紫菀、女菀、款冬花，水煎服。5.韭汁，喘息气欲绝，饮一升。6.大枣，酥煎含咽，止气咳嗽。

咳嗽

有风寒，痰湿，火热，燥郁。

痰火 1.知母，同贝母研末，姜片蘸食，消痰润肺，滋阴降火，久近痰嗽。2.大枣、桑叶、石蜜，煎汤服。3.沙参，水煎服，益肺气，清肺火。4.麦门冬，心肺虚热，火嗽，嚼食效果更好，寒多者不可服。5.百部，酒浸服，火炙，治热咳上气。同姜汁煎服，暴咳嗽。6.天花粉，同人参末服，治虚热咳嗽。

风寒 1.生姜，寒湿嗽，烧后，含。久嗽，以白饧或蜜煮食。小儿寒嗽，煎汤浴。2.白前，风寒上气，多以温药佐使，能保定肺气。同桔梗、桑白皮、甘草煎服，久咳唾血。3.百部，浸酒服，止暴嗽。4.款冬花，为温肺治嗽首选药物。5.牛蒡根，风寒伤肺壅咳。6.麻黄，水煎服，发散风寒，解肺经火郁。

痰湿 1.雌黄，煅过制丸服，治久咳。2.厚朴、矾石，醋糊丸服，或加人参，或同炒栀子制丸服，化痰止咳。3.葶苈子，煮炒研末，同酥煮枣食，治久嗽不止。同木香、熏黄烧烟吸，治数年咳嗽。4.葶苈，同知母、贝母、枣肉制丸服，治肺壅痰嗽。5.延胡索，同枯矾和饧食，治老小痰嗽。

虚劳 1.地黄，研末酒服，治咳嗽吐血。2.羊胰，加大枣浸酒饮服，或食羊肉，治久咳。

□ 寒热

有外感，内伤，火郁，虚劳，疟，疮，瘰疬。

补中清肺 1.茯苓、酸枣、山茱萸，煎汤服。2.桔梗，利肺，除寒热。3.豌豆、绿豆、赤小豆，煎汤服。

和解 1.茅根、大黄，并主血闭寒热。2.秦艽、当归、芎、芍药，并主虚劳寒热。3.丹参，主虚劳、寒热。4.胡黄连，主小儿寒热。5.黄芩，主寒热往来，及骨蒸热毒。

□ 齿出血

有阳明风热，湿热，肾虚。

外治 1.地龙，加石矾研末外敷。2.丝瓜藤，烧灰外敷。3.香附，姜汁，炒研外涂。或同青盐、百草霜。

除热 防风、羌活、黄连，水煎服。

清补 1.人参，同茯苓、麦门冬服，治齿缝出血，有奇效。2.上盛下虚，服凉药益甚者，服六味地黄丸，黑锡丹。

□ 咳血

咳血出于肺，嗽血出于脾，咯血出于心，唾血出于肾。有火郁，有虚劳。

虚劳 1.人参、地黄、百合、紫菀、白及、黄芪、五味子、阿胶、白胶、酥酪、黄明胶，肺损嗽血，炙研汤

服。2.猪心，包沉香、半夏末煨食。

火郁 1.生姜，蘸百草霜服。2.荷叶，研末服。3.藕汁、桃仁、柿霜、干柿，入脾肺，消宿血，咯血、痰涎血。4.杏仁，同青黛、黄蜡做饼，干柿夹煨，每日食，主肺热咳血。5.水苏，研末饮服。6.紫菀，同五味子蜜丸服。并治吐血后咳。7.白前同桔梗、甘草、桑白皮煎服，治久咳唾血。

□ 诸汗

有气虚，血虚，风热，湿热。

风热 1.桑叶，经霜后研末服。2.白芷，同朱砂服，治盗汗。3.荆芥，煮汁服，治冷风出汗。4.黄连，降心火，止汗。5.胡黄连，小儿自汗。6.麦门冬、小麦、浮麦、麦面，做丸煮食，止盗汗。7.防风，同人参、芎研末服，止盗汗。同麦汤研末服，止汗。8.竹沥，热饮服。

气虚 1.牛胃，制羹食。2.附子，水煎服，主亡阳自汗。3.艾叶，同茯神、乌梅煎服，止盗汗。4.何首乌，贴脐。5.郁金，涂乳。6.杜仲，同牡蛎服，治产后虚汗。

血虚 1.当归、地黄、白芍药、猪膏，同姜汁、蜜、酒煎服，治产后虚汗。2.猪心，加人参、当归煮食。

□ 健忘

心虚，兼痰，兼火。

补虚 1.人参，开心益智，令人不忘。同猪脂炼过，酒服。2.龙眼，安志强魂，主思虑伤脾，健忘怔忡，自汗惊悸。"归脾汤"有用。3.石菖蒲，研

末，酒服，开心孔，通九窍。

痰热 1.商陆花，研末服，主人心错塞，多忘喜误。2.玄参，补肾止忘。3.麦门冬、牡丹皮、柴胡、木通，通利诸经脉所壅寒热之气，令人不忘。4.黄连，降心火，令人不忘。

□ 惊悸

有火，有痰，兼虚。

清镇 1.牛黄，煮汁服。2.甘草，惊悸烦闷，安魂魄。伤寒心悸，煎服。3.半夏，同麻黄制丸服，治心下悸忪。4.天南星，同朱砂、琥珀制丸服，治心胆被惊，神不守舍，恍惚健忘，妄言妄见。5.柴胡，除烦止惊，平肝胆包络相火。6.麦门冬、远志、丹参、牡丹皮、玄参、知母，并定心，安魂魄，止惊悸。

□ 不眠

有心虚，胆虚，兼火。

清热 1.大枣，同葱白煎服。2.蜂蜜，白鸭煮汁服。3.麦门冬，除心肺热，安魂魄。4.干姜，研末二钱，汤服取汗，治虚劳不眠。5.酸枣，炒研末，用竹叶煎汤服。6.灯心草，煎汤代茶，夜不合眼。7.地黄，助心胆气。

□ 多眠

脾虚，兼湿热，风热。

风热 1.苦参、营实，并除有热多眠。2.甘蓝及子，久食有益心力，治人多睡。3.龙葵、酸浆，并令人少睡。4.当归、地黄，并主脾气痿躄嗜睡。5.苍耳、白薇，主风温灼热多眠。6.白苣、苦苣，食用。7.酸枣，生研末煎汤

服，或枣叶煎水服。

脾湿 1.木通，水煎服，主脾病、常欲眠。2.术、葳蕤、黄芪、人参、沙参、土茯苓、茯苓、荆沥、南烛，并主嗜睡。3.蕤核，生用治嗜睡。

□ 遗精梦泄

有湿热，心虚，肾虚，脱精。

湿热 1.牡蛎粉，用醋糊丸服。2.铁锈，用冷水调服，每次一钱。3.车前草，洗净捣汁饮服。

心虚 1.朱砂，入猪心煮食，心虚遗精。2.茯苓，同黄蜡制丸服，主阳虚有余沥，梦遗。同赤茯苓熬膏，制丸服，治心肾不交。3.莲子心，入朱砂研末服，止遗精。4.厚朴，同茯苓，酒、水煎服，治心脾不调，遗沥。

肾虚 1.阿胶，酒服，治肾虚失精。2.猪肾，加入附子末，煨食，治肾虚遗精。3.山药，研末酒服，益肾气，止泄精。4.补骨脂，同青盐研末服，主骨髓伤败，肾冷精流。5.五味子，熬膏日服，治肾遗精。6.石龙芮，水煎服，补阴气不足，失精茎冷。7.益智仁，同乌药、山药制丸服，治梦泄。

□ 癃淋

癃淋即淋病，指小便不通。热在上焦，口渴；热在下焦，不渴；湿在中焦，不能生肺。前后关格者，是下焦气闭。五淋者，为热淋、气淋、虚淋、膏淋、沙石淋。

解结 1.大黄、大戟、郁李仁、乌桕根、桃花，煎水服。2.白石英，煮汁服。

清上泻火 1.赤小豆、黑豆、绿

豆、麻仁、甘蔗、砂糖、干柿，煎水服。2.黄芩，煮汁服。3.鸡肠草、石韦，煎水服。4.大麦，同姜共研末取汁饮。5.乌麻、蔓菁子，浸水服。

沙石 1.玉蜀黍、苜蓿根，并煎服。2.瞿麦，研末服。3.车前子，煮服。4.薏苡根，煎服。5.黑豆，同粉草、滑石服。6.人参，同黄芪等分研末，以蜜炙萝卜片蘸，食盐汤下，治沙淋、石淋。

湿热 1.苎根，煮汁服，利小便。又同蛤粉水服，外敷脐。2.葳蕤一两同芭蕉四两煎，调滑石末服，治卒淋。

调气 1.杏仁，炒熟研末服。2.桔梗、半夏、胡荽、葵根，煎水服。3.附子，用盐水浸泡，同泽泻煎服。4.芍药、槟榔，研末煎服，利膀胱、大小肠。5.白芷，用醋浸，焙干研末服。6.徐长卿、冬葵根，煎服。7.酸草同车前捣汁，调和服。

滋阴 1.白石英，煮汁服。2.桑螵蛸、黄芩，煎服。3.牛蒡叶，捣汁，同地黄汁用蜜煎，调滑石末服，治小便痛。4.蓟根，捣汁服。5.续断，捣汁服。6.菟丝子，煎服。7.恶实，炒干研末煎水服。8.紫荆皮，水煮服，下五淋。9.知母、黄柏，各取一两用酒洗，入桂一钱，制丸服，治小便不通。

溲数遗尿

有虚热，虚寒。肺盛则小便数而欠，虚则欠咳小便遗。心虚则少气遗尿。肝实则癃闭，虚则遗尿。脾遗热于膀胱则遗尿。膀胱不约则遗，不藏则水泉不禁。脬损，则小便滴沥不禁。

虚寒 1.人参、黄芪，气虚遗精。2.益智子，取二十四枚入盐煎服，治夜多小便，同茯苓、白术研末服，或同乌梅制丸服，治心虚。3.覆盆子，酒焙研末服，益肾，缩小便。4.草乌头，炒盐，酒糊丸，服二十丸，治老人遗尿。5.狗脊，煎服，主失尿不节，利老人，益男子。6.牛膝，煎服，治阴消，老人失尿。7.鸡肠草，煮羹食，止小便数遗。

虚热 1.雌黄，同盐炒干姜，制丸服，治肾消尿数不禁。2.黄柏，同糯米蒸，酒糊丸服，治小便频数，遗精白浊，诸虚不足。3.菰根汁、麦门冬、土瓜根煎服，并止小便不禁。4.牡丹皮，除厥阴热，止小便。5.生地黄，除湿热。

小便血

不痛者为尿血，主虚；痛者为血淋，主热。

血淋 1.鲟鱼，煮汁服。2.酢浆草，捣汁，入"五苓散"服。3.生地黄，同车前捣汁温服。又同生姜捣汁服。4.地锦，服汁。5.茅根，同干姜煎服。6.香附，同陈皮、赤茯苓煎服。7.车前子，研末服。8.水芹根，捣汁服。

尿血 1.郁金，破恶血，血淋尿血，同葱白煎服。2.人参，同黄芪，蜜炙萝卜蘸食，阴虚者。3.益母草，汁服。4.旱莲，同车前取汁服。5.白芷，同当归研末服。6.芭蕉根、旱莲，等分，煎服。7.升麻，煎服，小儿尿血。

阴痿

有湿热者，属肝脾；有虚者，属肺肾。

虚弱 1.黄芪,煎服,益气利阴。2.人参,熬膏,益肺肾元气。3.甘草,益肾气内伤,令人阴不痿。4.熟地黄,滋肾水,益真阴。5.锁阳,益精血,大补阴气,润燥痿,功用同肉苁蓉。6.何首乌,长筋骨,益精髓,坚阳道,令人有子。

湿热 1.车前子,主男子伤中。养肺强阴,益精生子。2.天门冬、麦门冬、知母、石斛,煎服,强阴益精。3.牡丹皮、地肤子、升麻、柴胡、泽泻、龙胆草,煎服,益精补气,治阴痿。4.葛根,煎服,起阴。5.茯苓、五加皮、黄柏、菊花上水,煎服,益精壮阳。

□ 大便燥结

有热,有风,有气,有血,有湿,有虚,有阴,有脾约,三焦约,前后关格。

养血润燥 1.土瓜根汁,灌肠。2.胡麻、胡麻油、麻子仁煮粥食,治老人、虚人,及产后闭结。3.当归,同白芷研末服。4.地黄、冬葵子、蜀葵、羊蹄根、紫草,煎服,利大肠,治痈疽、痘疮、闭结。5.田螺,捣敷脐部。6.蜂蜜、蜂子、螺蛳、海蛤,并利大小便。7.梨、柿子、蜂蜜,食用。

通利 1.桃花,水服,通大便;桃叶,捣汁服,通大小便。2.蝼蛄,同蜣螂研末服,治大小便不通。3.大黄,同牵牛半生半炒服,利大小便,除三焦壅塞,气秘气滞。4.甘遂,蜜水服后敷脐,治二便关格。

虚寒 1.黄芪,同陈皮研末,以麻仁浆、蜜煎调匀服,治老人虚闭。2.甘草,同枳壳一钱,煎服,治小儿初生,大便不通。3.肉苁蓉,同沉香、麻仁,制丸服,治老人虚闭。4.半夏,同硫黄制丸服,辛能润燥,主冷闭。5.人参,同枳壳、麻仁,制丸服,治产后闭。

导气 1.茴香,同麻仁、葱白煎汤,调"五苓散"服,通大小便闭。2.生葛、威灵仙、旋覆花、地蜈蚣汁,煎服,并冷利。3.将草乌头捣汁,葱蘸其汁插入肛内,名"霹雳箭",治大小便不通。4.萝卜子同皂荚炒,研末擂水服,利大小肠,风闭气闭。

□ 脱肛

有泻痢,痔漏,大肠气虚。

内服 1.蛇床子,同甘草研末服。2.防己,焙煎代茶。3.茜草根和榴皮,煎酒服。4.黄栝蒌,服汁,或入矾煅为丸。5.鸡冠花,同棕灰、羌活研末服。6.防风,同鸡冠花制丸服。

外治 1.香附子,同荆芥煎水洗。2.曼陀罗子,同橡斗、朴消煎水洗。3.苦参,同五倍子、陈壁土煎洗,木贼研末敷。4.酢浆草,煎水洗。5.生萝卜,切片贴脐。6.胡荽,烧熏。7.胡荽子同粟糠、乳香烧烟熏,治痔漏脱肛。

□ 痔漏

初起为痔,日久成漏。痔,属酒、郁、气、血、热或有虫;漏属湿热。

内治 1.赤小豆,苦酒煮,晒干,研末服,治肠痔有血。2.橡子,同糯米粉炒黄和蒸,食数次,治痔血。3.苍耳茎、叶,研末服,治下血。

洗渍 1.仙人掌、桃根、猕猴桃

无花果、冬瓜、苦瓠、苦荬菜、鱼腥草，煎水洗，并入枯矾片脑敷。2.胡麻、丁香、槐枝、柳枝，洗痔，然后用艾炙。

诸虫

即人体内蛔、白、蛲、伏、肉、肺、胃、弱、赤虫九种。又有尸虫、劳虫、疳虫、瘦虫。

杀虫 1.黄连、苦参、苍耳、天名精、蜀羊泉、蒺藜、酸草、骨碎补、羊蹄根、牵牛、蛇含、营实根，并杀小虫、疳虫。2.使君子，生食或煎饮，治小儿蛔虫。3.食盐，杀一切虫。4.白芷，煎水浴身。5.黄精，煎服，去三尸。6.杜衡、贯众、蘼芜、紫河车、云实、白菖、百部、天门冬，并杀蛔、寸白诸虫。7.连翘、山豆根，下白虫。8.术，蒸饼制丸服。

肠鸣

有虚气，水饮，虫积。

肠鸣 1.厚朴，主积年冷气，腹内雷鸣。2.食鳝鱼。3.半夏、石香薷、荜茇、红豆蔻，煎服，并主虚冷肠鸣。4.大戟，煎服，主痰饮，腹内雷鸣。5.黄芩，主水火击搏有声。6.麦蘖、饴糖、橘皮、杏仁，煎服，并主肠鸣。

心腹痛

有寒气，热气；火郁，食积，死血，痰癖，虫物，虚劳，中恶，阴毒。

活血流气 1.乳香、降真香、紫荆皮、铜青、赤铜屑，并主血气心痛。2.大黄，干血气，醋熬膏服。冷热不调，高良姜制丸服。3.姜黄，同桂研末酒服，治产后血痛，血下即愈。4.刘寄奴草，研末酒服，治血气。5.红蓝花，擂酒服，治血气。6.蒲黄，同五灵脂煎醋或酒服，治血气心腹诸疼。

温中散郁 1.苏子，同高良姜、橘皮等分，制丸服，主一切冷气痛。2.芎，开郁行气。诸冷痛中恶，研末，浇酒服。3.藁本，大实心痛，同苍术煎服，彻其毒。4.苍术，心腹胀痛，解郁宽中。5.甘草，去腹中冷痛。6.高良姜，煮饮，治腹内暴冷久冷痛。同干姜制丸服，治心脾痛。

痰饮 1.百合、椒目、同巴豆制丸服，留饮腹痛。2.蛤粉，炒研末，同香附末服，止心气痛。3.牡荆子，炒研末服。4.枳实，研末服，治胸痹痰水痛。5.枳壳，煎服，主心腹结气痰水。

中恶 1.蜀椒、茱萸、蜜香、沉香、檀香、安息香，化酒服。2.桔梗、升麻、木香，捣汁服。3.卷柏、女青，研末服。4.鬼督邮、狼毒、藁本、射干、鸢尾、鬼臼、续随子，煎服。5.醇酒、豌豆、白豆、大豆、胡荽、芥子，浸酒服。6.桃仁，研末服。

胁痛

有肝胆火，肺气，死血，痰癖，食积，气虚。

血积 1.吴茱萸，煎服，主食积。2.巴豆，煎服，治积滞。3.韭菜，主瘀血，两胁刺痛。4.大黄，煎服，主腹胁老血痛。5.凤仙花，晒，研末，酒服三钱，治腰胁引痛不可忍，活血消积。

木实 1.青橘皮，泻肝胆积气必备之药。2.木香，煎服，散肝经滞气，升降治气。3.黄芩、龙胆、青黛，并泻肝胆之火。4.芍药、抚芎，并搜肝气。5.生甘草，缓火。6.柴胡，胁痛主药，煎服。

□ 腰痛

有肾虚，湿热，痰气，瘀血，闪肭，风寒。

虚损 1.韭子，同安息香制丸服。2.菊花，水煎服，治腰痛。3.艾叶，煎服，治带脉为病。4.附子，煎服，补下焦之阳虚。5.蒺藜，蜜丸服，补肾，治腰痛及奔豚肾气。6.狗脊、牛膝、肉苁蓉、天麻、蛇床子、石斛、山药，煎服，并主男子腰膝强痛，补肾益精。7.补骨脂，研末酒服，主骨髓伤败，腰膝冷，肾虚腰痛。或同杜仲、胡桃制丸服，治妊娠腰痛。8.干姜、菥蓂子、胡麻、胡桃，同补骨脂制丸服，治肾虚腰痛。9.山楂，同鹿茸制丸服，治老人腰痛。

湿热 1.甜瓜子，研末，酒浸饮服。2.皂荚子，酥炒制丸服，治腰脚风痛。3.威灵仙，酒服一钱取利，或研丸服，治宿脓恶水，腰膝冷疼。4.青木香，同乳香酒服，气滞腰痛。5.牵牛子，半生半炒，同硫黄研末、白面做丸，煮食，除湿热气滞，腰痛下冷。6.木鳖子、蕙草、桃花，酒服一钱，一宿即消。或酿酒服，治湿气腰痛。

血滞 1.莳萝，酒服二钱，治闪挫。2.甘遂，闪挫痛，入猪肾煨食。3.续断，酒服，治折跌、恶血腰痛。4.神曲，煅红淬酒服，治闪挫。5.延胡

索，同当归、桂心研末，酒服，止暴腰痛，活血利气。6.丝瓜根，烧研末，用酒调服。7.冬瓜皮，烧研末，用酒调服。8.西瓜皮，干研末，用酒调服。9.橙核，炒研末，用酒调服。

□ 痛风

属风、寒、湿、热、挟痰及血虚、污血。

风痰湿热 1.防己、木鳖子，煎服，并主湿热肿痛。2.桃仁，主血滞风痹挛痛。3.黄芩，煎服，治三焦湿热风热，历节肿痛。4.秦艽，煎服，除阳明风湿、湿热，养血荣筋。5.龙胆草、木通，煎服。6.红蓝花，煎服，活血滞，止痛，体格瘦弱者适宜。

风寒风湿 1.薏苡仁，加麻黄、杏仁、甘草，水煎服。2.芫花，主风湿痰作痛。3.防风，煎服，主全身骨节尽痛，是治风湿仙药。4.桔梗，煎服，主寒热风痹，滞气作痛。5.苍耳子，研末煎服，治风湿麻痹，四肢拘痛。6.麻黄，主风寒、风湿、风热痹痛，发汗。7.乌头、附子，煎服，并燥湿痰，为引经药。8.羌活，风湿相搏，一身尽痛，非此不除。同松节煮酒，日饮。

补虚 1.没药，同虎胫骨研末，酒服，逐经络滞血，定痛，历节诸风痛不止。2.乳香，补肾活血，定诸经之痛。3.石斛，酒浸酥蒸，服满一铢，治脚膝冷痛痹弱，永不骨痛。4.草薢、狗脊，主寒湿膝痛腰背强，补肝肾。5.土茯苓，治疮毒筋骨痛，祛风湿，利关节。6.锁阳，润燥养筋。7.罂粟壳，煎服，收敛固气，能入肾，治骨痛尤宜。

8.当归、芎藭、芍药、地黄、丹参，煎服，并养新血，破宿血，止痛。

头痛

有外感，气虚，血虚，风热，湿热，寒湿，痰厥，真痛，偏痛。右属风虚，左属痰热。

湿热痰湿 1.香附子，同川芎研末服，治气郁头痛。同乌头、甘草制丸服，治偏头风。2.杨梅，研末，用茶饮服。3.竹茹，水煎服。4.菊花，同石膏、芎研末服，治头目风热肿痛。5.栝蒌，洗瓢温服，治热病头痛。6.黄芩一味酒浸，晒，研末，茶服，治风湿、湿热、相火、偏、正诸般头痛。

外治 1.桂木，酒调，涂头顶和额。2.延胡索，同猪牙皂、青黛制丸。3.全蝎，加地龙、土狗、五倍子末调匀贴敷太阳穴。4.谷精草，研末，调糊贴脑，烧烟熏鼻。

风寒湿厥 1.草乌头，同苍术、葱汁制丸服，治偏正头风。2.菖蒲，煎服，主头风泪下。3.胡麻，煎服，主头面游风。4.天雄，头面风去来痛。5.白附子，同猪牙皂研末服，偏正头风。同半夏、南星制丸服，痰厥痛。6.杜衡，研末服，治风寒头痛初起，发汗。

眩晕

眩是目黑，晕是头旋，皆是气虚挟痰，挟火，挟风，或挟血虚，或兼外感四气。

风虚 1.当归，同芎煎服，失血眩晕。2.荆芥，煎服，主头晕目眩。3.白芷，掺蜜制丸服，治头风、血风眩晕。

4.苍耳子，掺蜜制丸服，主诸风头晕。女人血风头旋，闷绝不省，研末酒服，能通顶门。5.菊苗，阴干研末，每酒服二钱。秋月收花浸酒，或酿酒服。治男女头风眩晕，发落有痰，发则昏倒。

眼目

有赤目传变，内障昏盲，外障翳膜，物伤眯目。

昏盲 1.天麻、芎，并补肝明目。2.赤小豆、白扁豆，煮食腐婢。3.当归，同附子制丸服，治内虚目暗。4.青蒿子，研末日服，治目涩，久则目明。5.地黄，同椒红制丸服，补阴，补肾明目。6.麦门冬，同地黄、车前子制丸服，明目轻身。7.人参，同苏木汤调末服，益气明目，酒毒目盲。同阿胶煎服，治小儿惊后，瞳仁不正。8.蒺藜，研末日服，治数年失明。

赤肿 1.赤芍药、防风、羌活、柴胡、麻黄，并主风热赤目肿痛。2.黄芩，煎服，消肿赤瘀血。3.芍药，目赤涩痛，补肝明目。4.桔梗，同牵牛制丸服，治目赤肿痛。肝风盛，黑睛痛。5.白芷，同雄黄制丸服，治赤目胬肉，头风侵目痒泪。主一切目疾。6.薄荷，以姜汁浸研，泡汤洗，祛风热，烂弦。7.山茵陈同车前子研末服，治赤肿。

翳膜 1.羊肝、覆盆子根，研粉，点痘后翳。2.贝母，同胡椒研末，去翳，止泪。3.谷精草，同防风研末服，去翳。同猪肝制丸服，痘后翳。4.芡实，煎服，主青盲目翳黑花，肝家客热。5.黄芩，肝热生翳，同淡豆豉研末，猪肝煮食。6.白菊花，同蝉花研末服，治病后生翳，同绿豆皮、谷精草研末，煮干柿食，治痘豆生翳。7.麻黄根，同当归，麝香，煎服，主内外障翳。

□ 耳

耳鸣、耳聋，有肾虚，有气虚，有郁火，有风热，耳痛是风热。

外治 1.烧酒，滴入半个时辰，取耳中核。2.生麻油，滴耳，取耳结。3.杏仁，蒸油滴耳。

补虚 1.百合，研末，日服。2.干柿，同粳米、豆豉煮粥食，每日一次。3.猪肾，煮粥食。4.鸡蛋，浸酒，再与醋炒食。5.黄芪、白术、人参，气虚聋鸣，诸补中药皆可用。6.熟地黄、当归、肉苁蓉、枸杞子，煎服。

解郁 1.连翘，煎服，治耳鸣，除少阳三焦火。2.香附，炒研末，莱菔子汤下。3.柴胡，煎服，去少阳郁火，耳鸣，耳聋。

虫物入耳 1.葱汁、韭汁、姜汁、人乳，滴耳。2.百部浸油，滴耳。3.菖蒲塞耳，治蚤、虱入耳。4.半夏浸麻油，滴耳。5.薄荷汁滴耳，治水入耳中。

耳痛 1.枳实、牛蒡根，熬汁，滴耳。2.蓖麻子，捣涂。3.连翘、柴胡、黄芩、商陆，塞耳。

□ 面

面肿是风热。面紫赤是血热。痘是风热，即谷嘴。酒糟鼻是血热。面黑是风邪客于皮肤，痰饮渍于腑脏，即雀卵斑，女人名粉滓斑。

瘢痕 1.葵子，汁涂。2.马齿苋，煎水洗。3.蒺藜，煎水洗。4.禹余粮，同半夏、鸡蛋黄涂，治身面瘢痕，一月可愈。

风热 1.葱根，食，主发散。2.大黄二两同僵蚕一两共研末，同姜汁制丸如弹子大，煎服，治头面肿大疼痛。3.菟丝子，浸酒服。4.白芷香、白附子、薄荷叶、黄芩、藁本、升麻、羌活、葛根、麻黄、海藻、防风、远志、白术，并主阳明风热。

面疮 1.鲫鱼头，烧研末，加酱汁涂面上黄水疮。2.牵牛，汁涂。3.曼陀罗花，煎汤日洗。4.胡麻，嚼涂。5.桃花末，冲服，面上黄水疮。6.杏仁、同鸡子白，捣汁涂。7.紫草、紫菀、艾叶，煎醋搽。8.何首乌，煎水洗。

□ 鼻

鼻渊，流浊涕，是脑受风热。鼻鼽，流清涕，是脑受风寒，包热在内。脑崩臭秽，是下虚。鼻窒，是阳明湿热，生瘜肉。鼻痛，是阳明风热。

窒瘜 1.菖蒲，同皂荚末塞。2.蒺藜，同黄连煎汁，灌入鼻中，嚏出瘜肉。3.桂心、丁香、石胡荽，并塞耳。4.瓜蒂，研末吹，或加白矾，或同细辛、麝香。

渊鼽 1.防风，同黄芩、川芎、麦门冬、人参、甘草，研末服。2.川芎，同石膏、香附、龙脑，研末服。3.草乌头，脑泄臭秽，同苍术、川芎，制丸服。4.羌活、白芷、升麻、芍药，煎服，并祛风热痰湿。5.苍耳子，研末，亦可同白芷、辛夷、薄荷研末，葱、茶服，日服二钱，可通顶门。

□ 唇

脾热则唇赤或肿，寒则唇青或噤，燥则唇干或裂，风则唇动或歪，虚则唇白五色，湿热则唇湿烂。

唇肿 大黄、黄连、连翘、防风、薄荷、荆芥、蓖麻仁、桑汁、石膏、芒硝，煎水，并涂。

唇裂 1.生地黄，煎服，凉血。2.黄连，煎服，泻火。3.芍药，煎服，润燥。4.麦门冬，煎服，清热。5.人参，食，生津。6.当归，食，生血。

唇噤 1.荆芥、防风、秦艽、羌活、芥子，醋煎，敷舌。2.艾叶，捣汁敷舌。3.天南星，煎服，擦牙。

□ 口舌

舌苦为胆热，甘为脾热，酸为湿热，涩为风热，辛为燥热，咸为脾湿，淡为胃虚，麻为血虚，生苔为脾热闭，出血为心火郁积，肿胀为心脾火毒，疮裂为上焦热，木强为风痰湿热，短缩为风热。舌出数寸有伤寒、产后、中毒、大惊数种。口糜是膀胱移热于小肠，口臭是胃火食郁。喉腥是肺火痰滞。

舌衄 1.赤小豆，绞汁服。2.生地黄，同阿胶研末，米汤饮服。3.蒲黄，同青黛水服，同乌贼骨研末敷。4.大小蓟，捣汁，和酒服。5.蓖麻油，点灯熏鼻自止。6.黄芩、玄参、麦门冬、艾叶、大黄、升麻，水煎服。

舌苦 柴胡、黄芩、苦参、黄连、龙胆，泻胆，煎服。麦门冬，煎服，清心。

舌胀 1.半夏、羊蹄、络石，煎服，并漱。2.附子尖，同巴豆煎服，并漱。3.蒲黄，同干姜煎服。4.赤小豆，同醋煎服。5.龙脑香，伤寒舌出数寸，掺之随消。6.黄柏，浸竹沥，煎服，并漱。

舌甘 生地黄、芍药、黄连，煎服。

口臭 1.细辛，同白豆蔻含。2.香薷、藿香、益智仁、缩砂、山姜、高良姜、山柰、香附，研末服。3.大黄，烧研末，揩牙。

喉腥 1.桔梗、桑白、地骨皮、五味子、麦门冬，煎服。2.知母、黄芩，煎服，并泻肺热，喉中腥气。

□ 咽喉

咽痛是君火，有寒包热。喉痹是相火，有嗌疽，俗名走马喉痹，杀人最急，唯火及针烁效速。

降火 1.麦门冬，煎服，治虚热上攻咽痛。2.知母、黄芩，煎服，并泻肺火。3.玄参，同鼠粘子研末服，去无根之火。治急喉痹。同升麻、甘草煎服，发斑咽痛。4.恶实，除风热，利咽膈。同马蔺子研末服，治喉肿。同甘草煎，咽，名"开关散"，治悬痈肿痛。5.牛蒡根，捣汁服，也可煎服。

□ 音声

喑有肺热，有肺痿，有风毒入肺，有虫食肺。哑有寒包热，有狐惑。不语有失音，有舌强或痰迷，有肾虚喑痱。

风痰 1.杏仁，润声气。卒哑，同桂含。2.防己，煎服，治毒风不语。蜜、酥煮丸嚼。生含，主偏风失音不语。3.附子，突然失音，吹。4.黄芪，同防风煎汤熏，治风喑不语。5.红花，同乳香服，治男女中风，口噤不语。6.远志，煎服，妇人血噤失音。

邪热 1.荆沥、竹沥、竹叶，煎汁。2.槐花，嚼，祛风热失音。3.胡麻油、梨汁，同竹沥、荆沥、生地汁熬膏服，治客热中风不语。4.人参，同诃子研末噙，治肺热声哑。同菖蒲服，治产后不语。5.柿，润声喉。6.赤小豆，研末敷舌，治小儿不语。7.萝卜，同皂荚、姜汁煎服，治咳嗽失音。8.黄芩，同麦门冬制丸服，并病声喑。9.桔梗、沙参、知母、麦门冬，煎服，除肺热。

牙齿

牙痛，有风热，湿热，胃火，肾虚，虫龋。

虫牙 1.杏仁，煎漱或烧烙。2.巴豆，烧烟熏，防风虫，棉裹咬。3.覆盆子，点目取虫。4.细辛、苦参、恶实，并煎漱。5.附子，塞孔，又塞耳。6.银杏，食后生嚼一二枚。7.皂荚子，醋煮，烙。8.大黄，同地黄贴。9.桔梗，同薏苡根，水煎服。

风热、湿热 1.秦艽，煎服，治阳明湿热。2.白芷，同细辛研末，掺朱砂，主阳明风热。3.黄连，主胃火湿热，牙痛恶热。4.升麻，阳明本经药，主牙根浮烂。胃火，煎水漱。5.羌活，同地黄研末煎服，酒漱，治风热。6.当归、牡丹皮、白头翁、薄荷，风热，煎服。7.荆芥，同葱根、乌桕根煎服，治风热。

须发

生眉 1.柳叶，同姜汁，擦眉落。

2.雄黄，和醋涂。3.芥子，同半夏、姜汁涂。4.半夏，眉发坠落，涂之即生。茎涎同。5.苦参、仙茅、大风，眉发脱落。

发白 1.栝蒌，同青盐、杏仁煅末，拔白易黑。2.百合、姜皮，并拔白易黑。3.胡桃，和胡粉，拔白生黑。烧，同贝母，揩牙乌须。

发落 1.榧子，同胡桃、侧柏叶浸水，梳发不落。2.半夏，眉发坠落，涂之即生。3.香薷，同猪脂涂，治小儿发迟。4.芭蕉油、蓖麻子、兰草、蕙草，浸油梳头，令长发黑。5.生姜，擦。6.枣根，蒸汁。

狐臭

有体臭，腋臭，漏臭。

外治 1.生姜，频擦。2.马齿苋，杵汁捏成团，装袋，裹泥，火烧过，入蜜热夹。3.青木香，切片，醋浸一宿，夹，数次即愈。4.辛夷，同木香、细辛、芎粉涂。

风瘙疹痱

痱疹 1.慈菇叶、汁，调蚌粉掺。2.枣叶，研末，和葛粉扑患处。3.绿豆粉、滑石粉，混合扑患处。4.菟丝汁，抹患处。5.升麻，煎水，洗患处。

内治 1.枸橘核，研末酒服，治风瘙痒。2.苦参，研末，以皂角汁熬膏制丸服，治肺风皮肤瘙痒。

外治 1.石灰，醋和匀，涂患处。2.景天汁、石南汁、枳实汁、芒硝汤、矾汤，调匀擦拭。3.枳壳，烤炙，熨风疹。

□ 痈疽

深为疽，浅为痈。大为痈，小为疖。

肿疡 1.连翘，消肿止痛，十二经疮药，必不可少。痈肿初起，煮服取汗。2.苍耳，擂酒取汗。

乳痈 1.蔓荆子，炒研末，酒服三钱，取汗。2.橘叶、赤小豆，研末用酒服。3.蒲黄、百合，并涂吹乳妒。4.紫苏、栝蒌、忍冬，并煎酒服。5.何首乌，煮酒。6.鼠粘子、冬葵子、莨菪子、葛蔓灰，并研末，酒服。

解毒 1.大枣连核烧，同百药煎、研末服，治肠痈。2.乌药，同牛皮胶煎服，治孕中有痈。3.人参，同酒炒大黄末，姜汤服，解酒毒，得汗即愈，胸生疽疮。4.黄芪，煎服，除肠胃间恶血。5.大蓟叶，煎服，治肠痈瘀血。6.败酱草，除痈肿，破多年凝血，化脓为水。同薏苡仁、附子研末，水服，治小便当下，肠痈有脓，即愈。

□ 诸疮

疔疮、恶疮、杨梅疮、风癫、热疮、手疮、足疮。

疔疮 1.菊花叶（冬用根），捣汁服，入口，治疔肿垂死，神验。2.王不留行，同蟾酥服，取汗。3.丝瓜叶，加葱白、韭菜捣汁和酒服，渣敷患处。4.山慈菇、苍耳，捣酒服，取汗。5.石蒜，煎服取汗。6.白芷同姜，捣酒服取汗。

杨梅疮 1.土茯苓、苦参、五加皮，煎服。2.土茯苓、防风、木通、木瓜、白鲜皮、金银花、皂荚子，水煎服。

3.天花粉、川芎、槐花，制丸服。4.蔷薇根，煮酒饮，治年久筋骨痛。5.野菊、枣根，水煎洗。6.杏仁、细茶、木瓜、梅花四两，炒，煎酒服。

恶疮 1.杜衡、牛蒡根、狼牙，煎水洗。2.秦艽，主诸疮口不合。3.忍冬藤，同雄黄，熏恶疮。4.草乌头、沙参、黄芩花，并涂恶疮脓水。5.何首乌、扁竹，并敷，浸淫恶疮。6.藜芦、鼠尾草，并敷反花恶疮。7.莽草、青葙子、苦参、钩吻，并杀恶疮虫。

热疮 1.生百合，捣汁涂，治天疱热疮。2.葛根，捣汁敷，治小儿热疮。3.剪春罗，捣汁敷，治火带疮。4.败酱草，捣汁敷，治暴热火疮赤气。5.朴黄，煎酒，拭火烂疮。

足疮 1.绿矾，煅烧研末敷，治足跌。2.绿矾、雄黄、硫黄、乳香、没药，研末擦患处。3.茶末、荆芥末，共捣汁敷。4.食盐、椒末，和醋涂，治手足心毒。

手疮 1.甘草、地榆、蜀椒、葱、盐、芒硝，一并煎汤，涂患处。2.葛根，捣汁涂。

头疮 1.黄柏，同栀实，烧，研末，和醋调匀涂患处。2.艾灰、蓼子，同鸡蛋清、蜜涂。3.鸡肠草，烧灰，同盐涂。4.蒺藜、苦参、木耳，掺蜜调匀涂。5.胡麻，嚼涂。6.蜜蜂，研末涂患处。7.桃花，研末涂患处。8.红曲，嚼涂患处。9.菖蒲，生捣涂。

阴疮 1.蜀椒、茱萸、五加皮、狼牙草、越瓜、槐枝，煎水洗。2.黄柏，同黄连煎水洗患处，后研末同猪胆涂。3.海螵蛸、鲤鱼胆、鲫鱼胆，混匀涂患处。4.甘草，煎蜜涂患处。

冻疮 1.甘草煎水洗，涂以三黄末。2.麦苗煮汗。茄根、茎、叶煮汁。3.姜汁熬膏。

□ 跌仆折伤

肠出、杖疮。

内治接骨 1.接骨木，煎服。2.地黄，研汁和酒服，治折臂断筋损骨，一月即连续，还可炒热贴。3.白及，酒服二钱。4.骨碎补，研汁和酒服，以渣敷。或研末入黄米粥食。

内治活血 1.生姜汁同香油，入酒。2.当归、赤芍药、牡丹皮、马兰、败蒲，煎服。3.刘寄奴草，同延胡索、骨碎补，水煎服。4.土当归，煎酒服。或同葱白、荆芥，水煎服。5.三七，磨酒。6.虎杖，煎酒。7.蒲黄，酒服。8.黑大豆，煮汁频饮。

□ 诸虫伤

蜂、蛋伤 1.小蓟、恶实、葵叶、鬼针，取汁服，并涂患处，也治蝎毒。2.雄黄，用醋研磨，涂患处。3.贝母，酒服。

蛇、虺伤 1.紫荆皮，煎服并洗患处。2.白芷、雄黄、麝香、细辛，酒服。3.甘草、白矾，研末，冷水服。4.贝母，酒服至醉。

□ 妇人经水

经闭：有血滞，血枯。不调：有血虚者过期，血热者先期，血气滞者作痛。

益气养血 1.阿胶，炒研末，用酒调服。2.人参，加熟地黄研末，制丸服。

活血流气 1.柴胡，煎服，妇人热入血室，寒热，经水不调。2.虎杖，通经，同没药、凌霄花，研末服。3.芥子，研末酒服，通月水。4.芍药，煎服，女人寒血闭胀，小腹痛，诸老血留结，月经不调。5.生地黄，煎服，凉血生血，补真阴，通月水。

□ 带下

湿热夹痰，有虚有实。

带下 1.茯苓，制丸服。2.艾叶，煮鸡蛋食，治白带。3.苍术，制丸服，燥湿强脾。4.枸杞根，同地黄，煮酒饮，治带下脉数。5.莲米，同白果、江米、胡椒，入乌骨鸡煮食，治赤白带。

□ 崩中漏下

月水不止，五十行经。

止涩 1.地榆，煎醋服，月经不止，血崩，漏下赤白。2.贯众，煎酒。3.丁香，煎酒。4.何首乌，煮酒服，同甘草。

调营清热 1.白芷，主崩漏，入阳明经。2.柴胡，煮酒服，升少阳清气。3.黑大豆，冲酒，月水不止，炒焦。4.生地黄，擂汁酒服，治崩中及经不止。5.芍药，同柏叶煎服，治崩中痛甚。同艾叶煎服，治经水不止。6.肉苁蓉，血崩，绝阴不产。7.人参，血脱益阳，阳生则阴长。

□ 胎前

安胎 1.秦艽，同甘草、白胶、糯米，煎服，同阿胶、艾叶煎服。2.益母草子同，胎前宜熬膏服。3.丹参，安生胎，下死胎。

□ 产难

催生 1.益母草，难产及子死腹中，捣汁服。2.地黄汁，和醋服。3.白芷，煎服。或同百草霜，醋汤服。4.蒺藜子，同贝母研末服，催生。

胎死 1.益母草，捣汁服。2.鸡卵黄，同姜汁服。3.丹参，研末服。4.红花，煎酒。5.大豆，煎醋。6.蓖麻子，四枚，同巴豆二枚，入麝香，贴脐。

□ 产后

补虚活血 1.当归，同干姜研末服，治血痛。同黄芪、白芍药，煎服，自汗。2.蒲黄，水服二钱，或煎服，治血晕、血痛、胞衣不下。3.雌鸡，或同百合、粳米，煮食，产后宜食。4.黄芪，产后一切病。

下血过多 1.贯众，醋炙，研末服，治心腹痛。2.艾叶，同老姜煎服，血不止，立止。感寒腹痛，焙熨脐上。3.紫菀，水服。4.石菖蒲，煎酒。5.鳝鱼，宜食。

下乳汁 1.虾汁，作羹食。2.栝蒌根，烧研末，酒服，或酒、水煎服。3.母猪蹄，同通草煮食，饮汁。4.豌豆，煮汁。5.丝瓜，烧存性，研酒，服取汗。

□ 小儿初生诸病

流涎 半夏，同皂荚子仁、姜汁制丸服。

脐肿 荆芥，煎汤洗后，煨葱贴脐，即消。

沐浴 黄连、桃叶、李叶，煮汁洗浴。

便闭 1.甘草，同枳壳煎水灌。2.葱白，煎乳灌，治尿不通。

解毒 1.甘草，煎汁服。2.韭汁，并灌少许，吐出恶水、恶血，永无诸疾。3.胡麻，生嚼，绢包与患者咂，毒自下。4.牛黄，蜜和豆许。5.黄连，灌一匙。解胎毒及痘毒。

夜啼 1.当归，焙研，以乳灌，胎寒好啼，日夜不止。2.前胡，制蜜丸服。

□ 惊痫

有阴阳二证。

阴证 1.乌头，同上。2.蚤休，主惊痫，摇头弄舌，热在腹中。同栝蒌根研末服，治慢惊带阳症。3.附子，同全蝎煎服，慢惊、吐风痰。吹鼻，治脐风。

阳证 1.乳香，同没药服。2.半夏、天南星、枳壳、杏仁、神曲、僵蚕、白矾、水银、粉霜、轻粉，并主惊痫，风痰热痰。3.钩藤，同甘草煎服，主小儿寒热、十二惊痫、胎风。

卷三 水部

[李时珍说]水在八卦中为坎象，其体纯阴，其用纯阳。在上成雨露霜雪，在下为海河泉井。水的流动、静止、冷寒、温和，不同的水域所产生的水气也有很大的差异；水的甘、淡、咸、苦，对人所产生的作用也各不相同。所以，古人分析九州水土的特性，以此来辨别当地人的善恶与否和寿命的长短与否。

水为万物之源，土为万物之本。二者合一，滋养世间万物。对于水的性味，治病养生的人更要细心了解。

□ 天水类

雨水

【释名】[李时珍说]地气上升蒸发为云，天气凝结降落为雨，因此人们所出的汗液，就用天地间的雨水来命名。

【性味】味咸，性平，无毒。

梅雨水

【释名】芒种后逢壬日为入梅；小暑逢壬为出梅。又说三月迎梅雨，五月份送梅雨，这期间所下的雨称作梅雨水。

受湿热之邪郁遏熏蒸而形成的梅雨水，不能用来酿酒和造醋。人受到这种湿热之气的侵害就会生病，物受到这种湿热之气的熏蒸就会生霉。

【性味】味咸，性平，无毒。

【主治】用梅雨水来洗癣和疥疮，愈后瘢痕消失；加到酱中使其容易熟。

液雨水

【释名】[李时珍说]立冬后十日为入液，至小雪这天为出液，这期间下的雨水为液雨水，也叫药雨水。

【主治】昆虫喝了液雨水后，就会蛰伏起来，直到第二年，春雷响起时才爬出。液雨水主杀百虫，用来煎煮杀虫相当灵验，也可用消导积滞的药。

潦水

【释名】[李时珍说]天上降落的雨水叫作潦水。

【性味】味甘，性平，无毒。

【主治】用来煎调补脾胃、祛湿热的药。

露水

【释名】[李时珍说]阴气过重凝聚而形成的水液叫露水，是润泽的夜气，在道旁万物上沾濡而成，能润泽道路旁的花草树木。

【性味】味甘，性平，无毒。

【主治】深秋露水较多时，用盘子收取，煎至浓稠，服后延年不饥。秋露水秉承了金秋肃杀的特性，适宜用来煎煮润肺的药，调和治疗疥疮、癣等各种散剂。鲜花上的露水：使人容颜健康。柏叶、菖蒲上的露水：每天早晨用来清洗眼部，能明目。韭叶上的露水：每天早晨取来外洗，可治疗白癜风。凌霄花上的露水；进入眼中，会损害眼睛。但秋露用来酿造酒却最香醇。

甘露

【释名】 膏露、瑞露、天酒、神浆。《瑞应图》中载，神灵的精华所在称作甘露，也称美露，它凝如脂，仁瑞之泽，甘甜如蜜糖，所以又有甘、膏、酒、浆的名称。《拾遗记》上记载：昆仑山上有甘露，远望就像丹，落到草木上，则皎亮如雪。

【性味】 味甘，性大寒，无毒。

【主治】 滋养五脏，延年益寿，明目止渴，治胸膈及各种热毒。

明水

【释名】 也称方诸水。是蚌壳中清亮干净的水。就像清晨的露水。之所以将它称为明水，是因为其清明纯洁，取赞赏之意。

【性味】 味甘，性寒，无毒。

【主治】 使人耳聪目明、轻身、肌肤光滑、精力充沛，祛小儿烦热，平小儿惊厥、抽搐。

冬霜

【释名】 露滋养万物，阴气过盛，寒风吹拂后即成霜。所以霜损伤万物。这种性质的完全不同，是由于时令的变化所导致的。

【性味】 味甘，性寒，无毒。

【主治】 服冬霜可治风寒感冒引起的鼻塞及酒后面热耳赤、解酒热等。用冬霜与蚌粉调和外敷，可治暑天的痱子及腋下红肿，效果好。取秋霜一钱半，用热酒服食，治寒热疟疾。

腊雪

【释名】 [李时珍说]按刘熙《释名》载：雪，洗的意思，可洗除瘴疠之气和虫蝗。凡是花都只有五片花瓣，而雪花却有六瓣。六为阴数。冬至后的第三个戊日为腊，腊月里的瑞雪，可以冻死蝗虫卵，对促进农作物的生长，有着很重要的作用。把腊雪收集起来密封后放在阴凉处，长达十年也不会坏。[陈藏器说]春天的雪有虫，雪水也容易腐败，所以不要收取。

【性味】 味甘，性冷，无毒。

【主治】 腊雪性寒，能解一切热毒之证。治疗各种瘟疫和小儿发热惊痫、狂闹不安。也用来治疗成年人因服用丹石，酒后湿热内生所诱发的黄疸等。用腊雪水洗眼，可治红眼。用以煎茶或煮粥，均可解热止渴。腊雪水宜用来煎治伤寒发热的药，外搽用来治疗痱子的效果也很好。

雹

【释名】 雹是天地阴阳之气相搏而形成的。雹是不平和的气汇聚的结果。如天上飞附的冰块，小如弹丸，大如斗升。

【性味】 味咸，性冷，有毒。

【主治】 《五雷经》记载：人食冰雹，会诱发疫疠、麻风等病证。

夏冰

【释名】 凌。冰属太阴的精华所在，水性同土，能以柔克刚。这就是所说的物极必反。

【性味】 味甘，性冷，无毒。

【主治】 夏冰可清热除烦，还可

用来贴敷乳房，治疗乳房红肿疼痛。热毒伤寒、高热昏厥的患者，在膻中穴上放一块冰，患者就能醒来。此方法也可以用来解酒毒。

【发明】 暑天饮用冰水，与气候相冲，冰水进入胃肠后，会冷热不均、导致冷热相搏，而产生疾病。食谱上说，夏季的冰，只可用来降低食物的温度，人不能直接食用。夏日吃冰，虽然一时很舒服，但久了就会产生不适。用夏冰熨抹身，能消去身上瘢痕。

地水类

流水

【释名】 流水即流动的水。有来自江河，有来自溪涧。流水在外表现为流动不止，但性宁静，以柔克刚，江河的水大多浑浊，溪涧的水大多清澈，与湖泽池塘的死水不同。

千里水

【释名】 从远地流来的水。

【性味】 味甘，性平，无毒。

【主治】 治五劳七伤、肾虚脾弱、阳盛阴虚、目不能瞑、霍乱吐泻及伤寒后欲作奔豚病后体虚，将此水反复上扬多次后，用来煎煮药物，安神。

逆流水

【释名】 江水从远处流来，顺势归海的流水。

【性味】 味甘，性平，无毒。

【主治】 中风、卒厥、头风、疟疾、咽喉诸病，能够宣吐痰饮。

井泉水

【释名】 井字像"井"形，泉字像水流入穴中的样子。

【性味】 味甘，性平，无毒。

【集解】 [汪颖说]刚从井中打出的水称新汲水。清晨第一遍打的水叫井华水。反酌而倾倒的水叫作倒流水，打水的吊桶落下的水称作无根水。同一口井中，不同时辰所打出来的水，功用都有所不同。凡是井水，远从地下泉来的，水质最好；从近处江湖中渗进来的则欠佳；从城镇沟渠污水中渗出的水碱性很大，用时，必须将水煮沸后搁置一会，待杂质沉淀后才可饮用上面的清水，否则气味都不好，不能用来洗菜淘米、酿酒和做豆腐。还有，大雨过后，井水浑浊，须用桃仁和杏仁捣汁，将汁水连同桃仁、杏仁一起投放井水中，待井水澄清后再用。

[李时珍说]以黑铅为底的井水，可清热利水散结，人服用后不易生病；在水中加入朱砂，镇心安神。

井华水

【性味】 味甘，性平，无毒。

【主治】 治疗酒后热邪迫于大肠而引起的泄泻，还能用来洗眼，消除目中翳障。人受到惊吓所致的出血症，可用井华水喷脸。用井华水调朱砂服用，使人容颜红润光滑，镇心安神。亦能治疗口臭，用来炼各种药石。往酒醋中加入少量井华水，可以让酒、醋不易变质。井华水适宜用来煎煮补阴药。也用来煎煮一切治疗痰火内扰、气血不和的药物。

新汲水

【主治】 主由糖尿病及尿崩症诱发的消渴、反胃；热邪迫于大肠而导致的泄泻、下腹疼痛，小便赤涩、祛邪调中，都适宜饮它。还可用来外洗能治疗痈肿、漆疮。解椒毒所致的口不开，鱼骨鲠喉。

此水亦能解砒石、乌喙、烧酒、煤炭毒，治疗郁热烦闷、神昏烦渴等。

【发明】 [虞抟说]新汲井华水，取一天真气，浮在水面，用它来煎补阴之药，为炼丹煮茗，味道与雪水不同。[李时珍说]井泉为地脉。与人的脉血相向，须取土深水远、源远而质清的水，才可食用。《周易》载：井水中有泥，不可食。如井水生虫，取甘草五两左右，切片后投入井水中，既能杀虫又能使井水味甘美。

[掌禹锡说]凡饮水或治疗疾病，都应取新汲水，不可用停积多年的污浊水，污浊的水不但不能治病，反而对人体有害。

【附方】 1.鼻血不止：用新汲水洗脚，左鼻出血洗右脚，右鼻出血洗左脚，或同时洗左右脚，有效。用冷水喷脸，也能止血。2.心闷汗出，不能识人：取新汲水调蜜饮，很是有效。3.婴儿初生不啼：取冷水灌，外用葱白茎轻轻地拍打，即啼。

醴泉

【释名】 甘泉。[李时珍说]醴也就是薄酒，因其味道似薄酒，故叫醴泉。醴泉在不固定的地方出现，太平盛世，王者德至渊泉，则醴泉涌出可养老。只要是醴泉流经的地方，草木则茂盛。

【性味】 味甘，性平，无毒。

【主治】 由不同气候和环境所导致的心腹痛，在泉边饮用即可止痛。亦可治反胃吐泻、止渴。

温汤

【释名】 温泉、沸泉。

【性味】 味辛，性热，有小毒。

【主治】 地下含硫黄，会使水升温，并且含有硫黄的气味。硫黄主治诸疮，所以含硫黄的温泉水也同样具备此功用。温泉中洗浴，可以治疗诸风筋骨挛缩，肌皮顽痹，手足不遂，眉发脱落以及各种皮肤疥癣等。洗浴后身体会虚弱疲惫，可根据病的不同随证用药或用饮食加以补养。无病的人，不宜用温泉沐浴。有疥癣、梅毒疮的患者，食后长时间浸泡，泡至出汗。十天后，疮自愈。但是有砒石的地方也会有温泉，浴后可使人中毒。

盐胆水

【释名】 卤水。

[陈藏器说]煮盐初熟时，槽中沥下来的一种黑汁叫卤水。

[李时珍说]卤水，味苦。如今，人们用它来点豆腐。

【性味】 味咸、苦，有大毒。

【主治】 可治疗蚀、疥癣、瘘疮及虫咬伤，也可以用来治疗马牛等牲畜被毒虫叮咬。凡是疮疡有血的，不能用卤水涂抹。痰厥昏沉，用灌盐胆水催吐，效果好。

山岩泉水

【释名】[李时珍说]从山岩土石间流出的泉水，称山岩泉水。泉水源头源远流长，水质便越清凉，山中有玉石、茂盛草木的山岩泉水质地为最佳，山有黑土、毒石、恶草的泉水不可用。[陆羽说]瀑布、流速湍急的泉水，不能饮用，否则会导致颈部疾病。[汪颖说]昔日在浔阳，城中一天内死马数百匹。汪颖询问得知：数日前一场雨，冲出山谷中蛇虫之毒液，马饮后中毒致死。

【性味】 味甘，性平，无毒。

【主治】 霍乱烦闷呕吐，腹空抽筋，恐再入腹，宜多饮用，这种方法叫"洗肠"。不要让腹中空，空了即饮，人们都怕用此方法，但尝试的结果表明有效。要注意，对于身衰体弱的人，不宜采用此方法，以免导致脏腑受寒。

热汤

【释名】 百沸汤、麻沸汤。

[李时珍说]汤必须是完全煮沸的为好。饮半沸的水，会伤元气，引起腹胀。手脚冻僵、发麻的人不能立即用热汤洗手脚，不然会致指甲脱落。饮用以铜瓶煎的水，会破坏人的声音。

【性味】 味甘，性平，无毒。

【主治】 助长阳气，通经活络。热汤可热敷霍乱所致的小腿腓肠肌痉挛转入腹部或治疗尸恶移瘴之气引起的突然昏迷。

【发明】 [寇宗奭说]热汤能通经活络，患风冷气痹、肢体酸痛的人，用热汤泡双足至膝部，盖厚被使全身发热、出汗。另外，急性泻痢，四肢发冷，脐腹痛，让患者坐于热汤中，用热水浸至腹部以上，且不断揉摩腹部。在升发阳气止泻的药物中，任何一种方法都不及此方法。但形寒肢冷、口感乏味、面无血色、气短胸闷等症状的人刚泡热水，可能会全身发颤，需有人在旁边照看。

[张从正说]凡是患伤风、伤寒、伤食、伤酒等病症的人，初起时未能及时用药，可饮一碗太和汤（或者酸粉汤），同时揉按腹部，有恍恍惚惚的感觉后，继续饮、揉，直到腹部胀满，然后用手探吐，出汗病愈。

【附方】 1.初感风寒，头痛畏寒：用水七碗，往烧红的锅里倒入水，舀起再烧再倒，如此数七次，趁热，饮服一碗，用衣被捂头，取汗，效果佳。2.霍乱转筋：用热汤稍温熨足底，冷却即换。3.中暑昏迷：用热汤缓缓灌服，适当抬高患者头部，让热汤进入腹内。

诸水有毒

沸腾的井水，不可饮用。

[李时珍说]在三十步内取一块青石投入井中，井水沸腾即止。

不能下入古井或枯竭无水的井，因为井中有毒气，会伤人。

阴寒潮湿地区流动的泉水（有毒），路人口干误饮，容易发恶性疟疾，脚软乏力。

水泊中停积静止的水（且产有龟鳖的卵），人饮用了，会得瘕病。

饮用沙河中的水，使人声音沙哑或失音。

两山夹缝中的水和有声音的流水，喝了，容易得瘿病。

卷四 火部

[李时珍说]水火养民，而民又依赖水火而生存。在五行中，火属南方。火气上行于天，下藏于地，而用于人。上古周朝的司烜氏以燧向太阳取明火，以鉴向月亮取明水，以备供祭祀的时候使用。司氏掌管火的政令，在四时变化时用国火救治时疾。《礼记·曲礼》载：圣王擅知水火金木，饮食要遵循四季变化的规律。可见古时圣王对于火政，对于火在天人之间的作用，是很用心的，而如今的人却对火的认识不够深刻。

阳火、阴火

【集解】[李时珍说]火为金、木、水、火、土五行之一，有气而无质，造化天地间，生杀万物，显仁能藏妙用，神妙无穷。五行中，木、金、土、水均为一类，唯独火分为二类，即阴火和阳火。火有三纲（天火、地火、人火）十二目（天火分四目，地火分五目，人火分三目）。

天之阳火有二：太阳为真火，星精为飞火（它们照耀万物，降则有灾，俗称火灾）。天之阴火有二：龙火和雷火。地之阳火有三：钻木之火、击石之火、戛金之火。地之阴火有二：石油之火和水中之火（江湖河海，夜晚时常有火）。人之阳火有一：丙丁君火（心、小肠，离火也）。人之阴火有二：命门相火（起于北海，坎火也，游行于三焦，寄位于肝胆），三昧之火（纯阳，乾火也）。阳火有六，阴火有六，合起来共十二目。诸阳火遇到草木则燃烧，可以用湿物遏伏，用水浇灭。诸阴火不焚烧草木而流于金石，遇到湿物或水则更加炽热。用水浇它则火焰冲天，直至将物体燃尽才停止；用火逐之，用灰扑之，则火势自消，光焰自灭。所以，人如果善于反观自身，体察于天，下验于物，则对君火、相火，正治、反治的道理，也就有所理解。此外还有萧丘之寒火（萧丘在南海中，上有自然之火，春生秋灭。生一种木，小而焦黑。出自《抱朴子·外篇》），泽中之阳焰（状如火焰，起于水面。出自《素问·王冰注》），野外之鬼磷（其火色青，形状如炬，或聚或散，俗称"鬼火"。有人说，这是各种血的磷光），金银之精气（凡是金银玉宝，在夜晚都有火光），它们似火而不能焚烧物体。至于樟脑、猾髓，都能在水中发火；浓酒、积油，得热气则火自生。南荒有厌火之民（该国邻近黑昆仑，这里的人能食火炭），食火之兽（《原化记》中记载：祸斗兽，形状如犬，食火，呼气亦为火，烧人屋也）；西戎有食火之鸟（鸵鸟，见禽部）。火鸦蝙蝠，能食火焰、浓烟；火龟火鼠，生于有火之地。

[震亨说]太极动而生阳，静而生阴，阳动生变，阴静融合。而生水、火、金、木、土，它们均有一种特性。

惟火有二：人火和天火。火外阳内阴，主动，故凡动皆属火。以名而言，形气相生，配于五行，谓之君；以位而言，生于虚无，守位禀命，因其动而可见，谓之相。天主造物，故运动恒久；人有生命，亦恒于运动。运动，是相火之行为。天下的火，出于龙、雷为木之气；出于海为水之气；寄于肝肾二部，为肝木、肾水。胆，为肝之腑，膀胱为肾之腑，心包络，为肾之配备。三焦以火得名，其中下焦司肝、司肾，皆属阴而下者。天非此火不能生物，人非此火不能自生。天之火生于木，木以地为本。因此，雷不潜伏、龙不蛰藏、海不依附于地，则雷不轰鸣、龙不腾飞、海不漾波。雷鸣、龙腾、波漾，动而为火。肝肾之阴，都具相火，人与天相同。东垣认为，火是元气之贼，与元气势不两立，为何？周子说，是神发出的通知。五性感观外物而呈现万物。有通知后，五者之性，感物而动，即内经五火。五性中飞扬穴之火，与相火相扇，则出现妄动。火起于妄，变幻莫测，煎熬真阴，阴虚则病，阴绝则死。君火之气，《黄帝内经》称之为暑、湿；相火之气，《黄帝内经》称之为火，其酷烈甚于君火。所以说，相火为元气之贼。内经只是从六气言火，不从脏腑言火。岐伯列举病机一十九条，五条属火：诸热瞀瘈；诸逆冲上；诸躁狂越；诸禁鼓栗，如丧神守；诸病浮肿，疼酸惊骇，皆属于火。

桑柴火

【主治】痈疽发背不出、阔肉不腐、阴疮、淋巴结核、臁疮顽疮，用燃着的桑柴火吹灭，外灸患处，每天灸二次，使未溃烂的拔毒止痛，已经溃烂的则补接阳气而去腐生肌。凡一切补药诸膏，宜用桑柴火来煎，但不能点艾，不然会伤及肌肉。

【发明】[李时珍说]桑木利关节，养津液。燃烧后拔引毒气、祛除风寒、去腐生新。《抱朴子》记载：任何仙药，都离不开桑柴火的煎服。桑为箕星之精，可助药力，除风寒痹痛，久服，终身不患风疾。

芦火、竹火

【主治】[李时珍说]适宜煎煮一切滋补的药物。

【发明】[李时珍说]凡是服用汤药，药物必选上等药品，修治方法也要得当，若煎药的人粗心大意，使用不好的水火，连火候也掌握不了，这样煎药，也会使其丧失药性。茶水、饭菜的香醇、可口，与水、火在烹饪时所掌握的方法也有相当大的关系。汤药更是如此。必须要有经验、心细的人按正确的方法来煎药，药物用深罐密封，用新水活火，先武火后文火煎熬。陈芦、枯竹的火，火力不强、不损伤药力；桑柴火能助药力；桴炭火火势较慢；栎炭火火力较快。温养的药用糠及马、牛屎火来煎，其火力缓慢，能使药性得到均匀的发挥。

炭火

【集解】[李时珍说]木烧尽后便成炭，木放置时间久了会腐烂，把炭埋在土中却不腐烂，这是由于木有生性，而炭没有生性。葬埋用炭，虫蚁不入，也可使竹木的根自回，这也是缘由炭无生性的缘故。

【主治】 栎炭火：用来煅制一切金石药物。桴炭火：用来烹煮焙炙各种丸药。

白炭：若误吞金银铜铁后，将白炭烧红后研为粉末，煎汤呷服。严重的，可刮粉末三钱，用井水调服，未见效再服。还能解水银轻粉的毒。将带火的炭投进水中，能取出水银。

【附方】 1.白虎风痛：取炭灰五升、蚯蚓屎一升、红花七捻（以两指捏到的量为一捻），合在一起熬，熬好后再用醋拌，用旧布包裹，趁热熨痛处。2.治肠风下血：用紧炭三钱、枳壳烧灰五钱，共研为末，五更用米汤送服，每次服三钱，天亮可再服一次，当天见效。忌油腻食物。3.汤火灼伤：用炭末和香油调涂患处。4.白癞头疮：在沸水中，投入烧红的白炭，待水温热，洗疮有效。5.阴囊湿痒：用桴炭和紫苏叶研成末，涂患处。

艾火

【主治】 灸治百病。如灸治诸风病寒疾，加少许硫黄末，效果更佳。

【发明】 [李时珍说]凡灸艾火的患者，适宜用阳燧火珠面对阳光，采取太阳真火，然后用钻槐木取火。病情严重紧急的情况下很难备全这两种火，可用麻油灯火或蜡烛火点燃艾茎，灸治疮疡直至愈合不痛。

[邵子说]火没有固定的形体，以物赋形，所以金石之火烈于草木之火。八木火中，松火难愈病，柏木火伤神多汗，桑木火伤肌肉，柘木火伤气脉，枣木火伤内脏，橘木火伤营卫经络，榆木火伤骨失志，竹木火伤筋损目。

灯火

【主治】 小儿惊风抽搐、昏迷，又治头风胀痛。用灯芯蘸麻油，在额头太阳穴络脉较多的地方烧，效果很好。外痔肿痛也用这种方法。因为麻油能祛风解毒，火能通经。因受寒而气欲绝的小儿，暂不要剪断脐带，先用烘热的棉絮包裹，将胎衣烘热，用灯炷在脐下来回燎烤，待暖气入小儿腹内，气回后自然就会苏醒。除此，用烧热的铜匙柄熨烙眼睑，能祛风退赤。

【发明】 [李时珍说]用胡麻油和苏子油点灯，能明目治病，其他用各种鱼油、禽兽油、棉籽油、桐油、豆油、菜籽油、石脑油等点燃的灯烟，都能损伤眼目，更不能治病。

【附方】 1.搅肠痧痛。手足冷，身上出红点。将用灯草蘸油点火灼触红点，效果好。2.以灯火照灼患儿的囟门和两眉间的上下方，治小儿惊风，向后仰俯。照灼其脐的上下，治惊风，眼睛上翻不下。照灼其手足心和胸部，可治惊风不省。照灼其囟门部位和两手心，治惊风手紧握、目向上翻。照灼其口和手足心，治惊风，口吐白沫。3.用灯火熏，出水妙，治百虫咬伤。

烛烬

【集解】 [李时珍说]烛有蜜蜡烛（可入药）、虫蜡烛、柏油烛（可入药）、牛脂烛。

【主治】 将烛烬与胡麻、针砂等份研末，和醋调和外敷患处，可治疗肿。用烛烬与阴干的马齿苋等分，洗净，研末，和腊猪脂调和涂，一日三次，治九漏。

火针

【释名】 燔针、针、烧针、煨针。

[李时珍说]火针在《素问》中，被叫作燔针、焠针。张仲景把它叫烧针，蜀地的人叫它煨针。火针的用法是：在注满麻油的灯盏里，以灯草二至七茎作灯芯点燃，将针涂麻油数遍，在灯上烧红即用。若针不红或不热，不但不能祛除病邪，反而会损伤人体。而针必须以火箸铁锻造为佳。点穴准，如有差错则无效果。

【主治】 风寒筋脉急挛引痹痛，或瘫痪不行者，下针后须迅速取出，按穴则痛停，不按则痛。块、结积等病，下针后要缓慢出针，并转动针柄，以拔出污邪。痈疽发背有脓且无头者，扎针使脓溃散。凡用火针，刺过深伤及经络，过浅则不能去病，要掌握适度原则。

【发明】 《素问》记载：病在筋调筋，燔针刺其下。病在骨调骨，针药熨贴患处。《灵枢》记载：十二经筋病所出现的挛急痹痛证时，用燔针劫刺，以病人的感觉为度，以疼痛为过。

经筋之病，寒则筋脉挛急，寒则反折筋急，热则纵弛不收。刺对治风寒急证。由此看来，燔针是为筋寒而急者所备，正确的治疗方法是，以热治寒。后世人们用燔针治疗积聚痞块，也是借以温热之气来发散湿浊之邪。用燔针治疗痈疽，则是用从治之法来泻除毒邪。

神针火

【释名】 把桃树枝削成针状，如鸡蛋大，长五六寸，放干备用。用时以棉纸三五层衬于患处，将针蘸麻油点着，即刻吹。

【主治】 心腹冷痛，风寒湿痹，附骨之疽等。凡在筋骨隐痛者，针刺后，火气直攻患处，疗效显著。

卷五 土部

[李时珍说]土，五行之主，为坤卦。土分五色，以黄色为正色，具备五味而以甘为正味。所以《尚书·禹贡》能分辨出九州土地的颜色，《周官》能分辨出十二种土壤性质的不同。土外柔内刚，静而有常，兼五行而滋生万物，却赋予不了它特殊的能力，可见坤德之极致。人的脾胃同土，所以用各种土入药，都具有补脾助戊己的功效。

□ 白垩

【释名】 又称白善土、白土粉、画粉。

[李时珍说]土以黄色为正色，以白色为恶色，所以称为垩。后人忌讳"垩"字，于是叫它为白善。

【集解】《名医别录》记载：白垩产于邯郸山谷，任何时段可采收。

[陶弘景说]白垩就是如今画家所用的画粉，常用的方药中用得很少。

[李时珍说]白土到处都有，就是用来烧制白瓷器的那种泥。

【修治】 [雷说]垩，色青底白的那种不要用。白垩入药需捣碎筛末，用盐汤飞过，晒干备用，可避免涩肠。每二两垩，用盐一分。

【性味】 味苦，性温，无毒。

《名医别录》记载：辛、无毒。久服伤五脏，令人消瘦。

【主治】 女子寒热癥瘕、闭经、积聚。治阴部肿痛、崩漏、不孕、泄痢。能治疗女子血结，涩肠止痢。治鼻出血、吐血、痔瘘、男子肾寒滑精、女子宫寒不孕。取白垩与王瓜等分，研末，用汤送服二钱，治疗头痛。

【发明】 [李时珍说]各种土均能胜湿补脾，而白垩为上，兼入气也。

【附方】 1.鼻血不止：白垩二钱，井水调服。二剂可除根。2.水泄不化：取煅白垩、炮干姜各一两，楮叶二两，共研为末，做成丸子（绿豆大小），每次二十丸，用米汤送服。3.反胃吐食：将白垩煅红，放置一升米醋中浸泡，再煅再渍，直到醋干为止。然后取白垩一两，干姜两钱半，共研成末，每次服一钱，服至一斤以上为好。

□ 赤土

【性味】 味甘，性温，无毒。

【主治】 治水火烫伤，取赤土适量研末外涂。

【附方】 1.赤土，同荆芥叶共研末，外用搽涂，每日三次，治牙龈痛、溃烂、虫蛀。2.赤土，研末，空腹温酒送服，每次一钱，治风疹瘙痒，难以忍受。3.赤土适量，用醋调匀将印纹刺破，外敷，干后即换，以疮口黑印消失为度，治身面印纹。

□ 黄土

【释名】 [陈藏器说]张司空说过：

三尺以上为粪，三尺以下为土。凡入药时，应当去掉土上的污物。

【性味】 味甘，性平、无毒。

[陈藏器说]经常接触土气的人，面色发黄。挖土触犯地脉的人，气逆水肿。如果挖土犯神杀，令人生肿毒。

【主治】 治白痢，腹中热毒绞痛，便血。取干土，水煮开三至五遍，沉淀去滓，温服一二升。并还能解各种药毒、肉食中毒、合口椒中毒及野菌中毒。

【发明】 按刘跂《钱乙传》中所载：元丰年间，皇子仪国公犯了瘛疭病，国医无法医治，于是，长公主举荐钱乙入宫，为国公治病，谁知，钱乙用黄土汤就把国公的病治好了。神宗召见钱乙，问黄土能治好此病原因。钱乙解释道：瘛疭是木盛风动之证，用土制水，木得其平，则风自退。神宗听后大为赞赏，升钱乙为太医。

【附方】 1.小儿乌纱惊风，全身现乌黑色。用一碗黄土、一杯陈醋，同炒。炒热后，用布包好，熨小儿全身，直达脚下，刺破为宜。2.跌打损伤。取黄土五升，蒸热，分两包轮换熨伤处。布包不宜过冷，也不宜过热，恐烫伤皮肉，此方神效。跌至气绝欲死者，往往也可救活。3.蜈蚣蜇伤。用醋调黄土，外涂。

乌爹泥

【释名】 孩儿茶、乌垒泥。用细茶末装入竹筒中，紧塞两头，埋污泥沟中，日久取出，捣汁熬制，即成乌爹泥。

【性味】 味苦，性平、无毒。

【主治】 1.鼻渊（鼻孔里常流清涕）。用乌爹泥末吹进鼻孔。2.牙疳口疮。用乌爹泥、硼砂等份，研末搽患处。又法：用乌爹泥、雄黄、贝母等分，研末，米泔洗净患处后涂搽。3.下疳阴疮。用乌爹泥末，米泔洗净患处后，涂搽。又方：取乌爹泥一钱，珍珠一分，冰片半分，共研为末，涂搽。4.痔疮肿痛。用乌爹泥、麝香，共研为末，和唾液涂搽。5.脱肛气热。取乌爹泥二分、熊胆五分、冰片一分，共研为末，人乳调和搽肛。此方亦可治痔疮。

白蚁泥

【性味】 味甘，性平，无毒。

【主治】 用松土上的白蚁泥，同黄丹一起炒，炒黑后，研细，和香油涂搽恶疮肿毒，有效。

胡燕窠土

【释名】 即屋梁上构成胡燕窝的土。燕子选土，既黏又细，其中还掺有燕子的唾液，可作药用。

【性味】 味甘，性温，无毒。

【主治】 1.湿疮。用燕窠土研末涂搽。搽之前，用淡盐汤洗疮，拭干后再搽药。2.黄水疮。用燕窝土一分、麝香半分，研末涂搽。3.口角烂疮。用燕窠土敷上。4.白秃头疮（疮色白，使发脱头秃）。先剃头后，用燕窠土、（细腰蜂）巢，共研为末，加麻油调匀涂搽。5.疽恶疮（生在脚手肩等处，累累如赤豆）。先用热醋和米泔（淘米水）洗疮，然后用燕窠土加百日男孩粪涂搽。

6.风瘾疹（突出皮肤外的小疹子）。用燕窠调水搽。7.小儿丹毒。用燕窠土和鸡蛋清涂搽。8.一切恶疮。用燕窠土和窠内外燕粪，加油调搽。

□ 东壁土

【释名】 古旧房屋东边墙上的土，叫东壁土。

【性味】 味甘，性湿，无毒。

【主治】 1.突然心痛。用陈年东壁土、枯矾各二钱，共研为末，制成蜜丸，艾汤冲服。2.吐泻烦闷，药物中毒，中乌头毒等。用陈年东壁土煮汁饮下。3.目中翳膜。用东壁土细末每日点膜上，以泪出为好。4.脱肛。用皂荚磨粉，和东壁土细末，炒热，装入布袋，趁热熨肛门突出部。5.痱子痒。用东壁土干粉末扑之。6.耳疮唇疮。用东壁土和胡粉敷上。7.瘰疬流水。用老茅屋厨房里土墙上的土，研末，加轻粉调敷，半月可愈。

□ 梁上尘

【释名】 指古屋里的倒挂尘，亦名乌龙尾、烟珠。同时，要烧令烟尽，筛取末入药。

【性味】 味辛、苦，性微寒，无毒。

【主治】 1.反胃。用梁上尘调黑驴尿服之。2.吐泻。用梁上尘，滚汤泡过，澄清后饮之。3.小便不通。用梁上尘二指撮，清水送下。4.脱肛。用梁上尘和鼠粪烧烟，放在桶内，人坐桶上熏之。熏数次可愈。5.喉痹乳蛾。用梁上尘、枯矾、好皂荚（以盐炒黄），等分研细，或向蛾吹去，或点在蛾上，都有效。6.牙痛。用梁上尘，盐炒，研细。左牙痛，吹左鼻中，右牙痛，吹右鼻中。7.鼻中息肉。用梁上尘吹鼻中，有效。

□ 土蜂窠

【释名】 [李时珍说]细腰蜂垒的巢叫土蜂窠。

【性味】 味甘，性平，无毒。

【主治】 治痈肿头风。小儿霍乱吐泻，将土蜂窠炙研为末，乳汁调服一钱。醋调外涂，治肿毒及蜘蛛、蜂和蝎子等毒虫螫咬伤。治疗肿乳蛾、妇人难产。

【附方】 1.肿毒痛如火烧：用醋调土蜂窠外涂。又法：用川乌头和土蜂窠等分，醋调外涂，肿毒未成脓则消，已成脓则早破。2.难产：用土蜂窠泡开水，稍冷饮之。

□ 伏龙肝

【释名】 灶心土。[陶弘景说]灶中正对锅底中心的黄土称灶心土。因灶有灶王神，所以又称伏龙肝。

【性味】 味辛，性微温，无毒。

【主治】 治妇人崩漏、吐血、止血、逆血。将伏龙肝用醋调敷，除痈肿毒气。止鼻衄、痢下脓血、带下尿血、遗精，能催生下胞，治疗小儿夜啼。

【附方】 1.小儿夜啼：用伏龙肝二钱、朱砂一钱、麝香少量，研末，掺蜜做成绿豆大的药丸。桃符汤送服，每次服五丸。2.神志不清：将伏龙肝研末，用水冲服。一日服三次。3.反胃呕吐：用陈年的伏龙肝，研末，米汤送下。每次服三钱。4.心腹疼痛：用伏龙肝与多年烟壁土等分，每次取五钱，加水两碗煮成一碗，待其澄清，取上层清水，空腹服用。5.妇女血漏，淋漓不止：用伏龙肝半两，阿胶、炒蚕沙各一两，研末。空腹每次用酒送服二三钱，直到病痊愈为止。6.食物中毒：取如鸡蛋大小的伏龙肝末，用水冲服，吐出便愈。

蚯蚓泥

【释名】 也叫蚓蝼、六一泥。

【性味】 味甘，性寒，无毒。

【主治】 治小儿阴囊虚热肿痛，用生甘草汁加入轻粉末外涂。用盐和蚯蚓泥同研外敷，可祛热毒，疗蛇、犬咬伤。

【附方】 1.小便不通。用蚯蚓泥、朴硝等分，水调成膏状，敷在脐下即通。2.热疟。用蚯蚓泥和面，做成梧子大的丸子，在朱砂中滚一下，每次服三丸，忌食生冷。亦可在蚯蚓泥里加菖蒲末和独蒜做成丸子，也有效。3.妇女催乳。用韭菜地中的蚯蚓泥，研细筛过，用醋或水调均匀，厚敷乳上，干了便换，三次即愈。4.小儿阴囊肿大。用蚯蚓泥调薄荷汁，外敷患处。5.蜈蚣咬伤。用蚯蚓泥敷伤口，有效。6.脚心肿痛。用水调蚯蚓泥厚敷，一夕即愈。7.耳后诸疮。将蚯蚓泥烧过，用猪油调敷患处。8.解射罔毒（射罔是用草乌头制成的毒药，可以治疮根结核、瘰疬等）。将蚯蚓泥末用井水调，服二方匕。9.小儿头热、鼻塞。用湿蚯蚓泥研磨做饼，贴囟门上，一天换几次。

白瓷器

【集解】 [李时珍说]此以白土为坯，坯烧成器，古人以它替代白垩。

【性味】 性平，无毒。

【主治】 妇人带下白崩，止呕吐，破血止血。水磨，涂疮灭瘢。研末，敷痈肿，代针。

【附方】 1.小便淋痛。用真定白瓷，煅烧过，研二两末，生地黄和熟地黄各一两，每次服二钱，木通煎汤送服。2.鼻血不止。用定州白瓷细末，吹少许入鼻，止血。3.汤火灼伤。用青瓷碗片研末，水飞过，用桐油涂。亦可用景德镇瓷器敲碎，埋灶内，炭火铺上，一夜取出，祛火毒，研末加黄丹少许涂。

墨

【释名】 乌金、陈玄、玄香、乌玉玦。

[李时珍说]古人以黑土为墨，故字从黑土。许慎《说文解字》载：墨是用烟煤制成，属土，故墨字从黑从土。

【集解】 [李时珍说]上等墨，以松烟、白蜡树皮汁解胶和造，或加香药等物。现在的人多以窑突中墨烟，以麻油多次浸入，用火烧过造墨，称为墨烟。墨光虽黑，并非松烟所制，用时应仔细辨认。

[寇宗奭说]墨为松烟所制。也有用粟草灰假冒，不可用。只有松烟墨能入药，以远烟细者为最佳。

【性味】 味辛，性温，无毒。

【主治】 1.大小便血：用好墨细末二钱，阿胶化汤调服。2.流鼻血：用浓墨汁滴入鼻中。3.赤白痢：用干姜、好墨各五两，共研末，用醋调和做成梧子大的丸子，米汤送服。每次服三四十丸。4.小产血流不止。墨三两，火烧，醋渍，烧渍反复三次，加没药一两，共研为末，醋汤送下。每服二钱。5.胎死腹中。用新汲水磨金墨服。6.难产：用墨一寸，锉为末，湿水送服。7.飞丝或尘物入目：磨浓墨点之。

【发明】 [朱震亨说]墨属金而有火，入药甚助补性，又能止血。

【附方】 1.吐血不止。用墨磨汁同莱菔汁或生地黄汁饮下。2.流鼻血不止。用浓墨汁滴入鼻中。3.大小便血。取好墨二钱，研细，用阿胶化汤调服。4.赤白下痢。取干姜、好墨各五两，共研为末，用醋做成姜墨丸（如梧子大小），每次用米汤送服三四十丸。日夜服六七次，即愈。5.崩漏。用好墨一钱，水冲服，每日2次。6.背部痈疽。滴醋磨墨，极浓，涂背周围，中间涂猪胆汁，干了再涂。

釜脐墨

【释名】 釜月中墨、铛墨、釜煤、釜、锅底墨。[李时珍说]大为釜叫锅；小的叫铛。

【性味】 味辛，性温，无毒。

【主治】 中恶蛊毒，吐血血晕，用酒或水温服二钱。也能外涂治疗金疮，止血生肌。能消食积，治舌肿、喉痹、口疮、热毒炽盛引起的狂症。

【发明】 [苏颂说]在古方中常用来治疗伤寒病的黑奴丸，是由釜底墨、灶突墨、梁上尘这三种药物制成，因其功能效用相当。

【附方】 1.中恶心痛。釜脐墨五钱、盐一钱，研匀，热水一盏，调服。2.吐血咳血。釜脐墨，炒过，研末，用井华水冲服，每次二钱，连服数次。3.舌头肿大。用釜脐墨和酒涂搽。4.耳里流脓。将釜脐墨吹满耳，药尽，脓自出。5.小儿口疮。用釜脐墨时时涂搽。6.手搔疮肿，化脓。用釜脐墨研细，清油调搽。

百草霜

【释名】 又称灶突墨、灶额墨。

[李时珍说]灶额及烟炉中的墨烟叫百草霜，此物质轻而细，故称为霜。

【性味】 味辛，性温，无毒。

【主治】 和消食药一起使用，可消化积滞；能止全身出血，妇人崩漏、带下，治疗伤寒阳毒发狂，黄疸，疟疾、痢疾，噎膈，咽喉、口舌诸疮及胎前产后诸病。

【发明】 [李时珍说]百草霜、釜底墨、梁上尘，都是烟气凝结而成，但其质有轻重虚实的不同。重者归中下二焦，轻者入心肺之经。

【附方】 1.用百草霜末吹入鼻孔，鼻血立止。2.百草霜二钱，研末，用糯米汤送下，止吐血。另一方：百草霜五钱、槐花末二两，共研细，用茅根汤送服，每次二钱。3.百草霜一两、香金墨半两，共研末。用时取猪肝一片剖开，取药末放入猪肝中，纸裹煨熟，细细嚼食，温酒咽下，每次三钱，治妇女白带。

卷六 金石部

[李时珍说]石为气之核，土之骨。大为岩、岸，细小为砂、尘。金、玉乃石的精华，矾、砒则有毒。石气凝则结为丹、青，液化则为矾、汞。金石千变万化：或由柔弱变刚强，如乳、卤变成石；或自动而静，如草木成石；飞走含灵之为石，自有情而至无情；雷震星陨落成石，从无形到有形。大块的石头，虽有鸿钧之巨，但可在炉火中煅制，金石虽是顽物，却可造化无穷。人们在日常生活中都依赖金石，金石美玉虽为死物，而作用无穷。因此，《禹贡》《周官》中将金石归纳为土产，且在农经《轩典》中，对金石的性味及功能也作了详细的论述。

金

【释名】 也称黄牙、太真。

【集解】 [李时珍说]金分山金、沙金二种。根据含金量的不同，金的颜色也不同：七青、八黄、九紫、十赤，以赤色为足色。掺银的金质地较软，试石则色青；掺了铜的金质地坚硬，试石则有声。《宝货辨疑》记载：马蹄金像马蹄，很难获得。橄榄金产自荆湖岭南。胯子金像带胯，出产于湖南北部。瓜子金大如瓜子。麸金如麸片，出产于湖南及高丽。沙金细如沙屑，产于蜀中。叶子金出产于云南。《地镜图》说：黄金之气赤，夜有火光能引来白鼠。有人说：山上有薤，山下就有金。凡是曾埋在墓穴中或被制成钗钏饰物及便器的金，不可合在一起炼，陶弘景把它叫作辱金。

[陶弘景说]到处都出产金，数梁、益、宁三州最多，出自水沙中。淘得的金屑，被称为生金。建平、晋安也有金沙，出于石中，烧熔后鼓铸为砣，虽被火烧也未熟，还必须进一步冶炼。

金屑

【性味】 味辛，性平，有毒。

[李珣说]生金有毒，熟金无毒。

[寇宗奭说]金屑经烹炼而成为金箔，才可入药。金箔和生金一样，含有毒性，能杀人，且此毒很难解。金屑不经过锻造不能够直接拿来使用。金性恶锡，畏水银，得余甘子则体柔。

【主治】 镇定精神、坚骨髓，通利五脏邪气。治疗小儿受惊伤五脏，风痫突然神志不清，镇心安魂魄。癫痫风热、喘气咳嗽、伤寒肺损吐血、骨蒸劳极作渴，都可加少量金箔入丸散服用。能破冷气，除风。

【发明】 [李时珍说]金是西方之行，性能制木，因此可用来治惊痫风热肝胆病。但在古方中，很少用它，只有服过的人才提起它。《淮南子》三十六水法，也化为浆服饵。《抱朴子》中记载：服饵用黄金不亚于金液，其方法是用豕负革肪、苦酒炼百遍后，即变柔软；或用樗皮治它，或者用牡荆酒、磁石把金消为水，或者用雄黄、雌黄合饵，都能成地仙。又说丹砂化成圣金，服了它会升仙。陈藏器在《别录》里也说，金久服，成仙也。此说法大都是根据秦始皇、汉武帝时的传说而来。岂知血肉之躯，依赖水谷，哪能忍受金石重坠的物体长时间留在肠胃里！因求生而丧生，真可以说是很愚昧。所以《太清法》中载：金禀中宫阴己之气，性本刚，服用它会损伤肌肉。

【附方】 1.将金钗用火烧后触痛处，疼痛立止，治牙齿风痛。2.治轻粉破口，凡是水肿及疮病，服用轻粉后生口疮，牙龈溃烂：用金器煮汁频频漱口，能杀轻粉毒，以愈为度。3.治水银入肉，令人痉挛。用金物熨它，水银必当出来蚀金，等金变成白色即可，应频繁使用以取得疗效。

银

【释名】 白金。

[陶弘景说]银的出产地与金相同，炼饵的方法也相同。永昌属益州，也就是现在的宁州。[名医别录]载：银屑大多产于永昌。

【集解】 [李时珍说]闽、浙、荆、湖、饶、信、广、滇、贵州等地，山上都出产银，有从矿石中炼出的，有从沙土中炼出的。其生银，俗称银笋、银牙，也叫作出山银。《管子》说，上有铅，下有银。《地镜图》说，山上有葱，则山下有银。银的气入夜正白，流散在地，其精灵会变为白雄鸡。《宝藏论》说：银有十七种，国外还有四种。

天生的银牙混杂在银坑内石缝中，状如乱丝，颜色呈红色的为上品；投入火中呈紫白色，像草根的为次品；衔黑石的最稀奇，生于乐平、鄱阳出产铅的山中，又叫龙牙、龙须，是纯正的生银，无毒，为做好药的根本。生银生于石矿中，成片块状，大小不定，状如硬锡。母砂银混杂在五溪朱砂穴中，色理红光。黑铅银得子母之气。这四种是真银。有水银银、草砂银、曾青银、石绿银、雄黄银、雌黄银、硫黄银、胆矾银、灵草银，都是用药制成的。丹阳银、铜银、铁银、白锡银，都是用药点化而成的，这十三种都是假银。外国的四种：新罗银、波斯银、林邑银、云南银，都为精品。

银屑

【性味】 味辛，性平，有毒。

【主治】 安五脏，定心神，止惊悸，除邪气，久服轻身，延年益寿。定志，去惊痫，治小儿癫疾狂走。破冷除风。银箔能坚筋骨，镇心明目，治风热癫痫，入丸、散剂服用。

生银

【性味】 味辛，性寒，无毒。

【主治】 热狂惊悸、发痫恍惚、夜卧不安有谵语、邪气鬼祟等症。服之明目镇心，安神定志。小儿中恶，热毒烦闷，水磨服之。将生银煮水，再加入葱白、粳米做粥食，治胎动不安，漏血。

【附方】 1.用银五两、苎根二两、清酒一碗、水一大碗，煎成一碗，温服，治胎动欲坠。2.用银一两、水三升，煎成二升服之，治妊娠腰痛。3.用文银一两，烧红渍入一碗烧酒中，趁热漱口，治风牙疼痛。

自然铜

【释名】 石髓铅。

【集解】 《宝藏论》中记载：自然铜生于曾青、石绿的穴中，形状如寒林草根，颜色红腻，也有生在穴壁的。又有一种类似朱砂，光明、坚硬有棱，中含铜脉，尤佳。还有一种似木根，不红腻，随手碎为粉的，至为精明，产铜的矿山附近都有。现在所用的自然铜都不是上面所说的。

[李时珍说]现在的人将自然铜用火煅醋淬七次，研细水飞过后使用。

【性味】 味辛，性平，无毒。

【主治】 治折伤，能散血止痛，破积聚。能消瘀血，排脓，续筋骨；治产后血邪，安心，止惊悸，用酒磨后服用。

【发明】 [李时珍说]自然铜和铜屑一样，都具备接骨的功能，但接骨后，不可长期服用，即以理气活血便可。

【附方】 1.用经火煅后的自然铜，醋淬，淬后又煅，反复九次，研末，每次取一小撮，调醋服，治心气刺痛。2.用自然铜磨酒服，治骨折，但骨接后，不可常服。

铜青

【释名】 铜绿。

【集解】 [陈藏器说]生铜、熟铜都含有青，青为铜的精华，大的叫空绿，次的叫空青。铜器上的发绿的地方则为铜青，淘洗后刮取后可使用。

[李时珍说]现在的人用醋使铜生绿，收取晒干后制药备用。

【性味】 味酸，性平，有小毒。

【主治】 治妇女血气心痛，金疮止血，明目，去皮肤上红痣、息肉。也可治风烂眼流泪、恶疮、痔疮，能涌吐风痰，杀虫。

【附方】 1.铜青，水调涂在碗底，艾火熏干后，刮下来涂烂处，治烂弦风眼。2.用油磨铜钱末涂抹，治头发恶红，脱落，升发。3.取铜绿，用醋煮后研末，烧酒调搽。忍痛让水出，次日即干。或者再加白矾、铜青（等分），研末涂搽，治杨梅毒疮。4.用铜青七分，研细，加黄蜡一两共熬。取厚纸一张，涂上熬好的汁，两面垫一层纸，然后贴到患处，以出水为好，治臁疮顽癣，也用来治疗杨梅疮毒及虫咬。5.铜青，用生油调，滴入，治百虫入耳。6.取铜青、明矾，共研末，揉入头发内，治头上生虱。

铅

【释名】 青金、黑锡、金公、水中金。

《宝藏论》载：铅有几种。波斯铅，色白硬属天下最好。草节铅，是银的精华，出产于犍为。衔银铅，出产于银坑中，内含五色，好。乐平铅，仅次于波斯铅、草节铅。负版铅，铁苗，不可用。倭铅，可以用来勾金。

【集解】 [李时珍说]铅生于山洞石缝中，人们挟着油灯，进入洞数里深，随矿脉上下曲折斫取。铅气有毒，人如果连续几月不出坑洞，皮肤就会萎黄、腹胀，多数导致疾病而死亡。

[苏颂说]铅大多出产于蜀郡平泽，只要有银坑的地方都能采取铅。

《土宿真君本草》记载：铅是五金之祖，故有"五金狴犴""追魂使者"的称呼，是说它能伏五金而死八石。雌黄是金的苗，然而其中有铅象，为黄金的祖先。银坑有铅，是白金的祖宗。信铅杂有铜，是赤金的原祖。与锡同气，是青金的原祖。朱砂伏于铅而死于硫，硫恋于铅而伏于硇，铁恋于磁而死于铅，雄恋于铅而死于五加。

故金公变化最多，一变成胡粉，二变成黄丹，三变成密陀僧，四变就成了白霜。《雷公炮炙论》载：令铅住火，须仗修天；如要形坚，岂忘紫背。（注释：修天，指补天石；紫背，指天葵。）

【性味】味甘，性寒，有毒。

【主治】镇心安神，治伤寒毒气，反胃呕吐，蛇蝎咬伤，用铅烤熨。能治疗甲状腺肿大，鬼气疰忤。将铅锉成末，和青木香敷疮肿恶毒。消颈淋巴结核，痈肿，明目固牙，黑须发。治实女，杀虫坠痰，治噎膈、消渴、风痫，解金石药毒。

□ 铅丹

【释名】黄丹、丹粉、朱粉、铅华。系用铅、硫黄、硝石等合炼而成。

【性味】味辛，性微寒，无毒。

【主治】1.消渴烦乱。用铅丹一钱，新汲水送下。服药后，宜吃荞麦粥。2.吐逆不止。用铅丹四两，加米醋半斤，煎干，在炭火中煅红，冷定后，研为末，和米饭做成丸子，如梧子大。每日服七丸，醋汤送下。此方名"碧霞丹"。3.小儿吐逆水上。用铅丹研末，加枣肉捣匀，做成丸子，如芡子大。针挑一丸，在灯上烧过，研为细末，乳汁调服。此方名"烧针丸"。另一配方：在烧针丸的药方中加朱砂、枯矾各少许。4.反胃气逆。用铅丹、白矾各二两，生石亭脂半两。先把丹、矾两药放在坩锅里，烧炭煅红，放冷两天，再加入石亭脂，共研为末，和米饭少许，捏成丸子，如绿豆大。每日服十五丸，米汤送下。5.赤白泄痢。把枣肉捣烂，加入铅丹、白矾等分，各如皂角子大，再加米饭少许，和成团丸，如弹子大。以铁丝穿团丸，在灯上烧透，冷后研为细末，米汤冲服。又方：铅丹，炒成紫色，加入炒黄连，各等份。研细，加糊做丸，如麻子大。每日服五十丸，生姜甘草汤送下。6.妊妇腹痛下痢。用乌骨鸡蛋一个，壳上开小孔，让蛋白流出，单留蛋黄。从孔口装进铅丹五钱，搅匀，外用泥封好，放在火灰里煨干，研为细末。每服二钱，米汤送下。7.吐血、咳血。用铅丹一钱，新汲水送下。8.寒热疟疾。用铅丹、百草霜等分，研细。发病之日，空腹服三钱，米汤送下。两服可愈。加饭或蒜做成丸药吃，也有效。又方：铅丹一两、常山末三两，和蜜做丸，如梧子大，每服五十丸，湿酒送下。清晨吃一次，病将发未发时吃一次，有效。又方：铅丹（炒过）二两、独蒜一百个，共捣成泥，做成丸子，如梧子大。每服九丸，空腹服，长流水送下。疟发过两三次后才服药，最见效。此方亦可治痢疾。又方：铅丹（炒过）半两、童便浸过的青蒿二两，共研为末。每服二钱，寒多酒送下，热多用茶送下。9.小儿疟，壮热不寒。用铅丹二钱，蜜水送下。如兼恶寒，则以酒送下。此方名"鬼哭丹"。10.风。用铅丹二两、白矾二两，分别研细。取两块砖铺地上，砖上垫纸七层，纸上铺丹，丹上铺矾。周围架柳木柴焚烧，约烧完柴十斤，即停烧待冷，取药合研。每服二钱，温酒送下。此方名"驱风散"。11.客忤中恶（此病病象是：人行路上，忽然心腹绞痛，胀满气冲；或突然倒地，四肢厥冷，甚至不救）。用铅丹一小茶匙，调蜜三合灌下。12.一切目疾（凡目疾，翳障而伴有昏花现象者可治，可障而无错花感者不治）。用蜂蜜半斤，在铅锅中熬成紫色块，放入铅丹二两，水一两，再炼至水气全尽，倒在一块绢布上过滤。取滤下的细粉，装在瓶子里，埋地下二十天，才取出点眼。每日点七次。如药粘眼不开，则洗了重点。又方：铅丹、蜂蜜调匀，摊布片上，贴太阳穴。治赤眼痛有效。又方：铅丹、白矾，等分研末，点眼。又方：铅丹、乌贼骨，等分为末，加蜂蜜蒸后点眼。治眼睛红久生翳。又方：铅丹半两，调鲤鱼胆汁成膏，点眼。治眼生珠管。又方：铅丹、轻粉，等分为末，吹少许入耳内。左眼病，吹右耳，右眼病，吹左耳。治痘疹生翳。13.小儿重舌（舌肿厚）。用铅丹一粒，如黄豆大，放在舌下。14.小儿口疮糜烂。用铅丹一钱、生蜜一两，调匀，蒸到黑色，用鸡毛蘸取搽疮上。15.腋下狐臭。用铅丹加在轻粉中，以口水调和，经常搽腋下。16.蝎子螫伤。用醋调铅丹涂搽。17.刀伤。用铅丹、滑石等分，敷伤处。18.外痔肿痛。用铅丹、滑石等分，研细，新汲水调涂。一天涂五次。19.臁疮。用铅丹一两，黄蜡一两，香油五钱，熬成膏子。先以葱椒汤洗患处，然后贴敷药膏。又方：铅丹，水飞过，再炒过，取一两；黄酒浸七日，焙干，也取一两；另取轻粉半两。分别研为细末。先以苦茶洗疮，随用轻粉把疮填满，再敷上铅丹，外层则用黄细末摊成膏贴上，不要揭动，几天即见效。

锡

【释名】 也称贺。

【集解】 [李时珍说]锡出于云南、衡州。许慎的《说文解字》中记载：锡处在银铅之间。《土宿真君本草》中记载：锡受太阴之气而生，二百年不动则成砒，砒二百年才生锡。锡禀阴气，所以它质地软。二百年不动，遇太阳之气就成银。现在的人把酒装在新锡器内，浸渍时间长了能杀人的原因，是因砒能化锡，年月尚短，便被取来用，所以其中蕴涵有毒。又说：砒是锡的根。银色而有铅的质地，五金之中只有锡最容易制，失其药则为五金之贼，得其药则为五金之媒。

【性味】 味甘，性寒，微毒。

【主治】 恶毒风疮。

【发明】 [李时珍说]洪迈的《夷坚志》中载：汝人多患大脖子病。地饶风沙，沙入井中，饮用这样的水就会得大脖子病。所以金、房一带的人们便用锡作为井栏，夹锡钱镇之，或者将锡沉入井中，才得以免除该隐患。

【附方】 1.用黑铅、广锡各二钱半，结砂后，取蜈蚣二条，研末，纸卷做小捻，油浸一夜，点灯照疮，每日二次，治杨梅毒疮，七日即愈。2.在粗石上用锡器磨水服，可解砒霜毒。

诸铜器

【性味】 有毒。

[李时珍说]用铜器来盛装茶酒之类的饮品，过夜后就有毒。用铜器煎汤，饮用，会损害人的声音。[陈藏器说]落在铜器上的汗，有毒，能让人发恶疮内疽。

【主治】 治上吐下泻，失水过多，导致小腿抽筋，肾堂及脐下痛，都可将铜器烤热后隔衣熨脐腹肾堂。收藏古铜器能辟邪祟。

铁

【释名】 黑金、乌金。

[李时珍说]铁，截也，指刚硬能够截断物体。

【集解】 [李时珍说]铁都是在矿石中提炼而成的。秦、晋、淮、楚、湖南、闽、广各山中都出产铁，数广铁为最好。土锭铁产自甘肃，色黑性坚，适宜制作刀剑。宾铁产自西番，相当好。《宝藏论》记载：铁有五种：荆铁产自当阳，色紫而坚利；上饶铁次之；宾铁产自波斯，坚利可切金玉；太原、蜀山的铁顽滞；刚铁出自西南瘴海中的山石中，状如紫石英，水火不能损坏它，用它穿珠切玉如同削土一般。

《土宿真君本草》中记载：铁禀承了太阳之气。初形成时，称为卤铜，铜又化为白金，白金化为黄金，因此铁与金银同一根源。如今取来磁石捣碎，里面还有铁片，以作验证。铁禀承太阳之气，而阴气不交，故燥而不洁，性与锡相同。《管子》载：若地上有赭，则下边必有铁。

【发明】 [李时珍说]铁在五金中，色黑宜配水，其性则制木，故适宜治痈痢疾。《素问》载：用生铁屑，治阳气太盛，病狂善怒，正是取其制木的特性。

【附方】 1.用生铁二斤，水一斗，煮至五升，洗肛门，一天两次，肛脱，对脱肛多年不收的人都有效。2.将铁烧后投入酒中，饮之，同时用磁石塞耳，但夜间须取去，治耳聋（高热引起）。3.把铁烧红，水淬过，饮此水一合，治小儿丹毒。4.用生铁一斤，酒三升，煮至一升后饮用，治打伤瘀血。

玉类

【释名】 玄真。

[李时珍说]许慎在《说文解字》中说：玉为石中最美的。玉有五德：润泽以温，是仁；触外而知其内，是义；其声舒扬远闻，是智；宁折不弯，是勇；廉而不巧，是洁。其字像三玉连贯之形。

【集解】 [李时珍说]按《太平御览》记载：交州出白玉，夫余出赤玉，挹娄出青玉，大秦出菜玉，西蜀出黑玉。蓝田出美玉，因其色如蓝，所以称蓝田玉。《淮南子》载：钟山的玉，用炉炭烧三日三夜，其色泽不发生丝毫变化的缘故，是得到天地精华所致。照此看来，则产玉的地方便多了。而现在玉为稀有贵重之物，大概是因为地质被破坏的原因，现独以于阗玉最为珍贵。古礼中以天地四时来命名的宝玉有：玄圭苍璧、黄琮赤璋、白琥玄璜。

[陶弘景说]蓝田以及南阳徐善亭部界中所产的玉均为好玉，日南、卢容水中所产的也为好玉。外域于阗、疏勒等处的玉也都是好玉。

《博物志》记载：山有谷的地方产玉石。《尸子》记载：水流洄流旋转的地方有珠，曲折的地方便有玉。《玉书》记载：玉有山玄纹和水苍纹，山中有土，则木润实，水中有玉，则水流芳，藏在璞石中而纹彩外露。据此可知玉有山产、水产二种。中原的玉大多产于深山，于阗的玉则产自河中。其中也有很多像玉的石，如琨、珉、璁、璎等。北方的罐子玉，是用药烧制而成的，不可不辨，雪白有气眼，这种玉不温润。《稗官野史》中记载：火玉颜色红赤，可烹鼎，暖玉可辟寒气，寒玉可辟酷暑，香玉有香气，软玉质柔软。观日玉，可看见日中的宫阙，这些都是罕见的稀世珍宝。

[寇宗奭说]燕北地区所产的燕玉，体柔脆如油，粉色，不入药用。

青玉

【释名】 谷玉。

[陶弘景说]用玉合的玉浆，纯缥为白色，没有掺夹杂石，大如升，小如鸡蛋，采取洞穴中的，不是用来现场制作器物的玉，而是出自襄乡古老洞穴里的玉。

【集解】 《名医别录》载：青玉产于蓝田。[李时珍说]按《格古论》载，古玉中以青玉为上品，其色淡青，而带黄色。绿玉以深绿色的为佳，淡的稍次。菜玉非青非绿，如菜色，是玉中品级最低的。

【性味】 味甘，性平，无毒。

【主治】 妇女无生育能力，能轻身、不老、延年。

珊瑚

【释名】 梵语称钵摆娑福罗。

【集解】 [李时珍说]珊瑚生于南海底，五七株成林，叫作珊瑚林。珊瑚在水中直而软，见风和太阳会变得弯曲而硬，变成红色的珊瑚为上品，汉代赵佗称它为火树。也有黑色的珊瑚，但不好，以碧色的为最好。

[苏颂说]现广州也产，生长在海底，呈枝柯形状，像红玉一样明润，中有多孔，也有无孔的，枝柯多的更难得到。

[寇宗奭说]红油色的，皱纹细小的珊瑚很可爱；有铅丹色的，无皱纹，为下品。入药用红油色的。波斯国海中有珊瑚洲，人们乘船杷铁网坠入水底捞取珊瑚。珊瑚生于磐石上，白如菌，一年变黄，三年变赤，枝干交错，高三四尺。人潜入水底用铁器挖掘它的根，将网系在船上，把它绞出来，过时不捞取就会被腐蠹。

【性味】 味甘，性平，无毒。

【主治】 祛目中翳，消宿血。制成末吹鼻，止鼻出血。能明目镇心，止惊痫。用来点眼，去飞丝。

【发明】 [李珣说]珊瑚与金相似。

[陈藏器说]用针刺珊瑚所流出的汁像血一样，以金投入为丸名金浆，以玉投入为玉髓，久服长生。

【附方】 小儿目翳未坚，不可乱用药，宜用珊瑚研成粉，每天用少许稍稍点眼，三天病愈。

玛瑙

【释名】 马脑、文石。佛书上称：摩罗伽隶。

【集解】 [李时珍说]西南各国均出产玛瑙，据说粘上自然灰后即变软，便可加以雕刻。曹昭的《格古要论》记载：玛瑙大多出自北方、南番、西番，非石非玉，坚硬而且脆，刀切刮不动，其中以成人物、鸟兽形状的最为珍贵。

顾荐《负暄录》载：玛瑙的品种很多，产地有南北之分，大的如斗，质地坚硬，碾造时相当费功夫。大食等国产的南玛瑙，颜色正红无瑕，可用来制作杯盏。西北产的玛瑙颜色青黑，以宁夏、瓜、沙、羌地砂碛中的尤为珍奇。有柏枝玛瑙，花如柏枝；夹胎玛瑙，正看莹白，侧看却如凝血，一物有两种颜色；截子玛瑙，黑白相间；合子玛瑙，漆黑中有一条白色分界线；锦江玛瑙，其色如锦；缠丝玛瑙，红白如丝，这些都是珍贵之品。浆水玛瑙，有淡水花；酱斑玛瑙，有紫红花；曲蟮玛瑙，有粉红花。这些都不贵重。另外，还有紫云玛瑙出自和州，土玛瑙出自山东沂州，也有红色云头、缠丝、胡桃花的。竹叶玛瑙产于淮南，花如竹叶，可做桌面和屏风。金陵雨花台的小玛瑙，只可充当把玩之物。

检验玛瑙的方法：在木上摩擦不发热的为真品。

[陈藏器说]玛瑙出产于西域的玉石间，也是美石之类，为宝物。进口到中国的都是制成器物的玛瑙。也有产于日本的。用玛瑙碾压木头，不发热的为上品，发热的便不是真的。

[寇宗奭说]玛瑙非玉非石，自成一类。有红、白、黑三种，也有纹如缠丝的。西域人将小的当成把玩之物，大的则碾制为器具。

【性味】 味辛，性寒，无毒。

【主治】 辟恶，熨目赤烂。主治眼球上生白膜，研末每天用来点眼。

玻璃

【释名】 颇黎、水玉。

【集解】 [李时珍说]玻璃大多产于南番。与水晶一样晶莹剔透，有酒色、紫色、白色，碾开呈现雨点花的是真品。《梁四公子传》载：扶南人卖出的玻璃镜，碧色，宽约一尺半，里外皎洁，对着明亮的地方看它，不见其质。

【性味】 味辛，性寒，无毒。

【主治】 惊悸心热，安心明目，去赤眼，熨热肿。可用来摩去翳障。

琉璃

【释名】 火齐。

【集解】 [陈藏器说]《南州异物志》中记载：琉璃的本质为石，用自然灰加工后，可制成各种器具。佛经中的七宝，也就是琉璃、车渠、玛瑙、玻璃、珍珠、

[李时珍说]按《魏略》中记载：金银琉璃大多出产于大秦国，有赤、白、黄、黑、青、绿、缥、绀、红、紫十种。这些都归结为大自然的结晶，色泽鲜亮，光彩照人，超过众玉。如今，民间所见到的琉璃，都是经过销冶石汁，用各种药灌制而成的，虚脆不结实。《格古要论》记载：高丽出产的石琉璃，刀刮不动，呈白色，厚约半寸，用此来点灯，透光度比牛角明亮。

【主治】身热目赤，用水浸冷后熨。

水晶

【释名】水精、水玉、石英。

【集解】[李时珍说]水精属于玻璃一类，有黑白二色。性坚而脆，刀刮不动，色澈如泉，清明透亮晶莹。

【性味】味辛，性寒，无毒。

【主治】熨目，可除热泪。也可以入药点目。

云母

【释名】云华、云珠、云英、云液、云砂、磷石。

【集解】《名医别录》记载：泰山出谷、齐山、庐山及琅琊北定山的石间多产云母。云母有五种颜色，青色多为云英，红赤多为云珠，白色多为云液，青黄多为云砂，纯白色多为磷石。

[陶弘景说]按仙经讲，云母有八种，对着太阳看，云母，色青白而多黑色。云英，色黄白多青色。云珠，青白色而多赤色。云砂，如沐露，忽黄忽白。云液，黄白皎洁。磷石，皎然纯白明澈。以上六种适宜常服，但也有各自所相应的对月。此外，云胆，黯涩纯黑，有斑纹如铁。地涿，色杂黑而质地坚硬，粗大。这两种不能服用。炼云母也有特定的方法，宜精细，不然入腹会伤人。现在，以江东庐山出产的为佳，青州的较好，用沙土来适养，便可生长。

[杨损之说]青赤黄白紫都可服用，以色轻薄通透的为上品，黑的不能用，能使人淋沥生疮。

【修治】[李时珍说]书中载，云母用盐汤煮即可为粉。又说，云母一斤，用盐一斗渍湿它，放入铜器中蒸，一天后，可捣末成粉。又说，云母一斤，用盐一升，同捣细，放入多层布袋内加以搓揉，浇水洗除盐味，挂在高处风干，自然成粉。

【性味】味甘，性平，无毒。

【主治】除邪气，安五脏，益子精，明目，久服延年益寿。治身皮死肌，中风寒热。下气坚肌，续绝补中，疗五劳七伤、虚损少气，止痢，久服使人悦泽不老，耐寒暑。治下痢肠澼，补肾冷。

【发明】《抱朴子》中记载：其他物品埋入地下便会朽烂，触火即焦，而将"五云"放入烈火中煅烧，长时间不会焦，埋入地下也不腐烂。故服用它能长生不老，入水不湿，入火不烧，践棘不伤。

[李时珍说]古人用云母充填尸体，尸身不会腐朽。盗墓贼掘开冯贵人的坟，见其尸形貌如活人，于是将其奸污；有盗掘晋幽公的坟，百尸及衣服都和活人一样。如此，是使用云母充塞尸

体的缘故了。

【附方】 一切恶疮、金疮出血：用云母粉外敷。

☐ 五色石英

【主治】 心腹邪气，女人心腹痛，镇心，胃中冷气，益毛发，悦颜色，治惊悸，安魂定魄，壮阳道，下乳汁。随脏而治，青治肝，赤治心，黄治脾，白治肺，黑治肾。

【发明】 [陈藏器说]湿能去枯，如白石英、紫石英之类。

[李时珍说]白石英，为手太阴、阳明经的气分药，治痿痹肺痈枯燥之病。但属石类，只能暂时使用，不可久服。

☐ 紫石英

【集解】 《名医别录》载：泰山山谷，泷州、会稽山中出产紫石英。

[掌禹锡说]其质地莹澈，颜色淡紫，呈五棱形，两头如箭镞，大小不一。用来煮水饮用，暖和且无毒，与白石英相比，效力倍增。

[李时珍说]按《太平御览》所载：从大岘到泰山，都出产紫石英。产自泰山的紫石英，甚是奇物。产自平氏阳山县的，色深特别好。产自乌程县北垄土的，光明但小黑。产自东莞县爆山的，以前常用来进贡。江夏矾山也产紫石英。产自永嘉固陶村小山的，成色小而薄，但芒角很好。

【性味】 味甘，性温，无毒。

【主治】 治疗上气心腹痛、寒热邪气结气，补心气不足，定惊悸，安魂魄，填下焦，止消渴，除胃中久寒，散痛肿，令人悦泽。治心腹咳逆邪气，补不足，女子风寒在子宫，绝孕十年无子。久服温中，轻身延年。

【发明】 [王好古说]紫石英入手少阴、足厥阴经。

[李时珍说]紫石英，是入于手少阴、足厥阴经的血分药。上能镇心，取重能祛怯；下能益肝，取湿能祛枯。心主血，肝藏血，其性暖而补，所以心神不安、肝血不足，以及女子血海虚寒不孕的病证适宜使用。《名医别录》说其补心气，甄权说其养肺，都没有分清气阳血阴营卫的区别。只有《神农本草经》中所说的各种病证，才是正确的。

☐ 白石英

【释名】 [李时珍说]徐锴说，英，也作瑛，玉光也。今五种石英，都像玉而有光泽。

【集解】 《名医别录》说：华阴山谷及泰山出产白石英，大如手指，长约二三寸，六面如削，洁白明澈有光，长五六寸的更佳。黄石英，顶端呈黄色，棱呈白色。赤石英，顶端呈赤色，棱呈白色。青石英，顶端呈青色，棱呈赤色。黑石英，黑泽有光。

[李时珍说]泽州有种鸡，吃石英，这种鸡最补人。

【性味】 味甘，性微温，无毒。

【主治】 治疗肺痿，下气，利小便，补五脏，耐寒热。治肺痈吐脓，咳逆上气，黄疸。消渴、阳痿、咳逆、胸膈间久寒。能益气，除风湿痹，久服轻身延年。

丹砂

【释名】 朱砂。

【集解】 [李时珍说]张果的《丹砂要诀》载：丹砂为万灵之主，蕴藏在南方。以赤龙为名，或以朱鸟为名。辰、锦二州的石穴中出产的丹砂为上品。交、桂出产的为中品，衡、邵出产的为下品。品种很多，但形体各异，其清浊度也不相同，真假亦不同。

生于白石床之上的丹砂，为辰、锦所产，为上品。十二枚为一座，色如莲花苞，光明耀眼。也有九枚一座，七枚、五枚为一座的稍次。每座中大的为君，小的为臣，朝护环拱着。四面的杂砂有一二斗，其中有芙蓉头成颗的，列入上品。有如马牙而光明的也为上品；石片棱角生青光的，为下品。交、桂所出的，只是从座上及打石而得，形似芙蓉头而表面光明的，也是上品；成颗烂状而透明的，为中品；成片段不明澈的，为下品。

[土宿真君说]丹砂禀承了青阳之气，蕴藏于矿石中，二百年后成丹砂而青女孕，又过二百年而成铅，再过二百年成银，再过二百年得太和之气，则化为金，所以各种金都不如丹砂金贵重。

【修治】 [李时珍说]取上好的丹砂研成末，以流水飞三次后使用，此为修治丹砂的方法。

【性味】 味甘，性微寒，无毒。

【主治】 通血活脉，止烦恼消渴，增益精神，悦润颜面，除中恶、腹痛、毒气疥瘘诸疮。镇心，治结核、抽风。治身体六腑百病，养精神，定魂魄，益气明目，祛除毒邪。能升华成汞。

【发明】 [李时珍说]丹砂生于南方，禀受离火之气而成，体阳而性阴，所以其外呈现红色而内含真汞。其药性寒，是因离火之中有水的原因。其药味甘，是因离火之中有土的原因。正因如此，它与远志、龙骨等药配伍，可以保养心肺；与当归、丹参等药配伍，则养心血；与枸杞、地黄等药配伍，养肾；与厚朴、川椒等药配伍，养脾；与天南星、川乌等药配伍，可以祛风。除上述功效外，丹砂还可以明目、安胎、解毒、发汗，随着与其配伍的佐药、使药不同而获得相应疗效。

【附方】 1.取真丹一两，水一斗，煮一升，饮服覆被取汗，治伤寒发汗、时气、瘟疫、头痛脉盛。2.取朱砂半两、牛黄一分，研末，薄荷汤送服，治小儿惊热，夜啼。3.取猪心两个（切开），内放入大朱砂二两、灯心草三两，用麻线扎牢，放在石器里煮一昼夜，取砂为末，以茯神末二两，洒上酒，糊成药丸（梧桐子大小）。每日服九至十五丸，麦门冬汤送下，治癫痫狂乱（由惊扰，思虑多忘，以及一切心气不足引起的），用归神丹，病重者，乳香人参汤送下，每日服九至二十五丸。

水银

【释名】 汞、灵液、姹女。

[李时珍说]其形像水，颜色像银，故名水银。方术家把水银和牛、羊、猪三脂杵成膏，用通草作灯芯，照到藏有宝物的地方，即可知道金、银、铜、铁、铅、玉、龟、蛇、妖、怪，故叫灵液。

【集解】[苏颂说]水银出于朱砂，皆因热气，没有听说过有朱砂腹中自出水银的。南人以蒸法取，得水银虽少，而朱砂不损，只是颜色轻微变黑。《名医别录》载：水银产于符陵平坦之地，是从朱砂中提炼而来的。[李时珍说]从朱砂中提炼出来的是真汞。

【性味】味辛，性寒，有毒。

【主治】天行热疾，除风，安神镇心，治恶疮疥，杀虫，催盐，下死胎。治小儿惊热涎潮。能镇坠痰逆，呕吐反胃。治疥瘘痂白秃，杀皮肤中虱，堕胎除热，解金、银、铜、锡毒。敷男子阴部，治疗各种阴部疾病。利小便，去热毒。

【发明】[陈藏器说]水银入耳，能食人脑至尽；入肉令骨节挛缩，倒阴绝阳。人患疮疥，多用水银涂之，水银性滑重，直入肉，宜谨慎。头疮切不可用水银，惟恐入经络后，必缓筋骨，无药可治。

【附方】1.黑铅，同水银各取一钱半，结砂、硫黄各取五钱，官桂一钱，共研细末，米汤同姜汁等量，调合服，分两次服，治反胃吐食。2.用水银二两，让产妇吞服，死胎立出，治胎死腹中。3.误吞金银饰物。服水银一两，立出。4.用水银和蜡烛油擦头，治头上长虱，虱一夜死光。5.用水银一分、黄连六分、水二升，合成五合，喝少许含在口中，治口疮，一天十次，有效。6.用水银擦几次，白癜风，可愈。

雄黄

【释名】黄金石、石黄、熏黄。

【集解】《名医别录》中记载：武都山谷及敦煌山向阳的山坡均出产雄黄。纯无杂色。红如鸡冠。其中色泽纯黄的像雌黄，颜色无光的，不能用作仙药，但可以用来作治病的药饵。

【主治】主恶疮头秃痂疥，杀毒虫虱、身痒邪气诸毒。炼之久服，轻身增年不老。蚀鼻内息肉，阴疮，散皮肤死肌，祛邪气，解蜂蛇毒。治冷痰劳嗽，血气虫积，心腹痛，解毒。

【附方】1.用雄黄一两半，研末。加干姜半两、盐四钱，同炒成黄色，共研末。再加水做成绿豆大的丸子。每次服十至二十颗，空腹，盐汤送下，治小便失禁。2.用雄黄二两、醋二斤，小火煎至成膏，加干蒸饼和丸，如梧桐子大。每次服七丸，姜汤送服，治心痛吐水。3.用雄黄粉加水银粉，调猪油搽患处，治牛皮顽癣。

密陀僧

【释名】没多僧、炉底。

【性味】味咸、辛，性平，有小毒。

【主治】1.痰结胸中不散。用密陀僧一两，加醋和水各一碗，煎干，研为末。每服取末二钱，以酒和水各一小碗，煎成一碗，趁热服下。以吐出痰涎为好。2.消渴饮水。用密陀僧二两，研末，在开水中浸过，取出，加一点蒸饼做成丸子，如梧子大。服时用浓蚕茧盐汤、或茄根汤、或酒送下都行。第一天吃五丸，以后每天增加九丸，直到一次吃到三十丸为止，不可多服，五六次后，如见水恶心，即可停药。恶心时可吃点干食压一下。3.赤白下痢。用密陀僧三两，烧成黄色，取出研细，每服一钱，醋茶送下，一天吃三次。4.痔瘘。用铜青、密陀僧各一钱，麝香少许，共研细，以口水调和涂患处。5.婴儿疱疮（遍身像鱼鳔，又像水晶，破则流水，疮又再生）。用密陀僧研末洒敷，内服苏合香丸。6.惊气失音。用密陀僧一茶匙，茶调服，即愈。7.腋下狐臭。先洗净腋下，油调密陀僧末涂上。另用一钱密陀僧末放入热蒸饼中，夹在腋下。8.口臭。用密陀僧末一钱，醋调漱口。9.口疮。用煅过的密陀僧，研末，敷疮上。10.鼻内生疮。用密陀僧、香白芷，等分研末，蜡烛油调涂患处。11.一切黑瘢。用密陀僧二两，研细，人乳调搽。夜间搽药，白天洗去。12.夏月汗斑如疹。用密陀僧八钱、雄黄四钱，共研细。先以姜片擦皮肤发热，再用此姜片蘸药粉擦汗斑。次日斑疹焦枯。13.骨疽（一名"多骨疮"，疮内不时露出细骨）。用密陀僧末加桐油调匀，摊贴患处。14.臁疮。用密陀僧末加香油调成膏，摊在油纸上反复贴患处。

炉甘石

【释名】 炉先生。

【性味】 味甘，性温，无毒。

【主治】 1.眼睛突然红肿。用炉甘石（火煅、尿淬）、风火消，等分为末。每次取少许，加清水化匀点眼。2.各种翳膜。用炉甘石、青矾、朴硝，等分为末。每次取一小茶匙，化在开水中，等稍冷，即用以洗眼。一天洗三次。3.一切目疾。用炉甘石半斤，加锉成小粒的黄连四两，放在瓦罐里，煮两沸。去掉黄连，单取炉甘石研末，加片脑二钱半。共研匀，贮存在小瓦罐中。每次用少许点眼。多次必有效。又方：煅炉甘石一钱，盆硝一钱，共研细。热水泡来洗眼。4.目中诸症（视物如五轮八廓）。用炉甘石半斤，煅赤，研细；另取黄连四两，切片煎水浸泡炉甘石粉，澄清后，取粉晒干。用时，每次取这种炉甘石粉三分，加铅粉（二连水浸过后再炒）三分、雄黄粉一分、片脑半分，共研匀，点眼。很有效。5.目暗昏花。用炉甘石（火煅，童便淬七次）、代赭石（火煅，醋淬七次）、铅丹（水飞过）各四两，共研细；另取蜂蜜半斤，在铜锅里炼去白沫，加入清水五六碗，熬沸后，投入上述三种药粉，继续用文武火熬成一碗，滴水不散。倾入夹层纸中滤过，收存瓷缸中。随时取出点眼。6.两眼烂边，迎风流泪。用炉甘石（火煅，童便淬七次）四两，放在地上出毒三日，研细后点眼。点前用椒汤洗目。临卧点三四次，次晨，温茶洗去。又方：炉苦石（火煅）一斤，用黄连四两煎的水淬七次。研累炉甘石，加片脑少许，点眼。又方：炉甘石、石膏各一钱，海螵蛸三分，共研细，加少量片脑加麝香，点眼。又方：先用黄连一两煎水，加入童便半碗，再煎，又加入朴硝一两，再煎。另取炉甘石二两，火煅后放入先制的煎水中淬过。淬后又煅，煅后又淬，反复七次，研成细末。加蜜陀僧一两，共研后贮存，用时点眼。7.耳流脓汁。用炉甘石、矾石各二钱，胭脂半钱，麝香少许，共研细，吹耳内。8.牙齿稀疏。用炉甘石（煅过）、石膏，等分为末，每次用少许擦牙，忌用牙刷。日久，牙渐密。9.下疳阴疮。用炉甘石（火煅、醋淬五次）一两、孩儿茶三钱，共研为末，调麻油，敷患处。10.阴汗湿痒。用炉甘石一分、蚌粉半分，共研为末，敷患处。

石膏

【释名】 细理石、寒水石。

【集解】 《名医别录》中记载：齐山山谷及齐卢山、鲁蒙山均产石膏。现在出自钱塘县，藏于地中，雨淋后时常暴露出来，取出后如棋子，以白澈的为好。

[李时珍说]石膏有软硬二种。软石膏，块面很大，蕴藏在石中，层层如压扁的米糕，每层厚约数寸，有红白二色，红色的不可服，白色的洁净，纹理短密，如束针，又如凝固的白蜡，松软易碎，烧后成粉。理石，明洁，色呈微青，纹理长细如白丝的。与软石膏为一物二种。捣碎后形色相当，不可分辨。硬石膏，呈块状，起棱、纹理直，和马齿一样坚白，敲开后一段段横向分开，光亮如云母、白石英，烧后散开也不成粉状。方解石，同硬石膏相似并成块状，敲击时块块分解，一烧即散且不烂。与硬石膏是同类二种，敲碎后形色一样，不易辨别。现在人们用石膏来点豆腐，这是前人所不知道的。

【性味】 味辛，性微寒，无毒。

【主治】 除时气头痛身热，三焦大热，皮肤热，肠胃中结气，解肌发汗，止消渴烦逆，腹胀暴气，喘息咽热，也可煎汤洗浴。治中风恶寒发热、心下逆气、惊悸、喘促、口干舌焦不能休息、腹中坚硬疼痛、产乳金疮。治伤寒头痛如裂，高热不退，皮肤如火烤。与葱同煎代茶饮，去头痛。

【附方】 1.用一醉膏治妇女乳痈：将石膏煅红，研细。每次服三钱，温酒送下。服药后，再喝酒至醉即安睡。如此再服药一次，即见效。2.肺热喘嗽：用石膏二两、炙甘草半两，共研为末，每次服三钱，用生姜蜜汤送下。3.伤寒发狂：取石膏二钱、黄连一钱，共研细。甘草煎汤，待药汁冷后送服。4.流鼻血，头痛，心烦：用石膏、牡蛎各一两，研细。每服二钱，新汲水送下。5.胃火牙痛：用好软石膏一两，火煅，淡酒淬过，加防风、荆芥、细辛、白芷各五分，烘研细。天天擦牙，有效。同时用水调少量药滴鼻内。6.风热所致的筋骨疼痛：用石膏三钱、面粉七钱，研细，加水调匀，入锅里煅红。冷定后化在滚酒中，趁热服下，盖被发汗。连服药三日，病愈。7.湿温，多汗，妄言烦渴：用石膏、炙甘草，等分为末，每服两小匙，热水送下。8.小儿丹毒：用石膏粉一两调水涂。9.油伤火烧，痛不可忍：用石膏粉敷上。

代赭石

【释名】 须丸、血师、土朱、铁朱。

【性味】 味苦，性寒，无毒。

【主治】 1.哮喘，睡卧不得。用代赭石，研末，米醋调服。宜常服用。2.伤寒无汗。用代赭石、干姜，等分为末，热醋调匀搽在两手心上，然后紧握双拳夹在大腿间。盖被静卧，汗出病愈。3.急慢惊风（吊眼，撮口，抽筋）。用代赭石（火煅、醋淬十次）研细，水飞后晒干。每服一钱或半钱，真金汤调下。连进三服，如脚胫上出现红斑，即是邪出病愈之症。如始终不现红斑，即无救。4.小肠疝气。用代赭石（火煅、醋淬）研细。每服二钱，白开水送下。5.吐血、流鼻血。用代赭石一两，火煅、醋淬多次，研细。每服一钱，开水送下。6.妇女血崩。用代赭石火煅醋淬七次，研细。每服二钱，开水送下。7.眼睛红肿，不能开视。用代赭石二分、石膏一分，研细，清水调匀，敷两眼角和太阳穴。8.各种疮疖。用代赭石、铅丹、牛皮胶，等分为末，冲入一碗好酒，等澄清后，取酒服。沉渣敷患处，干了就换。9.百合病发（按：指伤寒病已愈而复发，是一种险症）。用百合七个（劈破），冷水浸一夜；另取代赭石一两、滑石三两、冷水二盅，合煎成一盅。把百合汁加入，再煎成一盅，温服。

□ 理石

【释名】 肌石、立制石。

[李时珍说]石膏中纹理长、细直如丝、明洁微带青色的石头，叫理石、肌石。

【性味】 味辛，性寒，无毒。

【主治】 治身热，利胃解烦，益精明目，破积聚，去肠虫。渍酒服用，能治疗两胁间的积块，使人肥健悦泽。除营卫中大热结热，解烦毒，止消渴，以及中风痿痹。

□ 长石

【释名】 方石、直石、土石、硬石膏。

【集解】 [李时珍说]长石形状似石膏而层块不扁，质地坚硬洁白，有粗的纹理，起齿棱，敲击它就一片片横碎。光莹如云母、白石英，也有墙壁似方解石，但不作方块状。烧后也不粉烂而易散。

【性味】 味辛、苦，性寒，无毒。

【主治】 止消渴，下气，除胁肋肺间邪气。治身热，胃中结气。利小便，通血脉，明目去翳眇，下三虫，杀蛊毒。

□ 禹余粮

【释名】 白余粮。

【性味】 味甘，性寒，无毒。

【主治】 1.大肠咳嗽（每咳便排出粪来）。用赤石脂、禹余粮各一斤，打碎，加水六升，煮成一升。去掉渣滓，分两次服。此方名"赤石脂禹余粮汤"。2.肠泄不止。用禹余粮四两（火煅、醋淬），加乌头一两，冷水浸一夜，去皮脐。两药共焙为末。稍滴醋加糊，做成丸子，如梧子大。饭前服五丸，温开水送下。3.赤白带。用禹余粮（火煅、醋淬），加干姜等分。如仅有赤带，则干姜减半。两药共研细。每服两茶匙，空心服。4.崩中漏下（月经过多，有各种颜色，小肚子痛，不能生育）。用禹余粮、赤石脂、牡蛎，分别煅过，共研细；加乌贼曲、伏龙肝（炒）、桂心，各药等分为末。每服一小茶匙，温酒送下。忌食葱、蒜。5.大风疬疾（眉发脱落，遍身顽痹）。用禹余粮二斤、白矾一斤、青盐一斤，共研细，装在罐子里，封牢，周围用炭火煅烧自晨至晚约十二小时。待冷却后，研细，埋土中三天。同时，每一两加胡麻（经过九蒸九晒，炒熟）粉三两。每服二钱，荆芥茶送下。一天服两次。

空青

【释名】 杨梅青。

【性味】 味甘，酸，性寒，无毒。

【主治】 1.眼睛昏花不明。用空青少许，露一夜，次日，点眼。2.翳障。用空青、矾石（烧过）各一两、贝子四枚，共研细，每日点眼。又方：空青二钱，蕤仁（去皮）一两，片脑三钱，共研细，每日点眼。3.各种目疾（雀目、赤目、青盲、内外障翳、风眼等）。用空青（洗净）、胡黄连（洗）各二钱半，先取槐芽（天未明时乘露采得）适量，装于青竹筒内，悬挂起来，等候干燥。干后研细，取一钱半，与空青、胡黄连共研为末，再加龙脑少许，收存备用。病人每于睡前漱口后，仰头让人吹此药入两鼻内，随即安睡。效果显著。4.中风口。用豆大的空青一粒含口中，甚见效。

曾青

【释名】 曾，音层。曾青，即层青。就是成为层状的空青。[李时珍说]曾青治目，义同空青。

【性味】 味酸，性小寒，无毒。

【主治】 1.风热目疾（眼红或烂，怕太阳光，眼屎多，常流泪，或痒或痛）。用曾青四两，蔓荆子二两，炮姜、防风各一两，共研细，经常以少许吸入鼻中，有效。2.耳内恶疮。用曾青五钱、雄黄七钱半、黄芩二钱五分，共研为末，搽疮上。

绿青

【释名】 石绿、大绿。生于铜矿中。

【性味】 小毒。

【主治】 1.急惊昏迷。用绿青四两，轻粉一钱，共研细。以生薄荷汁合酒把药灌下。痰吐即愈。2.风痰迷闷。用绿青十两，乌头尖、附子尖、蝎尾各七十个，共研为末，加糊做成丸子，如芡子大。每服一丸，薄荷汁合酒送下。吐出痰涎便是见效。3.小儿痦疮（肾疮，鼻疮，头疮，耳疮等）。用绿青、白芷，等分为末。先以甘草水洗疮，再搽药。

扁青

【释名】 石青、大青。即今矿物学上的石青。

【性味】 味甘，性平，无毒。

【主治】 顽痰不化等症，兼有明目、利痰、生精、平肝等功效。

礞石

【释名】 礞石有青、白二种，以青者为好。打开须有白星点，无星点者不入药。

【性味】 味甘、咸，性平，无毒。

【主治】 1.湿热痰症。用礞石、焰硝各二两，煅过，研细，水飞，晒干。

取一两，加酒蒸大黄八两、酒洗黄芩八两、沉得五钱，共研为末。水调成丸子，如梧子大。平常只服二十丸左右。如大便结，可增至一二百丸，温开水送下。妊妇和患水泻者忌服。此方名"滚痰丸"。2.一切虚冷久积（滑痢，腹有癖块，妇女月经过多而又持久）。用礞石半斤，研细；硝石二两，也研细。共放坩锅内，盖严，炭火煅过，以尽灰二十斤左右为度。冷后取出，再加入赤石脂末二两，滴水为丸，如芡子大。等干后，又放坩锅内以小火煅过，待冷即收存备用。每服一丸至三丸。空心服，温水送下。泻痢日久者，可加至七丸。此方名"金宝神丹"。3.急慢惊风。风礞石一两、焰硝一两，同煅过，研细。每服半钱至一钱。急惊风痰热者，用薄荷汁和生蜜调匀送下。慢惊风脾虚者，用木香汤和熟蜜调匀送下。此方名"夺命散"。凡痰壅咽喉，命在旦夕者，服此都有效。

花乳石

【释名】花蕊石。

【性味】味酸、涩，性平，无毒。

【主治】1.五内崩损，大出血。用花乳石，煅过，研细。饭后，以童便一小杯煎温，调服二钱，病重者可用五钱。血止后，宜服独参汤补身体。此方名"花乳石散"，见葛可久《十药神书》。又方：硫黄四两、花乳石一两，共打碎，晒干，装瓦罐中，以泥封口，再焙干，以炭火煅过，冷定后，取出研为细末，收存瓶中备用。此方也叫做"花蕊石散"，见《太平惠民和剂局方》。治跌打损伤，下死胎，落胞衣，去恶血，都很见效。每服一钱，童便调服。2.多年目翳。用花乳石（水飞，焙过）、防风、川芎、甘菊花、白附子、牛蒡子、炙甘草半两，共研为末，每服半钱，茶汤送下。3.脚缝出水。用好铅丹加花乳石粉涂敷脚缝。

金牙石

【释名】黄牙石。

【性味】味咸，性平，无毒。

【主治】虚劳湿冷。缓弱，不能行走。用金牙石、细辛、莽草、防风、地肤子、地黄、附子、茵芋、续断、蜀椒、䕆根各四两，独活一斤。共药十二味。金牙石捣碎后，单独装在一个小袋子中，其余十一味，切成薄片，合装入一大袋子里。两袋同浸酒内，密封四日。取酒温服，一天服两次。这种药酒叫作"小金牙酒"。

石燕

【释名】石燕状如蚬蛤，色如土，坚重如石。李时珍说：石燕有二，一种是这里所讲的石燕，乃是石类；另一种是乳铜中的石燕。

【性味】味甘，性凉，无毒。

【主治】1.伤寒尿涩，小腹胀满。用石燕研细，葱白汤调服半钱。以消胀为度。2.久年泻血。用石燕磨水常服，不要间断，有效。3.多年赤白带下。每日磨石燕汁服。一枚石燕可用三天。也可以把石燕研末，水飞过，每天取半钱至一钱，米汤送服。4.牢牙止痛。用石燕六个，火煅、醋淬七次，青盐、乳香各一两，细辛半两，共研细，擦牙。荆芥汤漱口。又方：依上方，但须将乳香、细辛，换用麝香。

滑石

【释名】 画石、液石、膋石、脱石、冷石、番石、共石。

[寇宗奭说]滑石今称作画石，是因其软滑，可以绘画。[李时珍说]滑石性滑通窍，其质又滑腻，因此叫滑石。画家用滑石刷在纸上代替粉，很白腻。

【集解】 [李时珍说]广西桂林各邑皆有出产滑石，有白、黑两种，功效相似。山东蓬莱县桂府村出产的品质最好，故处方上常写桂府滑石，与桂林出产的滑石齐名。现在的人们用来刻图书，不怎么坚牢。滑石之根为不灰木，滑石中有光明黄子的是石脑芝。

【性味】 味甘，性寒，无毒。大寒，与石韦相使，恶曾青，制雄黄。

【主治】 能通利九窍六腑津液，去滞留、郁结，止渴，令人利中。燥湿，分利水道而坚实大肠粪便，解饮食毒，行积滞，逐凝血，解燥渴，补益脾胃，降心火，为治疗石淋的要药。主身热泄痢，妇女乳汁分泌困难，癃闭，利小便，荡涤胃中积聚寒热，益精气。疗黄疸水肿脚气，吐血衄血，金疮出血及诸疮肿毒。

【发明】 [李时珍说]滑石能利窍，不独利小便。上能利毛发皮肤之孔窍，下能利精溺之窍。味甘、淡，先入于胃，渗走经络，游溢津气，上输于肺，下通膀胱。肺主皮毛，为水之上源，膀胱司津液，气化则能出。故滑石上能发表，下利水道，为荡热燥湿之剂。发表是荡上中之热，利水道是荡中下之热；发表是燥上中之湿，利水道是燥中下之湿。热散则三焦宁，表里和，湿去则阑门通，阴阳平利。刘河间用益元散，通治上下诸病，就是这个道理，只是未说明而已。

【附方】 1.伤寒衄血：用滑石粉和米饭做成梧桐大药丸。每次服十丸，在口中微嚼破，新汲水咽下，立即可止血。2.小便不通：用滑石粉一升，加车前汁，调匀，涂脐的周围，干了就换。冬天没有车前汁，可用水代。3.女劳黄疸（表现为午后发热，恶寒，小腹硬满，大便溏、色黑，额头色黑）：用滑石、石膏等分，研为末，用大麦汁冲服一茶匙，一日三次，服后小便大利即愈，如腹满者则难治。4.益元散，又名天水散、太白散、六一散：用白滑石六两（水飞过），粉甘草一两，研细末，用蜂蜜少许，温水调合后服下，每次服三钱。实热病者用新汲水下，通利用葱豉汤下，通乳用猪肉面汤调下。5.治疗妇女小便不通，因过忍小便而致：用滑石粉二钱，葱汤送服。6.风毒热疮，遍身流黄水：先用虎杖、豌豆、甘草各等份，煎水洗，然后用滑石粉扑敷身上。

石钟乳

【释名】 公乳、虚中、芦石、鹅管石、夏石、黄石砂。

【集解】 [李时珍说]按范成大《桂海志》中记载，桂林的接宜、融山洞穴中，很多，仰看石脉涌起处，有乳床，白如玉雪，为石液融结成。乳床下垂，如倒立的小山峰，峰顶逐渐尖锐且长如冰柱，柱的顶端轻薄中空如同鹅翎。乳水滴沥不停，边滴边凝，此为乳的精华，可用竹管承取滴下的乳水。

【性味】 味甘，性温，无毒。

【主治】 泄精寒嗽，壮元气，壮阳事，通声音。补五劳七伤。治消渴引饮，益气，补虚损，治疗脚弱冷痛、下焦伤竭并强阴。久服延年益寿，面色好，不老，令人有子。不炼而服用，会使人小便不利。咳逆上气，可明目益精，安五脏，通百节，利九窍，下乳汁。

【发明】 [李时珍说]《种树书》记载：凡在果树上挖洞穴放入少许钟乳末牢固密封，结出的果子多而味美。在老树的根皮之间放少许，树又开始茂盛。钟乳益气、令人有子的说法也可想而知。但唯恐嗜欲的人，未曾获得钟乳的好处，便先受其祸了。《医说》记载：雷世贤的侍妾，经常服用丹砂、云母、钟乳，日夜煎炼，来补养身体。侍妾的父亲苦于寒泄终日不吃东西，便要来十枚丹药服用，顿时脐腹如火烧，热得难受，跳入井中，被人救起全身起紫疱，没过几天就死了；但雷世贤服用了近千副，毫无副作用，真是不可思议！

【附方】 1.吐血损肺：用钟乳粉，每服二钱，糯米汤送下。2.冷泻不止：用钟乳粉一两、煨过的肉豆蔻半两，共研为末，煮枣肉做成丸子，如梧子大。每次服七十丸，空腹用米汤送服。3.肺虚急喘不停：用钟乳粉五钱、蜡三两，和匀，蒸在饭甑里。蒸熟取出，合成丸子，如梧子大。每服一丸，温开水送下。4.一切劳嗽，胸膈痞满，咳嗽不已：用石钟乳、雄黄、佛耳草、款冬花，等分为末。每用一钱，细烧成烟，以筒吸烟入喉，每日两次。

石脑油

【释名】 石油、石漆、猛火油、雄黄油、硫黄油。

【集解】 [李时珍说]石脑油产地不一，陕西的肃州、延州、延寿和云南、缅甸等地均出产石脑油。广东南雄所产的石脑油，与泉水相混和，涓涓流出，肥如肉汁。当地人用草把它舀入瓦罐中，颜色黑亮，有些像淳漆。散发出雄硫黄一样的气。当地人多用它来点灯，很明亮，水后更明亮，但不能食。燃烧时产生很浓的烟，沈存中在做官时，把他的煤烟扫下来当墨使，像油漆一样黑亮，胜过松烟。[段成式说]《酉阳杂俎》记载：高奴县有石脂水，像油脂漂浮于水面上，把它收集起来漆车和点灯。以上所说，指的就是石脑油。

【性味】 味辛、苦，有毒。

【主治】 治小儿惊风，化涎，可和各种药做成丸剂、散剂。涂疮癣虫癞，治针、箭入肉。

【发明】 [李时珍说]石脑油其性容易走窜，装在许多器皿中都会渗透，只有瓷器、琉璃器皿不漏。

石炭

【释名】 煤炭、石墨、铁炭、乌金石、焦石。

【集解】 [李时珍说]南北的山中都出产石炭，古人不用它，所以认识的人很少。现在的人用它来代替木柴做饭、煅炼铁矿石，大为人们所利用。还有一种石墨，舐之粘舌，可以用来书写画眉，叫作画眉石，也就是黑石脂。

【性味】 味甘、辛，性温，有毒。

【主治】 妇人气血瘀滞疼痛，以及各种疮毒、金疮出血，小儿痰痫。煤气中毒的人，昏厥欲死，只要饮冷水就立刻解毒。

【附方】 1.月经不通。用炭末一钱调汤，送下巴豆三粒（去油），有效。2.误吞金银，腹中不下：用杏核大的一块石炭和皂角子大的一块硫黄，共研末，酒服下即出。

石灰

【释名】 石垩、垩灰、希灰、煅石、白虎、矿灰。

【集解】 [李时珍说]现在人们建窑来烧煅石灰，一层木柴或煤炭，上面垒青石灰石，从下面发火，层层自焚而散。入药的话，取风化、不夹石块的好。

【性味】 味辛，性温，有毒。

【主治】 生肌长肉，止血，治白癜风、疬风、疮疡、瘢疵痔瘘、瘿赘疣子。还治妇女粉刺、产后阴道不能闭合。可以解除酒酸，治酒中毒，温暖肾，治疗冷气。可堕胎。散血定痛，止水泻血痢、白带白淫，收脱肛和子宫脱垂，消积聚结块，外贴治口斜，黑须发。主疽疡疥癣、热气、恶疮癫疾、死肌堕眉，杀痔虫，去黑痣息肉。疗髓骨疽。治疥，蚀疮疡腐肉，止金疮出血，效果好。

【发明】 [李时珍说]石灰是止血的良药，但不可着水，着水即腐烂肌肉。

【附方】 1.刀伤：在伤口处敷上石灰粉，用布包裹，可止痛、止血，好得也快。如伤口深的话，不妨加少量滑石粉。2.夏季痱子：用煅石灰一两、蛤粉二两、甘草一两，共研为末，作扑粉扑痱子上。3.染发乌须：用石灰一两，水溶解后，至第七天时用一两铅粉研匀，好醋调匀，用油纸包好放一夜。用药时，先用皂角水洗净再用。4.疔疮恶肿：用石灰、半夏，等分为末，敷患处。5.痄腮肿痛（痄腮即腮腺炎）：用醋调石灰敷肿痛处。6.多年恶疮：用陈石灰，研细，加鸡蛋清调成块，煅过，再研，以姜汁调敷。7.发落不止，因肺有劳热，瘙痒：用石灰三升，水拌炒焦，泡在三升酒中，每次服三合，常令酒气相接，则新发更生。8.汤火灼伤：用陈石灰粉扑伤处，或加油调涂亦可。

阳起石

【释名】 羊起石、白石、石生。

[李时珍说]此药是以其功能命名。

【集解】 《名医别录》记载：阳起石产于齐山山谷、琅琊山或云山、阳起山多产阳起石，为云母的发源地。

[苏颂说]今只有齐州出产，其他地方已不再产了。上品为：也有中间掺杂其他的石块。每年采择上供之余，州中也出售，不去那里就买不到。卖者虽多，但精品甚少。旧说是云母根，其中犹带云母，今不复见。今以云头雨脚、轻如狼牙的为好。王建平《典术》中记载：黄白而红质者为佳，为云母的根。

【修治】 凡入药，将其煅烧后以

水淬用，色凝白的最好。[李时珍说]凡用阳起石，将其置火中煅赤，酒淬七次，研细水飞，晒干用。也可用烧酒浸透，同樟脑入罐升炼，取粉用。

【性味】 味咸，性微温，无毒。

【主治】 治崩中漏下，破子宫瘀血、癥瘕结气，止寒热腹痛，治不孕、阳痿不起，补不足。疗男子茎头寒、阴下湿痒，去臭汗、消水肿。补肾气精乏，治腰痛膝冷湿痹、子宫久冷、寒冷癥瘕、月经不调。有书记载：治带下、温疫、冷气，补五劳七伤。

【发明】 [寇宗奭说]男女下部虚冷，肾气乏绝，子宫久寒者，将药物水飞后服用。凡是石类药物冷热都有毒，应酌情使用。

[李时珍说]阳起石是右肾命门气分的药，下焦虚寒者适宜使用，但不能久服。

【附方】 1.用阳起石煅后研细，清水调搽可治丹毒肿痒。2.用阳起石煅后研细，每服二钱，盐酒送下可治阳痿阴汗。

石胆

【释名】 胆矾、黑石、毕石、君石、铜勒、立制石。

【集解】 [李时珍说]蒲州山洞中，出产石胆像鸭嘴颜色的为上，俗呼胆矾；羌里出产的质量稍次，颜色稍黑；信州所产的石胆又稍逊色些。此物出产于石矿里，凡经过冶炼的，大多是伪造的。如果用火烧后成汁者，定是伪造。涂在铁和铜上烧后呈红色的，是真品。也可以用铜器盛水，投入少许石胆，如果不变成青碧色，几天都没有变化的，是真品。

【性味】 味酸、辛，性寒，有毒。

【主治】 明目，治目痛，刀伤和各种痫痉，女子阴蚀痛，石淋寒热，崩漏下血，解各种邪气，治疗不孕证。散积，治咳逆上气，及鼠瘘恶疮。治虫牙，鼻内息肉。治疗赤白带下、面黄、女子脏急。石胆是吐风疾痰药中效果最快的一种。

【发明】 [李时珍说]石胆性寒，味酸而辛，入少阳胆经，其性收敛上行，能涌风热痰涎，发散风木相火，又能杀虫，因此对咽喉口齿疮毒有奇特功效。

【附方】 1.风痰：用石胆末一钱，小儿用量一字，温醋汤调服。痰涎吐出即愈。2.赤白癜风：用石胆、牡蛎各半两，共研为末，调醋涂搽。3.口舌生疮：用石胆半两，放在锅内煅红，露一夜，研细。每次取少许搽疮上，吐出酸涎水。如此数次，病愈。4.甲疽肿痛，也就是趾甲与肉间的肿痛，常溃烂流脓：用石胆一两烧至烟尽，研末敷患处，几次即愈。5.喉痹喉风，用二圣散：取石胆二钱半、白僵蚕（炒过）五钱，共研为末。每次取少许吹喉，痰涎吐尽，风痹自愈。

砒石

【释名】 信石、人言。生者，名砒黄，炼者，名砒霜。

[李时珍说]砒，性猛如貔（音皮），故得此名。此物仅产于信州，所以人们称其为信石，又隐信字为人言。

【集解】 [苏颂说]信州出产的砒石

质量最佳，其中，有的体积相当大，色同蛋黄，透亮清澈，无杂质。

[陈承说]如今的人多用来治疗疟疾，只因疟疾是伤于暑，而砒石生用能解热毒。现在的医生不探究其道理，就用烧炼的砒霜服用，必然会大吐大泻。这样折腾后，有幸活下来的被认为是药物的功劳，便作为常规用法，以后受害的人很多，不能不慎重。炼制砒霜时，人须处于上风处十余丈以外的地方。下风处的草木都会被毒死，又，用它拌在饭中喂老鼠，老鼠也会被毒死，其他动物若吃了死鼠也会被毒死。可见，砒石的毒性远大于射罔。衡山出产的砒石，药力差于信州产的。

【性味】 味苦、酸，性温，有毒。

【主治】 砒黄：治疟疾、肾气，并能杀蚤灭虱。冷水磨后服，能解热毒，治痰壅。磨后服用，治癖积气。除逆喘、积痢、烂肉，蚀瘰疬破溃、痈疽败肉等，有去腐生肌的作用。

砒霜：治疗各种疟疾，治疗妇女血气冲心痛，堕胎。风痰在胸膈，可作吐药，但不可久服，否则伤人。蚀痈疽败肉，使痔枯萎，可杀虫，杀人和动物。

【附方】 1.疟疾：用砒石一钱，绿豆粉一两，共研末，加水调成绿豆大的丸子。铅丹为衣，阴干。发病日，五更起来，以冷水送服五至七丸。2.中风痰壅：用砒霜一粒（绿豆大小），研细，先以清水送服少许，再饮热水，大吐即愈。若吐可再服。3.项上瘰疬：用砒黄研细，加浓墨做成丸子，如梧子大，炒干，收存备用。用时，以针挑破瘰疬，将药半丸贴上，蚀尽为度。

食盐

【释名】 《尔雅》中载：天然形成的叫卤，人工制成的为盐。《说文解字》载：盐是咸的。东方将它称斥，西方将它称为卤，而河东将它称咸。黄帝之臣宿沙氏，初酿海水当作盐。

【集解】 [李时珍说]盐的品种很多，海盐，取海卤煎炼而成。现在辽宁、河北、山东、两淮、闽浙、广南等地都产海盐。井盐由井卤炼制而成，现出产于四川、云南。池盐，产于河东安邑、西夏灵州，现在只有解州产池盐。把盐碱地围起来，用清水灌注，时间久了变成红色，等到夏秋季节，南风猛刮，就会凝结成盐，叫作盐南风。如南风不起则制盐失利，但禁灌浑浊之水，否则会污染了盐。海丰、深州也是引海水入池来晒盐。并州、河北出产的都是碱盐，它是用碱土经过煎炼而成。阶、成、凤三州出产的是崖盐，生于土崖中，像白矾，也称生盐。以上五种都是食盐，上供朝廷，下济庶民。海盐、井盐、碱盐，这三种由人工生产。池盐、崖盐则自然生成。

【性味】 味甘、咸，性寒，无毒。

【主治】 治伤寒寒热，吐胸中痰癖，止心腹突然疼痛，杀鬼蛊邪疰毒气，治下部疮，坚肌骨。祛除风邪，吐下恶物，杀虫、去皮肤风毒，调和脏腑，消胃内积食，令人壮健。解毒，凉血润燥，定痛止痒，治一切时气风热、痰饮关格等病。肠胃热结，喘逆，胸中病，令人呕吐。

【发明】 [陶弘景说]五味之中，唯盐不可缺。西北人，食盐少，人长寿，少病，皮肤好。东南方人，食物中盐多，人寿命短，多病，损人伤肺。但用盐腌鱼肉，长时间不坏，布帛沾了盐，则容易朽烂。

[李时珍说]盐是百病之主，治百病皆要用到盐。补肾药用盐，因咸归肾，引药气到肾。补心药用炒盐，因心苦虚，用咸盐补之。补脾药用炒盐，为虚则补其母，脾乃是心之子。治积聚结核用盐，是因盐能软坚。许多痈疽眼目及血病的人用盐，是因咸走血之故。许多风热病人用盐，是寒胜热之故。大小便有病的人用盐，是盐能润下。骨病、齿病的人用盐，是肾主骨，咸入骨中。吐药用它，是盐引水聚，收豆腐说的就是聚。各种蛊虫和被虫伤的人用盐，是因为它能解毒。

【附方】1.溃痈作痒：用盐抹患处周围，痒即止。2.耳鸣：用盐五升，蒸热，装在袋中，以耳枕之，袋冷则换。3.胸中痰饮，伤寒、热病、疟疾须吐的，欲吐不出：饮盐开水可促使吐出。4.眼睛流泪：用盐少许点眼中，冷水洗数次即愈。5.下部蚀疮：将盐炒热，用布包好，令病人坐布袋上。6.身上如有虫行，风热所致：用盐一斗和水一石煎汤洗浴，连洗三四次，有效。也治一切风气。7.蜈蚣咬人，蜂虿叮螫：嚼盐涂伤处或用热盐水浸伤处。8.虫牙：用盐半两、皂荚两个，同烧红，研细。每夜临睡前，用来揩牙，一月后可治愈。

朴消

【释名】朴硝、消石朴、盐消、皮消。[马志说]"消"为本体之名，"石"为坚白之号，"朴"者未化的意思。因为芒硝、英硝都从此出，故此叫消石朴。

[李时珍说]此物遇水即消，又能消化诸物，所以称消。生于盐卤之地，状似末盐，凡牛马诸皮须用它治熟，所以如今俗有盐消、皮消的叫法。煎炼入盆，凝结在下，粗朴的称朴消，在上有芒的为芒消，有牙的称为马牙消。《神农本草经》中只有朴消、消石，《名医别录》出现芒硝，《神农本草经》中只记载过朴消、消石。

【集解】《名医别录》载：益州山谷咸水之阳均出产朴硝，多可随时采收。色青白的佳，黄的伤人，赤的杀人。又说：芒硝，生于朴硝。[李时珍说]硝有三品：川硝产于西蜀，数最好。盐硝产于河东，稍次。土硝产于河北，有青的，齐的。三种都生于斥卤之地，当地人刮扫煎汁，经宿结成，状如末盐，还有夹杂沙土，其色黄白，因此《名医别录》说，朴硝黄的伤人，赤的杀人。必须再用水煎化，澄去渣滓，放入萝卜数枚同煮熟后，将萝卜滤去倒入盆中，经宿则结成白硝，如冰如蜡，故称盆硝。齐卫的硝则底多，上面生细芒如锋，也就是《名医别录》所说的芒硝。川、晋的硝则底少，一面生牙如圭角，六棱形，玲珑洞澈可爱，也就是《嘉祐补注本草》所说的马牙硝，因状如白石英，又名英硝。二硝之底，叫作朴硝。取芒硝、英硝，再三以萝卜煎炼去咸味，即为甜硝。以二硝置于风、日中吹去水气，则轻白如粉，即为风化硝。以朴硝、芒硝、英硝同甘草煎过，鼎罐升煅，则为玄明粉。

【性味】 味苦，性寒，无毒。

[徐之才说]与大黄、石韦相使，畏天名精。

【主治】 治腹胀，大小便不通，女子经闭。通泄五脏百病及郁结，治天行热疾，头痛，消肿毒，排脓，润毛发。主百病，除寒热邪气，逐六腑积聚，结痼留癖。能化七十二种石。治胃中食饮热结，破留血闭绝，停痰痞满，推陈致新。疗热胀，养胃消谷。

芒硝

【性味】 味辛、苦，性大寒，无毒。[甄权说]味咸，有小毒。

【主治】 下瘰疬黄疸病，时疾壅热，能散恶血，堕胎，敷漆疮。主五脏积聚，久热胃闭，除邪气，破留血，腹中痰实结搏，通经脉，利大小便及月水，破五淋，推陈致新。

矾石

【释名】 涅石、羽涅、羽泽。煅枯者名巴石，轻白者名柳絮矾。[李时珍说]矾者，燔也，燔石而成。

【集解】 [李时珍说]矾石多于五种。白矾出于晋地，方士叫它为白君，为上品，雪矾出自青州、吴中，洁白，稍次；光明的为明矾，也叫云母矾；文如束针，状如粉扑的，为波斯白矾，入药为良。黑矾，也就是铅矾，产自晋地，其状如黑泥，为昆仑矾；其状如赤石脂有金星者，为铁矾。

【性味】 味酸，性寒，无毒。

【主治】 除风去热，消痰止渴，暖肾，治中风失音。和桃仁、葱作汤沐浴，可出汗。生含咽津，治急喉痹。疗鼻出血，鼠漏瘰疬疥癣。主痰涎吐下、饮澼，燥湿解毒追涎，止血定痛，去腐生肌，治痈疽疔肿恶疮，癫痫疸疾。通大小便。治口齿眼目诸病，虎犬蛇蝎百虫伤。寒热，泄痢白沃，阴蚀恶疮，目痛，坚骨齿。除固热在骨髓，去鼻中息肉。

【附方】 1.牙齿肿痛：用白矾一两，烧成灰，蜂房一两，微炙，制成散剂。每用二钱，水煎含漱，去涎。2.齿龈出血不止：用白矾一两，加水三升，煮成一升，含漱。3.牛皮癣：用石榴皮蘸明矾粉搽抹。切勿用醋。4.小儿鹅口疮，满口白烂：用枯矾一钱、朱砂二分，共研为末，每次以少许敷患处。一天三次，有效。5.鼻血不止：用枯矾末吹鼻内。6.双目红肿：用甘草水磨明矾，敷眼睑上，或用枯矾频搽眉心。7.风湿膝痛，虚汗，少力多痛：用白矾烧过，研细。取一汤匙矾粉投沸水中，淋洗痛处。8.反胃呕吐：用白矾、硫黄各二两，烧过，加朱砂一分，共研为末，面糊成丸，如小豆大，每服十五丸，姜汤送下。

卤碱

【释名】 卤盐、寒石、石碱。从碱地掘取，用作硝皮。

【性味】 味苦，性寒，无毒。

【主治】 1.风热赤眼，虚肿涩痛。用卤碱一升、青梅二十七个、古钱二十一文，密封于新瓶中，开水煮一顿饭时间，取出，静放三天。点眼，一天点三五次。2.牙齿腐烂。取上好碱土，热水淋之，去渣留汁，瓦罐熬干。刮下，加麝香少许，研细，搽患处。

凝水石

【释名】 卤盐、寒石、石碱。从碱地掘取，用作硝皮。

【性味】 味辛，性寒，无毒。

【主治】 1.男女转脬，小便困难。用寒水石（按：此处指凝水石）二两、滑石一两、葵子一合，共研为末，加水一斗，煮成五升。每服一升。2.牙龈出血，有洞。用凝水石粉三两、朱砂二钱、甘草、脑子各少许，共研为末，干敷。3.汤火灼伤。用凝水石烧过，研细，敷伤处。4.小儿丹毒（皮肤热赤）。用凝水石半两、白土一分，共研为末，米醋调涂。

玄精石

【释名】 太乙玄精石、阴精石、玄英石。

【性味】 味咸，性温，无毒。

【主治】 1.伤寒，头痛体热，四肢不利。用玄精石、硝石、硫黄、各一两，硇砂二两，共研细，装地瓷罐里，密封。周围用火烘半天，药色变青紫时即停火。冷后取药以冷水拌匀，放入原罐中阴干。埋在地下半月。最后取出再研细，加面糊做成丸子，如鸡头大。病人先洗一个热水澡，然后研碎一丸，艾汤送下。蒙被而卧，汗出见效。此方名"正阳丹"。2.冷热霍乱。用玄精石、半夏各一两，硫黄三钱，共研细，加面糊成丸，如梧子大。每服三十丸，米汤送下。3.目赤涩痛。用玄精石半两、炎黄一两：共研细。点眼。4.舌头呆重，流涎不止，不能饮食。用玄精石二两，牛黄、丹砂、龙脑各一分，共研为末。先用针尖挑破舌头，放一点血，随即以盐水漱口，然后撒药粉在舌上，口水吞下，很有效。

硇砂

【释名】 砂、狄盐、北庭砂、气砂、透骨将军。

【性味】 味咸、苦、辛，性温，有毒。

【主治】 1.肾积冷，心腹痛，面青脚冷。用硇砂二两、桃仁一两（去皮）。先以酒一小碗煮硇砂，沸十多次，去掉砂石，加入桃仁涨，慢慢熬成膏，和蒸饼做成丸子，如梧子大。每服二十丸，热酒送下。2.积年气块，脐腹疼痛。取木瓜三个，切开去瓤，将醋煮过的硇砂二两装入瓜内，晒在太阳下。到瓜烂时，研匀，加米醋五升煎浓，再加蜜收存。用时以附子末和成丸子，如梧子大。每服一丸，热酒化下。3.心胸绞痛，有积块。取桑条烧灰，淋去苦汁，晒干。另一方按硇砂一两和水三两的比例，把硇砂、水、灰拌合起来，使干湿适当，然后放入瓶中。放前，瓶底热灰约半寸，放后，还要将灰填盖好。如此处理完毕，再以文武火煅红。冷后取出，倒药在小竹箕上（箕上先铺好三层纸），用热水淋药，收取滤汁，淋至硇味去尽为止。保持滤汁于热灰中，常令鼓出小鱼眼小泡。待汁干后，再煅一次，取药重研，加粟饭揉成丸子，如绿豆大。每服五丸，空心服，酒送下。

4.反胃。用硇砂二钱,加水调合,包入荞麦面中,煅焦。冷后,剥取中间湿药。焙干一钱,配槟榔二钱、丁香二个,共研细。每服七厘,烧酒送下。一天服三次,服至病愈为止。愈后吃白粥半月,还要服其他健胃药。5.各种痢疾。用硇砂、朱砂各二钱半,研细。另以黄蜡半两,巴豆仁二十一粒(去膜)同在瓦罐内煮透。到豆色变紫时,取其中七粒与硇砂、朱砂共研匀,和熔蜡做成丸子,如绿豆大。每服三丸至九丸,淡姜汤送下。此方名"灵砂丹"。6.月经不通,脐腹积聚疼痛。用硇砂一两、皂角五个(去皮和子,锉成末),共研为末。加头醋一大碗熬膏,又放入陈皮末三两。捣细做成丸子,如梧子大。每服五丸,温酒送下。7.死胎不下。用硇砂、当归各半两,共研为末。分两次服,温酒调下。8.喉痹口噤。用硇砂、芒硝等分,研匀,点喉部。9.牙齿肿痛。用老鼠一个,剥去皮后,擦上硇砂。三日后,肉化尽。取骨,瓦上焙干,研细,加入樟脑一钱、蟾蜍二分,每用少许点牙根上,能消肿痛。

蓬砂

【释名】 鹏砂、盆砂。

[李时珍说]名义未解。一作硼砂。

【集解】 [李时珍说]硼砂生于西南番,有黄白二种。西者白似明矾,南者黄似桃胶,都为炼结而成。西者柔物去垢,杀五金,与硝石同功,与砒石相得。

[苏颂说]硼砂出产于南海,色泽光莹,也有极大块的。药方中用得很少,可用来焊接金银。

【性味】 味苦、辛,性温,无毒。

【主治】 消痰止嗽,破结喉痹。上焦痰热,生津液,去口气,消障翳。除噎膈反胃,积块结瘀肉,骨鲠,恶疮及口齿诸病。

【附方】 1.用硼砂一钱,水冲服,鼻血立止。2.用硼砂、白梅等分,捣成芡子大的丸子,每次含化一丸治咽喉肿痛。3.喉痹、牙疳:用硼砂粉吹痛处。

石硫黄

【释名】 亦称硫黄、黄硇砂、黄牙、阳侯、将军。

【性味】 味酸,性温,有毒。

【主治】 1.腰膝寒冷无力。用硫黄半斤,放在桑枝灰五斗的淋汁中,煮三沸。晾干,以大火煅后研细。另取地坑里清水(穿地约一尺二寸,投水其中,等澄清后取用)和硫黄末在坩埚中熬成膏。再加米饭揉匀做成丸子,如麻子大。每服十丸,空心服,盐汤送下。2.脚气病。用硫黄粉三两、钟乳粉五升,加水煮沸,煎成三升。每服三合。又方:牛乳三升,煎至一升半。取五合,调硫黄粉一两。一次服下,蒙被而卧,须出汗为好,注意避风。如不出汗,再服药一次。隔几天之后,又照此服药。如此几次,可见效。3.伤寒阴症。煎艾汤服硫黄末三钱。安卧,出汗自愈。4.积块作痛。用硫黄、硝石、结砂、青皮、陈皮各四两,共研为末,加面糊成丸子,如梧子大。每服三十丸,空心服,米汤送下。5.气虚暴泄,日夜二三十次，腹痛不止。用硫黄二两，枯矾半两，共研为末，加蒸饼糊成丸子，丹砂为衣，如梧子大。每服十五至二十丸，温水或盐汤送下。此方名"朝真丹"，暑天可旅行宜备。6.霍乱吐泻。用硫黄一两、胡椒五钱，共研为末，加黄蜡一两，熔化调丸，如皂角子大。每服一丸，凉水送下。7.脾虚下白（脾胃虚冷，停水停气，凝成白涕下出）。用硫黄一两、炒面粉一分，共研为末，滴水糊成丸子，如梧子大。每服五十丸，米汤送下。8.老人时泄时秘，交替出现。用硫黄、半夏（热水泡七次，焙干）等分，研细，与生姜汁、蒸饼和在一起捣匀，做成丸子，如梧子大。每服十五至二十丸，空心服，温酒或姜汤上。妇女用醋汤送下。9.红白痢。用硫黄、蛤粉，等分为末，加糊为丸，如梧子大。每服十五丸，米汤送下。10.久疟不止。用硫黄、朱砂，等分为末，每服二钱。发病日清晨服。寒多则硫黄用量加倍，热多则朱砂用量加倍。又方：硫黄、蜡茶，等分为末。每服二钱，冷水送下，发病日清晨服。寒多则增加硫黄用量，热多则增加蜡茶用量。服药二次后可见效。11.肾虚头痛。用硫黄一两，加胡粉末，和饭做成丸子，如梧子大。痛时，以冷水送服五丸。12.酒糟鼻。用生硫黄半两、杏仁二钱、水银粉一钱，共研为末，每夜搽鼻。

石硫赤

【释名】 石亭脂、石硫丹、石硫芝。为硫黄之呈现红色者，功同硫黄。

【性味】 味苦，性温，无毒。

【主治】 1.赤鼻作痛。用呈紫色的石亭脂（红色者次之，黄色者勿用），研细，冷水调搽患处，半月可愈。2.风湿脚气。用生石亭脂一两、生川乌头一两、无名异二两，共研为末，葱白捣汁和药做成丸子，如梧子大。每服一钱，空心服，淡茶加生葱送下。

石碱

【释名】 灰碱、花碱。[李时珍说]形状如石类碱，因得碱名。

【集解】 [李时珍说]石碱，产自山东济宁等地。当地人采集青蒿、辣蓼一类的植物，开窖浸水，滤起晒干后烧灰，再用原水淋汁，每一百升加入面粉二三斤，日久则凝结如石。将石碱连汁一起卖到四方，用来洗衣发面，获利丰厚。其他地方用灶灰淋浓汁，也可以用来去污垢、发面。

【性味】 味辛、苦，性温，微毒。

【主治】 石硷能祛湿热，消痰积，去食滞，止心痛。还可以用来洗涤污垢油腻。须根据体质虚实酌情用量，服用过量会伤人损身。能杀齿虫、祛目中翳障，治噎膈反胃，同石灰合用能腐蚀肌肉，溃痈疽瘰疬，去瘀血，用来点痣、靥、疣、赘、痔核等有神效。

【附方】 1.消积破气：石硷三钱，山楂三两，阿魏五钱，用皂荚水制过的半夏一两，共研为末，以阿魏化醋煮糊，制成药丸服用。2.虫牙痛痛：用花硷填蛀孔内，疼痛立止。

卷七 草部

[李时珍说]天造地化而生草木，刚柔相交而成根蔓，柔刚相交则成枝干。叶片与花萼属阳；花与果实属阴。正如草中有木，木中有草。得到灵气的孕育，成为良草，受到戾气的侵袭则成为毒草。所以草木有五行、五气、五色、五味、五性、五用。

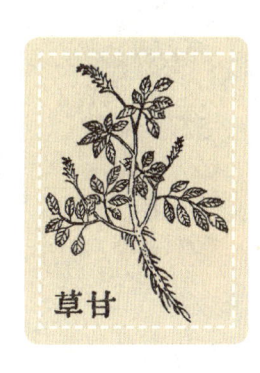

□ 甘草

【释名】 蜜甘、蜜草、美草、灵通、国老。

【集解】《名医别录》记载：甘草生长在河西川谷积沙山及上郡。二月、八月采根，曝晒，十日即成。[李时珍说]甘草枝叶像槐，高五六尺，叶微尖而粗涩，似有白毛，果实与相思角相像，成熟时果实自然裂开，子像小扁豆非常坚硬。以粗大、结紧、断纹的为好，称为粉草。质轻、空虚、细小的，其功用都不如粉草。

根

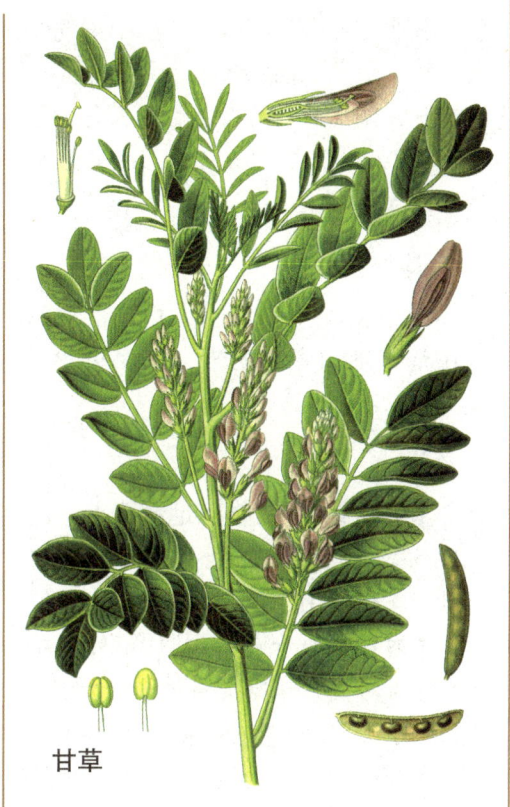

【修治】 [李时珍说]炙甘草都用长流水蘸湿，至熟刮去赤皮，也可以用浆水炙熟，不能酥炙、酒蒸。补中宜炙用，泻火宜生用。

【性味】 味甘，性平，无毒。

【主治】 除腹中胀满、冷痛，能补益五脏，治疗惊痫，肾气不足的阳痿，妇人血淋腰痛。凡体虚有热者宜加用本品。安魂定魄，能补各种劳伤、虚损，治疗惊悸、烦闷、健忘等证，通九窍，利血脉，益精养气，壮筋骨。甘草生用泻火热，炙用散表寒，去咽痛，除热邪，扶正气，养阴血，补脾胃，润肺。治疗肺痿咳吐脓血及各种疮肿痈疽。解小儿胎毒，治惊痫，降火止痛。治五脏六腑寒热邪气，强筋骨，长肌肉，倍气力。生肌，解毒，疗金疮痛肿。久服可轻身延年益寿。温中下气，用于烦满短气、伤脏咳嗽，并能止渴，通经脉，调气血，解百药毒，为九土之精，可调和七十二种矿石药及一千二百种草药。

梢

【主治】生用治胸中积热、祛阴茎中痛，加酒煮玄胡索、苦楝子效果更好。

头

【主治】生用能行足厥阴、阳明二经的瘀滞，消肿解毒。主痈肿，适宜与吐药配合使用。

【发明】[李时珍说]甘草外赤中黄，色兼坤离；味厚气薄，包容土德。调和众药，有元老的功德；治各种病邪，得王道之造化。敛神仙的功力而不归于自己，可说是药中良相。呕吐、中满、酒客之病，不用甘草；与甘遂、大戟、芫花、海藻的药性相反。

[苏颂说]根据孙思邈《千金方》所记载：甘草可解百药毒。误服马头、巴豆中毒的人，甘草入腹即解，效果显著。方书上说大豆汁也能解百药毒，多次试验后我认为都无效，加用甘草的甘豆汤，则疗效奇特。

【附方】1.伤寒咽痛（少阴症）。用甘草二两，蜜水炙过，加水二升，煮成一升半。每服五合，一天服两次。此方名"甘草汤"。2.肺热喉痛（有炙热）。用炒甘草二两、桔梗（淘米水浸一夜）一两，加入阿胶半斤。每服五钱，水煎服。3.肺痿（头昏眩、吐涎沫，小便频数，但不咳嗽）。用炙甘草四两、炮干姜二两，水三升，煮成一半，分几次服。此方名"甘草干姜汤"。4.肺痿久嗽（恶寒发热，骨节不适，嗽唾不止）。用炙甘草三两，研细。每日取一钱，童便三合调下。5.小儿热嗽。用甘草二两，在猪胆汁中浸五天，取出炙后研细，和蜜做成丸子，如绿豆大。每服十丸，饭后服，薄荷汤送下。此方名"凉膈丸"。6.婴儿初生便闭。用甘草、枳壳各一钱，水半碗煎服。7.小儿撮口风。用甘草二钱半，煎服，令吐痰涎。再以乳汁点儿口中。8.婴儿慢肝风（目涩、畏光、肿闭，甚至流血）。用甘草一指长，猪胆汁炙过，研细。以米汁调少许灌下。

□ 黄耆

【释名】又名黄芪、戴糁、戴椹、独椹、芰草、蜀脂、百本、王孙。

[李时珍说]耆，长的意思。黄耆色黄，为百药之长，所以取名黄耆。

【集解】[李时珍说]黄芪叶似槐叶但稍微要尖小些，又似蒺藜叶但略微宽大些，青白色。开黄紫色的花，大小如槐花。结尖角样果实，长约一寸。根长二三尺，以紧实如箭杆的为好。嫩苗可食用。收取它的种子，十月下种，像种菜法也可以。[苏颂说]今河东、陕西州郡多有生长。根长二三尺。独茎或成丛生长。八月中旬采挖它的根，其皮柔韧折之如绵，叫做绵黄芪。黄芪有白水

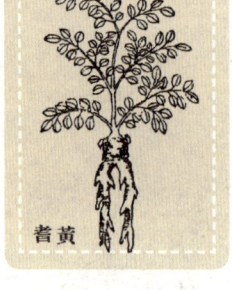

黄耆

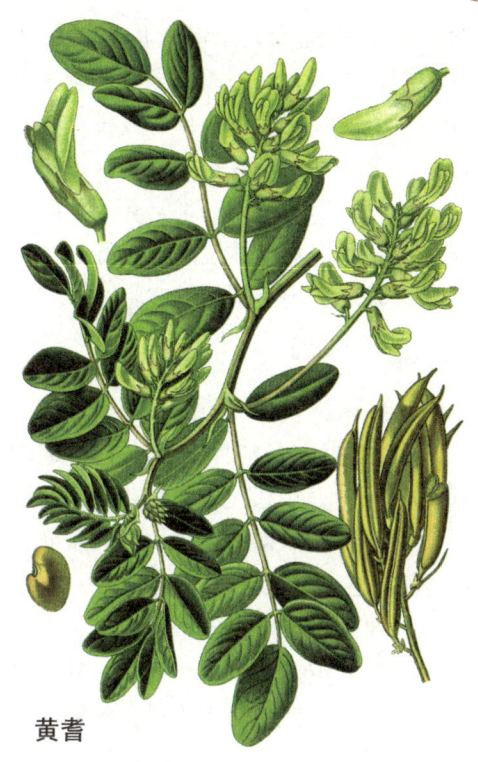

芪、赤水芪和木芪几种，功用相当，但以白水芪药效强。木芪短且纹理横生。现在的人多用苜蓿根来充当黄芪，折皮也似绵，颇能乱真，但苜蓿根坚硬而脆，黄芪很柔韧，皮是微黄褐色，肉为白色。

根

【性味】 味甘，性微温，无毒。

【主治】 主痈疽、烂疮日久，能排脓止痛。疗麻风病，痔疮、瘰疬，补虚，治小儿百病。治妇人子宫邪气，逐五脏间恶血，补男子虚损，五劳消瘦，止渴，腹痛泻痢。可益气，利阴气。治虚喘，肾虚耳聋，疗寒热，治痈疽发背，内补托毒。益气壮筋骨，生肌补血，破癥。治瘰疬瘿瘤，肠风血崩，带下，赤白下痢，产前后一切病，月经不调，痰咳，头痛，热毒赤目。治虚劳自汗，补肺气，泻肺火心火，固卫表，养胃气，去肌热及诸经疼痛。

【发明】 [陶弘景说]黄芪产于陇西的温补，产于白水的冷补。又有红色的用作膏药，消痈肿。[朱震亨说]用黄芪补元气，肥胖多汗者适宜，面黑形瘦的人服用会致胸满，应用三拗汤泻之。[李杲说]防风能制黄芪，黄芪与防风同用则功效愈大，这是相畏而相使的配伍。

【附方】 1.小便不通：绵黄芪二钱，水二盏，煎成一盏，温服，小儿减半。2.烦悸焦渴、面色萎黄：取绵黄芪箭杆者去芦六两，一半生焙、一半用盐水润湿在饭上蒸三次，焙干锉细，另取粉甘草一两，也是一半生用，一半炙黄，研为细末。每服二钱，白开水送服，早、午各一次，也可煎汤。此方名叫黄芪六一汤，可平补气血，安和脏腑。常服此方，可免痈疽之疾。3.老年人便秘：用绵黄芪、去白陈皮各半两，研为细末。另用大麻子一合研烂，水滤浆，煎至乳起，调入蜂蜜一匙，再煎沸。把黄芪、陈皮末加入调匀，空腹服下，每服三钱。便秘严重的不超过两剂即可通便。此药不寒不热，经常服用可消除便秘之苦。4.尿血石淋，痛不可忍：黄芪、人参等分研为细末，取大萝卜一个，切成一指厚大的四五片，加蜜二两腌炙，蘸药末服食，盐汤送下。5.酒疸黄疸：取黄芪二两，木兰一两，共研为末，用温酒送服一方寸匕，每日三次。6.小便浑浊：盐炒黄芪半两，茯苓一两，共研为细末，每次服一钱，白开水送服。7.肠风泻血：黄芪、黄连等份，研为细末，用面调糊做成如绿豆大的丸子，每次服三十丸，米汤送下。8.吐血不止：黄芪二钱半，紫背浮萍五钱，研为细末，每服一钱，姜蜜水送下。9.咳脓痰咯血，咽热。这是虚中有热，不能服凉药：用上等黄芪四两、甘草一两，共研为末。每次服二钱，热水送下。

人参

【释名】 又名黄参、血参、人衔、鬼盖、神草、土精、地精、海腴、皱面还丹。

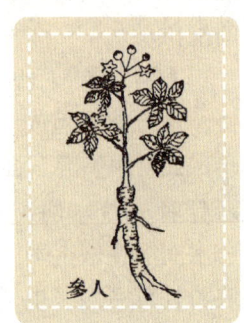

[李时珍说]多年生长的人参，根会逐渐长成人形，有神，故称为神草。

【集解】《名医别录》载：人参生长在上党（现在的潞州）山谷及辽东等地。二、四、八月上旬采其根，用竹刀刮去泥土，然后晒干，不能风吹。[李时珍说]上党，当地人认为人参会对身体有害，不去挖取。现在所用的，都是辽参。高丽、百济、新罗三国，仍然把人参运到中国市场。也可收采种子，十月下种，如种菜的方法。秋冬挖的人参坚实，春夏采挖的虚软，这并不是说长出的人参有虚实之分。辽参连皮的色黄润，色如防风，去皮的坚白如粉。假人参都是用沙参、桔梗的根来伪造的。沙参体虚无心而味淡，桔梗体实有心而味苦。人参，味甘、微带苦味，余味无穷，俗名叫做金井玉阑。像人形的人参，即孩儿参，伪品尤其多。苏颂《图经本草》所绘制的潞州参，三桠五叶，是真人参。其所绘滁州参，为沙参的苗叶，沁州、兖州的人参都是荠苨的苗叶，误用它，不但对身体没有什么好处，反而导致乖戾，不可不仔细观察。

根

【性味】 味甘，性微寒，无毒。

【主治】 安精神，补五脏，定魂魄，止惊悸，除邪气，明目益智。久服可轻身延年。治胃肠虚冷，心腹胀痛，胸胁逆满，霍乱吐逆。能调中，止消渴，通血脉，破坚积，增强记忆力。主五劳七伤，虚损痰弱，止呕哕，补五脏六腑，保中守神。消胸中痰，治肺痿及痫疾，冷气逆上，伤寒不下食，凡体虚、梦多而杂乱者宜加用人参。有除烦

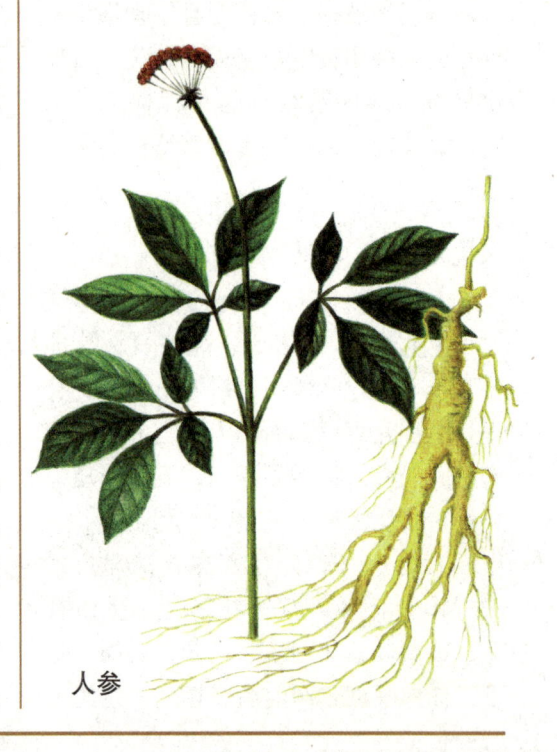

人参

之功。消食开胃，调中治气，杀金石药毒。治肺胃阳气不足，肺气虚促、短气少气，补中缓中，泻心肺脾胃中火邪，止渴生津液。治男女一切虚证，发热自汗，眩晕头痛，反胃吐食，疟疾，滑泻久痢，小便频数淋沥，劳倦内伤，中风中暑，痿痹，吐血咳血下血，血淋、血崩，胎前产后种种病症。

【发明】[陶弘景说]人参属药中要品，与甘草同功。[李杲说]人参性味甘温，能补肺中元气，肺气旺则四脏之气皆旺，精自生而形体自盛，这是因肺主气的缘故。[张仲景说]病人汗后身热、亡血、脉沉迟的，或下痢身凉，脉微血虚的，都要加用人参。《本草十剂》载：补可去弱，如人参、羊肉等。人参补气，羊肉补形。[王好古说]洁古老人说用沙参代替人参，是沙参的甘味。但人参补五脏之阳，沙参补五脏之阴，有着相当大的差别，虽然说都是补五脏，也须各用本脏药相佐使引用。

【附方】1.脾胃气虚，不想饮食：用人参一钱、白术二钱、茯苓一钱、炙甘草各三两，加水八升，煎至三升。每次服一升，一天服三次。2.反胃：用人参三两，切片，加水一升，煮成四合，热服。同时用人参汁加鸡蛋白、薤白煮粟米粥吃。3.妊妇腹痛吐酸，不能饮食：用人参、炮干姜、等分为末。加生地黄汁，做成梧桐子大的丸子，每次服五十丸，米汤送下。4.产后大便不出，出血多：用人参、麻子仁、麦麸炒过枳壳，共研细，加蜜成丸，每次服五十丸，米汤送下。5.横生倒产：用人参末、乳香末各一钱，朱砂五分，共研细，加鸡蛋白一个，生姜汁三匙，搅匀后冷服有特效。6.咳嗽吐血：用人参、黄芪、面粉各一两，百合五钱，共研为末，滴水做成梧桐子大的丸子，每次服五十丸。饭前服，茅根汤送下。7.阴虚尿血：用人参（焙）、黄芪（盐水炙），等分为末；另用红皮萝卜一枚，切成四片蜜炙，炙过再炙，以用尽二两蜂蜜为止。每服以萝卜一片蘸药末吃，盐开水送下。

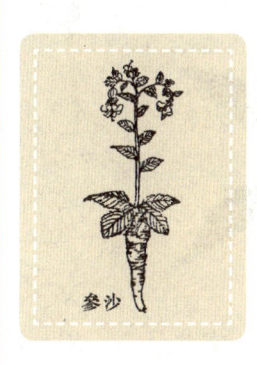

沙参

【释名】又名白参、知母、羊乳、羊婆奶、铃儿草、虎须、苦心、文希、识美、志取。

[陶弘景说]沙参与人参、玄参、丹参、苦参组成五参，它们的形态都不相同，而主治相似，所以它们的名称中都有参字。此外还有紫参，即牡蒙。

[李时珍说]沙参色白，适宜生长于沙地，故名。其根多白汁，乡人俗呼为羊婆奶。沙参无心味淡，但《名医别录》载：一名苦心，又与知母同名，道理不清楚。铃儿草，是因其花形而得名。

【集解】《名医别录》载：沙参生于黄河流域河谷及宛句、般阳、续山，二月、八月采根曝干。[李时珍说]各处的山谷平原都有沙参，二月长苗，叶像初生的小葵叶，呈团扁状，不光滑，八九月抽茎，高一二尺。茎上的叶片，尖长像枸杞叶，但小而有细齿。秋

沙参

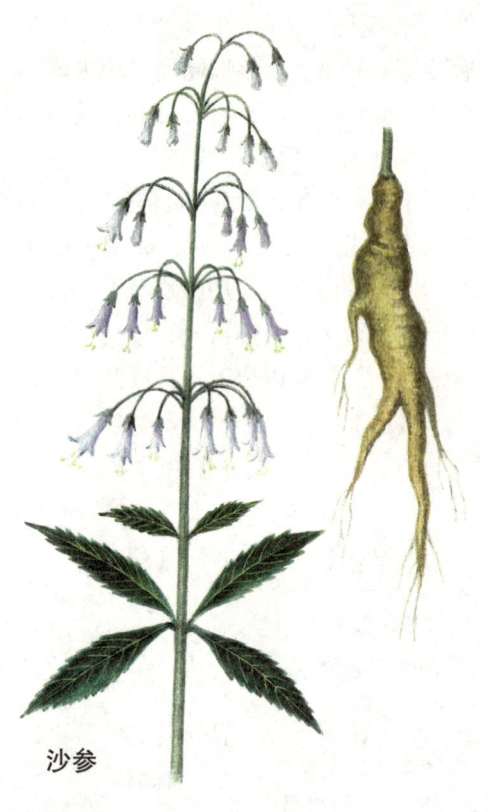

季叶间开小紫花，长二三分，状如铃铛，五瓣，白色花蕊，也有开白色花的。所结的果实大如冬青实，中间有细子。霜降后苗枯萎。根生长在沙地上，长一尺多，大小在一虎口间。生于黄土地的则短而小，根和茎上都有白汁。八月、九月采摘的，白而坚实；春季采摘的，微黄而空虚。不法药商也常将沙参热蒸压实后当人参卖，以假乱真。但沙参体轻质松，味淡而短，由此可以区别出来。

根

【性味】 味苦，性微寒，无毒。

【主治】 治惊风及血瘀，能除寒热，补中，益肺气。疗胃痹心腹痛，热邪头痛，肌肤发热，安五脏。久服对人有益。又说：羊乳，主头痛眩晕，益气，长肌肉。祛风邪，治疝气下坠，疗嗜睡，养肝气，宣五脏风气。补虚，止惊烦，益心肺。治一切恶疮疥癣及身痒，排脓，消肿毒。清肺火，治久咳肺痿。

【发明】 [李时珍说]人参甘、苦，性温，其体重实，专补脾胃元气，因而益肺与肾，适于内伤元气的人使用。沙参甘淡而性寒，其体轻空虚，专补肺气，因而益脾与肾，所以金能受火克的人适宜使用。人参、沙参二者一补阳而生阴，一补阴而制阳，不可不分辨。

□ 荠苨

【释名】 杏参、杏叶沙参、甜桔梗、白面根。苗名：隐忍。

荠薴

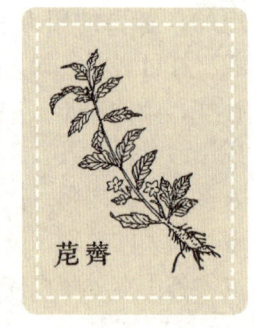

【集解】 《救荒本草》记载：杏叶沙参，叶似杏叶而略小一些，微尖，边缘有叉牙，背面是白色的。苗高一二尺，茎青白，末梢开白色的五瓣碗子花。根像野胡萝卜，肥实且皮灰黦，中间有白毛，味甜性微寒。也有开绿花的，嫩苗可煮汤，用油盐拌食。根用水煮也可以吃。人们将其蜜煎充当水果。[陶弘景说]桔梗的叶叫隐忍，可以煮食，治疗蛊毒。江东人把它贮藏起来做酸菜，也可煮食。有的人误认为桔梗苗就是荠苨苗，不知道荠苨苗味甜可吃，桔梗苗味苦不可吃。

根

【性味】 味甘，性寒，无毒。

【主治】 可解百药的毒性。杀虫毒，治蛇虫咬，热狂温疾，毒箭伤。利肺气，和中，明目止痛。蒸后切碎可以煮成羹粥吃，也可以做成酸菜吃。食用荠苨，能压丹石发动。治咳嗽渴饮多尿，疮毒疔肿，辟沙虱短狐毒。

【发明】 [李时珍说]荠苨性寒而利肺，味甘而解毒，是药中良品，而世人却不知道使用，可惜呀！葛洪《肘后备急方》说：用一种药就可兼解众药毒的，唯荠苨，喝二升荠苨的浓汁，或者将它煮熟后嚼吃，还可散服。把荠苨草放入诸药中，毒性就自解了。《朝野佥载》记载：老虎中了毒箭，吃清泥而解；野猪中了毒箭，寻觅荠吃。动物都知道解毒；更何况人呢？

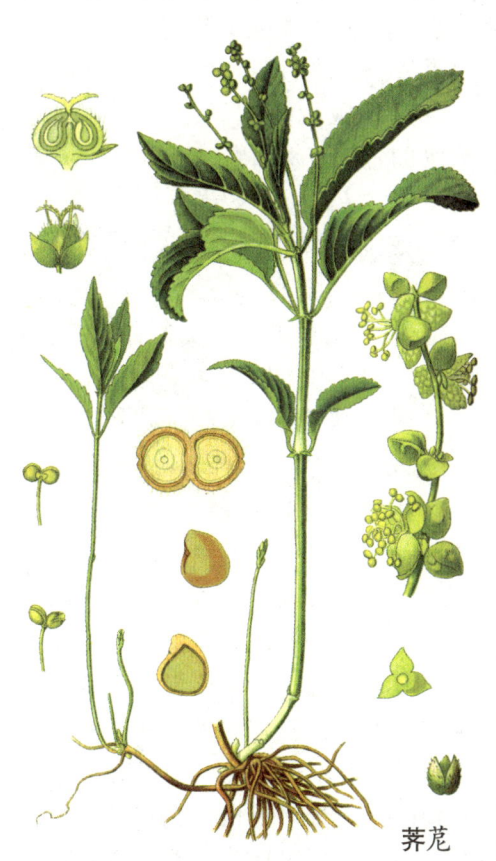

【附方】 1.脸上黑泡：用荠苨、肉桂各一两，研细。每服一茶匙，醋汤送下。2.疔疮肿毒：用生荠根捣汁内服一合，外用药渣敷疮。三次可愈。3.钩吻的叶子与芹叶类似，误采食后有生命危险：用荠苨八两，加水六升，煮成三升。每次服五合，一天服五次，可解钩吻毒。

桔梗

【释名】 白药、梗草。

【集解】 [苏颂说]处处都有桔梗。根像小指般大小，黄白色，春季长苗，高一尺多，叶像杏叶稍长，四叶对生，嫩时也可煮食。夏天开紫绿色小花，形状像牵牛花，秋后结子。八月采根，根为实心。如果无心的则是荠苨。

根

【性味】 味辛，性微温，有小毒。

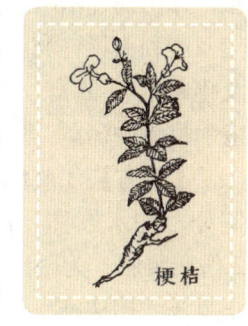

【主治】 主治胸胁疼痛如刀刺，腹满肠鸣，惊恐悸气。利五脏肠胃，补血气，除寒热风痹，温中消谷，疗咽喉痛，除蛊毒。治下痢，破血行气，消积聚、痰涎，去肺热气促嗽逆，除腹中冷痛，主中恶以及小儿惊痫。下一切气，止霍乱抽筋，心腹胀痛。补五劳，益桔梗一斤、黑牵牛头末三两，共研成末，加蜜做成梧子大的丸子。每次用温水送服四十丸，一天二次。8.治鼻出血、吐血：桔梗研末，每次用水送服一方寸匕，一日四次。或药中加生犀牛角屑，更治吐血、便血。9.打伤瘀血在肠内，久不消，时常发作疼痛：用桔梗末，每次用米汤送服一刀圭。10.妊娠中恶，心腹疼痛：桔梗一两锉细，加水一盏，生姜三片，煎取六分，温服。

黄精

【释名】 黄芝、戊己芝、菟竹、鹿竹、仙人余粮、救穷草、米铺、野生姜、重楼、鸡格、龙衔、垂珠。[李时珍说]黄精为服食良药，因吸取了土地的精粹，故名叫黄精。《五符经》说，黄精吸取了天地的淳精，所以名叫戊己芝。[陈嘉谟说]黄精的根像嫩姜，俗称野生姜。九蒸九晒后，可以当果实食用，味道甘美香甜。

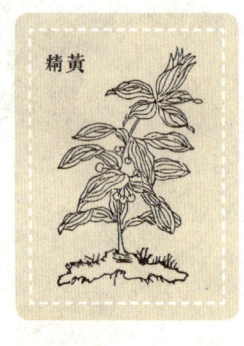

【集解】 [苏颂说]南北都有黄精，数嵩山、茅山生长的为最好。三月生苗，高一二尺。叶如竹叶稍短，两两相对。茎梗柔脆，颇似桃枝，下端为黄色梢为赤色。四月开青白色的花。形状如小豆花。结的子是白色的，像黍粒，也有不长子的。根像嫩生姜，为黄色。二月采挖根，先蒸后晒才能用。八月就可采摘，当地人蒸九次晒

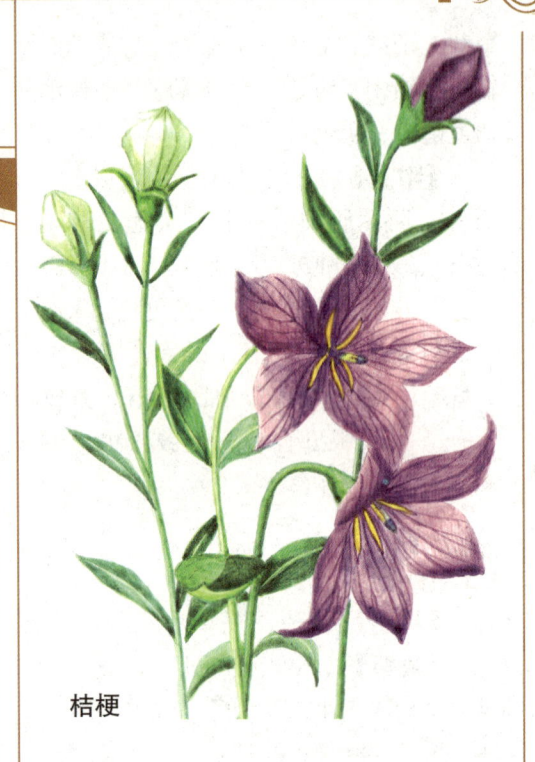

气，能除邪气，辟瘟，肺痈，养血排脓，补内漏，治喉痹。利窍，除肺部风热，清利头目，利咽喉。治疗胸膈滞气及疼痛。除鼻塞。治寒呕。治口舌生疮、目赤肿痛。

【附方】 1.胸满不痛：桔梗、枳壳等分，加水二杯，煎取一杯，温服。2.伤寒腹胀，为阴阳不和所致，用桔梗半夏汤：用桔梗、半夏、陈皮各三钱，生姜五片，加水二盏，煎取一盏服用。3.肺痈咳嗽：用桔梗一两、甘草二两，加水三升，煮成一升，分次温服。吐出脓血时，是病情好转的表现。4.喉痹：用桔梗二两，水三升，煎取一升，一次服下。5.虫牙肿痛：用桔梗、薏苡仁等分，研为末，内服。6.牙疳臭烂：用桔梗、茴香等分，烧后研细敷患处。7.肝风盛致眼睛痛，眼发黑，用桔梗丸：取

九次，当果实卖，且味道甘美。它的苗初长时，可采来当菜吃，味道极好，叫做毕菜。江南人说黄精苗的叶有点像钩吻，但钩吻叶的头极尖且根很细，而苏颂说钩吻蔓延而生，这就是南北所生长的不同罢了。

[李时珍说]黄精生长在野山中，也可以将根劈成二寸长，稀疏种植在土里，一年后就会长得极为稠密；种子也可以种植。其叶像竹叶但不尖，有两叶、三叶、四五叶，都是对节生长。其根横着长，状似葳蕤。一般多采摘它的苗，煮熟后淘去苦味食用，叫笔管菜。黄精的根、叶、花、实都可食用，但是以对生的是正精，不对生的叫偏精。

根

【性味】 味甘，性平，无毒。

【主治】 补中益气，除风湿，安五脏。久服可轻身长寿耐饥饿。补五劳七伤，强筋健骨，耐寒暑，益脾胃，润心肺。补各种虚损，止寒热，填精髓，杀虫。

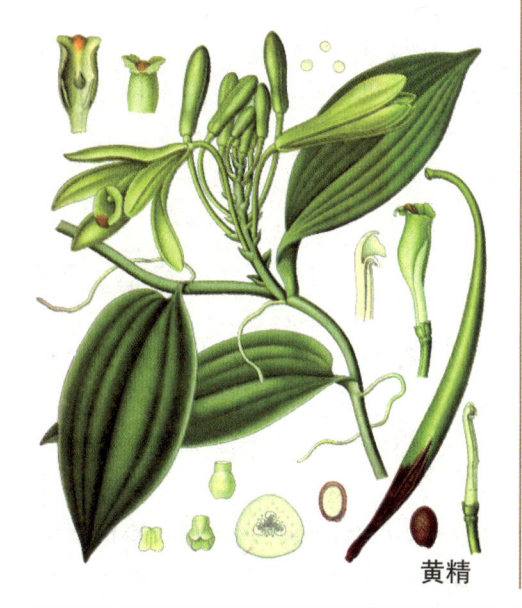

【发明】 [李时珍说]黄精吸取了戊己的淳气，是补黄宫的上品。土为万物之母，母体得到补养，则水火相济，木金交合，各种邪气自然祛除，百病不生。《神仙芝草经》记载：黄精能宽中益气，使五脏调良，肌肉结实，气力倍增，多年不老，白发变黑，齿落再生。《抱朴子》载：食用黄精的果实，不如食用黄精的花；食用它的根，不如食用黄精的果实。黄精花很难得，十斛生花，干后只有五六斗。每日服三合，服十年方可得到它的益处。黄精断食的功效比不上术，术饼让人肥健，可以负重涉险，但术且不及黄精甘美，灾荒之年可充饥。

【附方】 1.补肝明目：用黄精二斤、蔓菁子一斤，淘洗后九蒸九晒，研为细末。用米汤送服每次二钱，一日两次。常服有延年益寿的作用。2.大风癞疮：用黄精去皮，洗净，取二斤晒干，放在米饭上蒸到饭熟时，把药保存好，常服用。3.补益精气：用于脾胃虚弱，体倦乏力：用黄精、枸杞子等分，捣碎作饼，晒干研细，炼蜜调药成丸，如梧子大。每次米汤送服五十丸。

萎蕤

【释名】 女萎、葳蕤、萎、委萎、萎香、荧（音行）、玉竹、地节。

【集解】 《名医别录》载：萎蕤

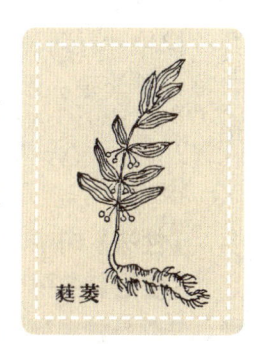

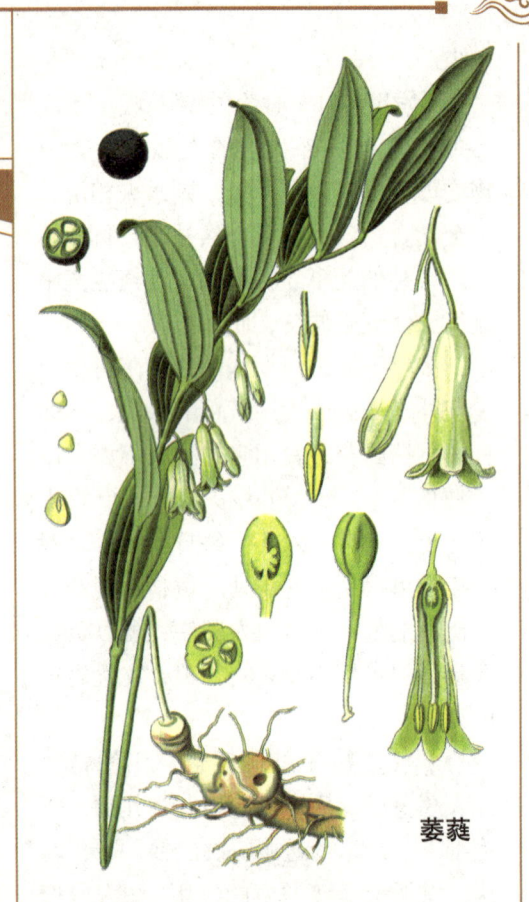

生长于泰山山谷。[苏颂说]萎蕤茎干强直,像竹箭杆,有节。叶狭长。表白里青。它也类似于黄精且多须,大小如指,长一二尺。三月开青色的花,结圆形的果实。[李时珍说]山中处处都有萎蕤。其根横生,似黄精但稍微小些,黄白色,柔软多须,很难干燥。其叶像竹叶,两两相对。可以采根来栽种,易繁殖。嫩叶和根都可煮淘食用。

根

【性味】 味甘,性平,无毒。

【主治】 主中风发热、身体不能动弹,并疗各种虚损。久服可消除面部黑斑,使人容光焕发,面色润泽,轻身不老。疗胸腹结气,虚热、湿毒、腰痛,阴茎中寒,及目痛、眼角溃烂流泪。用于流行疾病的恶寒发热,内补不足,去虚劳发热。头痛不安,加用萎蕤,效果好。能补中益气。除烦闷,止消渴,润心肺,补五劳七伤虚损,又治腰脚疼痛。服矿石药不适者,可煮萎蕤水喝。治风热自汗、发热、劳疟寒热、脾胃虚乏,男子小便频数、遗精和一切虚损。

【附方】 1.眼睛涩痛:萎蕤、赤芍、当归、黄连等分,煎汤熏洗。2.眼睛昏花:萎蕤(焙)四两,每次取二钱,加水一盏,薄荷二叶,生姜一片,蜜少许,同煎至七分,睡前温服,每日一剂。3.小便淋漓:萎蕤一两,芭蕉根四两,水二大碗,煎至一碗半,加滑石二钱,分三次服完。4.口干发病,小便涩:用萎蕤五两,煎水服。5.惊痫后虚肿:用萎蕤、葵子、龙胆、茯苓、前胡,等分为末。每服一钱,水煎服。

知母

【释名】 又名连母、蝭母、货母、地参、水参、水浚、苦心、儿草、儿踵草、女雷、女理、鹿列、韭逢、东根、野蓼、昌支。

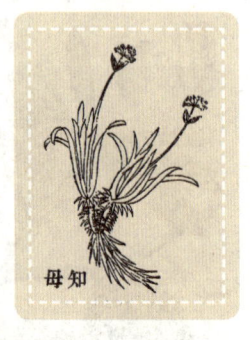

【集解】《名医别录》载:知母生长在河内川谷,二月、八月采根晒干。[陶弘景说]现产自彭城。形似菖蒲而柔润,很容易成活,掘出随生,要

卷七·草部

知母

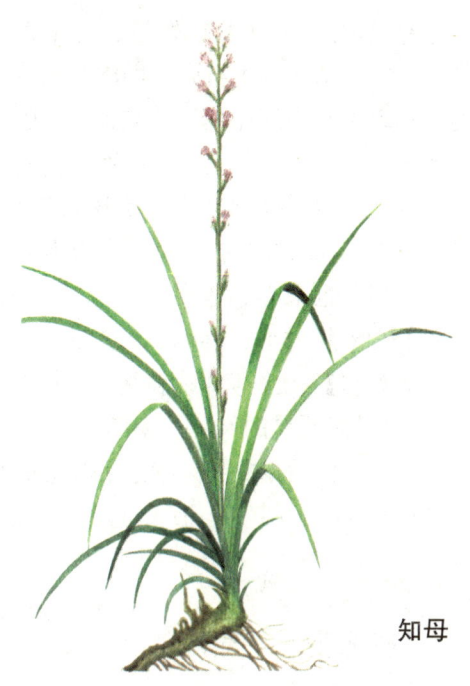

根须枯燥才不生长。[苏颂说]现黄河沿岸怀、卫、彰德各郡以及解州、滁州都有。四月开青色的花，如韭花，八月结实。

根

【性味】 味苦，性寒，无毒。

【主治】 消渴热中，除邪气，肢体浮肿，利水，补不足，益气。疗伤寒久疟烦热、胁下邪气，膈中恶，及恶风汗出、内疸。多服令人腹泻。治心烦躁闷、骨蒸潮热、产后发热，肾气劳，憎寒虚烦。治骨蒸劳瘵，通小肠，消痰止咳，润心肺，安心神，止惊悸。清心除热，治阳明火热，泻膀胱、肾经之火。疗热厥头痛，下痢腰痛，喉中腥臭。泻肺火，滋肾水，治命门相火有余。安胎，止妊娠心烦，辟射工、溪毒。

【发明】 [甄权说]知母治各种热劳，凡病人体虚而口干的，加用知母。

[李杲说]知母入足阳明、手太阴，其功效有四：泻无根之肾火；疗有汗的骨蒸；退虚劳发热；滋化源之阴。[李时珍说]肾苦燥，宜食辛味药以滋润，肺苦气逆，宜用苦味药以泻下，知母辛苦寒凉，下润肾燥而滋阴，上清肺金而泻火，为二经气分药。黄柏是肾经血分药，所以二药必相须配用。

【附方】 1.痰嗽：知母、贝母各一两，研细，巴豆三十枚，去油，研匀。用生姜三片，两面蘸上药末，放在口里细嚼咽下，服完即睡。第二天大便后，则痰嗽渐止。体弱者可不用巴豆。2.久嗽气急：知母五钱（去毛切片，隔纸炒），杏仁五钱（姜水泡去皮尖，焙），一同煎服。再用萝卜子、杏仁等分，研末，加米糊做成丸子，每次服五十丸，姜汤送服。以绝病根。3.崁甲肿痛：将知母烧存性，研末敷患处。

肉苁蓉

【释名】 肉松容、黑司命。

【集解】 [陶弘景说]代郡雁门并州，多马的地方便有生长。据说是野马的精液掉落在地所生长。生时像肉，用它作羊肉羹补虚乏极佳，也可以生吃。芮芮族居住的河南有很多，现以陇西生长的为最好，形扁圆润，多花味甘；其次是北京生长的，形短而少花；巴东、建平一带也有，却不好。

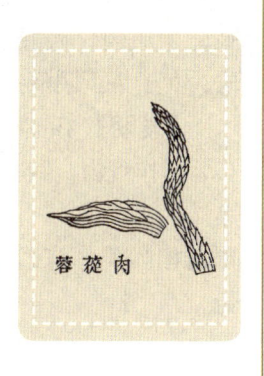

【性味】 味甘，性微温，无毒。

肉苁蓉

龙遗精之地，久则发起如笋，上丰下俭，筋脉连络，绝类男阳，即肉苁蓉之类。有人说，当地淫妇就而交合，锁阳一得阴气，怒长。时人掘取洗涤，去皮薄切晒干，以充药物，功力过肉苁蓉百倍。李时珍疑它自有种类，因为肉苁蓉、列当，也未必尽是遗精所生。

【性味】 味甘，性温，无毒。

【主治】 大补阴气，益精血，利大便。体虚大便燥结的人，可以用它代替肉苁蓉，煮粥吃，效果更佳。大便不燥结的人不要服用。润燥养筋，治痿弱。

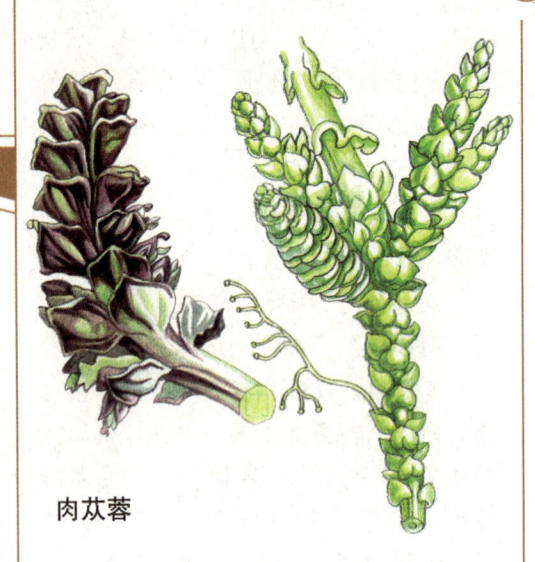

【主治】 主五劳七伤，补中，除阴茎寒热痛，养五脏，强阴益精气，增强生育能力。治妇女腹内积块，久服则轻身益髓。除膀胱邪气及腰痛，止痢。能益髓，使面色红润，延年益寿。大补有壮阳的功效，并治疗女子血崩。治男子阳衰不育；女子阴衰不孕。能滋五脏，生肌肉，暖腰膝。疗男子遗精遗尿，女子带下阴痛。

【发明】 [苏颂说]西部的人都把肉苁蓉当作食物，刮去鳞甲，用酒浸洗去黑汁，切成薄片，和山芋、羊肉作羹，味道相当美，有益人体，胜过服用补药。

天麻、赤箭

【释名】 又名赤箭芝、独摇芝、定风草、离母、合离草、神草、鬼督邮。[李时珍说]赤箭以形状命名；独摇、定风以性质命名；离母、合离以根特殊而命名；神草、鬼督邮是以功效命名。天麻就是赤箭的根。[陶弘景说]赤箭同样属于芝类。其茎像箭杆，红色，叶长在顶端。根像人脚，又像芋，有十二子护卫。有风它不动，无风却自行摇摆。

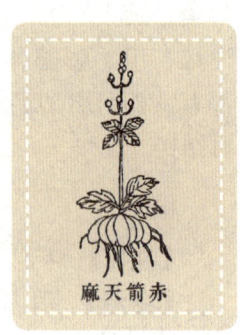

赤箭天麻

锁阳

【集解】 [李时珍说]锁阳生长在肃州。陶九成的《辍耕录》记载：锁阳生鞑靼田地，野马或蛟

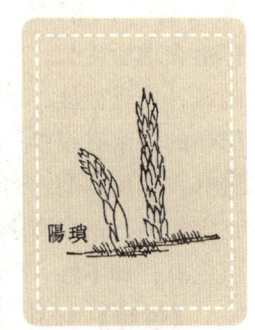

锁阳

【集解】 [苏颂说]赤箭属于芝类，茎似箭杆，红色，顶端开花，叶子为红色，远看如箭上插着羽毛。四月开花结果，像苦楝子，核有五六个棱，里面有白面一样的肉，被太阳一晒就会枯萎。其根皮肉汁，酷似天门冬，只不过没有

轻身长年。治寒湿痛痹，瘫痪不遂，语多恍惚，善惊失志。助阳气，补五劳七伤，通血脉，开窍，服用没有禁忌。疗眩晕头痛。治风虚眩晕头痛。

【发明】[李杲说]肝虚不足的人，宜用天麻、川芎来补益。其功用有四：一治成人风热头痛，二治小儿癫痫惊悸，三治各种风邪所致麻痹不仁，四治风热语言不遂。[李时珍说]天麻是肝经气分的药。《素问》记载：诸风掉眩，皆属于肝。所以天麻入厥阴经而治诸风眩晕一类的疾病。[罗天益说]头昏脑涨，风虚内动，非天麻不能治。天麻乃是定风草，所以是治风的妙药。今有久服天麻引起遍身发出红疹的人，这是天麻祛风的验证。

【附方】清风化痰、清利头目、宽胸利膈以及治疗头晕、昏睡、关节痛、偏头风、鼻痈、面肿等症，都要服用天麻丸。配方：天麻半两，川芎二两，共研为末，炼蜜做成丸子，如芡子大，每次嚼服一丸（饭后服用），用茶或酒送服。

赤箭

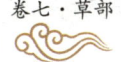

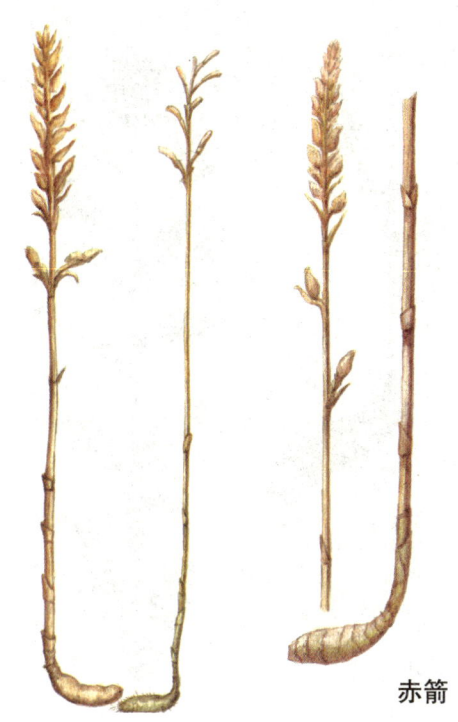

心脉而已。根下五六寸的地方，有十几个子长在周围，就像芋一样，可以生吃。[苏颂说]赤箭，春天长苗，初生像芍药，独发一茎，高三四尺，像箭杆的形状，青赤色，所以叫赤箭芝。茎中空，在茎干上部，贴着茎干长有少量的尖小叶。梢头长穗，开花结子如豆大，其子到了夏天也不脱落。其根形状如黄瓜，连生一二十枚。大的有半斤或五六两重，根肉叫"天麻"，在二月、三月、五月、八月里采。

赤箭

【性味】味辛，性温，无毒。

【主治】能祛邪气，杀蛊毒恶气。久服能益气力，滋阴，轻身延年。消痈肿，下肢肿胀，寒疝便血。天麻：主治各种风湿麻痹，四肢拘挛，小儿风痫惊气，利腰膝，强筋骨。久服益气

苍术

【释名】又名山蓟、杨枹、枹蓟、马蓟、山姜、山连、吃力伽。

【集解】[陶弘景说]术如今到处都有，以蒋山、白山、茅山所产的为佳。十一月、十二月采挖的好，脂膏厚而味美，其苗

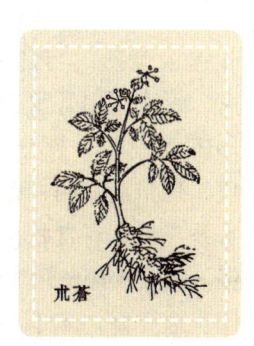

尤苍

可以当茶饮，味道香美。[李时珍说]苍术也就是山蓟，山中各处都有生长。苗高二三尺，叶抱茎生长，枝梢间的叶似棠梨叶，离地面近的叶，有三五个叉，都有锯齿样的小刺，根像老姜色苍黑，肉白有油脂。白术也就是桴蓟，产于吴越一带。

【主治】治风寒湿痹等，死肌痉疸，并能止汗、除热、消食，做成煎饼久服，可轻身延年耐饥饿。主大风在身面，风眩头痛，流泪，消痰利水，逐皮间风水结肿，除腹胀满，霍乱呕吐腹泻不止，利腰脐间血，益津液，健脾暖胃消食。治胸腹胀满、腹中冷痛及胃虚下痢，多年气痢。能除寒热，止呕逆。止反胃，利尿，主五劳七损，补腰膝，长肌肉。治冷气，癥瘕积聚，妇人腹内积块。能除湿益气，和中补阳，消痰逐水，生津止渴，止泻痢，消足胫湿肿，除胃中热、肌热。与枳实配用，可消气分痞满；辅佐以黄芩，可安胎清热。能理胃益脾，补肝息风。主舌本强，食则呕吐，胃脘疼痛，身体重，心下急痛，心下水痞。疗冲脉为病，逆气里急，脐腹痛。

【附方】1.消痞健胃，久服开胃：白术（用黄壁土炒过后去土）二两、枳实（麸炒后去麸）一两，共研为末，荷叶包饭烧熟，与药末捣和做丸如梧子大，每次用白开水送服五十丸。气滞，加陈皮一两；有热，加黄连一两；有痰，加半夏一两；有寒，加干姜五钱、木香三钱；有食积，加神曲、麦芽各五钱。2.白术膏，用于久痢，并有滋补作用：取上好白术十斤切片，放入瓦锅里

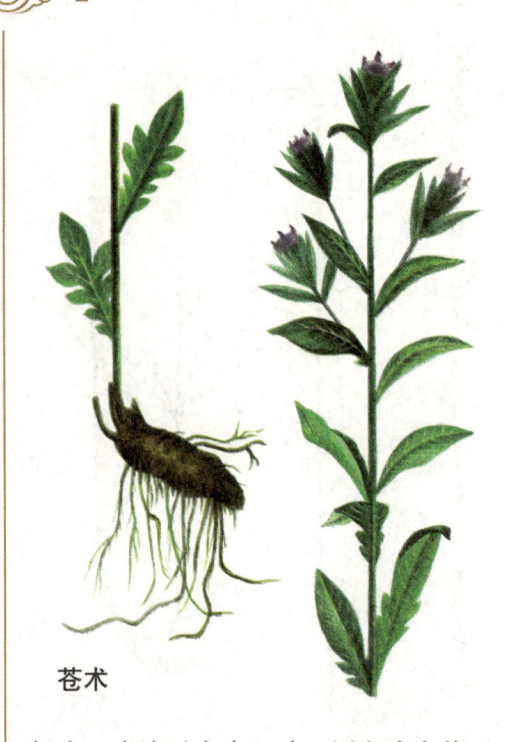

苍术

加水，水淹过白术二寸，用文武火煎至一半，把药汁倾倒入容器里，药渣再熬，如此煎三次后，把所有药汁一同熬稠，放入容器中一夜，倒掉上面的清水，收藏。每次用蜜汤调服二匙。3.胸膈烦闷：用白术研末，每取一茶匙，白开水送下。4.倍术丸，治五饮酒癖：用白术一斤，炮干姜、桂心各半斤，共研为末，和蜜成丸，如梧子大。每次温开水送服二三十丸。五饮为：一留饮，水在胸部；二癖饮，水在两胁下；三痰饮，水在胃中；四溢饮，水在五脏间；五流饮，水在肠间。这些都是因为饮冷贪凉，或饮茶过多所致。

狗脊

【释名】又名强膂、扶筋、百枝、狗青。

【集解】《名医别录》载：狗脊

生长在常山山谷中，二月、八月采根曝干。[李时珍说]狗脊有二种，一种根黑色，如狗的脊骨，一种有金黄色茸毛，如狗形，都可入药。茎细，叶、花两两对生，像大叶蕨，与贯众叶相比有齿，面、背皆光。根大如拇指。

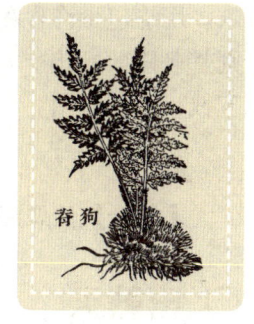

根

【性味】味苦，性平，无毒。

【主治】治小便失禁，男子脚弱腰痛，风邪淋露，少气目暗，坚脊利俯仰，女子伤中关节重。主治腰背强直，关节屈伸不利，周痹寒湿膝痛，对老年人颇有利。疗男子女人毒风软脚，肾气虚弱，续筋骨，补益男子。有补肝肾，强筋骨，治风虚。

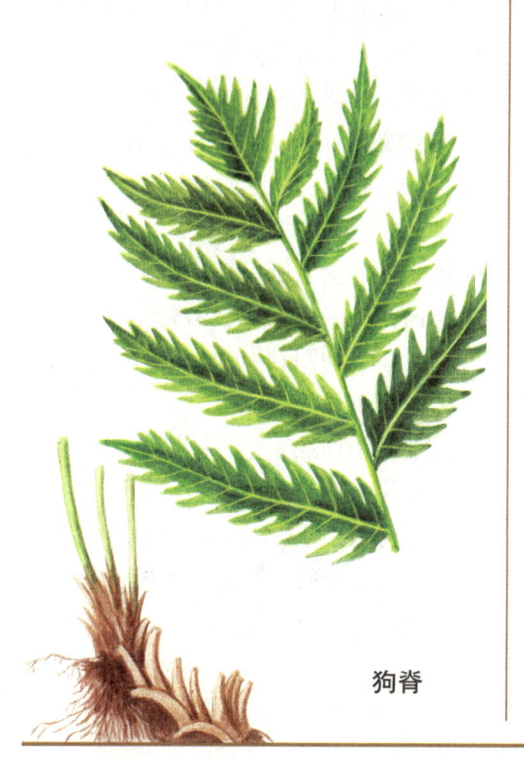

【附方】1.各种风疾：取金毛狗脊，用盐泥严封后煅红，取出去毛。与苏木、生川乌，等分研末，米醋调合做成丸子，如梧子大。每次服二十丸，用温酒盐汤送服。2.妇女白带：用金毛狗脊（去毛）、白蔹各一两、鹿茸（酒蒸后焙干）二两，共研为末，加艾煎醋汁，和糯米糊做成丸子，如梧子大。每次空腹用温酒送服五十丸。3.固精强骨：用金毛狗脊、远志肉、白茯神、当归身等份，研为末，加熟蜜做成如梧子大的丸子，每次用酒送服五十丸。4.病后脚肿：除节食以养胃气之外，再用狗脊煎汤浸洗。

贯众

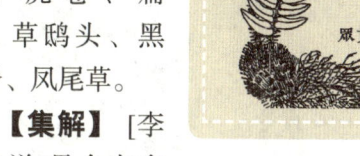

【释名】贯节、贯渠、百头、虎卷、扁苻、草鸱头、黑狗脊、凤尾草。

【集解】[李时珍说]贯众大多生长在山坡靠近水的地方，根直丛生，一根数茎，茎粗如筷子。它的汁液滑，叶两两对生，像狗脊叶而边缘没有锯齿。叶青黄色，面深背浅。它的根弯曲而有尖嘴，黑须丛簇，也像狗脊根但更大，像伏着的老鸱。

根

【性味】味苦，性微寒，有毒。

【主治】腹中邪热气，诸毒，杀三

虫。去寸白，除头风，止金疮。研为末，用水送服一钱，止鼻血有效。治下血，崩中带下，产后血气胀痛，斑疹毒，漆毒，骨鲠在喉。

【发明】[李时珍说]贯众大治妇人血气，根汁能制三黄，化五金，伏钟乳，结砂制汞，且能解毒软坚。

【附方】1.产后流血过多，心腹彻痛：用状如刺猬的贯众一个，整个入药不锉，只揉去毛和花萼，以好醋蘸湿，慢火炙令香熟，冷后研细。每次用米汤送服三钱，空腹服。2.鼻血不止：用贯众根研末，用水送服一钱。3.头疮白秃：取贯众、白芷，共研为末，调油涂搽。4.漆疮作痒：用贯众研末，调油涂搽。5.长期咳嗽，痰带脓血：用贯众、苏方木等份。每次取三钱，加水一盏，生姜三片，煎服。一日二次。6.鸡鱼骨鲠：贯众、缩砂、甘草等分，研为粗末。用绵包少许含在口中，咽下汁。久则骨刺随痰吐出。7.血痢不止：用贯众五钱，煎酒服用。

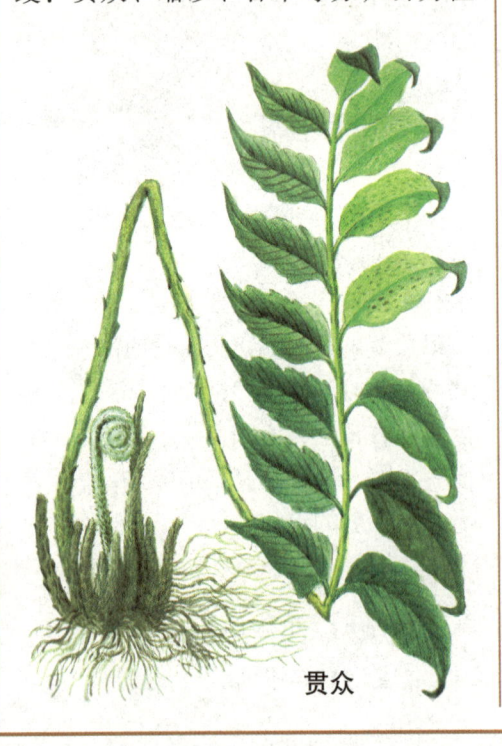

花

【主治】治恶疮。会让人腹泻。

巴戟天

【释名】不凋草、三蔓草。

【集解】[苏颂说]巴戟天的苗俗称三蔓草。叶似茗，冬天也不会枯萎。根如连珠，青色为老根，白紫色为嫩根，以连珠多肉厚的为好。

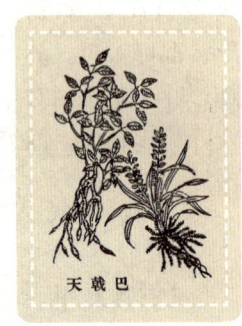

巴戟天

根

【修治】[李时珍说]现在的制法是，用酒浸泡一夜，锉碎焙干后入药。如急用，用温水浸软去心也可。

【性味】味辛、甘，性微温，无毒。

【主治】治麻风病、阳痿不举。能强筋骨，安五脏，补中增志益气。疗头面游风，小腹及阴部疼痛。能补五劳，益精，助阳利男子。治男子梦遗滑精，强阴下气，疗麻风。治一切风证，疗水肿。《仙经》载：用巴戟天来治脚气，去风疾，补血海。

【发明】[王好古说]巴戟天，是肾经血分药。[甄权说]病人虚损，宜加量服用巴戟天。

贯众

巴戟天

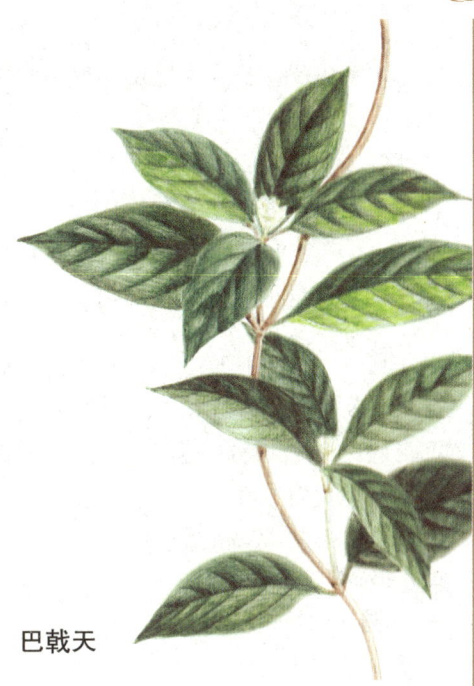

远志

【释名】 苗名小草、细草，又叫棘菀、葽绕。[李时珍说]服用此草能益智强志，所以叫远志。

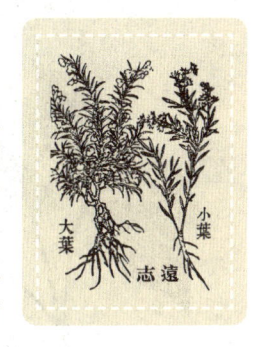

【集解】《名医别录》载：远志生长在泰山川谷中，四月采根、叶阴干使用。[马志说]远志的茎叶像大青但小些。[李时珍说]远志有大叶、小叶两种。

根

【修治】[雷说]用时须去心，否则令人烦躁胸闷。用甘草汤浸泡一夜，晒干或焙干用。

【性味】 味苦，性温，无毒。

【主治】 主咳逆伤中，补虚，除邪气，利九窍，益智慧，聪耳明目，增强记忆力。久服可以轻身延年。利丈夫，定心气，止惊悸，益精。去心下膈气，皮肤中热，面目黄。煎汁饮用，杀天雄、附子、乌头的毒。治健忘，安魂魄，使人头脑清醒，还可补肾壮阳。生肌，强筋骨，治妇人血瘀所致口噤失音，小儿客忤。治肾积奔豚气。治一切痈疽。

叶

【主治】 能益精补阴气，止虚损梦泄。

【发明】[李时珍说]远志入足少阴肾经，不是心经药。能安神定志益精，治健忘。精与志都是肾经所藏。肾精不足，则志气衰，不能上通于心，肾精不是则志气衰减，不能上通于心，所以迷惑健忘。

【附方】 1.胸痹心痛：小草、桂心、干姜、细辛、蜀椒（炒）各三分，附子（炮）二分，共捣成细末，加蜜和

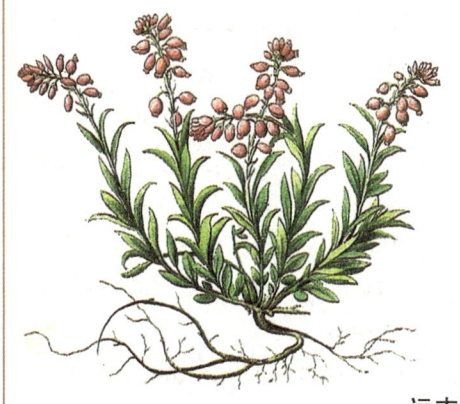

远志

成梧子大的丸子。每次用米汁送服三丸，一天三次。如效果不明显，可稍增加药量。忌猪肉、冷水、生葱、生菜。2.喉痹作痛：取远志肉研末，吹喉痛处，至涎出为止。3.吹乳肿痛：远志焙干研细，用酒冲服二钱，药渣外敷患处。4.各种痈疽，用远志酒治疗：取远志，不限量，放在淘米水中浸洗后，捶去心，研为末。每次服三钱，用温酒一盏调匀，沉淀后饮上面清澈部分，药渣敷患处。5.小便赤浊：远志（甘草水煮过）半斤，茯神、益智仁各二两，共研为末，加酒调糊状做成丸子，如梧子大。每次空腹枣汤送下五十丸。

淫羊藿

【释名】 仙灵脾、放杖草、弃杖草、千两金、干鸡筋、黄连祖、三枝九叶草、刚前。

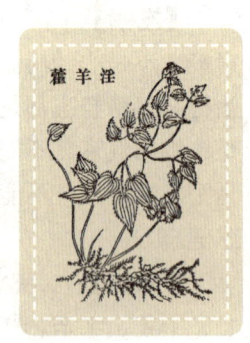

[陶弘景说]服后使人性欲旺盛、精力充沛。西川北部有淫羊这种动物，一日交合百遍，因食此草所致，所以叫淫羊藿。[李时珍说]豆叶叫藿，淫羊藿的叶像豆叶，所以也叫藿。仙灵脾、千两金、放杖、刚前都是讲它的功效。鸡筋、黄连祖，是因它的根形而得名。

【集解】 [苏颂说]江东、陕西、泰山、汉中、湖湘间都有淫羊藿。茎像粟秆，叶青像杏，叶上有刺，根有须，紫色。四月开白花，也有紫色的。五月采叶晒干。湖湘生长的，叶像小豆，枝茎紧细，经冬不凋，根像黄连。关中称它为三枝九叶草，苗高一二尺，根、叶都可用。[李时珍说]淫羊藿生于大山中，一根多茎，茎粗像线，高一二尺。一茎上有三分枝，每分枝上有三片叶，叶长二三寸，像杏叶和豆藿，表面光滑背面色淡，很薄而有细齿，有小刺。

叶

【修治】 [雷说]用时，用剪刀夹去叶四周的花枝，每一斤用羊脂四两拌炒，以羊脂为尽好。

【性味】 味辛，性寒，无毒。[李时珍说]味甘、香、微辛，性温。[徐之才说]与山药、紫芝相使，用酒炒用，效果更佳。

【主治】 治男子亡阳不育，女子亡阴不孕，老人昏耄，中年健忘，一切

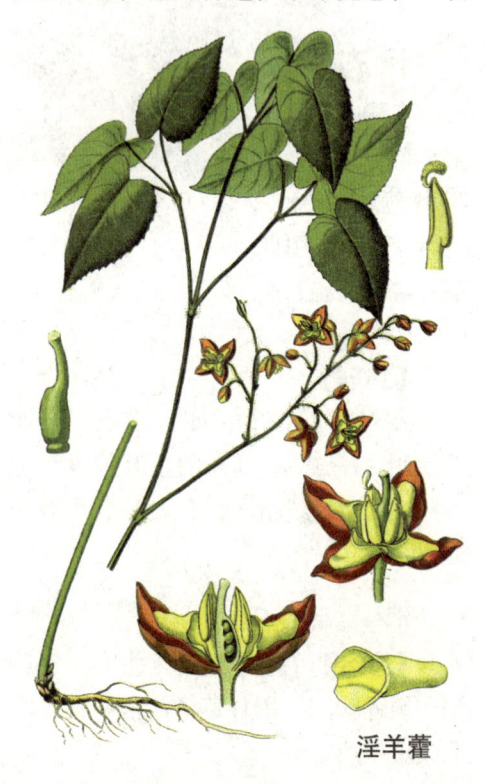

淫羊藿

冷风劳气，筋骨挛急，四肢麻木。能补腰膝，强心力。治阴痿绝伤，阴茎疼痛。能利小便，益气力，强志。坚筋骨。消瘰疬赤痈，外洗杀虫疗阴部溃烂。男子久服，会有子。

【发明】[李时珍说]淫羊藿味甘气香，性温不寒，能益精气，为手足阳明、三焦、命门的药物，肾阳不足的人尤适宜。

【附方】 1.小儿雀目：淫羊藿根、晚蚕蛾各半两，炙甘草、射干各二钱半，共研末；另取羊肝一副切开，掺入制好的药末二钱，扎紧；和黑豆一合，淘米水一盏同煮熟，分二次吃，用汤送服。2.三焦咳嗽，腹满气不顺：用淫羊藿、覆盆子、五味子（炒）各一两，共研为末，加熟蜜调和做成如梧子大的药丸。每次服二十丸，用姜茶送服。3.目昏生翳：用淫羊藿、生王瓜（红色的小栝楼），等分研为末。用茶水送服，每次一钱，一天二次。4.病后青盲，病程短的：用淫羊藿一两，淡豆豉一百粒，水一碗半，煎至一碗，一次服完。

玄参

【释名】又名黑参、玄台、重台、鹿肠、正马、逐马、馥草、野芝麻、鬼藏。[李时珍说]玄为黑色。[陶弘景说]其茎很像人参，所以得参名。

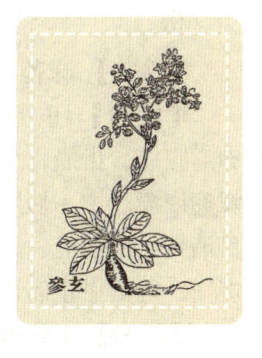

【集解】[苏颂说]玄参二月生苗，叶像芝麻对生，又像槐柳但尖长有锯齿，细茎青紫色。它七月开青碧色的花，八月结黑色的子。也有开白花的，茎方大，紫赤色而有细毛，像竹有节的，高五六尺。其根一根有五六枚，三月、八月采根晒干。

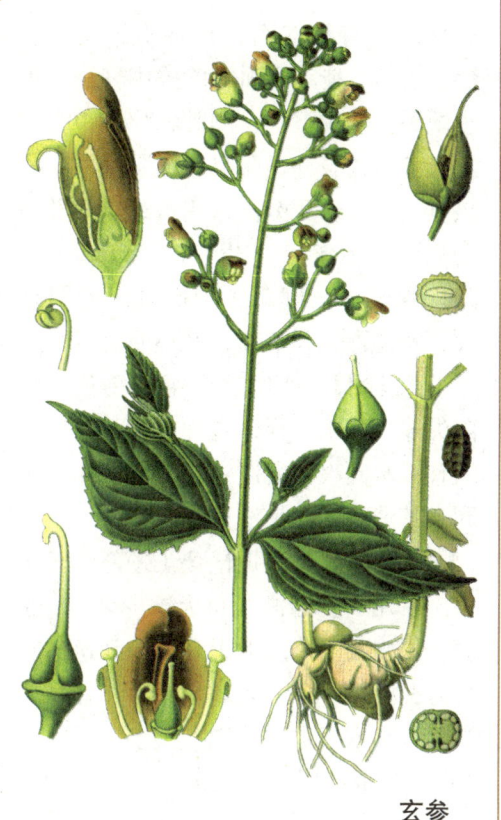

玄参

根

【修治】[雷说]凡采得后，须用蒲草重重相隔，入甑蒸两伏时，晒干用。勿犯铜器。

【性味】 味苦，性微寒，无毒。[张元素说]玄参为足少阴肾经的君药，治本经须用。[徐之才说]恶黄芪、干姜、大枣、山茱萸，反藜芦。

【主治】 治腹中寒热积聚，女子产乳余疾，补肾气，令人目明。主暴中风伤寒，身热支满，神昏不识人，温疟，血瘕。能下寒血，除胸中气，下水止烦渴，散颈下核，痈肿，疗心腹痛，定五脏。久服补虚明目，强阴益精。疗热风头痛，伤寒劳复，治暴结热，散瘤瘘瘰疬。治游风，补劳损，疗心惊烦躁，骨蒸，止健忘，消肿毒。滋阴降火，解斑毒，利咽喉，通小便血滞。

【发明】[李时珍说]肾水受伤，真阴失守，孤阳无根，发为火病，治疗方法宜以水制火，所以玄参与地黄作用相同。其消瘰疬亦是散火。

【附方】1.诸毒鼠瘘（颈部淋巴结核）：用玄参泡酒，每天饮少许。2.瘰疬：用生玄参捣烂敷患处，一天换二次药。3.发斑咽痛：玄参、升麻、甘草各半两、加水三盏，煎取一盏半，温服。4.鼻中生疮：用玄参末涂搽。

白头翁

【释名】又名野丈人、胡王使者、奈何草。[陶弘景说]白头翁靠近根部的地方有白色茸毛，形状像白头老翁，故名。[李时珍说]野丈人、胡王使者、奈何草，这些名字都源于此草形状像老翁的意思。

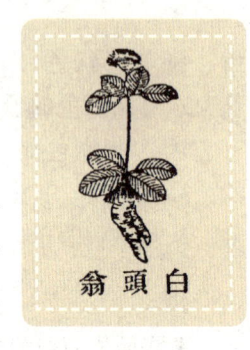

【集解】《名医别录》载：白头翁生长在高山山谷及田野，四月采摘。[苏颂说]白头翁抽一茎，茎的顶端开紫色的花，像木槿花。果实大如鸡蛋，上有白毛，长寸许，都朝下。[苏颂说]白头翁处处都有。正月生苗，丛生，状似白薇且更柔细，叶生于茎头，像杏叶，上有细白毛而不光滑。近根处有白色的茸毛。

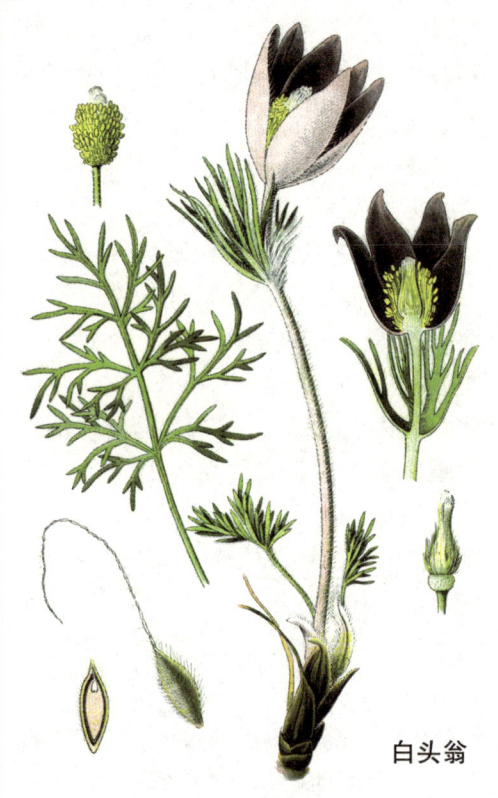

根

【性味】味苦，性温，无毒。

【主治】止鼻出血。止毒痢。治赤痢腹痛，齿痛，全身骨节疼痛，项下瘰疬瘿瘤。主一切风气，能暖腰膝，明目消赘。治温疟、癫狂寒热，癥瘕积聚瘿气，能活血止痛，疗金疮。

【附方】1.热痢下重：用白头翁二两，黄连、黄柏、秦皮各三两，加水七升煮成二升。每次服一升，不愈可再服。妇人产后体虚痢疾者，可加甘草、阿胶各二两。2.下痢咽痛：春夏季得此病，可用白头翁、黄连各一两，木香二两，加水五升，煎成一升半，分三次服。3.外痔肿痛：取白头翁捣碎外涂，能活血止痛。4.小儿秃疮：用白头翁捣烂外敷。

仙茅

【释名】 又叫独茅、茅爪子、婆罗门参。

【集解】 [李珣说]其叶似茅，久服轻身，所以叫仙茅。[苏颂说]其根独生。最早因西域的婆罗门僧献方给唐玄宗，所以今天江南一带叫它为婆罗门参，说它补益的功效如人参。[李珣说]仙茅生于西域。叶像茅。根粗细有筋，像笔管，有节有纹理。仙茅花呈黄色，多汁液。蜀中各州也有。[苏颂说]大庚岭、蜀川、江湖、两浙各州也有。仙茅叶青如茅而软，略微宽一些，叶面上有纵纹。又像初生的棕榈秧，高尺许。冬天枯萎，初春发芽。三月开花如栀子花，花呈黄色，不结果实。仙茅的根独茎而直，大小如小指，下有短细的肉根相附，外皮为粗褐色，里面的肉呈黄白色。二月、八月采根晒干用。

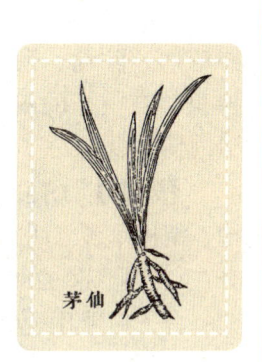

根

【修治】 [雷说]采来仙茅，用清水洗净，刮去皮，置于槐砧上用铜刀切成豆许大，用布袋包好放在乌豆水中浸一夜，取出用酒拌湿，蒸，从巳时蒸至亥时，取出晒干。不要触铁器及牛乳，斑人鬓须。

【性味】 味辛，性温，有毒。

【主治】 治一切风气，补暖腰脚，清安五脏。久服轻身，令人容颜色泽好。能补男子五劳七伤，明耳目，填骨髓。主心腹冷气不能食，腰脚风冷挛痹不能行。补男子虚劳，老人小便不禁，益阳道。久服增强记忆力，助筋骨，益肌肤，长精神，明目。开胃消食下气，益房事不倦。

【发明】 [李时珍说]仙茅性热，为补三焦命门的药物，只有阳弱精寒、先天体弱的人适宜服用。若体壮、相火炽盛的人服用，反而会动火。

【附方】 能壮筋骨、益精神、明目、黑须发：仙茅二斤，放入淘糯米水中浸泡五天（夏季浸三天），取出用铜刀刮锉，阴干，取一斤。另用苍术二斤，放入淘米水中浸五天，取出刮皮，焙干，取一斤。将仙茅、苍术与枸杞子一斤，车前十二两，白茯苓（去皮）、茴香（炒）、柏子仁（去壳）各八两，生地黄（焙）、熟地黄（焙）各四两，以上药物黄研成细末，加酒煮糊做成如梧子大的丸子，此丸叫"仙茅丸"。每次用温酒送服五十丸，饭前服，一天二次。

地榆

【释名】 又叫玉豉、酸赭。

【集解】 [苏颂说]现在各处的平原川泽都有地榆。它的老根在三月里长苗，初生时铺在地面，独茎直上，高三四尺，叶子对分长出，像榆叶但窄而

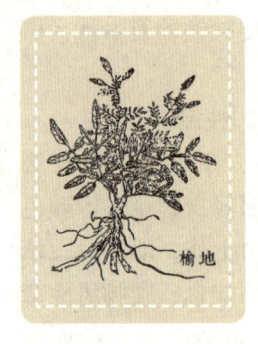

细长，呈青色，锯齿状。七月开花像椹子，为紫黑色。根外黑里红，像柳根。[陶弘景说]可用来酿酒。山里人没有茶叶，用地榆叶泡水喝，香甜可口。叶还能做饮食。把它的根烧成灰，能够烂石，故煮石方里古人经常使用此方。

根

【性味】 味苦，性微寒，无毒。

【主治】 止吐血、鼻出血、便血、月经不止、崩漏及胎前产后各种血证，并治水泻。治胆气不足。地榆汁酿的酒，可治风痹，且能补脑。将地榆捣汁外涂，用于虎、犬、蛇虫咬伤。

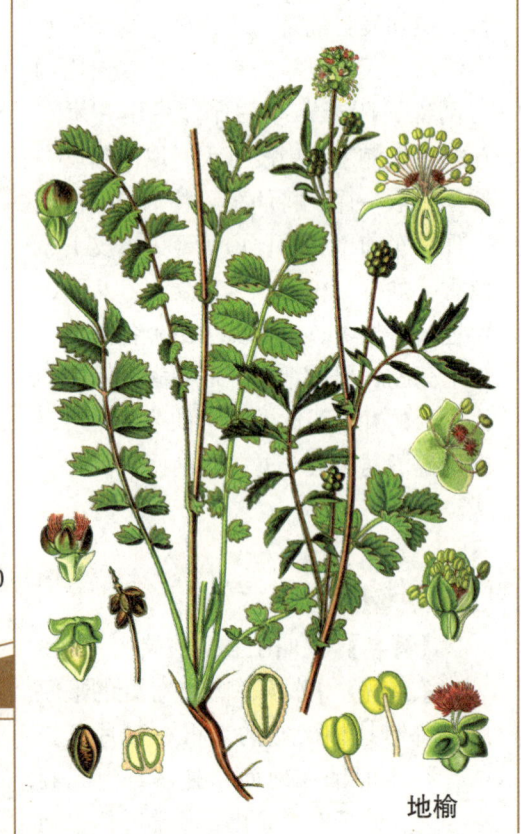

主产后腹部隐痛，带下崩漏，能止痛止汗，除恶肉，疗刀箭伤。止脓血，治诸瘘恶疮热疮，补绝伤，疗产后内塞，可制成膏药用疗刀箭创伤。能解酒，除渴，明目。治冷热痢疾、疳积，有很好的效果。酸赭：味酸。治内伤出血。

【附方】 1.便血，长期不愈：取地榆、鼠尾草各二两，加水二升，煮成一升，一次服完。2.吐血：地榆三两，米醋一升，煎沸几次后去渣，饭前温服一合。3.血痢不止：地榆晒干研末，每服二钱，掺在羊血上炙熟食下，用捻头汤送下。又方：地榆煮汁饮服，每次服三合。4.赤白下痢：地榆一斤，水三升，煮取一升半，去渣后熬成膏，每次空腹服三合，一日两次。5.肠风下血，痛痒不止：地榆五钱，苍术一两，水二盏，煎取一盏，空腹服，一日一次。6.虎犬咬伤：用地榆煮汁内服，再以地榆末敷伤口。单用白开水冲服地榆末也可以，每次服二钱，一日三次。忌酒。7.小儿湿疮：用地榆煎成浓汁，每天外洗二次。

□ 三七

【释名】 山漆、金不换。

[李时珍说]当地的人说三七的叶是左三右四，因此叫三七，其

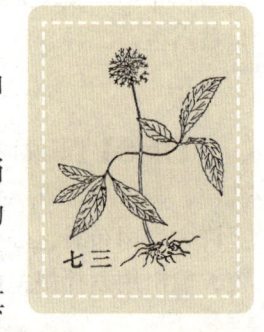

三七

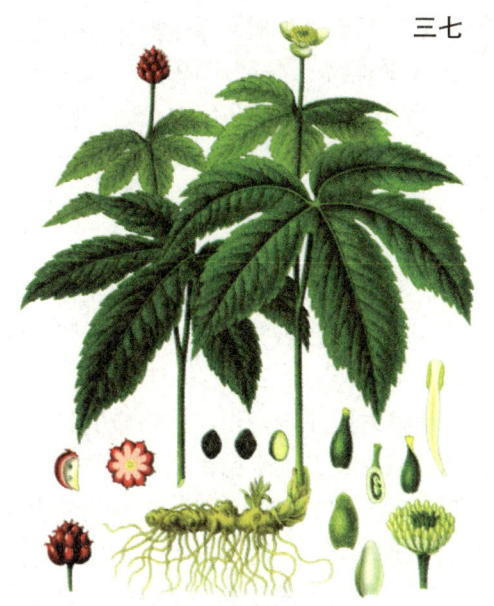

实不是这样。也有人说三七的本名为山漆，认为它能愈合金疮，像漆粘物那样。金不换是形容其贵重的意思。

【集解】[李时珍说]生长在广西南丹各州番峒深山中，采根晒干，黄黑色。团形的，略像白及；长的像老干地黄，有节。味微甘而苦，颇似人参的味道。

根

【性味】味甘、微苦，性温，无毒。

【主治】能止血散血定痛，治疗金刃箭伤、跌打损伤、杖疮出血不止，取三七嚼烂外涂或研末外搽，出血即止。也主吐血，鼻出血，便血，血痢，崩漏，月经不止，产后恶露不净，血晕血痛，目赤肿痛，虎蛇咬伤等各种病。

【附方】1.赤痢血痢：取三七三钱，研为细末，用淘米水调服。2.吐血、咳血不止：三七一钱，口嚼烂，用米汤送下。或用三七五分，加入八核汤中。3.便血、妇女血崩：取三七研细，用淡白酒调一至二钱服，服三次可愈，或者取五分三七加入四物汤中。4.重度赤眼：用三七根磨汁，外涂眼四周，很见效。5.无名痈肿，疼痛不止：用三七磨米醋调涂。如果痈肿已破的，则用三七研成细末干涂。

叶

【主治】外敷治跌打损伤出血及瘀血肿痛，其他功用同三七根。

丹参

【释名】又叫赤参、山参、郄蝉草、木羊乳、逐马、奔马草。[李时珍说]五参五色配五脏。故人参入脾名黄参，沙参入肺名白参，玄参入肾名黑参，牡蒙入肝名紫参，丹参入心名赤参，苦参为右肾命门之药。

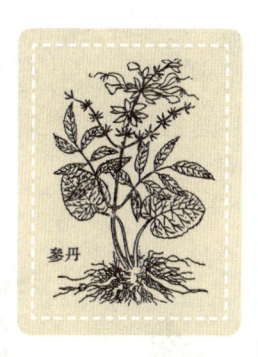

【集解】《名医别录》载：丹参生于桐柏山川谷及泰山，五月采根晒干用。[苏颂说]现在陕西、河东州郡及随州都有，二月生苗，高一尺多。茎方有棱，为青色。叶对生，如薄荷而有毛，三至九月开花成穗，花为紫红色，像苏花。根赤色，如手指般大，长一尺多，一苗多根。[苏颂说]丹参冬季采挖的好，夏季采挖的虚恶。[李时珍说]丹参各处山中都有。一枝长五叶，叶如野苏而尖，青色有皱毛。小花成穗像蛾形，中间有细子，根皮红而肉紫。

根

【性味】 味苦，性微寒，无毒。

【主治】 活血，通心包络。治疝气痛，心腹疼痛，肠鸣，寒热积聚，能破癥除瘕，止烦满，益气。养血，除心腹痼疾结气，能强腰脊治脚痹，除风邪留热。久服对人体有益。泡酒饮用，疗风痹脚软。主治各种邪气所致的脘腹胀痛、腹中雷鸣，能定精。养神定志，通利关节血脉，治冷热劳，骨节疼痛，四肢不遂，头痛赤眼，热温狂闷，破瘀血，生新血，安生胎，堕死胎，止血崩带下。治妇人月经不调，血邪心烦，疗恶疮疥癣，瘿瘤肿毒丹毒，排脓止痛，生肌长肉。

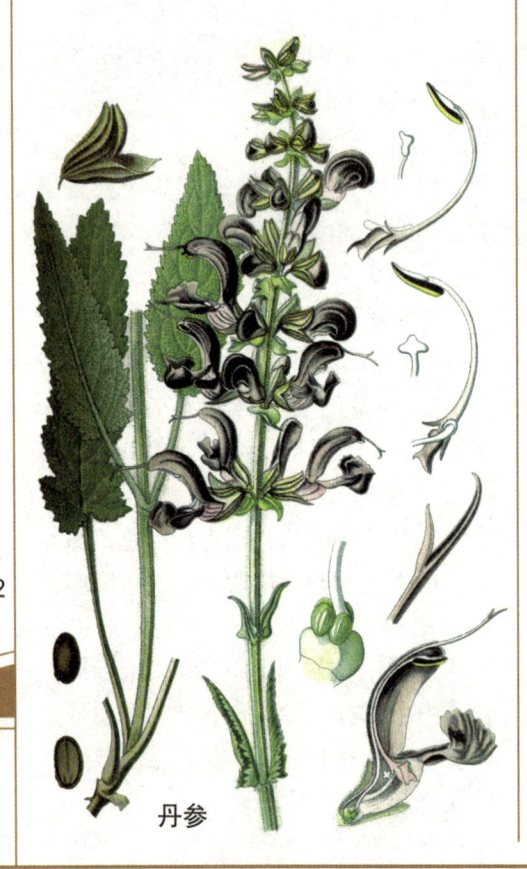

【发明】 [李时珍说]丹参味苦色赤，性平而降，是阴中阳品，入手少阴、厥阴经，心与心包络血分药。四物汤治妇科疾病，不问胎前产后，月经多少，都可通用。只有一味丹参散，主治与它相同，丹参能破宿血，补新血，安生胎，堕死胎，止崩中带下，调经脉，其作用大致与当归、地黄、川芎、芍药相似。

【附方】 1.治烫伤，能除痛生肌：丹参八两锉细，加水稍稍调拌，取羊油二斤，同煎沸，外涂伤处。2.小儿惊痫发热，用丹参摩膏：丹参、雷丸各半两，猪油二两，同煎沸，滤去渣，取汁收存。用时，摩小儿身体表面，每日三次。3.寒疝腹痛，小腹和阴部牵引痛，自汗：用丹参一两研末，每次热酒送服二钱。4.胎漏下血：用丹参十二两、酒五升，煮取三升。每次温服一升，一日三次。也可以用水煎服。5.治乳痈：丹参、白芷、芍药各二两，捣碎，用醋浸一夜，加猪油半斤，用小火熬成膏，去渣取浓汁外敷。6.丹参散，治月经不调，胎动不安，产后恶露不净，兼治冷热劳，腰脊痛，骨节烦痛等：取丹参洗净切片，晒干研细。每次用温酒送服二钱。

黄连

【释名】 又名王连、支连。[李时珍说]根像串珠相连而色黄，便取名黄连。

【集解】 《名医别录》载：黄连生长在巫阳川谷及蜀郡太山的向阳处，二月、八月采根用。[苏颂说]现

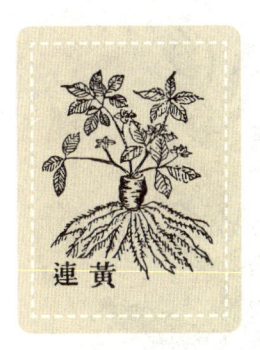

在江、湖、荆、夔等州郡也产黄连，而以宣城产的九节坚实、相击有声的质优，施、黔产的次之，东阳、歙州、处州产的又次之。苗高一尺余，叶像甘菊，四月开黄色的花，六月结实似芹子，也是黄色。江左产的根若连珠，苗经冬不凋，叶如小雉尾草，正月开花作细穗，淡白薇黄色，六七月根紧，可以采摘入药。[李时珍说]黄连，取蜀地所产黄而肥大、坚实的为好。唐时以澧州产的为好。现在虽然吴、蜀均产黄连，但只以雅州、眉州所产的为好。黄连有二种：一种根粗无毛有连珠，像鹰爪、鸡爪的形状而竖实，色深黄；另一种是无珠多毛而中空，淡黄色。二者各有所宜。

根

【修治】[雷说]黄连入药时须用布拭去肉毛，入浆水中浸泡两昼夜，滤出后放在柳木火上焙干。[李时珍说]五脏六腑皆有火，平则治，动则病，所以有君火相火之说。黄连入手少阴心经，为治火主药：治本脏之火宜生用；治肝胆实火，用猪胆汁浸炒；治肝胆虚火，用醋浸炒；治上焦之火，用酒炒；治中焦之火，用姜汁炒；治下焦之火，用盐水或朴硝研末调水和炒；治气分湿热之火，用茱萸汤浸炒；治血分伏火，用干漆末调水炒；治食积之火，用黄土研细调水和炒。各种方法不仅只是作引经药使用，更是辛热的药物能制约黄连的苦寒之性，咸寒的药物能制约黄连的燥性，使用时须仔细斟酌。

【性味】味苦，性寒，无毒。

【主治】主热气，治目痛眦伤流泪，能明目。治腹痛下痢，妇人阴中肿痛。主五脏冷热，久下泄痢脓血，止消渴大惊，除水湿，利关节，调胃厚肠益胆，疗口疮。治五劳七伤，能益气，止心腹痛，惊悸烦躁，润心肺，长肉止血，疗流行热病，止盗汗及疮疥。用猪肚蒸后做成丸，治小儿疳气，杀虫。治体虚消瘦气急。治郁热在中，烦躁恶心，兀兀欲吐，心下痞满。主心病逆而盛，心积伏梁。除心窍恶血，解服药过量所致的烦闷及巴豆、轻粉毒。

【发明】[张元素说]黄连性味苦寒，气味俱厚。可升可降，为阴中阳药，入手少阴心经。功效有六：一泻心

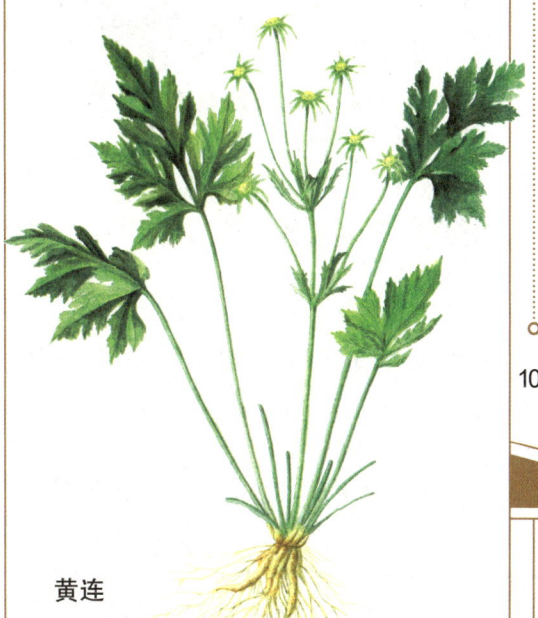

黄连

脏之火；二祛中焦湿热；三治各种疮痛；四去风湿；五治目赤；六止中部出血。[成无己说]苦入心经，寒能胜热，所以黄连、大黄之苦寒，可导心下虚热。蛔虫得甘则动，得苦则安，所以黄连、黄柏之苦能安蛔。

【附方】1.心经实热：黄连七钱，加水一碗半，煎成一碗，饭后温服。小儿剂量酌减。2.肝火痛证：黄连姜汁炒后研末，用粥糊成梧子大的药丸，每次用白开水送服三十丸。左金丸：黄连六两，吴茱萸一两，一起炒后研末，用神曲打糊为丸，每次用开水送服三四十丸。3.伏暑发热、口渴呕吐：川黄连一斤切片，加好酒二升半煮后焙干、研细，调糊做成梧子大的药丸，每次用温开水送服五十丸，一日三次。

黄芩

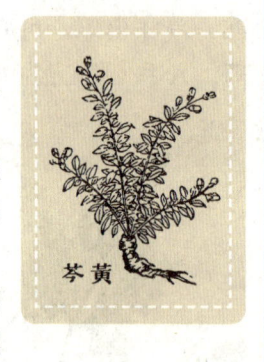

【释名】又叫腐肠、空肠、内虚、妒妇、经芩、黄文、印头、苦督邮。质地坚实的名子芩、条芩、尾芩、鼠尾芩。

【集解】《名医别录》载：黄芩生长在秭归川谷及冤句，三月三日采根阴干。[苏颂说]现在川蜀、河东、陕西近郡都有黄芩。苗长一尺多，茎干如箸粗，叶丛生状，像紫草，也有独茎生长的。黄芩的叶细长，色青，两两对生，六月开紫花，根如知母般粗细，长四五寸，二月、八月采根晒干。《吴普本草》记载：黄芩二月生赤黄叶，两两四四相值，其茎中空或为方圆形，高三四尺，四月开紫红色花，根黄，五月结黑色果实。二月至九月采摘。

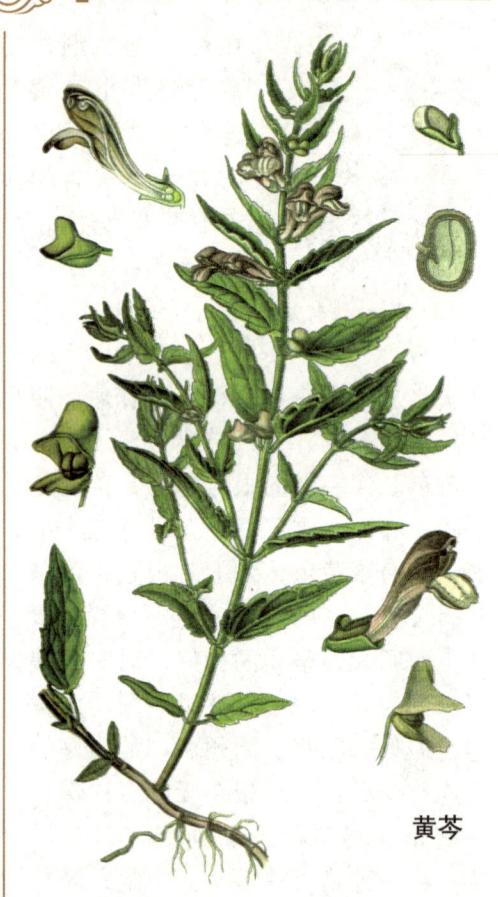

根

【性味】味苦，性平，无毒。

【主治】治各种发热、黄疸，泻痢，能逐水，下血闭，治恶疮疽蚀火疡。治痰热，胃中热，小腹绞痛，消谷善饥，可利小肠。疗女子经闭崩漏，小儿腹痛。治热毒骨蒸，寒热往来，肠胃不利，能破壅气，治五淋，令人宣畅。还可去关节烦闷，解热渴。能降气，主流行热病，疗疮排脓，治乳痈发背。凉心，治肺中湿热，泻肺火上逆，疗上部实热，目赤肿痛，瘀血壅盛，上部积血，补膀胱寒水，安胎，养阴退热。治风热湿热头痛，奔豚热痛，肺热咳嗽、肺痿、痰黄腥臭，各种失血证。

【发明】[李时珍说]张洁古说黄芩泻肺火，治脾湿；李东垣说片芩泻肺火，条芩治大肠火，朱丹溪说黄芩治上、中二焦之火；而张仲景治少阳证的小柴胡汤，太阳少阳合病致下痢的黄芩汤，少阳证误下后心下满而不痛的泻心汤，都有用黄芩；成无己说黄芩味苦而入心经，泄痞热。这是因为黄芩能入手少阴、阳明，手足太阴、少阳六经。黄芩性寒味苦，色黄带绿，苦入心，寒胜热，泻心火，治脾之湿热，一则肺金不受刑，二则胃火不侵犯肺，所以能救肺。肺虚者不宜，是因为苦寒伤脾胃，恐损其母脏。少阳之证，寒热往来，胸胁痞满，默默不欲饮食，心烦喜呕，或渴或否，或小便不利。虽说病在半表半里，而胸胁痞满，实际上兼心肺上焦之证，心烦喜呕，默默不欲饮食，又兼脾胃中焦之证，所以用黄芩治手、足少阳相火，黄芩也是少阳本经药。杨士瀛的《直指方》上记载：柴胡退热的作用不及黄芩。柴胡的退热，取味苦发散，治热邪之标；黄芩退热，是寒能胜热，治火邪之本。

【附方】 1.治妇人带下，手足发热，男子五劳七伤，消渴体瘦，服三黄丸：随季节不同，药物用量也有所不同。春季用黄连、黄芩各四两，大黄三两；夏季用黄芩六两，大黄一两，黄连七两；秋季用黄芩六两，黄连三两，大黄二两；冬季用黄芩三两，大黄五两，黄连二两。三味药随季节的不同配好后捣碎过筛，做成如黑豆大的炼蜜丸，用米汤送服每次五丸，一日三次。如果病情没有好转，可增至七丸，服药一月后病愈。服药期间忌食猪肉。2.治上焦积热，泻五脏火：黄芩、黄连、黄柏等分，研为末，蒸饼做丸如梧子大，每次服二三十丸"三补丸"，用开水送下。3.肺中有火，用清金丸：将片芩炒后研末，用水调和制成如梧子大的药丸，每次用白开水送服二三十丸。4.小儿惊啼：黄芩、人参等分，研为末，每次用温水送服一字。5.肝热生翳：黄芩一两，淡豆豉三两，共研为末，每服三钱，用熟猪肝裹着吃，温水送下，一日二次。忌酒、面。6.少阳头痛，也治太阳头痛，无论偏正，用小清空膏：将片黄芩用酒浸透，晒干研成末，每次用茶或酒送服一钱。7.吐血、鼻出血、下血：黄芩三两，加水三升，煎至一升半，每次温服一盏。也治妇人漏下血。8.安胎清热：条芩、白术等分，炒后研为末，用米汤调和做成丸子，如梧子大，每次用白开水送服五十丸。药中也可以加用神曲。凡是妊娠期间的调理，用四物汤去地黄，加白术、黄芩研为末，经常服用有益。9.产后血渴，饮水不止：用黄芩、麦门冬等分，水煎温服。

□ **秦艽**

【释名】又叫秦糺、秦爪。

【集解】《名医别录》载：秦艽生长在飞乌山谷，二月、八月采根晒

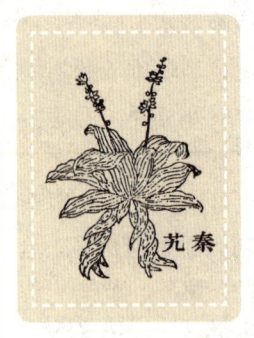

干。[陶弘景说]秦艽现在出自甘松、龙洞、蚕陵一带，以根呈螺纹相交且长大、色黄白的为好。其中间多含土，使用时须破开，将泥去掉。[苏颂说]现在河陕郡州大多都出产秦艽。根为土黄色相互交纠，长一尺多，粗细不等。枝干高五六寸，叶婆娑，连茎梗均是青色，如莴苣叶。六月中旬开紫色花，似葛花，当月结子，春、秋季采根阴干。

根

【性味】味苦，性平，无毒。

【主治】疗新久风邪，筋脉拘挛。治肺痨骨蒸、疳证及流行疾病。加牛奶冲服，利大小便，又可疗酒黄、黄疸，解酒毒，祛头风。主寒热邪气，寒湿风痹，关节疼痛，能逐水利小便。除阳明风湿，及手足不遂，治口噤牙痛口疮，肠风泻血，能养血荣筋。泄热益胆气。治胃热虚劳发热。

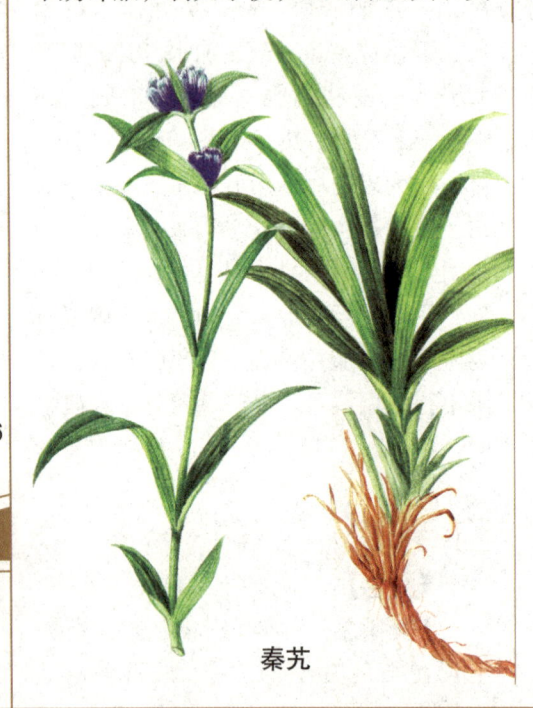

【附方】1.伤寒口渴：秦艽一两，牛乳一大盏，煎至六分，分作两次服。2.暴泻口渴引饮：秦艽二两、炙甘草半两，每服三钱，水煎服。3.小便艰难，腹满疼痛急证：秦艽一两，水一盏，煎至七分，分用两次服。4.胎动不安：秦艽、炙甘草、炒鹿角胶各半两，共研成末。每次用三钱，加水一大盏、糯米五十粒，煎服。又方：用秦艽、炒阿胶、艾叶等分，煎服方法同上。5.痈疽初起：用秦艽、牛奶一起煎服，服药后泻三五次即可愈。6.一切疮口不愈：秦艽研末外敷。

柴胡

【释名】又名地薰、芸蒿、山菜、茹草。

【集解】《博物志》记载：芸蒿叶像邪蒿，春秋发白芽，长四五寸，香可食。[李时珍说]银州即现在的延安府神木县，五原城是其废址。那里产的柴胡长一尺多，柔软微白，入药很好。也有些像邪蒿的柴胡就不可以食用。

根

【性味】味苦，性平，无毒。

【主治】 补五劳七伤，除烦止惊，益气力，消痰止咳，润心肺，填精髓，治健忘。除虚劳，散表热，去早晨潮热，寒热往来，胆热口苦，妇人胎前产后各种发热，心下痞满，胸胁痛。治阳气下陷，平降肝胆、三焦、心包络的相火，及头痛眩晕，目昏赤痛障翳，耳鸣耳聋，各种疟疾及痞块寒热，妇人热入血室，月经不调，小儿痘疹余热，五疳羸热。主心腹疾病，祛胃肠中结气，及饮食积聚，并能除寒热邪气，推陈致新。久服可轻身，明目，益精。除伤寒心下烦热，各种痰热壅滞，胸中气逆，五脏间游气，大肠停积水胀及湿痹拘挛，也可煎汤洗浴。治热痨骨节烦痛，热气肩背疼痛，劳乏羸瘦，还能下气消食，宣畅气血，治流行病的发热不退有效，单独煮服，效果好。

【附方】 1.伤寒余热，伤寒之后，邪入经络，体瘦肌热：柴胡四两、甘草一两，每次用三钱，加水一盏，煎服。2.小儿骨热，表现为遍身如火，日渐黄瘦，盗汗、咳嗽、烦渴：柴胡四两、丹砂三两，共研为末，用猪胆汁拌匀，放在饭上蒸熟后做成绿豆大的药丸。每次服一丸，用桃仁、乌梅汤送下，一日三次。3.虚劳发热：柴胡、人参等分，每次取三钱，加姜枣同水一起煎服。4.湿热黄疸：柴胡一两、甘草二钱半，白茅根一小把，加水一碗，煎至七分，任意时时服用，一日服完。5.眼睛昏暗：柴胡六铢，决明子十八铢，共研为末，过筛，用人乳调匀，敷眼上。6.积热下痢：柴胡、黄芩等分，半酒半水煎至七成，浸冷后空腹服下。

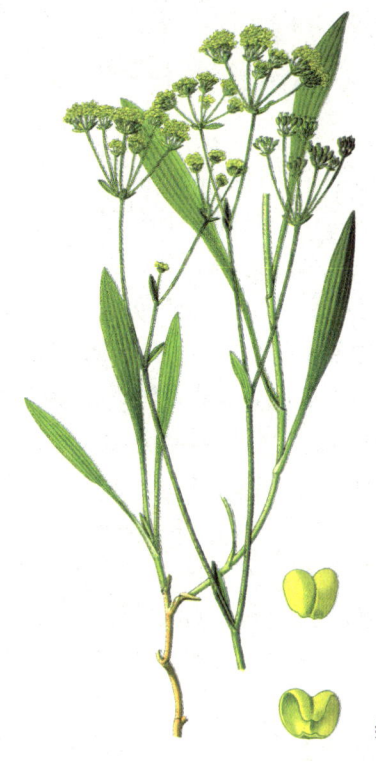

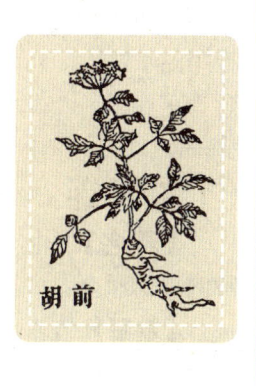

柴胡

前胡

【集解】 [李时珍说]前胡有几种，苗高一二尺，色似斜蒿，叶如野菊而细瘦，嫩时可食，秋季开黪白色花，形状像蛇床子花，其根皮黑肉白，有香气的为真品。[苏颂说]现陕西、梁汉、江淮、荆襄州郡及相州、孟州都出产前胡。春天生苗，青白色像斜蒿。初长有白茅，长三四寸，味道很香，又像芸蒿。七月里开白花，与葱花相似；八月结实；根青紫色。前胡与柴胡相似，但柴胡赤色而脆，前胡黄而柔软,这是它们不同的地方。

根

【修治】[雷说]先用刀刮去表面苍黑的皮和髭土,细锉,用甜竹沥浸泡,使其润,然后放太阳下晒干用。

【性味】味苦,性微寒,无毒。

【主治】治一切气,破癥结,开胃下食,通五脏,主霍乱转筋,骨节烦闷,反胃呕逆,气喘咳嗽,能安胎,疗小儿一切疳气。能清肺热,化痰热,散风邪。主痰满,疗胸胁痞塞,心腹气滞,风邪头痛,去痰实,下气,治伤寒寒热,能推陈致新,明目益精。单独煮服,能去热实及时行邪气所致的内外俱热。

【附方】小儿夜啼:取前胡捣碎过筛,用蜜调做成如小豆大的药丸,每天用温水送服一丸,服至五六丸,以病愈为止。

胡黄连

【释名】也称割孤露泽。

【集解】[苏颂说]胡黄连出波斯国,生海畔陆地。今南海及秦陇间也有。初生似芦,干后则似杨柳枯枝,心黑外黄,不定时月可采收。

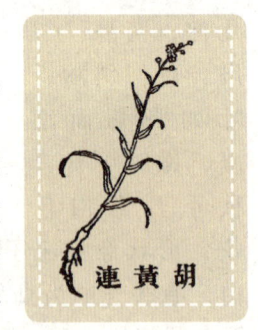

根

【性味】苦,平,无毒。

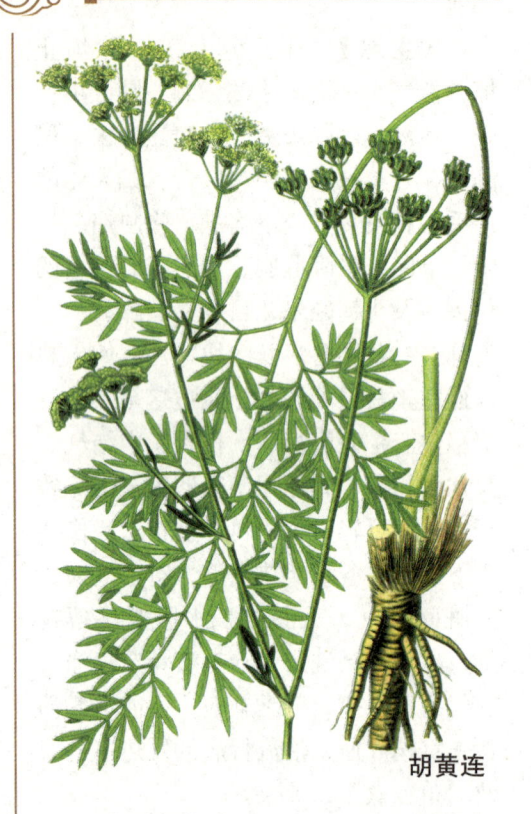

【主治】补肝胆,明目,五心烦热,妇人胎蒸虚惊,冷热泻痢,五痢,厚肠胃,益颜色。浸入乳汁,点目甚良。治小儿惊痫寒热不下食,霍乱下痢,伤寒咳嗽,温理腰肾,去阴汗。

【附方】1.伤寒劳复,身热,大小便赤如血色。用胡黄连一两,山栀子二两,去壳,入蜜半两,拌和,炒令微焦为末,用猪胆汁和丸梧子大。每服十丸,用生姜二片,乌梅一个,温水浸半日去滓后服用,很有效。2.五心烦热。胡黄连末,米饮服一钱。3.小儿疳泻,冷热不调。胡黄连半两,绵姜一两炮,为末。每服半钱,甘草节汤送下。4.小儿自汗、盗汗,潮热往来。胡黄连、柴胡等分,为末,蜜丸芡子大。每用一二丸,水化开,入酒少许,重汤煮一二十沸,温服。5.小二黄疸。胡黄连、川黄连各一两，为末，用黄瓜一个，去瓤留盖，入药在内合定，面裹煨熟，去面，捣丸绿豆大，每量大小温水下。6.婴儿赤目。茶调胡黄连末，涂手足心，即愈。7.痔疮疼肿，不可忍者。胡黄连末，鹅胆汁调搽之。

□ 防风

【释名】又名铜芸、茴芸、茴草、屏风、根、百枝、百蜚。

【集解】[李时珍说]防风生长在山石之间。二月采嫩苗可做菜，味辛甘美香甜，又叫作珊瑚菜。二月和十月采根晒干，入药。[苏颂说]现汴东、淮浙各州郡都生长防风。茎叶为青绿色，茎色深而叶色淡，像青蒿略短小些。初春呈嫩紫红色，江东人采来当菜吃，爽口。

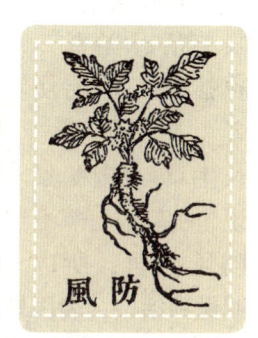

【性味】味甘，性温，无毒。

【主治】主大风，恶风头痛眩晕及风邪所致的视物不清，风行周身，骨节疼痛，烦满，久服身轻。疗胁痛，肝风，头风，四肢挛急，破伤风。治三十六种风病，男子一切劳伤，能补中益神，治疗眼睛肿痛，遇风流泪及瘫痪，通利五脏关脉，治五劳七伤，羸损盗汗，心烦体重，能安神养志，匀气脉。治上焦风邪，泻肺实，散头目中滞气，经络中留湿。主上部出血证。能疏肝理气。防风味辛而甘，性温，气味俱薄，浮而升，属阳，是手、足太阳经的本药。防风又行足阳明、太阴二经，为肝经气分药。防风能制约黄芪，黄芪配上防风同用，其功效愈大，这是相畏相使的配伍。防风与葱白同用，使全身气血畅行；与泽泻、藁本同用，能治风病；与当归、芍药、阳起石、禹余粮同用，能治疗妇人子宫虚冷。防风畏萆，能解附子毒，恶藜芦、白蔹、干姜、芫花。

叶

【主治】中风出热汗。

花

【主治】治四肢拘急，不能走路，经脉虚羸，骨节间痛，心腹痛。治风证力强，可调配食用。

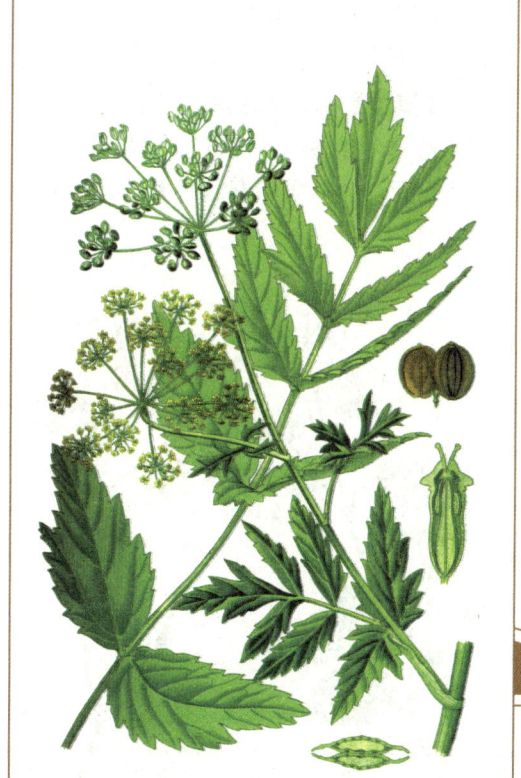

防风

【附方】 1.自汗不止：防风（去芦头，接近根部的叶柄残基）研为末，每次用浮小麦煎汤送服二钱。又方：防风用麸炒过，用猪皮煎汤送服。2.盗汗：防风二两、川芎一两、人参半两，共研为末，每次服三钱，睡前服用。3.老人便秘：防风、枳壳（麸炒）各一两，甘草半两，共研为末，每次服二三匙，煎服。4.小儿囟门久不闭合：防风、白及、柏子仁等分，研为末，用乳汁调涂囟门，一天换药一次。5.独圣散可治妇人崩漏：将防风去芦头，炙赤后研为末。每次服用一钱，用面糊酒调服。另方：加炒黑蒲黄等份。

钩吻

【释名】 又叫野葛、毒根、胡蔓草、断肠草、黄藤、火把花。

【集解】 [李时珍说]钩吻的叶子既圆又光滑。春夏的嫩苗毒性相当大，秋冬枯死后毒性稍弱。五六月开花，形状像榉柳花，几十朵一起成穗状。岭南生长的钩吻开花为黄色，滇南生长的开花为红色。以前天姥曾对黄帝说"黄精益寿，钩吻杀人"，指的就是这种植物。

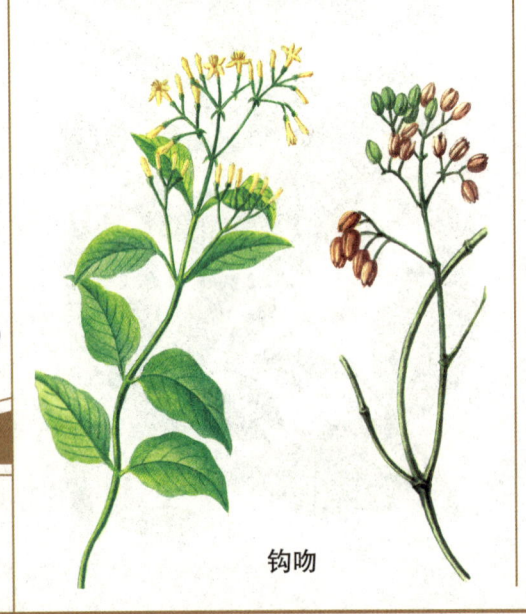

独活

【释名】 又叫羌活、羌青、独摇草、护羌使者、胡王使者、长生草。[陶弘景说]一茎直上，不随风摆动，所以叫做独活。《名医别录》载：此草得风不摇，无风自动，称独摇草。[李时珍说]独活以羌中所产的为好，所以有羌活、胡王使者等名称。它们属于同种植物的两个不同品种，正如川芎、抚芎和苍术、白术之义，入药使用略有不同，却被后人认为它们不是同种植物。

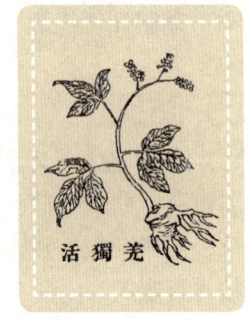

【集解】 [苏颂说]蜀汉所出产的独活、羌活为好。春天生苗叶如青麻；六月成丛开花，有黄有紫。结实时叶黄的，为夹石上所生；叶青的，为土脉中所生。《神农本草经》记载：独活、羌活属同一类植物，现在，人们把紫色而节密的叫羌活，黄色且成块的叫独活。大抵此物有两种，黄色，香如蜜，产自西蜀；紫色，秦陇人叫做山前独活，产自陇西。[李时珍说]按王贶所说，羌活须用紫色有蚕头鞭节的。独活极大羌活有白如鬼眼的。

根

【修治】 [李时珍说]去皮或焙干

钩吻

独活

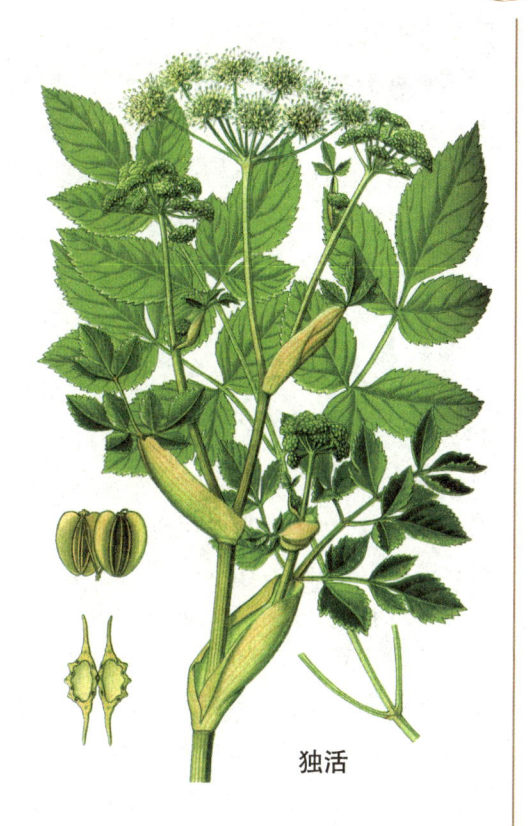

备用。

【性味】 味苦、甘，性平，无毒。[张元素说]独活性微温，味甘、苦、辛，气味俱薄，浮而升，属阳，是足少阴行经气分之药。羌活性温，辛苦，气味俱薄，浮而升，也属阳，是手足太阳行经风药，也入足厥阴、少阴经气分。

【主治】 祛风湿，止痛，解表，风寒湿痹，酸痛，诸风掉眩，颈项难伸。去肾间风邪，搜肝风，泻肝气，治项强及腰脊疼痛。散痈疽败血。主外感表证，金疮止痛，奔豚气、惊痫，女子疝瘕。久服轻身耐老。疗各种贼风，全身关节风痛，新久者都可。独活：治各种中风湿冷，奔喘逆气，皮肤瘙痒，手足挛痛劳损，风毒齿痛。羌活：治贼风失音不能说话，手足不遂，口面歪斜，全身皮肤瘙痒。羌、独活：治一切风证，筋骨拘挛，骨节酸痛，头旋目赤疼痛，五劳七伤，利五脏及伏水气。

【附方】 1.热风瘫痪：羌活二斤，构子一斤，共研为末，每次用酒送服方寸匕，一日三次。2.产后中风，语涩、四肢拘急：羌活三两研成末，一次取五钱，加酒、水各一盏，煎成一盏服用。3.产后虚风：独活、白鲜皮各三两，加水三升，煮成二升，分三次服。饮喝酒者可加酒同煮。4.产后腹痛或产肠脱出：羌活二两，酒煎服。5.妊娠浮肿：羌活、萝卜子共炒香，只取羌活研成细末。每次用温酒调服二钱，第一天服一次，第二天服二次，第三天服三次。6.历节风痛：独活、羌活、松节等分，用酒煮过，每天空腹饮一杯。7.风牙肿痛：用独活煮酒，趁热漱口。又方：独活、地黄各三两，共研末，每取三钱，加水一盏煎，连渣温服，睡前再服一次。8.喉痹口噤：羌活三两，牛蒡子二两，水煎至一盅，加少量白矾，灌服。

荭草

【释名】 又名茏古、游龙、石龙、天蓼、大蓼，也称水荭。

【集解】 [别录说]荭草生长在水边，类似马蓼略大些，大多生长在低洼地。[李时珍说]其茎有毛，如拇指粗。叶如商陆

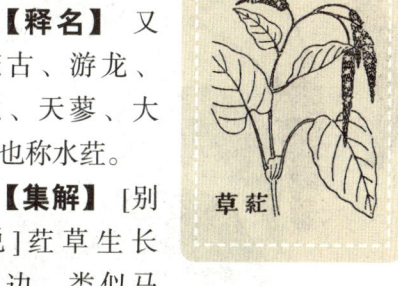

叶。花成穗状，浅红色。深秋子成熟，形状扁如酸枣仁略小，色赤黑而子仁白色，味微辛。熟后可吃。

实

【性味】味咸，性微寒，无毒。

主消渴，明目，理气。散血，消积，止痛。

【附方】1.慢性淋巴结炎：用荭草花子，一部分微炒，一部分生用，共研末，饭后用酒调服二钱，一日服三次，久服自然会显效。2.治癖块硬如石：备一升荭草花子，研三十个独颗蒜（去皮），一个狗脑，四两皮硝，捣烂，涂在患处，上面再盖上一层油纸，用线扎好。在酉时贴上，第二天早上取。若效果不佳，再贴数次。如化脓溃疡，不要惊慌，再看虚实，每天配服消积类的药。服至一月左右必痊愈。喘满不止为实，不喘为虚。3.心腹疼痛：荭草花研成末，热酒送服，每次二钱。还有一种方法：男子用酒和水各一半煎服，女子用醋、水各一半煎服。

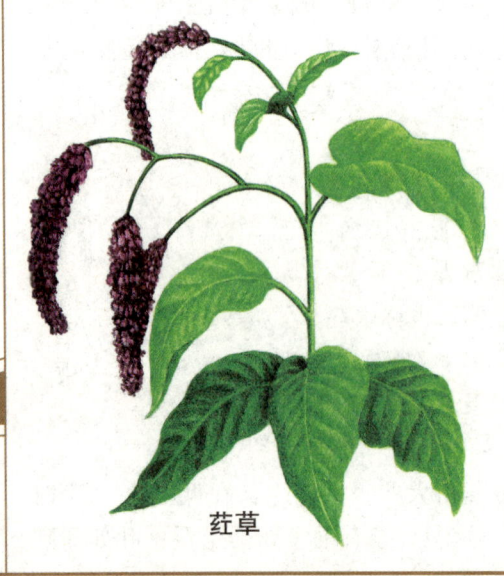

荭草

□ 苦参

【释名】又名苦骨、地槐、水槐、菟槐、骄槐、野槐、白茎、芩茎、禄白、陵郎、虎麻。

苦参

【集解】《名医别录》载：苦参生长在汝南山谷、田野，三月、八月、十月采根晒干。[苏颂说]苦参，长五至七寸，两指粗细，根呈黄色；三至五茎并生，苗高三四尺；花黄白色，叶青色，像槐叶，春生冬凋。七月结实像小豆子，五月、六月、八月、十月采根晒干。[李时珍说]七八月结角像萝卜子，角内有子二三粒，像小豆而坚硬。

根

【修治】[雷说]采来苦参根，用糯米浓泔汁浸一夜。它的腥秽气都浮在水面上，须重重淘过，蒸后晒干切用。

【性味】味苦，性寒，无毒。

【主治】治热毒风，皮肌生疮，赤癞眉脱，除大热嗜睡，治腹中冷痛，中恶腹痛。能杀疳虫。炒存性，用米汤送服，治肠风泻血及热痢。养肝胆气，安五脏，平胃气，开胃轻身，定志益精，利九窍，除伏热肠澼，止渴醒酒，治小便黄赤，疗恶疮、阴部瘙痒。心腹结气，黄疸，小便淋沥，能逐水，除痈肿，补中，明目止泪。用酒浸泡饮用，治疥疮杀虫。

【发明】[张元素说]苦参味苦气沉

苦参

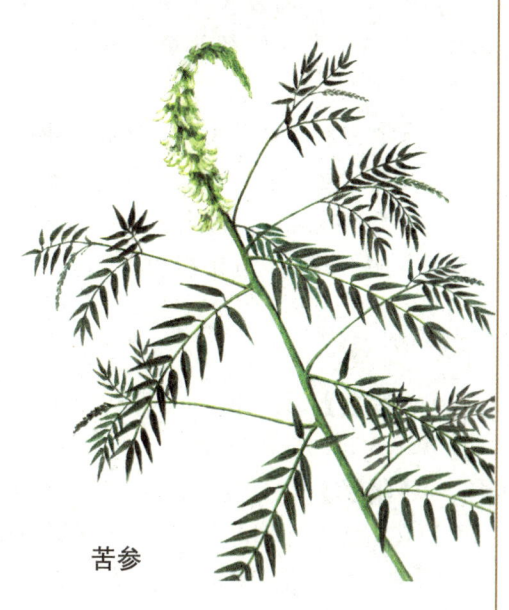

纯阴,是足少阴肾经的君药。治本经须用,能逐湿。[李时珍说]子午乃少阴君火对化,以苦参、黄柏之苦寒补肾,取其苦能燥湿、寒能除热。热生风,湿生虫,所以苦参又能治风杀虫。但只适合肾水弱而相火胜者。火衰精冷、真元不足及年老者,不可用。《素问》记载,五味入胃,各归其所喜脏腑,久而增气。气增日久则令人夭折。所以,久服黄连、苦参反而生热。气增不已,则脏气有偏胜,偏胜则脏有偏绝,会突然夭折。这是因为药不具备四气五味,如果长期服用,虽暂时有效,但久了就会夭折。张从正也说,凡药皆毒。即使是甘草、苦参,也不能说不毒。长期服用则五味各归其脏,必有偏胜气增的祸患,各种药物都是如此。至于饮食也是同样的道理。

【附方】1.热病狂燥:苦参末加蜜调成丸子,如梧子大,用薄荷汤送服每次十丸。也可取苦参末二钱,水煎服。2.伤寒结胸:用苦参一两,醋三升,煮至一升二合,服后取吐即愈。另外,服药后盖厚衣被发汗为好。治流行感冒,不用苦参、醋药不能解。3.小儿身热:用苦参煎汤洗浴。4.热毒脚肿:用苦参煮酒泡足。5.梦遗食减:白色苦参三两,白术五两,牡蛎粉四两,共研为末;另取雄猪肚一具洗净,放砂罐中煮烂熟,石臼捣和药末,干则加汁,做成小豆大的药丸,每次用米汤送服四十丸。一日三次。6.脱肛:苦参、五倍子、陈壁土等分,煎汤熏洗患处,并用木贼外敷。7.产后吹风,四肢燥热:头痛者,用小柴胡汤;头不痛者,用苦参二两,黄芩一两,生地黄四两,加水八升,煎取二升,分数次服用。8.齿缝出血:苦参一两、枯矾一钱,共研为末,每天揩牙三次,效果好。9.鼻渊流脓,涕腥臭:苦参、枯矾各一两,生地黄汁三合,加水二盏,煎取三合,时时少许滴鼻。10.肺热,满身生疮:用苦参末、粟米饭团揉成梧子大的丸子,空腹服用,每次五十丸,用米汤送服。

白鲜

【释名】又名白膻、白羊鲜、地羊鲜、金雀儿椒。

【集解】《名医别录》载:白鲜生长在上谷川谷及宛句,四月、五月采根阴干。[苏颂说]现河中、江宁府、滁州、润州都有。苗高

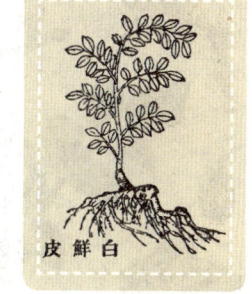

一尺左右，叶发白，茎为青色，像槐叶，也像茱萸。四月开花，淡紫色，像小蜀葵花。根像小蔓青，二月采根阴干，皮是实心，黄白色。嫩苗可当菜吃。

根皮

【性味】味苦，性寒，无毒。

【主治】主头风黄疸，咳逆淋沥。女子阴中肿痛，湿痹死肌，不能屈伸走路。通关节，利九窍及血脉，通小肠水气，治流行性疾病，头痛眼痛。白鲜花也有这些功效。治咳嗽。疗四肢不安，时行腹中大热饮水，小儿惊痫，妇人产后余痛。治一切热毒风、恶风、风疮疥癣赤烂，眉发脱落易断，肤冷麻木，壮热恶寒。能解热黄、急黄、酒黄、谷黄、劳黄。

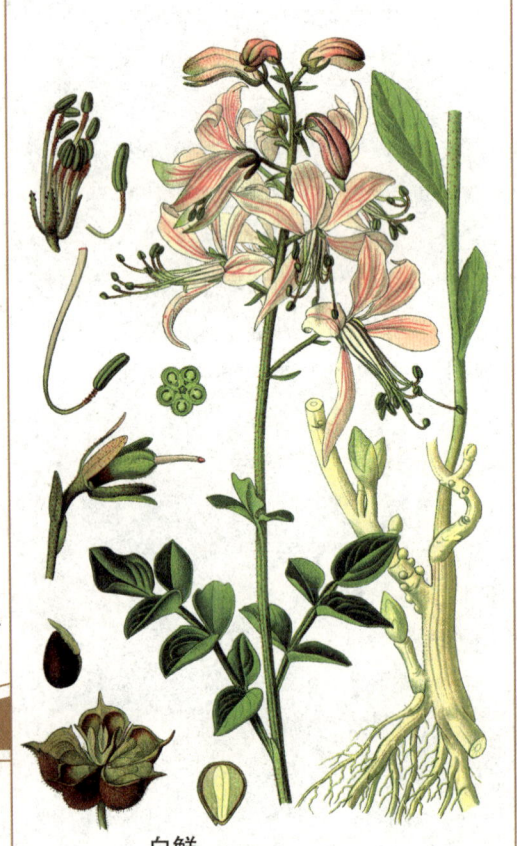

【附方】1.产后中风，体虚：将白鲜皮用新汲水三升，煮取一升，温服。2.颈淋巴结核瘘管，已出脓血：白鲜皮煮汁，服一升，立吐出秽物。

贝母

【释名】又叫勤母、苦菜、苦花、空草、药实。

【集解】《名医别录》载：贝母生长在晋地，十月采根晒干。[苏颂说]现河中、江陵府、郢、寿、随、郑、蔡、润、滁州都生产贝母。二月长苗，茎细，色青。叶似荞麦叶，随苗长出。七月开花，碧绿色，形如鼓子花。八月采根，根有瓣子，黄白色，像聚贝子。

贝母

根

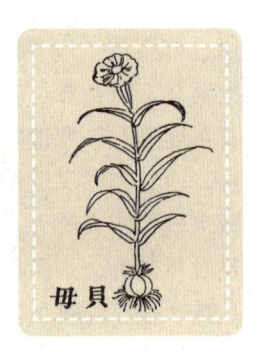

【性味】味辛，性平，无毒。

【主治】疗腹中结实，心下满，洗邪恶风寒，目眩项直，咳嗽，能止烦热渴，发汗，安五脏，利骨髓。主伤寒烦热，小便淋沥，邪气疝瘕，喉痹乳难，破伤风。能消痰，润心肺。将其研末与砂糖做成丸，含服，能止咳。烧灰用油调敷，疗人畜恶疮，有敛疮口的作用。主胸胁逆气，时疾黄疸。研成末用来点眼，可去翳障。用七枚贝母研末用

白鲜

卷七·草部

除胀：贝母去心一两，姜制厚朴半两，蜜调做成如梧子大的丸子，用白开水送服每次五十丸。8.小儿百日咳：贝母五钱、甘草（半生半炙）二钱，研为末，加砂糖做成芡子大的丸子，用米汤化服每次一丸。

贝母

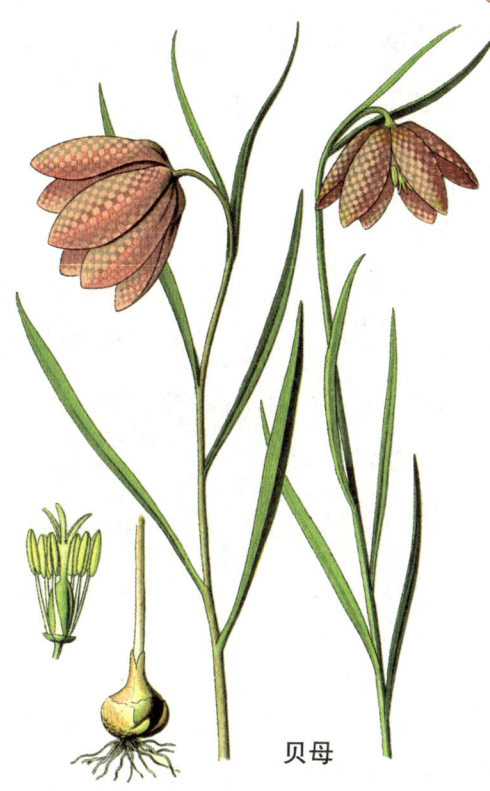

酒送服，治难产及胞衣不出。与连翘同服，主项下瘤瘿。

【附方】1.孕妇咳嗽：贝母去心，用麸炒黄研成末，加砂糖搅拌做成芡子大的药丸，每次含咽一丸。2.治乳汁不通，用二母散：贝母、知母、牡蛎粉等分，研成细末，用猪蹄汤调服每次二钱。3.吐血、鼻出血不止：贝母炮后研为末，用温浆水送服二钱。4.小儿鹅口疮，满口白烂：贝母去心研成细末，每取半钱，加水五分，蜜少许，煎三沸，用药汁涂抹患处，一日涂四五次。5.乳痈初起：用酒送服贝母二钱，再让小儿吮乳，使之通畅。6.紫白癜斑：贝母、南星等分，研为末，用生姜带汁调药搽患处。7.化痰降气，止咳解郁，消食

山慈菇

【释名】又叫金灯、鬼灯檠、朱菇、鹿蹄草、无义草。

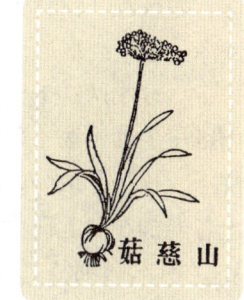

山慈菇

[李时珍说]此药根像水慈菇，花呈色，形状像灯笼，所以有以上的各名称。段成式《酉阳杂俎》中说，金灯的花与叶不相见，人们不喜欢种植，称它为无义草。还有试剑草，也叫做鹿蹄草，与此同名。

【集解】[李时珍说]山慈菇到处都能生长。冬天生叶，像水仙花的叶子略窄些。二月中抽一茎，像箭杆，高约一尺多。茎端开白色花，也有红色、黄色的，花上有黑点。山慈菇的花由许多花簇成一朵。三月结子，有三棱；四月初，苗枯，即可挖取其根。山慈菇的根像慈菇及小蒜，太迟则苗腐难寻找。它的根苗与老鸦蒜相像，但是老鸦根没有毛，而慈菇有毛壳包裹。使用时，将毛壳去掉。

根

【性味】味甘，性微辛，有小毒。

【主治】主疗肿，攻毒破皮，解各种毒蛊毒，蛇虫狂犬伤。治疗痈肿、

疮瘘、瘰疬、结核等，用醋磨外敷。

【附方】 1.牙龈肿痛：用山慈菇的枝、根煎汤，随时漱口。2.痈疽疗痛：山慈菇（连根）苍耳草等分，捣烂，用好酒一杯，滤出药汁温服。或者将药干研成末，用酒送服每次三钱。3.疮毒、蛇虫毒、饮食毒等：山慈菇去皮，洗净，焙干，取二两；川五倍子洗刮，焙干，取二两；千金子仁白的，研细，用纸压去油，取一两；红牙大戟去芦，洗净，焙干，取一两半；麝香三钱。以上各药加在一起研为末，加浓糯米汤调和，用木白细杵，制成一钱一锭的药剂。根据病情，或外治，或内服。

叶

【主治】 治疮肿，加入蜜捣烂涂疮口，等清血流出，很有效。用来涂乳痛、便毒，尤其好。

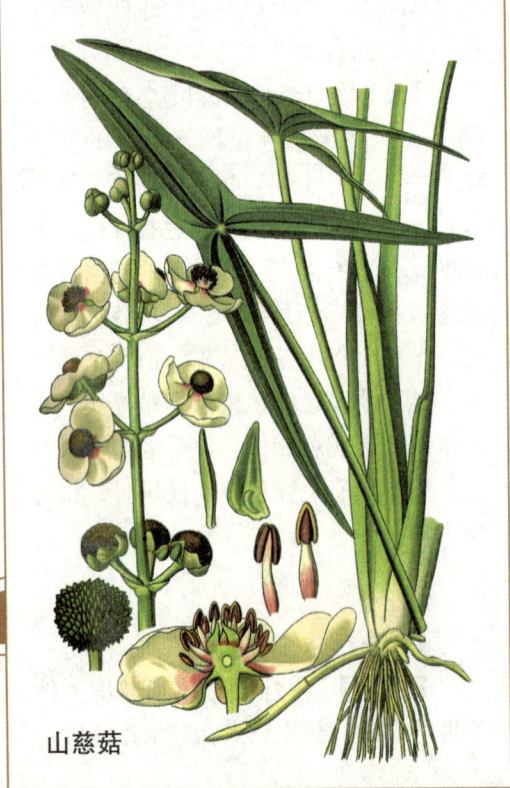

花

【主治】 治小便血淋涩痛，同地檗花阴干，每次用三钱，水煎服。

白茅

【释名】 又名茹根、兰根、地筋。

【集解】 [苏颂说] 到处都生长。春天发芽，像针一样直立长在地上，故称茅针。可吃，尤其对小孩有益。夏天开白花，毛茸茸的，一到秋天就枯萎了。根洁白，六月采挖。[李时珍说]茅有白茅、菅茅、黄茅、香茅、芭茅多种，叶子都很相似。白茅短小，三四月开白花成穗状，结细小果实。它的根很长，白软如筋而有节，味甘，俗称丝茅，可用来苫盖东西及供祭祀时作蒲包用。根晒干后，晚上看去有光，腐烂后变为萤火。菅茅只生长在山上，像白茅但更长些。菅茅入秋抽茎，开花成穗状，像荻花。结黑色果实，有尖，长一分多，粘在衣服上会刺人。其根短硬如细竹根，无节，微甜。黄茅茎上长叶，茎下有白粉。根头有黄毛，根短细硬无节。深秋开花，穗像菅茅，可编绳索。香茅叶有三脊，味香，用来做垫子和缩酒。芭茅丛生，叶如香蒲叶大小，长六七尺，有二种。

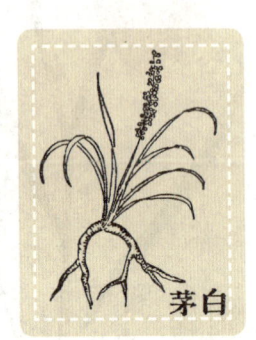

白茅根

【性味】 味甘，性寒，无毒。

【主治】 主妇人月经不调，能通血脉，治淋沥。止吐血和各种出血，治伤寒哕逆，肺热喘急，水肿黄疸，解酒毒。治劳伤虚羸，能补中益气，除淤血血闭寒热，利小便。治五淋，除肠胃热邪，能止渴坚筋，疗妇人崩漏。

【发明】 [李时珍说]白茅根味甘，能除伏热，利小便，所以能止各种出血、哕逆、喘急及消渴。用来治疗黄疸、水肿，是很好的药物。世人因为它的平凡而忽视它，只知道服用苦寒之剂，乃致损伤了冲和之气，却不知道茅根的妙用所在。

【附方】 1.体虚水肿，小便不利：用白茅根一大把，小豆三升，加水三升，煮干，去掉茅根吃豆，随从小便排出。2.黄疸、谷疸、酒疸、女疸、劳疸：用生茅根一把，切细，与猪肉一斤煨汤喝。3.小便热淋：白茅根四升，加水一斗五升，煮取五升，稍温时饮用，一日三次。4.劳伤尿血：茅根、干姜等分，加蜜一匙，水二杯，煎成一杯服，一日一次。5.尿血：茅根煎汤，多次服用。6.吐血不止：白茅根一把，用水煎服。另方：白茅根洗净捣汁，每天饮一合。7.竹木入肉：白茅根烧成末，用猪油调涂伤处。8.山中辟谷：凡在深山幽谷中避难可取白茅根洗净，咀嚼或在石头上晒焦捣末，用水冲服方寸匕以充饥。9.温病热哕：用茅根、葛根各半斤切碎，加水三升煎成一升半，每次温饮一盏，哕止即停服。10.反胃上气，食入即吐：茅根、芦根各二两，加水四升，煮至二升，一次服下。11.肺热气喘，用如神汤：取生茅根一把，捣碎，

加水二盏，煮成一盏，饭后温服，严重者三服可止。

茅针

【性味】 味甘，性平，无毒。

【主治】 主下水。治消渴，能破血。通小肠，治鼻出血及暴下血，水煮服用。治恶疮痈肿、软疖未溃的，用酒煮服，一针一孔，二针二孔。生的揉烂，敷金疮可止血。

茅花

【性味】 味甘，性温，无毒。

【主治】 煎饮，止吐血、鼻出血及鼻塞。还可敷灸疮不合。治刀箭金疮，能止血止痛。

石蒜

【释名】 又叫乌蒜、老鸦蒜、蒜头草、婆婆酸、一枝煎、水麻。

【集解】 [李时珍说]石蒜到处湿地都有，古时称为乌蒜，俗名老鸦蒜、一枝箭。它初春长叶，叶的背面有剑脊，像蒜秧以及山慈菇叶。地里到处都有生长。七月苗枯后，才从平地上抽出一茎像箭杆，长一尺左右。茎的顶端开花四五朵，开六次，花为红色，像山丹花的形状而花瓣较长，黄蕊长须。其根的形状像蒜，皮色紫赤，肉白色，九月采收。石蒜有小毒，而《救荒本草》说它炸熟用水浸过后可以食用，那是救荒用。还有一种叶如大韭，四五月抽

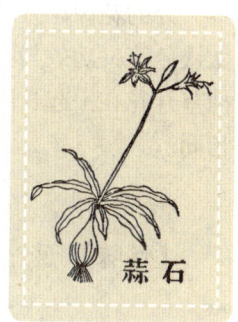

石蒜

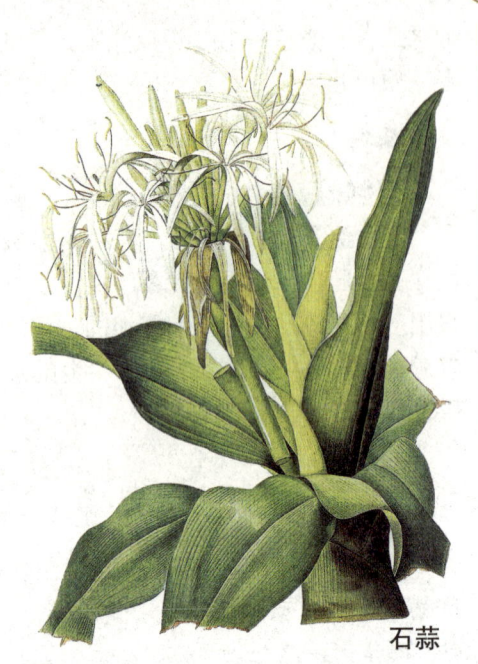

茎，开的花像小萱花，为黄白色的，叫做铁色箭，功效与石蒜相同。两者都是抽茎开花在一起，叶花不相见，与金灯相同。

根

【性味】 味辛、甘，性温，有小毒。

【主治】 主敷肿毒。治疗疮恶核，可以用水煎服发汗，并把石蒜捣烂外敷伤处。中了溪毒的人，将石蒜用酒煎半升，服下，使其呕吐，效果好。

【附方】 1.便毒诸疮：取石蒜捣烂外涂，即消。毒重者，把石蒜洗净，用生白酒煎服，微出汗为好。2.子宫下垂：取石蒜一把，加水三碗，煎成一碗半，去渣熏洗患处。

龙胆

【释名】 又名陵游。

[马志说]本品叶如龙葵，味苦似胆，所以叫龙胆。

【集解】 《名医别录》载：龙胆生长在齐朐山谷及宛句，二月、八月、十一月、十二月采根阴干。[陶弘景说]现在以产自吴兴的为好。它的根形像牛膝，味道很苦。[苏颂说]龙胆的老根是黄白色，地下可抽根十余条，像牛膝而短。其直上生苗，高一尺多；四月生叶如嫩蒜，细茎如小竹枝；七月开花，如牵牛花，呈铃铎状，为青碧色；冬后结子，苗便枯萎，俗称草龙胆。还有一种山龙胆，味苦涩，其叶经霜雪不凋。民间用它来治四肢疼痛。这是与龙胆同类的另一品种，采摘无时。

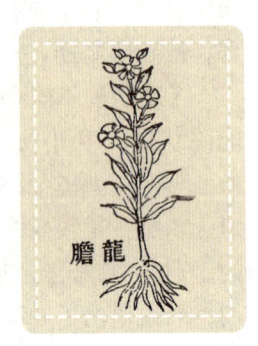

龍膽

根

【修治】 [雷说]采得龙胆后阴干。要用的时候，用铜刀切去须、土、头，锉细，入甘草汤中浸一夜，漉出，晒干用。

【性味】 味苦、涩，性大寒，无毒。

【主治】 主客忤疳气，热病狂语，明目止烦，治疮疥。去目中黄及目赤肿胀疼痛，瘀肉高起，痛不可忍。退肝经邪热，除下焦湿热之肿，泻膀胱火。疗咽喉痛，风热盗汗。

主骨间寒热，惊痫邪气，续绝伤，定五脏，杀蛊毒。除胃中伏热，时气温

中久服龙胆轻身的说法，是不可信的。

【附方】 1.一切盗汗：龙胆草研末，加猪胆汁二三滴，入温酒少许调服，每次服一钱。2.小儿身热：龙胆草、防风各等份，研为末，每次服一钱，用米汤调服。也可以做成丸剂或水煎服。3.咽喉热痛：龙胆磨水服。4.蛔虫攻心，刺痛，吐清水：龙胆一两，去头锉碎，加水二盏，煮至一盏，头天晚上禁食，第二天清晨将药一次服完。5.伤寒发狂：将草龙胆研细，加入鸡蛋清、蜂蜜，化凉开水服二钱。6.四肢疼痛：将山龙胆根切细，用生姜汁浸泡一夜以去其性，然后焙干，捣为末，水煎一钱匕，温服。7.谷疸、劳疸：龙胆一两，苦参三两，研末，加牛胆汁调和做成梧子大的药丸，饭前用小麦汤饮服五丸，一日三次。如不愈，可稍稍增加药量。治劳疸，加龙胆一两，栀子仁三至七枚，用猪胆汁调和做丸。

龙胆

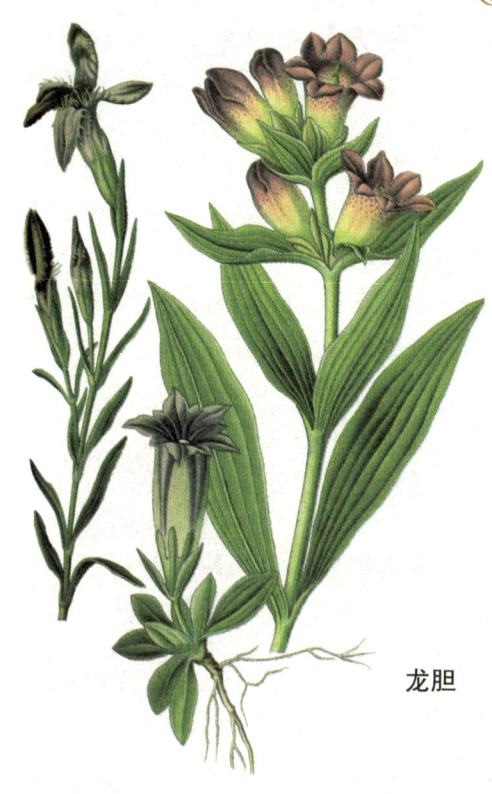

热，治热泄下痢，去肠中小虫，能益肝胆气，止惊惕。久服益智不忘，轻身耐老。治小儿壮热骨热，惊痫入心，时疾热黄，痈肿口疮。

【发明】 [张元素说]龙胆味苦性寒，气味俱厚，沉而降，属阴，为足厥阴、少阳经气分药。功用有四：一除下部风湿；二除下部湿热；三止脐下至足肿痛；四治寒湿脚气。龙胆下行的作用与防己相同；如用酒浸过则能上行；外行以柴胡为主，龙胆为使。龙胆是治眼疾必用的药物。[李时珍说]相火寄在肝胆，有泻无补，所以龙胆之益肝胆气，正是因其能泻肝胆的邪热。但是，龙胆大苦大寒，过多服用恐伤胃中升发之气，反而会助火邪，这和长期服用黄连反而从火化的道理一样。《名医别录》

徐长卿

【释名】 鬼督邮、别仙踪。

[李时珍说]徐长卿，为人名，因他常以此药治病，所以人们用他的名字来命名。[陶弘景说]鬼督邮的名字有很多。现在所用的徐长卿，根像细辛短小而扁，二者气味也相似。现在狗脊散中所用的鬼督邮，取其强筋骨治腰脚的功效，所以知道是徐长卿，而不是鬼箭、赤箭。

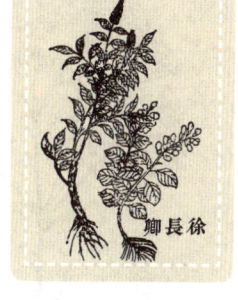

【集解】 [李时珍说]鬼督邮、及己

与杜衡相混，它们的功效、苗形都不相同。徐长卿与鬼督邮相混，它们的根苗不同，功效相似。杜衡与细辛相混，它们的根苗、功效都相似，因二者极相近而非常混乱，一定要仔细分辨。

根

【性味】味辛，性温，无毒。

【修治】[雷说]凡采得粗杵，拌少许蜜，用瓷器盛，蒸三伏时，晒干用。

【主治】主鬼物百精蛊毒，疫疾邪恶气，温疟。久服健体轻身，益气延年。又说：石下长卿：主鬼疰精物邪恶气，杀百精蛊毒，老魅注易，亡走啼哭，悲伤恍惚。

【发明】[李时珍说]《抱朴子》上记载，上古时辟瘟疫有徐长卿散，效果好。

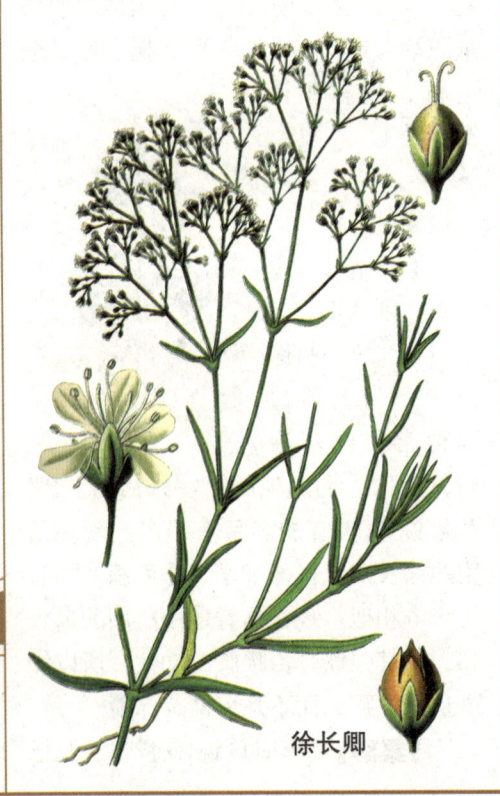

【附方】1.小便不通：徐长卿（炙）半两，茅根三分，木通、冬葵子各一两，滑石二两，槟榔一分，瞿麦穗半两，每次五钱，水煎服，再加朴硝一钱，温服。每日二次。2.晕车晕船，头痛欲吐：取徐长卿、石长生、车前子、车下李根皮各等份，捣碎，用方囊装半合系在衣带及头上。

细辛

【释名】又叫小辛、少辛。

【集解】[李时珍说]按《博物志》上说杜衡乱细辛，自古已然。大抵能乱细辛的，不止杜衡，应从根苗、色味几方面来仔细辨别。叶像小葵，柔茎细根，直而色紫，味极辛的是细辛。

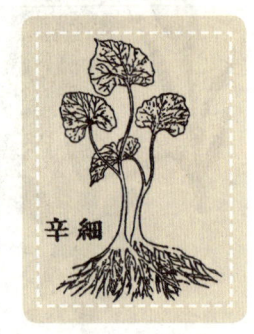

根

【修治】[雷说]只要使用细辛，切去头、土，用瓜水浸一夜，晒干备用。必须将双叶的拣去。

【性味】味辛，性温，无毒。[徐之才说]与曾青、枣根相使。与当归、白芷、芍药、川芎、丹皮、藁本、甘草同用，治妇科疾病；与决明子、鲤鱼胆、青羊肝同用，治眼痛。细辛恶黄芪、狼毒、山茱萸。忌生菜、狸肉。畏消石、滑石。反藜芦。

【主治】治咳逆上气，头痛脑动，关节拘挛，风湿痹痛死肌。久服明目利九窍，轻身延年。

卷七·草部

细辛

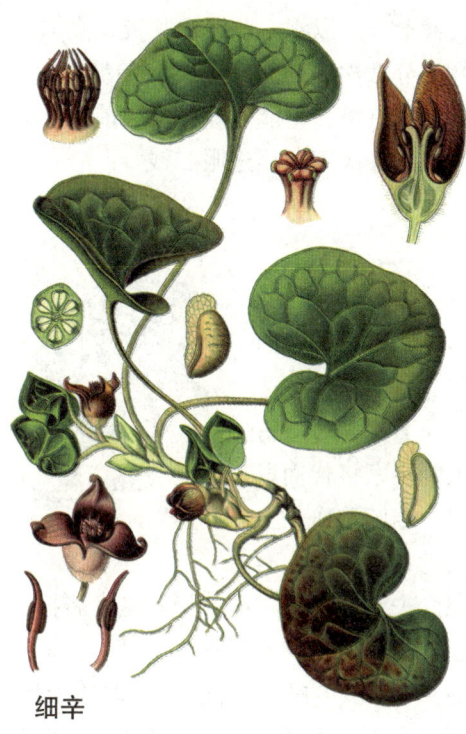

能温中下气，破瘀利水道，开胸中滞结，除喉痹、鼻息肉，治鼻不闻香臭，风痫癫疾，下乳结，治汗不出，血不行，能安五脏，益肝胆，通精气。添胆气，治咳嗽，去皮风湿痒，疗见风流泪，除齿痛，血闭，妇人血沥腰痛。含之，能去口臭。润肝燥，治督脉为病，脊强而厥。治口舌生疮，大便燥结，起目中倒睫。

【发明】[李时珍说]气厚者能发热，为阳中之阳。辛温能散，所以各种风寒、风湿、头痛、痰饮、胸中滞气、惊痫者，适宜使用。口疮、喉痹、齿痛等病用细辛，取其能散浮热，则火郁亦能发。辛能泄肺，所以风寒咳嗽上气者，也能用。辛能补肝，所以胆气不足，惊痫眼目等疾病，宜用。辛能润燥，所以能通少阴经及耳窍，便涩的人宜用。

[寇宗奭说]治头面风痛，不可缺少细辛。[张元素说]细辛性温，味大辛，气厚于味，属阳，主升，入足厥阴、少阴经血分，是手少阴引经之药。

【附方】 1.中风，不省人事：用细辛末吹入鼻中。2.虚寒呕哕，饮食不下：细辛去叶半两，丁香二钱半，共研为末，每次用柿蒂汤送服一钱。3.小儿客忤，即小儿突然受惊所致面青，口不能言；或惊啼不止：细辛、桂心末等分，取少许放入小儿口中。4.小儿口疮：细辛末用醋调贴敷肚脐。5.口舌生疮，用兼金散：细辛、黄连等分，研成末外搽患处，用来漱口疗效很好。另一方用细辛、黄柏。6.口臭龈齿肿痛、溃烂：用细辛煎成浓汁，热含冷吐。7.鼻中息肉：用细辛末时时吹鼻。8.各种耳聋，用聪耳丸：将细辛末溶在黄蜡中，团成鼠屎大小丸，绵裹一丸塞耳中。须戒怒气。

白前

【释名】又叫石蓝、嗽药。

【集解】[陶弘景说]白前根呈白色，像细辛略大些，易折断，咳嗽方中多用。

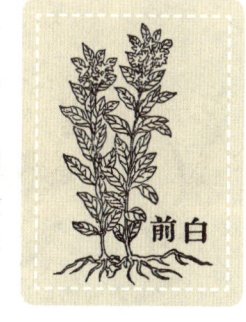

[马志说]白前的根像白薇、牛膝等，二月、八月采根，阴干用。[陈嘉谟说]像牛膝粗长坚硬且直，白前易折断；白薇像牛膝短小柔软能弯曲。两者在外形颜色上都很相似，以上述来区分白前、白

薇不易出错。

根

【性味】 味甘，性微温，无毒。

【主治】 治一切气分疾病，肺气烦闷，奔豚肾气。能降气祛痰。治胸胁满闷、咳嗽上气，呼吸欲绝。

【发明】 [李时珍说]白前色白而味微辛甘，为手太阴经之药。它长于降气，肺气壅塞有痰的人适宜使用。如果是肺虚而长叹气者，不可用。[寇宗奭说]白前能降肺气，治咳嗽多用，以温性药相佐同用效果更好。

【附方】 1.久嗽咳血：用白前、桔梗、桑白皮各三两（炒过），炙甘草一两，加水六升，煮成一升，分三次服。忌食猪肉、白菜。2.久咳上气，短气胀满，喉中呼吸有声，不能平卧，用白前汤：取白前二两，紫菀、半夏各三两，大戟七合，以水一斗浸渍一夜，煮取三升，分数次服。忌食羊肉，饴糖。3.久咳喉中有声，不能安睡：取白前焙干捣为末，每次用温酒送服二钱。

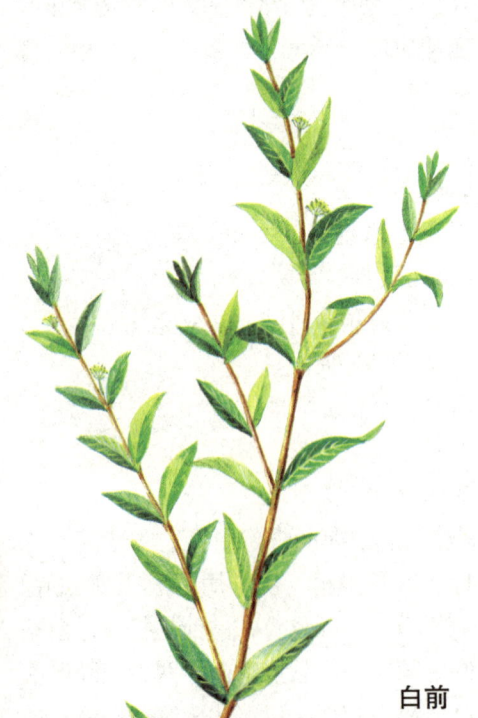

当归

【释名】 又名乾归、山蕲、白蕲、文无。

【集解】 古人为传宗接代而取妻。当归调血是女人的首选药物，有想念夫君的意思，故有当归这个名称，正好与唐诗"胡麻好种无人种，正是归时又不归"的意思相同。[李时珍说]当归原本不归于芹类，因其花像芹，故取此名。陕西、川蜀等地生产的当归，以川蜀出产的为最佳。春天发新苗，绿叶三瓣。七八月开浅紫色花，花的形状似莳萝，黑黄色根，在二、八月采集阴干。不干枯且肉厚的当归数最好。

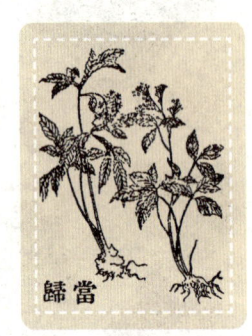

根

【性味】 味甘，性温，无毒。

【主治】 能止呕逆，治虚劳寒热，下痢，腹痛，齿痛，女人沥血腰痛及崩漏，可补各种虚损。治一切风寒，补一切血虚、劳损。能破恶血，生新血，肠胃冷。主咳逆上气、温疟寒热，妇人漏下、不孕不育，各种恶疮疡金疮，宜煮汁饮服。温中止痛，除客血内塞，中风汗不出，湿痹中恶，客气虚冷，还可补五脏，生肌肉。治头痛，心腹诸痛，润肠胃筋骨

白前

卷七·草部

当归

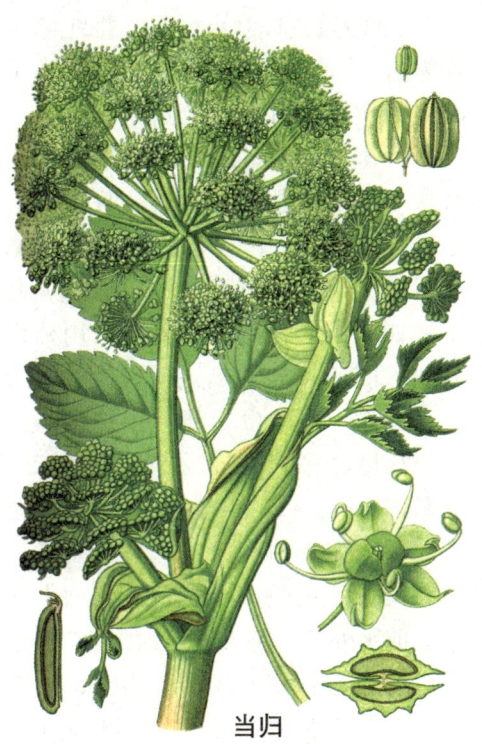

皮肤，还可治痈疽，排脓止痛，和血补血。主痿弱无力、嗜卧、足下热而痛。治冲脉为病，气逆里急。疗带脉为病，腹痛，腰部冷痛。

【附方】 1.失血过多致眩晕，治伤胎、产后、崩漏、外伤、拔牙等一切失血过多所致心烦眩晕：用当归二两，川芎一两，每次用五钱，加水七分、酒三分，煎至七分，热服，一日两次。2.鼻出血不止：取当归焙干，研细。每次服一钱，米汤送下。3.治尿血《肘后方》：用当归四两，锉碎，加酒三升，煮取一升，一次服下。4.头痛欲裂：用当归二两，酒一升，煮至六合饮下，一日两次。5.视物昏花，用六一丸补气养血：取当归（生晒）六两，附子（炮）一两，共研细末，炼蜜为丸如梧桐子大，服三十丸，每次温酒送下。6.心刺痛：取当归研末，酒服方寸匕。7.手臂疼痛：当归三两切碎，用酒浸泡三天后温服。饮尽，再配药饮用，以病愈为止。8.久痢不止，用胜金丸：取当归二两，吴茱萸一两，共炒香后去掉吴茱萸，只将当归研末，炼蜜做丸如梧桐子大，用米汤送服每次三十丸。9.便秘：当归、白芷，等分研为末，每次服二钱，米汤送下。10.妇人百病、各种虚损：用当归四两，地黄二两，共研细，炼蜜做成如梧桐子大的药丸，每次饭前用米汤送服十五丸。11.血虚发热，用当归补血汤：当归身（酒洗）二钱，绵黄芪（蜜炙）一两，加水二盏，煎至一盏，作一次空腹温服，一日两次。当归补血汤主治肌热躁热，目赤面红，烦渴引饮，脉洪大而虚，重按无力，此为血虚之证，与白虎汤主治的症状相似。如作为热证而误服白虎汤则死。

蛇床

【释名】 又名蛇粟、蛇米、虺床、马床、墙蘼、思益、绳毒、枣棘。[李时珍说]蛇虺喜卧于下吃子，所以有蛇床、蛇粟之名。叶像蘼芜，所以叫墙蘼。

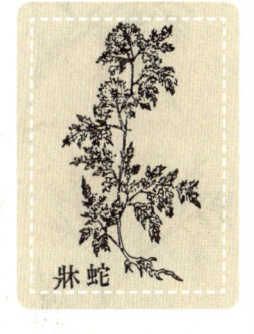

蛇床

【集解】 [李时珍说]其花如小米积攒成簇。子两片合成，像莳萝子略细，有细棱。

子

【修治】 [雷说]使用蛇床，须将用浓蓝汁和百部草根汁，同浸一昼夜，漉出晒干。再用生地黄汁拌和后蒸，蒸后晒干。

【性味】 味苦，性平，无毒。[徐之才说]恶牡丹、贝母、巴豆。伏硫黄。

【主治】 主妇人阴中肿痛，男子阴痿湿痒，除痹气，利关节，治癫痫恶疮。久服轻身。温中下气，令妇人子宫热，治男子阳痿。久服润肤，令人有子。治男女虚湿痹，毒风阴痛，去男子腰痛，外洗男子阴器能祛风冷，助阳事。暖丈夫阳气，助女人阴气，治腰胯酸痛，四肢顽痹，缩小便，去阴汗湿癣齿痛，治赤白带下，小儿惊痫，跌打损伤淤血，煎汤外洗用于皮肤瘙痒。

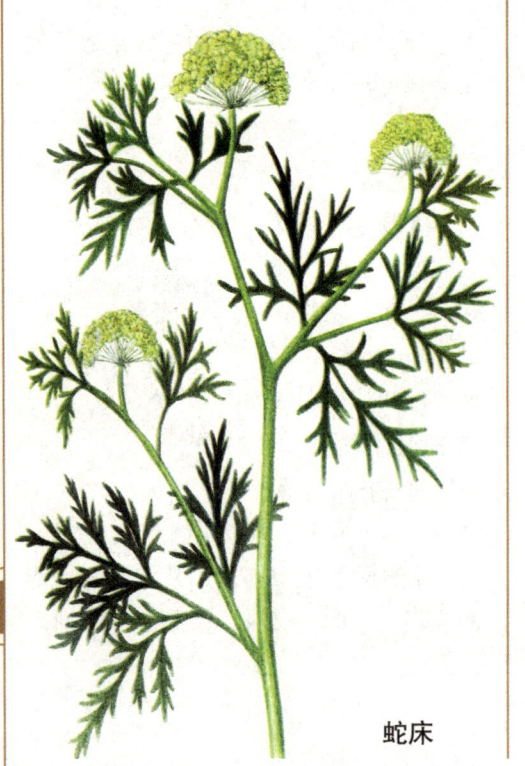

【附方】 1.小儿癣疮：将蛇床子杵为末，用猪油调匀涂患处。2.阳事不起：蛇床子、五味子、菟丝子等分，共研为末，炼蜜调成梧子大的丸子，每次用温酒送服三十丸，一日三次。3.赤白带下，月经不来：用蛇床子、枯白矾等分，共研末，加醋、面和成丸子，如弹子大，胭脂为外衣，用棉裹后放入阴道，如觉热盛就更换，每天换药一次。4.风虫牙痛：用蛇床子煎汤，乘热含漱。5.妇人阴痒：用蛇床子一两，白矾二钱，煎汤频洗。6.产后子宫脱垂：用布包蛇床子蒸熟后熨敷患处。又方：用蛇床子五两，乌梅十四个，煎水外洗，每天五至六次。7.男子阴肿、胀痛：将蛇床子研为末，用鸡蛋黄调匀敷患处。8.脱肛：用蛇床子、甘草各一两，研末，每次用白开水送服一钱，一日三次。同时，用蛇床子末外敷局部。9.痔疮肿痛不可忍者：用蛇床子煎汤熏洗患处。

蛇床

□ 藁本

【释名】 又叫藁茇、鬼卿、地新、微茎。

[苏颂说]根像禾藁，取名藁本。

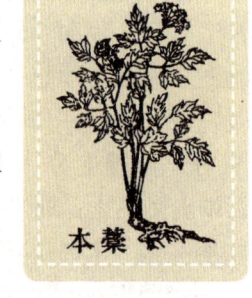

【集解】 《名医别录》载：藁本生长在崇山山谷，正月、二月采根暴晒，晒三十天即可使用。

[李时珍说]江南山中处处都生长藁本。其根像川芎但质地轻虚，味麻，不能饮用。

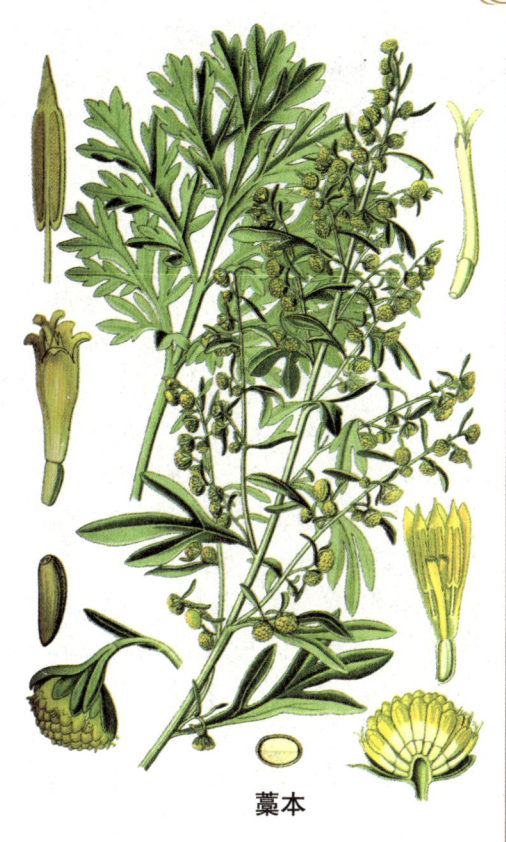

藁本与木香同用，治雾露之清邪犯于上焦。藁本与白芷同作面脂。

【附方】 1.大实心痛，已用过利药，用此清其毒：藁本半两，苍术一两，分作两次服，每次加水二杯，煎至一杯，温服。2.干洗头屑：藁本、白芷等分，共研末，夜间干擦头发，清晨梳去，头屑自除。3.小儿疥癣：用藁本煎汤沐浴，并用来洗涤换下的衣物。

芍药

【释名】 又名将离、梨食、白术、余容、铤。白的叫金芍药，赤的叫木芍药。

[李时珍说]芍药，约也。约，美貌。此草花容约，故名。罗愿《尔雅翼》说，制食之毒，非芍也，故取药名。

【集解】 [李时珍说]古人话洛阳牡丹、扬州芍药甲天下。如今药方中所用的，大多数取用扬州所产的芍药。芍药十月发芽，春天生长，三月开花。其品种多达三十多种，有千叶、单叶、楼子之分。入药最好选用单叶的根，气味全厚。根的颜色与花的颜色一样。

根

【性味】 味苦，性平，无毒。

[王好古说]味酸而苦，气薄味厚，属阴，主降，为手足太阴行经药，入肝脾血分。[徐之才说]恶石斛、芒硝，畏消石、鳖甲、小蓟，反黎芦。

【主治】 主邪气腹痛，除血痹，

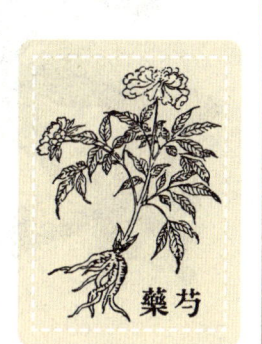

根

【性味】 味辛，性温，无毒。

【主治】 疗妇女疝瘕，阴部寒冷肿痛，腹中急，除风头痛，长肌肤，悦颜色。辟雾露润泽，疗风邪，金疮，可用洗浴药面脂。治一百六十种恶风侵袭，腰部冷痛，能利小便，通血脉，去头风疹疱。治皮肤皲裂，酒渣鼻、粉刺、瘤疾。治太阳头痛、巅顶头痛，大寒犯脑，痛连齿颊。治头面身体皮肤风湿。治督脉为病，脊强而厥。治痈疽，能排脓、托毒。

【发明】 [张元素说]藁本是太阳经治风药，其气雄壮。寒气郁于太阳经，头痛必用藁本。头顶痛非此不能除。

芍药

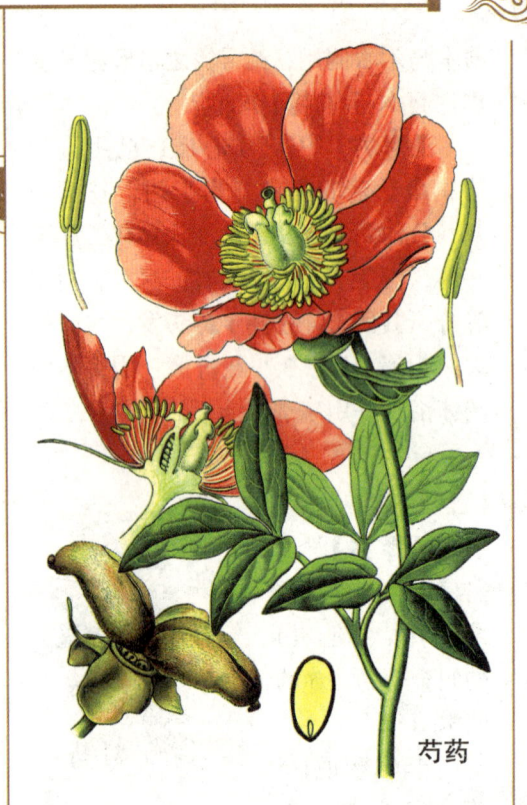

破坚积，疗寒热疝气，止痛，利小便，益气。可通利血脉，缓中，散恶血，逐贼血，去水气，利膀胱大小肠，消痈肿，治感受时行病邪之恶寒发热，中恶腹痛腰痛。治脏腑壅滞，能强五脏，补肾气，治时疾骨蒸潮热，妇人经闭，能蚀脓。主女人一切病，胎前产后诸疾，治风补劳，退热除烦益气，惊狂头痛，目赤明目，肠风泻血痔瘘，发背疮疥。能泻肝火，安脾肺，降胃气，止泻利，固腠理，和血脉，收阴气，敛逆气。理中气，治脾虚中满，心下痞，胁下痛，善噫，肺急胀逆喘咳，太阳鼽衄目涩，肝血不足，阳维病的寒热，带脉病的腹痛满，腰冷。止下痢腹痛，里急后重。

【发明】[成无己说]白芍补益，赤芍泻利；白芍收敛，赤芍发散。酸收敛，甘缓和，所以酸甘合用以补阴血，降逆气，润肺燥。[张元素说]白芍补而赤芍散，能泻肝补脾胃。用酒浸后止腹中痛；与姜同用，能温经散湿通塞，利腹中痛，胃气不通。白芍入脾经补中焦，是下利的药物。因泻利属太阴病，不可少它。芍药得炙甘草相佐，治腹中痛，夏天用加少量黄芩，如果恶寒则加肉桂，这是仲景神方。芍药的功用有六种：一安脾经；二治腹痛；三收胃气；四止泻痢；五和血脉；六固腠理。

【附方】1.腹中虚痛：白芍药三钱，炙甘草一钱，加水二盏，煎取一盏，温服。夏季加黄芩五分，恶寒加肉桂一钱，冬季大寒加肉桂一钱。2.脚气肿痛：白芍药六两，甘草一两，共研末，用白开水点服。3.消渴引饮：白芍药、甘草等分，共研末，每次取一钱，用水煎服，日服三次。4.鼻血不止：取赤芍药研为细末，每次用水送服二钱匕。5.崩中下血，小腹冷痛：芍药一两，炒为黄色，柏叶六两，微炒过。每次取二两，加水一升，煮取六合，然后加酒五合，再煎成七合，分作两次服，空腹服。也可将两药共研为末，每次用酒送服二钱。6.月经不调：白芍药、香附子、熟艾叶各一钱半，水煎服。7.血崩带下，用如神散：赤芍药、香附等分，共研末。每次取二钱，加盐一撮，水一盏，煎成七分，温服。一日二服，十服见效。8.刀伤出血：白芍药一两，熬黄研为末，每次用酒或米汤送服二钱，逐渐加大剂量，同时用药末敷伤处。9.鱼骨鲠咽：白芍药嚼细咽汁。

牡丹

【释名】 又名鼠姑、鹿韭、百两金、木芍药、花王。

[李时珍说]牡丹以红色为上品，根上长苗，结子，所以称牡丹。唐人称它为木芍药，百花中以牡丹第一，芍药第二，故世谓牡丹为花王，芍药为花相。

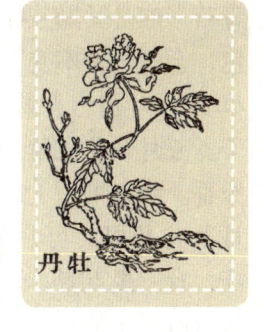

【集解】 [苏颂说]现丹、延、青、越、滁和州山中均生产牡丹，花有黄、紫、红、白色等。山牡丹，茎梗枯燥，黑白色。二月梗上生苗，三月开花，花瓣五六片。五月结黑色子，如鸡头子。根黄白色，长五七寸，大如笔管。现在的人大多喜欢，于秋冬移接，培土，春暖花开，花形百变。但其根性已失去本真，没有药性，药方中不可用培植牡丹。

根皮

【修治】 [雷说]采根晒干，用铜刀劈破去骨，锉成大豆大小，用清酒拌蒸，从巳时至未时，晒干。

【性味】 味辛，性寒，无毒。[王好古说]性寒，味苦、辛，阴中微阳，入手厥阴、足少阴经。[徐之才说]畏贝母、大黄、菟丝子。

【主治】 治冷气，散各种痛证，疗女子经脉不通，月经淋漓腰痛。能利关节，通血脉，散仆损瘀血，续筋骨，除风痹，落胎下胞，疗产后一切冷热血气。治神志不足，无汗骨蒸，鼻出血、吐血。有和血、生血、凉血的作用，治血中伏火，除烦热。

主寒热，中风瘛疭，惊痫邪气，淤血留舍肠胃，能安五脏，疗痈疮。除时气头痛，邪热五劳，劳气头腰痛，风噤癫疾。久服可轻身长寿。

【发明】 [李时珍说]牡丹皮治手足少阴、厥阴四经血分伏火，古方惟以丹皮治相火，故张仲景肾气丸中用到此品。后人专用黄柏治相火，却不知丹皮的功效更好。

【附方】 1.疝气，气胀不能动：丹皮、防风等分，研为末，用酒送服每次二钱。2.伤损瘀血：丹皮二两，虻虫二十一枚，熬后共捣末，每天早晨用温酒服方寸匕。3.下部生疮，已破溃：取牡丹末用开水送服方寸匕，一天三次。

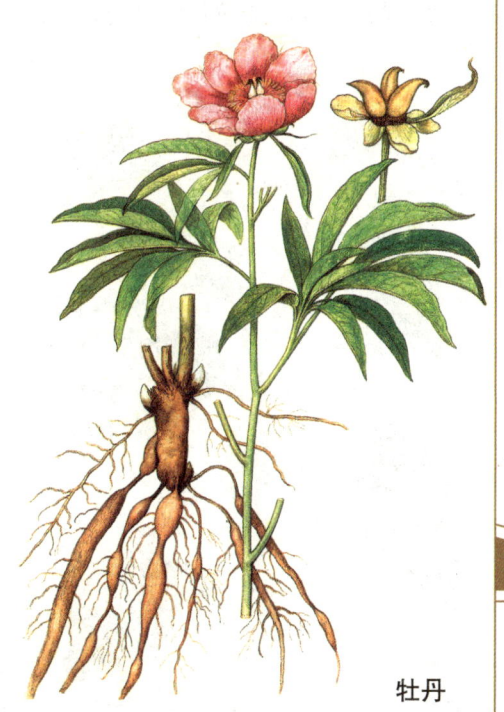

三白草

【释名】[陶弘景说]因其叶上有三点白，故取此名。

【集解】[苏颂说]三白草生池泽畔，高一尺左右。叶似水荭，又似菝。叶上有三黑点，非白也。古人称之，隐黑为白尔。根如芹根，黄白色而粗大。[陈藏器说]此草初生无白，入夏叶端半白如粉。农人候之莳田，三叶白则草便秀，故谓之三白。若云三黑点，苏未识矣。其叶如薯蓣，亦不似水荭。

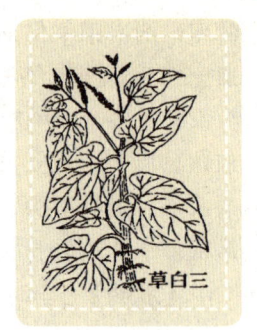

[韩保升说]今出襄州，二月、八月采根用。

[李时珍说]三白草生田泽畔，三月生苗，高二三尺。茎如蓼，叶如商陆及青葙。四月其颠三叶面上，三次变作白色，余叶仍青不变。俗云：一叶白，食小麦；二叶白，食妹杏；三叶白，食黍子。五月开花成穗，如蓼花状，而色白薇香。结细果。《造化指南》记载：五月菜花及根，可制雄黄。苏颂言似水荭，有三黑点者，乃马蓼，非三白也。藏器所说虽是，但叶亦不似薯蓣。

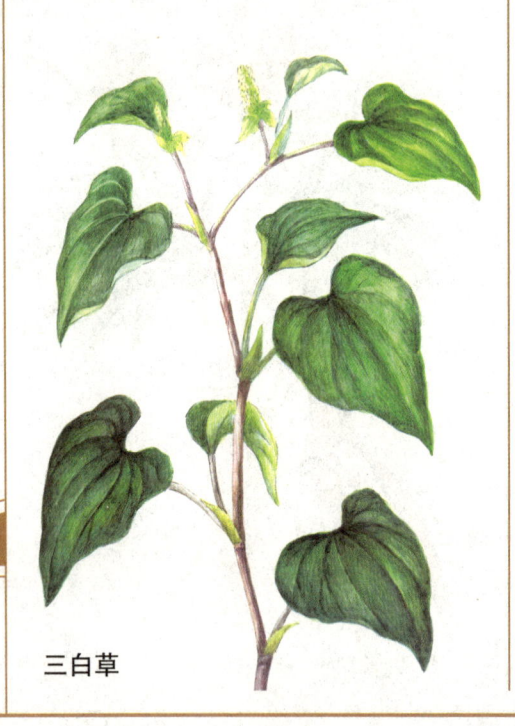

【性味】味甘、辛，性寒，有小毒。

【主治】水肿香港脚，利大小便，消痰破癖，除积聚，消疔肿。捣汁服用令人吐逆，除胸膈热痰，小儿痞满。疗脚风毒胫肿，捣酒服，亦甚有验。又煎汤，洗癣疮。

木香

【释名】又名蜜香、青木香、五木香、南木香。

[李时珍说]木香，属草类。本名蜜香，因其香气如蜜。

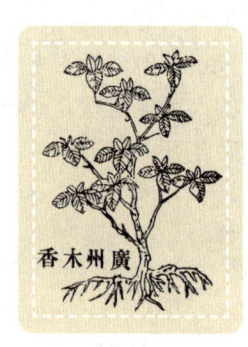

【集解】[李时珍说]南方各地都有生长木香。《一统志》中载，木香叶和丝瓜叶相似，冬季采根，晒干。[苏颂说]现今只有广州舶上有，其他地方没有。根窠如茄子般大小，叶像羊蹄但更长更大些，也有叶如山药，根大、开紫花。木香一年四季以采根芽为药，以形如枯骨，味苦粘牙的为好。江淮间也有此种木香，叫青木香，不能入药。

三白草

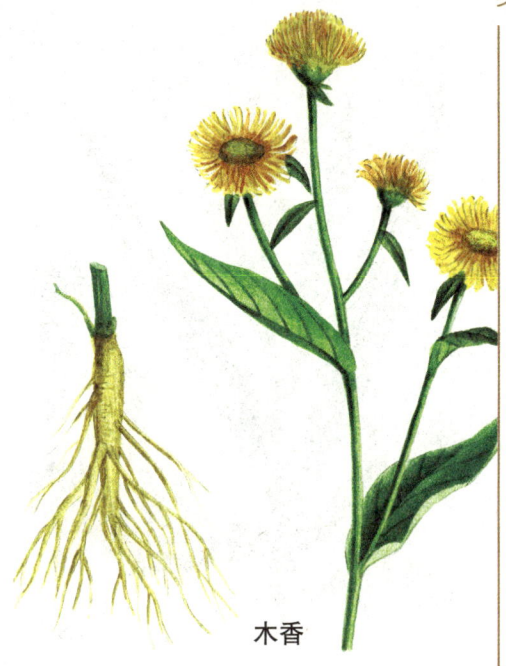

黄连半两，用水半升同煎干。将黄连去掉，单取木香，切成薄片，焙干后研为末，分三次服。第一服用橘皮汤送下，第二服用米汤送下，第三服用甘草汤送下。3.心气刺痛：青木香一两、皂角（炙）一两，共研为末，调糊做成梧桐子大的丸子，每次服五十丸，用白开水送下。4.流动性气痛：将广木香用温水磨成浓汁，加热酒中调服。5.气滞腰痛：青木香、乳香各二钱，酒浸，饭上蒸，均以酒调服。6.突然耳聋：用青木香一两，切小，放苦酒中浸泡一夜，取出，加麻油一合，小火煎，煮沸后滤去药渣，每日滴耳三四次。

木香

根

【修治】[李时珍说]凡入理气药使用，不可生用。

【性味】味辛，性温，无毒。

【主治】治九种心痛，积年冷气，痃癖痞块胀痛，壅气上冲，烦闷消瘦，妇女瘀血痛证，将其研末用酒送服。散滞气，调诸气，和胃气，泄肺气。行肝经气。煨熟，可实大肠。

治冲脉为病，逆气里急，主小便不利。主邪气，辟毒疫温鬼，强志，治恶露淋漓。久服能安神。消毒，杀鬼精物，温疟蛊毒，气劣气不足，肌肤寒冷，引药之精。治心腹一切气，膀胱冷痛，呕逆反胃，霍乱泄泻痢疾，健脾消食，安胎。

【附方】1.霍乱转筋腹痛：木香末一钱，木瓜汁一盏，加入热酒中调服。2.一切痢疾：木香一块（方圆一寸）、

山柰

【释名】又叫山辣、三柰。

【集解】[李时珍说]山柰生长于广西中部，家庭也栽种。根、叶都与生姜很像，有樟木般香气。当地人吃它的根像吃生姜一样，切开晒干，皮呈红黄色，里面的肉是白色。现在的人取它作香料，除腥臭味。

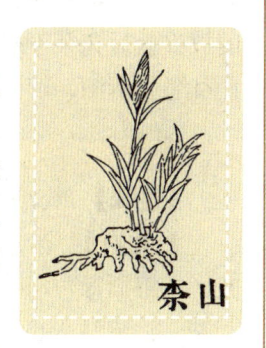

山柰

【性味】味辛，性温，无毒。

【主治】暖中，除瘴疠恶气。治受凉引起的心腹痛，寒湿霍乱，风虫牙痛。

【附方】1.一切牙痛：取山柰子一钱，用面包好，煨熟，再加入麝香二字，研成末，从左右各喷一字入鼻孔内，口含温水漱去。2.心腹冷痛：取山

柰、丁香、当归、甘草等分，研为末，以醋糊丸如梧子大，用酒送服，每服三十丸。

高良姜

【释名】 又名蛮姜。子名红豆蔻。

【集解】 [陶弘景说]产自高良郡，二月、三月采根。叶如山姜，外形与杜若相似。[苏颂说]现岭南各州及黔、蜀等地都有，春季长出茎叶，高一二尺，花红紫色，如穗状，嫩的放上盐后花朵不散落，用朱槿花染成深红色。醒酒，解酒毒。

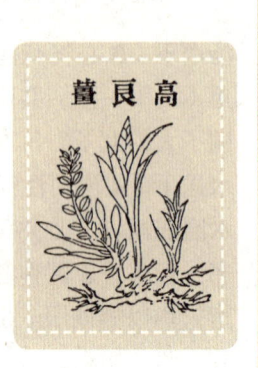

根

【性味】 味辛，性大温，无毒。

【主治】 治转筋泻痢，反胃呕吐，能解酒毒，消宿食。口含咽津，能利咽，治突然恶心及呕吐清水。口臭的人，将高良姜与草豆蔻共研为末，水煎服。有健脾胃，宽噎膈，破冷癖，除瘴疟的作用。治疗暴冷，胃中冷痛、呕逆，霍乱腹痛。下气利咽，润肤。煮来饮用，可止泻痢。风破气，腹部久冷气痛，去风冷，痹痛、无力。

【附方】 1.养脾温胃，祛寒消痰，宽胸下气，治疗心脾冷痛及一切寒凉食物伤脾：高良姜、干姜等分，炮过后研为细末，加面调糊做成梧子大的丸子，每次饭后服十五丸，用橘皮汤送下。孕妇忌服。2.眼睛红肿疼痛：取良姜末，用小管吹入鼻内使打喷嚏，或弹出鼻血，则红肿消散。3.风牙痛肿：高良姜二寸、全蝎（焙）一枚共研末，擦痛处，吐出涎水，再用盐汤漱口。4.霍乱吐泻：将高良姜用火炙令焦香。每用五两，加酒一升，煮沸三四次，一次服完。5.心脾冷痛：高良姜三钱，五灵脂六钱，共研为末，每次用醋汤调服三钱。

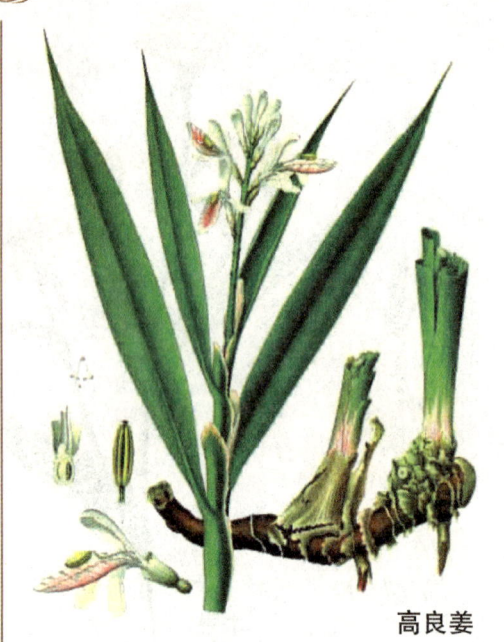

萱草

【释名】 又名忘忧、疗愁剑、妓女宜男。

【集解】 [苏颂说]萱草处处田野有之，俗名鹿葱。五月采花，八月采根。今人多采其嫩苗及花跗作菹食。[李时珍说]萱宜

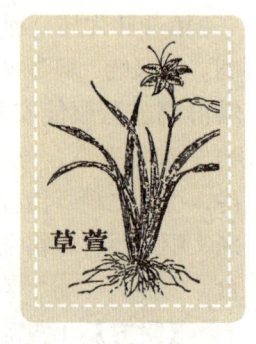

下湿地，冬月丛生。叶如蒲、蒜辈而柔弱，新旧相代，四时青翠。五月抽茎开花，六出四垂，朝开暮蔫，至秋深乃尽，其花有红黄紫三色。结实三角，内有子大如梧子，黑而光泽。其根与麦门冬相似，最易繁衍。

苗花

【性味】 甘，凉，无毒。

【主治】 煮食，治小便赤涩，身体烦热，除酒疸。消食，利湿热。作菹，利胸膈，安五脏，令人心情愉快，无忧，轻身明目。

根

【主治】 沙淋，下水气。酒疸黄色遍身者，捣汁服。大热衄血，研汁一大盏，和生姜汁半盏，细呷之（宗）。吹乳、乳痈肿痛，擂酒服，以滓封之。

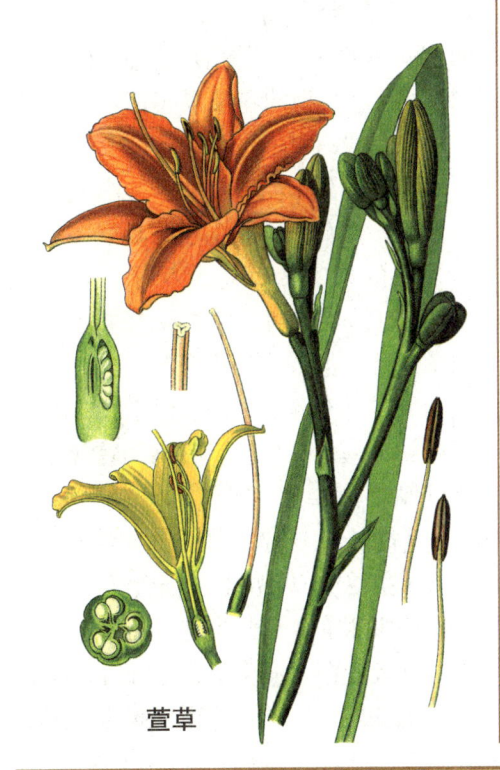

【附方】 1.通身水肿：鹿葱根叶，晒干为末。每次服二钱。2.小便不通：萱草根煎水频饮。3.大便后血：萱草根和生姜，油炒，酒冲服。4.食丹药毒：萱草根，研汁服之。

□ 豆蔻

【释名】 又名草豆蔻、漏蔻、草果。

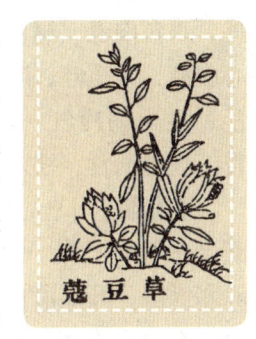

【集解】 《名医别录》载：豆蔻生长在南海。[苏颂说]豆蔻的苗与山姜相仿，花为黄白色，苗、根及子像杜若。[苏颂说]现在岭南等地也产草豆蔻。苗像芦，叶像山姜、杜若之类，根像高良姜。二月开花成穗房，长在茎下，由嫩叶卷之而生，初生像芙蓉花，色微红，穗头深红色。它的叶子逐渐长大，花渐渐绽开而颜色也逐渐变淡，也有黄白色的。南方人多采花来当果，嫩的尤为贵重。将穗加盐同腌制，重叠成朵状不会散。又用木槿花同浸，使其色红。[李时珍说]草豆蔻、草果虽是一物，但略有不同，今建宁所产的豆蔻，大小如龙眼而形状稍长，皮为黄白色，薄而棱尖。其仁大小如缩砂仁而辛香气和。滇、广所产草果，大小如诃子，皮黑厚而棱密。其子粗而辛臭，很像斑蝥的气味，当地人常用来作茶及食物佐料。广东人将生草蔻放入梅汁中，用盐渍让其泛红，然后在烈日下晒干，放入

萱草

酒中，名红盐草果。南方还有一种火杨梅，有人用它来伪充草豆蔻。它的形态圆而粗，气味辛猛而不温和，人们也经常使用。也有人说那即山姜实，不可不辨。

仁

【性味】味辛、涩，性温，无毒。

【主治】治疗瘴疬寒疟，伤暑吐下泄痢，噎膈反胃，痞满吐酸，痰饮积聚，妇人恶阻带下，除寒燥湿，开郁破气，杀鱼肉毒。制丹砂。能温中，治疗心腹痛，止呕吐，除口臭。下气，止霍乱，主一切冷气，消酒毒。能调中补胃，健脾消食，祛寒，治心、胃疼痛。

【发明】[李时珍说]豆蔻治病，取其辛热浮散，能入太阴、阳明经，有除寒燥湿，开郁消食的作用。南方多潮湿、雾瘴，饮食多酸咸，脾胃易患寒湿郁滞之病，所以食物中必用豆蔻。这与当地的气候相适应。但过多食用也会助脾热，伤肺气及损目。也有人说：豆蔻与知母同用，治瘴疟寒热，取一阴一阳无偏胜之害。那是因为草果治太阴独胜之寒，知母治阳明独胜之火。

【附方】1.虚疟自汗不止：用草果一枚，面裹煨熟后，连面同研细，加平胃散二钱，水煎服。2.气虚瘴疟，热少寒多，或单寒不热，或虚热不寒：用草果仁、熟附子等分，加水一盏、姜七片、枣一枚，煎至半盏服下。3.赤白带下：连皮草果一枚，乳香一小块，面裹煨成焦黄，同面共研末，用米汤送服，每次二钱，一天二次。4.口臭：豆蔻、细辛研末，口含。5.心腹胀满，短气：用草豆蔻一两，去皮研为末，用木瓜生姜汤调服半钱。6.胃弱呕逆不食：用草豆蔻仁二枚、高良姜半两，加水一盏，煮取汁，再加生姜汁半合，与白面调和后做成面片，在羊肉汤中煮熟，空腹食用。

花

【性味】味辛，性热，无毒。

【主治】主降气，止呕逆，除霍乱，调中焦，补胃气，消酒毒。

肉豆蔻

【释名】又名肉果、迦拘勒。

[寇宗奭说]肉豆蔻是相对草豆蔻而命名的。肉豆蔻去壳只用肉，以肉脂丰富颜色润泽的为好，枯白瘦小而虚的差。[李时珍说]此物的花及果实都与草豆蔻一样只是没有核，故名。

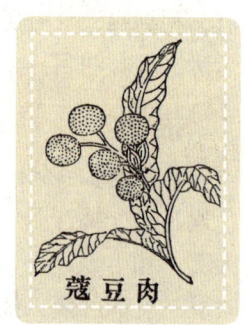

肉豆蔻

【集解】[苏颂说]如今岭南人家也有栽培。肉豆蔻春季生苗，夏季抽茎开花，结的果实像豆蔻，六月、七月采摘。[李时珍说]肉豆蔻的花及果实虽然像草豆蔻，但果实的皮肉却不同。肉豆蔻的果实外有皱纹，内有斑缬纹，如槟榔纹，最易生蛀虫，只有烘干后密封，才可保存。

【性味】味辛，性温，无毒。

【主治】能温中，消食止泄，治积冷心腹胀痛，霍乱中恶，呕沫冷气，小儿食乳吐泻。调中下气，开胃，解酒毒，消皮外络下气。治宿食痰饮，止小

肉豆蔻

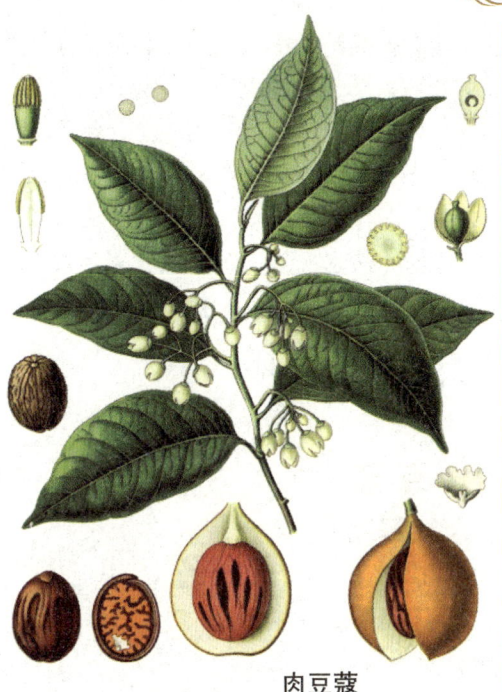

儿吐逆，妇人乳汁不通，腹痛。主心腹虫痛，脾胃虚冷，虚泻赤白痢，将其研末后煮粥服。暖脾胃，固大肠。

【附方】1.霍乱吐痢：将肉豆蔻研末，用姜汤送服一钱。2.久泻不止：肉豆蔻（煨）一两，木香二钱半，研末，用大枣肉调和制成丸子，每次用米汤送服五十丸。3.小儿泄泻：肉豆肉蔻五钱，乳香二钱半，生姜五片，同炒成黑色，去掉姜，研为膏，制成绿豆大的药丸，依年龄大小酌量服用，用米汤送下。4.冷痢腹痛，不能食：肉豆蔻一两去皮，醋和面裹煨熟，捣碎，每次服一钱，用米汤送下。5.暖胃除痰，促进食欲：肉豆蔻二个，半夏（姜汁炒）五钱，木香二钱半，共研末，蒸饼，制成如芥子大的丸子，每次饭后用津液下咽五至十丸。

白豆蔻

【释名】又名多骨。

【集解】[马志说]白豆蔻出自伽古罗国，称为多骨。其草形如芭蕉，叶像杜若，长八九尺而光滑，冬夏不凋，花为浅黄色，子作朵如葡萄，初长出时微青，成熟时则变为白色，七月采子。[苏颂说]如今广州、宜州也有，但不及外国的好。[李时珍说]白豆蔻子圆，大小如牵牛子。其壳白厚，仁像缩砂仁，入药时需去皮炒用。

【性味】味辛，性大温，无毒。

[王好古说]味大辛，性大热，味薄气厚，轻清而升，属阳，主浮。入手太阴经。

【主治】主积冷气，能止吐逆反胃，消谷降气。可散肺中滞气，宽胸消食，去白睛翳膜。能补肺气，益脾胃，理元气，收脱气。治噎膈，除疟疾寒热，解酒毒。

【发明】[张元素说]白豆蔻气味俱薄，功用有五：一为专入肺经本药，二散胸中滞气，三祛寒邪腹痛，四能温暖脾胃，五治突发红眼，白睛红者。

【附方】1.小儿胃寒吐乳：白豆蔻仁十四个、缩砂十四个、生甘草二钱、炙甘草二钱，研末，常掺入小儿口中。2.胃寒恶心，进食即欲吐：用白豆蔻子三枚，捣细，加好酒一盏，温服。数服以后见效。3.突然恶心：取白豆蔻仁细嚼。

益智子

【释名】[李时珍说]脾主智，此物

能益脾胃而得名益智子，与龙眼又名益智的意义相同。

【集解】[陈藏器说]益智出自昆仑国及交趾，现在岭南各地也有。顾微《广州记》上说，它的叶像蘘荷，长一丈多，根上有小枝，高八九寸，茎像竹箭，子从茎心中长出。一枝上有十子丛生，大小如小枣，核黑而皮白，以核小者为好。[李时珍说]按嵇含《南方草木状》中说，益智的子像笔头而两头尖，长七八分，现在用做调味品，也可以加盐暴晒或者作粽子食用。

【性味】味辛，性温，无毒。

【主治】主遗精虚漏，小便淋沥，能益气安神，补虚调气，通利三焦。如果夜尿多的人，可取益智仁二十四枚研碎，加盐一同煎服，效果好。治风寒犯胃，多涎，能和中益气。能益脾胃，理元气，补肾虚，治疗滑精、小便淋沥。治心气不足，梦遗赤浊，热伤心系，吐血，血崩等证。

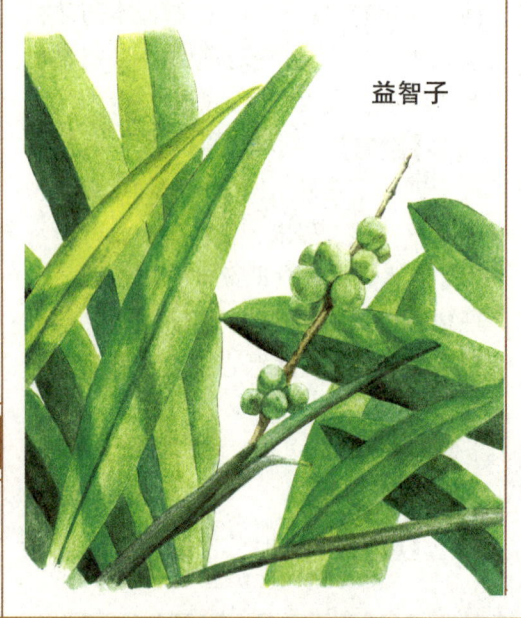

益智子

【附方】1.小便频数：将益智子用盐炒后，去盐，取炒后益智子、乌药等分，共研为末；另用酒煮山药粉为糊，做成梧子大的药丸，每次空腹服七十丸，用盐水送下。2.白浊腹满：取益智仁（盐水浸炒）、厚朴（姜汁炒）等分，加姜三片、枣一枚，用水煎服。3.口臭：益智子仁一两、甘草二钱，共碾成粉，常含口中。

荜茇

【释名】又叫荜拨。

【集解】[苏颂说]荜拨生长在波斯国。丛生，茎叶像蒟酱，果实紧细，味道比蒟酱辛烈。胡人用它作调料。[苏颂说]岭南也有荜茇，大多生长在竹林中。正月生芽成丛，高三四尺，茎像箸。叶子圆形如蕺菜色青，宽二三寸像桑叶，叶片光滑厚实。三月开白花；七月结子，青黑色，像椹子约长二寸，九月收子。南方人喜欢它的香辛味，有的直接采摘生叶吃。从波斯国运来的荜拨，味道则更辛香。

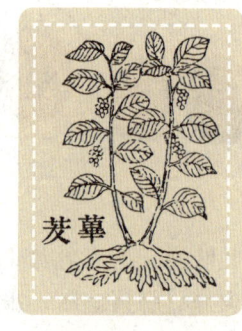

荜茇

【性味】味辛，性大温，无毒。

【主治】治霍乱冷气，心痛血气。疗水泻虚痢，呕吐反酸，产后泄痢，与阿魏合用效果更佳。主温中下气，补腰脚，杀腥气，消食，除胃冷，阴疝痃癖。与诃子、人参、桂心、干姜配伍使用，治脏腑虚冷肠鸣、泄痢，有效。治头痛、鼻渊、牙痛。

荜茇

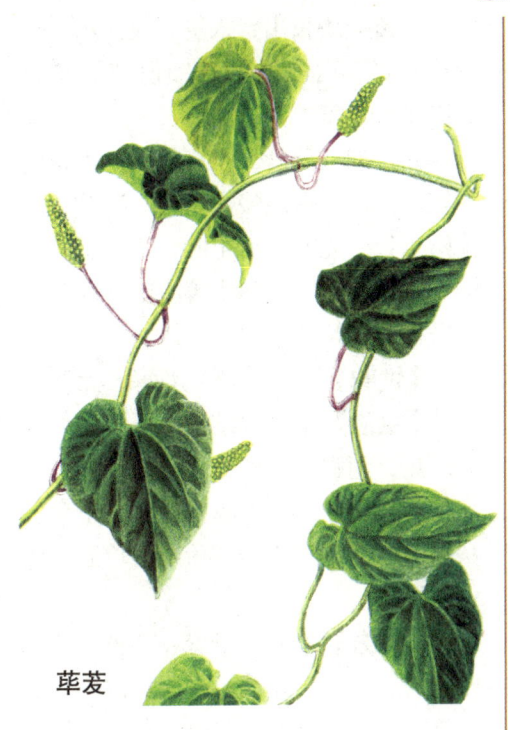

【附方】 1.冷痰恶心：荜茇一两研为末，饭前用米汤送服半钱。2.妇人血气作痛，以及月经不调，用二神丸：荜茇（盐炒）、蒲黄（炒），等分为末，加炼蜜做成梧子大的丸子，每次空腹用温酒送服三十丸，两服即止。3.偏头痛：让病人口含温水，在头痛的一侧。用鼻孔吸入少量荜茇末，见效。

补骨脂

【释名】 又叫破故纸、婆固脂、胡韭子。

[李时珍说]称此物为补骨脂说到的是它的功用，胡人称为婆固脂，误传为破故纸。胡韭子的名称，则是因其子的形状与韭子相似，所以称胡韭子。

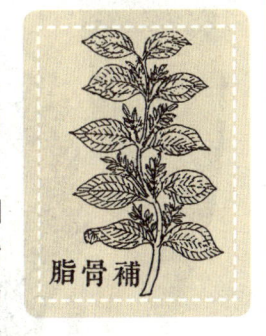

【集解】 [苏颂说]岭外山地间到处都有，四川合州也有补骨脂。茎高约四尺，叶小像薄荷，花微紫色，结的果实圆扁而黑似麻子，九月采收。

【性味】 味辛，性大温，无毒。[李时珍说]忌芸薹及各种血。

【主治】 五劳七伤，风虚冷，骨髓伤败，冷肾疏精，以及妇人血气堕胎。治男子腰痛，膝冷囊湿，逐诸冷顽痹，止小便，利腹中冷。兴阳事明耳目。治肾泻，通命门，暖丹田，敛精气。

【附方】 1.妊娠腰酸痛，用通气散：用破故纸二两，炒香研成末。先嚼胡桃肉半个，然后温酒调服二钱药末，药效显著。2.精气不固：破故纸、青盐等分，同炒为末，每次用米汤送服二钱。3.肾漏，阴茎不痿，常流精，痛如针刺：用破故纸、韭子各一两，研成末。每次取三钱，加水一盏，煎至六分服，一日三次，服至痊愈为止。4.二神丸治脾肾虚泻：破故纸（炒）半斤、肉豆蔻（生用）四两，共研末，枣肉研成膏，用来调和药末制成丸子如梧子大小，空腹用米汤送服五十至七十丸。5.跌坠腰痛，瘀血凝滞：破故纸（炒）、茴香（炒）、辣桂等分，共研末，每次用热酒服二钱。6.补骨脂丸，能壮筋骨，益元气，治元阳虚败，脚手沉重，夜多盗汗：补骨脂（炒香）四两、菟丝子（酒蒸）四两、胡桃肉（去皮）一两，乳香、没药、沉香各二钱半，研末，加炼蜜做丸梧子大的丸子，每次空腹服二三十丸，用盐汤或温

补骨脂

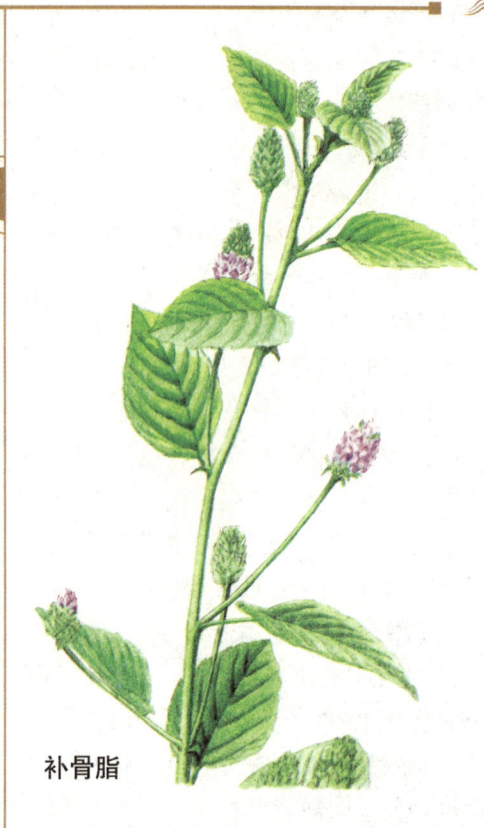

酒送下。从夏至起，服到冬至止，每天一次。7.肾虚腰痛：用破故纸一两，炒为末，每次用温酒送服三钱，或加木香一钱。又方，青娥丸：破故纸（酒浸，炒）一斤，杜仲（去皮，姜汁浸炒）一斤，胡桃肉（去皮）二十个，共研末，以蒜捣膏一两，和各药制成梧子大的丸子，每次空腹用温酒送服二十丸，妇人用淡醋汤送下。

姜黄

【释名】 又名述、宝鼎香。

【集解】 [苏颂说]姜黄的根和叶子都和郁金相似。花春生于根，与苗一块长出，入夏开花无子。根有黄、青、白三色。[苏颂说]江、广、蜀川多有姜黄。叶青绿，长一二尺，宽三四寸，如红蕉叶大小有斜纹。姜黄的花红白色，中秋时慢慢凋落。姜黄春末开始生长，先开花后生叶，不结实。其根盘曲为黄色，类似生姜有节且圆。八月采根，切片晒干。

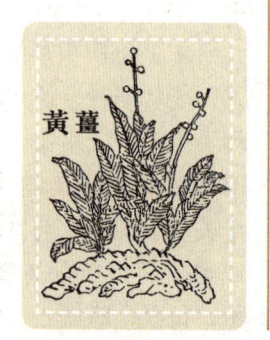

【性味】 味辛、苦，性寒，无毒。

【主治】 主心腹结积，下气破血，除风热，消痈肿。治血块，通月经，治跌打损伤淤血，止暴风痛冷气，下食。祛邪辟恶，治气胀，产后败血攻心。治风痹臂痛。

【附方】 1.心痛难忍：姜黄一两和桂三两，研末，用醋汤送服每次一钱。2.产后血痛，腹内有血块：姜黄、桂心等分，研末，用酒调服一匙。血下尽后即愈。3.疮癣初发：用姜黄研末外涂，效果更佳。

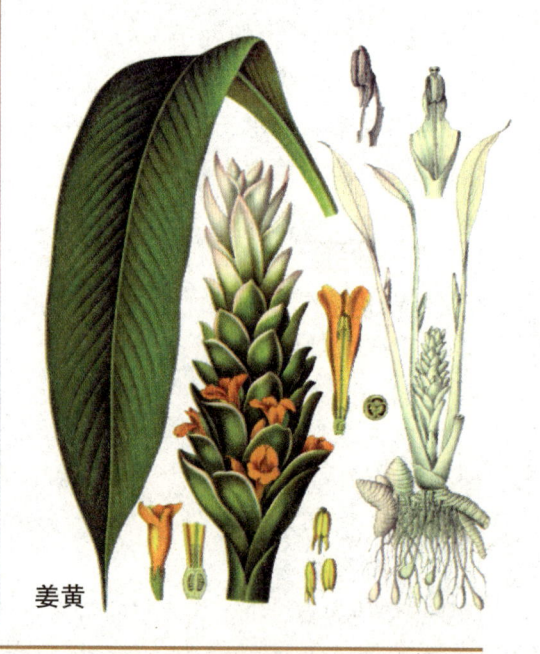

黄薑

姜黄

郁金

【释名】 又名马。

【集解】 [苏颂说]蜀地及西戎都产郁金，苗似姜黄，质红花白，根黄赤色。
[李时珍说]郁金有二种，郁金香用花，见郁金香本条；此郁金用根。它的苗像姜，根如指头般大小，长约一寸，形状如蝉的腹部，内赤外黄。

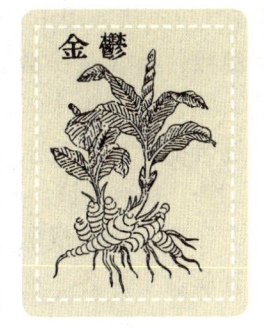

【性味】 味辛、苦，性寒，无毒。

【主治】 治妇人瘀血心痛，冷气积聚，用温醋调后摩患处。也治马病腹胀。能凉心。治阳毒入胃，下血频痛。主血积下气，能生肌止血，破恶血，治血淋、尿血、金疮。治气血瘀滞的心腹疼痛，产后败血冲心，失心癫狂蛊毒。

【附方】 1.吐血、鼻血：用郁金研末，水送服，每次二钱。重者可多服一次。2.尿血：郁金末一两，葱白一把，加一碗水，煎至三合，温服。一日三次。3.风痰壅滞：郁金一份、藜芦十份，一起研末。每次服一字，温浆水调下。同时用浆水一碗漱口吐涎。4.痔疮肿痛：将郁金末掺水调匀涂敷患处，消肿止痛。5.厥心气痛：郁金、干姜、附子等分，研末，用醋调糊制成药丸如梧子大小，每次服用五十丸，开水送服。6.产后心痛，血气上冲：郁金烧灰存性，研成细末后取二钱，用米醋调灌，即可转安。

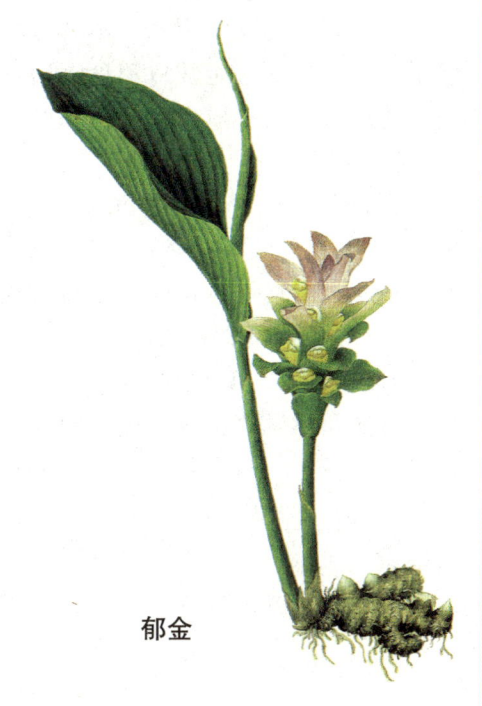

郁金

蓬莪茂

【释名】 又名蒁。

【集解】 [马志说]蓬莪生长在西戎及广南各州。叶像蘘荷，子像槟，茂在根下并生，一好一坏，坏有毒。西戎人取来后，先给羊吃。如羊不吃则丢弃。

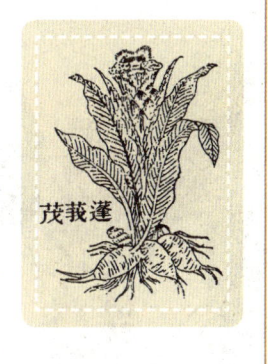

根

【修治】 [李时珍说]现在的人多用醋炒或煮熟入药，取它引入血分的作用。

【性味】 味苦、辛，性温，无毒。

【主治】 治疗心腹疼痛，中恶疰忤鬼气，霍乱冷气，吐酸水，解毒，饮食不消化，用酒研服。亦可治疗妇女血气结积。破痃癖冷气，用酒、醋磨服。治一切气，能开胃消食，通月经，消瘀血，跌打损伤及内损恶血。能通肝经聚血。

【发明】[苏颂说]在古方中没人使用蓬莪。现在是治疗积聚诸气的首选药物。蓬莪茂与荆三棱同用效果更好，在治疗妇人药中也经常用到。

【附方】1.气短不接，治气不畅，兼治滑泄及小便数：蓬莪茂一两、金铃子（去核）一两，共研为末，加入蓬砂一钱，炼过研细。每次空腹用温酒或盐汤送服二钱。2.一切冷气，腹痛：蓬莪茂二两（醋煮）、木香一两（煨），共研为末，用淡醋汤送服。3.气短不接，用正元散，兼治滑泄及小便数：蓬莪茂一两、金铃子（去核）一两，共研为末，加入蓬砂一钱，炼过研细。每次空腹用温酒或盐汤送服二钱，每次半钱。4.妇人腰痛，血气游走作痛：用核桃酒送服可治腰痛。蓬莪茂、干漆各二两，研为末，用酒送服每次二钱。

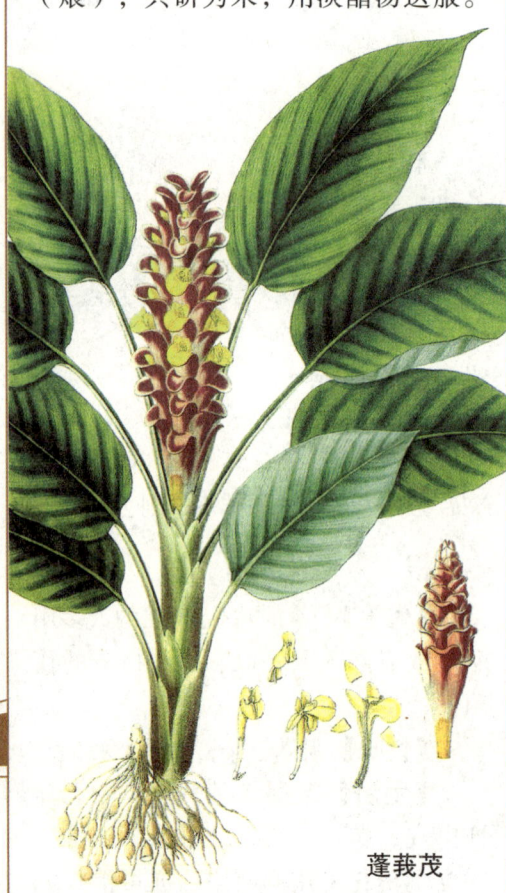

莎草、香附子

【释名】又名雀头香、草附子、水香棱、水巴戟、水莎、侯莎、莎结、夫须、续根草、地毛。

[李时珍说]《名医别录》中所说的莎草，不用苗用根，后世都用它的根来入药，称为香附子，却不知莎草这个名字。莎草可用来做雨衣和斗笠，稀疏而不沾水，所以字从草从沙，也写成"蓑"。因其为衣下垂绥，像孝子的蓑衣，因此又叫蓑。

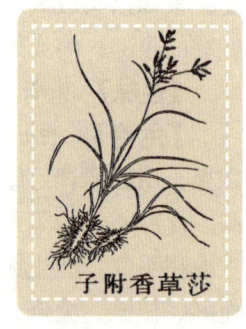

【集解】《名医别录》载：莎草生长在田野里，二月、八月采摘。

[李时珍说]莎草的叶子像老韭叶而硬，光泽有剑脊棱。五六月中抽一茎，三棱中空，茎端生长出数片叶子。莎草开花成穗状如黍，中间有细子，花青色。根须下结一二枚子，子上有黑细毛，大小像羊枣且两头尖。采根燎去细毛晒干备用。

蓬莪茂

根

【修治】[李时珍说]采来后，连苗晒干，用火燎毛。用时，水洗净，放在石上磨去皮，晒干捣用。生用、炒用或用酒、醋、盐水浸，根据具体情况来定。

【性味】味甘，性微寒，无毒。

【主治】除胸热，润肤，久服益气，长须眉。治心中客热，膀胱间连胁下气妨，常常愁眉不展，兼心悸怔忡者。治一切气分病，霍乱吐泻腹痛，肾及膀胱虚冷之证。散时气寒疫，利三焦，解六郁，消饮食积聚，痰饮痞满，脚肿腹胀，脚气，止心腹、肢体、头目、齿耳各种痛证，疗痈疽疮疡，止吐血下血尿血，妇人崩漏带下，月经不调，胎前产后各种疾病。

苗及花

【主治】治男子心肺中虚风及客热，膀胱间连胁下气机不畅，皮肤瘙痒瘾疹，饮食不多，日渐瘦损，常有忧愁、心悸、少气等证。用苗花二十多斤锉细，加水二石五斗，煮至一石五斗，倒入斛中熏洗浸浴，令全身出汗，其瘙痒即止。四季经常使用，可根治风疹。煎饮能散气郁，利胸膈，降痰热。

【发明】[李时珍说]香附性平而不寒，香而能走窜。其味多辛能散，微苦能降，微甘能和，是足厥阴肝经、手少阳三焦经气分主药，而兼通十二经气分。香附生用则上行胸膈，外达皮肤；熟用则下走肝肾，外彻腰脚；炒黑则止血；用盐水浸炒则入血分而润燥；用青盐炒则补肾气；用酒浸炒则通经络；用醋浸炒则消积聚；用姜汁炒则能化痰饮。香附与人参、白术同用补气；与当归、地黄同用则补血；与木香同用则疏滞和中；与檀香同用则行气醒脾；与沉香同用则能升降气机；与芎、苍术同用则总解诸郁；与栀子、黄连同用则能降火热；与茯神同用则能交通心肾；与茴香、破故纸同用能引气归元；与厚朴、半夏同用则决壅消胀；与紫苏、葱白同用则能解散表邪；与三棱、莪术同用能消积块；与艾叶同用则可治血气，暖子宫。郁金是气病之总司、女科之主帅。

【附方】1.偏正头痛及气热上攻，头目昏眩：香附子去皮，水煮后经捣、晒、焙，再研为细末，加炼蜜调成丸子（一品丸），如弹子大。每次一丸，水一盏，煎至八分服下，妇女用醋汤煎服。2.一切气病，胸腹胀满、嗳气吞

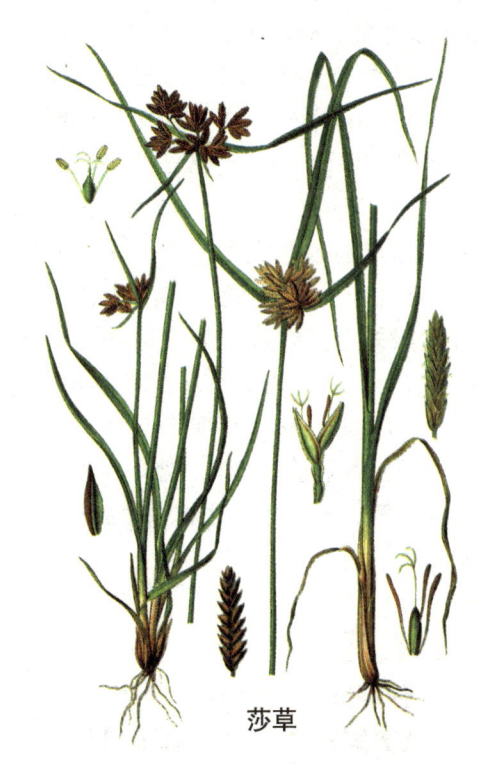

莎草

酸、痰逆恶心等，用快气汤：香附子一斤、缩砂仁八两、炙甘草四两，同研末，每次用盐开水送服适量。也可以将药研成粗末煎服。3.心腹冷痛，用小乌沉汤：香附子擦去毛后焙二十两，乌药十两、炒甘草一两，同研末，每次用盐汤送服二钱。4.心腹冷痛，用艾附丸，治疗心气痛、腹痛、血气痛等：香附子二两、蕲艾叶半两，用醋汤同煮熟后去艾叶，将香附炒后研末，米醋调糊做成梧子大的丸子，每次用白开水送服五十丸。5.脏腑冷痛及开胃：将香附子炒后研末，用姜、盐同煎汤送服，每次二钱。6.疝气胀痛：取香附末二钱，用海藻一钱煎酒调服香附末，空腹服，服药后将海藻也吃下去。7.妇人赤白带下：香附子、赤芍药等分，同研末，加盐一捻、水二盏，煎至一盏，饭前温服。8.气郁头痛：香附（炒）四两、川芎二两，同研末，每次用茶汤调服二钱。9.牙痛：用香附、艾叶煎汤漱口，同时用香附末擦牙。10.交感丹，治心血不足，肾气疲惫，心肾不交所致的精耗神衰、惊悸胸痞、饮食不下、虚冷遗精等：香附子一斤，水浸一夜，取出，于石上擦去毛，炒黄，加茯神去皮木四两，研为末，以炼蜜调末为丸，如弹子大。每晨细嚼一丸，用降气汤送下。降气汤是用香附子（如上法处理）半两、茯神二两、炙甘草一两半，研为末，点沸汤服前药。

茉莉

【释名】 又名柰花。

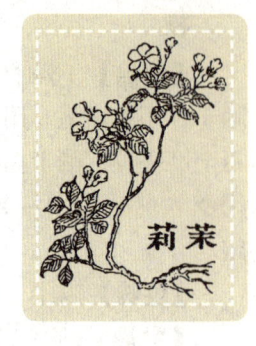

【集解】 [李时珍说]茉莉最早生长在波斯，后来移植到南海，现在滇、广两地的人都栽种它。茉莉忌寒，不适宜在中原种植。它茎弱枝繁，绿叶团尖，初夏时开白色小花，花瓣重叠没有花蕊，到秋尽花谢，不结果实。茉莉在夜晚开花，芬香可爱，女人将它当作首饰佩戴，或者用来作面脂。茉莉也可以用来熏茶，或蒸取液汁来代替蔷薇水。素馨和指甲花与它都属同类。

花

【性味】 味辛，性热，无毒。

【主治】 蒸油取液，作面脂和头油，能长发、润燥、香肌，也可加入茶中饮用。

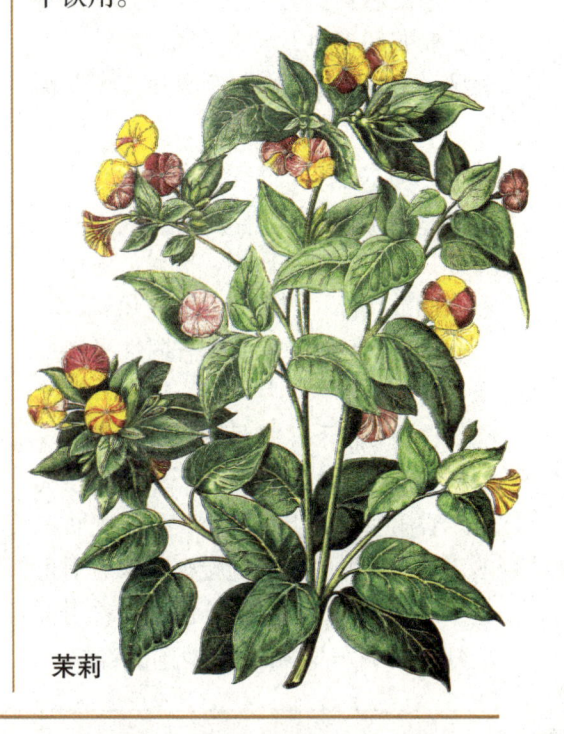

根

【性味】性热，无毒。

【主治】跌损骨节、脱骨接骨。

藿香

【释名】又名兜娄婆香。

【集解】[李时珍说]藿香有节中空茎方，叶子像茄叶。张洁古、李东垣是只用其叶，不用枝梗。现在，人们枝梗并用，因叶伪品较多。

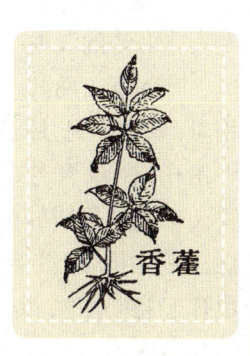

【性味】味辛，性微温，无毒。

【主治】主风水肿毒，能去恶气，止霍乱心腹疼痛。为治脾胃吐逆的要药。有助胃气、开胃及增进食欲的作用。能温中顺气，治肺虚有寒，上焦壅热之证，煎汤漱口可除酒后口臭。

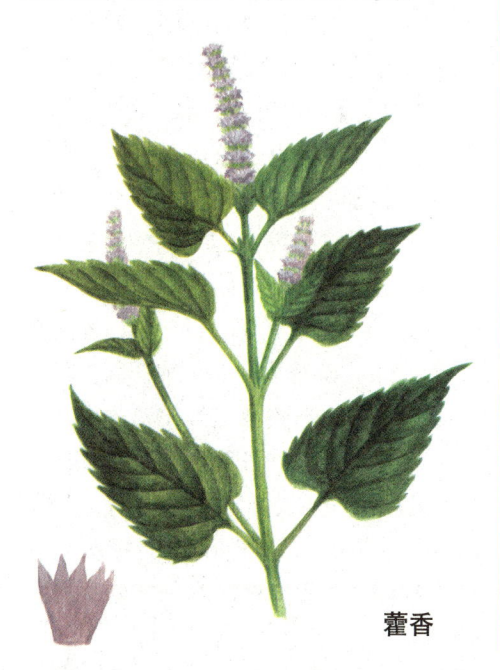

【附方】1.胎动不安，气不升降，呕吐酸水：用香附、藿香、甘草各二钱，研末。每服二钱，加少许盐，用开水调服。2.口臭：藿香洗净，用来煎汤，随时漱口。3.疮痈溃烂：用藿香叶、细茶等分，烧灰，用油调涂敷疮上。4.霍乱吐泻：用藿香叶、陈皮各半两，水二盏，煎至一盏，温服。5.暑天吐泻：用滑石（炒）二两、藿香二钱半、丁香五分，共研为末，每次用淘米水送服一二钱。

旋覆花

【释名】又名金沸草、金钱花、滴滴金、盗庚、夏菊、戴椹。

【集解】《名医别录》载：旋覆生长在平泽川谷。五月采花，晒干，二十天成。[韩保升说]旋覆的叶像水苏，花黄如菊，六月至九月采花。[李时珍说]此草的花像金钱菊。生长在水泽边的，花小瓣单；人们栽种的，花大蕊簇，这大概是土壤的贫瘠与肥沃造成的。它的根细白。

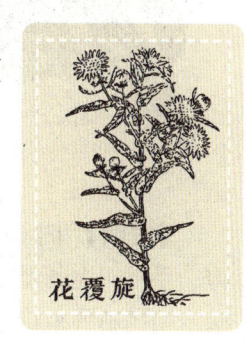

【性味】味咸，性温，有小毒。

【主治】主结气胁下满，惊悸，除水，去五脏间寒热，补中下气。消胸上痰结，唾如胶漆，心胁痰水；膀胱留饮，风气湿痹，皮间死肉，利大肠，通血脉，益色泽。主水肿，逐大腹，开胃，止呕逆不下食。行痰水，去头目风。消坚软痞，治噫气。

旋覆花

采来阴干备用,以脱节的为好。[苏颂说]零陵香,如今湖广诸州都有。它多生长在低洼的湿地里,叶如麻,两两相对,茎方,七月中旬开花,非常芳香,也就是从前的薰草。岭南人都作窑灶,将它用火炭焙干,以色黄的好。江淮也有土生的薰草,也可以作香,但比不上湖岭的蕙草。

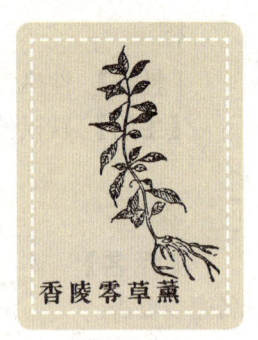

薰零陵香草

【性味】味甘,性平,无毒。

【主治】能明目止泪,疗泄精,去臭恶气,治伤寒头痛,上气腰痛。单用,治鼻中息肉、酒糟鼻。零陵香:主恶气鬼疰,心腹痛满。能下气,令体香,与各种香作成汤丸用,得酒良。主风邪冲心,虚劳,疳证。用升麻、细辛一同煎来饮用,治牙齿肿痛效果好。治血气腹胀,用茎叶煎酒服用。妇人用它浸油来饰发,芳香无以复加。

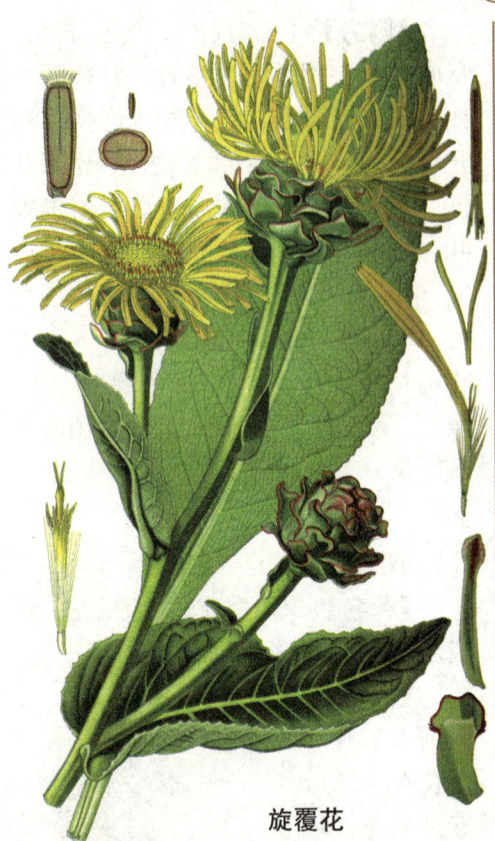

【发明】[李时珍说]旋覆是手太阴肺、手阳明大肠经之药。它所治的各种病,功用不外乎行水下气,通血脉。

【附方】 1.中风壅滞:旋覆花洗净,焙过,研细,加炼蜜和成梧子大的丸子,睡前用茶汤送下五至十丸。2.小儿眉癣,小儿眉毛眼睫,因生癣后不复生:旋覆花、天麻苗、防风等分,同研末,洗净敷患处,用油调涂。

【附方】 1.梦遗失精,用薰草汤:薰草、人参、白术、白芍药、生地黄各二两,茯神、桂心、炙甘草各二两,大枣十二枚,加水八升,煮取三升,分二次服。2.妇人节育断产:将零陵香研为细末,每次用酒调服二钱,连续服五次,可一年不孕。3.伤寒下痢,用蕙草汤:薰草、当归各二两,黄连四两,加水六升,煮至二升服下,一日三次。4.头风白屑:零陵香、白芷等分,用水煎成汁,倒入鸡蛋白调匀,搽头数十次,效好。5.牙齿疼痛:用零陵香梗、叶煎水,含漱。

□ **薰草、零陵香**

【释名】又名蕙草、香草、燕草、黄零草。

【集解】《名医别录》载:薰草也叫蕙草,生长于低洼潮湿的地方,三月

郁金香

【释名】 也称为郁香、红蓝花、紫述香、草麝香。

【集解】 [藏器说]郁金香在二三月开花,状如红蓝,四五月采摘,则有香气。郁草像兰草。花萎后是纯黄色,与裹着嫩莲的芙蓉花相似,可以香酒。

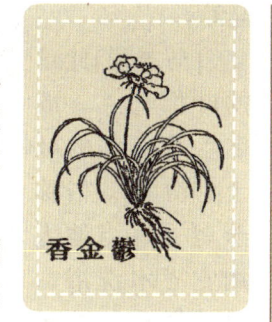

【性味】 辛香,温,无毒。

【主治】 治心腹间恶气鬼疰。还可做各种香药。

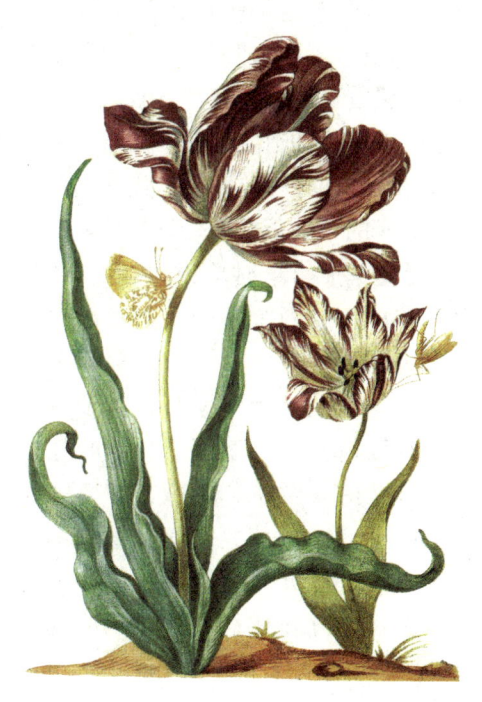

郁金香

泽兰

【释名】 又名水香、都梁香、虎兰、虎蒲、龙枣、孩儿菊、风药。根名:地笋。

[陶弘景说]此草生长在沼泽旁,故名泽兰,也叫都梁香。[李时珍说]此草也可作香泽用,不单指其生长在沼泽旁。齐安人称它为风药。《吴普本草》一名水香,陶氏说它也叫都梁香,现统称为孩儿菊。泽兰与兰草为同一类植物的两个品种。它的根可以食用,所以叫地笋。

【集解】 《吴普本草》载:泽兰生长在低洼潮湿的水边,叶像兰草,二月生苗,赤节,四叶生长在枝节间。[雷说]使用的时候须辨雌雄。大泽兰茎叶都是圆的,根为青黄色,能生血调气。它与小泽兰迥然有别。小泽兰叶上有斑,根头尖,能破血,通久积。[李时珍说]《吴普本草》说的是真泽兰,雷所说的大泽兰是兰草,小泽兰才是泽兰。

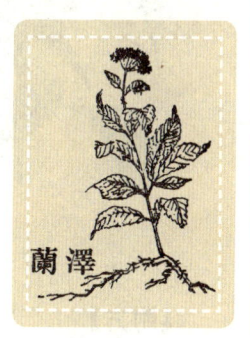

叶

【性味】 味苦,性微温,无毒。

【主治】 治哺乳妇女体内出血、中风后遗证、大腹水肿、身面四肢浮肿,骨节积水,刀箭伤及疮痈脓肿。治产后、外伤瘀血证。治产后腹痛、生育过多所致气血不足成虚劳消瘦,妇人血淋腰痛。治产前产后各种病,能通九窍,利关节,养气血,破瘀血,消癥瘕,通小肠,长肌肉,散跌打损伤瘀血,此刻鼻出血、吐血,头风目痛,妇

《本草纲目》彩色图鉴

泽兰

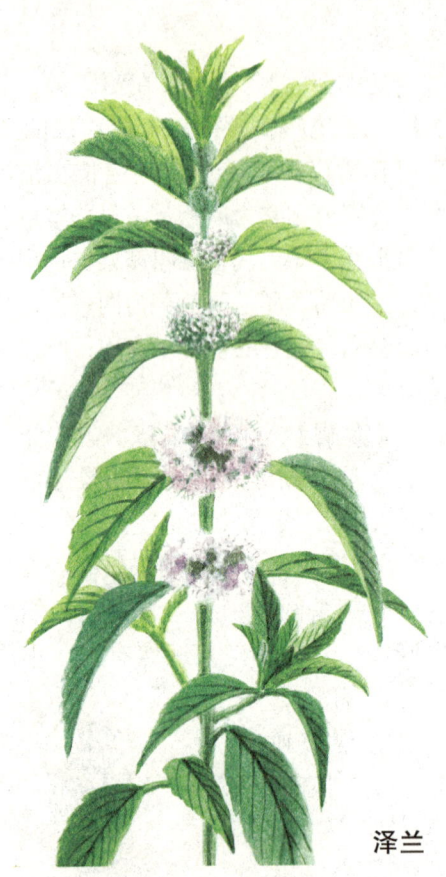

人劳瘦、男子面黄。

【附方】 1.产后水肿，血虚浮肿：泽兰、防己等分，研为末，每次用醋汤送服二钱。2.小儿褥疮：将泽兰嚼烂，贴敷于疮上，效果好。3.疮肿初起，损伤瘀肿：用泽兰捣烂外敷患处，有效。4.产后阴翻，产后阴户燥热，成翻花状：取泽兰四两，煎汤薰洗二三次，再加枯矾一起煎洗。

兰草

【释名】 又名木香、香水兰、女兰、香草、燕尾香、大泽兰、兰泽草、煎泽草、省头草、都梁香、孩儿菊、千金草。

[马志说]此草的叶像马兰，故名兰草。它的叶上有分枝，俗称燕尾香。当地人用它煮水洗浴，以御风邪，故又名香水兰。[陈藏器说]兰草生长在湖泽河畔，妇人用它调油来抹头，故称兰泽。盛弘《荆州记》上记载：都梁有山，山下有水清浅，水中生长着兰草，所以名都梁香。[李时珍说]都梁即如今的武冈州，另外临淮的盱眙县也有都梁山，产此香。兰是一种香草，能辟秽气。古人称兰、蕙都为香草，如零陵香草、都梁香草。后人将其省略，统呼为香草。近世只知道兰花却不知道兰草。只有虚谷方回经考定，说古代的兰草也就是如今的千金草，俗名孩儿菊。

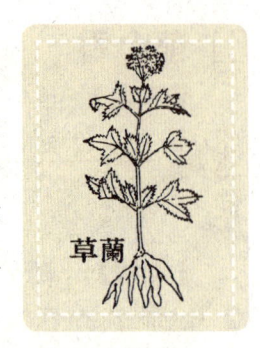

【集解】 [李时珍说]兰草、泽兰为一类植物的两个品种。两者都生长在水边低湿处，二月老根发芽生苗成丛，紫茎素枝，赤节绿叶，叶子对节生，有细齿。但以茎圆节长，叶片光滑有分叉的是兰草；茎微方，节短而叶上有毛的是泽兰。它们鲜嫩时都可摘来佩戴，八九月后渐渐长老，高的有三四尺。开花成穗状，像鸡苏花，呈红白色，中间有细子。

草蘭

叶

【修治】 见泽兰下。

【性味】 味辛，性平，无毒。

【主治】 能利水道，杀蛊毒，辟

卷七·草部

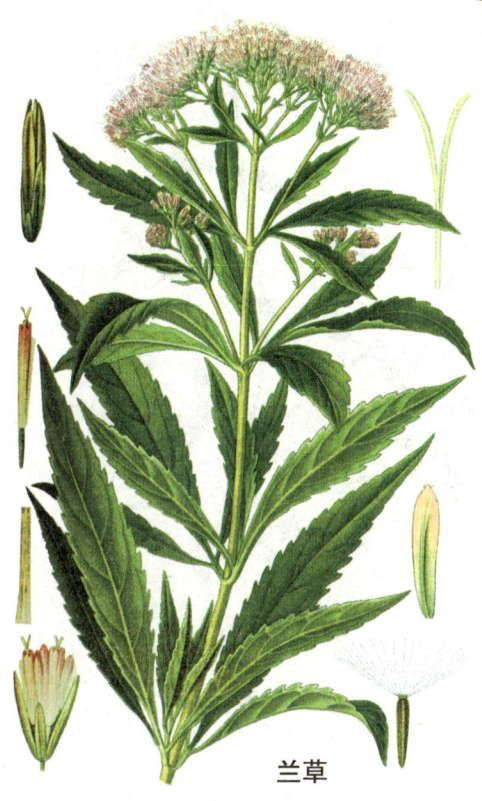

兰草

秽邪。可除胸中痰饮。能生血，调气，养营。兰草气味清香，能生津止渴，滋润肌肤，治疗消渴、黄疸。煎水用来洗浴，可疗风病。能消痈肿，调月经，水煎服可解牛、马肉中毒。主恶气，其气芳香润泽，可作膏剂用来涂抹头发。

【附方】 吃牛、马肉中毒：用兰草连根叶一起煎服，可解毒。

□ 马兰

【释名】 又名紫菊。

[李时珍说]此草的叶子像兰而大，花像菊花，色为紫色，故名

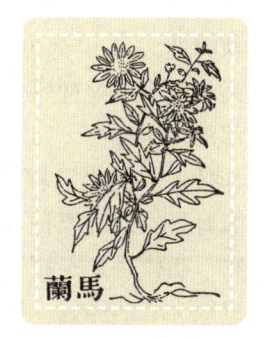

蘭馬

紫菊。俗称大的东西为马，所以得名马兰。

【集解】 [李时珍说]马兰，在湖泽低洼潮湿的地方。它在二月生苗，赤茎白根，叶长，边缘有刻齿状，像泽兰但没有香味。南方人多采摘来晒干后当蔬菜或作菜馅食用。马兰到夏天高达二三尺，开紫色花，花凋谢后有细子。

根、叶

【性味】 味辛，性平，无毒。

【主治】 破淤血，养新血，止鼻出血、吐血，愈金疮，止血痢，解饮酒过多引起的黄疸及各种菌毒、蛊毒。生捣外敷，治蛇咬伤。主各种疟疾和腹中急痛，痔疮。

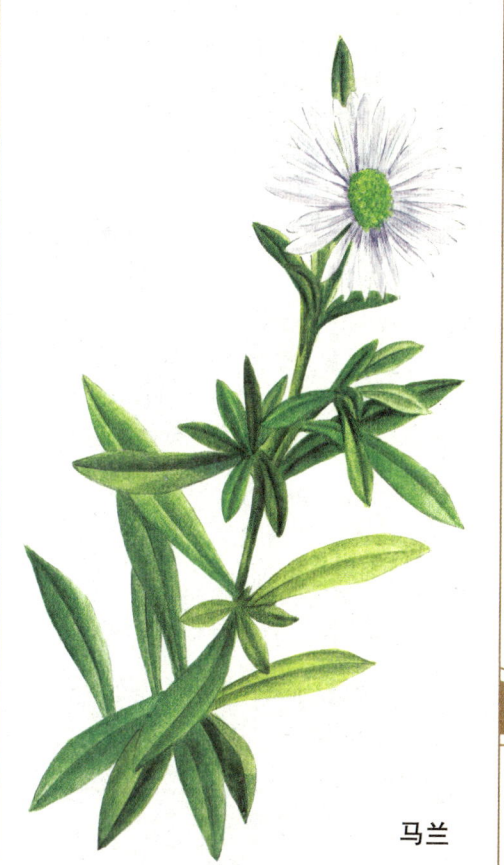

马兰

145

【发明】 [李时珍说]马兰味辛，性平，能入阳明血分，治血分疾病与泽兰的功效相同。现在人们用它来治疗痔漏，据说很有效。春夏季用新鲜马兰，秋冬季节用干品，不加盐醋，用白水煮来吃，并连汁一起饮用。同时用马兰煎水，放少许盐，天天熏洗患处。

【附方】 1.各种疟疾寒热往来：用赤脚马兰捣汁，加水少许，在发病日早晨服用。药中也可以加少量糖。2.绞肠痧痛：用马兰根、叶在口中细嚼，将汁咽下，可止痛。3.外伤出血：用马兰同旱莲草、松香、皂子叶共研细，搽入伤口。冬季没有皂子叶，可用树皮代替。4.喉痹口紧：用马兰根，或者叶捣汁，加少许醋滴入鼻孔中，或灌入喉中，痰出，则口自开。5.缠蛇丹毒：用马兰、甘草，磨醋涂搽患处。

爵床

【释名】 又名爵麻、香苏、赤眼老母。

【集解】 [李时珍说]爵床大多生长在原野里，茎方对节，类似大叶香薷，但香薷手搓后有香气，而爵床手搓后微臭，以此鉴别。

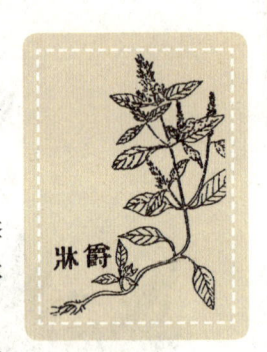

茎叶

【主治】 腰背痛，不能下床，直立艰难，除燥热，可做浴汤。血胀下气。治杖疮，捣汁涂上立瘥。

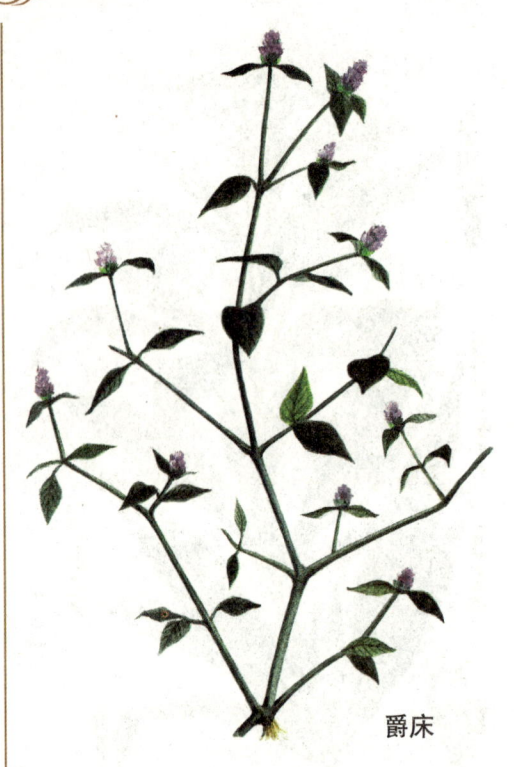

香薷

【释名】 又名香茸、香菜、蜜蜂草。

【集解】 [陶弘景说]香薷家家都有，作菜时生食，十月中旬采来放干备用。

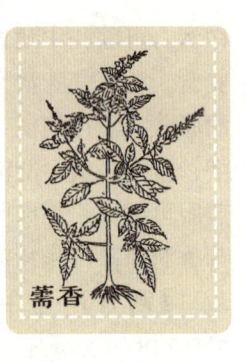

[寇宗奭说]香薷生长在山野间，荆湖南北、二川都有，汴洛有栽种，暑天也当作蔬菜食用。它的叶像茵陈，花茸紫，连成穗，四五十房为一穗，像荆芥穗，散发出一种香气。[李时珍说]香薷有野生，有家种。中州人在三月栽种它，叫作香菜，用来充当蔬菜。朱丹溪只取大叶的为好，但是小叶的香气更加

卷七·草部

浓烈，现在人多用。它的茎是方的，叶尖有齿痕，和黄荆叶类似但稍小些，九月开紫色的花，成穗状。另外有一种细子、细叶的，高只有几寸，叶像落帚叶，是石香薷。

【修治】[李时珍说]八九月香薷开花成穗状时，采来阴干备用。

【性味】味辛，性微温，无毒。

【主治】治疗霍乱腹痛吐泻，消水肿。祛热风。突然抽筋：取香薷煮汁服半斤，即止。研末用水送服可止鼻出血。能下气，除烦热，治疗呕逆冷气。春季煎汤代茶饮，可预防热病，调中温胃。含汁漱口，除口臭。主脚气寒热。

【附方】1.暴水、风水、气水，通身水肿，用深师薷术丸，服至小便通畅则愈：香薷叶一斤，加水一斗，熬煮极烂后去渣，再熬成膏，加白术末七两，制成梧子大的丸子。每次服十丸，用米汤送服，白天服五次，夜晚服一次。2.胁痛心烦：用香薷捣汁二升饮服。3.鼻衄不止：将香薷研末，用白开水冲服一钱。4.口中臭气：用香薷一把，加水煎汁含漱。5.一切伤暑，用香薷饮：香薷一斤，厚朴（姜汁炙）、白扁豆（微炒）各半斤，锉末。每次取五钱，加水二盏、酒半盏，煎取一盏，放水中待冷后服下，连服二剂有效。凡暑天卧湿当风，或生冷不节致吐利，或发热头痛体痛，或心腹痛，或转筋，或干呕，或四肢逆冷，或烦闷等，都可用。6.水肿，用香薷煎：取干香薷五十斤，打碎后放入锅中，加水至高出药物约三寸，久煮后去滓澄清，再用微火浓煎至可捏成丸子，丸子如梧子大。每次服五丸，一日三次，药量可逐渐增大，以小便通畅为痊愈。

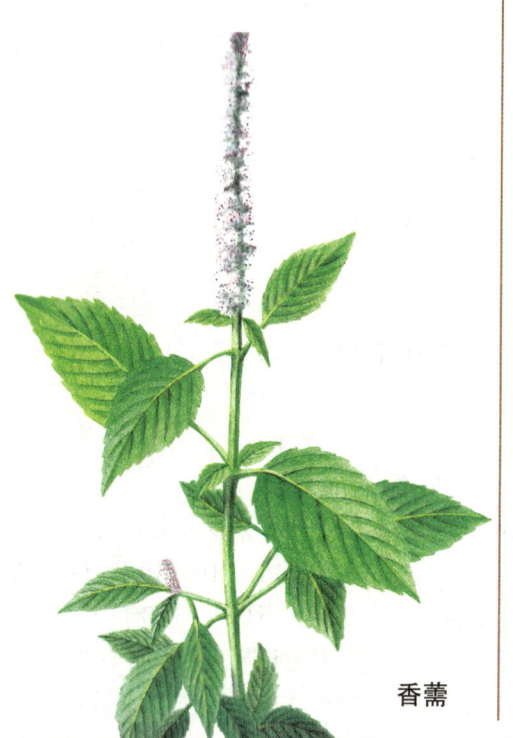

香薷

假苏

【释名】又名姜芥、荆芥、鼠蓂。

【集解】[苏颂说]假苏现在到处都有生长。叶似落藜且细，初长的假苏有辛香味，可以吃，人们取来生食。此药古方中很少用，近世的医家作为要药，取实成穗的，晒干后入药。[李时珍说]荆芥原是野生，因现在多为世人所用，所以栽种的较多。二月份播下种子，长出的苗茎方叶细，像扫帚叶

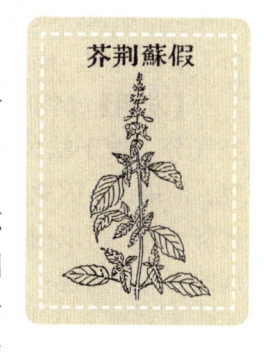

假苏荆芥

147

而窄小，为淡黄绿色。八月开小花，作穗状花房，花房像紫苏房。花房里有细小的子，像葶苈子一样，色黄赤，连穗一同采收入药用。

茎、穗

【性味】味辛，性温，无毒。

【主治】主寒热鼠瘘，瘰疬生疮，并能破气，下瘀血，除湿痹。祛邪，除劳渴出虚汗，将其煮汁服用。捣烂用醋调，外敷疔肿肿毒。治恶风贼风，口面歪斜，周身麻痹，心气虚健忘，能益力添精，辟邪毒气，通利血脉，补五脏不足之气助脾胃。主血劳，风气壅满，背脊烦痛，以及阴阳毒之伤寒头痛，头旋目眩，手足筋急。利五脏，消食下气，醒酒。作菜食用，生、熟都可，也可以煎汤代茶饮。用豉汁煎服，治突然患伤寒，能发汗。治妇人血风以及疮疥的要药。产后中风身强直，将其研末用酒送服。散风热，清头目，利咽喉，消疮肿，治项强，眼花以及疮肿，吐血衄血，下血血痢，崩中痔漏。

【发明】[李时珍说]荆芥入足厥阴经气分，擅于祛风邪，散瘀血，破结气，消疮毒。因厥阴属风木，主血，相火寄于肝，所以荆芥为风病、血病、疮病的要药。又说：荆芥反鱼蟹河豚的说法，本草医方中并没有说到，然而在民间书中往往有记载。据李延飞《延寿书》中记载：只要吃一切没有鳞甲的鱼，忌吃荆芥。如果吃了黄鳝后再吃荆芥，会使人吐血，只有用地浆可以解毒。与蟹同吃，可以动风。[李时珍说]荆芥是日常使用的药物，由于作用如此

相反，所以详细描述，以示警戒。大抵养生者，宁可信其有毒而引以为戒。

【附方】1.中风口噤，用荆芥散：将荆芥穗研为细末，用酒送服二钱。2.产后下痢：取大荆芥四、五穗，放盏内烧存性，不能接触油、火。烧好后加麝香少许，用开水调服适量。3.痔漏肿痛：用荆芥煮汤，每日洗患处。4.疔肿诸毒：荆芥一把，切碎，加水五升，煮取一升，分作两次冷服。5.脚丫湿烂：取荆芥叶捣烂外敷。6.头项风强痛：在八月后以荆芥穗做枕以及铺于床头下，立春后去掉。7.风热头痛。用荆芥穗、石膏，等分为末。每次用茶水调服两钱。8.一切偏风，口眼㖞斜：青荆芥一斤，青薄荷一斤，同入砂盆内研烂，取汁浓煎成膏。将药渣滤去三分之一，余下的三分之二晒干为末。以膏和末做成梧子大的丸子，每次服三十丸，白开水送服，早晚各一次。服药期间忌食动风的食物。

薄荷

【释名】又名蕃荷菜、南薄荷、金钱薄荷。

【集解】[苏颂说]薄荷到处都有生长。它的茎叶像荏而略尖长，经冬根不死，夏秋季节采其茎叶晒干备用。薄荷在古方中很少用，现在是治风寒的要药，所以人们多有种植。

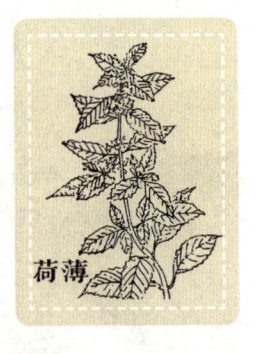

[李时珍说]薄荷，人们多有栽种。二月时，薄荷老根长出苗，清明前后可

分植。它的茎是方的，为赤色，叶子对生，刚长出来时叶子长而头圆，长成后则变尖。吴、越、川、湖等地的人多用它来代替茶叶。苏州所产的，茎小而且气味芬芳，江西产的稍粗，川蜀产的更粗。入药用，以苏州所产的薄荷为好。

茎、叶

【性味】 味辛，性温，无毒。[甄权说]适宜与薤同作成腌菜食用。病刚好的人不能吃，否则会令人虚汗不止。体质瘦弱的人长期食用，会引动消渴病。

【主治】 主贼风伤寒，恶气心腹胀满，霍乱，宿食不消，下气，煮汁内服，能发汗，解劳乏，也可以生吃。长期做菜吃，能却肾气，辟邪毒，除疲劳，使人口气香洁。煎汤洗，治漆疮。能通利关节，发毒汗，驱邪气，破血止痢。疗阴阳毒，伤寒头痛，四季都可以吃。治因中风而失音、吐痰。主各种伤风头风以及小儿风涎，为要药。榨汁服，可去心脏风热。清头目，除风热。利咽喉，疗口齿诸病。治淋巴结核疮疖，风瘾疹。捣成汁含漱，去舌苔语涩。用叶塞鼻，止衄血。外涂治蜂螫蛇伤。

【发明】 [张元素说]薄荷味辛凉，气味都薄，浮而升，属阳。所以能去人体上部、头部以及皮肤的风热。陈士良说：薄荷能引诸药入营卫，所以能发散风寒。[李时珍说]薄荷入手太阴、足厥阴经，辛能发散，凉能清利，专于消风散热，所以是治疗头痛、头风、眼目、咽喉、口齿诸病，小儿惊热及瘰疬疮疥

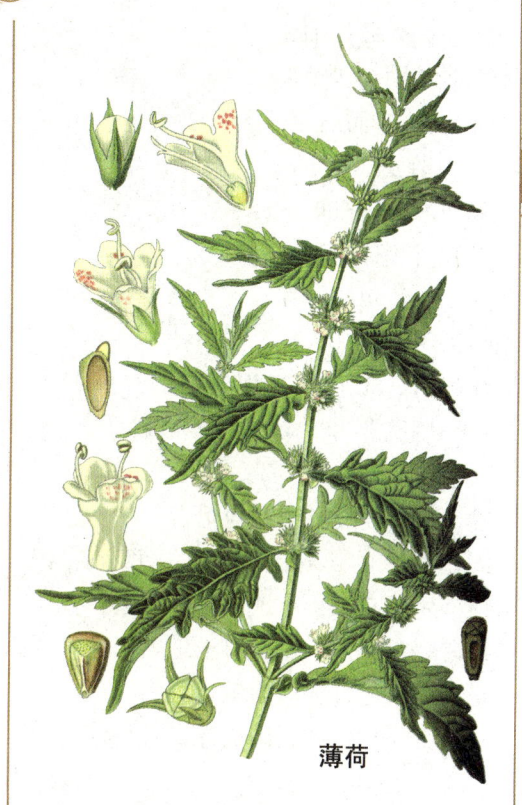

薄荷

的重要药物。

【附方】 1.清上化痰，利咽膈，治风热：用薄荷末炼蜜丸，丸子如芡子大，每次含服一丸。用白砂糖来和丸也可以。2.风气瘙痒：用大薄荷、蝉蜕等分，同研末，每次用温酒调服一钱。3.眼睑红烂：取薄荷在生姜汁中浸泡一夜后取出，晒干研为末。每次取一钱，用开水泡洗眼睛。4.鼻出血不止：用薄荷汁滴鼻，或者用干薄荷煮水，棉球裹汁塞鼻。5.血痢不止：取薄荷叶煎汤常服。

苏

【释名】 又名紫苏、赤苏、桂荏。

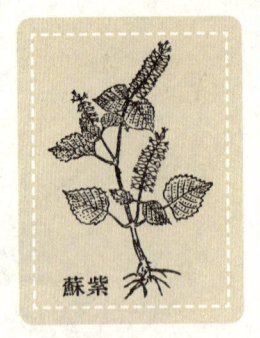

【集解】[陶弘景说]苏叶下面为紫色而气味非常芳香。色不紫而没有香味，与荏相像的叫野苏，不堪入药用。[苏颂说]苏到处都有，以背面都为紫色的最好。夏天采摘其茎叶，秋天采收其种子。[李时珍说]紫苏、白苏，都在二三月份下种，或者往年种子在地里自己生长。它的茎是方的，叶圆而有尖，四周有锯齿。生长在肥沃土地上，叶片正、背面都是紫色，生长在贫瘠土地上的，叶片正面为青色，背面为紫色。而叶片正、背面都是白色的，即白苏，就是荏。紫苏嫩时采叶，可当蔬菜吃，或用盐和梅汁做成酱菜吃，很香。夏季采其叶，可做汤喝。五六月份连其根一起采收，用火煨其根，阴干，则经久叶不落。八月开细紫花，成穗状花房，像荆芥穗。九月半枯时收取种子，种子细如芥子，为黄赤色，也可以榨取油。[雷说]薄荷的根茎非常像紫苏，但是叶子不同。紫苏茎柔和，薄荷茎燥烈，入药用时必须用刀刮去青薄皮，捣碎后用。

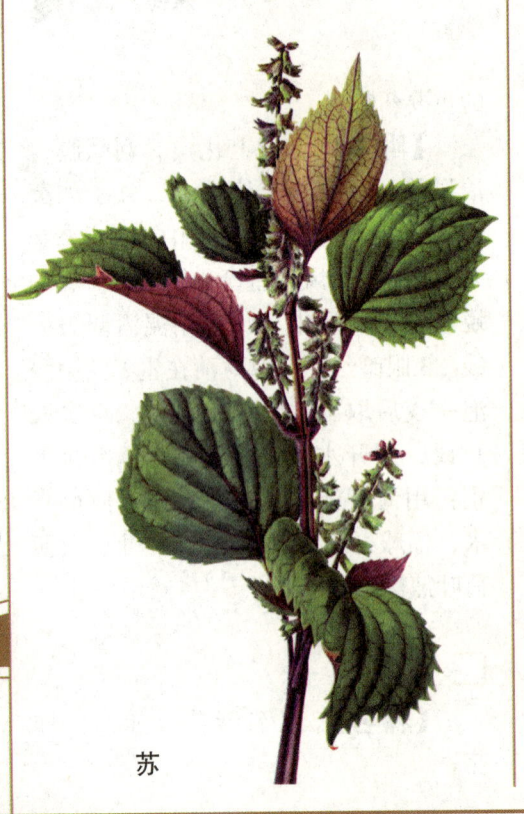

茎叶

【性味】 味辛，性温，无毒。

【主治】 解肌发表，散风寒，行气宽中，消痰利肺，和血温中止痛，定喘安胎，解鱼蟹毒，治蛇犬咬伤。取叶生食或做汤食用，可解一切鱼肉毒。下气除寒，其籽功效更好。除寒热，治一切寒气所致的疾病。补中益气，治心腹胀满，止霍乱转筋，能开胃下食，止脚气，通大小肠。通心经，益脾胃，煮后饮用特别好，宜配橘皮同用。

【发明】[苏颂说]如果宣通风毒，则单用紫苏茎，去节的尤为好。[李时珍说]紫苏在现在是重要的药物。其味辛，入气分；其色紫，入血分。所以与橘皮、砂仁同用，则行气安胎；与藿香、乌药同用，则温中止痛；与香附、麻黄同用，则发汗解肌；与芎、当归同用，则和血散血；与木瓜、厚朴同用，则散湿解暑，治霍乱、脚气；与桔梗、枳壳同用，则利膈宽肠；与杏仁、莱菔子同用，则消痰定喘。

【附方】 1.感寒上气：苏叶三两，橘皮四两，加酒四升，煮取一升半，分作两次服。2.伤寒气喘不止：用赤苏一把，加水三升，煮取一升，缓慢饮服。3.突然呃逆不止：将紫苏浓煎，一次服三升即止。4.刀疮出血不止：取嫩紫苏叶、桑叶同捣烂，外敷伤口。5.疯狗咬伤：将紫苏叶嚼烂后，外敷伤口上。6.食蟹中毒：取紫苏煮汁，饮二升。

紫苏子

【性味】 味辛，性温，无毒。

【主治】 主下气，除寒温中。治上气咳逆，冷气及腰腿部风湿。研成汁煮粥长期吃，能使人身体强壮。调中，益五脏，止霍乱呕吐反胃，补虚劳，健身体，利大小便，破癥结，消五膈，消痰止咳嗽，润心肺。治肺气喘急。顺气治风邪，利膈宽肠，解鱼蟹毒。

积雪草

【释名】 胡薄荷、地钱草、连钱草、海苏。

【集解】《名医别录》载：积雪草生长在荆州的川谷里。[苏颂说]积雪草叶子大小如铜钱，呈圆形，茎细却刚劲有力，蔓生。[苏颂说]现在到处都生长积雪草。八九月份采摘苗叶，也能当作蔬菜吃。与薄荷相仿，但味道不是很甜。生长在江浙一带的人，大多用积雪草当茶饮，俗称新罗薄荷，又叫连钱草。《庚辛玉册》记载：地钱，也就是阴草。生长在荆楚、江淮、闽南一带，大多长在寺庙砌缝中，叶圆似钱，引蔓伏地生长，香如细辛，不曾见它开花。

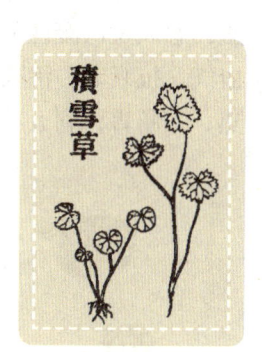

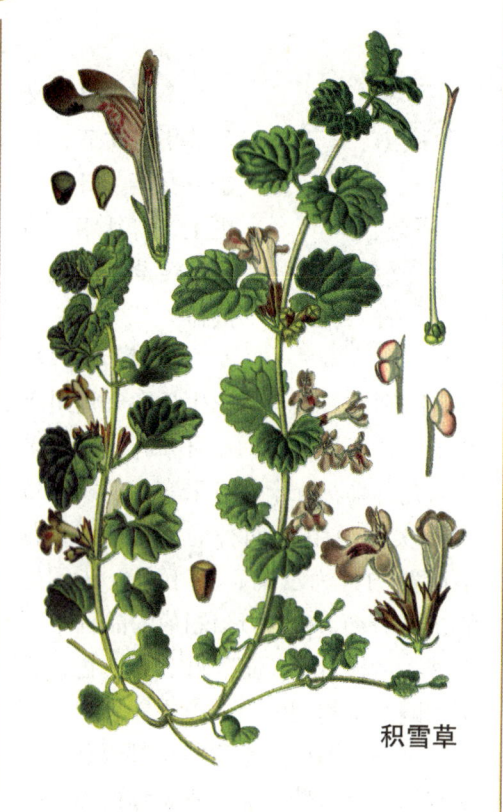

茎、叶

【性味】 味，寒，无毒。

【主治】 主暑热，小儿寒热。腹内热结，捣汁服用。单用可治颈淋巴结核及溃烂、鼠漏。皮肤肿胀，可治风疹疥癣。治风气攻胸，做汤喝，见效快。研成末涂眼，治眼病。大热，恶疮痈疽，全身皮肤发红、发热。捣成汁服用，主治热肿丹毒。

【附方】 1.妇人小腹疼痛：用五月采集的积雪草，晒干，捣筛为末，每次服二钱，以好醋拌匀，服用。2.热毒痈疽。积后收积雪草阴干研为末，水调敷。

积雪草

菊

【释名】 又名节华、女节、女华、女茎、日精、更生、傅延年、治蔷、金蕊、阴成、周盈。

【集解】 《名医别录》载：菊花生长在雍州川泽及田野，正月采根，三月采叶，五月采茎，九月采花，十一月采实，都阴干备用。[吴瑞说]花大而香的，为甘菊；花小而黄的，为黄菊；花小而气味不好的，是野菊。[李时珍说]菊的品种不下百种，宿根自生，茎、叶、花、色，各不相同。宋朝刘蒙泉、范志能、史正志虽然都著有菊谱，也不能全都收载。其茎有株、蔓、紫、赤、青、绿的差别；叶有大、小、厚、薄、尖、秃的不同；花有千叶单叶、有蕊无蕊、有子无子、黄白红紫、杂色深浅、大小的区别；味有甘、苦、辛的差异；此外还有夏菊、秋菊、冬菊之分。一般只用单叶味甘的入药，如《菊谱》中所载的甘菊、邓州黄、邓州白之类。甘菊原产于山野，现在人们都有栽种。它的花细碎，品位不太高，花蕊像蜂窠，内有细小的子，也可将菊枝压在土中分植。菊的嫩叶和花可以炸着食用。白菊花稍大，味不很甜，也在秋季采收。菊中无子的，称为牡菊。

花、叶、根、茎、实

【性味】 味苦，性平，无毒。

[李时珍说]《神农本草经》说菊花味苦，《名医别录》载菊花味甘，各家都认为味甘的是菊，味苦的是苦薏，只取味甘的入药。据张华《博物志》所载：菊有两种，苗花一样，只是味稍有不同。味苦的不能食用。在范致能《菊谱序》中记载：只有甘菊一种可以食用，也可入药用。其余黄菊、白菊都味苦，虽然不能食用，却可入药用。治头风尤以白菊为好。据以上两种说法，知菊类自有甘苦两种。作食品必须用甘菊，入药则各种菊都可以，但不能用野菊，即苦薏。

【主治】 治头目风热、晕眩倒地、脑颅疼痛，消一切游风，利血脉。用菊作枕头可明目，菊叶也能明目，生熟都可食。养肝血，去翳膜。主肝气不足。治诸风头眩肿痛，流泪，皮肤死肌，恶风及风湿性关节炎。长期服用利血气，抗衰老。治腰痛无常，除胸中烦热，安肠胃，利五脉，调四肢。

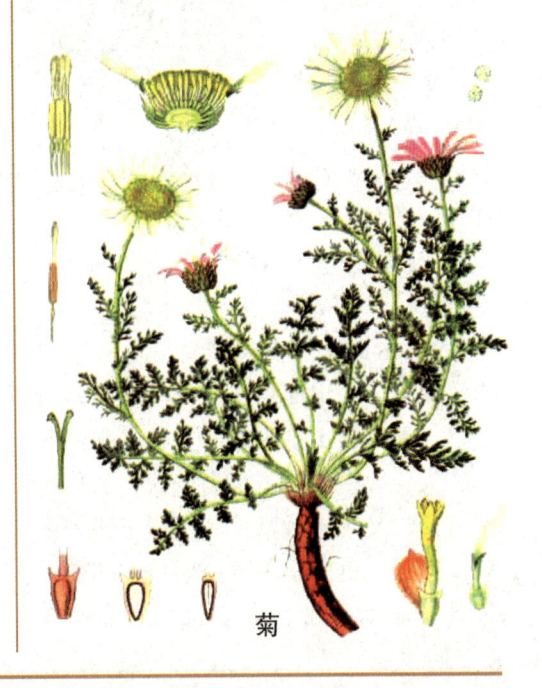

白菊

【性味】 味苦、辛，性平，无毒。

【主治】 治风眩，能令头发不白。可用来染黑胡须和头发。同芝麻、茯苓制成蜜丸服用，能去风眩，延年，益面色。

【发明】 [朱震亨说]黄菊花属土与金，有水与火，能补阴血，所以能养目。[李时珍说]菊，春天生长，夏天繁茂，秋天开花，冬天结实，备受四时之气，饱经霜露，叶枯而不落，花槁而不凋，味兼甘苦，性禀平和。过去人们说它能除风热，益肝补阴，殊不知菊得金水的精华尤其多，能补肺肾二脏。补水能制火，益金能平木，木平则风息，火降则热除，用来治疗头目的各种风热。黄菊入金水阴分，白菊入金水阳分，红菊行妇人血分，都可入药。它的苗可做蔬菜，叶可食用，花可做糕饼，根及种子可入药，装在布袋里可做枕头，蜜酿后可做饮品，全身上下，都是宝。古代圣贤将菊比做君子，《神农本草经》将它列为上品，隐士采摘它泡酒，文人墨客采食其花瓣。

【附方】 1.风热头痛：菊花、石膏、川芎各三钱，同研末，每服一钱半，茶调下。2.膝风疼痛：用菊花、陈艾叶作护膝，久则自除。3.病后生翳：白菊花、蝉蜕等分，研为末，每次取二三钱，加蜜少许，水煎服。

□ 野菊

【释名】 又名苦薏。

[李时珍说]薏是莲子心，野菊味苦像莲子心，所以与它同名。

【集解】 [陈藏器说]苦薏生于湖泽边上，茎像马兰，花像菊。菊味甘而薏味苦，人们说"苦如薏"就是此意。[李时珍说]苦薏各处的原野有很多，与菊花没有什么差别，只是叶较薄小而多尖，花小而蕊多，如蜂窠状，气味苦辛惨烈。

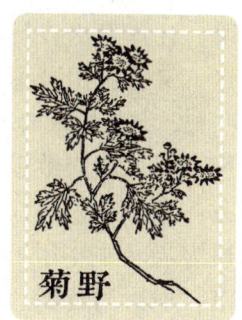

根、叶、茎、花

【性味】 味苦、辛，性温，有小毒。

【主治】 调中止泄，破血，妇人腹内宿血适宜使用。治痈肿疔毒，瘰疬，眼中息肉。

【附方】 1.痈疽疔肿，一切无名肿毒：用野菊花连茎捣烂，酒煎，乘热

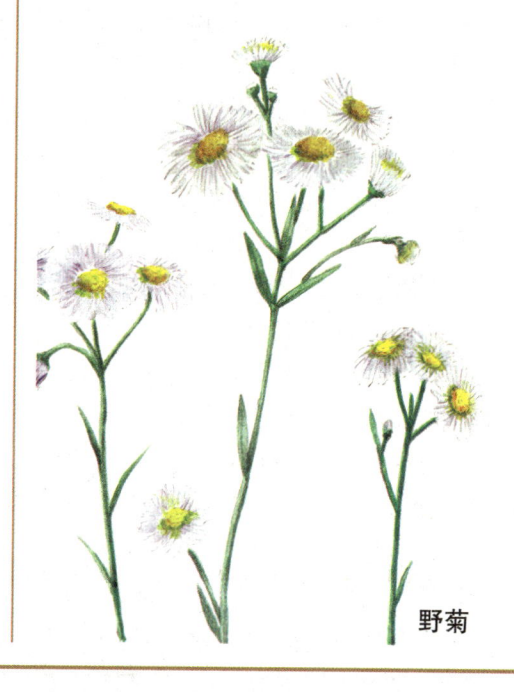

服，让汗发出；另以药渣敷患处，可愈。又方：用野菊花茎叶、苍耳草各一把，共捣烂，加入酒一碗，绞取汁服用，仍以药渣敷患处，让汗出。又一方：夏日采苍耳叶，秋日采野菊花，共研为末，每次用酒送服三钱。2.天疱湿疮：取野菊花根、枣木，共煎汤洗患处。3.瘰疬未破：取野菊花根捣烂，煎酒内服，用药渣外敷患处，可消瘰疬，或使其自破。

茺蔚

【释名】 又名益母、益明、贞蔚、野天麻、猪麻、火杴、郁臭草、苦低草、夏枯草、土质汗。[李时珍说]此草及子都充盛密蔚，故名茺蔚。它的功用对妇人有益，还能明目益精，所以有益母、益明的名称。其茎与方麻相仿，所以叫它野天麻。因猪爱吃此草，所以它又有猪麻的俗名。茺蔚在夏至过后即枯萎，所以也有夏枯的名称。近代效方称它为土质汗。

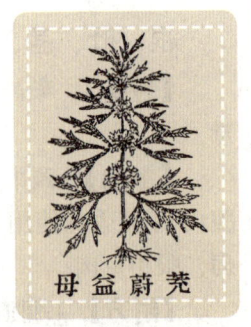

【集解】 [李时珍说]茺蔚生长在靠近水边潮湿的地方，枝叶繁茂。初春生苗，像嫩蒿，到夏天长至三四尺高，茎是方的，像麻黄茎。它的叶子像艾叶，但叶背为青色，一梗有三叶，叶子有尖尖的分叉。此草一寸左右长一节，节节生穗，丛簇抱茎。四五月间，穗内开小花，花为红紫色，也有淡白色的。每个花萼内有细子四粒，大小像茼蒿子，有三棱，为褐色。其草生长期间有臭气，夏至后即枯萎，根为白色。

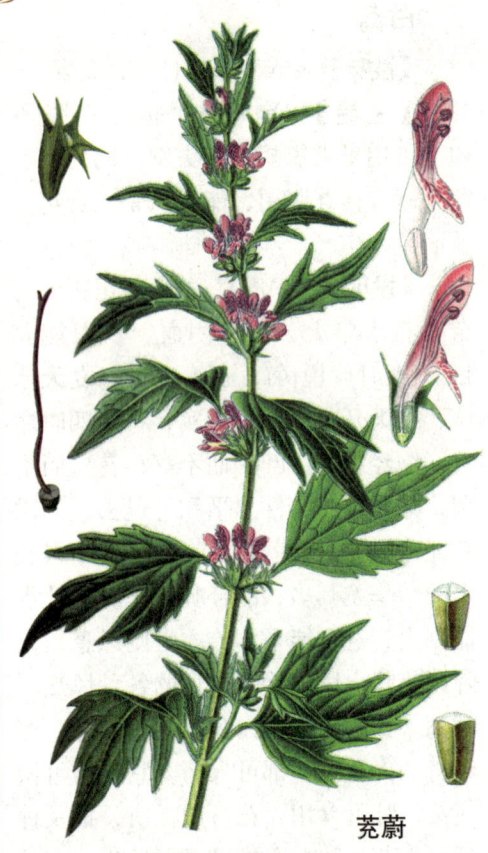

子

【性味】 味辛、甘，性微温，无毒。

【主治】 散风解热，顺气活血，养肝益心，安魂定魄，调妇女经脉，治非经期大出血或出血不断、产后胎前各种病。长期服用令妇女有孕。主明目益精，除水气，久服轻身。疗血逆高烧、头痛心烦。治产后血胀。春取仁生食，能补中益气，通血脉，增精髓，止渴润肺。

【发明】 [李时珍说]茺蔚子味甘微辛，性温，属阴中之阳，是手、足厥阴经的主药。茺蔚开白花的入气分，开紫花的入血分。治疗妇女经脉不调及胎产一切血气诸病，它是一种非常好的药物，但在医方中却很少知道并应用它。

茎、苗、叶、根

【性味】[陈藏器说]性寒。

[李时珍说]茎、叶：味辛、微苦。花：味微苦、甘。根：味甘。均无毒。

【主治】治荨麻疹，可作汤洗浴。捣汁服用，治浮肿，能利水。消恶毒疔肿、乳痈丹游等毒，都可用益母草茎叶外敷。另外，服汁可下死胎，疗产后血胀闷。

【发明】[李时珍说]益母草的根、茎、花、叶、实，都可以入药，可同用。如治手、足厥阴血分风热，明目益精，调女人经脉，则单用茺蔚子为好。如果治肿毒疮疡，消水行血，妇人胎产诸病，则适宜一同使用。因其根茎花叶专于行，而子则行中有补的作用。

【附方】益母膏，治产妇诸疾及内伤瘀血：益母草全草洗净，晒干后用竹刀切为小段，将其放在大锅中，加水至浸过益母草二三寸，煮至草烂水余三分之一，去草取汁，约得五、六斗。将取得的汁放盆中澄清半日后，滤去浊渣，以清汁在慢火上煎取一斗，状如糖稀，收存瓶中。每取一杯，用温酒和服，一天两次。

迷迭香

【集解】[陈藏器说]《广志》中记载：迷迭香产自西海。[李时珍说]魏文帝时，自西域移植庭中，同曹植等各有赋。大意其草修干柔茎，细枝弱根。繁花结实，严霜弗凋。收采幽杀，摘去枝叶。入袋佩之，芳香甚烈。与排香气味相同。

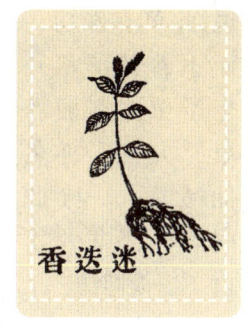

【性味】辛，温，无毒。
【主治】恶气，令人衣香。

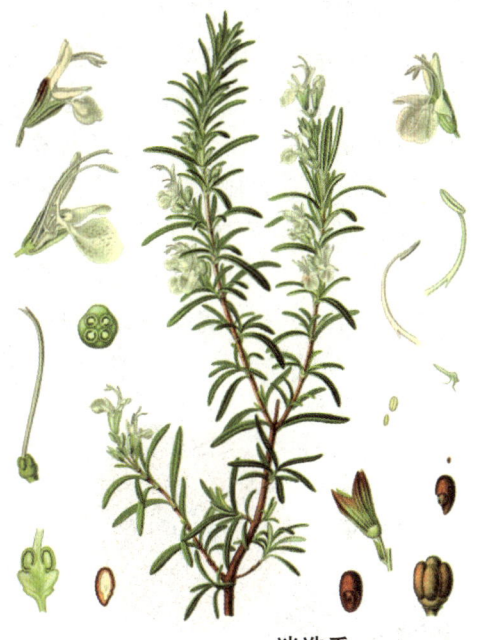

香迷迷

迷迭香

丽春草

【释名】仙女蒿、定参草。

[苏颂说]丽春草，生檀山川谷，檀山在高密界。河南淮阳郡、川及谯郡、汝南郡等，并呼为龙芊草。河北近山、邺郡、汲郡，并名丛兰艾。上党紫团山亦有，名定参草，又名仙女蒿。今所在有之。甚疗黄，人莫能知。[李时珍

说]此草有殊功，而不着其形状。今罂粟亦名丽春草，九仙子亦名仙女娇，与此同名，恐非一物也。当俟博访。

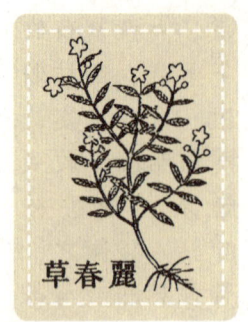

草春丽

花及根

【性味】甘，微温，无毒。

【主治】黄疸。

【发明】[苏颂说]唐天宝中，川郡杨正进方，名医皆用有效。其方云：丽春草疗因时患伤热，变成黄，遍身壮热，小便黄赤，眼如金色，面又青黑，心头气痛，绕心如刺，头旋欲倒，兼胁下有瘕气及黄疸等，经用有验。其药春三月采花，阴干一升，捣散。每平明空腹取三方寸匕，和生麻油一盏顿服，日一服，隔五日再进，以知为度。其根疗黄疸，捣汁一盏，空腹顿服，须臾即利三两行，其疾立已。一剂不能全愈，隔七日更一剂，永瘥。忌酒、面、猪、鱼、蒜、粉、酪等。

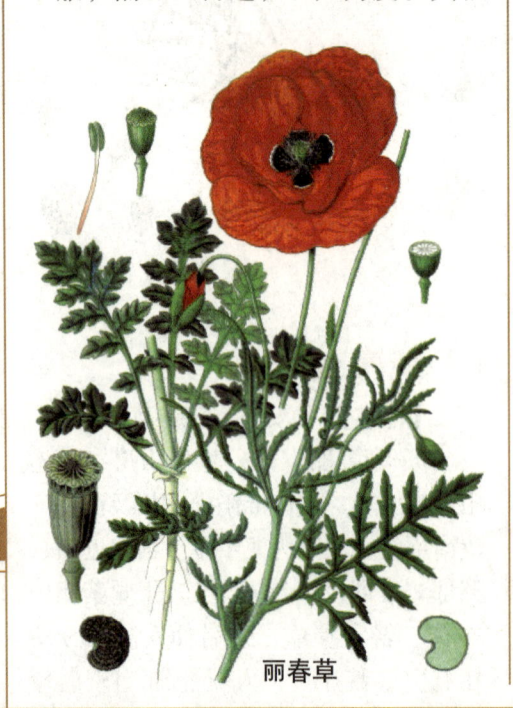

□ 升麻

【释名】又名周麻。[李时珍说]升麻其性上升，叶子似麻，故取名升麻。

【集解】《名医别录》记载：升麻生长于益州山谷，二月、八月采根，晒干。[陶弘景说]宁州所产的升麻为最好，形细而黑，很坚实。现在益州所产的细削，皮大味薄，不能用。[苏颂说]现在蜀汉、陕西、淮南州地都有，以蜀川所产为好。春天生苗，约高三尺。叶似麻叶，青色。四五月开花，白色，似粟穗。六月后结黑色果实。根如蒿根，须多，紫黑色。

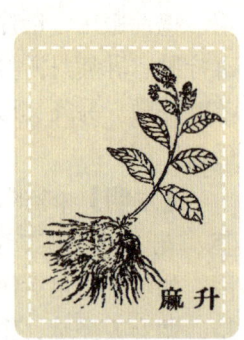

升麻

根

【性味】甘、苦，性平，微寒，无毒。

【主治】解诸毒，辟疫，蛊毒入口吐出，中恶腹痛，风肿诸毒，喉痛口疮。久服轻身长寿。

丽春草

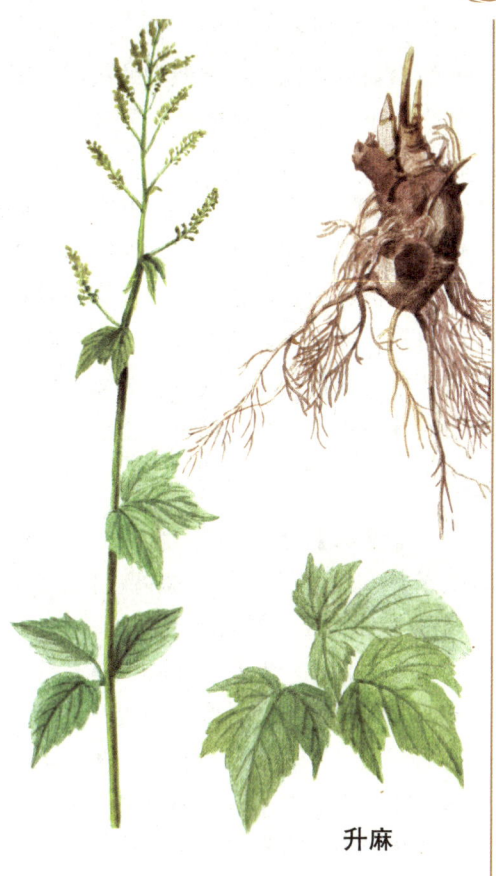

卷七·草部

升麻

白英

【主治】寒热疸病，消渴，补中益气。久服。延年益寿。

白英

【释名】又名白草、白幕、排风。子名鬼目。

【集解】[李时珍说]白英正月开始长苗，白色可以食用。秋天开白色小花，子像龙葵子，成熟后为紫赤色。夏季，江东人采其茎叶煮粥吃，消热解毒。

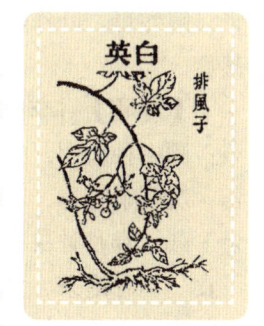

根、苗

【性味】甘、寒，无毒。

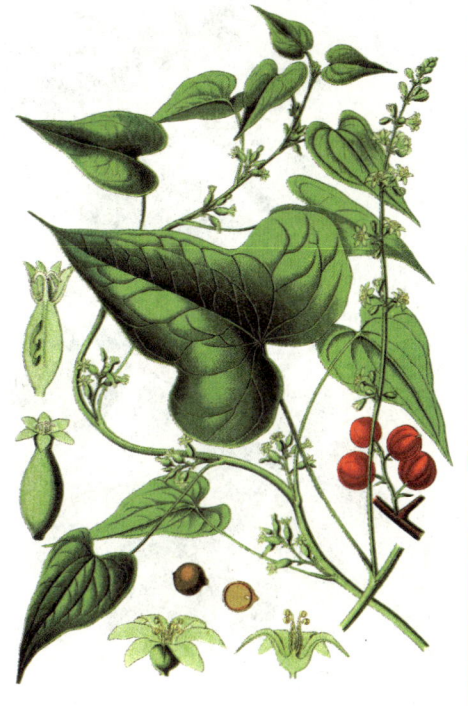

白英 排风子

决明

【释名】[李时珍说]此马蹄决明也，以明目之功而名。又有草决明、石决明，皆同功者。草决明即青葙子，陶氏所谓萋蒿是也。

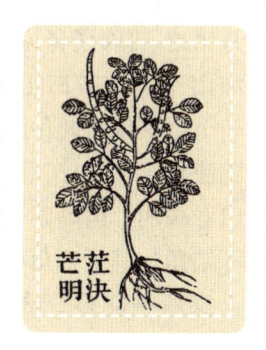

【集解】《名医别录》记载：决明子生龙门川泽，十月十日采，阴干百日。[陶弘景说]龙门在长安北。今处处有之。叶如苜蓿。子形似马蹄，呼为

芒茫明决

157

决明

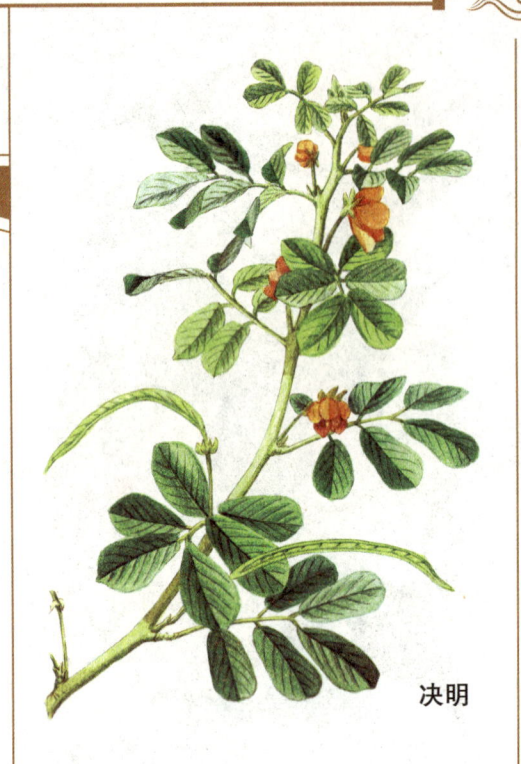

马蹄决明，用之当捣碎。又别有草决明，是萋蒿子，在下品中。[苏颂说]今处处人家园圃所莳。夏初生苗，高三四尺许。根带紫色。叶似苜蓿而大。七月开黄花，结角。其子如青绿豆而锐，十月采之。[郭璞释说]药草决，赤华，实如山茱萸。或曰也。关西谓之（音皆苟）。其说与此种颇不类。又有一种马蹄决明，叶如江豆，子形似马蹄。宗曰：决明，苗高四五尺，春亦为蔬。秋深结角，其子生角中如羊肾。今湖南北人家所种甚多，或在村野成段。蜀本《图经》言叶似苜蓿而阔大者，甚为允当。[李时珍说]决明有二种：一种马蹄决明，茎高三四尺，叶大于苜蓿，而本小末，昼开夜合，两两相结角如初生细豇豆，长五六寸。角中子数十粒，参差相连，状如马蹄，青绿色，入眼目药最良。一种茳芒决明，《救荒本草》所谓山扁豆是也。苗茎似马蹄决明，但叶之本小末尖，正似槐叶，夜亦不合。秋开深黄花五出，结角大如小指，长二寸许。角中子成数列，状如黄葵子而扁，其色褐，味甘滑。二种苗叶皆可作酒曲，俗呼为独占缸。但茳芒嫩苗及花与角子，皆可瀹茹及点茶食，而马蹄决明苗角皆韧苦，不可食也。苏颂言即决明，殊不类，恐别一物也。

子

【性味】 咸，平，无毒。《名医别录》记载：苦、甘，微寒。[徐之才说]蓍实为之使，恶大麻子。

【主治】 青盲，目淫肤，赤白膜，眼赤痛泪出。久服益精光，轻身。疗唇口青。助肝气，益精。以水调末涂，消肿毒。太阳穴，治头痛。又贴脑心，止鼻洪。作枕，治头风明目，胜于黑豆。治肝热风眼赤泪。每旦取一匙净，空心吞之，百日后夜见物光。益肾，解蛇毒。叶作菜食，利五脏明目，甚良。

【发明】 [李时珍说]《相感志》载：圃中种决明，蛇不敢入。丹溪朱氏言：决明解蛇毒，本于此也。王《山居录》载：春月种决明，叶生采食，其亦可食。切忌泡茶，多食无不患风。按：马蹄决明苗角皆韧而苦，不宜于食。纵食之，有利五脏明目之功，何遂至于患风耶？又刘绩《霏雪录》载：人家不可种决明，生子多跛。此迂儒误听之说也，不可信。

【附方】 多年失明：取决明子二

升研为末，每次服方寸匕。青盲雀目：决明一升，地肤子五两，为末，米饮丸梧子大，每米饮下二三十丸。补肝明目：决明子一升，蔓荆子二升，以酒五升煮，曝干为末。每饮服二钱，温水下，日二服。目赤肿痛：决明子炒研，茶调敷两太阳穴，干则易之，一夜即愈。头风热痛：方同上。鼻衄不止：方见主治。癣疮延蔓：决明子一两为末，入水银、轻粉少许，研不见星，擦破上药，立瘥。此东坡家藏方也。

□ 番红花

【释名】 洎夫蓝、撒法郎。

【集解】 [李时珍说]番红花，出西番回回地面及天方国，即彼地红蓝花也。元时，以入食馔用。按：张华《博物志》言：张骞得红蓝花种于西域，则此即一种，或方域地气稍有异耳。

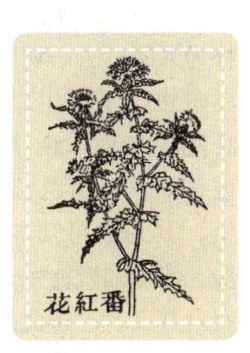

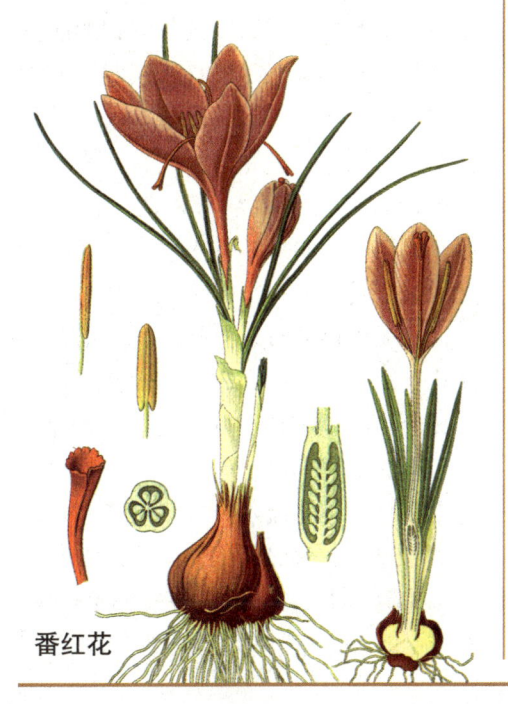

【性味】 甘，平，无毒。

【主治】 心忧郁积，气闷不散，活血。久服令人心喜。又治惊悸。

□ 莨菪

【释名】 天仙子、横唐、行唐。

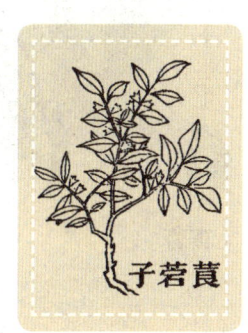

【集解】 《名医别录》记载：莨菪子生海滨川谷及雍州。五月采子。[陶弘景说]今处处有之。子形颇似五味核而极小。[韩保升说]所在皆有之。叶似菘蓝，茎叶皆有细毛。花白色。子壳作罂状，结实扁细，若粟米大，青黄色。六月、七月采子，日干。[苏颂说]处处有之。苗茎高二三尺。叶似地黄、王不留行、红蓝等，而阔如三指。四月开花，紫色。茎荚有白毛。五月结实，有壳作罂子状，如小石榴。房中子至细，青白色，如粟米粒。凡使勿用苍子，其形相似，只是微赤，服之无效，时人多以杂之。[李时珍说]《金匮要略》中记载：菜中有水莨菪，叶圆而光，有毒，误食令人狂乱，状如中风或吐血，以甘草汁解之。

子

【修治】 [雷说]修事，莨菪子十两，以头醋一镒，煮干为度。却用黄牛

莨菪

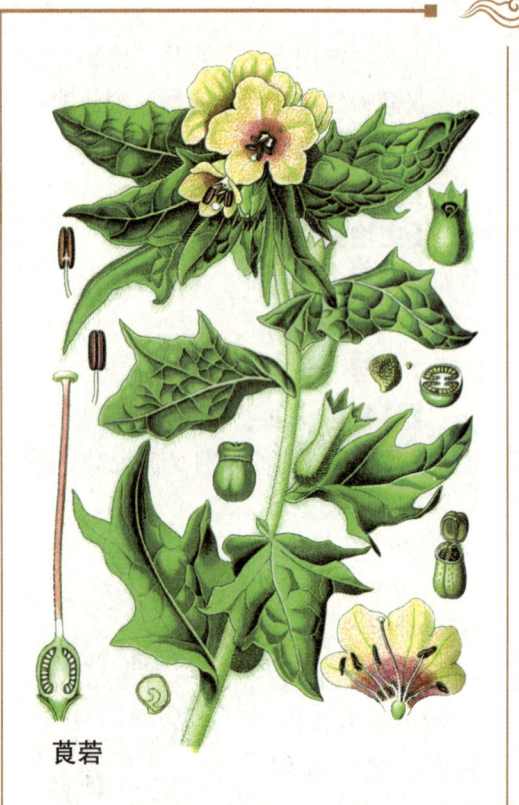

乳汁浸一宿，至明日乳汁黑，即是真者。晒干捣筛用。

【性味】苦，寒，有毒。《名医别录》记载：甘。[甄权说]苦、辛，微热，有大毒。[陈藏器说]性温不寒。大明曰：温，有毒。服之热发，以绿豆汁、甘草、升麻、犀角并解之。曰：有大毒。误服之，冲人心，大烦闷，眼生遐火。[苏颂说]《本经》言性寒，后人多云大热。而《史记·淳于意传》记载：淄川王美人怀子不乳，饮以浪荡药一撮，以酒饮，旋乳。且不乳岂热药所治？又古方主卒颠狂亦多单用莨菪，岂果性寒耶？

【主治】齿痛出虫，肉痹拘急。久服轻身，使人健行，走及奔马，强志益力，通神见鬼。多食令人狂走（《本经》）。疗癫狂风痫，颠倒拘挛。安心定志，聪耳明目，除邪逐风，变白，主痹。取子洗晒，隔日空腹，水下一指捻。亦可小便浸令泣尽，曝干，如上服。勿令子破，破则令人发狂。炒焦研末，治下部脱肛，止冷痢。主蛀牙痛，咬之虫出。烧熏虫牙及洗阴汗。

【发明】[陶弘景说]入疗癫狂方用，然不可过剂。久服自无嫌，通神健行，足为大益，而仙经不见用。[甄权说]以煅石清煮一伏时，掬出，去芽曝干，以附子、干姜、陈橘皮、桂心、浓朴为丸服。去一切冷气，积年气痢，甚温暖也。不可生服，伤人见鬼，拾针狂乱。[李时珍说]莨菪之功，未见如所说，而其毒有甚焉。煮一二日而芽方生，其为物可知矣。莨菪、云实、防葵、赤商陆皆能令人狂惑见鬼，昔人未有发其义者。盖此类皆有毒，能使痰迷心窍，蔽其神明，以乱其视听故耳。唐安禄山诱奚契丹，饮以莨菪酒，醉而坑之。又嘉靖四十三年二月，陕西游僧武如香，挟妖术至昌黎县民张柱家，见其妻美。设饭间，呼其全家同坐，将红散入饭内食。少顷举家昏迷，任其奸污。复将魇法吹入柱耳中。柱发狂惑，见举家皆是妖鬼，尽行杀死，凡一十六人，并无血迹。官司执柱囚之。十余日柱吐痰二碗许，闻其故，乃知所杀者皆其父母兄嫂妻子姊侄也。柱与如香皆论死。世宗肃皇帝命榜示天下。观此妖药，亦是莨菪之流尔。方其痰迷之时，视人皆鬼矣。解之之法，可不知乎？

【附方】1.卒发颠狂：莨菪三升为末，以酒一升渍数日，绞去滓，煎令可丸，如小豆三丸，日三服。当觉口面急，头中如有虫行，额及手足有赤色处，如此，并是瘥候也。未知再服，取尽神良。2.风痹厥痛：天仙子三钱（炒），大草乌头、甘草半两，五灵脂一两。为末，糊丸梧子大，以螺青为衣。每服十丸，男子菖蒲酒下，女子芫花汤下。3.久嗽不止有脓血：莨菪子五钱（淘去浮者，煮令芽出，炒研），真酥一鸡子大，大枣七枚，同煎令酥尽，取枣日食三枚。又方：莨菪子三撮，吞之，日五六度。光禄李丞服之，神验。4.年久呷嗽，至三十年者：莨菪子、木香、熏黄等分，为末。以羊脂涂青纸上，撒末于上，卷作筒，烧烟熏吸之。5.水肿蛊胀：方见兽部羚羊下。积冷癖，不思饮食，羸困者：莨菪子三分（水淘去浮者），大枣四十九个。水三升，煮干，只取枣去皮核。每空心食一个，米饮下，觉热即止。6.水泻日久：青州干枣十个（去核），入莨菪子填满扎定，烧存性。7.冷疳痢下：莨菪子为末，腊猪脂和丸，绵裹枣许，导下部。8.久痢不止，变种种痢，兼脱肛，莨菪丸：用莨菪子一升（淘去浮者，煮令芽出，晒干，炒黄黑色），青州枣一升（去皮核），酽醋二升，同煮，捣膏丸梧子大。每服二十丸，食前米饮下。9.肠风下血，莨菪煎：用莨菪实一升（曝干捣筛），生姜半斤（取汁）。银锅中更以无灰酒二升投之，上火煎如稠饧，即旋投酒，度用酒可及五升即止。慢火煎令可丸，大如梧子。每旦酒饮通下三丸，增至五七丸止。若丸时粘手，则以菟丝粉衬隔。火候忌紧，药焦则

失力也。初服微热，勿怪。疾甚者，服过三日，当下利。疾去，利亦止。绝有效。10.脱肛不收：莨菪子炒研敷之。11.风牙虫牙：用天仙子一撮，入小口瓶内烧烟，竹筒引烟，入虫孔内，熏之即死，永不发。12.牙齿宣落风痛：莨菪子末，绵裹咬之，有汁勿咽。13.风毒咽肿，咽水不下，以及瘰疬咽肿：水服莨菪子末两钱匕，神良。14.乳痈坚硬：新莨菪子半匙。清水一盏，服之。不得嚼破。石痈坚硬不作脓者：莨菪子为末，醋和，敷疮头，根即拔出。15.恶疮似癞，十年不愈者：莨菪子烧研敷之。16.打扑折伤：羊脂调莨菪子末，敷之。17.恶犬咬伤：莨菪子七枚，吞之，日三服。

根

【性味】 苦，辛，有毒。

【主治】 邪疟，疥癣，杀虫。

【附方】 疟疾不止：莨菪根烧炭，水服一合。量人强弱用。恶癣有虫：莨菪根捣烂，蜜和敷之。趾间肉刺：莨菪根捣汁涂之。《雷公炮炙论》序云：脚生肉刺，系菪根。谓系于带上也狂犬咬人：莨菪根和盐捣敷，日三上。恶刺伤人：莨菪根，水煮汁浸之，冷即易。神方也。箭头不出：万圣神应丹：端午前一日，不语，寻见莨菪科，根本枝叶花实全好者。

狼把草

【释名】 又名郎耶草。

[李时珍说]此即陈藏器《本草》郎耶草也。闽人呼爷为郎罢，则野狼把

当作郎罢乃通。又方士言此草即鼠尾草，功用亦近之，但无的据耳。

【集解】[陈藏器说]野狼把草生山道旁，与秋穗子并可染皂。又曰：郎耶草生山泽间，高三四尺，叶似雁齿，如鬼针苗。鬼针，即鬼钗也。其叶有丫，如钗脚状。[禹锡说]野狼把草出近世，古方未见用者，惟陈藏器言之而不详。太宗皇帝御书记其主疗血痢，甚为精至。谨用书于《本草图经》外类篇首。

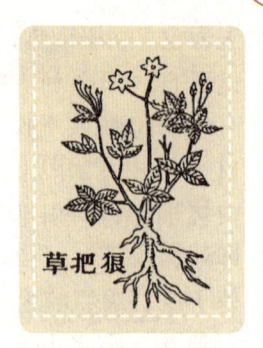

【性味】苦，平，无毒。

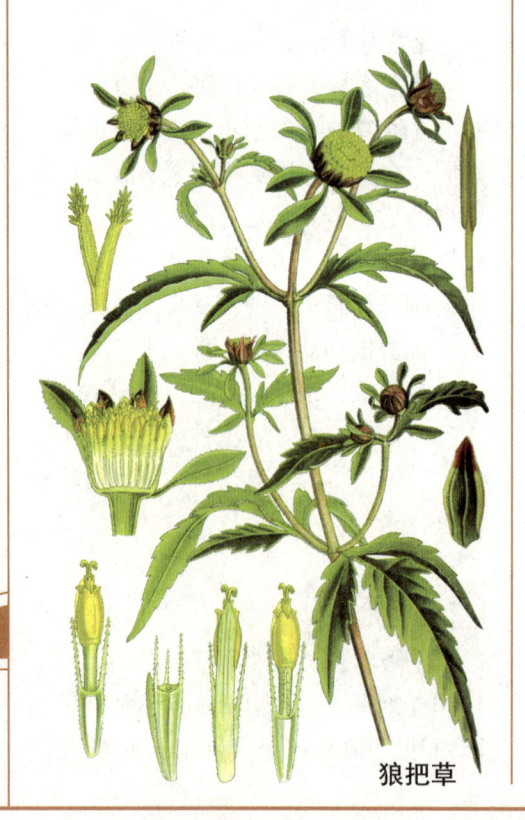

【主治】黑人发，令人不老。又云：郎耶草：主赤白久痢，小儿大腹痞满，丹毒寒热。取根茎煮汁服（藏器）。野狼把草：主丈夫血痢，不疗妇人。根：治积年疳痢。取草二斤，捣绞取汁一小升，纳白面半鸡子许，和匀，空腹顿服。极重者，不过三服。或收苗阴干，捣末，蜜水半盏，服一方寸匕。可染须发，治积年癣，天阴即痒，搔出黄水者，捣末掺之。

石龙芮

【释名】又名地椹、天豆、石能、鲁果能、水堇。音谨、苦堇、堇葵、胡椒菜录。[陶弘景说]生于石上，其叶芮芮短小，故名。[苏颂说]实如桑椹，故名地椹。[禹锡说]《尔雅》云：啮，苦堇也。[郭璞说]即堇葵也。本草言味甘，而此云苦者，古人语倒，犹甘草谓之大苦也。[李时珍说]芮芮，细貌。其椹之子细芮，故名。地椹以下，皆子名也。水堇以下，皆苗名也。苗作蔬食，味辛而滑，故有椒、葵之名。《唐本草》菜部堇系重出，今依《吴普本草》合并为一。

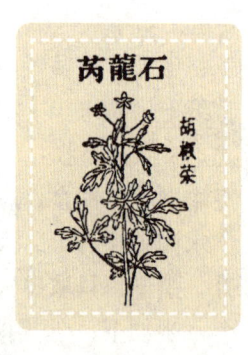

【集解】[李时珍说]苏颂言水堇即石龙芮，苏颂非之，非矣。按：魏《吴普本草》石龙芮一名水堇，其说甚明。《唐本草》菜部所出水堇，言其苗也。《本经》石龙芮，言其子也。寇宗奭所言陆生者，乃是毛堇，有大毒，不可食。水堇,即俗称胡椒菜者,处一枝三叶。叶青而光滑,有三尖,多细缺。江淮人三四月采苗,瀹过,晒蒸黑色为蔬。四五月开细黄花,结小实,大如豆,状如初生桑椹,青绿色。搓散则子甚细,如葶苈子,即石龙芮也。宜半老时采之。《范子计然》云:石龙芮出三辅,色黄者善。《名医别录》载:石龙芮,生太山川泽石边。五月五日采子,二月、八月采皮,阴干。[陶弘景说]今出近道。子形粗,似蛇床子而扁,非真好者,人言是蓄菜子也。东山石上所生者,其叶芮芮短小,其子状如葶苈,黄色而味小辛,此乃是真也。[苏颂说]今用者,俗名水堇。苗似附子,实如桑椹,生下湿地,五月熟,叶、子皆味辛。山南者粒大如葵堇菜野生。[陈藏器说]《尔雅》云:芨,堇草。乌头苗也。苏颂注天雄亦云:石龙芮叶似堇草,故名水堇。据此,则堇草是乌头苗,水堇定是石龙芮。[苏颂说]今惟出兖州。一丛数茎,茎青紫色,每茎三叶,其叶短小多缺刻,子如葶苈而色黄。苏颂所说乃水堇,非石龙芮也。兖州所生者,正与《本经》及陶氏说宗曰:石龙芮有两种:水中生者叶光而末圆,陆地生者叶毛而末锐。入药须水生者。陆生者,又谓之天灸,而补阴不足,茎冷失精。

子

【性味】 苦,平,无毒。[吴普说]神农:苦,平;岐伯:酸;扁鹊:大寒;雷公:咸,无毒。[徐之才说]大戟为之使,畏吴茱萸、蛇蜕皮。

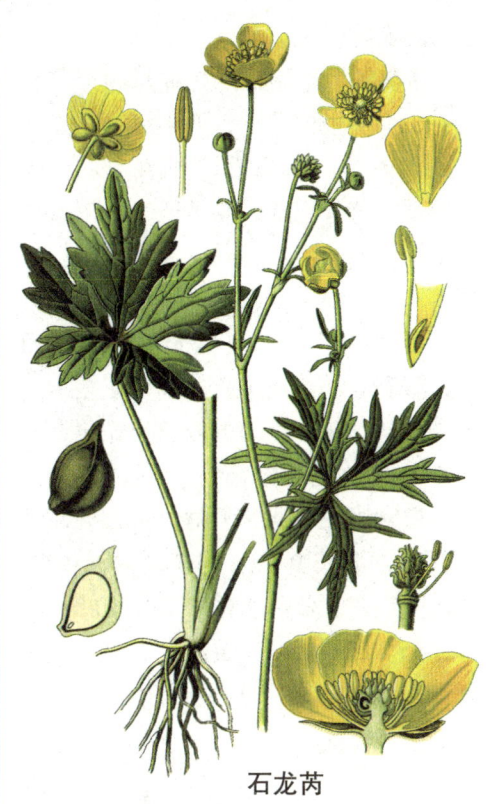

石龙芮

【主治】 风寒湿痹,心腹邪气,利关节,止烦满。久服轻身明目不老。平肾胃气,补阴气不足,失精茎冷。令人皮肤光泽有子。逐诸风,除心热躁。

【发明】 [李时珍说]石龙芮,乃平补之药,古方多用之。其功与枸杞、复盆子相垺,而世人不知用,何哉?

蛇莓

【释名】 蛇苞、地莓。

瑞曰:蚕老时熟红于地,其中空者为蚕莓;中实极红者,为蛇残莓,人不啖

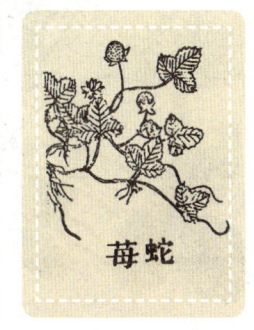

蛇莓

之，恐有蛇残也。

【集解】[陶弘景说]蛇莓园野多有之。子赤色极似莓子，而不堪啖，亦无以此为药者。[韩保升说]所在有之，生下湿地。茎头三叶，花黄子赤，俨若复盆子，根似败酱。四月、五月采子，二月、八月采根。宗曰：田野道旁处处有之。伏地生叶，如复盆子，但光洁而小，微有皱纹。花黄，比蒺藜花差大。春末夏初，结红子如荔枝色。蛇莓，茎长不盈尺，茎端惟结实一颗，小而光洁，误食胀人，非若复盆，苗长大而结实数颗，微有黑毛也。[李时珍说]此物就地引细蔓，节节生根。每枝三叶，叶有齿刻。四五月开小黄花，五出。结实鲜红，状似复盆，而面与蒂则不同也。

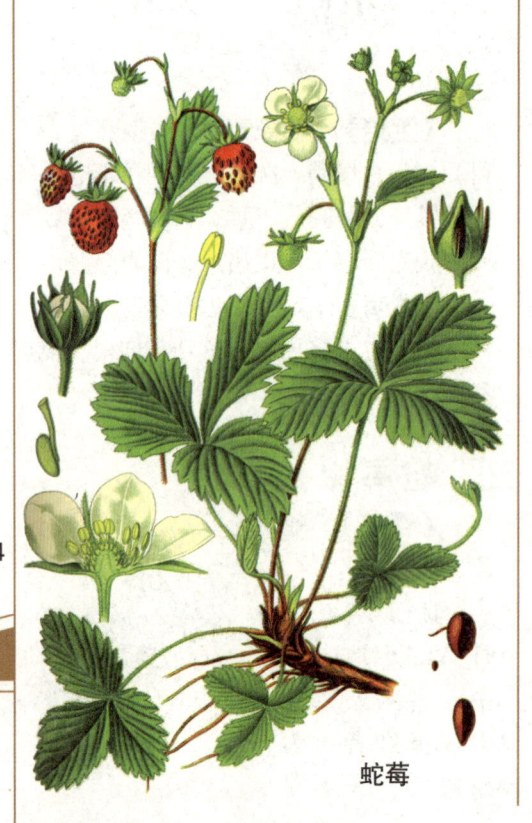

蛇莓

其根甚细，本草用汁，当是取其茎叶并根也。仇远《稗史》讹作蛇缪草，言有五叶、七叶者。又言俗传食之能杀人，亦不然，止发冷涎耳。

汁

【性味】甘、酸，大寒，有毒。

【主治】胸腹大热不止。伤寒大热，以及漆毒、射工毒，甚良。通月经，熁疮肿，敷蛇虫咬。

【附方】口中生疮，天行热甚者：蛇莓自然汁半升，稍稍咽之。伤寒下生疮：以蛇莓汁服二合，日三服。仍水渍乌梅令浓，入崖蜜饮之。水中毒病：蛇莓根捣末服之，并导下部。亦可饮汁一二升。夏月欲入水，先以少末投中流，更无所畏。

五味子

【释名】[苏颂说]五味，皮、肉甘、酸，核中辛、苦，都有咸味，此则五味具也。但云味酸，当以木为五行之先也。

五味子

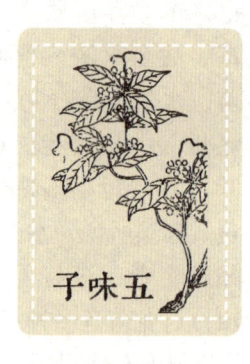

【集解】《名医别录》载：五味子，生齐山山谷及代郡。八月采实，阴干。[陶弘景说]今第一出高丽，多肉而酸甜；次出青州、冀州，味过酸，其核并似猪肾。又有建平者，少肉，核形不相似，味苦，亦良。此药多膏润，烈日曝之，乃可捣筛。[苏颂说]蔓生木上。其叶似杏而大。子作房如落葵，大如子。出蒲州及蓝田山中，今河中府岁贡之。[韩保升说]蔓生。茎赤色，花黄、白，子生青熟紫，亦具五色。味甘者佳。[苏颂说]今河东、陕西州郡尤多，杭越间亦有之。春初生苗，引赤蔓于高木，其长六七尺。叶尖圆似杏叶。三四月开黄白花，类莲花状。七月成实，丛生茎端，如豌豆许大，生青熟红紫，入药生曝不去子。今有数种，大抵相近。小颗皮皱泡者，有白扑盐霜一重，其味酸咸苦辛甘皆全者，为真也。[李时珍说]五味，今有南北之分，南产者，色红；北产者，色黑，入滋补药必用北产者乃良。亦可取根种之，当年就旺；若二月种子，次年乃旺，须以架引之。

【修治】[李时珍说]入补药熟用，入嗽药生用。凡用以铜刀劈作两片，用蜜浸蒸，从巳至申，却以浆浸一宿，焙干用。

【性味】 酸，温，无毒。[王好古说]味酸、微苦、咸。味浓气轻，阴中微阳，入手太阴血分、足少阴气分。[李时珍说]酸咸入肝而补肾，辛苦入心而补肺。[徐之才说]苁蓉为之使。恶葳蕤，胜乌头。

【主治】 明目，暖水脏，壮筋骨，治风消食，反胃霍乱转筋痃癖奔豚冷气，消水肿心腹气胀，止渴，除烦热，解酒毒。治喘咳燥嗽，壮水镇阳。益气，咳逆上气，劳伤羸瘦，补不足，强阴，益男子精。养五脏，除热，生阴中肌。治中下气，止呕逆，补虚劳，令人体悦泽。

【发明】[成无己说]肺欲收，急食

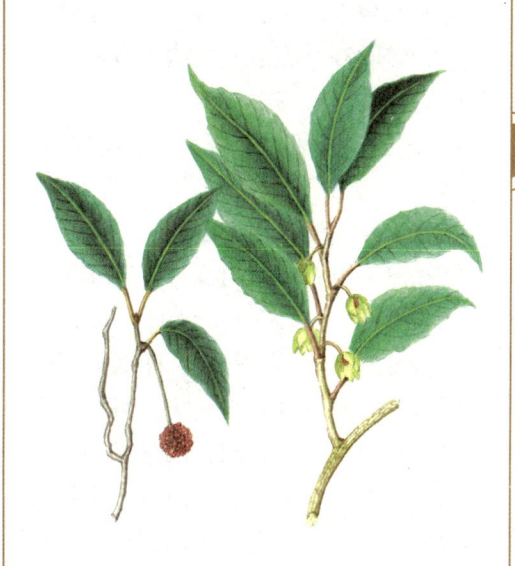

五味子

酸以收之，以酸补之。芍药、五味之酸，以收逆气而安肺。杲曰：收肺气，补气不足，升也。酸以收逆气，肺寒气逆，则宜此与干姜同治之。又五味子收肺气，乃火热必用之药，故治嗽以之为君。但有外邪者不可骤用，恐闭其邪气，必先发散而后用之乃良。有痰者，以半夏为佐；喘者，阿胶为佐，但分两少不同耳。今华州以西至秦州多产之。方红熟时，彼人采得，蒸烂，研滤汁，熬成稀膏，量酸甘入蜜炼匀，待冷收器中。肺虚寒人，作汤时时饮之。作果可以寄远。《本经》言其性温，今食之多致虚热，小儿益甚。《药性论》谓其除热气，《日华子》谓其暖水脏、除烦热，后学至此多惑。今既用治肺虚寒，则更不取其除热之说。[朱震亨说]五味大能收肺气，宜其有补肾之功。收肺气，非除热乎？补肾，非暖水脏乎？乃

火热嗽必用之药。寇氏所谓食之多致虚热者，盖收补之骤也，何惑之有？又黄昏嗽乃火气浮入肺中，不宜用凉药，宜五味子、五倍子敛而降之。思邈曰：五六月宜常服五味子汤，以益肺金之气，在上则滋源，在下则补肾。其法：以五味子一大合，木臼捣细，瓷瓶中，以百沸汤投之，入少蜜，封置火边良久，汤成任饮。[元素说]：孙真人《千金月令》言：五月常服五味，以补五脏之气。遇夏月季夏之间，困乏无力，无气以动。与黄、人参、麦门冬，少加黄柏，煎汤服之。使人精神顿加，两足筋力涌出也。盖五味子之酸，辅人参，能泻丙火而补庚金，收敛耗散之气。[王好古说]张仲景八味丸，用此补肾，亦兼述类象形也。五味治喘嗽，须分南北。生津止渴，润肺补肾，劳嗽，宜用北者；风寒在肺，宜用南者。[慎微说]《抱朴子》云：五味者，五行之精，其子有五味。淮南公羡门子服之十六年，面色如玉女，入水不沾，入火不灼。

【附方】1.久咳肺胀：五味二两，粟壳（白饧炒过）半两，为末，白饧丸弹子大。每服一丸，水煎服。2.久咳不止：丹溪方：用五味子五钱，甘草一钱半，五倍子、风化硝各二钱，为末，干噙。《摄生方》：用五味子一两，真茶四钱。晒研为末。以甘草五钱煎膏，丸绿豆大。每服三钱。3.痰嗽并喘：五味子、白矾等分，为末。每服三钱，以生猪肺炙熟，蘸末细嚼，白汤下。汉阳库兵黄六病此，百药不效。于岳阳遇一道人传此，两服，病遂不发。4.阳事不起：新五味子一斤，为末。酒服方寸匕，日三服。忌猪、鱼、蒜、醋。5.肾虚遗精：北五味子一斤洗净，水浸，去核。再以水洗核，取尽余味。通置砂锅中，布滤过，入好冬蜜二斤，炭火慢熬成膏，瓶收五日，出火性。每空心服一二茶匙，百滚汤下（刘松石《保寿堂方》）。6.五更肾泄：凡人每至五更即溏泄一二次，经年不止者，名曰肾泄，盖阴盛而然。脾恶湿，湿则濡而困，困则不能治水。水性下流，则肾水不足。用五味子以强肾水，养五脏；吴茱萸以除脾湿，则泄自止矣：五味（去梗）二两，茱萸（汤泡七次）五钱。同炒香，为末。每日陈米饮服二钱。7.女人阴冷：五味子四两为末，以口中玉泉和丸兔矢大。频纳阴中，取效。8.烂弦风眼：五味子、蔓荆子煎汤，频洗之。9.赤游风丹，渐渐肿大：五味子焙研，热酒顿服一钱，自消，神效。

使君子

【释名】留求子。[马志说]俗传潘州郭使君疗小儿多是独用此物，后医家因号为使君子也。[李时珍说]按嵇含《南方草木状》谓之留求子，疗婴孺之疾。则自魏、晋已用，但名异耳。

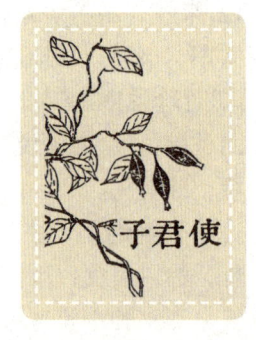

【集解】[马志说]生交、广等州。形如栀子，棱瓣深而两头尖，似诃黎勒而轻。[苏颂说]今岭南州郡皆有之，生山野中及水岸。其茎作藤，如手指大。

使君子

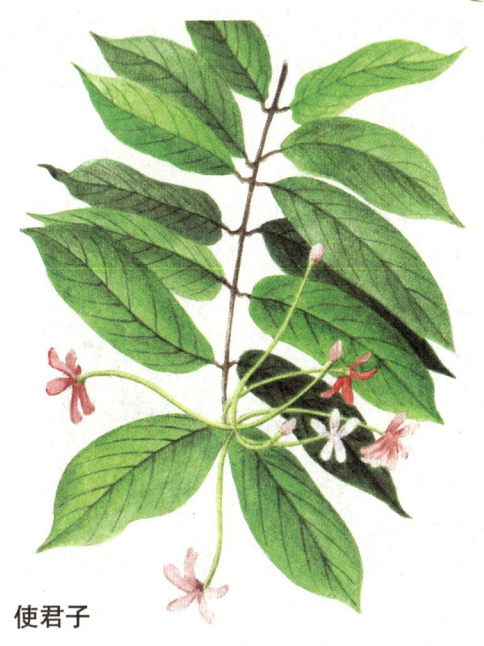

其叶青，如两指头，长二寸。三月生花淡红色，久乃深红，有五瓣。七八月结子如拇指大，长一寸许，大类栀子而有五棱，其壳青黑色，内有仁白色，七月采之。宗曰：其仁味如椰子。医家亦兼用壳。[李时珍说]原出海南、交趾。今闽之邵武，蜀之眉州，皆栽种之，亦易生。其藤如葛，绕树而上。叶青如五加叶。五月开花，一簇一、二十蕊，红色轻盈如海棠。其实长合成，有棱。先时半黄，老则紫黑。其中仁长如榧仁，色味如栗。久则油黑，不可用。

【性味】甘，温，无毒。

【主治】小儿五疳，小便白浊，杀虫，疗泻痢。病疮癣。

【发明】[李时珍说]凡杀虫药多是苦辛，惟使君子、榧子甘而杀虫，亦异也。凡大人小儿有虫病，但每月上旬清晨空腹食使君子仁数枚，或以壳煎汤咽下，次日七生七煨食亦良。忌饮热茶，犯之即泻。此物味甘气温，既能杀虫，又益脾胃，所以能敛虚热而止泻痢，为小儿诸病要药。俗医乃谓杀虫至尽，无以消食，鄙俚之言也。树有蠹，屋有蚁，国有盗，福耶祸耶？修养者先去三尸，可类推矣。

【附方】小儿脾疳：使君子、芦荟等分，为末。米饮每服一钱。肌瘦面黄，渐成疳疾：使君子仁三钱，木鳖子仁五钱，为末，水丸龙眼大。每以一丸，用鸡子一个破顶，入药在内，饭上蒸熟，空心食之。小儿蛔痛，口流涎沫：使君子仁为末，米饮五更调服一钱。小儿虚肿，头面阴囊俱浮：用使君子一两，去壳，蜜五钱炙尽，为末。每食后米汤服一钱。鼻渣面疮：使君子仁，以香油少许，浸三五个。临卧时细嚼，香油送下。久虫牙痛痛：使君子煎汤频漱。

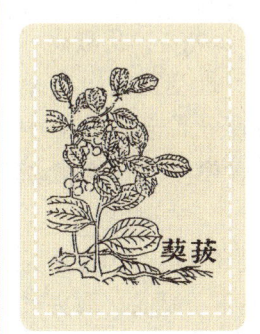

菝葜

【释名】拔、金刚根。

[李时珍说]菝，犹，短也。此草茎蔓强坚短小，故名菝。而江浙人谓之菝根，亦曰金刚根，楚人谓之铁菱角，皆状其坚而有尖刺也。郑樵《通志》云：其叶颇近王瓜，故名王瓜草。

【集解】《名医别录》载：生山野。二月、八月采根，曝干。[陶弘景说]此有三种，大略根苗并相类。菝茎紫而短小，多细刺，小减草而色深，人用作饮。[苏颂说]陶云三种，乃狗脊、菝、草相类，非也。草有刺者，叶粗相类，根不相类；草细长而白色，菝根作块结，黄赤色，殊非狗脊之流。[苏颂说]今近道及江浙州郡多有之。苗茎成蔓，长二三尺，有刺。其叶如冬青、乌药叶而差大。秋生黄花，结黑子如樱桃大。其根作块，人呼金刚根。[李时珍说]菝山野中甚多。其茎似蔓而坚强，植生有刺。其叶团大，状如马蹄，光泽似柿叶，不类冬青。秋开黄花，结红子。其根甚硬，有硬须如刺。其叶煎饮酸涩。野人采其根叶，入染家用，名铁菱角。《吴普本草》以菝为狗脊，非矣。详见狗脊下。

根

【性味】 甘、酸，平、温，无毒。

【主治】 腰背寒痛，风痹，益血气，止小便泻利。治时疾瘟瘴。补肝经风虚。治消渴，血崩，下痢。

【发明】 [李时珍说]菝，足厥阴、少阴药。气温味酸，性涩而收，与草仿佛。孙真人元旦所饮辟邪屠苏酒中亦用之。[苏颂说]取根浸赤汁，煮粉食，辟瘴。

【附方】 小便滑数：金刚骨为末。每服三钱，温酒下，睡时。取去根本：用菝二两，为末。每米饮服二钱。后以地椒煎汤浴腰腹，须臾即通也。消渴不止：菝谷即菝，咀半两，水三盏，乌梅一个，煎一盏，温服。下痢赤白：金刚根、蜡茶等分。为末，白梅肉捣丸

芡子大。每服五七丸，小儿三丸，白痢甘草汤下；赤痢乌梅汤下。

藜芦

【释名】 山葱、葱苒、葱葵、丰芦、憨葱、鹿葱。

[李时珍说]黑色曰黎，其芦有黑皮裹之，故名。根际似葱，俗名葱管藜芦是矣。北人谓之憨葱，南人谓之鹿葱。

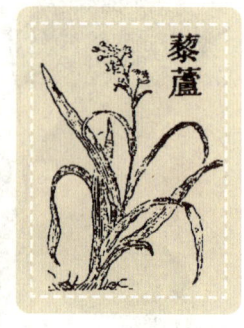

【集解】 《名医别录》载：藜芦生太山山谷。三月采根，阴干。[吴普说]大叶，小根相连。[陶弘景说]近道处处有之。根下极似葱而多毛。用之止剔取根，微炙之。[韩保升说]所在山谷皆有。叶似郁金、秦艽、蘘荷等，根若龙胆，茎下多毛。夏生冬凋，八月采根。[苏颂说]今陕西、山南东西州郡皆有之，辽州、均州、解州者尤佳。三月生苗。叶青，似初出棕心，又似车前。茎似葱白，青紫色，高五六寸。上有黑皮裹茎，似棕皮。有花肉红色。根似马肠根，长四五寸许，黄白色。二月、三月采根，阴干。此有二种同，只是生在近水溪涧石上，根须百余茎，不中药用。今用者名葱白藜芦，根须甚少，只是三二十茎，生高山者为佳，均州土俗亦呼为鹿葱。

根

【修治】 [雷说]凡采得去头，用糯

米泔汁煮之，从巳至未，晒干用。

【性味】 辛，寒，有毒。《名医别录》载：苦，微寒。[徐之才说]黄连为之使。反细辛、芍药、人参、沙参、紫参、丹参、苦参。恶大黄。[李时珍说]畏葱白。服之吐不止，饮葱汤即止。

【主治】 蛊毒咳逆，泄痢肠，头疡疥瘙恶疮，杀诸虫毒，去死肌。疗哕逆，喉痹不通，鼻中息肉，马刀烂疮。不入汤用。主上气，去积年脓血泄痢。吐上膈风涎，暗风痫病，小儿痰疾。末，治马疥癣。

【发明】 [苏颂说]藜芦服钱匕一字则恶吐人，又用通顶令人嚏，而别本云治哕逆，其效未详。[李时珍说]哕逆用吐药，亦反胃用吐法去痰积之义。吐药不一：常山吐疟痰，瓜丁吐热痰，乌附尖吐湿痰，莱菔子吐气痰，藜芦则吐风痰者也。按：张子和《儒门事亲》云：一妇病风痫。自六七岁得惊风后，每一二年一作；至五七年，五七作；三十岁或甚至一日十余作。遂昏痴健忘，求死而已。值岁大饥，采百草食。于野中见草若葱状，采归蒸熟饱食。至五更，忽觉心中不安，吐涎如胶，连日不止，约一二斗，汗出如洗，甚昏困。三日后，遂轻健，病去食进，百脉皆和。以所食葱访人，乃憨葱苗也，即本草藜芦是矣。《图经》言能吐风病，此亦偶得吐法耳。我朝荆和王妃刘氏，年七十，病中风，不省人事，牙关紧闭。群医束手。先考太医吏目月池翁诊视，药不能入，自午至子。不获已，打去一齿，浓煎藜芦汤灌之。少顷，噫气一声，遂吐痰而苏，调理而安。药弗瞑眩，厥疾弗瘳，诚然。

【附方】 1.诸风痰饮：藜芦十分，郁金一分，为末。每以一字，温浆水一盏和服，探吐。2.中风不省，牙关紧急者：藜芦一两（去芦头），浓煎防风汤浴过，焙干碎切，炒微褐色，为末。每服半钱。3.中风不语，喉中如曳锯声，口中涎沫：取藜芦一分，天南星一个（去浮皮，于脐上剜一坑，纳入陈醋二橡斗，四面火逼黄色）。研为末，生面丸小豆大。每服三丸，温酒下。4.诸风头痛：和州藜芦一茎日干研末，入麝香少许。吹鼻。又方：通顶散：藜芦半两，黄连三分，搐鼻。5.久疟痰多不食，欲吐不吐：藜芦末半钱。温齑

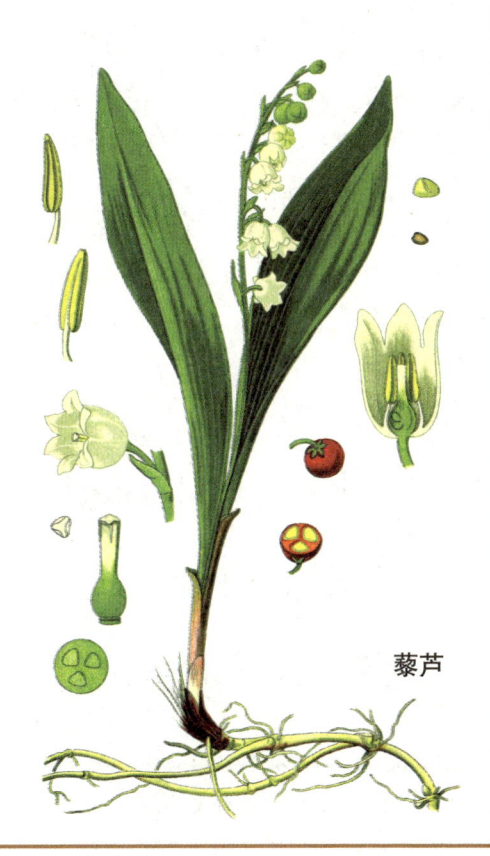

藜芦

水调下，探吐。6.痰疟积疟：藜芦、皂荚（炙）各一两，巴豆二十五枚（熬黄）。研末，蜜丸小豆大。每空心服一丸，未发时一丸，临发时又服一丸。勿用饮食。7.黄疸肿疾：藜芦灰中炮，为末。水服半钱匕，小吐，不过数服，效。8.胸中结聚，如骇骇不去者：巴豆半两（去皮心炒，捣如泥），藜芦（炙研）一两，蜜和捣丸麻子大。每吞一二丸。9.身面黑痣：藜芦灰五两。水一大碗淋汁，铜器重汤煮成黑膏，以针微刺破点之，不过三次。10.鼻中息肉：藜芦三分，雄黄一分。为末，蜜和点之。每日三上自消，勿点两畔。11.牙齿虫痛：藜芦末，内入孔中，勿吞汁，神效。12.白秃虫疮：藜芦末，猪脂调涂之。13.头生虮虱：藜芦末掺之。14.头风白屑痒甚：藜芦末，沐头撒之，紧包二日夜，避风效。15.反花恶疮，恶肉反出如米：藜芦末，猪脂和敷，日三五上。16.疥癣虫疮：藜芦末，生油和涂。17.羊疽疮痒：藜芦二分，附子八分。为末敷之，虫自出也。18.误吞水蛭：藜芦炒，为末。水服一钱，必吐出。

忍冬

【释名】 金银藤、鸳鸯藤、鹭鸶藤、老翁须、左缠藤、金钗股、通灵草、蜜桶藤。[陶弘景说]处处有之。藤生，凌冬不凋，故名忍冬。[李时珍说]其花长瓣垂须，黄白相半，而藤左缠，故有金银、鸳鸯以下诸名。金钗股，贵其功也。土宿真君云：蜜桶藤，阴草也。取汁能伏硫制汞，故有通灵之称。

【集解】《名医别录》载：忍冬，十二月采，阴干。[苏颂说]藤生，绕覆草木上。茎苗紫赤色，宿蔓有薄皮膜之，其嫩蔓有毛。叶似胡豆，亦上下有毛。花白蕊紫。今人或以络石当之，非矣。[李时珍说]忍冬在处有之。附树延蔓，茎微紫色，对节生叶。叶似薜荔而青，有涩毛。三四月开花，长寸许，一蒂两花二瓣，一大一小，如半边状。长蕊。花初开者，蕊瓣俱色白；经二三日，则色变黄。新旧相参，黄白相映，故呼金银花，气甚芬芳。四月采花，阴干，藤叶不拘时采，阴干。

【性味】 甘，温，无毒。[甄权说]辛。[陈藏器说]小寒。云温者，非也。

【主治】 寒热身肿。久服轻身长年益寿。治腹胀满，能止气下。热毒血痢水痢，浓煎服。治飞尸遁尸，风尸沉尸，尸注鬼击，一切风湿气及诸肿毒。痈疽疥癣，杨梅诸恶疮，散热解毒。

【发明】 [陶弘景说]忍冬，煮汁酿酒饮，补虚疗风。此既长年益寿，可常采服，而《仙经》少用。凡易得之草，人多不肯为之，更求难得者，贵远贱近，庸人之情也。[李时珍说]忍冬，茎叶及花，功用皆同。昔人称其治风除胀，解痢逐尸为要药，而后世不复知用，后世称其消肿散毒治疮为要药，而昔人并未言及。乃知古今之理，万变不同，未可一辙论也。按：陈自明《外科

《精要》云：忍冬酒，治痈疽发背，初发盒饭服此，其效甚奇，胜于红内消。洪内翰迈、沈内翰括诸方，所载甚详。如疡医丹阳僧、江西僧鉴清、金陵王琪、王尉子骏、海州刘秀才纯臣等，所载疗痈疽发背经效奇方，皆是此物。故张相公云：谁知至贱之中，乃有殊常之效，正此类也。

【附方】忍冬酒：治痈疽发背，不问发在何处，发眉发颐，或头或项，或背或腰，或胁或乳，或手足，皆有奇效。乡落之间，僻陋之所，贫乏之中，药材难得，但虔心服之，俟其疽破，仍以神异膏贴之，其效甚妙：用忍冬藤（生取）一把，以叶入砂盆研烂，入生饼子酒少许，稀稠得所，涂于四围，中留一口泄气。其藤只用五两（木槌槌损，不可犯铁），大甘草节（生用）一两。同入沙瓶内，以水二碗，文武火慢煎至一碗，入无灰好酒一大碗，再煎十数沸，去滓分为三服，一日一夜吃尽。病势重者，一日二剂。服至大小肠通利，则药力到。沈内翰云：如无生者，只用干者，然力终不及生者效速。

忍冬圆：治消渴愈后，预防发痈疽，先宜服此：用忍冬草根、茎、花、叶皆可，不拘多少。入瓶内，以无灰好酒浸，以糠火煨一宿，取出晒干，入甘草少许，碾为细末，以浸药酒打面糊，丸梧子大。每服五十丸至百丸，汤酒任下。此药不特治痈疽，大能止渴。五痔诸：方同上。一切肿毒，不问已溃未溃，或初起发热：用金银花（俗名甜藤，采花连茎叶）自然汁半碗。煎八分，服之，以滓敷上。败毒托里，散气和血，其功独胜。疔疮便毒：方同上。喉痹乳蛾：方同上。敷肿拔毒：金银藤（大者，烧存性）、叶（焙干为末）各三钱，大黄（焙为末）四钱。凡肿毒初发，以水酒调搽四围，留心泄气。痈疽托里，治痈疽发背，肠痈奶痈，无名肿毒，痛寒热，状类伤寒，不问老幼虚实服之，未成者内消，已成者即溃：忍冬叶、黄各五两，当归一两，甘草八钱。为细末。每服二钱，酒一盏半，煎一盏，随病上下服，日再服，以渣敷之。恶疮不愈：左缠藤一把（捣烂），入雄黄五分。水二升，瓦罐煎之，以纸封七重，穿一孔，轻粉毒痈：方同上。疮久成漏：忍冬草浸酒，日日常饮之。热毒血痢：忍冬藤浓煎饮。五种尸注：飞尸者，游走皮肤，洞穿脏腑，每发刺痛，

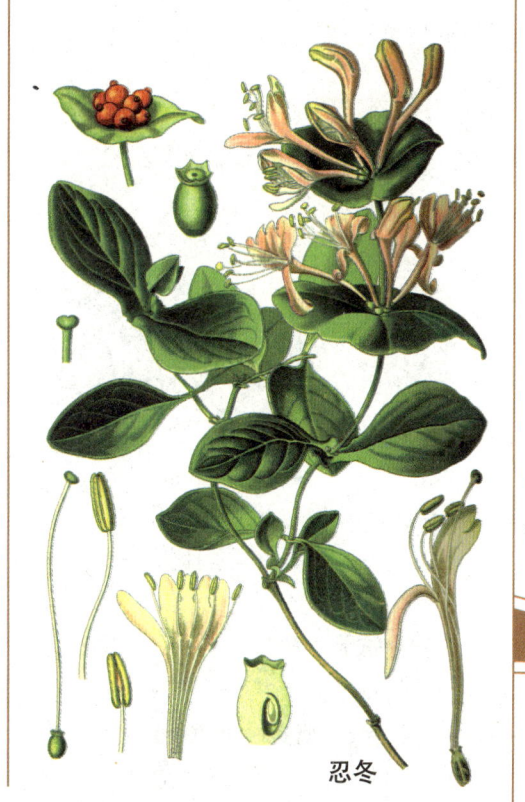

忍冬

变动不常也。遁尸者，附骨入肉，攻凿血脉，每发不可见死尸，闻哀哭便作也。风尸者，淫跃四末，不知痛之所在，每发恍惚，得风雪便作也。沉尸者，缠结脏腑，冲引心胁，每发绞切，遇寒冷便作也。尸注者，举身沉重，精神错杂，常觉昏废，每节气至则大作也。并是身中尸鬼，引接外邪：宜用忍冬（茎叶，锉）数斛，煮取浓汁煎稠。每服鸡子大许，温酒化下，一日二三服。鬼击身青作痛：用金银花一两。水煎饮之。（李楼《怪病奇方》）香港脚作痛，筋骨引痛：鹭鸶藤（即金银花）为末。每服二钱，热酒调下。中野菌毒：急采鸳鸯藤啖之，即今忍冬草也。口舌生疮：赤梗蜜桶藤、高脚地铜盘、马蹄香等分，以酒捣汁，鸡毛刷上，取涎出即愈。

虎耳草

【释名】石荷叶。

【集解】[李时珍说]虎耳生阴湿处，人亦栽于石山上。茎高五六寸，有细毛，一茎一叶，如荷盖状。人呼为石荷叶。叶大如钱，状似初生小葵叶及虎之耳形。夏开小花，淡红色。

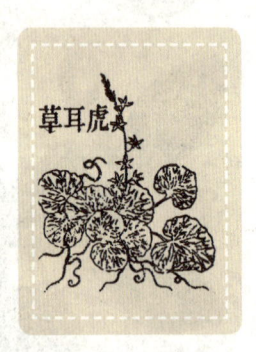

【性味】微苦、辛，寒，有小毒。独孤滔曰：汁煮砂子。

【主治】瘟疫，擂酒服。生用吐利人，熟用则止吐利。又治耳，捣汁滴之。痔疮肿痛者，阴干，烧烟桶中熏之。

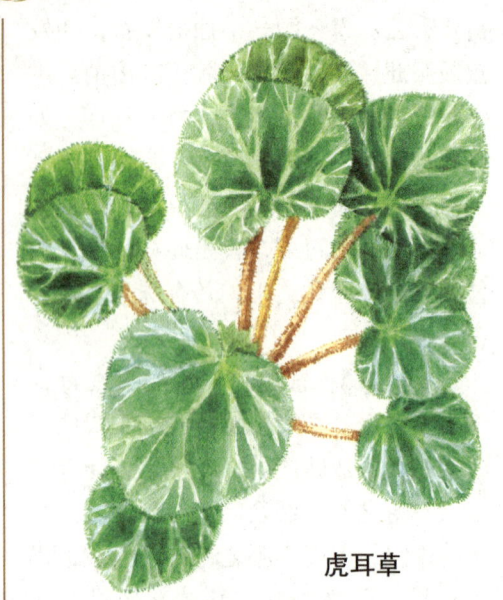

虎耳草

没药

【释名】末药。[李时珍说]没、末皆梵言。

【集解】[马志说]没药生波斯国。其块大小不定，黑色，似安息香。[苏颂说]今海南诸国及广州或有之。木之根株皆如橄榄，叶青而密。岁久者，则有脂液流滴在地下，凝结成块，或大或小，亦类安息香。采无时。徐表《南州记》说：是波斯松脂也。[李时珍说]按：《一统志》说：没药树高硕如松，皮浓一二寸。采时掘树下为坎，用斧伐其皮之误尔。所谓神香者，

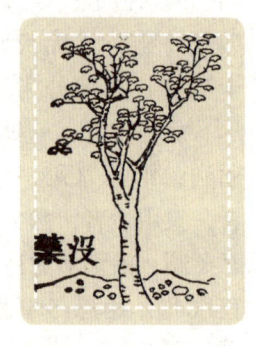

不知何物也？

【修治】 同乳香。

【性味】 苦，平，无毒。

【主治】 破血止痛，疗金疮杖疮，诸恶疮痔漏，猝下血，目中翳晕痛肤赤，开破癥瘕宿血，损伤瘀血，消肿痛。心胆虚，肝血不足。堕胎，以及产后心腹血气痛，并入丸散服。

【发明】 [甄权说]凡金刃所伤，打损跌、坠马调服。推陈致新，能生好血。急，经络满急故痛且肿。凡打扑跌，皆伤经络，气血不行，瘀壅作肿痛也。活血，没药散血，皆能止痛消肿生肌。故二药每每相兼而用。

【附方】 历节诸风，骨节疼痛，昼夜不止：没药末半两，虎胫骨（酥炙，为末）三两。每服二钱，温酒调下。筋骨损伤：米粉四两（炒黄），入没药、乳香末各半两，酒调成膏，摊贴

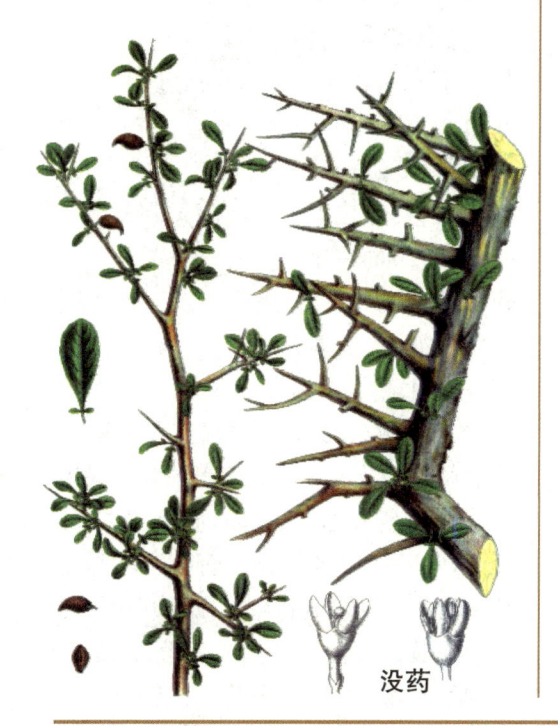

之。金刃所伤未透膜者：乳香、没药各一钱，以童子小便半盏，酒半盏，温化服之。为末亦可。小儿盘肠气痛：没药、乳香等分。为末。以木香磨水煎沸，调一钱服，立效。妇人腹痛，内伤刺：没药末一钱，酒服便止。妇人血晕：方同上。产后恶血：没药、血竭末各一钱，童子小便、温酒各半盏，煎沸服，良久再服。恶血自下，更不生痛。女人异疾：女人月事退出，皆作禽兽之形，欲来伤人。先将绵塞阴户，乃顿服没药末一两，白汤调下，即愈。

莴苣

【释名】 莴菜、千金菜。

[李时珍说]按彭乘《墨客挥犀》云：莴菜自国来，故名。

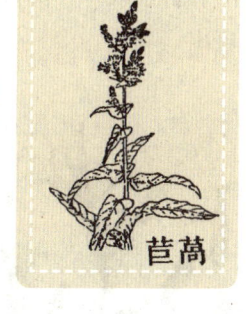

【集解】 [陈藏器说]莴苣有白者、紫者。紫者入烧炼药用。[李时珍说]莴苣，正二月下种，最宜肥地。叶似白苣而尖，色稍青，折之有白汁粘手。四月抽苔，高三四尺。剥皮生食，味如胡瓜。糟食亦良。江东人盐晒压实，以备方物，谓之莴笋也。花、子并与白苣同。

菜

【性味】 苦，冷，微毒。李鹏飞曰：久食昏人目。患冷人不宜食。[李时珍说]按：彭乘云：莴苣有毒，百虫不敢近。蛇虺触之，则目瞑不见物。人

中其毒，以姜汁解之。[陈藏器说]紫莴苣有毒，入烧炼药用。《丹房镜源》曰：莴苣用硫黄种，结砂子，制朱砂。又曰：紫色莴苣和土作器，火如铜也。

【主治】 利五脏，通经脉，开胸膈，功同白苣。利气，坚筋骨，去口气，白齿牙，明眼目。通乳汁，利小便，杀虫、蛇毒。

【附方】 乳汁不通：莴苣菜煎酒服。小便不通：莴苣菜，捣敷脐上即通。小便尿血：同上方，甚效。沙虱水毒：莴苣菜捣汁涂之，良。蚰蜒入耳：莴苣叶（干者）一分，雄黄一分，为末，糊丸枣核大。蘸生油塞耳中，引出。百虫入耳：莴苣捣汁滴入耳内，虫自出。

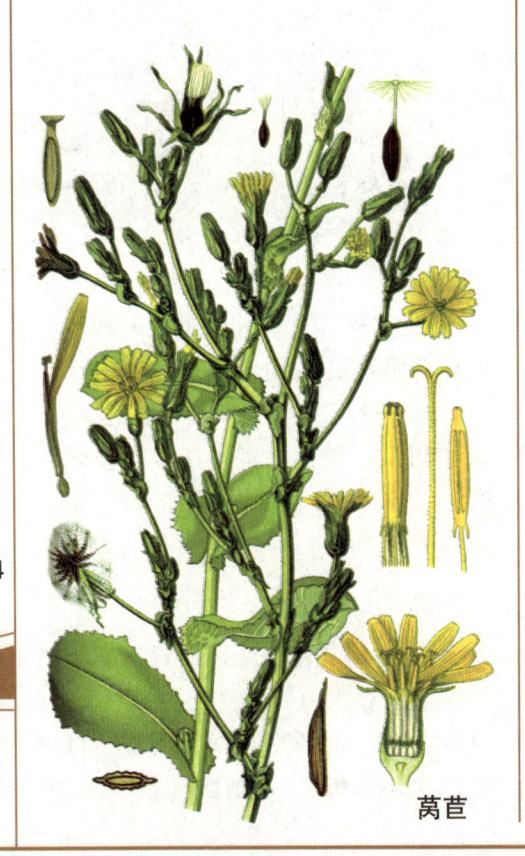

子

入药炒用。

【主治】 下乳汁，通小便，治阴肿、痔漏下血、伤损作痛。

【附方】 乳汁不行：莴苣子三十枚，研细酒服。又方：莴苣子一合，生甘草三钱，糯米、粳米各半合，煮粥频食之。小便不通：莴苣子捣饼，贴脐中，即通。肾黄如金：莴苣子一合，细研。水一盏，煎五分服。阴囊肿：莴苣子一合捣末，水一盏，煎五沸，温服。闪损腰痛，趁痛丸：用白莴苣子（炒）三两，白粟米（炒）一撮，乳香、没药、乌梅肉各半两，为末，炼蜜丸弹子大。每嚼一丸，热酒下。髭发不生，疔疮疤上不生髭发：先以竹刀刮损，以莴苣子拗猢狲姜末，频擦之。

马齿苋

【释名】 马苋、五行草、五方草、长命菜、九头狮子草。[李时珍说]其叶比并如马齿，而性滑利似苋，故名。俗呼大叶者为耳草，小叶者为鼠齿苋，又名九头狮子草。其性耐久难燥，故有长命之称。《宝藏论》及《八草灵变篇》并名马齿龙芽，又名五方草，亦五行之义。[苏颂说]马齿苋虽名苋类，而苗、叶与苋都不相似。一名五行草，以其叶青、梗赤、花黄、根白、子黑也。[陈藏器说]《别录》以马齿与苋同类。二物既殊，

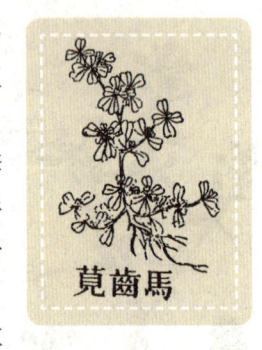

莴苣

今从别品。

【集解】[李时珍说]马齿苋，处处园野生之。柔茎布地，细叶对生。六七月开细花，结小尖实，实中细子如葶苈子状。人多采苗煮晒为蔬。方士采取，伏砒结汞，煮丹砂，伏硫黄，死雄制雌，别有法度。一种水马齿，生水中，形状相类，亦可食。

菜

【性味】酸，寒，无毒。[苏颂说]辛，温。宗曰：人多食之，然性寒滑。

【主治】诸肿疣目，捣揩之。破癖，止消渴。能肥肠，令人不思食。治女人赤白下。饮汁，治反胃诸淋，金疮流血，破血癖癥瘕，小儿尤良。用汁治紧唇面，解马汗、射工毒，涂之瘥。治自尸脚阴肿。作膏，涂湿癣、白秃、杖疮。又主三十六种风。煮粥，止痢及疳痢，治腹痛。服之长年不白。治痈疮，杀诸虫。生捣汁服，当利下恶物，去白虫。和梳垢，封疔肿。又烧灰和陈醋滓，先灸后封之，即根出。散血消肿，利肠滑胎，解毒通淋，治产后虚汗。

【发明】[李时珍说]马齿苋所主诸病，皆只取其散血消肿之功也。[苏颂说]多年恶疮，百方不瘥，或痛不已者。并捣烂马齿敷上，不过三两遍。此方出于武元衡相国。武在西川，自苦胫疮痒不可堪，百医无效。及到京，有厅吏上此方，用之便瘥也。李绛记其事于《兵部手集》。

【附方】1.三十六风结疮：马齿苋一石，水二石，煮取汁，入蜜蜡三两，重煎成膏。涂之。2.诸气不调：马齿苋煮粥，食之。3.禳解疫气：六月六日，采马齿苋晒干。元旦煮熟，同盐、醋食之，可解疫疠气。4.男女疟疾：马齿苋捣，扎手寸口，男左女右。5.产后虚汗：马齿苋（研汁）三合，服。如无，以干者煮汁。6.产后血痢，小便不通，脐腹痛：生马齿苋菜（杵汁）三合，煎沸入蜜一合，和服。7.小儿血痢：方同上。肛门肿痛：马齿苋叶、三叶酸草等分，煎汤熏洗，一日二次，有效。8.痔疮初起：马齿苋不拘鲜干，煮熟急食之。以汤熏洗。一月内外，其孔闭，即愈矣。9.赤白带下，不问老、稚、孕妇悉可服：取马齿苋（捣绞汁）

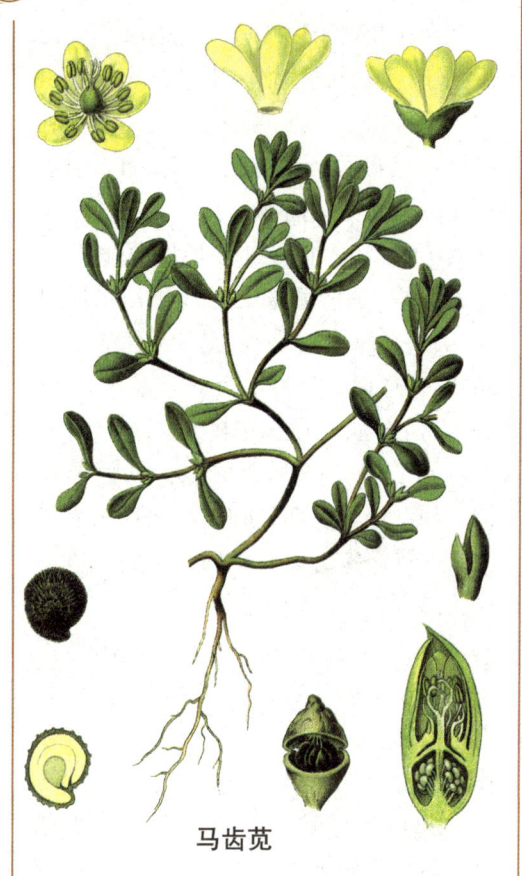

马齿苋

三大合，和鸡子白二枚。先温令热，乃下苋汁，微温顿饮之。不过再作即愈。10.小便热淋：马齿苋汁服之。11.阴肿痛极：马齿苋，捣敷之，良。12.中蛊欲死：马齿苋，捣汁一升饮，并敷之。日四五次。腹中白虫：马齿苋水煮一碗，和盐、醋空腹食之。少顷白虫尽出也。13.紧唇面：马齿苋煎汤日洗之。14.目中息肉，淫肤，赤白膜：马齿苋一大握洗净，和芒硝末少许，绵裹安上。频易之。15.风齿肿痛：马齿苋一把，嚼汁渍之。即日肿消。漏耳诸疮，治耳内外恶疮，以及头疮、肥疮、疮。16.黄马散：用黄柏半两，干马齿苋一两，为末。敷之。17.项上疮：用马苋阴干烧研，腊猪脂和，以暖泔洗拭，敷之。18.腋下狐臭：马齿苋杵，以蜜和作团，纸裹泥固半寸浓，日干烧过研末。每以少许和蜜作饼，先以生布揩之，以药夹胁下，令痛之，久忍，然后以手巾勒两臂。日用一次，以瘥为度。19.小儿火丹：热如火，绕脐即损人。马齿苋捣涂，日二。20.小儿脐疮，久不瘥者：马齿苋烧研敷之。21.豌豆疮：马齿苋，烧研敷之，须臾根逐药出。不出更敷。22.疔疮肿毒：马齿苋二分，煅石三分，为末，鸡子白和，敷之。23.反花恶疮：马齿苋一斤。烧研，猪脂和敷。24.圣惠蛀脚疮：干马齿苋研末，蜜调敷上。一宿其虫自出，神效。25.足趾甲疽，肿烂者：屋上马齿苋、昆仑青木香、印成盐，等分和匀，烧存性，入光明朱砂少许，敷之。26.疮久不瘥积年者：马齿苋捣烂封之。取汁煎稠亦可。

子

【主治】 明目，延年益寿。青盲白翳，除邪气，利大小肠，去寒热。以一升捣末，每以一匙用葱、豉煮粥食。或着米糁、五味作羹食。

【附方】 目中出泪，或出脓：用马齿苋子、人苋子各半两为末，绵裹铜器中蒸熟，熨大头脓水出处。每熨以五十度为率，久久自绝。

景天

【释名】 慎火、戒火、救火、据火（同）、护火、辟火、火母。

[陶弘景说]众药之名，景天为丽。人皆盆盛，养于屋上，云可辟火，故曰慎火。方用亦希。

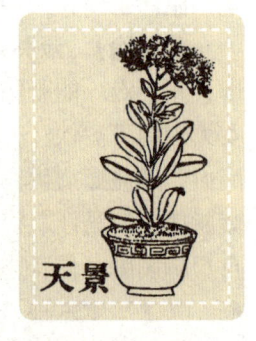

【集解】 《名医别录》载：景天生太山川谷。四月四日、七月七日采，阴干。[苏颂说]今南北皆有之。人家种于中庭，或盆置屋上。春生苗，叶似马齿苋而大，作层而上，茎极脆弱。夏中开红紫碎花，秋后枯死。亦有宿根者。苗、叶、花并可用。宗曰：极易种，折枝置土中，浇溉旬日便生也。[李时珍说]景天，人多栽于石山上。二月生苗，脆茎，微带赤黄色，高一二尺，折之有汁。叶淡绿色，光泽柔浓，状似长匙头及胡豆叶而不尖。夏开小白花，结实如连翘而小，中有黑子如粟粒。其叶味微甘苦，炸熟水淘可食。

【性味】 苦，平，无毒。

【主治】大热火疮，身热烦，邪恶气。诸蛊毒痂，寒热风痹，诸不足。疗金疮止血。煎水浴小儿，去烦热惊气。风疹恶痒，小儿丹毒及发热。热狂赤眼，头痛寒热游风，女人带下。

【附方】惊风烦热：慎火草煎水浴之。小儿中风：汗出中风，一日头颈腰背热，二日即腹热，手足不屈。用慎火草（干者）半两，麻婴孺风疹：在皮肤不出及疮毒。取慎火苗叶五大两，和盐三大两，同研绞汁。以热手摩涂，日再上之。热毒丹疮《千金》：用慎火草捣汁拭之。日夜拭一二十遍。一方：入苦酒捣泥涂之。杨氏《产乳》：治烟火丹毒，从两股两胁起，赤如火。景天草、真珠末一两，捣如泥。涂之，干则易。漆疮作痒：慎火草涂之。眼生花翳，涩痛难开。景天捣汁，日点三五次。产后阴脱：慎火草一斤（阴干），酒五升，煮汁一升，分四次服。

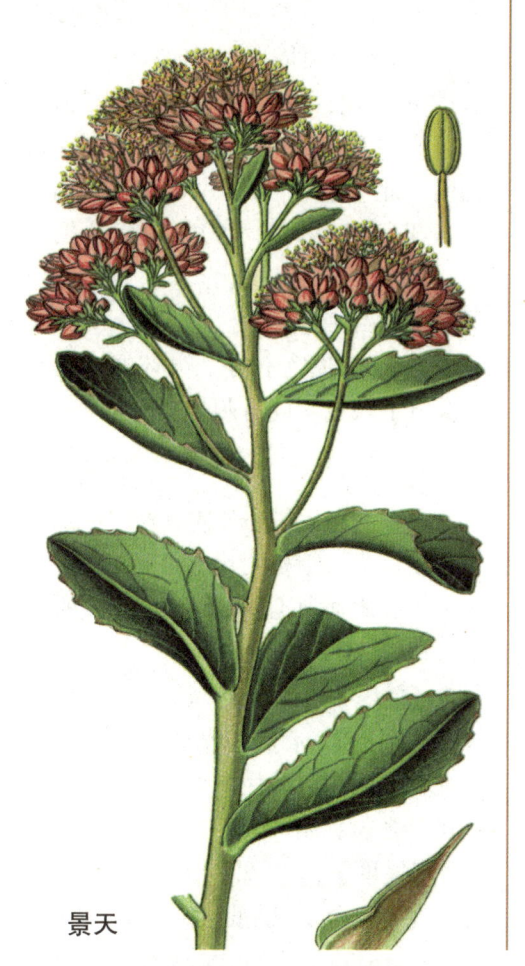

花

【主治】女人漏下赤白。轻身明目。

酢浆草

【校正】并入《图经》赤孙施。

【释名】酸浆、三叶酸、三角酸、酸母、醋母、酸箕、鸠酸、雀儿酸、雀林草、小酸茅。

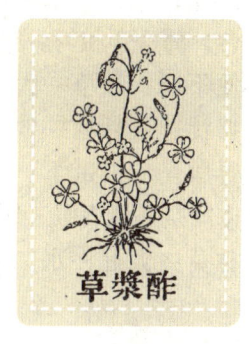

[李时珍说]此小草三叶酸也，其味如醋。与灯笼草之酸浆，名同物异。唐慎微《本草》以此草之方收入彼下，误矣。闽人郑樵《通志》言：福人谓之孙施。则苏颂《图经》：赤孙施生福州，叶如浮萍者，即此也。孙施亦酸箕之讹耳。今并为一。

【集解】[苏颂说]酢浆生道旁阴湿处，丛生。茎头有三叶，叶如细萍。四月、五月采收，阴干。[韩保升说]叶似水萍，两叶并大叶同枝，黄花黑实。[苏颂说]南中下湿地及人家园圃中多有之，北地亦或有生者。初生嫩时，小儿喜食之。南人用揩石器，令白如银。[李时珍说]苗高一二寸，丛生布地，极

景天

草浆酢

易繁衍。一枝三叶，一叶两片，至晚自合帖，整整矶、砒石。

【性味】 酸，寒，无毒。

【主治】 杀诸小虫。恶疮，捣敷之。食之，解热渴。主小便诸淋，赤白带下。同地钱、地龙，治沙石淋。煎汤洗痔痛脱肛甚效。捣涂汤火蛇蝎伤。赤孙施：治妇人血结，用一搦洗，细研，暖酒服之。

【附方】 小便血淋：酸草捣汁，煎五苓散服之。俗名醋啾啾是也。诸淋赤痛：三叶酸浆草洗，研取自然汁一合，酒一合和匀。空心温服，立通。二便不通：酸草一大把，车前草一握，捣汁，入砂糖一钱，调服一盏。不通再服。赤白带下：三叶酸草，阴干为末。空心温酒服三钱匕。痔疮出血：雀林草一大握，水二升，煮一升服。日三次，见效。癣疮作痒：雀儿草（即酸母草），擦之。数次愈。蛇虺螫伤：酸草，捣敷。

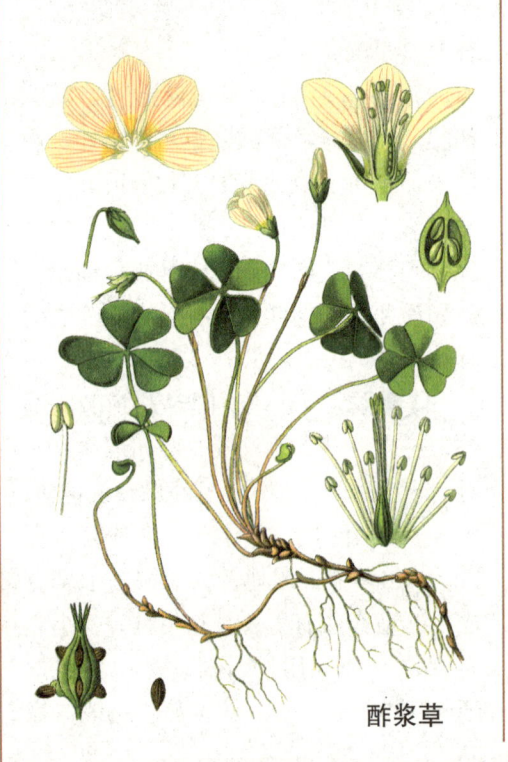

蕤核

【释名】 又名白蕤。

[李时珍说]其花实蕤蕤下垂，故谓之，后人作蕤。柞木亦名而物异。

【集解】 《名医别录》载：蕤核生涵谷川谷及巴西。[陶弘景说]今出彭城。大如乌豆，形圆而扁，有纹理，状似胡桃核。今人皆合壳用，此应破取仁秤之。[韩保升说]今出雍州。树生，叶细似枸杞而狭长，花白。子附茎生，紫赤色，大如五味子。茎多细刺。五月、六月熟，采实晒干。[苏颂说]今河东、并州亦有之。木高五七尺，茎间有刺。

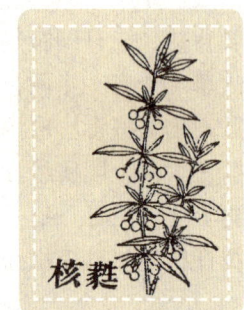

仁

【修治】 [雷说]凡使蕤核仁，以汤浸去皮、尖，掰作两片。每四两，用芒硝一两，木通草七两，同水煮一伏时，取仁研膏入药。

【性味】 甘，温，无毒。

【主治】 心腹邪结气，明目，目赤痛伤泪出，目肿烂。久服，轻身益气不饥。强志，明耳目。

【发明】 [陶弘景说]医方惟以疗眼，《仙经》以合守中丸也。[苏颂说]按：刘

酢浆草

禹锡《传信方》所着治眼法最奇。云：眼风泪痒，或生翳，或赤，一切皆主之。宣州黄连（末）、蕤核仁（去皮，研膏）等分和匀，取无干枣二枚，割下头，去核，以二物填满，却以割下头合定，用少薄绵裹之，以大茶碗量水半碗，于银器中，文武火煎取一鸡子大，以绵滤罐收，点眼万万不失。前后试验数十人皆应，今医家亦多用得效也。

【附方】春雪膏：治肝虚，风热上攻，眼目昏暗，痒痛隐涩，赤肿羞明，不能远视，迎风流泪，多见黑花。用蕤仁（去皮，压去油）二两，脑子二钱半，研匀，生蜜六钱和收，点眼。百点膏：治一切眼疾。蕤仁（去油）三钱，甘草、防风各六钱，黄连五钱，以三味熬取浓汁，次下蕤仁膏，日点。拨云膏：取下翳膜。蕤仁（去油）五分，青盐一分，猪胰子五钱，共捣二千下如泥，罐收。点之。又方：蕤仁一两去油，入白硼砂一钱，麝香二分，研匀收之。去翳妙不可言。飞血眼：蕤仁一两（去皮），细辛半两，苦竹叶三握（洗），水二升，煎一升，滤汁，频微温洗赤烂眼：《近效方》：用蕤仁四十九个（去皮），胡粉（如金色）一鸡子大，研匀，入酥一杏仁许，龙脑三豆许，研匀，油纸裹收。每以麻子许，涂大小上，频用取效。

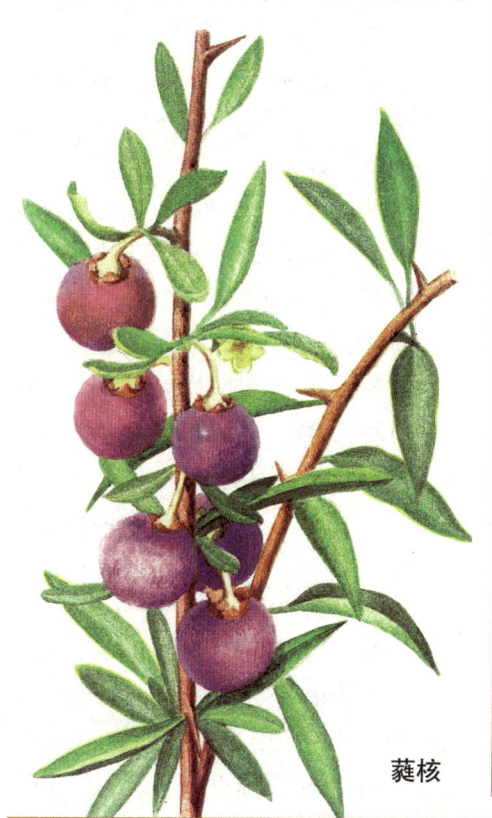

胡颓子

【释名】蒲颓子、卢都子。

[李时珍说]陶弘景注山茱萸及樱桃，皆言似胡颓子，（凌冬不凋，亦应益人），陈山茱萸下详注之，别无识者。今考访之，即雷《炮炙论》所谓雀儿酥也，雀儿喜食之。越人呼为蒲颓子。南人呼为卢都子。吴人呼为半含春，言早熟也。襄汉人呼为黄婆奶，象乳头也。刘绩《霏雪录》言安南有小果，红色，名卢都子，则卢都乃蛮语也。

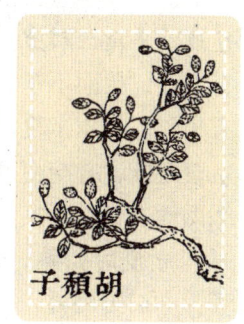

【集解】[陈藏器说]胡颓子生平林间，树高丈余，冬不凋，叶阴白，小儿食之当果。又有一种大相似，冬凋春实夏熟，人呼为木半夏，无别功效。颓即卢都子也。其树高六七尺，其枝柔软如蔓。其叶微似棠梨，长狭而尖，面青背

胡颓子

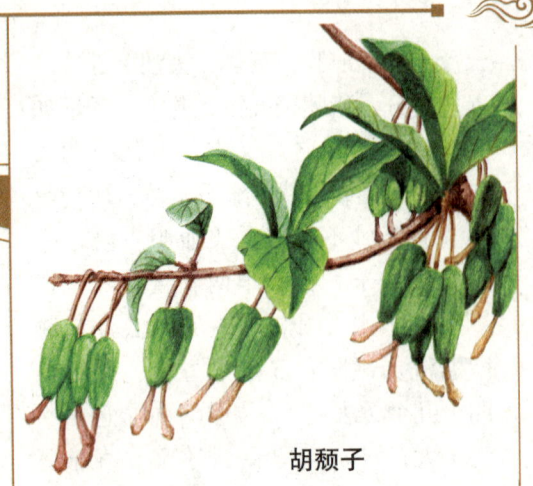

白，俱有细点如星，老则星起如麸，经冬不凋。春前生花朵如丁香，蒂极细，倒垂，正月乃敷白花。结实小长，俨如山茱萸，上亦有细星斑点，生青熟红，立夏前采食，酸涩。核亦如山茱萸，但有八棱，软而不坚。核内白绵如丝，中有小仁。其木半夏，树、叶、花、实及星斑气味，并与卢都同；但枝强硬，叶微团而有尖，其实圆如樱桃而不长为异耳。立夏后始熟，故吴楚人呼为四月子，亦曰野樱桃。其核亦八棱，大抵是一类二种也。

子

【性味】酸，平，无毒。[陶弘景说]寒热病不可用。

【主治】止水痢。

根

【性味】同子。

【主治】煎汤，洗恶疮疥并犬马疮。吐血不止，煎水饮之；有效。喉痹痛塞，煎酒灌之，皆效。

叶

【性味】同子。

【主治】肺虚短气喘咳剧者，取叶焙研，米饮服二钱。

【发明】[李时珍说]蒲颓叶治喘咳方，出《中藏经》，云甚者亦效如神。云有人患喘三十年，服之顿愈。甚者服药后，胸上生小瘾疹作痒，则瘥也。虚甚，加人参等分，名清肺散。大抵皆取其酸涩，收敛肺气耗散之功耳。

牡荆

【释名】黄荆、小荆。

[陶弘景说]既是牡荆，不应有子。小荆应是牡荆。牡荆子大于蔓荆子，而反呼小荆，恐以树形为言。不知蔓荆树亦高硕也。[苏颂说]牡荆作树，不为蔓生，故称为牡，非无实之谓也。蔓荆子大，牡荆子小，故呼荆。[李时珍说]古者刑杖以荆，故字从刑。其生成丛而疏爽，故又谓之楚（从林，从匹，匹即疏字也），济楚之义取此。荆楚之地，因多产此而名也。

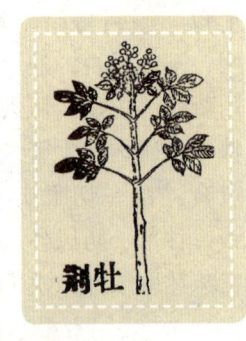

【集解】《名医别录》载：牡荆实生河间、南阳、冤句山谷，或平寿、都乡高岸上及田野中。八月、九月采实，阴干。[陶弘景说]论蔓荆即应是今作杖棰之荆。其子殊细，正如小麻子，色青黄。牡荆乃出北方，如乌豆大，正圆黑。仙术多用牡荆，今人都无识者。李当之《药录》言：溲疏一名杨栌，一名牡荆，理白中虚，断植即生。按：今溲疏主疗与牡荆都不同，形类乖异。

而仙方用牡荆，云能通神见鬼，非惟其实，枝叶并好。又云：荆树必枝叶相对者是牡荆，不对者即非牡荆也。并莫详虚实，更须博访。[苏颂说]牡荆即作棰杖者，所在皆有之。实细黄色，茎劲作树生。《汉书·郊祀志》以牡荆茎为幡竿，则明知非蔓荆也。有青、赤二种，以青者为佳。今人相承多以牡荆为蔓荆，此极误也。[苏颂说]牡荆，今眉州、蜀州及近汴京亦有之，俗名黄荆是也。枝茎坚劲，作科不作蔓。叶如蓖麻，更疏瘦。花红作穗。实细而黄，如麻子大。或云即小荆也。按：陶隐居《登真隐诀》云：荆木之叶、花，通神见鬼精。注云：荆有三种。荆木即今作棰杖者，叶香，亦有花、子，子不入药。方术则用牡荆，其子入药，北人无识其木者。天监三年，天子将合神仙饭。奉敕论牡荆曰：荆，花白多子，子粗大。历历疏生，不过三两茎，多不能圆，或扁或异，或多似竹节。叶与余荆不殊。蜂多采牡荆，牡荆汁冷而甜。余荆被烧，则烟火气苦。牡荆体慢汁实，烟火不入其中，主治心风第一。于时远近寻觅，遂不值也。[韩保升说]陶氏不惟不别蔓荆，亦不识牡荆。蔓荆蔓生，牡荆树生，理自明矣。

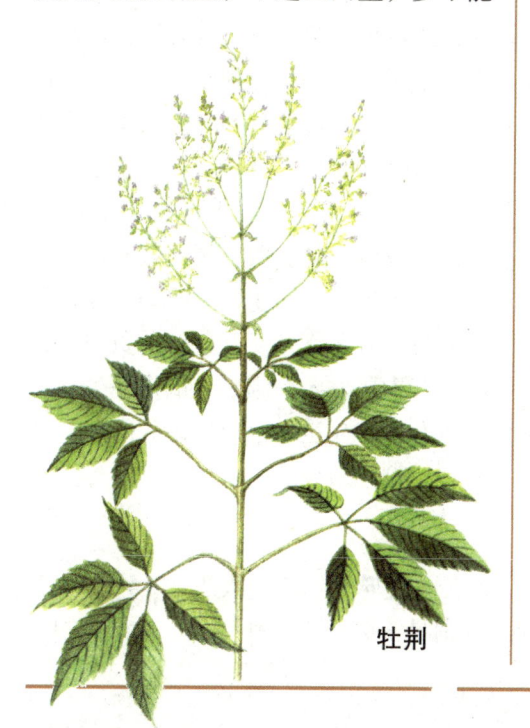

[李时珍说]牡荆处处山野多有，樵采为薪。年久不樵者，其树大如碗也。其木心方，其枝对生，一枝五叶或七叶。叶如榆叶，长而尖，有锯齿。五月杪间开花成穗，红紫色。其子大如胡荽子，而有白膜皮裹之。[苏颂说]叶似蓖麻者，误矣。有青、赤二种：青者为荆，嫩条皆可为囤。古者贫妇以荆为钗，即此二木也。按：裴渊《广州记》云：荆有三种：金荆可作枕，紫荆可作床，白荆可作履。与他处牡荆、蔓荆全异。宁浦有牡荆，指病自愈。节不相当者，月晕时刻之，与病患身齐等，置床下，病虽危亦无害也。杜宝《拾遗录》云：南方林邑诸地，在海中。山中多金荆，大者十围，盘曲瘤蹙，纹如美锦，色如真金。工人用之，贵如沉、檀。此皆荆之别类也。

牡荆

实

【性味】 苦，温，无毒。[李时珍说]辛，温。[徐之才说]防风为之使，恶石膏。

【主治】 除骨间寒热，通利胃气，止咳逆，下气。得柏实、青葙、术，疗风。炒焦为末，饮服，治心痛及妇人白带。用半升炒熟，入酒一盏，煎一沸，热服，治小肠疝气甚效。浸酒饮，治耳聋。

【附方】 湿痰白浊：牡荆子炒为末。每酒服二钱。

叶

【性味】 苦，寒，无毒。

【主治】 久痢，霍乱转筋，血淋，下部疮，湿薄脚，主香港脚肿满。

【发明】 [崔元亮说]治腰脚风湿痛，蒸法：用荆叶不限多少，蒸令熟热，置大瓮中，其下着火温之。以病患置叶中，须臾当汗出。蒸时旋旋吃饭，稍倦即止。便以被盖避风，仍进葱豉酒及豆酒并得，以瘥为度。[李时珍说]蒸法虽妙，只宜施之野人。李仲南《永类钤方》云：治香港脚诸病，用荆茎于坛中烧烟，熏涌泉穴及痛处，使汗出则愈。此法贵贱皆可用者。又谈野翁《试验方》：治毒蛇、望板归螫伤，满身红肿发疱。用黄荆嫩头捣汁涂泡上，渣咬处，即消。

【附方】 九窍出血：荆叶，捣汁，酒和，服二合。小便尿血：荆叶汁，酒服二合。

根

【性味】 甘、苦，平，无毒。

【主治】 水煮服，治心风头风，肢体诸风，解肌发汗。

【发明】 [李时珍说]牡荆苦能降，辛温能散；降则化痰，散则祛风，故风痰之病宜之。其解肌发汗之功，世无知者。按：王氏《奇方》云：一人病风数年，予以七叶黄荆根皮、五加根皮、接骨草等分，煎汤日服，遂愈。盖得此意也。荆茎《别录》有名未用云：八月、

十月采收，阴干。[陈藏器说]即今荆杖也。煮汁堪染。

【主治】 灼烂。洗灼疮及热焱疮，有效风牙痛

【附方】 青盲内障：春初取黄荆嫩头（九蒸九曝）半斤，用乌鸡一只，以米饲五日，安净板上，饲以大麻子，二三日，收粪曝干，入瓶内熬黄，和荆头为末，炼蜜丸梧桐子大。每服十五丸至二十丸，陈米饮下，日二。

蔓荆

【释名】 [苏颂说]蔓荆苗蔓生，故名。

【集解】 [苏颂说]蔓荆生水滨。苗茎蔓延长丈余。春因旧枝而生小叶，五月叶成，似杏叶。六月有花，红白色，黄蕊。九月有实，黑斑，大如梧子而虚轻。冬则叶凋。今人误以小荆为蔓荆，遂将蔓荆为牡荆也。大明曰：海盐亦有之。大如豌豆，蒂有轻软小盖子，六、七、八月采之。[苏颂说]近汴京及秦、陇、明、越州多有之。苗茎高四五尺，对节生枝。叶类小楝，至夏盛茂。有花作穗淡红色，蕊黄白色，花下有青萼，至秋结子。旧说蔓生，而今所有并非蔓也。宗曰：诸家所解，蔓荆、牡荆，纷说不一。

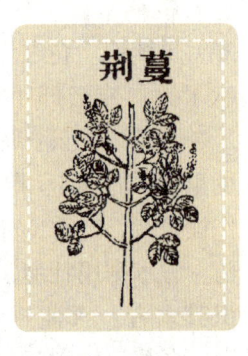

实

【性味】 苦，微寒，无毒。《名医别录》载：辛，平、温。[元素说]：

味辛，温，气清，阳中之阴，入太阳经。胃虚人不可服，恐生痰疾。[徐之才说]恶乌头、石膏。

【主治】 筋骨间寒热，湿痹拘挛，明目坚齿，利九窍，去白虫。久服，轻身耐老。小荆实亦等。风头痛，脑鸣，目泪出，益气。令人光髭发。利关节，治痫疾、赤眼。太阳头痛，头沉昏闷，除目暗，散风邪，凉诸经血，止目睛内痛。

【发明】 [苏颂说]小荆实即牡荆子，其功与蔓荆同，故曰亦等也。[李时珍说]蔓荆气清味辛，体轻而浮，上行而散。故所主者，皆头面风虚之症。

【附方】 令发长黑：蔓荆子、熊脂等分，醋调涂之。头风作痛：蔓荆子一升。为末。绢袋盛，浸一斗酒中七日。温饮三合，日三次。乳痈初起：蔓荆子，炒，为末。酒服方寸匕，渣敷之。

扶芳藤

【释名】 滂藤。

【集解】 [陈藏器说]生吴郡。藤苗小时如络石，蔓延树木。山人取枫树上者用，亦如桑上寄生之意。忌采冢墓间者。隋朝稠禅师作青饮进炀帝止渴者，即此。

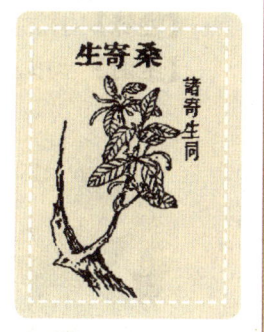

茎、叶

【性味】 苦，小温，无毒。

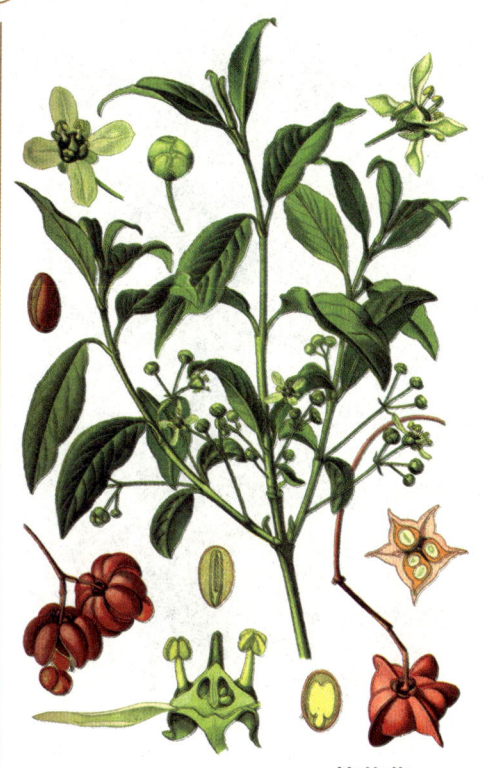

【主治】 一切血，一切气，一切冷，大主风血腰脚，去百病。久服延年，变白不老。锉细，浸酒饮。

扶芳藤

桑上寄生

【释名】 又名寄屑、寓木。

[李时珍说]此物寄寓他木而生，如鸟立于上，故曰寄生、寓木、茑木。俗呼为寄生草。

【集解】 《名医别录》载：桑上寄生，生弘农川谷桑树上。三月三日采茎。[陶弘景说]寄生松上、杨上、枫上皆有，则各随其树名之，形类犹是一般，但根津所因处为异。生树枝间，根在枝节之内。叶圆青赤，浓泽易折。旁自生枝节。冬夏生，四月花白。五月实赤，大如小豆。处处皆有，以出彭城者

觉丹田元气虚乏，腰膝沉重少力。桑寄生为末。每服一钱，非时白汤点服。

实

【性味】甘，平，无毒。

【主治】明目，轻身，通神。

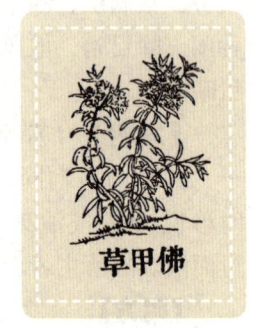

佛甲草

【集解】[苏颂说]佛甲草生筠州。多附石向阳而生，似马齿苋而细小且长，有花黄色，不结实，四季皆有。[李时珍说]二月生苗成丛，高四五寸，脆茎细叶，柔泽如马齿苋，尖长而小。夏开黄花，经霜则枯。人多栽于石山瓦墙上，呼为佛指甲。《救荒本草》言：高一二尺，叶甚大者，乃景天，非此也。

【性味】甘，寒，微毒。

【主治】汤火灼疮，研贴之。

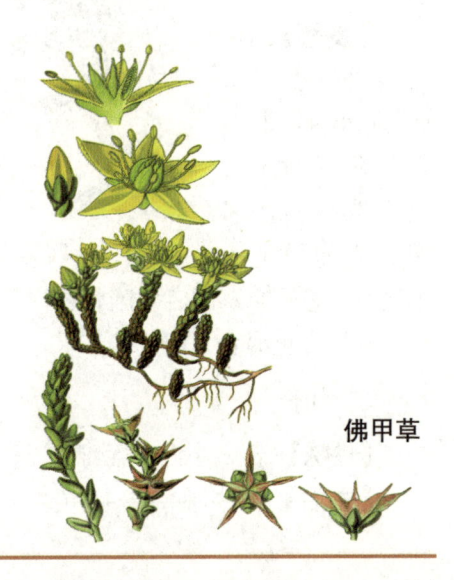

桑上寄生

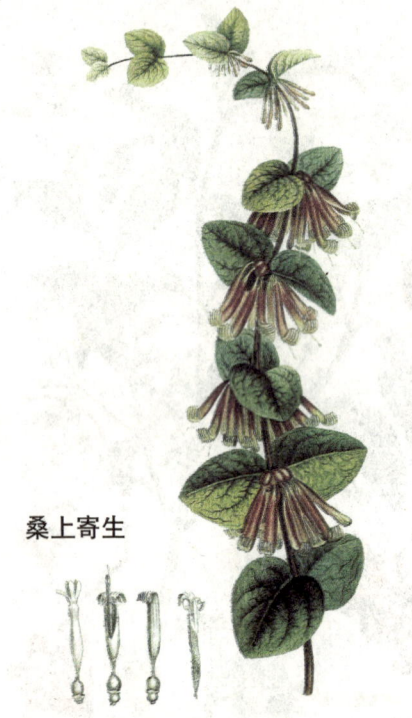

为胜。可断茎视之，色深黄者为验。

【修治】[雷说]采得，铜刀和根、枝、茎叶细锉，阴干用。勿见火。

【性味】苦，平，无毒。《名医别录》载：甘，无毒。

【主治】腰痛，小儿背强，痈肿，充肌肤，坚发齿，长须眉，安胎。去女子崩中内伤不足，产后余疾，下乳汁，主金疮，去痹。助筋骨，益血脉。主怀妊漏血不止，令胎牢固。

【附方】膈气：生桑寄生捣汁一盏，服之。胎动腹痛：桑寄生一两半，阿胶（炒）半两，艾叶半两，水一盏半，煎一盏，去滓温服。或去艾叶。毒痢脓血：六脉微小，并无寒热。宜以桑寄生二两，防风、大芎二钱半，炙甘草三铢。为末。每服二钱，水一盏，煎八分，和滓服。下血后虚：下血止后，但

佛甲草

茵陈蒿

【释名】[陈藏器说]此草虽属蒿类，但经冬不死，更因旧苗而生，故名茵陈，后补一蒿字。

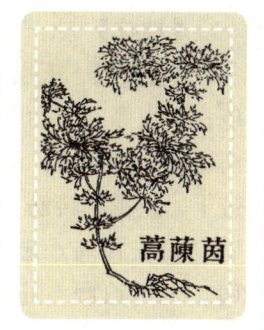

【集解】《名医别录》载：茵陈生长在太山及丘陵的坡地上，五月及立秋时采收，阴干备用。

[陶弘景说]现在到处都有茵陈。像蓬蒿，叶片紧细些。秋后茎枯萎，但不死，到了春天又生长。[李时珍说]以前人多种植茵陈蒿当蔬菜，所以入药用的叫山茵陈，人工种植的有些不同。山茵陈二月生苗，茎像艾。叶子像青蒿的淡色而背面为白色，叶柄紧细而扁平。九月开黄色小花，果实大小像艾子。

茎叶

【性味】味苦，性平、微寒，无毒。

【主治】祛风湿寒热邪气，热结黄疸。治通身发黄，小便不利，除头热，祛伏瘕。通关节，祛滞热，疗伤寒。石茵陈：治天行时疾热狂，头痛头昏，风眼痛，瘴疟。女人下腹结块胀痛和闪损乏绝。

【发明】[王好古说]张仲景用茵陈栀子大黄汤治疗湿热，用栀子檗皮汤治疗燥热。如禾苗遇涝成湿黄，遇旱则成燥黄一样。有湿邪则渗泻它，有燥邪则滋润它。以上两个方子都是治阳黄的。韩祗和、李思训治疗阴黄，用茵陈附子汤。方中用茵陈为主药，佐以大黄、附子，各随寒热性质而用。

【附方】1.男子酒疸：茵陈蒿四根、栀子七个、大田螺一个，连壳捣烂，用煮沸的白酒一大盏，冲服。2.眼热红肿：山茵陈、车前子等分，煎汤调"茶调散"服数次。3.茵陈羹，除大热黄疸，伤寒头痛、风热瘴疟，能利小便：将茵陈切细煮羹调服。生食也可以。4.遍身风痒，生疮疥：用茵陈煮浓汤洗浴。5.遍身黄疸：茵陈蒿一把，生姜一块，一起捣烂，每天用来擦胸前和四肢。

艾

【释名】冰台、医草、黄草、艾蒿。

【集解】[苏颂说]艾到处都有，初春生苗，茎像蒿，叶背面为白色，以苗短的为好。三月三日，五月五日采叶晒干，陈久的才可入药。[李时珍说]自成化以来，认为产自蕲州的艾最好，称为蕲艾。此草多生长在山上及平原。二月，老根重生新苗，呈丛状。茎直生，为白色，高四五尺。叶向四面散开，形状像蒿，分为五尖，桠上又有小尖，叶面青色而背面呈白色，有茸毛，柔软而厚实。七八月，叶间长穗，像车前穗，开小花，结的果实累累盈枝，中间有细子，霜降后枯萎。人们一般在五月五日连茎割取，晒干后收叶。

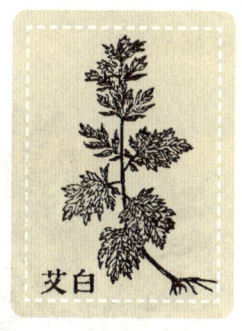

叶

【修治】 [李时珍说]凡艾叶，必须选用陈久的，通过修治使它变细软，称熟艾。若要用生艾灸火，则容易伤人的肌脉。所以孟子说：患七年病患求三年陈艾。修治艾叶的方法，拣取干净的艾叶，扬去尘屑，放入石臼内用木杵捣熟，筛去渣滓，取白的再捣，捣至柔烂如绵为度。用时焙干，这样灸火才得力。入妇人丸散中使用，必须用熟艾，用醋煮干，捣成饼子，烘干再捣成细末。或者用糯糊和做成饼，有的用酒炒，都不好。洪氏《容斋随笔》也载：艾叶不好着力，如果加入白茯苓三五片同碾，马上可碾成细末，这也是一种特殊修治方法。

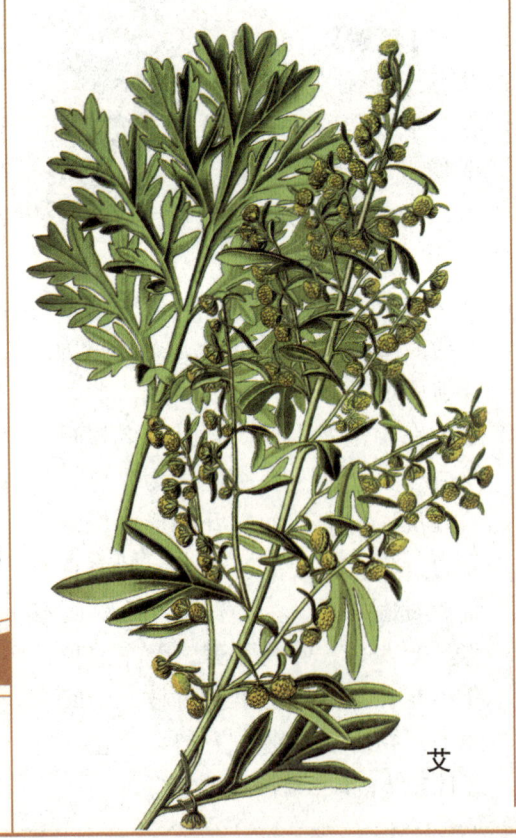

【性味】 味苦，性微温，无毒。

【主治】 止崩血、肠痔血，揭金疮，止腹痛，安胎。用苦酒作煎剂，治癣极效。捣汁饮，治心腹一切冷气。治带下，止霍乱转筋，痢后寒热。治带脉病，腹胀腰痛。温中逐冷除湿。灸百病。也可煎服，止吐血下痢，阴部生疮，妇女阴道出血。能利阴气，生肌肉，辟风寒，使人有子。捣汁服，止损伤出血，杀蛔虫。主鼻血下血，脓血痢，水煮或制成丸、散都可以。

【发明】 [李时珍说]艾生叶则微苦大辛，熟则微辛大苦，生温熟热，为纯阳之品。属艾可以取太阳真火，挽回垂绝元阳。内服，走三服，可以逐一切寒湿，转肃杀之气为融和。外灸则透诸经而治百种病邪，能使重病的人康复，功用很大。

【附方】 1.脾胃冷痛：用开水冲服白艾末二钱。2.蛔虫心痛如刺，口吐清水：白熟艾一升，加水三升，煮取一升服下，可吐出虫。或者取生艾捣汁，天明时先吃一点香甜食品，然后服下艾汁一升，可把虫打下。3.久痢：艾叶、陈皮等分，水煎服。4.盗汗不止：熟艾二钱、白茯神三钱、乌梅三个，加水一盅，煎至八分，临睡前温服。5.流行伤寒，温病头痛，壮热脉盛：用干艾叶三升，加水一斗，煮取一升，一次服完取汗。6.中风口歪：用五寸长的小竹筒一根，一头插入耳内，四周用面密封，另一头用艾灸七壮。病在右则灸左侧，病在左则灸右侧。7.中风口噤：用熟艾灸承浆穴与两侧颊车穴，各五壮。

艾

实

【性味】 味苦、辛，性温，无毒。

【主治】 明目，疗一切鬼气。壮阳，助肾强腰膝，暖子宫。

☐ 夏枯草

【释名】 夕句、乃东、燕面、铁色草。

[朱震亨说]本草过了夏至即枯萎。因禀承纯阳之气，遇阴气就会枯萎，故得名夏枯草。

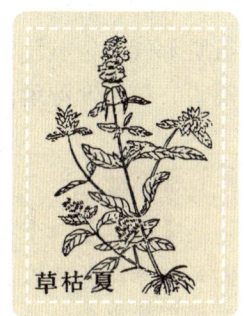

【集解】 [苏颂说]夏枯草在冬至过后开始生长，叶子像旋覆。三四月间开花抽穗，像丹参花，为紫白色，结子也成穗。到了五月就枯萎，因此，在四月采收。

[李时珍说]夏枯草大多生长在原野间。苗高一二尺左右，叶子对节生，茎微呈方形，像旋覆叶，但更大更长些，边缘有细齿，背面多纹呈白色茎端抽穗，长一二寸，穗中开小花淡紫色，一穗有四粒细子。将嫩苗煮后，浸去苦味，可用油盐拌来吃。

茎、叶

【性味】 味辛、苦，性寒，无毒。

[徐之才说]与土瓜相使。伏汞砂。

【主治】 破腹部结块，散瘿结气，消脚肿湿痹，治寒热淋巴结核、鼠瘘头疮。

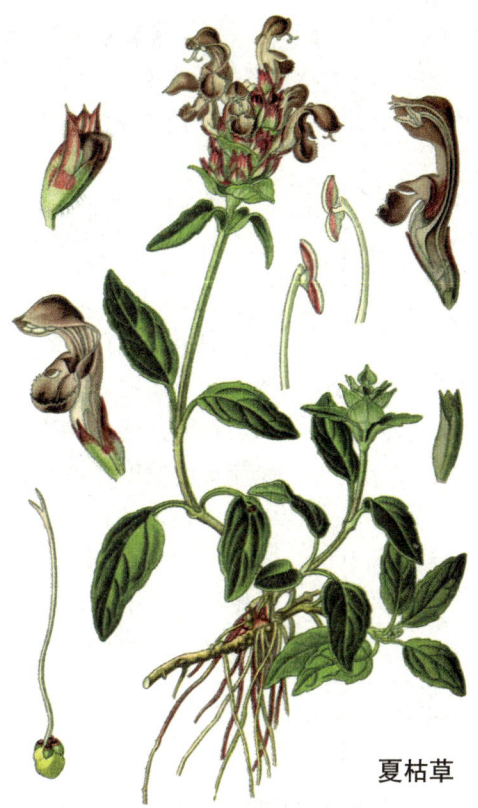

【附方】 1.瘰疬，无论已溃未溃，或日久成漏：用夏枯草六两，加水两盏，煎取七分，饭后温服。体虚者，可将其煎汁熬成膏服，并用膏涂患处。兼服十全大补汤加香附、贝母、远志更好。2.血崩：夏枯草研为末，每次服方寸匕，用米汤调下。3.赤白带下：在夏枯草开花时采摘，阴干后碾成末，每次服二钱，饭前服，米汤送下。4.明目补肝，治肝虚目痛，冷泪不止，羞明怕日光：夏枯草半两、香附子一两，同研末，每次用蜡茶汤调服一钱。5.汗斑白点：用夏枯草煎成浓汁，每天洗患处。

☐ 青葙

【释名】 草蒿、姜蒿、昆仑草、野鸡冠、鸡冠苋。子名：草决明。

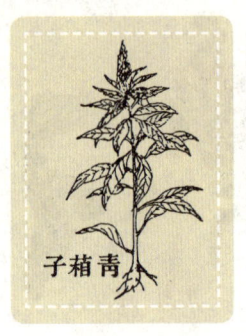

【集解】[李时珍说]青葙大多生长在田野间，嫩苗像苋菜，可食用。苗长高后有三四尺，苗、叶、花、实与鸡冠花没有什么区别。只是鸡冠花穗有的大而扁，有的成团，青葙只在梢间长花穗，穗尖长四五寸，呈水红色，像兔子的尾巴，也有黄白色的。子在穗中，与鸡冠子和苋子一样不易辨认。

《名医别录》载：青葙生长在平谷道旁。三月，采其茎叶，阴干用。五六月采其子。

茎、叶

【性味】味苦，性微寒，无毒。

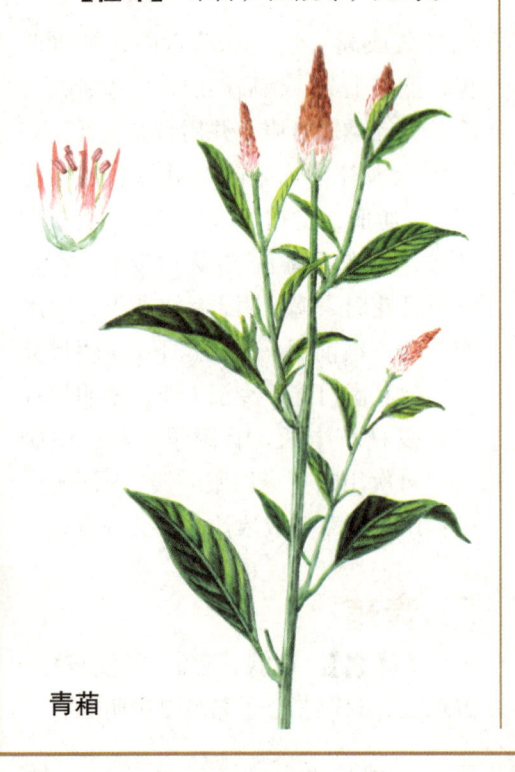

【主治】主邪气，皮肤中热，风瘙身痒异常，杀三虫。恶疮疥虱痔蚀、下部阴疮。捣汁内服，疗温疠。止金疮出血。

子

【性味】味苦，性微寒，无毒。

【主治】治肝脏热毒冲眼，赤障青盲翳肿，恶疮疥疮。主唇口发青。治五脏邪气，益脑髓，镇肝，明耳目，坚筋骨，祛风寒湿痹。

☐ 鸡冠

【释名】[李时珍说]本草是以花的形状来命名。

【集解】[李时珍说]鸡冠处处都有。三月生苗，入夏后，高的有五六尺，矮的仅有几寸高。其叶青而柔，很像白苋菜但窄些，叶梢有赤脉。茎为赤色，有圆的也有扁的。六七月，在茎梢开花，有红色、白色或黄色三种。其中穗圆长尖的，像青葙穗；扁卷而平的，像雄鸡冠。花朵大的，围可长达一二尺，层层卷出很是可爱。子在穗中，黑细光滑，与苋实一样。其穗像秕麦，花期相当长久，霜降后才凋谢。

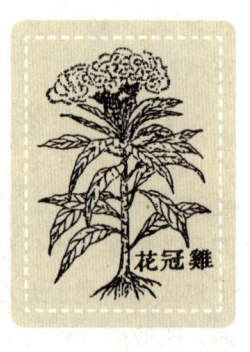

【性味】味甘，性凉，无毒。

【主治】主痔及血病。止肠风泻血，赤白痢。治疗崩中带下，入药炒用。痔漏下血，赤白下痢，崩中赤白带下。

青葙

【附方】1.便血：鸡冠花、椿根白皮等分，研为末，加炼蜜和成梧子大的丸子，用黄芪汤送服，每次三十丸，一天两次。2.五痔肛肿不愈，久转为瘘：鸡冠花、凤眼草各一两，加水二碗煎汤多洗。3.血经不止：红鸡冠花一味，晒干研末，空腹服用，每次二钱，酒调下。忌食鱼腥猪肉。4.妇人白带：白鸡冠花晒干，研为末，每天早晨空腹服用，用酒送服，每次三钱。赤带用红鸡冠花。5.赤白下痢：用鸡冠花煎酒服。白痢用白花；赤痢则用红花。

刘寄奴草

【释名】金寄奴、乌藤菜。

[李时珍说]按李延寿《南史》所载，南朝宋高祖刘裕，乳名寄奴。他很小的时候，在新洲打柴，遇到一条大蛇，便用箭射它。第二天，他再次前往，听见有杵臼声，循声望去，看见几个穿青衣的童子，在榛林中捣药。刘裕问其故。童子回答说，我主被刘寄奴射伤，现用药敷伤。刘裕问，那为何不杀了他？童子回答，寄奴是将来的王，不能杀。刘裕大声呵斥，童子们吓得都散开了，于是他收药返回。从那以后，每次遇金疮，敷此药即愈。所以，人们称此草为刘寄奴草。郑樵《通志》说，江南人在汉时称刘为卯金刀，故叫刘为金，把它称为金寄奴之名。江东人把它称为乌藤菜。

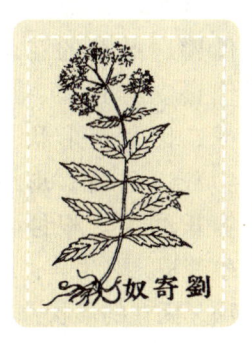

【集解】[李时珍说]刘寄奴一茎直上，叶似苍术，尖长糙涩，面深背淡，九月，茎端分开数枝，一枝攒簇十几朵小花，像小菊花，白瓣黄蕊。花谢后有白絮，像苦荬花絮。子细长，如苦荬子。

子、苗

【性味】味苦，性温，无毒。

【主治】心腹痛，下气，水胀血气，通妇人经脉郁结，止霍乱水泻。小儿尿血，研末服。破血下胀。久服使人下痢。下血止痛，治产后余疾，止金疮出血，非常有效。

【附方】1.汤火伤灼：将刘寄奴捣为末，先用鸡毛蘸糯米浆扫伤口后敷碎研上药末。2.大小便血：刘寄奴研为末，用茶调匀，空腹服二钱即止。3.霍乱转痢：用刘寄奴草煎汁饮。

红蓝花

【释名】红花、黄蓝。

[苏颂说]本草的花是红色，叶似蓝，故取蓝名。

【集解】[李时珍说]红花在二月、八月、十二月均可以下种。雨后播种，跟种麻的方法一样。新长的嫩叶、苗都可以食用。叶像小蓟叶，在五月开花，为红色，像大蓟花。[马志说]红蓝花也就是红花，生长在梁汉及西域。《博物志》上说，张骞从西域带回种子。如今，魏地也有种植。[苏颂说]红蓝花到处都有种植。人们将它种在菜圃

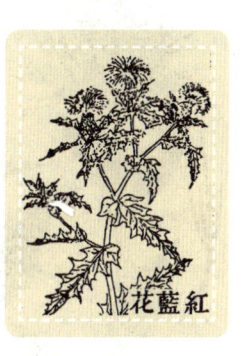

里，冬季播种，春天开始生苗，夏天开花。花开在球上花下结球猬，多刺。采收者乘着露水采花，采后又开花，直到开尽为止。球中结实，白色，如小豆大小。把它的花晒干，可以用来染红布，还可当胭脂。

【性味】 味辛，性温，无毒。

【主治】 主产后失血过多饮食不进，腹内恶血不尽绞痛，治胎死腹中，用红蓝花和酒煮服。也治蛊毒。多用破积血，少用养血。活血润燥，止痛散肿，通经。

【发明】 [李时珍说]血生于心包，藏于肝，属于冲任。红花汁与此同类，因此，所以能行男子血脉，通女子经水。多用行血，少用养血。

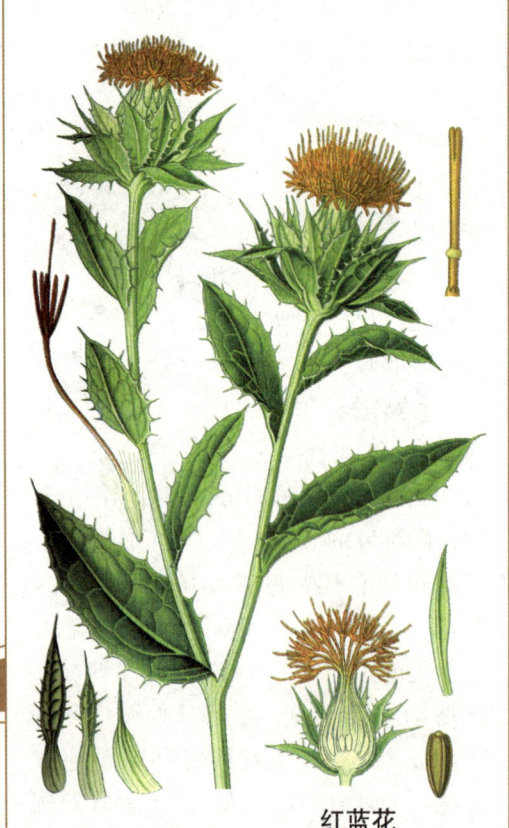

【附方】 1.喉痹壅塞不通：将红花捣烂，取一小升汁服下，以病好为数。冬天没有新鲜的花，可将干花浸湿绞汁煎服。2.风疾兼腹内血气痛：红花一两，分四份。取一份，加酒一升，煎取一盅半，一次服下。如不止，再服。3.一切肿疾：红花熟捣取汁服。

大蓟、小蓟

【释名】 虎蓟（大蓟）、猫蓟（小蓟）、马蓟、刺蓟、山牛蒡、鸡项草、千针草、野红花。

[李时珍说]蓟像髻，此草的花像髻。称其猫、虎，因其苗形状狰狞。称马，形容长的大。根像牛蒡根，名牛蒡；茎又像鸡项，又名鸡项，因花的形状，又称为千叶、红花。[陶弘景说]大蓟是虎蓟，小蓟是猫蓟。它们的叶上都长有很多刺，二者相似。[陈藏器说]蓟门以多蓟而得名，当然，还是北方所产的为好。

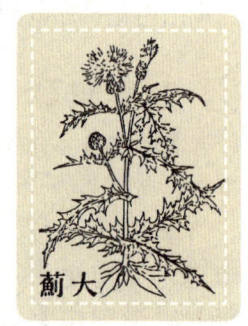

【集解】 [苏颂说]大、小蓟的叶虽然相似，但功效差别很大。大蓟生长在山谷，它的根可治疗痈肿；小蓟生长在平泽，不能消肿。但大、小蓟都能破血。[苏颂说]小蓟处处都有，俗名青刺蓟。二月生苗，长到二三寸时，连根一起可做菜食用，味好。四月，长至一尺多高，多刺，花从蓟中心长出来，像红蓝花但为青紫色。北方人称它千针草。[寇宗奭说]大、小蓟形状都相似，

红蓝花

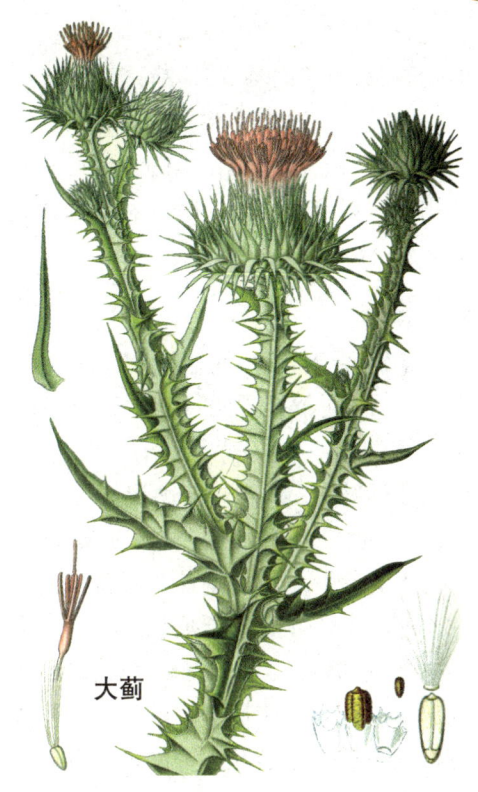

花如发髻。但大蓟高三四尺，叶打皱；小蓟高一尺多，叶不皱，以此来区分它们。作菜食用，虽有尖刺，但对人体无害。

大蓟根、叶

【性味】 味甘，性温，无毒。

【主治】 女子赤白带下，安胎，止吐血鼻出血，令人肥健。根：治崩中下血，即刻见效，捣根绞汁服半升。叶：治肠痈，腹脏瘀血，将其生研，用酒随意送服。治恶疮疥癣，则同盐研敷。

小蓟根、苗

【性味】 味甘，性温，无毒。

【主治】 养精保血。破旧血，止新出血，治突然下血、血痢、金疮出血呕血等，捣取汁温服。煎后和糖，可促进金疮愈合，用来治蜘蛛蛇蝎毒，服用也佳。治热毒风以及胸膈烦闷，能开胃下食，退热，补虚损。苗生研后服汁，祛烦热。作菜食用，能除风热。夏天热烦不止，捣汁服半升，即愈。

【发明】 《日华子诸家本草》载：小蓟药效微，只能退热，不像大蓟，可健养下气。

【附方】 1.大小便鲜血：小蓟叶捣汁，温服一升。2.小产大量流血：小蓟根叶、益母草各五两，加水三大碗，煎煮成一盏，分两次服，一日服完。3.刀伤出血不止：将小蓟苗捣烂外敷伤处。4.小便热淋：蓟根捣汁服。5.妇人阴痒：用小蓟煮汤，每天外洗三次。

苎麻

【释名】 [李时珍说]苎麻也叫纻，可织粗布，故称为纻。便用细麻织成的布叫绉，粗麻织成的便叫纻。

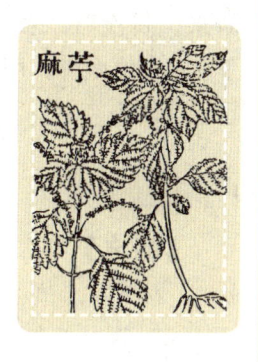

【集解】 [李时珍说]苎，即家苎。另外还有山苎、野苎。紫苎，叶面为紫色；白苎，叶面是青色而背面是白色。刮洗后煮食，都可用来救荒；味道甘美。其子茶褐色，九月收取，次年二月种植，老根则自己生长。[苏颂说]闽、蜀、江、浙多有苎麻。剥皮可用来织布。苗高七八尺，叶像楮叶而无分叉，叶面青色，背面白色，有短毛。夏、秋季抽细穗、开青花。其根黄白但轻虚，在二月、八月采割。按陆玑《草木疏》载，一棵苎麻有数十茎，旧根留土中，春天自己生长，不需栽种。园内种植的可一年收割两次，用竹刀剥取其皮，厚处自行脱落，收取里面如筋的部分，煮后搓捻成线用来织布。

根

【性味】味甘，性寒，无毒。

【主治】安胎，外敷治丹毒热。治心膈发热，漏胎下血，产前产后心烦，流行热性疾病，大渴大狂，疗服金石药的人心热，治毒箭、蛇虫伤。

【附方】1.脱肛不收：将苎麻根捣烂，煎汤熏洗。2.背痈初起：苎麻根熟捣外敷，一天换药几次，肿消即愈。3.小便不通：苎麻根、蛤粉各半两，同研末，每次服二钱，空腹用新汲水送下。4.小便血淋：用苎麻根煎汤频服。也治诸淋。

续断

【释名】属折、接骨、龙豆、南草。[李时珍说]续断、属折、接骨，均以功效来命名。

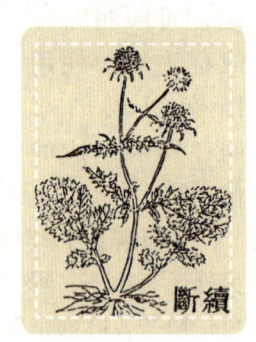

【集解】[苏颂说]山谷各处都有续断，现在所用的，叶像苎而茎是方的，根像大蓟，是黄白色。[苏颂说]续断三月后生苗，茎干有四棱，像苎麻，叶两两对生。四月开花红白色，像益母花。根像大蓟，呈赤黄色。市面上卖的有好几种，很少人能分辨好坏。医生以节节断、皮黄皱的为真品。[李时珍说]续断，众说法不一。考究其实，则苏颂所说，与桐君所说似乎相符，应该是正确的。现在人们所用的，以红色细瘦、折断有烟尘冒起的为好。

根

【修治】[雷说]采根，横切锉开，除掉硬筋，用酒浸泡十天，焙干，入药用。

【性味】味苦，性微温，无毒。[徐之才说]与地黄相使，与雷丸相恶。

【主治】妇人乳难，久服益气力。主伤寒，补不足，治金疮痈疡、跌打损伤，能续筋骨。治妇人崩中漏血，金疮内出血，能止痛生肌肉，治损伤恶血腰痛，关节缓急。能祛各种温毒，宣通血脉。能益气，补五劳七伤，破结瘀血，消肿毒，治肠风痔瘘、乳痈瘰疬，妇人产前产后一切病，胎漏、子宫冷，面黄虚肿，能缩小便，止遗精尿血。

【附方】1.产后血晕、心闷烦热、气接不上、心头硬、忽寒忽热：用续断皮一把，加水三升，煎取二升，分三次服。2.跌打损伤：用接骨草叶捣烂外敷。

大青

【释名】其茎和叶子都是深青色，所以叫作大青。

【集解】[李时珍说]大青处处都有种植，高

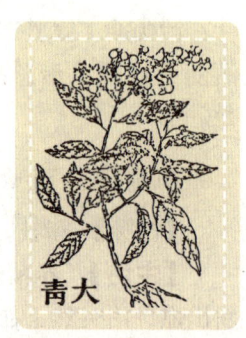

二三尺，茎圆；叶面青色，叶长三四寸，背面色淡，对节而生；八月开小花，红色，成簇；果实青色，大如椒粒，九月，果实变红色。[苏颂说]现在江东州郡以及荆南、眉、蜀、濠、淄等州都有生长。春季生苗，茎为青紫色，叶像石竹苗叶，像马蓼，花为红紫色，又像芫花，根黄色。三四月采其茎叶，阴干备用。

茎叶

【性味】 味苦，性大寒，无毒。[李时珍说]味甘、微咸、苦。

【主治】 热毒痢疾，黄疸、喉痹、丹毒。治时气头痛，大热口疮。除时行热毒，效果好。治温疫寒热。治热毒风，心中烦闷，口干口渴，小儿身热风疹以及金石药毒。外敷肿毒。

【发明】 [李时珍说]大青性寒，味微苦、咸，能解心、胃热毒，还可用来治疗伤寒。朱肱《南阳活人书》载：治疗伤寒发斑、红赤、烦痛，有犀角大青汤、大青四物汤。因此李象先在《指掌赋》说到：阳毒则狂斑烦乱，用大青、升麻，可治重病。

【附方】 1.治热病下痢严重者，用大青汤：取大青四两，甘草、赤石脂各三两，阿胶二两，豉八合，加水一斗，煮成三升，分三次服。2.喉风喉痹：用大青叶捣汁灌服，见效即止。3.小儿口疮：用十八株大青，十二株黄连，加水三升，煮成一升服下。一天服两次，病愈为止。

蠡实

【释名】 荔实、马蔺子、马楝子、马薤、马帚、铁扫帚、剧草、旱蒲、豕首、三坚。

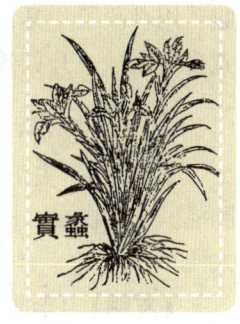

【集解】 《名医别录》载：蠡实生长在河东川谷，五月采实，阴干。[苏颂说]陕西各郡及鼎、澧州也种植，靠近汴州最多。叶似薤而长厚，三月开紫碧色花，五月结果实，如麻大，但为红色，有棱角，根细长，通黄色，人们用来作刷。[李时珍说]蠡草生长在荒野之中，丛生，一丛二三十茎，苗高三四尺，叶中抽茎，开花结实。

实

【性味】 味甘，性平，无毒。

【主治】 消一切疮疖，止鼻出血吐血，通小肠，消酒毒，治黄疸，杀蕈毒，敷蛇虫咬伤。治小腹疝痛，腹内冷积，水痢等病。主皮肤寒热，胃中热气，风湿性关节炎，能强筋骨，使人增加食欲。久服轻身。止心烦，利大小便，令肌肤肥健。治金疮内出血，痈肿。治疗妇女血气烦闷，产后血运，崩中带下。

【附方】 1.喉痹肿痛：用蠡实一合，升麻五分，加水一升，煎至三合，再加少许蜜搅匀慢慢饮下。又方：马蔺子八钱、牛蒡子六钱，共研为末，每服一匙，空腹用温水送服。2.寒疝诸疾，寒疝不能食以及腹内一切诸疾，消食肥肌：用马蔺子一升，每日取一把，拌面煮食，食尽一升见效。

花、茎、根、叶

【主治】 主治痈疽恶疮，治咽喉肿痛。去寸白虫，多服会使人泄稀薄的大便。

【发明】 [李时珍说]据叶盛《水东日记》中记载：北方人患胸腹饱胀，取马楝花擂后用凉水服下，泄数次后病愈。据说此药多服则令人泄的说法便有根据了，而蠡实和马蔺也就是同类的物种。

【附方】 用马蔺花和牛膝一同煎服，治一切痈疽，发背恶疮。

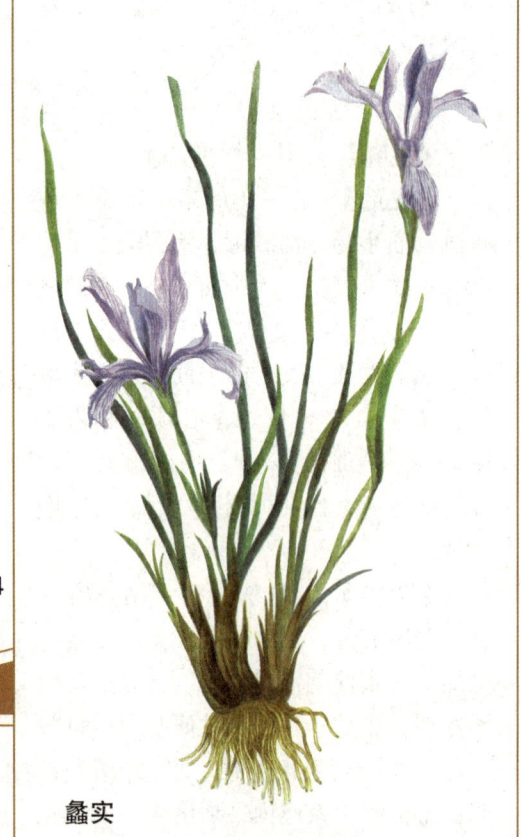

蠡实

□ 箬

【释名】 篓竹、辽叶。

[李时珍说]箬若竹而柔弱，故名。

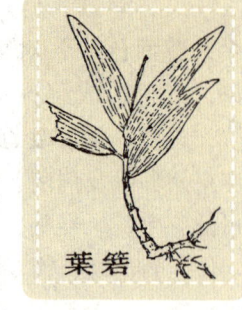

【集解】 [李时珍说]箬大多生长在南方沼泽地。根和茎都像小竹，节、笋壳和叶都像芦荻，叶面为青色，背面是淡青色，十分柔韧。新旧交替，四季常青。南方人采其叶包手工粽，笠用来裹茶、盐，妇人则用它做鞋底。

叶箬

【性味】 味甜，性寒，无毒。

【主治】 治疗吐血，鼻出血，呕血，咯血，下血，都用根、茎、节壳、叶等一同烧存性，温热汤服一钱。又能通小便，利肺气喉痹，消痈肿。

□ 射干

【释名】 扁竹、仙人掌、紫金牛、野萱花、草姜、黄远、乌扇、乌吹、乌蒲、凤翼、鬼扇。

【集解】《名医别录》载：射干产于南阳谷地田野中。三月三日采根，阴干。叶片大如蛮姜，狭长横张，疏如翅羽状，因此有乌扇、乌翼、鬼扇等名。叶似萱草茎且坚硬，叶中抽茎。六月开黄红色花，瓣上有细纹。秋天结实作房，中子黑色。

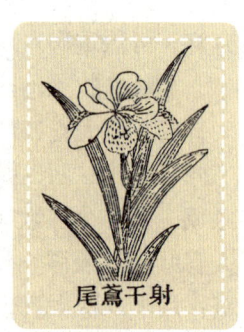

射干尾

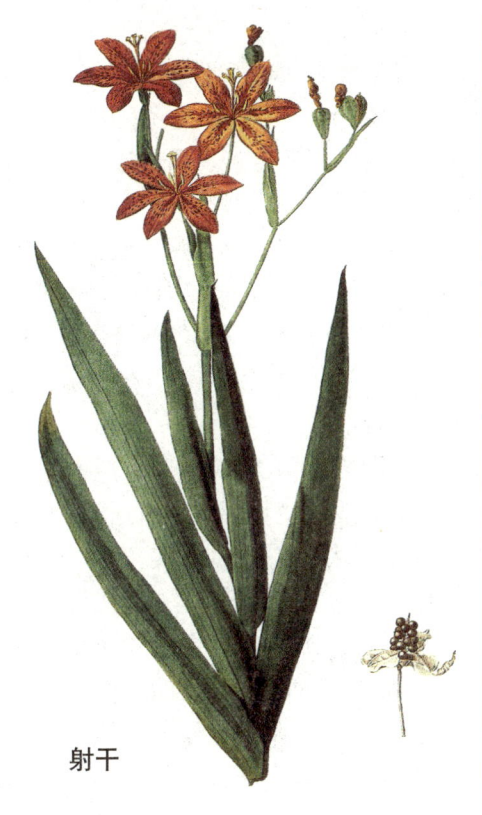

五月可再种。苗高二三尺，茎分红白二色，其大如手指，中空且脆。叶子长尖，边缘有锯齿。桠间开花，有白色、黄色，或红或紫，也有淡青色或杂色的。初夏至秋天末，不断开谢。结的果实大如樱桃，其形状略长些，如毛桃，生时呈青，熟后变黄，碰触后自己开裂，皮卷起如拳头大小。苞中间有子，呈褐色，像萝卜略小。人们采茎用酱或用盐腌制后收藏，味美可口。

花仙凤

子

【性味】 味微苦，性温，小毒。

【主治】 难产，骨刺卡喉，散积

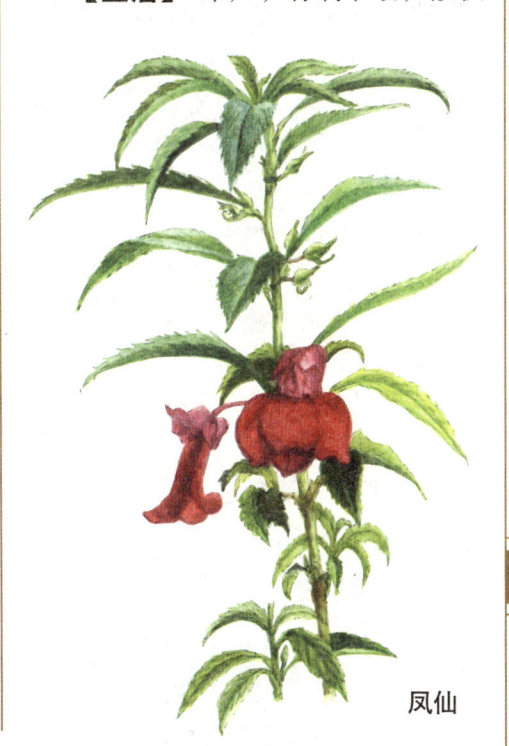

射干

根

【性味】 味苦，性平，有毒。

【主治】 消淤血，治女人痛经。消痰，破肿结，胸膈腹胀，气喘痃癖，开胃，镇肝明目。降火，利大肠，治疟母。

【附方】 1.咽喉肿痛。用射干花根、山豆根、阴干研末，吹进喉部，见效。2.腹部积水、阴疝肿刺。用射干根捣汁冲服一杯，水即下。

□ 凤仙

【释名】 急性子、金凤花、旱珍珠、小桃红、夹竹桃、指甲草、菊婢。

【集解】 [李时珍说]庭院和园圃里多有种植，较容易成活。二月播种，

凤仙

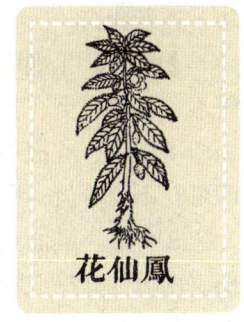

块，透骨通窍。

【附方】 1.咽中骨鲠。用白凤仙子研水一大口，倒在竹筒中灌入咽内，鲠物即可变软，或把凤仙子研末吹进喉里即可。不要着齿，以免牙齿受到损害。2.蛇虫咬伤。凤仙花捣酒服。3.跌打损伤。用凤仙叶捣成泥，涂肿破处，药干即换，一夜血散。冬季用预采的干叶研末，用水调涂。

恶实

【释名】 鼠粘、牛蒡、大力子、蒡翁菜、便牵牛、蝙蝠刺。

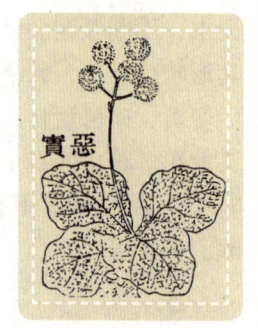

【集解】 [苏颂说]恶实即牛蒡子，处处都有生长。叶大如芋叶，且长。果实像葡萄核但为褐色，外壳似栗，而小如指头，多刺。根也有大的，做菜吃对人有益。秋后采子，入药用。

[李时珍说]牛蒡适宜种植在土质肥沃的土地里。嫩苗采后淘洗干净，当蔬菜食用，挖根煮后晒干，可作果脯，食用对人很有益处，现在已经很少有人吃了。三月长苗，茎高三四尺。四月开淡紫色的花，成丛状，结的果实像枫但要小些，花萼上，细刺百十根，攒聚在一起，一根有几十粒子。根粗如手臂大，长的近一尺，浅青灰色。七月采子，十月采根。

子

【修治】 [雷说]用前须拣净，以酒拌蒸，直至有白霜重出，用布拭去，焙干后捣粉用。

【性味】 味辛，性平，无毒。

【主治】 润肺散气，利咽膈，去皮肤过敏，通十二经。消斑疹毒。明目补中，除风伤。治疗风毒肿，各种瘘管。研末浸酒服，每日服二三盏，能除各种风证，去丹石毒，利腰脚。饭前揉三枚恶实子吞服，可散各种结节筋骨烦热毒。吞一枚，出痈疽根。炒研煎饮，通利小便。

【附方】 1.妇人吹乳：牛蒡子二钱、麝香少许，用温酒小口送服。2.悬痈喉痛，用启关散：恶实（炒）、生甘草等分，水煎含咽。3.风热浮肿，咽喉闭塞：牛蒡子一合，炒至半生半熟，研成末，每次用热酒送服一寸匕。4.风热瘾疹：牛蒡子（炒）、浮萍等分，为末。每次用薄荷汤送服二钱，一天两次。5.痰厥头痛：牛蒡子（炒）、旋覆花等分，研为末，用茶清送服一钱，一天两次。

根、茎

【性味】 味苦，性寒，无毒。

[陈藏器说]根须蒸熟曝干用，否则，会让人呕吐。

【主治】 主伤寒，寒热出汗，中风面肿，口渴，尿多。久服轻身耐老。根：主牙齿痛，劳疟，各种风证引起的双脚无力，痈疽，咳嗽伤肺，肺脓疡及腹内积块，冷气积血。

根浸酒服，可祛风及恶疮。将根与叶同捣碎，能外敷杖疮、金疮。主面目烦闷，四肢不健，能通十二经脉，洗五脏恶气。茎叶煮汤，用来洗浴，可消除皮肤瘙痒。还可加入盐花生同捣烂，外敷一切肿毒。

【发明】 [苏颂说]根可做果脯食用，有益。茎叶煮汁宜酿酒饮。冬天采其根，蒸晒，入药。

【附方】 1.喉中热肿：牛蒡根一升，加水五升，煎取一升，分三次服。2.诸疮肿毒：牛蒡根三条，洗净煮烂后捣成汁，加米煮粥，每次吃一碗。3.月经不通，腹肋胀痛：取牛蒡根二斤，锉小，蒸三遍，用布袋装好，浸在二斗酒中五天，饭前温服一盏。4.流行性热病不退，烦躁发渴，四肢无力，不思饮食：用牛蒡根捣汁，服一小盏。5.一切风疾，年久不愈：牛蒡根一升，生地黄、枸杞子、牛膝各三升，装在袋子里，泡在三升酒中，每天饮适量。

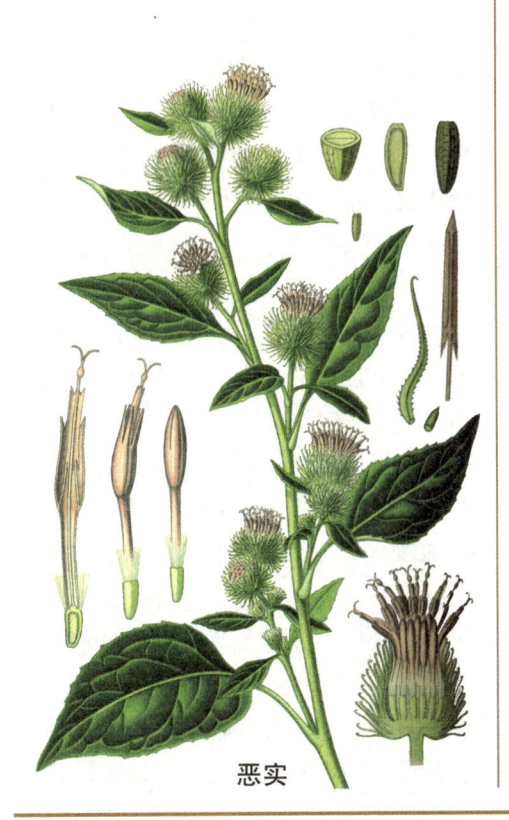

恶实

苍耳

【释名】 常思、苍耳、卷耳、爵耳、猪耳、地葵、菧、羊负来、道人头、进贤菜、喝起草、野茄、缣丝草。

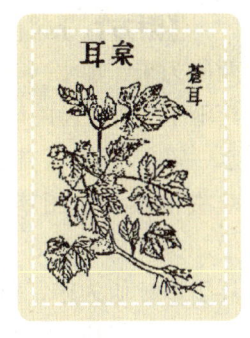

[李时珍说]其叶形像枲麻，又像茄，因此有枲耳及野茄的诸种名称。其味像葵滑，故叫地葵，和地肤同名。诗人因思念用卷耳作赋，所以叫常思菜。张揖的《广雅》中叫作常枲，也通。

【集解】 [苏颂说]现在到处都有苍耳。陆氏《诗义疏》载：其叶子呈青白色，像胡荽，细茎白花，蔓延生长，可煮来吃，味淡滑爽。四月中旬，长果实，形状似妇人戴的耳环。[李时珍说]按周定王《救荒本草》所说，苍耳叶为青白色，与黏糊菜叶有些相似。秋天，结果实，比桑椹短小，而多刺。嫩苗炸熟，用水浸泡拌来吃，可充饥。炒果实去皮，磨成面，可做饼吃，也可熬油点灯。

实

【性味】 味甘，性温，有小毒。

[苏颂说]忌猪肉、马肉、米泔，害人。

【主治】 主清肝热，明目。风寒头痛，风湿麻痹，四肢拘挛痛，恶肉死肌以及膝痛。久服益气。治一切风气，填髓，暖腰脚，治瘰疬疥癣及瘙痒。炒香浸酒服，能祛风补益。

【附方】 1.风湿挛痹：炒苍耳子三两研为末，加水一升半，煎取七合，去滓咽下。2.牙齿肿痛：苍耳子五升，加水一斗，煮取五升，乘热含漱，冷即吐去换热汁。用茎、叶煮水含漱或水中加少许盐都有效。3.鼻渊流涕：将苍耳子炒，研为末，每服一二钱。4.眼目昏暗：用苍耳子一升，研细，加白米半升，每天煮粥吃。5.久疟不愈：用苍耳子或根、茎，焙过，研为末，加酒、糊做成如梧子大的丸子。每服三十丸，酒送下，一天服两次。也可以用生苍耳捣汁服。6.大腹水肿，小便不利：用苍耳子、葶苈各取等分，共研末，每次服二钱，水送下，一天服两次。

茎、叶

【性味】 味苦、辛，性微寒，有小毒。

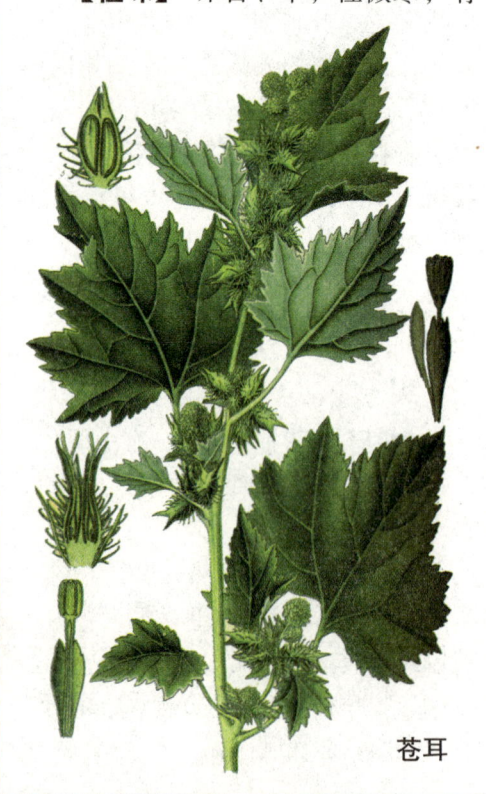

[苏颂说]忌猪肉、马肉、米泔。伏硇砂。

【主治】 主治中风伤寒头痛。治疗麻风癫痫，头痛湿痹，毒在骨髓，腰膝风毒。夏季采来苍耳茎、叶晒干研为末，用水送服每次一二钱，冬天用酒送服。也可以做成丸子，每次服二三十丸，每日三次。服至一百天，症状如疥疮，或发痒，流脓汁，或皮肤斑驳错起，死皮脱后则肌如凝脂。让人睡意减少，除各种毒螫，杀寄生虫毒。久服益气，耳聪目明，轻身强志。将叶子揉搓后放在舌下，出涎，能治目黄、嗜睡。将其烧灰，和腊月猪脂敷贴在疔肿处，可出脓头。煮酒服用，主治狂犬咬毒。

【发明】 [李时珍说]苍耳叶久服，祛风热有效，服药期间忌受风邪及吃猪肉，否则，会遍身发红赤。

【附方】 1.诸疔疮恶疮：将苍耳根、苗烧灰，和醋涂搽，干后再涂，约涂十次，可拔出疮根。又方：用苍耳根三两半，乌梅肉五个，连须葱三根，酒二盅，煎至一盅，热服取汗。2.齿风动痛：取苍耳一握，用浆水煮，加盐含漱。3.鼻血不止：用苍耳茎叶捣汁服一小碗。4.下痢脓血：用苍耳草适量，洗净，煮烂，去渣，掺入蜂蜜，用武火熬成膏。每服一二匙，白开水送下。5.花蜘蛛咬人，与毒蛇相当：用苍耳草捣汁，服一盏，并用滓敷咬伤处。6.治一切背上毒疮，无名恶疔，臁疮杖疮，牙痛喉痹，用万应膏：五月五日，采苍耳根、叶数担，洗净晒干，切细。用五口大锅，加水煮烂，筛滤去滓，用丝布

苍耳

再滤一遍。然后倒入干净锅里，用武火煎滚，文火熬稠搅成膏，用新罐存封，常常敷贴即愈。牙痛敷牙上，喉痹敷在舌上或嚼化，二三次即有效。每日用酒服一匙，很有效。7.毒蛇、沙虱、射工等所伤：取苍耳嫩苗一把，取汁，和温酒灌入，并将滓厚敷在伤处。8.预防传染病：五月五日午时，采苍耳嫩叶，阴干收藏，用时研末，冷水送服二钱，或水煎。9.风瘙瘾疹，身痒不止：用苍耳茎、叶、子等分，共研为末。每次服二钱，豆淋酒调下。10.大风病疾（麻风）：用嫩苍耳、荷叶等分，研为末。每服二钱，温酒送下。一日服两次。又方：用苍耳叶研为末，以大风子油和成丸子，如梧子大。每次服三四十丸，茶水送下。一日服两次。

天名精

【释名】 天蔓菁、天门精、地菘、玉门精、麦句姜、蟾蜍兰、蛤蟆蓝、豕首、彘颅、活鹿草、皱面草、母猪芥。果实名：鹤虱。根名：杜牛膝。

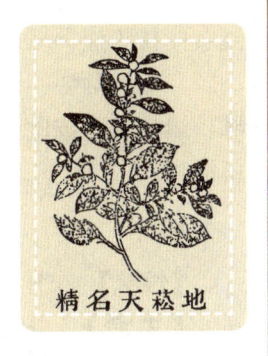

【正误】 [李时珍说]地菘也就是天名精，叶像菘又像蔓菁，所以有这两个称呼。鹤虱就是天名精的果实。

【集解】 [李时珍说]天名精的嫩苗为绿色，像皱叶菘芥，略有狐气，淘净后炸熟可食用。长则抽茎，开黄色的小花，像小野菊花。结的果实像蒿子，易粘人的衣服，狐气更浓。但炒熟后很香，因此人们都说其味辛而香。根为白色，像短牛膝。[韩保升说]地菘的叶像山南菘菜，夏秋季抽条，像薄荷，紫白色的花，味辛而香。

叶、根

【性味】 味甘，性寒，无毒。[李时珍说]味微辛、甘，有小毒。生汁令人呕吐。

【主治】 主除小虫，去痹，除胸中结热，止烦渴，消水肿。主金疮，能止血，解恶虫蛇螫毒，用它外敷。主淤血血瘕欲死，下血。吐痰止疟，治牙痛口紧喉痹。能止血，利小便。能破血生肌，止鼻出血，杀寄生虫，除各种肿毒、疔疮、痔瘘，刀枪内伤。身体瘙痒不止者，用它擦拭，立即止痒。

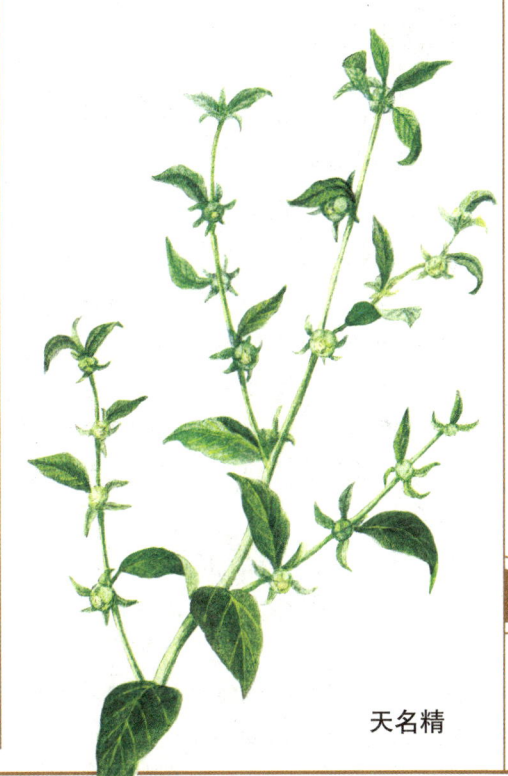

地菘名精

天名精

【发明】[李时珍说]天名精，即根和苗一起之意。地菘是讲它的苗叶。鹤虱，是说其子。擂汁服能止痰疟，用来漱口能止牙痛，外敷治蛇咬伤，能治猪瘟病。吐痰止血杀虫解毒。

【附方】1.疗疮肿毒：天名精叶和浮在表面的酒糟一起，捣烂后敷患处。2.发背初起：天名精捣汁一升，每日服两次，直至病愈。3.男女吐血：将天名精晒干研为末，每次用茅花泡汤调服一二钱，一日两次。4.急性咽喉炎：取皱面草研细，用生蜜和成弹子大的药丸，每次含化一二丸。

甘蕉

【释名】芭蕉、天苴、芭苴。

[李时珍说]芭蕉不落叶，一叶舒展，则一叶焦枯，故取名焦。俗谓干物为巴，巴即蕉的意思。蜀人把它称为天苴。曹叔雅《异物志食》载，芭蕉结实，皮红，艳似火，肉甘甜似蜜，食四五枚即可使人吃饱，其滋味常常余留在唇齿间，故名甘蕉。

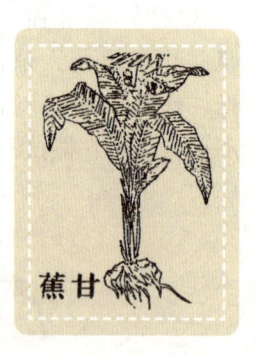

【集解】[苏颂说]出自岭南的甘蕉，子大味甘；出自北方的，有花但不结果实。

[李时珍说]按《异物志》载，甘蕉也叫芭蕉，属草类。看上去如树，有一围多粗。叶宽一二尺，长一丈多。其茎虚软如芋，被重叠的皮互相包裹着。根像芋头，为青色，大的像车轮轴。花长于茎的末端，大如酒杯，形状和颜色很像莲花。子各有一个花房，随花生长。每朵花都完整地闭合着，各有六子，先后有序，但果子不完全都能长熟，花也不完全凋落。甘蕉未熟时，苦涩。成熟时，甜而脆，味如葡萄，可以充饥。有一种蕉子大如拇指，长六七寸，果子前端像羊角很锐利，两两相抱的，名羊角蕉，剥去皮呈黄白色，味道甜美香甜。牛乳蕉，果子大如鸡蛋，味道有点像牛乳，味道稍逊。除此还有一种果子，大如莲子，长四五寸，呈正方形的，味道较差。以上三种都可用蜜制成果品。

【性味】味甘，性大寒，无毒。

[苏颂说]性冷，不益多吃。多食则会动冷气。

【主治】甘蕉晒干后，可解肌热烦渴。除小儿咳嗽、发热、口渴、舌红、便秘等症，压丹石毒。生吃，止渴润肺。蒸熟晒裂，舂出果仁吃，可通血脉，填骨髓。破血，能促进金疮愈合，解酒毒。

根

【性味】味甘，性大寒，无毒。

【主治】主治黄疸。治天行热狂，消渴烦闷，患痈疽热毒并金石发动，燥热口干，都把根绞烂服汁。又治游风头痛。主痈肿结热。捣烂后敷在肿处，可去热毒。把根捣烂后服汁，治产后出血、下腹胀闷。

【附方】1.治消渴饮水，骨节烦热：用生芭蕉根捣成汁，时常饮一二合。2.血淋涩痛：用芭蕉根、旱莲草等分，水煎服。一天服两次。3.治疮口不合：用芭蕉根取汁，抹在患处。4.一切肿毒、流动性红色风疹：用芭蕉根捣烂涂患处。5.风火牙痛及虫牙痛：用芭蕉根取汁一碗，煎热含漱。

蕉油

用竹筒插入芭蕉皮中，汲出蕉油，用瓶盛装。

【性味】 味甘，性冷，无毒。

【主治】 癫痫发作时，流涎、眩晕心闷欲昏倒的，饮蕉油催吐，效果很好。治头风热，解烦渴，以及烧、烫伤。用蕉油梳头，令女人头发不落，使头发又长又黑。

叶

【主治】 疮肿初起，将叶研末，与生姜汁调和拌匀，涂在疮肿处。

【附方】 岐毒初起：取芭蕉叶烧存性，加入少许轻粉，用麻油调涂患处，一日三次。肿毒或消或破，都不留痕。

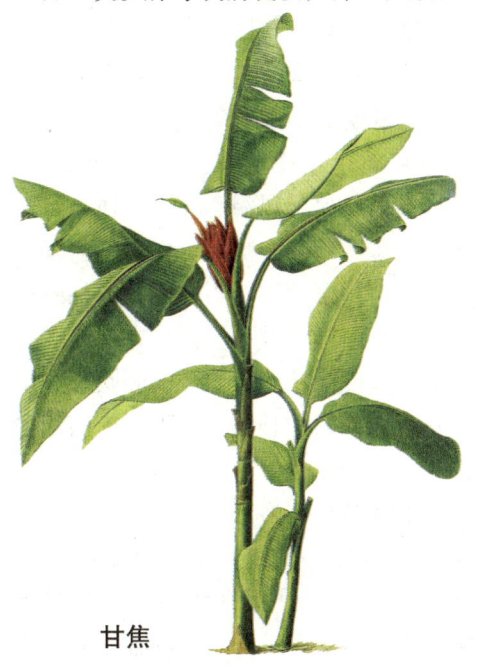

甘焦

麻黄

【释名】 龙沙、卑相、卑盐。

【集解】 《名医别录》载：麻黄生长于晋地及河东，立秋后采茎，阴干。

[苏颂说]今近汴京的地方多有种植，以荥阳、中牟所产的为好。春生苗，至五月则长及一尺多高。梢上开黄花，结实如百合瓣而小，也似皂荚子，味甜，微有麻黄气，外皮红，里仁子黑。根紫赤色。俗说有雌雄两种：雌，三月、四月开花，六月结子。雄，没有花，也不结子。立秋后收茎，阴干备用。[李时珍说]根皮黄赤色，高的接近一尺。

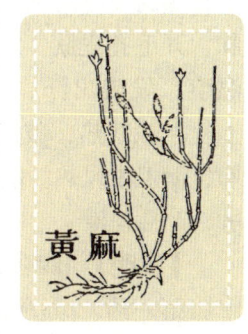

黄麻

茎

【修治】 [陶弘景说]折去节根，水煮沸数次，用竹片掠去浮在水面上的沫。沫令人烦，根节能止汗。

【性味】 味苦，性温，无毒。

[李时珍说]麻黄微苦而辛，性热而扬。[僧继洪说]中牟有生长麻黄的地方，冬日不积雪，因它泄内阳的原因。因此，用麻黄过多会泄真气。由此可见麻黄性热。服用麻黄出汗不止的，用冷水浸头发，仍用扑法即止。凡服用麻黄，要避风一日，不然，病会复发。凡是使用麻黄，应佐以黄芩，便不会眼赤。[徐之才说]麻黄与厚朴、白薇相使。与辛夷、石韦相恶。

【主治】 1.治五脏邪气缓急，风胁

痛，止好唾，通腠理，解肌，泄邪恶气，消赤黑斑毒。麻黄不可多服，多服令人虚。2.治身上毒风，皮肉不仁，主壮热温疫，山岚瘴气。通九窍，调血脉，开毛孔皮肤。3.治中风伤寒头痛，温疟，发表出汗，祛邪热气，止咳逆上气，除寒热，破坚积聚。4.去营中寒邪，泄卫中风热。散赤目肿痛，水肿风肿，产后血滞。

【发明】[陶弘景说]麻黄疗伤寒，解肌第一药。[苏颂说]张仲景治伤寒，有麻黄汤及葛根汤、大小青龙汤，其中都有麻黄。[李时珍说]麻黄为肺经专药，治肺病多用。张仲景治伤寒，无汗用麻黄，有汗用桂枝。

【附方】1.风痹冷痛：用麻黄（去根）五两、桂心二两，共研为末，加酒二升，以慢火熬成糖稀。每服一匙，热酒调下，汗出见效。注意避风。2.一身面目黄肿、脉沉、小便不利，用甘草麻黄汤：用麻黄四两，加水五升煮，去沫，再加甘草二两，煮成三升。每服一升。盖厚被出汗。如不出汗，须再次服药。注意避风寒。3.流行热病，初起：用去节麻黄一两，加水四升煎至半升，去渣留汁，加米及豉，煮成粥。先用热水洗完澡，然后喝粥，盖被取汗，汗出即愈。4.伤寒黄疸，用麻黄醇酒汤：取麻黄一把，去节，棉裹，加酒五升，煮至半升，一次服完，微汗见效，如春季用水煮。5.产后腹痛，血下不止：用麻黄去节，研成末。每服一匙，用酒冲服，一日二三次，血下尽即止。6.心下悸病，用半夏麻黄丸：取半夏、麻黄，等分为末，加炼蜜和丸，如小豆大。每服三丸，水送下。一日服三次。

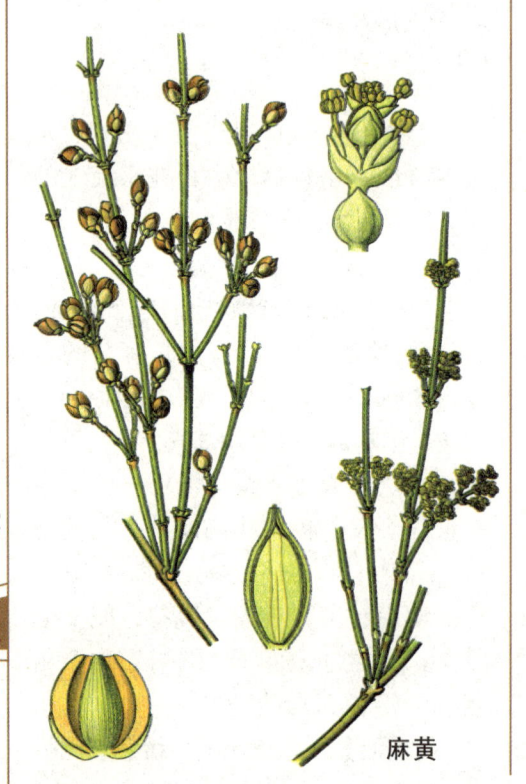

根、节

【性味】味甘，性平，无毒。

【主治】能止汗，夏季用杂粉扑。

【发明】[李时珍说]麻黄发汗，麻黄根节却可止汗，其妙不可言。自汗有风湿、伤风、风温、气虚、血虚、脾虚、阴虚、胃热、痰饮、中暑、亡阳诸证，都可随证使用。当归六黄汤加麻黄根，治疗盗汗尤其好。因为它性行周身肌表所以能引诸药至卫分而固腠理。历代本草只知道用扑法，却不知道服用的效果更好。

【附方】1.盗汗不止：取麻黄根、椒目各等份，共研为末。每次服用一钱，酒调下。外用麻黄根、旧蒲扇为末，扑上。2.诸虚自汗，夜卧尤甚：用

麻黄

黄芪、麻黄根各一两，牡蛎（米泔浸洗煅过），研为细末。每次用五钱，水二盏，小麦百粒，煎服。3.虚汗无度：用麻黄根、黄芪各等份，共研末，用面糊做丸如梧子大。用浮麦汤送服，每次一百丸，以汗止为度。

玉簪

【释名】白鹤仙。

【集解】[李时珍说]到处人家庭院栽为花草。三月生苗成丛，约高一尺，柔茎如白菘。叶大如掌，团而有尖，叶上纹理如车前叶，青白色，样子娇莹。六七月抽茎，茎上长细叶。中间开花数枚，约长三寸。本小末大。末开时，就像白玉搔头簪形，又如羊肚、蘑菇状，微绽四出，中吐黄蕊，有香气，不结子。根连生，如射干、生姜，有须毛。

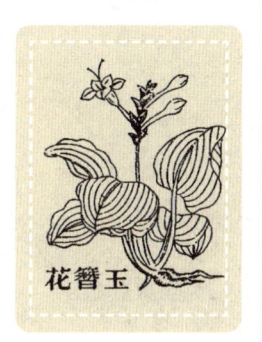

根、叶

【性味】味甘、辛，性寒，有毒。

【主治】捣根取汁服，解一切毒，下骨鲠，消痈肿胀。（根）。蛇虺螫伤，捣叶取汁和酒服，以渣敷，留孔泄气。（叶）。

木贼

【释名】此草有节，表面粗糙而涩。治木骨者，用它磋擦则光净，称为木之贼。

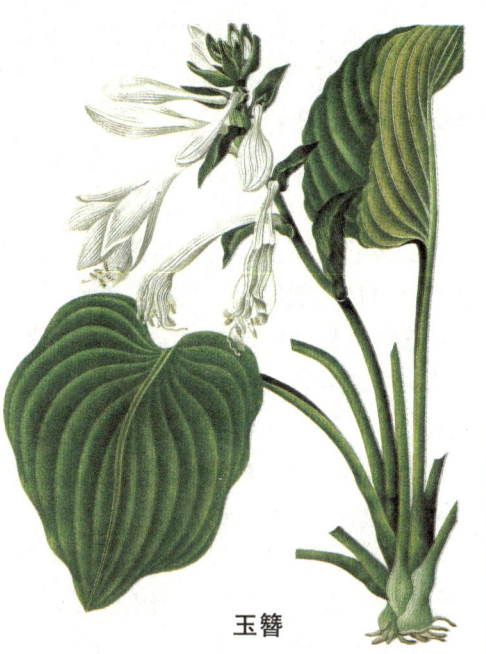

【集解】[李时珍说]丛丛直上，长二三尺，像凫茈苗以及棕心草，有节中空，又像麻黄茎而精细，没有枝叶。

[掌禹锡说]木贼生长在秦、陇、华、成诸郡近水的地方。苗长一尺左右，丛生。每根一茎，无花叶，隔寸生节，色青，冬天不凋。四月采。

茎

【性味】味甘、微苦，无毒。

【主治】主治目疾，退翳膜，消积块，益肝胆，疗肠风，止疾，以及妇人月水不断，崩中赤白。解肌，止泪止血，祛风湿，疝痛，大肠脱肛。

【发明】[掌禹锡说]木贼得麝香，治久痢。得

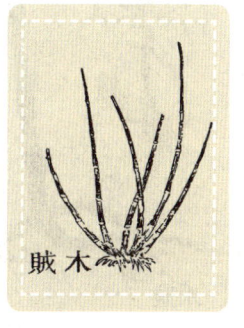

当归、禹余粮、芎，治崩中赤白。得桑耳、槐蛾，治肠风下血。得枳实、槐子，治痔疾出血。

[李时珍说]木贼性温，味微甘苦，中空而轻，阳中之阴，主升，主浮。与麻黄的形状功用都相同，所以亦能发汗解肌，升散火郁风湿，治眼目诸血疾。

【附方】 1.肠痔下血，数年不止：用木贼、枳壳各二两，干姜一两，大黄二钱半，一起在锅内炒黑存性，研细。每次服二钱，用粟米汤送下，很有效。2.大肠脱肛：将木贼烧存性，研为末，敷肛部，并把它托入体内。也可以往药中加龙骨。3.月经不净：用木贼（炒）三钱，加水一碗煎至七成，温服，每日一次。4.目花多泪：用木贼（去节）、苍术（淘米水浸过）各一两，共研为末。每服二钱，茶水调下。或加蜜做成丸子吞服即可。5.急喉痹塞：用木贼在牛粪火上烧存性，每服一钱，冷水送下，血出即安。

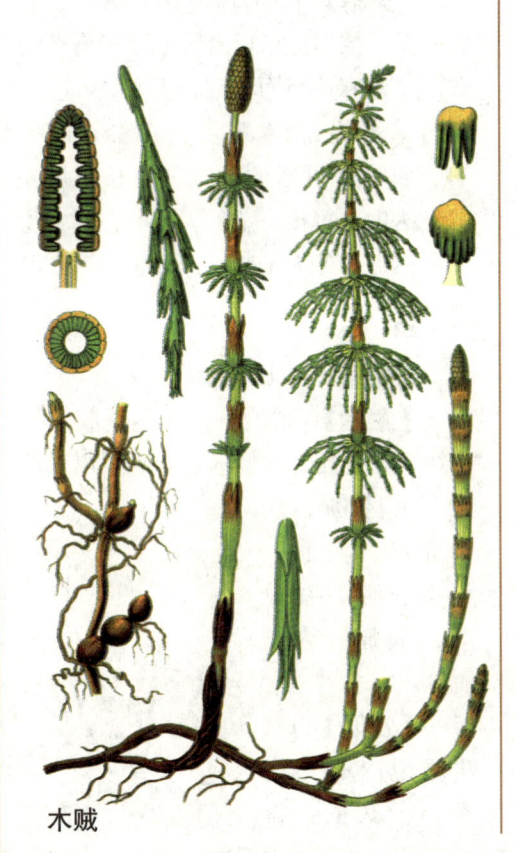

地黄

【释名】 芑、地髓。

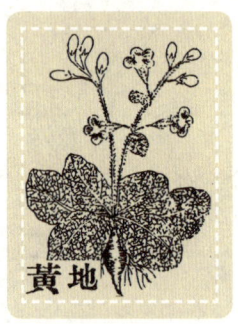

《日华子诸家本草》载：将生地黄浸泡在水中，浮在水面上的是天黄，浮在水中是人黄，沉入水底的是地黄。沉入水底的用来入药为佳，半沉的次之，浮的不可使用。

【集解】 《名医别录》载：原产自咸阳的川野及沼泽地带，生长在黄土地上的较好，二月、八月采根，阴干。[李时珍说]现在的人只以怀庆产的地黄当作上品，不过是因为各地随时代而兴废不同罢了。嫩苗初生时，伏地，叶如山白菜而毛涩，叶面深青色，又像小芥叶却要厚实些，不分枝叉。叶中撺茎，茎上有细毛，茎梢开小筒子花，红黄色。结的果实像小麦粒。根长四五寸，细如手指，皮赤黄色，像羊蹄根及胡萝卜根，晒干后便成黑色。生食有土气味，苗俗称为婆婆奶。古人用种子播种，如今只栽植它的根。

[苏颂说]地黄很容易种植，将根栽入土中便可成活。古人说地黄适宜在黄土地里生长，现在人们并不这样认为。

木贼

把它种在肥沃疏松的土壤里，根就长得大且汁多。种植法：用苇席围如车轮，直径一丈多，将土壤放在苇席中，成为坛。坛上又用苇席围住，也用土壤填充，比底下的坛直径少一尺，如此数级如宝塔，将地黄根节多的断成一寸长，种植在坛上，层层种满，每日浇水使它生长茂盛。到春分、秋分时，自上层而取，根都又长又大不会折断，这是由于没有被砍伤的缘故。得到根后晒干。产自同州的地黄光润甘美。王旻《山居录》中载：地黄长嫩苗时，摘其旁生的叶做菜，对人很有益。本草书中说二月、八月采集根，看来对于它的性质还是有些不了解。八月残叶犹在，叶中的精气还没有完全归根。二月，新苗开始生长，根中的精气已蔓生入叶，还是正月、九月采收的好，与蒸、晒都相适宜。

[陈嘉谟说]产自江浙地区的地黄，因吸收了南方的阳气，质虽光润，但功效微小；产自怀庆山的地黄，禀承了北方的纯阴之气，表皮虽长疙瘩，但功效相当强。

干地黄

【修治】 用生地黄一百斤，选择六十斤肥大较好的，洗净后晒至微皱。将剩下的四十斤地黄洗净，在木臼中捣烂绞干，然后加酒再捣。取捣出的汁拌前面选出的地黄，晒干，或用火焙干后，可使用。

【性味】 味苦，性寒，无毒。

[甄权说]凡服地黄，应忌葱、蒜、萝卜、各种血，否则会使人须发变白。

[李时珍说]地黄用姜汁浸后不泥膈，酒制后也无妨碍，就不损伤脾胃，鲜用性寒，晒干用性凉，熟用却性温。

【附方】 1.主心脏功能失调引起的手心发热疼痛，脾虚而卧床不起，足下发热疼痛。2.补助心、胆气，强筋壮骨，益志安神。治惊悸劳伤，心肺受损，吐血鼻出血，妇女崩漏下血所致眩晕。治产后血虚腹痛。地黄凉血生血，补肾阴，治皮肤干燥，祛除各种湿热。3.主元气受伤，驱逐血痹，补骨髓，长肌肉。煎汤能除寒热积聚及风湿麻木。治跌打损伤。长期服用可轻身不老，生用疗效更好。4.治男子各种劳伤、妇女中气不足、胞漏下血，破恶血溺血，利大小肠，祛除胃中饮食积滞，补五脏内伤后引起的虚弱，通血脉，益气力，利耳目。

生地黄

【性味】 性大寒。

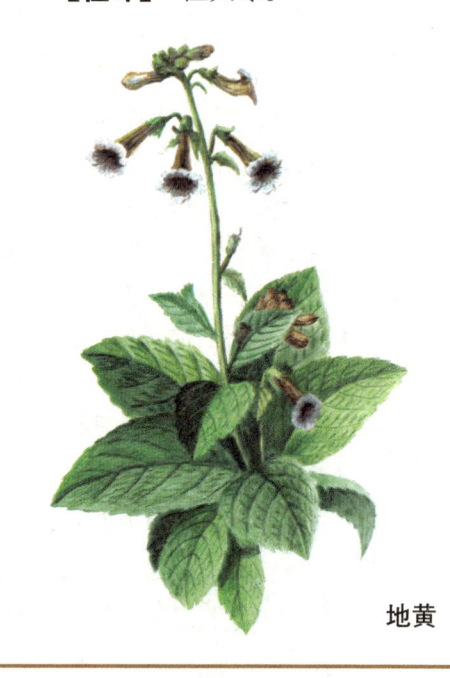

地黄

【主治】 主妇人崩中血不止，通月水，利水道。捣贴心腹，可消淤血。

【发明】 [李时珍说]《神农本草经》的干地黄，是阴干、晒干、烘干的，因此说生用效果更好。《名医别录》又说生地黄是刚挖掘出的新鲜品，因此性大寒，熟地黄是后人又蒸晒了的。许多本草书认为干地黄就是熟地黄，虽然主治证相同，但凉血、补血的作用稍有区别。因此另外又有熟地黄。

熟地黄

【修治】 [李时珍说]熟地黄近时制法：拣取肥大而沉水的地黄，用好酒和砂仁末拌匀，放入柳木甑中在瓦锅内蒸透，晾干，再用砂仁、酒拌匀蒸晾，如此反复九次。这是因为地黄性泥，得砂仁之香后窜，从而调理五脏冲和之气，归宿到丹田。现市中所售只用酒煮熟的不能用。

【性味】 味甘、微苦，性微温，无毒。

【主治】 补益五脏内伤虚损不足，通血脉。利耳目，补骨髓，长肌肉，生精活血，黑须发。治男子五劳七伤，女子伤中气、子宫出血、月经不调、产前产后百病。病后胫股酸痛，不能久坐。治坐卧不安，视物模糊。补血气，滋肾水，益真阴，去脐腹急痛。

【发明】 [张元素说]生地黄，性大寒而凉血，血热的人适宜用；熟地黄，性微温而补肾，血衰的人适宜用。另外脐下疼痛属肾经，唯熟地黄能除，为通肾的良药。

【附方】 1.吐血咳嗽：将熟地黄研为末，用酒送服一钱，一天三次。2.尿血、吐血、耳鼻出血：生地黄汁半升、生姜汁半合、蜜一合，调匀服下。3.月经不止：用生地黄汁一盏，加酒一盏煎服，一天两次。4.月经不调，久不受孕，属冲任伏热：熟地黄半斤、当归二两、黄连一两，一起放在酒中泡一夜，取出、焙干研为末，加炼蜜做成梧子大的丸子，每次服七十丸，米汤或温酒送下。5.地黄煎，能补虚除热，此刻吐血咳血，去痈疖：用生地黄不拘多少，三捣三压，取全部汁，装入瓦器中，盖严，放热水上煮至剩一半汁，去渣再煎成糖稀状，做成弹子大的丸子，每次用温酒送服一丸，一天两次。6.地黄粥，很能利血生精：地黄（切）二合，与米同放入罐中煮，待熟后用酥二合，蜜一合炒香，然后放入罐中再煮熟食用。7.病后虚汗，口干心躁：取熟地黄五两，加水三盏煎成一盏半，分三次服，一天服完。

叶

【主治】 主恶疮似癞，患数十年者，先用盐水清洗，然后将地黄捣烂，每天涂抹患处。

实

【主治】 四月份采集，阴干，捣成末，用水送服一方寸匕，每日三次，功效与地黄相当。

花

【主治】研末食用，功用同地黄。如肾虚腰脊疼痛，将其研末，用酒送服一方寸匕，每日三次。

灯心草

【释名】 虎须草、碧玉草。

【集解】 [马志说]灯心草长在江南沼泽地,丛生,茎圆细而长直,人们用来编凉席。

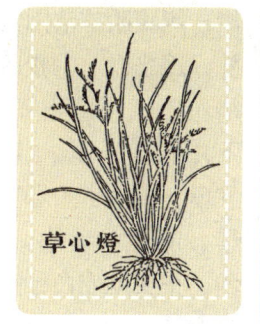

[寇宗奭说]陕西也有。蒸熟晒干后,折取中心的白瓤来点灯的,叫熟草。有不蒸的,生干剥取为生草。生草适宜入药。[李时珍说]本草属龙须一类,但龙须紧小而瓤实。本草稍粗而瓤虚白。吴人栽种,取瓤为灯芯,以草织席及蓑衣。服丹药的人以它来伏硫黄、朱砂。

茎、根

【修治】 [李时珍说]做灯心难研,用粳米粉浆染过,晒干研末,入水洗,浮在上面的是灯心,晒干用。

【性味】 味甘,性寒,无毒。

【主治】 降心火,止血通气,散肿止渴。烧灰入轻粉、麝香,治阴疳。治五淋,生煮服用。如用破席煮服,更好。泻肺,治阴窍阻涩不利,行水,除水肿癃闭。治急喉痹,烧灰吹之甚捷。烧灰涂乳上,饲小儿,能止小儿夜啼。

【附方】 1.喉痹:用灯心草一把,瓦上烧存性,加炒盐一匙,每次取少许吹入喉中,数次即愈。2.失眠:用灯心草煎水当茶喝。3.湿热黄疸:用灯心草根四两,加酒、水各半,入瓶内煮半日,露一夜,温服。4.伤口流血:用灯心草嚼烂敷患处。5.鼻血不止:用灯心草一两研末,加丹砂一钱。用米汤送服每次二钱。

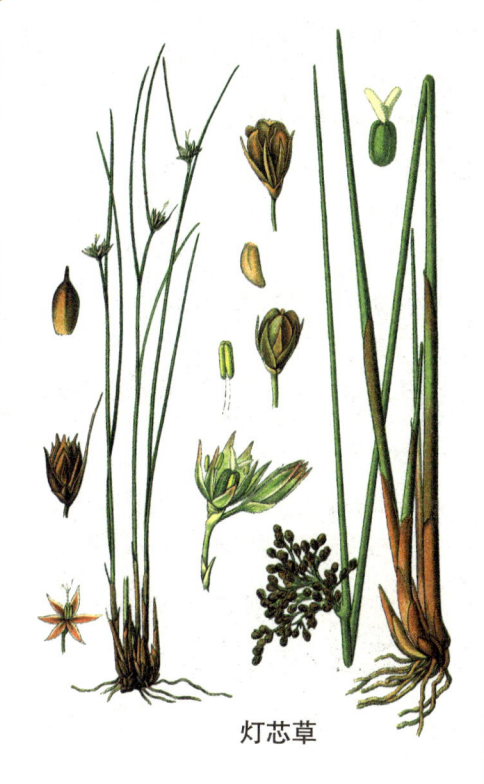

牛膝

【释名】 牛茎、百倍、山苋菜、对节菜。[陶弘景说]其茎有节,似牛膝,故名。

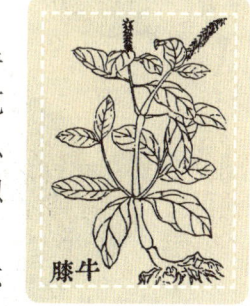

【集解】 [苏颂说]江、淮、闽、粤、关中均生产牛膝,但都不及怀庆所产的好。春天生苗,茎高三尺左右,为青紫色,茎上有节与鹤膝及牛膝的形状相似。其叶尖圆如匙,两两相对。节上开花,成穗,秋季结果实,很细。根达三尺而柔润的牛膝为最好。茎叶也可单用。

[李时珍说]处处都有牛膝，称土牛膝，作用差，不可服用。唯北方和巴蜀地区栽培的要好。秋天收种子春天种植。苗为方茎，节粗大，叶对生，很像苋叶但长且尖。秋天开花，长穗结子，像小老鼠背着虫，有涩毛，都贴茎倒生。九月末挖根。嫩苗可作蔬菜食用。

根

【修治】[李时珍说]用酒浸泡后的牛膝才可入药。取它下行则生用，滋补则焙干用，或者用酒拌后蒸用。

【性味】味苦、酸，性平，无毒。

【主治】主治寒湿痿痹，四肢痉挛、膝痛不能屈伸，可逐血气，疗伤热火烂，能堕胎。治阳痿，补肾，助十二经脉，逐恶血。治腰膝怕冷无力，破腹部结块，能排脓止痛。治产后心腹痛，下死胎。强筋，补肝脏风虚。疗伤中气虚、男子生殖器萎缩、老年人小便失禁。能补中续绝，益精利阴气，填骨髓，止头发变白，除头痛和腰脊痛，治妇女月经不通，血结。治久疟、恶寒发热、五淋、尿血、阴茎痛、下痢、喉痹口疮、牙齿疼痛、痈肿恶疮折伤。同苁蓉泡酒服，益肾。竹木刺入肉中，将它嚼烂敷盖在上面，刺即出。

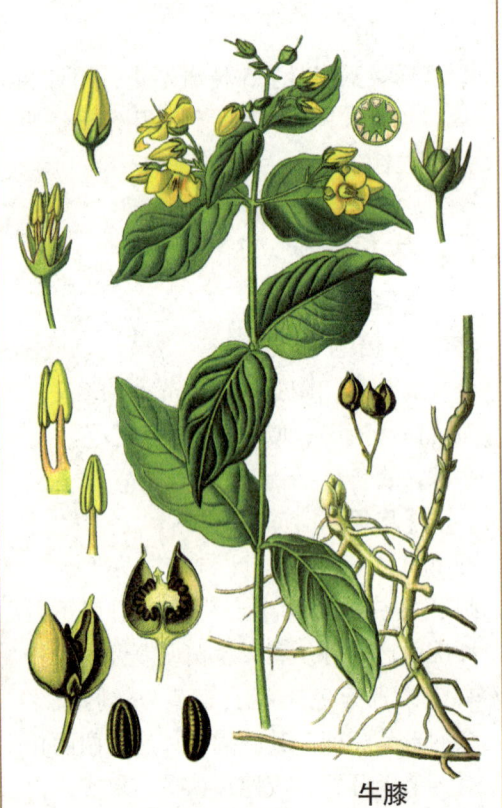

【发明】[朱震亨说]牛膝可引诸药下行，筋骨痛风在下的，宜加量使用。用土牛膝，春夏季节用叶，秋冬季节用根，惟叶、汁药效快。[李时珍说]牛膝是足厥阴、少阴经的药。主治的病证，一般酒制则能补肝肾，生用则能祛恶血。

【附方】1.妇人血病，用万病丸，治疗闭经、月经淋漓不尽、绕脐寒疝痛、产后血气不调，腹中瘕不散诸病：牛膝用酒浸泡一夜，取出焙干；另取牛膝用干漆炒至烟尽。两者各取一两，同研末，加生地黄汁一升，慢火上熬至可以团成丸子，如梧子大。每次空腹服三丸，米汤送下。2.妇人阴部疼痛：牛膝五两，酒三升，煮取一升半，去滓，分三次服。3.口舌疮烂：用牛膝浸酒含漱，也可煎饮。4.折伤及闪挫伤：将杜牛膝捣碎，外敷患处。也可治无名恶疮。5.劳疟积久不止：牛膝一把，生切，加水六升，煮取二升，分三次服，清晨、未发疟时及临发疟时各服一次。6.妇人下血块：牛膝根洗净切段，焙后

牛膝

捣成末，用酒煎后温服，效果很好。

茎、叶

【主治】[李时珍说]功效与根相同，春夏季节可用。治寒湿痿痹，久疟，小便淋涩，各种疮。

【附方】1.久疟不愈：取牛膝叶一把，切细，用酒三升浸泡后服，不愈，再服，不超过三剂病可愈。2.气湿痹痛致腰膝痛：用牛膝叶一斤，切细，加米三合，于豉汁中煮粥，放盐酱，空腹吃。

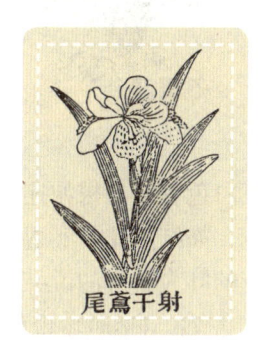

鸢尾

【释名】乌园。根叫鸢头。

【集解】《名医别录》记载：鸢尾生长在九嶷山谷。五月采摘。[李时珍说]此即射干之苗。地肥则茎长根粗，地贫则茎短根瘦。花有多种颜色。

【性味】味苦，性平，有毒。

【主治】杀鬼魅，疗头晕。蛊毒邪气，破肿瘕积聚大水，下三虫。

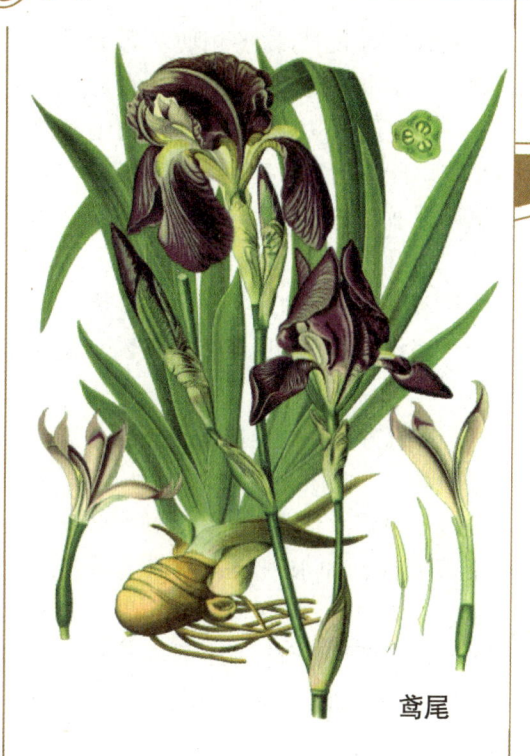

射干鸢尾

鸢尾

【集解】《名医别录》载：紫菀，二三月采根，阴干。[陶弘景说]路边处处都有。匍地生长，花紫色，根白色，很柔细且长有白毛。花呈紫色。[汪颖说]将紫菀连根带叶，浸泡在醋里，加少量盐好，作菜食用，味辛香，号称仙菜。盐不宜放多，否则会腐烂。[李时珍说]按陈自明所说，产自牢山的，根像北细辛的为好。现有人用车前根、旋覆根加红土染色作假，来充当紫菀根，在集市上出售。紫菀为治疗肺病的重要药材，肺病原本就伤津液，如再服车前、旋覆等伤津液的药，危害就更大，所以用前一定要认清。

紫菀

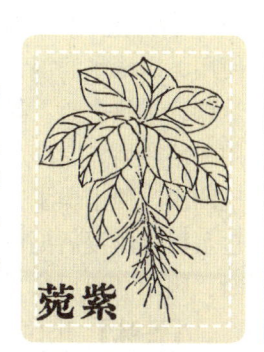

【释名】青菀、紫、返魂草、夜牵牛。[李时珍说]根为紫色，很柔软，所以叫紫菀。

紫菀

根

【性味】味苦，性温，无毒。

[徐之才说]与款冬相使。恶天雄、瞿麦、藁本、雷丸、远志、畏茵陈。

【主治】 主咳嗽上气，胸中寒热结气。能去蛊毒、痿蹶，安五脏。疗咳嗽吐脓血，止哮喘、心悸，治五劳体虚，补中气不足，疗小儿惊痫。治尸疰，补虚顺气，疗劳作气虚发热。调中，消痰止渴，润肌肤，添骨髓。益肺气。

【附方】 1.吐血咳嗽：紫菀、五味子同炒过，共研为末，加蜜做成芡子大的丸子，每次含化一丸。2.肺伤咳嗽：紫菀五钱，加水一盏，煎取七分，温服，一天三次。3.久咳不愈：紫菀、款冬花各一两，百部半两，研末筛过。每次取三钱，加姜三片、乌梅一个，煎汤调下，一天两次。

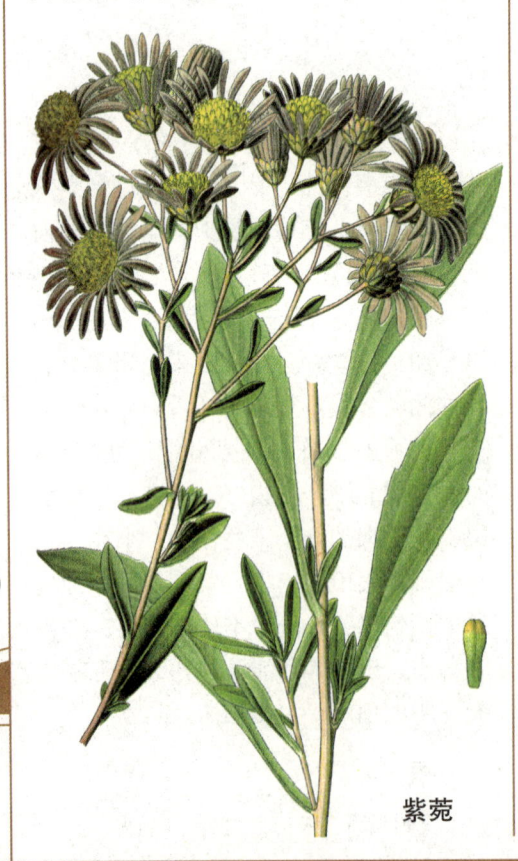

麦门冬

【释名】 禹韭、禹余粮、忍冬、忍凌、不死药、阶前草。[李时珍说]根似麦而有须，其叶如韭，冬季不凋，故取此名。

【集解】 《名医别录》载：叶像韭叶，冬夏生长。生于山谷及堤坡肥土石缝废墟处。二月、三月、八月、十月采根，阴干。[苏颂说]处处都有种植。叶青似莎草，长一尺左右，四季不凋。根黄白色有须，根如连珠形。四月开淡红花，如红蓼花。实碧而圆如珠。江南出产的叶大，有的说吴地产的尤其好。一尺左右。[李时珍说]古时，只用野生的，现多用栽种的，在四月初采根，种于土质肥沃的沙地，每年的六月、九月、十一月施三次肥、夏至前一天挖根，洗净晒干收藏。种子亦能种，只是生长周期长。浙江所产的叶片，像韭叶有纵纹，且坚韧最好。

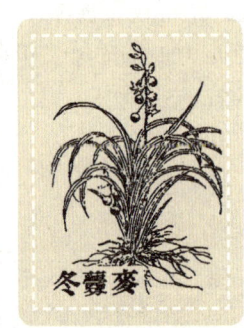

【修治】 [李时珍说]只要入汤液中使用，以滚水润湿，片刻抽心，或以瓦焙软，乘热去心。如入丸散剂使用，须用瓦焙热后，立即放在风中吹冷，如此三四次，便干燥了，如此可不损药效。也可以用汤浸后捣成膏和药。用来滋补时，则用酒浸后擂之。

【性味】 味甘，性平，无毒。

紫菀

[李杲说]主降，入手太阴经气分。[徐之才说]与地黄、车前相使。恶款冬、苦瓠。畏苦参、青蘘、木耳。伏石钟乳。

【主治】 五劳七伤，安魂定魄，止嗽，治肺痿吐脓，时行病发热、狂躁、头痛。除热毒，利水，治面目四肢浮肿，泄精。治肺中伏火，补心气不足，主血妄行，以及经闭，乳汁不下。长期服用轻身明目。与车前、地黄为丸服用，能去温瘴，使面部白润，夜视物清晰。治疗食欲亢盛要药。心腹结气，伤中伤饱，胃络脉绝，羸瘦短气。久服轻身不老不饥。疗身重目黄，胃脘部胀满，虚劳客热，口干燥渴，止呕吐，愈痿蹶。强阴益精，助消化，调养脾胃，安神，定肺气，安五脏，令人肥健，美颜色，有子。祛心热，止烦热，寒热体劳，下痰饮。

【发明】 [寇宗奭说]麦门冬治肺热之功很多，其味苦，但专泄而不专收，有寒邪的人禁服。治心肺虚热及虚劳，与地黄、阿胶、麻仁，同为润经益血、复脉通心之剂；与五味子、枸杞子，同为生脉的药。[张元素说]如用麦门冬治疗肺中伏火、脉气欲绝，须加五味子、人参，三味药组成生脉散，补肺中元气不足。

【附方】 1.咽喉生疮：用麦门冬一两、黄连半两，共研为末，加炼蜜做成丸子，如梧子大。每服二十丸，麦门冬煎汤送下。2.下痢口渴：用麦门冬（去心）三两、乌梅肉二十个，锉细，加水一升，煮成七合，细细饮下，有效。3.齿缝出血：用麦门冬煎汤漱口。4.吐血、鼻血：麦门冬（去心）一斤，捣烂取汁，加蜜二合，调匀，分两次服下。5.消渴饮水：将麦门冬泡在苦瓜汁里，浸一夜，麦门冬去心、捣烂，加去皮毛的黄连，研末，做成丸子，如梧子大。每服五十丸，饭后服。一天服两次。两天后即可见效。

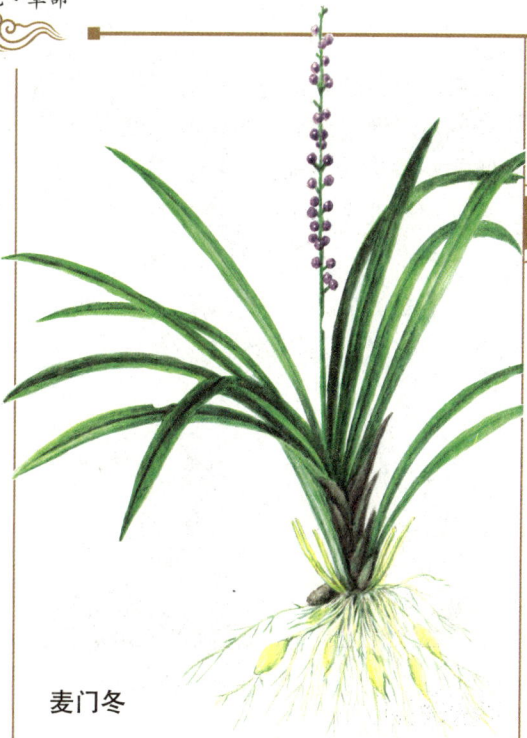

麦门冬

淡竹叶

【释名】 碎骨子。

[李时珍说]淡竹叶以其像竹叶而取名，碎骨是说它堕胎。

【集解】 [李时珍说]原野处处都生长淡竹叶。春天长苗，高数寸，绿叶细茎，很像竹米落地生长的细竹茎叶。它的根一株有几十

淡竹叶

根须，须上结子，与麦门冬一样，但比麦冬要坚硬些，随时可采收，八九月间抽茎，结又细小且长的穗。民间采其根苗捣汁和米作酒曲，味道醇香。

【性味】 味甘，性寒，无毒。

【主治】 叶：祛烦热，利小便，清心热。根：能堕胎催生。

石松

【集解】 [藏器说]石松生长在天台山石头上，像松，高二尺左右。山人取根茎用。[李时珍说]石松即玉柏之长者。名山都生产。

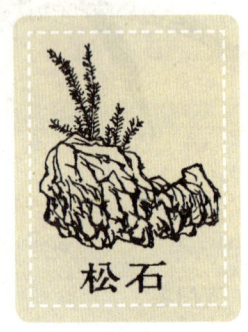

松石

【性味】 味苦、辛，性温，无毒。

【主治】 风痹，气力衰弱，脚膝痛凉。久服祛风血，气色好，皮肤白而不老。浸酒饮，效果好。

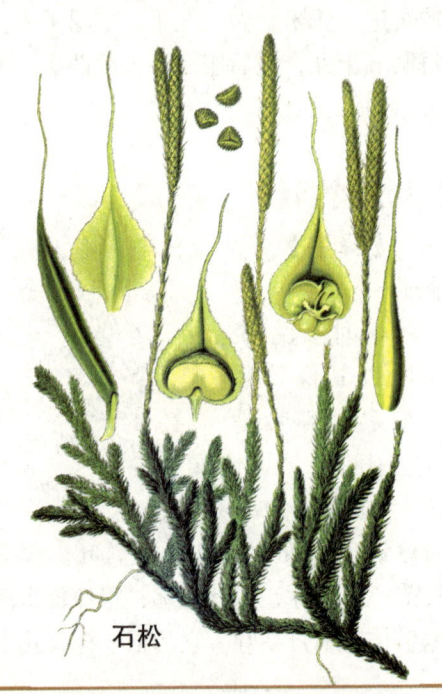

石松

射罔

【性味】 味苦，有大毒。

《日华子诸家本草》载：人中射罔毒，可用甘草、蓝汁、小豆叶、浮萍、冷水、荠来解毒。

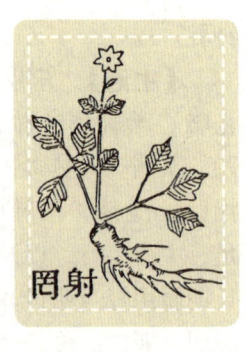

罔射

【发明】 [李时珍说]草射罔、乌头，是至毒之药。不像川乌头、附子为人们所栽种，加以酿制，杀其毒性。如果不是风顽急疾，不要轻易使用草乌头、射罔。

【附方】 1.腰脚冷痛：乌头三个，去皮脐，研成末，用醋调贴痛处。2.中风瘫痪，手足颤动，言语謇涩，用左经丸：草乌头（炮，去皮）四两，川乌头（炮，去皮）二两，乳香、没药各一两，同研末。另取生乌豆一升，加斑蝥三至七个，去头翅，同煮，待豆熟后去蝥，取豆焙干为末，加入上述药末中，用醋、面调成梧子大的丸子，每次用温酒送服三十丸。

葵

【释名】 露葵、滑菜。

[李时珍说]按《尔雅翼》所载：葵即揆，揣度之意。葵叶向太阳，不让阳光

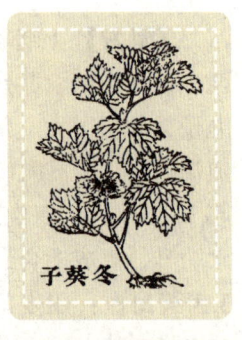

子葵冬

照到它的根,来预测太阳的方位。古人采葵时,一定要等到露水退去,故名露葵。现在,人们称它滑菜,指其特性。古时,葵是五菜之首,现在很少有人吃它,故将其归为草部。

【集解】[苏颂说]葵到处都有,苗叶当菜吃,味甜美。冬葵子在古方中用的很多。[李时珍说]葵有白茎、紫茎两种,以白茎为好。叶大而花小,紫黄色的花,鸭脚葵最小。其果实大如指尖,皮薄呈扁形,果仁轻虚,像榆荚仁。四五月种的可收种子。秋葵在六七月种,冬葵在八九月种,过了年采收。正月种的叫春葵,其宿根到春天也可再生长。

叶

【性味】 味甘,性寒,滑,无毒。为百菜之主,其心(茎秆和葵头中的瓤)伤人,不能吃。

[陶弘景说]葵叶尤为寒凉通利,不能多吃。[孟诜说]葵不要与鲤鱼、黍米、酸菜同吃,否则伤人。

【主治】 治脾病。对脾脏有益,利胃气,滑大肠。宣导积滞。孕妇食用,胎滑易生。煮汁服,利小肠,治流行黄疸。将干叶研为末或烧灰服用,治金疮出血。能除客热,治恶疮,散脓血。妇女白带过多,小儿热毒下痢、丹毒,都适宜食用。服丹石药的人适宜食用。润燥利窍,功效与子相同。

【发明】 [张从正说]久病大便涩滞的人,适宜吃葵菜,吃完大便自然通利,因为葵菜性滑能利九窍。

【附方】 1.瘘疮不合:先用澄清的淘米水温洗患处,再将葵叶用微火烘暖贴上,贴过二、三百叶,把脓引尽,即可合口生肉。期间须忌鱼、蒜、房事。2.汤火伤疮:将葵叶研为末,敷患处。

根

【性味】 味甘,性寒,无毒。

【主治】 治痔疮出黄水。能利窍滑胎,止消渴,散恶毒气。治恶疮,疗淋症,利小便,解蜀椒毒。小儿误吞铜钱无法取出,将葵根煮汁饮下。

【附方】 1.大小便不通:取生冬葵根二斤,捣汁三合;加取生姜四两,捣汁一合。将两汁和匀后分两次服。连服数剂即通。2.消渴,小便不利:葵根五两,加水三大盏煮汁,天亮后服下,一天一次。

冬葵子

【性味】 味甘,性寒,滑,无毒。与黄芩相使。

【主治】 1.治妇女乳汁不通,乳房肿痛。出痈疽头。解丹石之毒。通大便,消水气,滑胎,治痢疾。2.主五脏六腑,寒热羸瘦,体弱多病,癃闭,能利小便。长期服用,坚骨长肌肉,轻身延年。

鸭跖草

【释名】 鸡舌草、碧竹子、竹鸡草、竹叶菜、淡竹叶、耳环草、碧蝉花、蓝姑草。

[陈藏器说]鸭

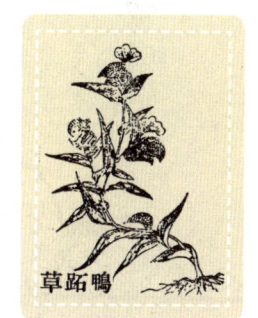

跖草大多生于江东、淮南平地。叶似竹，高一二尺，花深碧色，长角如鸟嘴。[李时珍说]到处平地上都长有竹叶菜。三、四月生苗，茎紫色，叶似竹叶，嫩时可食用。四、五月开花，呈蛾形，两叶如翅，碧色，很美丽。结角尖而曲像鸟喙，果实在角中，大如小豆。豆中有仁，灰黑色而皱，形状如蚕屎，巧匠采集花，取汁作画画的颜料或用来描绘羊皮灯，颜色青碧如黛。

苗

【性味】味苦，性大寒，无毒。

【主治】治寒热及因感受山岚瘴毒而神志昏迷、狂妄多言，痰饮，疔肿，腹内肉块不消，又治小儿丹毒，发热癫痫，腹胀结块，全身气肿，热痢，还治蛇犬咬伤，痈疽等毒证。与赤小豆煮食，可下水气，治风湿性关节炎，利小便。消咽喉肿痛。

【附方】1.小便不畅：用鸭跖草、车前草各一两，共捣汁，加少许蜜，空腹服。2.赤白痢：用鸭跖草煎汤每日服。3.咽喉阻塞肿痛：用鸭跖草汁点喉。4.痔疮肿痛：用鸭跖草、碧蝉儿花一起，搓软敷贴患处。

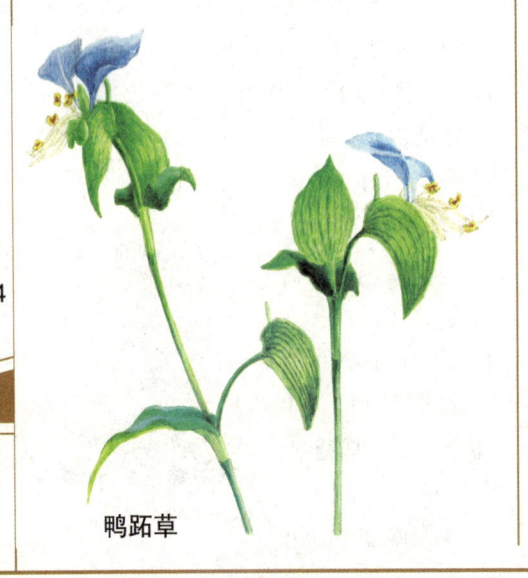

酸浆

【释名】醋浆、苦、苦耽、灯笼草、皮弁草、天泡草、王母珠、洛神珠。

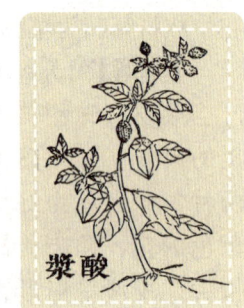

【集解】[陶弘景说]酸浆处处都有，苗似水茄略小，叶可食用。结的果实可作房，房中藏有子，如梅李大小，都为黄赤色，小儿喜欢吃。[李时珍说]酸浆、龙葵，为同类的两种植物，苗、叶都很相似，但龙葵茎上没有毛很细滑，从五月到秋天开小白花，黄色花蕊，结子无壳，累累数颗同枝，子有蒂，生时呈青色，熟时变为紫黑色。酸浆也同时开黄白色小花，紫心白蕊，其花不分瓣，像杯子，变为有五个尖，结铃壳，壳有五棱，一枝一颗，像悬挂的灯笼，壳中有一子，似龙葵子，生青熟赤。依此，就能将两者区分开来。

苗、叶、茎、根

【性味】味苦，性寒，无毒。

【主治】灯笼草：治呼吸急促、咳嗽、风热，能明目，根、茎、花、实都适宜。苦耽苗子：治慢性传染病、高热不退，腹内热结，目黄，食欲不振，大小便涩，骨热咳嗽，嗜睡、全身无力，呕吐痰壅，腹部痞块胀闷，小儿无名瘰疬，风火邪毒引起的寒热，腹肿

酸浆

鸭跖草

龙葵

【释名】 苦葵、苦菜、天茄子、水茄、天泡草、老鸦酸浆草、老鸦眼睛草。

【集解】 [李时珍说]龙葵、龙珠，是同一类植物的两个品种，处处都有。四月生苗，嫩时可食用，性柔滑，逐渐长高至二三尺，茎粗如筷子，又像灯笼草但没有毛，叶似茄叶但小。五月后开小白花，花蕊呈黄色，果实大圆，大如五味子，果上长有小蒂，数颗同缀，味酸。果实内有细子，又像茄子的子。龙葵果实生青熟黑，龙珠的果实生青熟赤，性味也差不多。

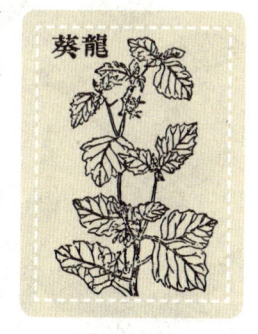

苗

【性味】 味苦、微甘，性寒，滑，无毒。

【主治】 治风症，补益男子元气，妇人败血。消热散血，压丹石毒，适宜食用。能解除疲劳，减少睡眠，祛虚热，消浮肿。

茎、叶、根

【主治】 主疗痈疽肿毒、跌打损伤，能清肿散瘀血。捣烂加土调和好，外敷疗肿、火丹疮，效果好。根与木通、胡荽煎汤内服，利小便。

【附方】 1.诸疮恶肿：取龙葵草捣烂，用酒送服。另以药渣敷患处。2.发背痈疽成疮：龙葵一两研为末，加麝香一分，研匀外涂。3.火焰丹肿：取龙葵

酸浆

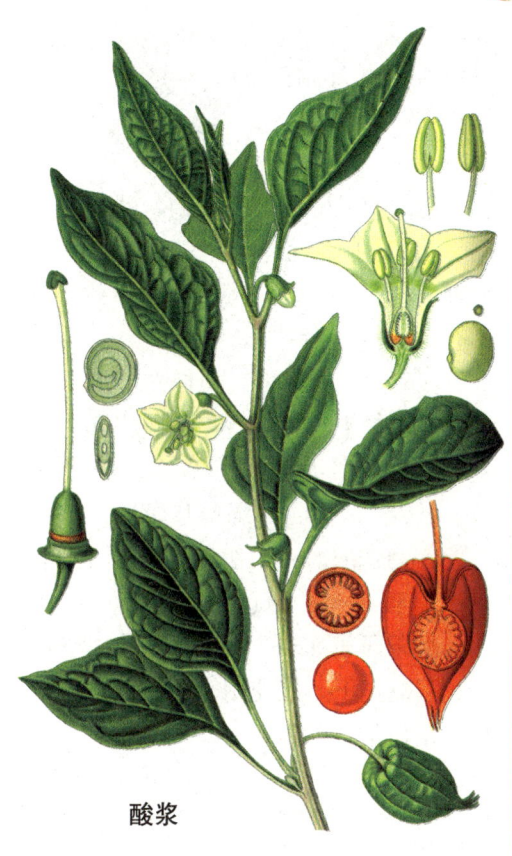

大，杀寄生虫，落胎，去蛊毒，都可用酸浆煮汁饮用。也可生捣汁内服。将其研成膏，可敷治小儿闪癖。酸浆：治热烦满，定志益气，利水道。捣汁内服，治黄病效果较好。

子

【性味】 味酸，性平，无毒。

【主治】 阴虚内热及虚劳发热，体弱消瘦，胁痛热结。主烦热，能定志益气，利水道。能除热，治黄病，对小儿尤其有益。难产时服，立刻产下。

【附方】 热咳喉痛，用清心丸：灯笼草研为末，用开水送服。同时还以醋调药抹敷喉外。

龙葵

草加醋研为细末外敷。4.辟除蚤虱：用龙葵叶铺席下，次日脐虱尽死。除蚤虱：将龙葵叶铺在席子下面，次日蚤虱即死。5.天疱湿疮：取龙葵苗叶捣烂外敷。

子

【主治】治疗肿。明目轻身，效果良好。治风疾，益男子元气，妇人败血。

□ 蜀葵

【释名】吴葵、戎葵。

【集解】[李时珍说]家家都种植蜀葵。春天播种，冬季老根也自生。苗嫩时可食用。叶似葵菜稍大，有的也像丝瓜叶，有分叉。小满过后，抽茎高五六尺。花像木槿略大些。有紫色、黑色、白色、深红、浅红。叶有单叶、千叶之分。

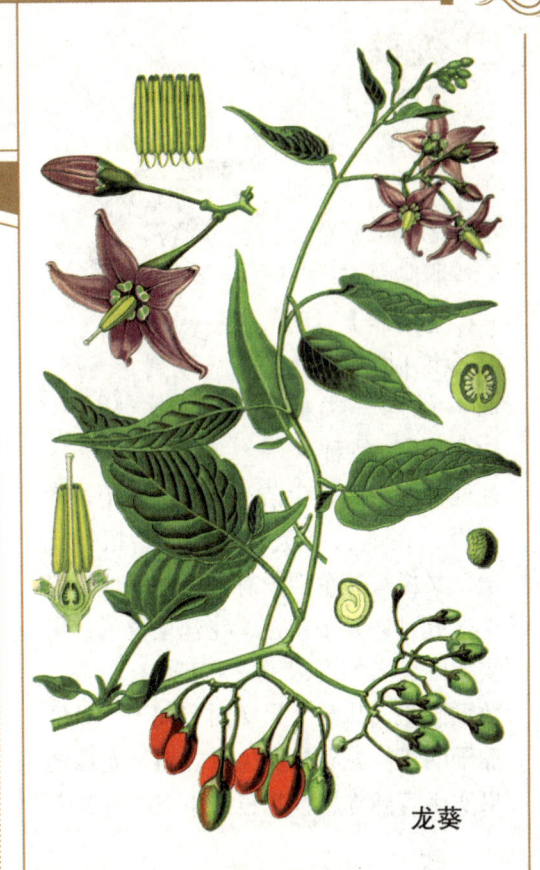

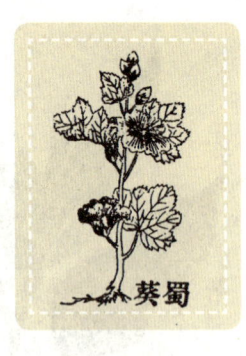

葵蜀

【附方】1.小便淋漓：把蜀葵根洗净、锉细，加水煎开数次，服之见效。2.小便尿血：用蜀葵茎研细，每服一匙，酒送服。一日服三次。3.妇女带下，脐腹冷痛，面色枯黄：蜀葵花一两，阴干研成细末，每服一小匙，空心服，温酒送下。红花用来治赤带，白花用来治白带。

蜀葵

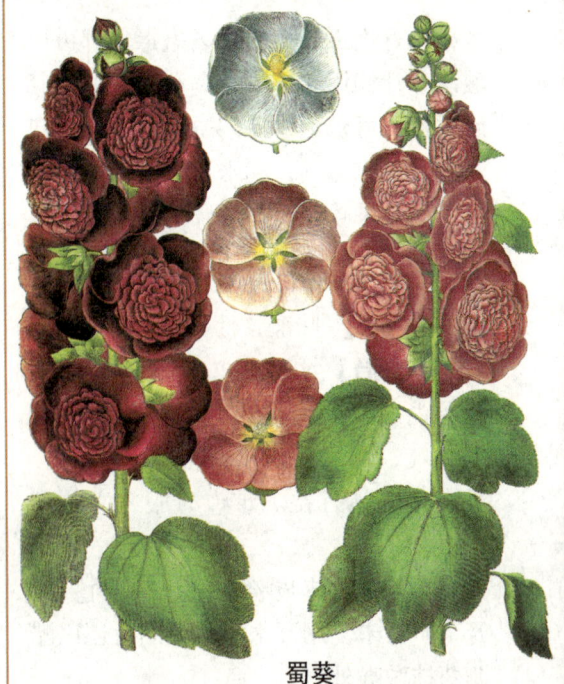

败酱

【释名】 苦菜、苦、泽败、鹿肠、鹿首、马草。

【集解】 [李时珍说]原野中处处都生长败酱，俗名苦菜，山里人采其食用，江东人常采来储藏。败酱，初春生苗，深冬凋谢。初时，叶匍地而长，像菘菜叶而狭长，有锯齿，呈绿色，只是叶面颜色深，背面颜色浅。夏秋季节，茎高二三尺且柔弱，数寸有一节，节间生叶，如伞四面散开，顶端开白花成簇和芹花、蛇床子花相像。果实的形状与柴胡相像，成簇状。

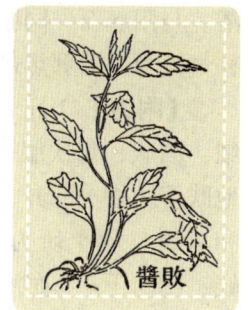

根

【性味】 味苦，性平，无毒。

【主治】 治气滞血瘀心腹痛，除腹内包块，催生落胎，止鼻出血、吐血，赤白带下，治红眼、翳膜、眼内息肉，聤耳，疮疖疥癣丹毒，能排脓补瘘。主暴热、火疮、热毒、疥癣、瘙痒、痈疽、痔疮、马鞍热气。除痈肿、浮肿、热结、风痹、产后腹痛。治毒风侵袭所致的萎缩麻木，破多年瘀血。能化脓为水，治产后各种疾病，止腹痛，余疹烦渴。

【发明】 [李时珍说]败酱是手足阳明、厥阴经的药物，善排脓破血。

【附方】 1.产后恶露：败酱、当归各六分，续断、芍药各八分，芎、竹茹各四分，生地黄（炒）十二分，加水二升，煮取八合，空腹服。2.产后腹痛如锥刺：败酱草五两，加水四升，煮取二升，每次服二合，一天三次。3.腹痛有脓：薏苡仁十分、附子二分、败酱五分，同捣末。每次取方寸匕，加水二升，煎成一升，一次服下。

迎春花

【集解】 [李时珍说]迎春花处处都有栽种，丛生，高的可长到三尺左右，茎呈方形，叶厚。初生时叶像小椒叶，但没有锯齿，叶面呈青色，背面颜色淡。对节生小枝，每枝长有三叶。正月初，开黄色小花，形状似瑞香花，不结果实。

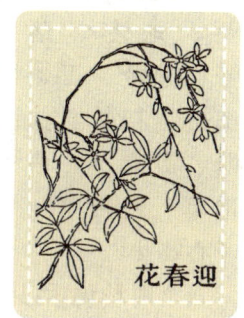

叶

【性味】 味苦涩，性平，无毒。

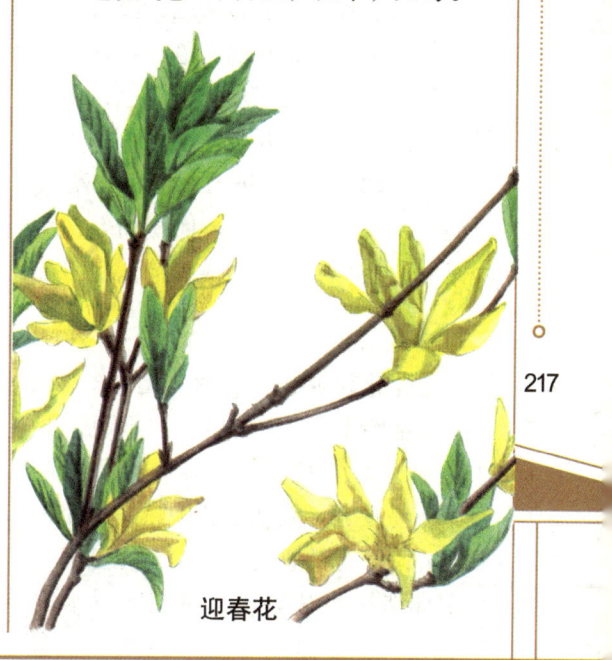

迎春花

【主治】 治肿毒恶疮，取叶阴干，研末，用酒送服，每次二三钱，服后出汗即愈。

地肤

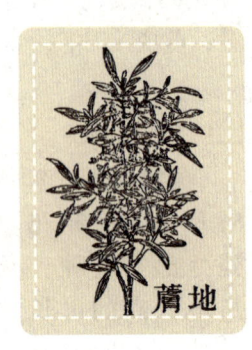

【释名】 地葵、地麦、落帚、独帚、王、王帚、扫帚、益明、涎衣草、白地草、鸭舌草、千心妓女。

[李时珍说]因其子的形状似地肤、地麦，所以取名地麦，其苗的味道与葵相像，又名葵；其形状似鸭舌，名鸭舌；其枝繁头多，叫妓女；又因其子具有明目的功能，叫益明；此草长老后子落，茎用来作扫帚，因此又有帚、彗等名称。

【集解】 [苏颂说]四川、关中一带随处可见地肤。初生时贴地，长约五六寸，根的形状似蒿，茎赤色，叶青色，大小如荆芥。地肤三月开黄白色的花，结青白色的子，八九月采实。

[李时珍说]采地肤的嫩苗可作蔬菜食用，一棵数十枝，攒簇团团而上，性极柔弱，老时子落可做成扫帚，耐用。

子

【性味】 味苦，性寒，无毒。

【主治】 主膀胱热，利小便，补中益精气。久服，令人耳聪目明，轻身，不易衰老。能祛皮肤中热气，使人肌肤光滑。可散恶疮、疝瘕，能滋阴。治阴卵诸疾，祛热风，可用来煮水洗浴。与阳起石一同服用，治男子阳痿，补气益力。治邪热丹毒肿胀。

【附方】 1.疝气：将地肤子炒后研细，酒服，每次服一钱。2.风热赤目：地肤子（焙）一升、生地黄半斤，取汁和成饼，晒干研为末，每次空腹服三钱，酒送下。3.血痢不止：取地肤子五两，地榆、黄芩各一两，同研末，温水调服，每次服方寸匕。

苗、叶

【性味】 味苦，性寒，无毒。

[李时珍说]味甘、苦。将其烧灰煎霜，制砒石、粉霜、水银、硫黄、硇砂。

【主治】 主大肠泄泻，有和气，涩肠胃，解恶疮毒，每天煎水服用。治手足疼痛，也利小便和各种淋症。捣汁服或烧灰也行，治赤白痢疾。煎汤洗眼睛除眼热、涩痛、视物不清。

青黛

【释名】 靛花、青蛤粉。

[李时珍说]黛，眉的颜色。刘熙解释说，除去眉毛后，用它描上来代之，因此称为黛。

【集解】 [李时珍说]波斯青黛，指的就是外国蓝靛花，如采不到，则用中国的靛花也可以。实在不行，可以用青布浸汁代替。商家有用干淀假冒的，其中掺有石灰，入内服的药中，当小心辨认。

【性味】 味咸，性寒，无毒。

【主治】 解诸药毒，小儿诸热，惊痫发热，天行头痛寒热，都用水研青

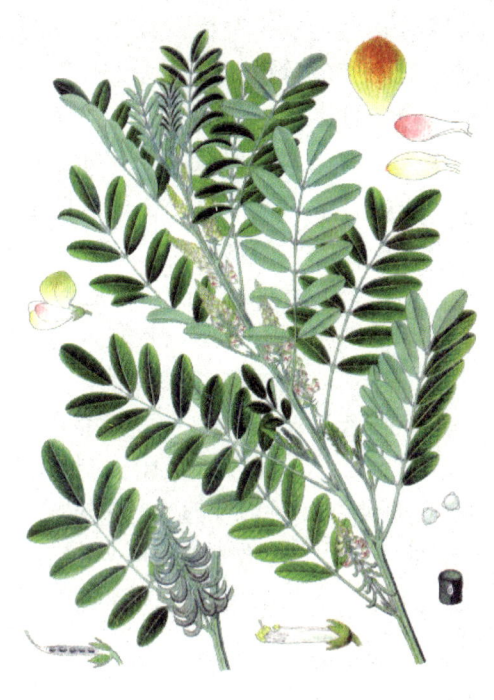

卷七·草部

最早发芽，故称它为破冰。款冬花虽在冰雪季节，到时照样生芽，春天人们采来当蔬菜。如入药用，要用微见花的最好。若花已完全开放，则药力已完全丧失，则无药力。

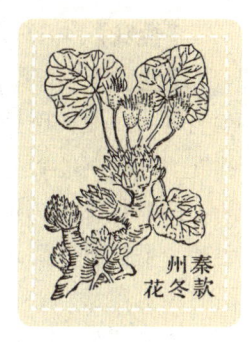

【集解】［苏颂说］款冬花的叶子，像葵而大，丛生，花出根下。［苏颂说］款冬花的根呈紫色，叶似草，十二月开黄花，有青紫色的花萼，离地一二寸，则刚长出来时像菊花萼，通直，肥实无子。

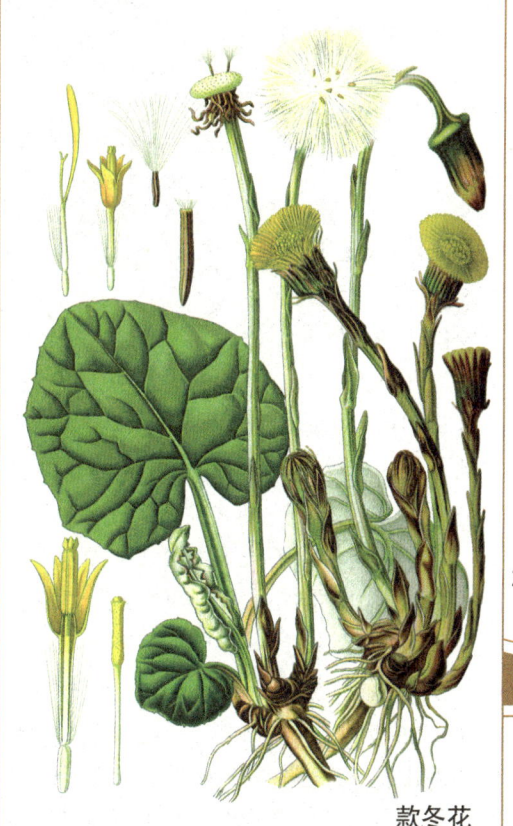

青黛

黛服用。也可磨敷热疮恶肿，金疮下血，蛇犬等毒。解小儿疳热，杀虫。能泻肝，散五脏郁火，解热，消食积肥。治小儿丹热，用水调和内服。与鸡蛋清、大黄末一起调和外敷，治疮痈蛇虺螫毒。去热烦，止吐血咯血，疗斑疮阴疮，杀恶虫。

【附方】 1.小儿疳痢，用青黛散：随小儿年龄大小，取适量青黛以水研匀服下，有效。2.烂眼：用青黛、黄连泡水洗。3.瘰疬未穿：用靛花、马齿苋同捣烂，每日敷患处。

款冬花

【释名】 款冻、颗冻、氐冬、钻冻、莬奚、橐吾、虎须。

［寇宗奭说］百草中唯它不怕冰雪，

秦州款冬花

款冬花

【性味】味辛，性温，无毒。

【主治】消渴，喘息呼吸。主咳嗽上气、哮喘、喉痹，及各种惊痫寒热邪气。疗肺气心促急，热劳咳、咳声不断、涕唾稠黏，肺痿肺痈，吐脓血。润心肺，益五脏，除烦消痰，清肝明目，治中风等疾病。

【发明】[苏颂说]《神农本草经》载主治咳逆，在古今方中，多用来温肺治咳嗽。

【附方】咳嗽痰中带血：款冬花、百合，蒸后焙，等分为末，加蜜做成龙眼大的丸子，每天临睡前嚼服一丸，姜汤送下。

鼠曲草

【释名】米曲、鼠耳、佛耳草、无心草、香茅、黄蒿、茸母。[李时珍说]曲，是说它的花为黄色，与曲的颜色相似，同时可以与米粉同食。鼠耳是因叶形像鼠耳，故名鼠耳。又与白毛蒙茸相像，因此北方人把它称为茸母。佛耳，为鼠耳的误读，现在江淮人称它毛耳朵。

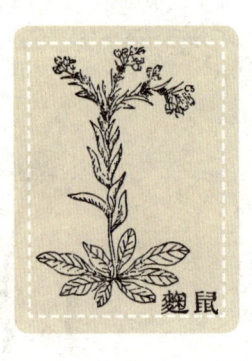

【集解】[陈藏器说]鼠曲草生长在平原及山冈多年耕种的土地上，高一尺左右，叶有白毛，开黄花。《荆楚岁时记》载：三月三日，取鼠曲汁，加蜜和米粉做饼。以遏制时令邪气。山南人将鼠曲草称为香茅。将它的花同榉皮用来染布，染出的布匹至布破时颜色仍然很鲜艳。江西人称为鼠耳草。[李时珍说]鼠耳草多在原野间生长。二月生苗，茎叶柔软，叶长约一寸，有白色茸毛像鼠耳毛。开小黄花，成穗，结子又细又小。楚人叫它米曲，北方人叫作茸母。

【性味】味甘，性平，无毒。

[李杲说]佛耳草味酸，性热。与款冬花相使。宜少食用，多食会损目。

【主治】鼠耳：主风湿性关节炎、恶寒发热、止咳。鼠曲：调中益气，止泄除痰，除时令邪气，祛热咳。将鼠曲草掺杂米粉做成干粮吃，味道甜美。佛耳：治寒嗽及咳痰，除肺中寒气，大升肺气。

连翘

【释名】连、异翘、旱莲子、兰华、三廉。根名：连轺、折根。

[苏颂说]其果实形状像莲房，且翘，不同于众草，故名。

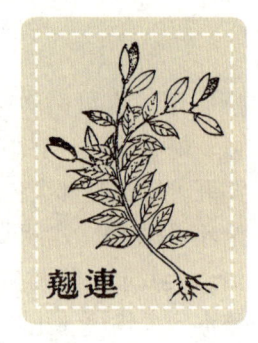

【集解】[苏颂说]连翘有大、小之分。大翘适宜生长在潮湿地或山冈上，叶狭长青色，像榆叶、水苏一类。独茎，茎赤色，高三四尺。茎梢间开黄色的花，秋天结果实，如莲房内作房，根黄似蒿根，八月采房。小翘生长于山冈或平原上，花、叶、果实与大翘相似，略细。生长于南方的，叶狭小，茎短，仅高一二尺，花呈黄色，实房呈黄黑色，内含黑子如粟粒，又叫旱莲，南方人取它的花叶入药。

【性味】 味苦，性平，无毒。[李时珍说]味微苦、辛。

【主治】 主寒热鼠瘘瘰疬，痈肿恶疮瘿瘤，结热蛊毒。祛白虫。通利五淋，治小便不通，除心经邪热。通小肠，排脓，治疮疖，止痛，通月经。散各经血结气聚，消肿。泻心火，除脾胃湿热，治中部血证，为使药。治耳聋。连翘茎、叶主心肺积热。

【发明】 [张元素说]连翘功用有三：一、泻心经邪热；二、祛上焦诸热；三、为疮家圣药。[李时珍说]连翘形状如人心，两片合成，内有仁很香，是少阴心经、厥阴心包络气分主药。诸痛、疾、疮都系心火，所以连翘是治疗十二经疮家的圣药，兼治手足少阳手阳经气分之热。

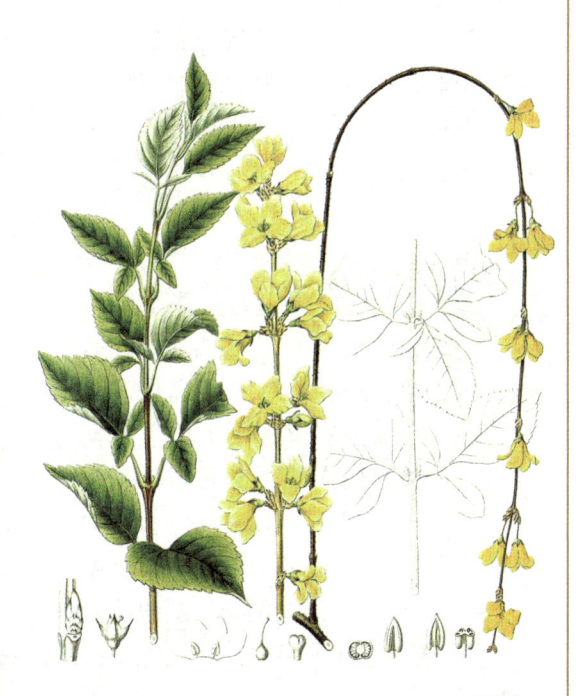

连翘

根

【性味】 味甘，性寒、平，有毒。

【主治】 下热气，益阴精，令人皮肤光滑、细腻，去热风，能明目。久服轻身，耐老。可治伤寒郁热欲发黄。

【附方】 1.痔疮肿痛：用连翘煎汤熏洗，然后用刀上飞过的绿矾加麝香少许敷贴。2.瘰疬结核：连翘、芝麻等分，研为末，经常服用。

瞿麦

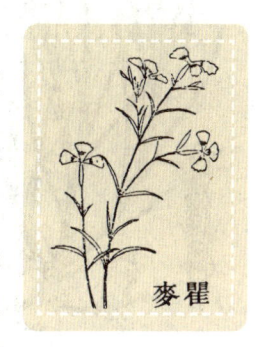

【释名】 蘧麦、巨句麦、大菊、大兰、石竹、南天竺草。

【集解】 [李时珍说]其叶与地肤叶相像，而尖小，又像新生的小竹叶而细窄，其茎有节纤细，高一尺左右，梢间开花。山中野生的，花大如钱，红紫色。人工栽种的，花稍小妩媚，有红、白、粉红、紫红、斑斓等色，俗称洛阳花。结的果实似燕麦，内有小黑子。[苏颂说]嫩苗炸熟，用水淘过后可食用。

麦瞿

穗

【性味】 味苦，性寒，无毒。[徐之才说]与蘘草、牡丹相使，恶螵蛸，伏朱砂。

【主治】 主治五淋。治月经不通，有破血块，排脓的作用。主关格，各种癃闭，小便不通，祛痈肿，明目去翳，破胎堕子，下淤血。养肾气，逐膀胱邪气，止霍乱，长毛发。

瞿麦

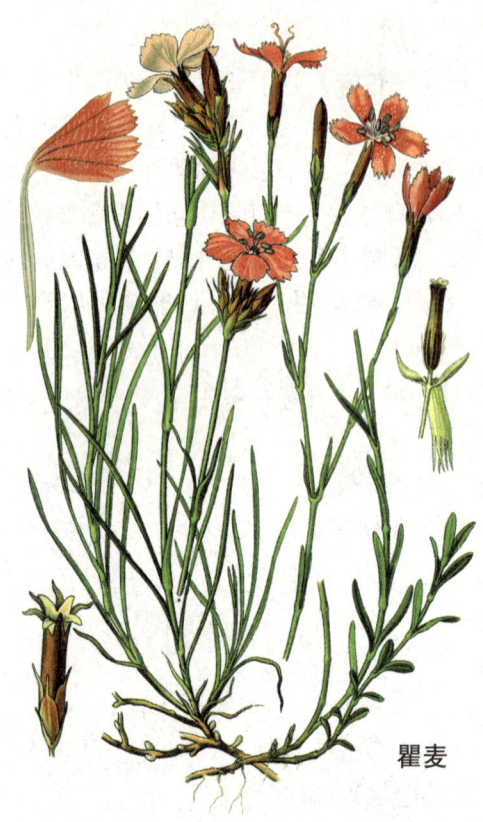

叶

【主治】主痔瘘并泻血，做成汤粥食用。又治小儿蛔虫，以及丹石药发。眼睛肿痛及肿毒，将其捣烂外敷。治脓疮，妇人阴疮。

王不留行

【释名】禁宫花、剪金花、金盏银台。

[李时珍说]此药性走而不住，即使有王命也不能留其行，所以叫王不留行。

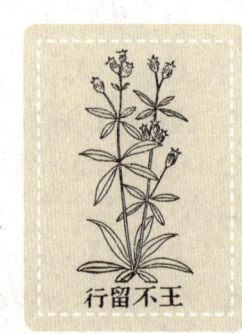

【集解】[韩保升说]王不留行处处都有。叶像菘蓝，花红白色，子壳如酸浆，子壳内的果实圆黑，像菘子，大如黍粟。三月收苗，五月收子。根、苗、花、子都可入药。

[李时珍说]王不留行大多生长在麦田中。苗高的达一二尺。三四月开小花，像铎铃，红白色。结实像灯笼草子，壳五棱，壳内包一实，大如豆。果实内有细子，像菘子，生白熟黑，正圆如细珠可爱。

苗、子

【性味】味苦，性平，无毒。

【主治】主金疮止血，祛痛出刺，除风痹内寒。久服，轻身耐老延寿。止心烦鼻衄，痈疽恶疮瘘乳，妇人难产。治风毒，通血脉。疗游风风疹，妇人月经先后不定期，颈背部长疮。下乳汁。利小便，出竹木刺。

【发明】[张元素说]王不留行，用其有利血脉的功用，故用来催乳引导。

[李时珍说]王不留行能走血分，是阳明冲任的药物。民间有"穿山甲、王不留，妇人服了乳长流"的说法，可见其性行而不住。

【附方】1.头风白屑：取王不留行、香白芷等分，研末干搽头皮上，第二天清晨用篦子篦掉。2.王不留行汤治痈疽诸疮，取王不留行、桃枝、茱萸根皮各五两，蛇床子、牡荆子、苦竹叶、蒺藜子各三升，大麻子一升，加水二斗半，煮取一斗，多洗患处。3.鼻血不止：王不留行连茎叶阴干，煎浓汁温服，很快见效。4.涌泉散治妇人乳少：取王不留行、穿山甲（炮）、龙骨、瞿

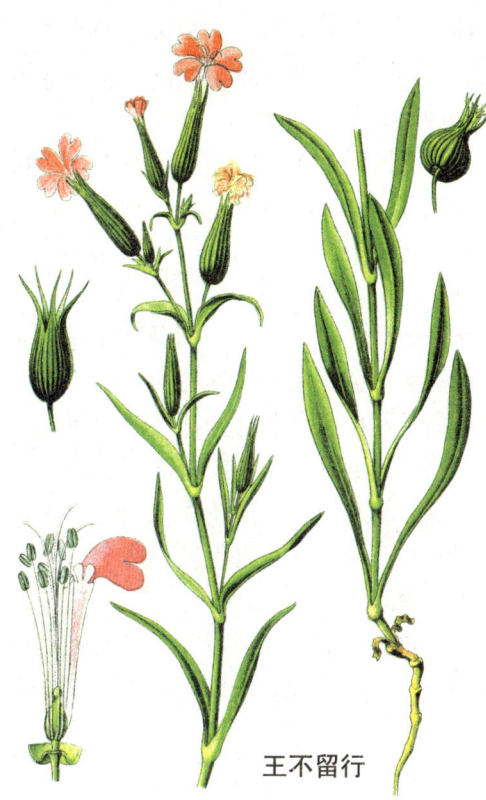

麦穗、麦冬等分，同研末。用热酒调服每次一钱，服后再喝猪蹄汤，并用木梳梳乳，助乳汁流出，一日三次。

葶苈

【释名】丁历、大室、大适、狗荠。

【集解】《名医别录》载：葶苈大多生长在藁城平原沼泽地及田野，立夏后采实，阴干。[陶弘景说]葶苈现在处处都有。葶苈子，细黄很苦，用时要煎熬。[苏颂说]葶苈初春长苗，高六七寸，如荠。根为白色，枝茎都呈青色。三月开花，微黄，结角，种子呈黄色，形扁小如黍粒，微长。[李时珍说]葶苈有甜、苦两种。狗荠味微甘，即甜葶苈。

子

【性味】味辛，性寒，无毒。

[张仲景说]葶苈敷疮，药气入脑，杀人。[徐之才说]葶苈子与榆皮相使，得酒良，恶石龙芮、白僵蚕。[李时珍说]适宜配大枣同用。

【主治】主治腹部肿块、结气，饮食寒热，能破坚逐邪，通利水道。利膀胱水湿，伏留热气，皮间邪水上出，面目浮肿，身突然中风，热痱瘙痒，利小腹。久服令人虚弱。疗肺壅上气咳嗽，止喘促，除胸中痰饮。通月经。

【发明】[李杲说]葶苈大降气，与辛酸同用，以导肿气。《本草·十剂》载：泄可去闭，葶苈、大黄之属。此二味药均大苦寒，一泄血闭，一泄气闭。[李时珍说]葶苈有甘、苦两种，正如牵牛，也有黑白二色，急、缓不同；又如壶卢，甘、苦二味，良、毒也不一样。甜的下泄性缓，虽泄肺却不伤胃；苦的下泄性急，既泄肺又易伤胃，用大枣辅佐。然而，肺中水气积满喘急者，唯此能除。只是水去则停药，不可多服。

【附方】1.肺湿痰喘：甜葶苈炒，研末，加枣肉和成丸子服下。2.肺壅喘急不能平卧，用葶苈大枣泻肺汤：葶苈炒黄，研末，加蜜和成弹子大的丸子。每次用大枣二十枚，水三升，煎取二升，然后放入葶苈一丸，继续煎至一升，一次服下。3.头风疼痛：葶苈子研为末，煮汤淋汁洗头，三四次即愈。4.遍身肿满：苦葶苈（炒）四两，研成末，与枣肉和成梧子大的丸子，每服十五丸，桑白皮汤送下，一天三次。5.大腹水肿：葶苈二升，用清酒五升泡一夜，服一合即通。

车前

【释名】 当道、马舄、牛遗、牛舌草、车轮菜、地衣、蛤蟆衣。

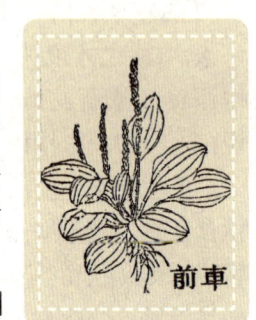

[李时珍说]陆玑《诗义疏》载：此草生长在路旁及牛马辙中，故有车前、当道、马舄、牛遗的名称。幽州人把它称它为牛舌草。因蛤蟆喜欢藏在此草的下面，所以江东又称其蛤蟆衣。

【集解】 [苏颂说]初春时车前草，长出幼苗，叶子布展地面如匙面，数年生长的，长至一尺多。从中间抽茎，茎稍结长穗如鼠尾。穗上开花，很细密，色青微红。果实像葶苈，呈红黑色。五月采苗，七八月采实，也有的把它种植在园圃里，采其嫩苗当菜食用，蜀中一带较多。

子

【性味】 味甘，性寒，无毒。

【主治】 主下腹至阴囊胀痛、小便不畅或尿后疼痛，能利小便，除湿痹。主男子伤中，女子小便淋沥不尽，食欲不振，能养肺强阴益精，明目，疗目赤肿痛。去风毒，肝中风热，毒风冲眼，赤痛障翳，头痛，流泪。能压丹石毒，除心胸烦热。清小肠热，止暑湿气伤脾所致的痢疾。

【发明】 [王好古说]车前子，能利小便而不走气，与茯苓功用相同。

【附方】 1.小便不通：车前草一斤，加水三升，煎取一升半，分三次服。2.小便尿血：车前草捣汁五合，空腹服。3.金疮血出：车前叶捣烂外敷。4.热痢不止：车前叶捣汁一盏，加蜜一合同煎，温服。5.小便血淋作痛：车前子晒干研成细末，每次服二钱，用车前叶煎汤送下。6.石淋作痛：取车前子二升，用绢袋装好，加水八升，煮取三升，内用。7.久患内障：车前子、干地黄、麦门冬等分，研末，加蜜和成梧子

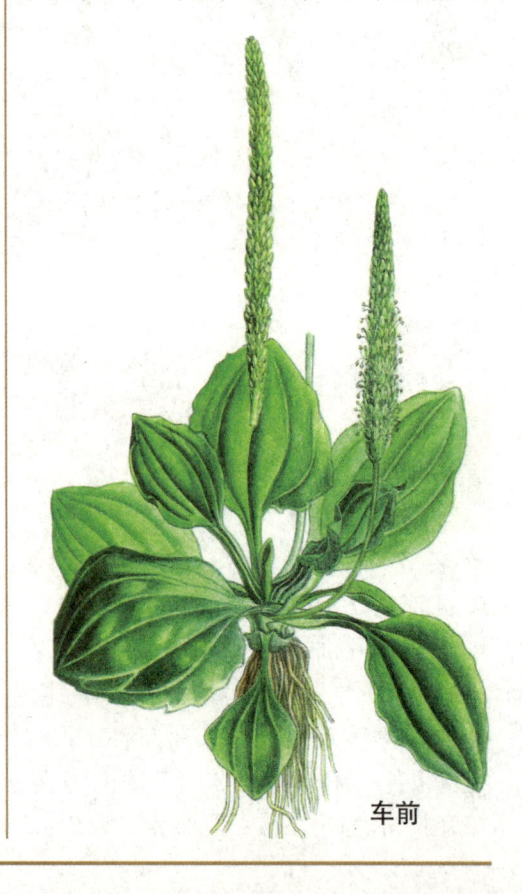

车前

大的丸子，常服有效。主金疮出血、鼻出血、瘀血、血块、便血、小便红赤，能止烦下气，除小虫。主泄精，治尿血，能明目，利小便，通五淋。

马鞭草

【释名】 龙牙草、凤颈草。

[苏颂说]此草结穗如鞭鞘，故名马鞭。

[李时珍说]以其穗似龙牙、凤颈，而得此名。

【集解】 [苏颂说]此草的苗形状与狼牙、荒蔚相似，开紫色的花，抽三四穗，与车前、鞭鞘的穗相似，与蓬蒿不像。[李时珍说]马鞭草大多生长在低处沼洼地。春天生苗，茎方，叶如益母，对生，夏秋季开细紫色的花，结穗如车前穗。其子像蓬蒿子但细，根白色且小。

苗、叶

【性味】 味苦，性微寒，无毒。

【主治】 主下部阴疮。治腹部肿块、血块、久疟，有破血杀虫的功效。捣烂煎取汁，熬浓如饴，每次空腹用酒服一匕。治妇人血气肚胀，月经不调，通月经。治金疮，行血活血。捣烂外涂，治痈肿、蠼螋尿疮、男子阴肿。

【附方】 1.乳痈肿痛：取马鞭草一把、酒一碗、生姜一块，捣汁内服，用渣敷患处。2.赤白下痢：马鞭草五钱、陈茶一撮，加水煎服。3.疟疾寒热：马鞭草捣汁五合，加酒二合，分两次服。4.鼓胀烦渴，身瘦面黑：将马鞭草锉细，晒干，不要见火，用酒或水同煮至味出，去渣温服。5.男子阴部肿，睾丸痛：马鞭草捣烂，外涂。6.妇女经闭，腹部似有包块，肋胀：取马鞭草根、苗五斤，锉细，加水五斗，煎成一斗，去渣，熬成膏，每服半匙，饭前温酒化下，一天两次。

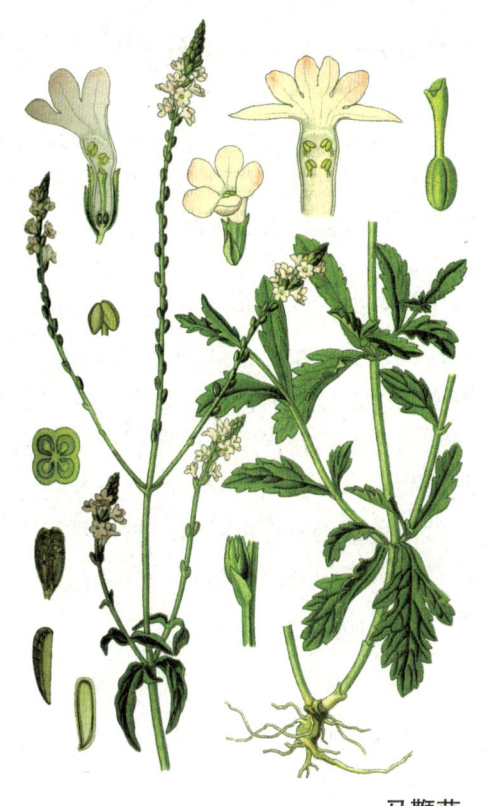

蓼

【释名】 凡蓼类都高高直扬，故字从翏，高飞的样子。

【集解】 [陶弘景说]常见的蓼

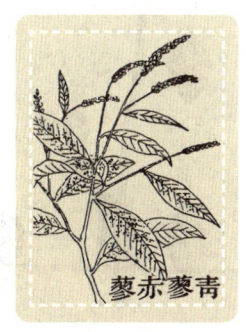

马鞭草

蓼赤蓼青

有青蓼、紫蓼、香蓼。青蓼：叶子有圆的也有尖的，以圆的为好，嫩叶可采来食用。紫蓼，与青蓼相似，但呈紫色。香蓼，与前两者相似，但有香气，微有辛味，人们喜食。[韩保升说]蓼的种类很多，有青蓼、香蓼、水蓼、马蓼、紫蓼、赤蓼、木蓼七种。紫蓼、赤蓼，叶狭小，窄但厚；青蓼、香蓼，叶很相似而薄；马蓼、水蓼，且宽大，叶上都长有黑点；木蓼又名天蓼，蔓生，叶如柘叶。六种蓼的花都呈红白色，种子大小均如胡麻，赤黑而尖扁，唯有木蓼的花是黄白色，了皮青色且滑。其他蓼经冬都枯死，惟独香蓼的宿根可重生，可以当鲜菜食用。

实

【性味】味辛，性温，无毒。

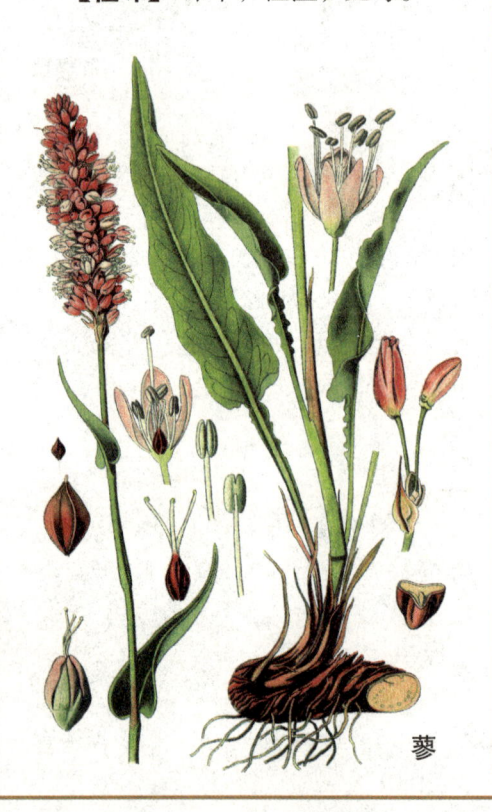

[孟诜说]多食蓼实，壅气损阳，令人恶心，吐水。

【主治】除面目浮肿、痈疡。主明目温中，耐风寒，下水气，蓼实归鼻，能除肾气，去痫疡，止霍乱，治小儿头疮。

【附方】霍乱烦渴：蓼子一两、香薷二两，每次取二钱，水煎服。

苗、叶

【性味】味辛，性温，无毒。

[孙思邈说]过多食蓼，会有毒，会令人发心痛。与牛鱼一起吃，令人脱气。扁鹊也说，久食，令人寒热，会损髓减气精。女子经期吃蓼、蒜，多发淋。与大麦面相宜。

【主治】归舌，除大小肠邪气，利中益志。用干蓼苗叶酿酒，主风冷，效果好。生吃，能入腰脚。熬汤浸洗脚，可治霍乱引起的抽筋。每天煮汁饮用，治腹部或肋部癖块。捣烂，外敷接触性皮炎。脚软弱无力，用赤蓼烧灰，淋汁浸泡，再将桑叶蒸热后盖在脚上。可杀虫，伏砒。

【附方】1.蓼汁酒，治胃冷不能饮食，冬天睡时脚冷：秋天取蓼晒干，六十把，加水六石煮至一石，去滓，拌米饭酿酒。待酒熟后，每天饮适量。2.小儿冷痢：蓼叶捣汁服。

甘蓝

【释名】又名蓝菜。

【集解】[李时珍说]属于大叶冬蓝一类。按胡洽居士所说，河东、陇西、羌胡一带多种植，食用，汉族地方较少。叶既宽大又肥厚，煮食很甘美，且耐严寒，经冬不死。春天开黄色的花，生角，结种子，功效与蓝相近。

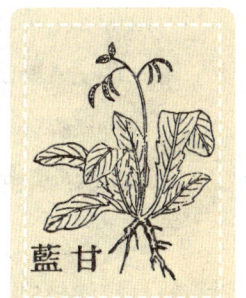

【性味】 味甘，性平，无毒。

【主治】 主能明耳目，使人精力旺盛，睡眠减少，益心力，壮筋骨。做杨酸菜隔夜即变成黄色，用盐拌食，治黄毒。久食用，对肾大有益，能补脑髓，利五脏六腑，利关节，通经络中结气，袪心下胀气。

子

【主治】 治人嗜睡。

水蓼

【释名】 虞蓼、泽蓼。

[马志说]此草生长在浅水中，因此叫水蓼。[李时珍说]据《尔雅》所载：薔即虞蓼。两山间夹水，叫虞。

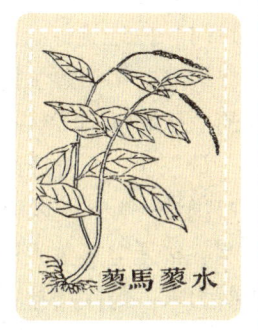

【集解】 [苏颂说]水蓼生长在低凹的湿地和水沼边，叶子似马蓼，比人工种植的蓼叶要大，茎为红色，用水洗净后就可食用，味道比蓼子好。[寇宗奭说]水蓼同荭草相类似，但是枝杈要矮些。现酿酒取水蓼叶水浸汁，和面做酒曲，是取它的辛味。[李时珍说]此蓼生长在水边，叶长五、六寸，比荭草略窄，比家蓼叶稍大，而功效相当。所以寇宗奭说蓼实也就是水蓼的子，就是这么回事。

茎、叶

【性味】 味辛，无毒。

【主治】 治蛇伤，将其捣后外敷在伤口上。捣汁服用，可止胸闷（蛇毒入腹所致的）。又治脚气肿痛，成疮，用水煮汁，浸洗患处，效果相当好。

蒺藜

【释名】 茨、旁通、屈人、止行、豺羽、升推。

[陶弘景说]此草大多生长在道路旁及墙边，叶伏地，子有刺，形状像菱但小些。数长安最多，人们行路大多穿木履。[李时珍说]蒺即疾的意思；藜利的意思；茨即刺。本草的刺快而利，很容易伤人。叫它屈人、止行，都是因蒺藜易伤人。

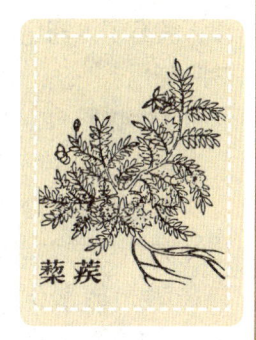

【集解】 《名医别录》载：蒺藜子大多生长道路旁，七月、八月采实，晒干。郭璞《尔雅注疏》上载：展地蔓生，叶细，有子呈三角，易刺人，说的就是它。白蒺藜大多生长在同州的沙苑，牧马草地上较多，路旁也有。绿叶细蔓，七月开花，黄紫色，有些像豌豆花而略小些。九月结果实成荚，味甜而微腥，与蚕豆种子有些像，但差别也很大。又与马子非常像，略小，不能用来入药，须认真分辨。[寇宗奭说]白蒺藜的子为补肾良药，现在的药方中经常使用。祛风只能用刺蒺藜。[李时珍说]蒺藜叶初生似皂荚叶，齐整可爱。刺蒺藜像赤根菜子和细菱，三角四刺，果实有仁。白蒺藜结荚，长约一寸，里面子大如芝麻，颜色为绿色，外形如羊肾。如今人们把它叫沙苑蒺藜，以此来进行区分。

子

【修治】《日华子诸家本草》载：蒺藜子入药用，丸剂、散剂都可，炒除刺用。

【性味】味苦，性温，无毒。
[徐之才说]与乌头相使。

【主治】治各种风病、疬疡，疗吐脓，去燥热。治奔豚肾气，肺气胸膈满，能催生堕胎，益精，疗肾冷，小便多，止小便淋沥、遗精、尿血肿痛。治痔漏，阴部潮湿，妇人乳房疮痛，带下。治风邪所致的大便秘结，及蛔虫心腹痛。去恶血，破腹部肿块，治喉痹乳难。久服长肌肉，明目轻身。治身体风痒，头痛，咳逆伤肺，肺痿，止烦下气。小儿头疮，痈肿，阴溃，可做摩粉用。

【附方】1.月经不通：杜蒺藜、当归等分，研为末。每次用米汤送服三钱。2.蛔虫心痛，吐清水：初秋采集的蒺藜子阴干，烧作灰。每次服一匙，一日三次。3.牙齿动摇：用土蒺藜去角，生研五钱，加淡浆水半碗，盐少许，温时漱口，很有效。或者用蒺藜根烧灰贴牙，也能固齿。4.白癜风：用白蒺藜子六两，生捣为末。每次用白开水送服二钱，一日两次。一月后断根。服至半个月时，白处见红点，即预示有效。5.腰脊引痛：用蒺藜子捣成末，加蜜做成如胡豆大的丸子，每次用酒送服二丸，一日三次。6.通身浮肿：用杜蒺藜每天煎汤洗。7.大便风秘：蒺藜子（炒）一两、猪牙皂荚（去皮、酥炙）五钱，共研为末。每次用盐茶汤送服一钱。

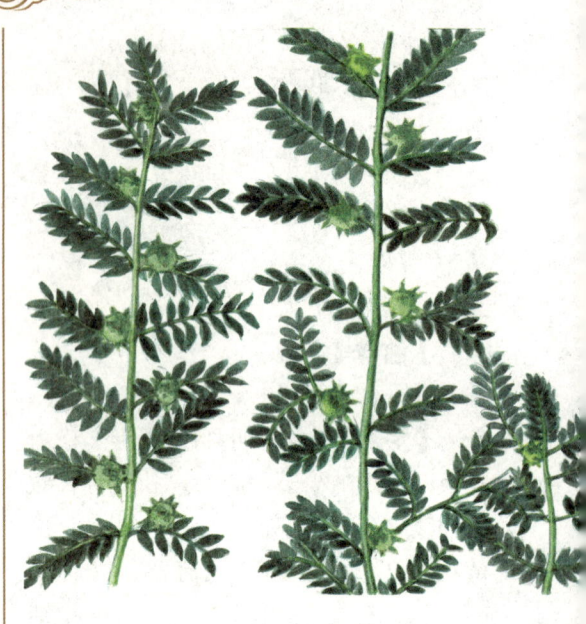

花

【主治】阴干为末，每次用温酒送服二三钱，治白癜风。

苗

【主治】煮汤，洗疥癣、风疮发痒。

虎杖

【释名】苦杖、大虫杖、斑杖、

蒺藜

酸杖。

[李时珍说]虎是形容它的斑点,同虎斑。杖是形容它的茎,还有一种斑杖像头的,与此名相同但物不同。

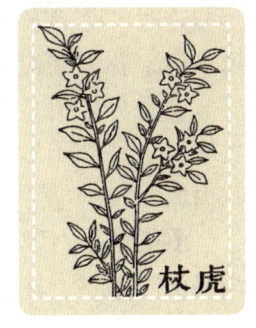

【集解】[李时珍说]虎杖的茎如荭蓼,叶圆如杏,枝黄如柳条,花形似菊,颜色如桃花。

根

【修治】[雷说]采后,切细,用虎杖叶包一夜,晒干,备用。

【性味】性微温。

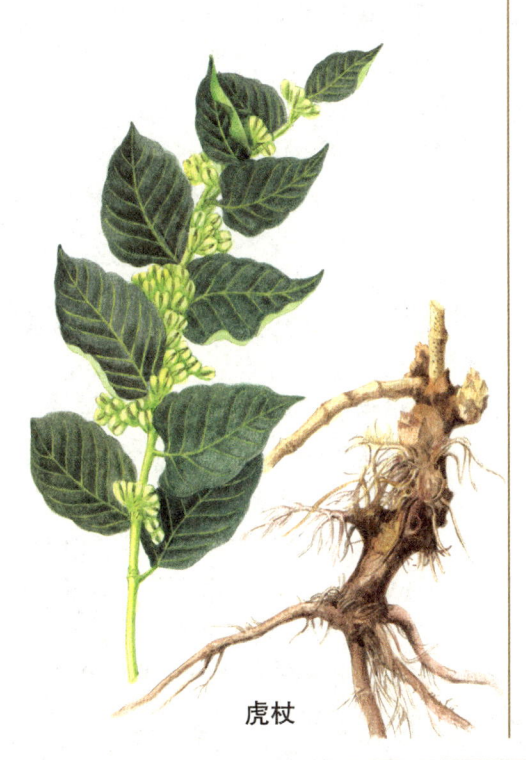

[甄权说]味甘,性平,无毒。[寇宗奭说]味微苦。暑天,多用它煎根汁饮用。但须配甘草,不然不能饮用。此文并没有说到味。《药性论》说味甘。指的是甘草的味,并非是虎杖的味。

【主治】主能排脓,主疮疖痈毒,治跌打损伤瘀血,可破风毒结气。主治产后血运,恶血不下,心腹胀满。烧灰,用来贴各种恶疮。焙研后炼蜜成丸,用陈米汤饮服,治肠痔下血。研末用酒服,治产后淤血血痛以及跌伤昏闷,有效。通调月经,破淤血肿块。浸酒服,治突发腹部肿块。治风在骨节间及血淤,则煮汁作酒服用。治大热烦躁,能止渴利小便,压一切热毒。

【附方】1.消渴引饮:虎杖(烧过)、海浮石、乌贼骨、丹砂等分,研为末,渴时用麦门冬汤冲服二钱,一天三次。忌酒、鱼、面、生冷、房事。2.小便五淋:虎杖研为末,每次用米汤送服二钱。3.月经不调:虎杖三两,凌霄花、没药各一两,同研末,每次用热酒送服一钱。

萹蓄

【释名】扁竹、扁辨、扁蔓、粉节草、道生草。

【集解】[苏颂说]春天发新苗,铺地面生长,苗似瞿麦,叶细绿,如竹,茎赤如钗肌,节间开花,细小,根像蒿根,四五月采苗阴干用。[李时珍说]叶像落帚叶,但不尖。细茎节节引蔓而生。三月开细红花,似蓼蓝花,结子细,炼丹

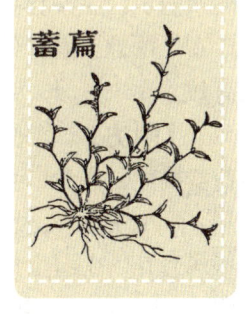

萹蓄

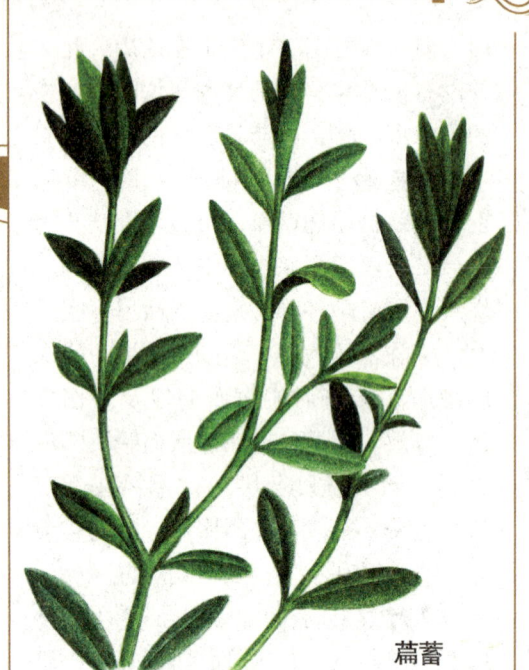

用来烧灰炼霜。又叫水扁筑。

【性味】 味苦，性平，无毒。

【主治】 霍乱、黄疸，具利小便的功能，疗小儿病（即小儿未断奶，母亲又怀孕而导致的小儿往来寒热，形瘦腹大，毛发散乱，情思不悦，微微下利的疾病）。主浸淫疥瘙疽痔，杀三虫。疗女子阴蚀。煮汁给小儿饮服，除蛔虫有效。

【附方】 1.恶疮痂痒，疼痛：用萹蓄捣烂封患处，痂落病愈。2.霍乱吐利：将萹蓄放入豉汁中，加五味，煮羹汤食用。3.蛔虫病：取萹蓄十斤，锉细，加水一石，煎至一斗。滤渣后煎稠。头天晚上禁食，次日空腹服一升，虫即可打下。

海金沙

【释名】 竹园荽。

[李时珍说]色黄像细沙。称海来形容它的神异。俗名竹园荽，以叶子形状而取此名。

【集解】 [掌禹锡说]海金沙，株小，高约一二尺。七月收全草，暴晒，稍干后，在下面垫纸承接，用棍击打，则细沙落于纸上，边晒边击，以细沙全部落完为止。

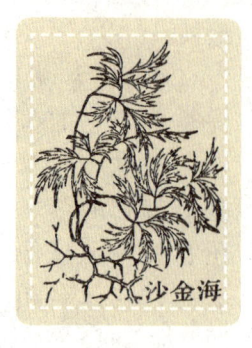

[李时珍说]江浙、湖汀、川陕均有海金沙。生长在山林中，茎如细线，缠在竹木上，高约一尺。叶细如园荽叶但很薄，叶正、背面都呈青色，叶面呈皱状，皱褶处有沙子，像蒲黄粉，黄赤色。不开花，细根结实。其沙和草都可以入药。道士采草取汁，用来煮砂。

海金沙

【性味】 味甘，性寒，无毒。

【主治】 通利小肠。与栀子、马牙消、硼砂配合使用，做成丸、散剂都可以。治伤寒热狂。治湿热肿满，小便热淋、膏淋、血淋、石淋疼痛，解热毒气。

【发明】 [李时珍说]海金沙是小肠、膀胱血分的药物。热在此两经的血分都适宜使用。

【附方】 1.血淋痛涩：用新汲水或砂糖水送服海金沙末，每次服一钱。2.脾湿肿满，腹胀如鼓，气喘，不能平卧，用海金沙散：海金沙三钱，白术四两、甘草各半两、黑牵牛头一两半，共研为末。用水送服每次一钱，以泻为好。3.热淋急痛：海沙草阴干，研为末，再煎生甘草汤，调服二钱。也可以加滑石。4.小便不通，脐下闷满：海金沙一两、腊面茶半两，一起捣碎。每次用生姜、甘草煎汤送服三钱，一日两次。5.膏淋如油：海金沙、滑石各一两，甘草梢二钱半，共研为末。用麦冬煎汤送服每次二钱，一日两次。

紫花地丁

【释名】 箭头草、独行虎、羊角子、米布袋。

【集解】 [李时珍说]紫花地丁处处都有。叶微细像柳叶，夏天开紫色的花，结角。生在平地，茎长，生在沟壑边蔓长。

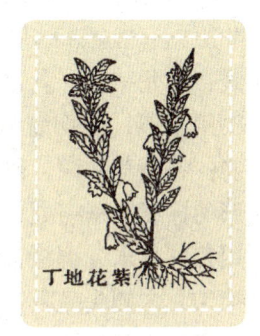

【性味】 味苦、辛，性寒，无毒。

【主治】 治一切痈疽发背，疔肿瘰疬，无名肿毒恶疮。

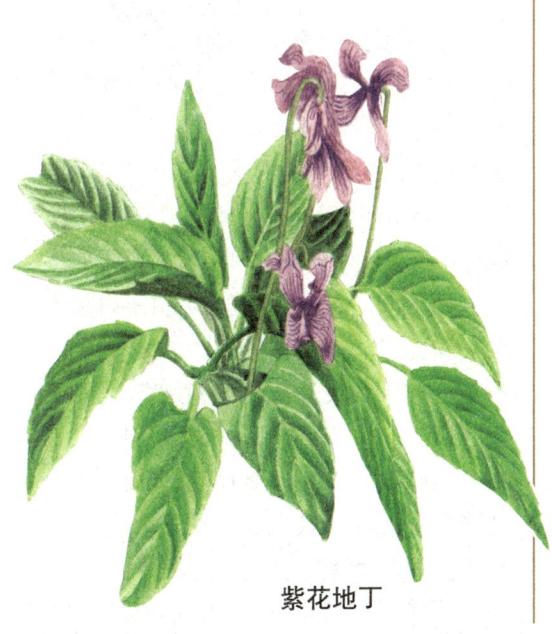

紫花地丁

【附方】 1.瘰疬疔疮，发背诸肿：取紫花地丁根，去粗皮，同白蒺藜共研成末，用油调匀涂患处。2.疔疮肿毒：用紫花地丁草捣汁服。又方：用紫花地丁草、葱头、生蜜一起捣烂贴患处。3.喉痹肿痛：用紫花地丁叶研末，加酱少量，成膏状，点入喉部催吐。4.黄疸内热：取紫花地丁末，用酒送服每次三钱。5.痈疽恶疮：取紫花地丁（带根）同苍耳叶等分，捣烂，加酒一杯，搅汁服下。6.痈疽发背，各种无名肿毒：把三伏天收取的紫花地丁草，捣碎，用白面和成，入醋中浸泡一夜，贴疮上。

半边莲

【集解】 [李时珍说]半边莲生长在暗潮的阴湿土埂、水沟边。贴着地面蔓生，细梗，节节生细叶。秋季开淡红紫色的小花。只有半边，如莲花的形状，故名。又叫急解索。

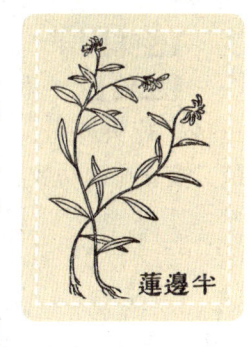

【性味】 味辛，性平，无毒。

【主治】 治蛇咬伤，用半边莲捣汁饮下，药渣敷伤处。气喘以及疟疾寒热，用半边莲、雄黄各二钱，共捣成泥，放碗内，盖好，待颜色变青后，加饭做成如梧子大的丸子。空腹服用，每次服九丸。

谷精草

【释名】 又名戴星草、文星草、流星草。

[李时珍说]谷田余气所生，因此叫作谷精。[马志说]谷精草开白色的小花，如星星，所以又以戴星草为名。

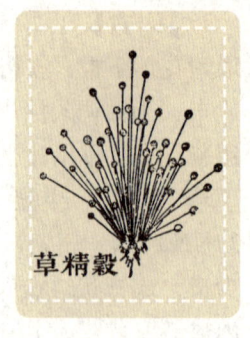

【集解】[李时珍说]此草在收割完谷的荒田中生长，江湖南北处处有。丛生，叶像嫩秧苗。抽细茎，高约四五寸，茎稍有白色小花，点点如繁星。九月采花，阴干。

花

【性味】 味辛，性温，无毒。

【主治】 治喉痹，牙齿风痛，诸疮疥。疗头风痛，目盲翳膜，痘后生翳，有止血的功效。

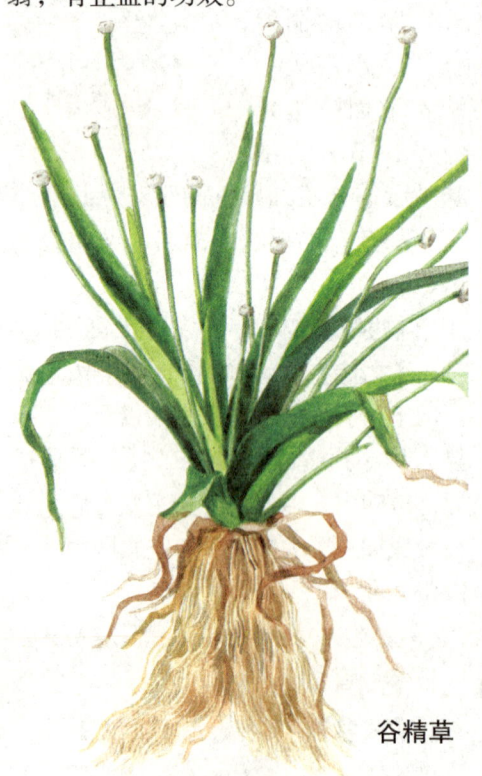

草精穀

谷精草

【发明】 [李时珍说]谷精体轻性浮，能上行阳明经及其所循行的部位。只要治各种眼病，配用谷精草，效果都好。明目退翳的作用，不在菊花之下。

【附方】 1.鼻血不止：谷精草研末，用熟面汤送服每次二钱。2.目中翳膜：谷精草、防风，等分研末，米汤冲服，有效。3.脑痛、眉痛：谷精草二钱、地龙三钱、乳香一钱，共研末。每次用半钱，烧烟筒中，熏鼻。4.偏正头痛：谷精草一两，研末，用少量白面糊调匀搽纸上贴痛处，干了即换。又方：用谷精草末、铜绿各一钱，硝石半分，拌匀，左侧头痛吸入左边鼻孔，右侧头痛吸入右边鼻孔。

泽漆

【释名】 漆茎、猫儿眼睛草、绿叶绿花草、五凤草。

【集解】 [李时珍说]《土宿本草》及《宝藏论》各书载，泽漆大多在江、湖、平原、沼泽里生长。春天生苗，一棵分枝成丛，茎柔细，似马齿苋，叶绿像苜蓿叶，叶圆而呈黄绿色，酷似猫的眼睛，故名猫儿眼。茎头凡五叶中分，中间抽小茎五枝，每枝开青绿色的细花，还有小叶承之，整齐如一，故又名五凤草、绿叶绿花草。将它的茎掐断，流出白色汁液粘手。因此有人认为是大戟苗，这是不对的。泽漆的根白色，硬骨。因此，则泽漆是猫儿眼睛草，而不是大戟

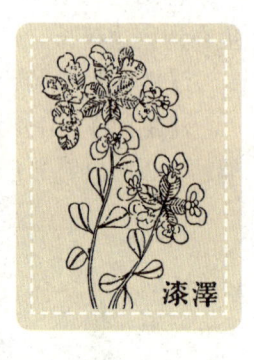

漆澤

卷七·草部

泽漆

大黄

【释名】 黄良、将军、火参、肤如。

[陶弘景说]因其颜色而得名大黄。称其为将军，是说它的药用反应快。[李杲说]大黄能推陈致新，就如平定判叛致太平，因此得将军之名。

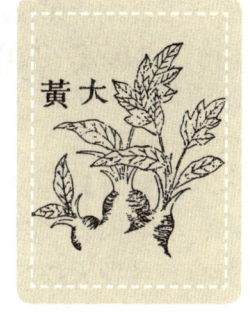

【集解】 [吴普说]大黄多数产自蜀郡北部或陇西。二月，叶子生长卷曲，黄赤色，叶片四四相当，茎高三尺左右。三月，开黄色花，五月，结黑色果实，八月采根。根有黄汁，切片阴干。[苏颂说]大黄的叶、子、茎与羊蹄相似，但其茎高达六七尺且脆，味酸，叶粗且长厚。根细的如像宿羊蹄，粗的如碗口，长二尺。其性湿润，易虫蛀，烘干就好。[陈藏器说]用的时候应当区分，若取深沉、能治病的，可选用产自蜀中如牛舌头紧硬的；如果取泻泄迅速、除积滞祛热的，要选用产自河西且带有锦纹的大黄。

根

【修治】 [陈藏器说]大黄入药用可蒸、可生、可熟，不能一概用之。

【性味】 味苦，性寒，无毒。[李时珍说]凡病在气分以及胃寒血虚和妊娠产后，都不要轻易使用。因大黄性寒苦，能伤元气、耗阴血。[张元素说]大黄性寒味苦，气味俱厚，沉而降，属阴。用时须酒浸煨熟，是寒因热用。大黄酒浸入太阳经，酒洗入阳明经，其余

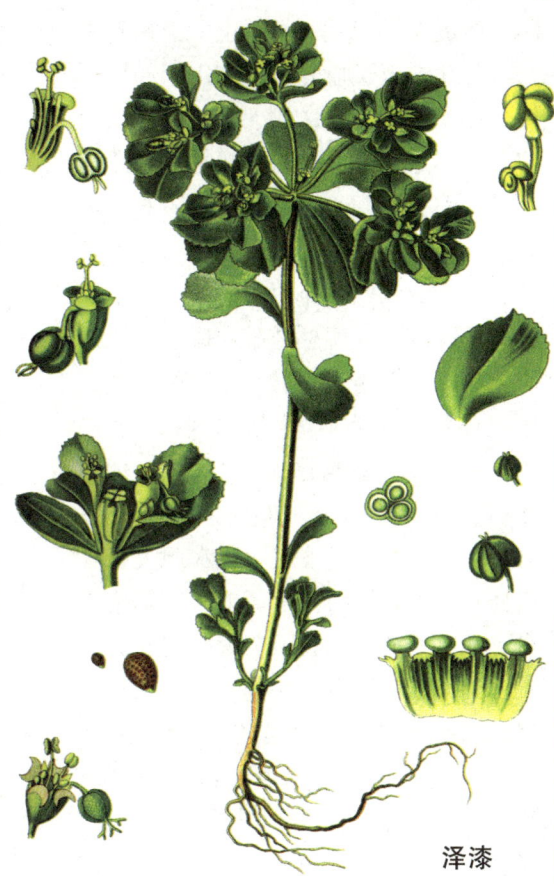

苗。药用时要谨慎。

茎、叶

【性味】 味苦，性微寒，无毒。

【主治】 主腹水，皮肤热，四肢面目浮肿，男子阴气不足。主蛊毒。止疟疾，消痰退热。能利大、小肠。

【附方】 1.癣疮有虫：取泽漆晒干，研成末，用香油调涂患处。2.咳嗽上气、脉沉，喝泽漆汤：泽漆三斤，加水五斗，煮取一斗五升，去渣，再加入半夏半升，紫参、白前、生姜各五两，甘草、黄芩、人参、桂心各三两，最后煎成药汁五升。一天三次，每次服五合。

233

经不用酒。[李杲说]大黄味苦峻下走，用于下部疾病，须生用。如邪气在上，唯酒可行至病处，用酒浸引上行至高处，驱热而下。

【主治】 主下痢赤白，里急腹痛，小便淋沥，实热燥结，潮热谵语，黄疸，各种火疮。宣通一切气，调血脉，利关节，泄壅滞水气，温瘴热疟。泻各种实热不通，除下焦湿热，消宿食，泻心下痞满。能下淤血，除寒热，破肿块，去留饮宿食，荡涤畅胃，排出肠道积滞，通利水谷，调中化食，安和五脏。可平胃下气，除痰实，肠间积热，心腹胀满，女子寒血闭胀，小腹痛，各种陈久瘀血凝结。通女子月经，利水肿，利大小肠，贴热肿毒，小儿寒热时疾，烦热蚀脓。

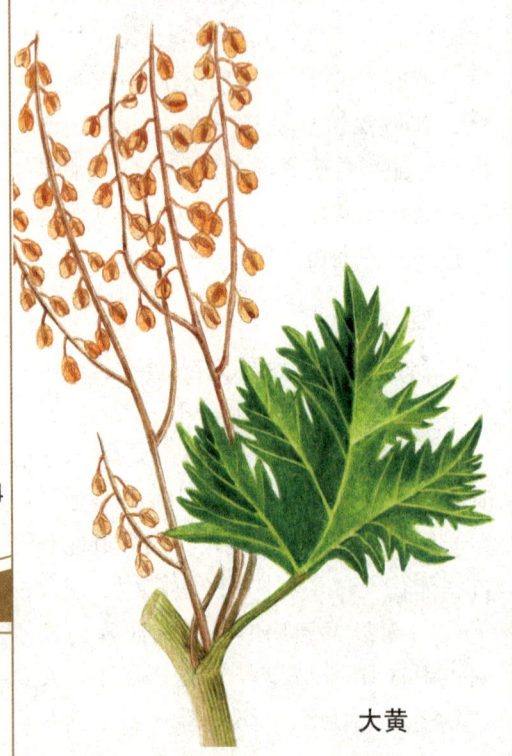

【发明】 [李时珍说]大黄为足太阴、手足阳明、手中厥阴五经血分之药。凡病在五经血分者，宜用。如病在气分而用大黄，是诛伐无过。泻心汤治疗心气不足、吐血、衄血，是真心之气不足，而手厥阴心包络、足厥阴肝、足太阴脾、足阳明胃之邪火有余。虽说是泻心，实为泻四经血中的伏火。

【附方】 1.湿热眩晕：取酒炒大黄研末，用清茶送服二钱。2.损伤瘀血，用鸡鸣散：大黄（酒蒸）一两、杏仁（去皮、尖）三至七粒，共研细，加酒一碗，煎成六分，鸡叫时服。以排下瘀血为效。3.冻疮破烂：用水调大黄末涂搽。4.汤火伤灼：大黄生研，调蜜涂搽，止痛，灭瘢。5.用金黄散治乳痈肿毒，川大黄、粉草各一两，同研末，加好酒熬膏，搽布上外贴疮。同时取药末一大匙，用温酒送服。次日可排出恶物。6.心气不足，吐血衄血，用泻心汤：取大黄二两，黄连、黄芩各一两，加水三升，煮取一升，热服取利。7.伤寒痞满，病发于阴分，如误用下法治疗后，心下满而不痛，按柔软，用大黄黄连泻心汤：大黄二两、黄连一两，泡入麻沸汤二升中，稍候，绞渣取汁，分两次温服。8.由痰引起的诸多疾病（除水泻及胎前产后不能服用），用滚痰丸：大黄（酒浸，蒸熟后切晒）八两，生黄芩八两，沉香半两，青礞石（二两），焰硝（二两），入砂罐中密封、煅红、研末。取末用水调和制成药丸（如梧子大小），常服约二十丸，小病约服六十丸，缓病约服八十丸，急病服一百二十丸，温水送下后，静卧，让药起作用。第二天，先下糟粕，后下痰涎。如未

大黄

下，可再次服药。9.热痢，里急后重：大黄一两，用酒浸泡半日，取出煎服。10.产后血块：大黄末一两，头醋半升，熬膏做成丸子（如梧子大小），每次服五丸，温醋化下。

甘遂

【释名】 甘藁、陵藁、陵泽、甘泽、重泽、苦泽、白泽、主田、鬼丑。

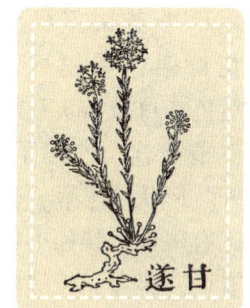

【集解】 [苏颂说]甘遂苗与泽漆相像，根皮赤色而肉白，以连珠实重者为好。草甘遂也就是蚤休，与甘遂完全不相同，苗也不相同，俗名重台，叶子像鬼臼、蓖麻，根皮呈白色。

根

【修治】 [李时珍说]现在人用面裹煨熟去其毒，才用。

【性味】 味苦，性寒，有毒。[徐之才说]与瓜蒂相使，恶远志，反甘草。

【主治】 主大腹疝瘕，腹满，面目浮肿，留饮宿食，能破坚积聚，利水谷道。下五水，散膀胱留热，皮中痞，热气肿满。能泻十二种水疾，去痰水。泻肾经及隧道水湿，脚气，阴囊肿坠，痰迷癫痫，噎膈痞塞。

【发明】 [李时珍说]肾主水，凝则为痰饮，溢则为肿胀。甘遂能泄肾经湿气，为治痰之本。但不能过多服用，中病即止。[张元素说]大戟味苦性寒。苦性泄，寒胜热，可直达水气所结之处，为泄水的圣药。水结胸中，唯甘遂能除，故张仲景的大陷胸汤中用到它。但甘遂有毒，不可随便用。

【附方】 1.水肿腹满：甘遂（炒）二钱二分、牵牛一两半，同研末，水煎，时时含呷。2.水肿喘急，大小便不通，用十枣丸：甘遂、大戟、芫花等分，同研末，用枣肉和成梧子大的丸子。每天清晨用热汤送服四十丸，以利去黄水为度。3.疝气偏肿：甘遂、茴香等分，同研末，用酒送服每次二钱。

大戟

【释名】 邛巨、下马仙。

[李时珍说]大戟的根性辛味苦，戟人咽喉，故得此名。当地人称它下马仙，意为除病快速。

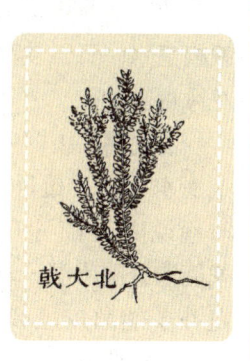

【集解】 [李时珍说]大戟大多生长在平原沼泽地。直茎高二三尺，中空，折断有白浆外溢。叶如柳叶狭长，但不团，梢叶密攒向上。杭州紫大戟数最佳，江南土大戟次之。北方的绵大戟，色白，根皮柔韧如绵，药用相当峻利，伤人。体质弱的人若服用，严重者会吐血，这些不可不知。[韩保升说]大戟苗像甘遂叶相似，高大，叶有白汁，花为黄色。根像细苦参，皮黄黑，肉黄白。五月采苗，二月、八月采根。

根

【修治】[李时珍说]采后，用浆水煮软，去除根底端的茎秆，晒干用。

【性味】味苦，性寒，有小毒。

[李时珍说]与枣同用，不损脾。[徐之才说]大戟反甘草，用菖蒲解。[苏颂说]畏菖蒲、芦苇。《日华子诸家本草》载：与赤小豆相使，恶薯蓣。

【主治】主蛊毒，水肿，腹满急痛积聚，中风皮肤疼痛，吐逆。治颈腋痈肿，头痛，能发汗，利大小便。泻毒药，除时疫黄病温疟，破肿结。能下恶血癖块，除腹内雷鸣，通经，堕胎。大戟根煮水，日日热淋，治瘾疹风病，以及风毒脚肿。

【发明】[王好古说]大戟、甘遂都是泄水之药，湿胜的用苦燥祛除。[李时珍说]痰涎随气升降，无处不到。大戟能泄脏腑水湿，甘遂能行经隧水湿，白芥子能散皮里膜外的痰气，只要善用，就能收到奇特功效。

【附方】1.水肿喘急，小便涩：大戟（炒）二两、干姜（炮）半两，同研末，用姜汤送服每次三钱，以大小便通畅见好。2.水肿腹大如鼓或遍身浮肿：取枣一半，入锅内用水浸过，上面盖上大戟的根、苗，不加盖煮熟，时时取枣吃，枣光病愈。3.牙痛：将大戟咬于痛处，止痛效果好。

蓖麻

【释名】[苏颂说]叶似大麻叶，子如牛蜱，故名。[李时珍说]蓖也叫蝇。蝇即牛虱。此草的种子有麻点，故名蓖麻。

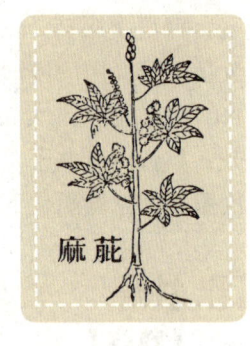

【集解】[李时珍说]蓖麻的茎有赤色，也有白色的，中为空心。叶大像瓠叶，叶有五尖。夏秋季节桠里抽花结穗，累累呈黄色。每枝结实数十颗，上有刺，攒簇似猬毛软。三四子合成一颗，枯时劈开，形状如巴豆，壳内有子如豆大小。壳有斑点，状如牛蜱。将斑壳剥掉，内有仁，娇白，像续随子仁，可榨油用于印色及油纸。

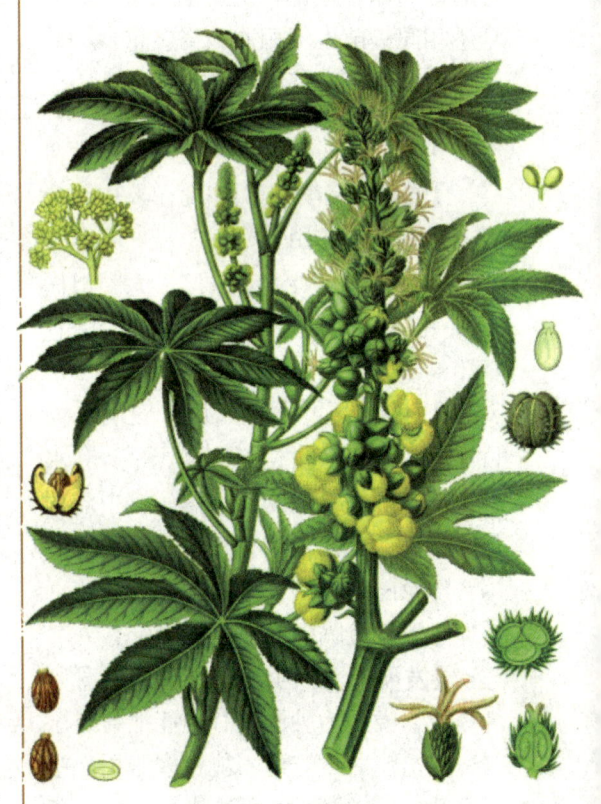

麻蓖

蓖麻

子

【修治】[李时珍说]榨蓖麻油法：取蓖麻仁五升捣烂，加水一斗煮，有沫捞起，待沫尽则止。将沫煎至点灯不炸，滴水不散为好。

【性味】 味甘、辛，性平，有毒。

【主治】 主偏风不遂，口眼㖞斜，失音口噤，头风耳聋，舌胀喉痹，鼻衄脚气，毒肿丹瘤，汤火伤，针刺入肉，女人胞衣不下，子宫脱出，开通关窍经络，能止诸痛，消肿追脓拔毒。主水积。又主风虚寒热，身体疮痒浮肿，毒邪恶气，取蓖麻子榨取油外涂。研敷疮、疥、癞。涂手足心，催产。治瘰疬。取子炒熟去皮，临睡时嚼服二三枚，渐加至十数枚，有效。

【发明】[李时珍说]蓖麻仁甘辛，有毒热，气味与巴豆很相似，也能通利，故下水气。其性善走，能开通诸窍经络，因此能治偏风、失音口噤、口目歪斜、头风七窍诸病，不仅仅是排出有形之物。[朱震亨说]蓖麻属阴，其性善收，能追脓取毒，为外科要药。能排出有形的积滞物，因此取胎产胞衣、剩骨胶血者用。

【附方】 1.一切毒肿，痛不可忍：将蓖麻子仁捣烂，敷患处。2.汤火灼伤：蓖麻子仁、蛤粉等分，研成膏，汤伤用油调搽，火灼用水调搽。3.脚气作痛：蓖麻子七粒，去壳研烂，同苏合香丸调匀贴足心，痛即止。4.口目歪斜：将蓖麻子仁捣成膏，左边斜则贴右，右边斜则贴左。有效。5.风气头痛：乳香、蓖麻仁等分，捣成饼贴痛侧太阳穴。

半夏

【释名】 守田、水玉、地文、和姑。

[李时珍说]《礼记·月令》中载：五月半夏生。时值夏天过半，故名。守田即会意，水玉是因外形而得名。

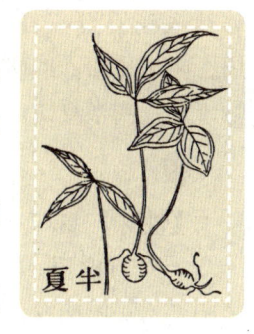

【集解】[陶弘景说]半夏数肉白的为好，不令陈久。[苏颂说]半夏处处都有，二月生苗抽茎，茎端长三叶，浅绿色，像竹叶，但生长在江南的像芍药叶。根下相重，上大下小，肉白皮黄。五月、八月采根，以灰裹二日，汤洗晒干。

【修治】[李时珍说]将半夏洗净去皮垢，用汤浸泡七日，每天换汤，晾干切片，用姜汁拌焙，入药。或研末，以

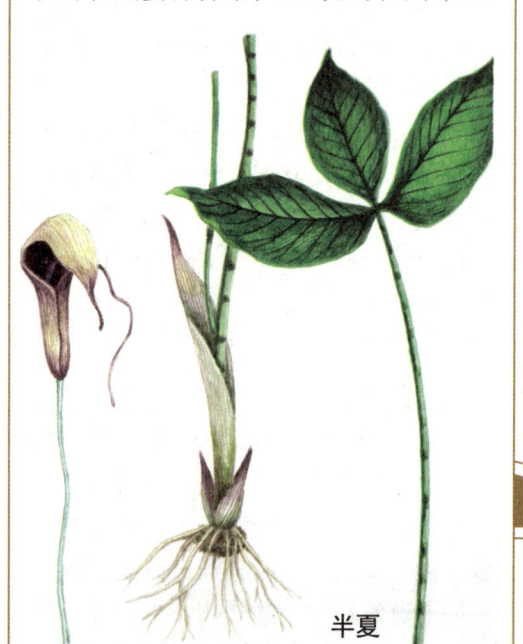

半夏

姜汁入汤浸澄三日，沥去涎水，晒干用，叫半夏粉。或研末以姜汁和成饼，晒干用，叫半夏饼。

根

【性味】 味辛，性平，有毒。

[王好古说]半夏辛厚苦轻，为阳中之阴。入足阳明经、太阴经、少阳经。[徐之才说]半夏与射干相使。恶皂荚。畏雄黄、生姜、干姜、秦皮、龟甲。反乌头。[张元素说]热痰佐以黄芩同用；风痰佐以南星同用；寒痰佐以干姜同用；痰痞佐以陈皮、白术同用。半夏多用则泻脾胃。各类血证及口渴者禁用，因其燥津液。孕妇不能用，用生姜则无害。

【主治】 治反胃吐食，霍乱转筋，肠腹冷，痰疟。治寒痰，及形寒饮冷伤肺而咳，消胸中痞，膈上痰，除胸寒，和胃气，燥脾湿，治痰厥头痛，消肿散结。治眉棱骨痛。补肝风虚。除腹胀，疗目不得瞑，白浊梦遗带下。主伤寒寒热，心下坚，胸胀咳逆，头眩，咽喉肿痛，肠鸣，能下气止汗。消心腹胸膈痰热满结，咳嗽上气，心下急痛坚痞，时气呕逆，消痈肿，疗痿黄，悦泽面目，堕胎。消痰，下肺气，开胃健脾，止呕吐，去胸中痰满。生半夏：摩痈肿，除瘤瘿气。

【发明】 [李时珍说]脾无留湿不生痰，所以脾为生痰之源，肺为贮痰之器。半夏能主痰饮及腹胀，是因其体滑而性温味辛。涎滑能润，辛温能散亦能润，故行湿而通大便，利窍而泄小便。

【附方】 1.小结胸痛，正在心下，按之则痛，脉浮滑，用小陷胸汤：大栝楼实一个，加水六升，煮取三升，去滓，再加入半夏半升，黄连一两，煮成二升，分作三次服。2.呕吐反胃，用大半夏汤：半夏三升、人参三两、白蜜一升、水一斗二升，煮成三升半，温服一升，一天两次。3.风痰湿痰，用青壶丸：半夏一斤，天南星半两，分别泡汤，晒干研为末，用经汁和成饼，焙干，再加入神曲半两，白术末四两，枳实末二两，用姜汁、面调末糊成梧子大的丸子。每服五十丸，姜汤下。

常山、蜀漆

【释名】 恒山、互草、鸡屎草、鸭屎草。[李时珍说]蜀漆也就是常山苗，功用相同，今并二为一。

【集解】 《名医别录》载：益州川谷及汉中生产常山。二月、八月采根，阴干。又载：生长在江林山谷及蜀汉地区的蜀漆，为常山的苗。五月采叶，阴干。[苏颂说]常山生长在山谷里茎圆有节，高不过三四尺。叶狭长像茗，两两相当。三月开白花，萼青色。五月结实青色呈圆形，三子为房。其草晒干后色青白，可用。如阴干，则黑烂。

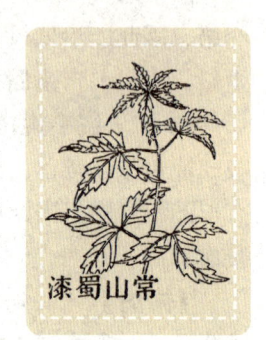

常山

【性味】 味苦，性寒，有毒。

《日华子诸家本草》载：忌葱菜及

菘菜。

【主治】 主伤寒寒热，热发温疟鬼毒，胸中痰结吐逆。疗鬼蛊往来，水胀，洒洒恶寒，鼠瘘。治诸疟，吐痰涎，治项下瘿瘤。

蜀漆

【性味】 味辛，性平，有毒。

[徐之才说]与栝楼相使，恶贯众。

【主治】 主疗胸中邪结气，致吐去疾。疟及咳逆寒热，腹中坚痞结，积聚邪气，蛊毒鬼疰。治瘴、鬼疟长时间不愈，温疟寒热，下肥气。能破血。洗去腥，与苦酸同用，导胆邪。

【发明】 [苏颂说]常山、蜀漆为治疟的首选药物。但不可多服，否则，令人吐逆。[李时珍说]常山、蜀漆有劫痰截疟的功能，但须在发散表邪及提出阳分之后。用法得当，效果神奇；用法不对，必伤真气。疟疾有六经疟、五脏疟、痰湿食积瘴疫鬼邪诸疟，一定要分清阴阳虚实，不可一概而论。常山、蜀漆生用则上行必致呕吐，酒蒸炒熟用则气稍缓，少用不会导致呕吐。其得甘草则吐，得大黄则利，得乌梅、鲮鲤甲则入肝，得小麦、竹叶则入心，得秫米、麻黄则入肺，得龙骨、附子则入肾，得草果、槟榔则入脾。

【附方】 1.截疟汤剂：取常山三两放入三升浆水中浸泡一夜，煎取一升。发病前一次服完，能吐为好。2.牝疟，独寒不热，用蜀漆散：蜀漆、云母（煅三日三夜）、龙骨各二钱，同研末。每服半钱，临发病前的早晨服一次，发病时再服一次，浆水调下。如果是温疟（热多于寒），再加蜀漆一钱。3.牡疟，独热不冷：蜀漆一钱半、甘草一钱、麻黄二钱、牡蛎粉二钱，加水二杯，将麻黄、蜀漆，去沫煎，再倒入其他药，煎至一杯，临发病前温服，得吐则疟止。

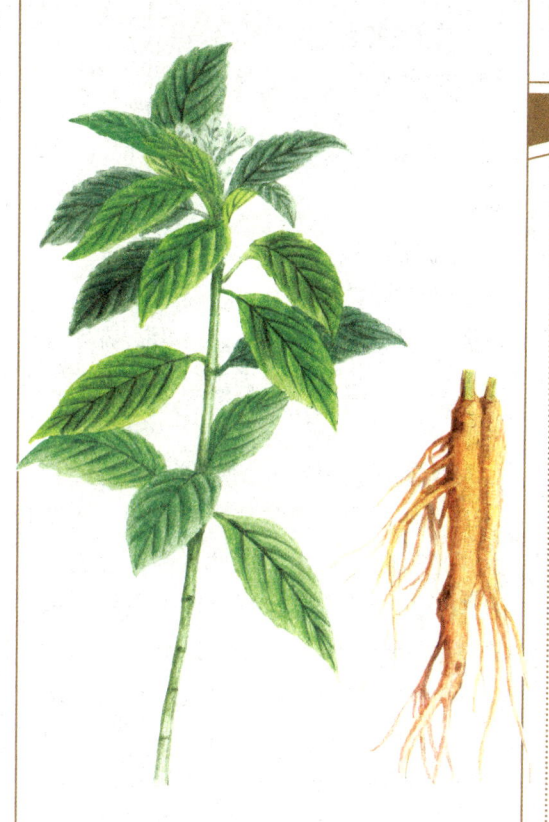

常山、蜀漆

附子

【释名】 其母名叫乌头。

[李时珍说]初种叫乌头，似乌鸦的头。附乌头而长为附子，如子附母。乌头像芋魁，附子像芋子，为同一物。另外取草乌头、白附子之名用以区别黑附子、川乌头。

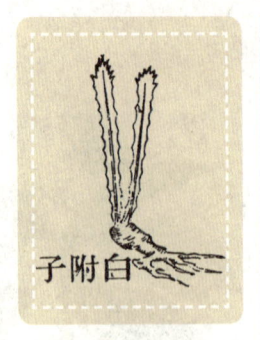

【集解】 [李时珍说]乌头有两种。产自彰明的即附子之母，今人叫它川乌头。它在春末结子，因此说春天采的为乌头。冬天则结子已成，因此说冬天采的为附子。天雄、乌喙、侧子，都产子多，因象命名。产自江左、山南等地区，是现人所讲的草乌头。煎其汁为射罔。本草在十一月播种，春天长苗。茎似野艾，叶似地麻而厚，花瓣呈紫色，苞圆、长。四月采，拳缩而小，还没长好，九月采较好。此物有七种，初种的为乌头，附乌头而旁生的为附子，附左右而偶生的为鬲子，附而长的为天雄，附而尖的为天锥，附而上出的为侧子，附而散生的为漏篮子，都有脉络相连，如子附母。附子的外形，数蹲坐正节角少的要好，节多鼠乳的次之，形不正而伤缺风皱的为下。附子的颜色，以花呈白的为好，铁色的稍次，青绿色的为下。

【性味】 味辛，性温，有大毒。

[张元素说]附子大辛大热，气厚味薄，可升可降，为阳中之阴，浮中沉，无所不至，为各经的引经药。[王好古说]附子入手少阳三焦命门，其性走而不守，不像干姜止而不行。[徐之才说]附子与地胆相使。恶蜈蚣。畏防风、黑豆、甘草、人参、黄芪。

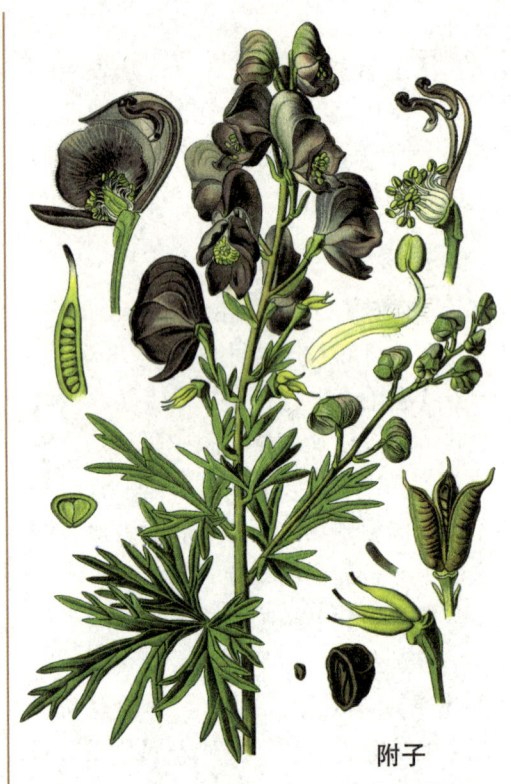

【主治】 温暖脾胃，除脾湿肾寒，补下焦阳虚。除脏腑沉寒，三阳厥逆，湿淫腹痛，胃寒蛔动，治闭经，补虚散壅。督脉为病，脊强而厥。治三阴伤寒，阴毒寒疝，中寒中风，痰厥气厥，癫痫，小儿慢惊，风湿麻痹，肿满脚气，头风，肾厥头痛，暴泻脱阳，久痢脾泄，寒疟瘴气，久病呕哕，反胃噎膈，痈疽不敛，久漏冷疮。合葱涕，塞耳治聋。风寒咳逆邪气，能温中，治寒湿痿痹，拘挛膝痛，不能走路，可破积聚血瘕，疗金疮。治腰脊风寒，脚疼冷弱，心腹冷痛，霍乱转筋，赤白痢疾，能强阴，坚肌骨，堕胎。

乌头

【释名】 乌喙、两头尖、草乌头、土附子、奚毒、即子、耿子、毒公、千秋、果负、金鸦。苗名：莨、茛、堇、独白草、鸳鸯菊。汁煎名：射罔。

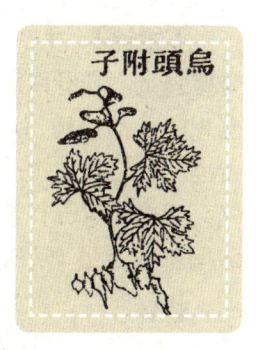

《名医别录》载：乌头，乌喙生于良陵山谷中。正月、二月采收，阴干。长三寸以上的是天雄。[大明说]土附子生去皮捣碎，滤汁澄清。晒干取膏，名射罔，毒性很大。

【集解】 段成式《酉阴杂俎》载：雀芋形状如雀头，种于干地则湿，种于湿地则干，飞鸟触之，便会坠落，走兽遇上则会僵硬，和草乌头相似，但毒性更大。[李时珍说]草乌头处处都有，根、苗、花、实均与川乌头相同，野生。

【修治】 [李时珍说]草乌头生用，或炮用，或同乌大豆同煮用，都要去其毒，才可用。

乌头

【性味】 味辛，性温，有大毒。[徐之才说]与莽草、远志相使。反半夏、栝楼、贝母、白蔹、白及。恶藜芦。[李时珍说]伏朱砂、砒石。忌豉汁。畏饴糖、黑豆、冷水，能解其毒。

【主治】 消胸上痰冷，食不下，心腹冷痛，脐间痛，肩胛痛，不可俯仰，目肿痛，不可久视。可堕胎。主恶风憎寒，冷痰包心，肠腹痛，痃癖气块，齿痛，能益阳事，强志。治头风喉痹，痈肿疔毒。中风恶风，能除寒湿痹，咳逆上气，破积聚寒热。其汁煎之名射罔，可杀禽兽。

乌喙

【性味】 味辛，性微温，有大毒。

【主治】 风湿，男子肾湿阴囊痒，寒热历节，挛引腰痛，不能行步，痈肿脓结，又堕胎。男子肾气衰弱，阴汗，瘰疬岁月不消。主大风顽痹。

天南星

【释名】 又名虎膏、鬼蒟、虎掌。

[李时珍说]故名虎掌，因叶的形状似老虎的脚掌，并不是指根像。天南星因根圆白，形如老人星，因此取南星，也就是虎掌。[苏颂说]天南星也就是虎掌，小的称由跋。古方中常用虎掌，并没有提到天南星。南星的名字在唐代人治中风痰毒的医方中出现过，后人采用后，才取此名。

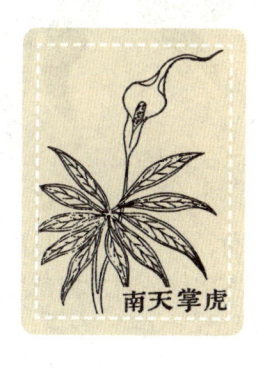

【集解】 [苏颂说]如今河北州郡也产有虎掌。初生，根如大豆，慢慢长大后似半夏，扁形，生长数年后，根圆，约一寸左右。有的大小如鸡蛋。周匝生圆牙三四枚或五六枚。三四月生苗，高约一尺。独茎上有叶似爪，五六出分

天南星

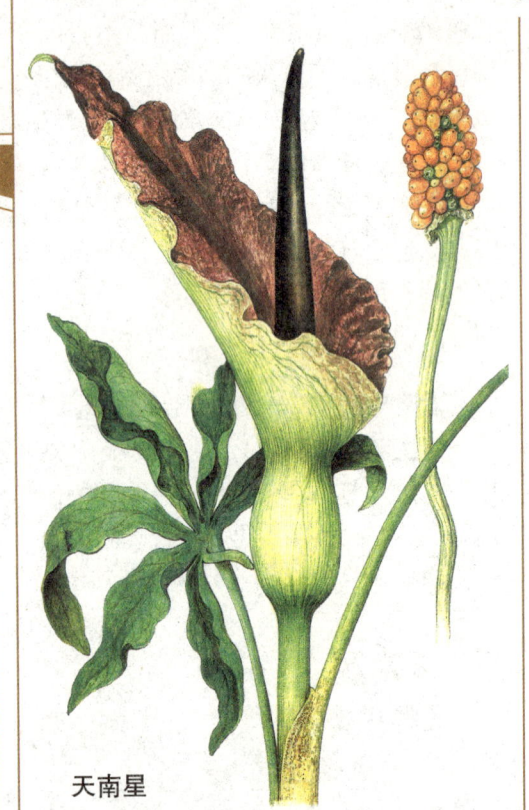

布，尖而圆。一窠窜七八茎，有时也一茎作穗，直上似鼠尾。中生一叶如匙，裹茎作房，旁开一口，上下尖。中有花，微青褐色。结实如麻子大，熟后即变白，自己落下，一子生一窠。九月，苗残取根。

【修治】 [李时珍说]入药，须一两以上为好。生用治风痰：用前将其用温汤洗净，浸泡于白矾汤或皂角汁里（达三天三夜），天天换水，晒干用。熟用：在黄土地上挖一小坑，深约五六寸，用炭火烧赤，以好酒浇。然后将南星放在里面，用瓦盖盖好，灰泥封一夜取出可用。

【性味】 味苦，性温，有大毒。《日华子诸家本草》载：畏附子、干姜、生姜。[李时珍说]虎掌得防风则不麻，得牛胆则不燥，得火炮则不毒。生能伏雄黄、丹砂、焰消。

【主治】 主破伤风，口噤不开，身体强直。补肝风虚，治痰的作用与半夏相同。治惊痫，口眼㖞斜，喉痹，口舌疮糜，结核，解颅。治心痛，寒热结气，积聚伏梁，伤筋痿拘缓，利水道。除阴部湿，止风眩。主疝气肿块、肠痛，伤寒时疾，能强阴。主中风麻痹，能除痰下气，利胸膈，攻坚积，消痈肿，散血堕胎。刀枪伤、跌打损伤淤血，取南星捣烂敷。治蛇虫咬伤，疥癣恶疮。去上焦痰及眩晕。

【附方】 1.小儿惊风：取天南星一个（约一两重），置酒中浸透，取出，安新瓦上，四周用炭火炙裂。2.口眼㖞斜：天南星（生）研末，以自然姜汁调匀。病在左侧，敷右侧；病在右侧，敷左侧。3.风痰咳嗽：大天南星一枚，炮裂研末。每取一钱，加水一盏，姜三片，煎成五分，温服，早、中、晚各一次。

蚤休

【释名】 蚤休、螫休、紫河车、重台、重楼金线、三层草、七叶一枝花、草甘遂、白甘遂。

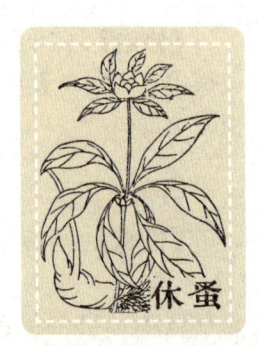

[李时珍说]虫蛇之毒，用此药治即休，故有蚤休、螫休等名。因其叶形状而得名重台、三层。因其花而得名金线重楼。草甘遂，

是因其根的样子似甘遂。紫河车，是讲它的功用。

【集解】[李时珍说]重楼金线处处有之，生长在深山阴暗、潮湿的地方。一茎独上，茎当叶心。叶呈绿色像芍药，凡二三层，每一层七叶。茎头夏季开花，一花七瓣，伴金丝蕊，长约四寸。根像鬼臼、苍术，中白外紫，有粳、糯两种。入药洗净切片，焙用。俗谚说，七叶一枝花，深山是我家。痈疽如遇者，一似手拈拿。说的就是此草。

根

【性味】 味苦，性微寒，有毒。

【主治】 治胎风手足抽搐，吐泄瘵疬。祛疟疾寒热。惊痫，摇头弄舌，热气在腹中，癫疾，痈疮阴蚀，下三虫，祛蛇毒。

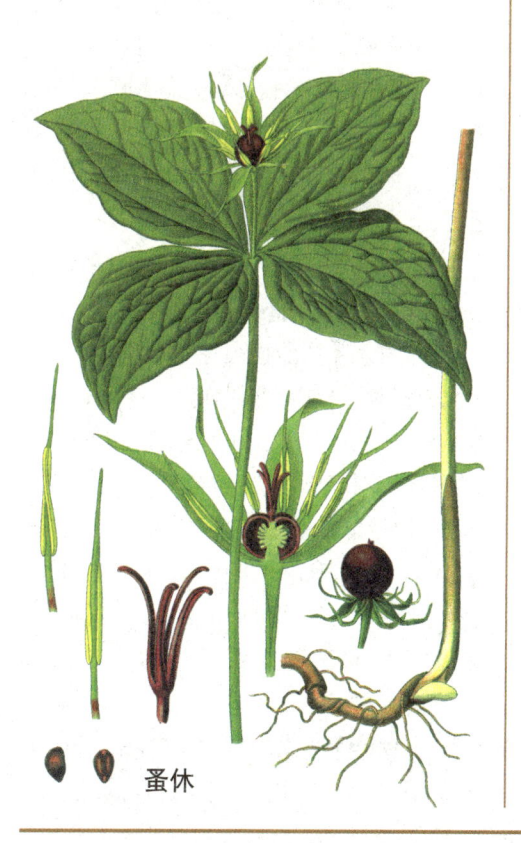

【发明】 [苏颂说]蚤休用醋摩，敷痈肿蛇毒，很有效。

菟丝子

【释名】 菟缕、菟累、菟芦、菟丘、赤网、玉女、唐蒙、火焰草、野狐丝、金线草。

【集解】 [李时珍说]宁南大王《庚辛玉册》载：火焰草即菟丝子，为阳草。此草大多生长在荒园僻道。其子落地，初生有根，攀附到其他草木上时，其根自断。有花无叶，白色微红，香气袭人。结的果实似秕豆而细，黄色，长在梗上的为最好，惟怀孟林中多有，入药更好。《名医别录》载：菟丝子生长在朝鲜的川泽地带，蔓延于草木之上。九月采实，晒干。赤网色黄而细，菟丝色浅而大，它们功用相同。[苏颂说]现在有些路边也有菟丝子，以产自冤句的为好。夏天生苗，粗如细丝，遍地生长但不能自起。攀沿于其他草梗，蔓延缠绕而生，其根渐渐离开地面而攀附于其他植物上。

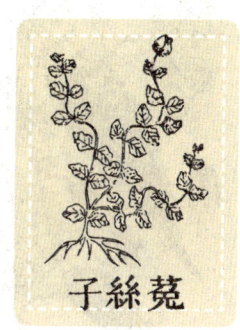

子

【性味】 味辛、甘，性平，无毒。

[徐之才说]菟丝子得酒良，与薯蓣、松脂相使。

【主治】 补五劳七伤，治鬼交泄

菟丝子

蚤休

菟丝子

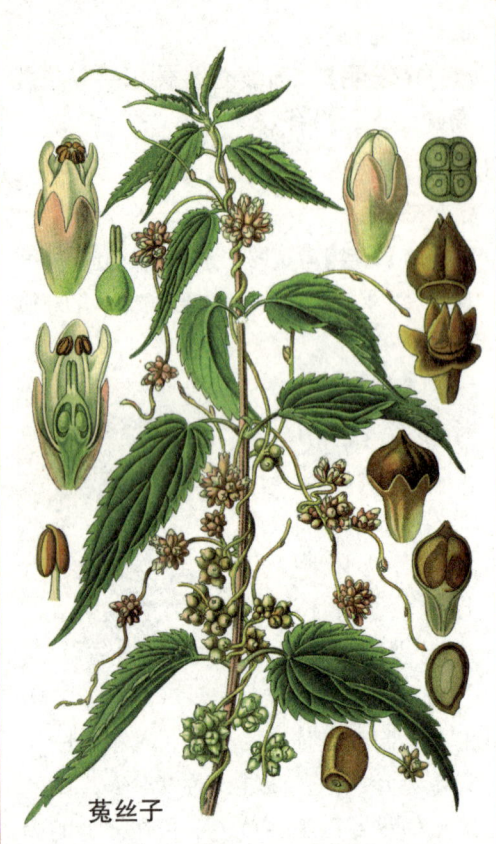

精，尿血，润心肺。补肝脏风虚。治男女虚冷，能添精益髓，去腰疼膝冷，消渴热中。久服去面斑，悦颜色。续绝伤，补不足，益气力。养肌强阴，坚筋骨，主茎中寒，滑精，小便余沥不尽，口苦燥渴，血寒瘀积。

【附方】 1.小便淋沥：菟丝子煮汁饮服。2.肝伤目暗：菟丝子三两，用酒浸三天，晒干研为末，用鸡蛋白调和成梧子大的丸子，每次空腹用温酒送服三十丸。

芫花

【释名】 杜芫、赤芫、去水、毒鱼、头痛花、儿草、败华。根名：黄大戟、蜀桑。[李时珍说]去水，是讲它的功用；毒鱼，是说它的药性；大戟，是讲它的形状。人们因其气味难闻，人们称它为头痛花。

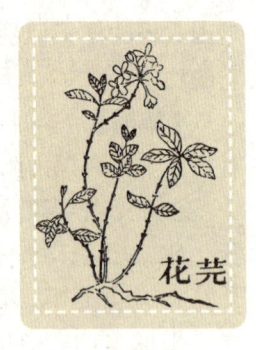

花芫

【集解】 [吴普说]芫花，二月生，叶青色，花有紫色、赤色或白色。三月，实落尽，才生叶。三月采花，五月采叶，八月、九月采根，阴干。[苏颂说]处处都有芫花。宿根旧枝茎紫，长一二尺。根入土深三五寸，像榆根。春天生苗，小而尖，似杨柳枝叶。二月开紫花，像紫荆而作穗，又似藤花而细。

【修治】 [陶弘景说]用时微熬，不可近观。[李时珍说]以留数年陈久的芫花入药为好。用时用以醋煮沸，数十次，去醋，以水浸一夜，晒干用，则毒灭。或用醋炒。

【性味】 味辛，性温，有小毒。[徐之才说]与决明相使。反甘草。

【主治】 治心腹胀满，祛水气寒痰，涕唾如胶，通利血脉，治恶疮风痹湿，一切毒风，四肢挛急，不能行步。咳逆上气，喉鸣喘，咽肿短气，蛊毒鬼疟，疝瘕痈肿。杀虫鱼。消胸中痰水，喜唾，水肿，五水在五脏皮肤及腰痛，下寒毒肉毒。根：疗疥疮。可用来毒鱼。疗咳嗽瘴疟。治水饮痰澼，胁下痛。

【发明】 [李时珍说]杨士瀛《直指方》载：破癖须用芫花，行水后养胃。

卷七·草部

芫花

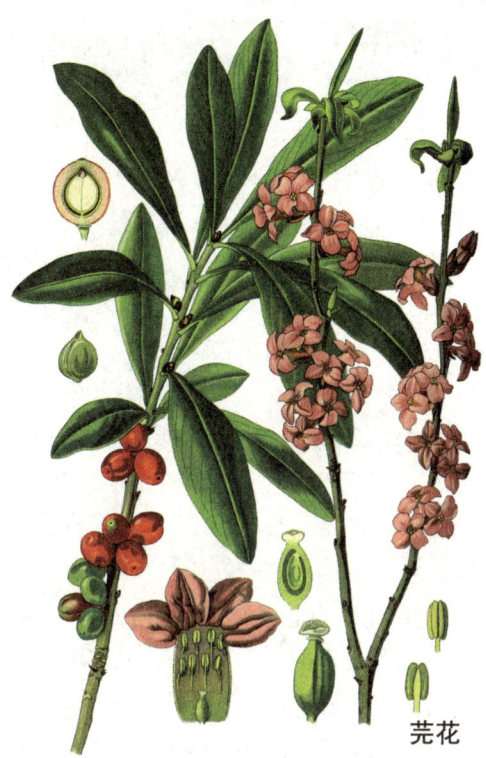

【附方】 1.咳嗽有痰：取芫花（炒）一两，加水一升，煮沸四次去渣，再加白糖半斤。每服约一枣子大的量。忌食酸咸物。2.干呕胁痛，伤寒有时头痛，心下痞满，痛引两胁，干呕短气，汗出而不恶寒，用十枣汤：芫花（熬过）、甘遂、大戟等分，研末。用大枣十枚、水一升半，煮成八合后，去渣取药。体壮，服一钱，体弱，服半钱，早上服下，下泻则病除，不下则第二天早上再服药。

□ **番木鳖**

【释名】 马钱子、苦实把豆、火失刻把都。[李时珍说]外形似马之连钱，故取名马钱。

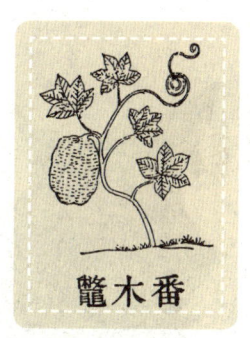

【集解】 [李时珍说]番木鳖生长在回回国，现在西部邛州等地也有种植。为蔓生，夏天开黄色花。七八月结果，似栝楼，生呈青色，熟呈红色，又似木鳖。核小于木鳖而色白。有人说狗中其毒，会死。

番木鳖

仁

【性味】 味苦，性寒，无毒。
【主治】 伤寒热病，咽喉痹痛，消痞块，取番木鳖仁口含咽汁或磨水噙咽。
【附方】 喉痹作痛：番木鳖、青木香、山豆根等分，研末吹喉。

□ **曼陀罗花**

【释名】 风茄儿、山茄子。

[李时珍说]《法华经》载，佛说法时候，从天上降下曼陀罗花。道家北斗有陀罗星使者，也手执此花。因此，后人以此为花名。曼陀罗，梵语杂色之意。因其叶形像茄而得名山茄子。

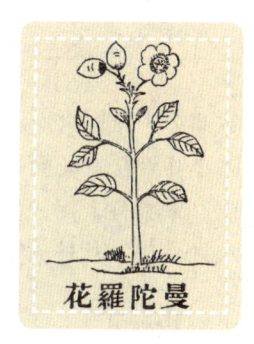

曼陀罗花

【集解】 [李时珍说]曼陀罗生长于北方，人家也栽种。春生，夏长，独茎直上，高四五尺，无旁生和侧生，碧叶绿茎，叶似茄叶。八月开六瓣白花，形

245

曼陀罗

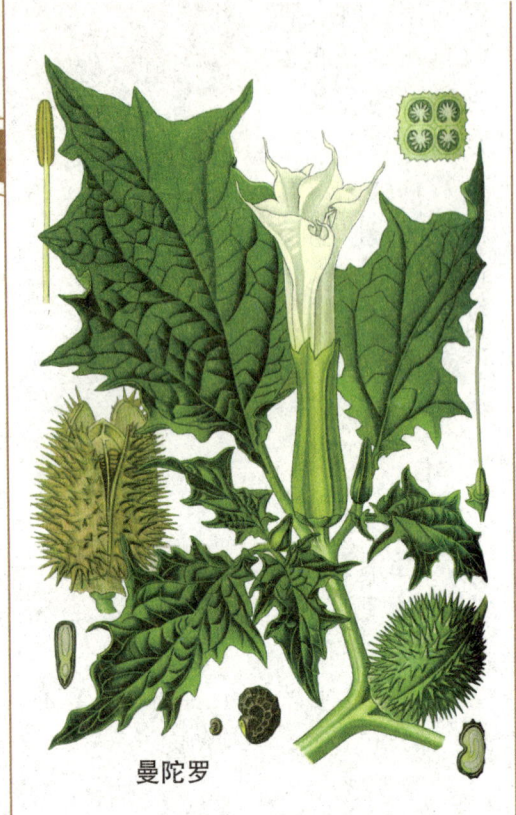

状如牵牛花而大。花瓣聚之，中裂，花萼小叶外托着花瓣，清晨开花，夜晚合拢。果实有丁拐，呈圆形，中有小子。八月采花，九月采实。

花、子

【性味】 味辛，性温，有毒。

【主治】 主治诸风及寒湿脚气，煎汤洗。又主惊痫及脱肛，还可入麻醉药。

【附方】 1.脸上生疮：将曼陀罗花晒干，研为末，取少许敷贴疮上。2.大肠脱肛：取曼陀罗子连壳一对、橡斗十六个，同细，加水煎开三、五次，再加入少许朴硝洗患处。

栝楼

【释名】 果蓏、瓜蒌、天瓜、黄瓜、地楼、泽姑。根名：白药、天花粉、瑞雪。[李时珍说]栝楼根做成粉，洁白如雪，故名天花粉。

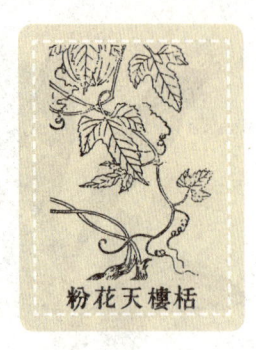

粉花天楼栝

【集解】 [苏颂说]栝楼各地都有生长。三四月生苗，作藤蔓。叶似甜瓜叶而窄，作叉，长有细毛。七月开花，浅黄色，像葫芦花。花下结实，大小如拳，生时呈青色，九月成熟，为赤黄色。其形有正圆，有的锐而长，功用都相同。根也称白药，肉白皮黄。

[李时珍说]栝楼根直下生，生长多年的达数尺。秋后挖结实有粉，夏天挖有筋无粉，不能用。果实圆长，青时像瓜，黄时似熟柿，山上人家小儿喜欢食用。果实内有扁子，如丝瓜子大小，壳色褐，仁色绿，多脂，有青气。炒干捣烂，水熬取油，用来点灯。

皮、子、茎、根

【性味】 味苦，性寒，无毒。[李时珍说]味甘，不苦。

【主治】 除肠胃中痼热，八疸身面黄，唇干口燥短气，利小便，通月经。治热狂时疾，通小肠，消肿毒，乳痈发背，痔痿疮疖，排脓生肌长肉，跌打损伤瘀血。子：炒用，补虚劳口干，润心肺，治吐血，肠风泻血，赤白痢，手面皱。治胸痹，能使人皮肤悦泽。润肺燥，降火，治咳嗽，涤痰结，利咽喉，止消渴，利大肠，消痈肿疮毒。主消渴身热，烦满大汗，能补虚安中，续绝伤。

【发明】 [朱震亨说]实，味甘性润，治胸痹。甘能补肺，润能降气。胸中有痰者，乃肺受火逼，失其降下。今得栝楼实甘缓润下，则痰自降。所以为治嗽要药。

【附方】 1.风疮疥癣：取生栝楼一至二个，打碎，酒浸一天一夜，取酒热饮。2.小儿热病，壮热烦渴：用乳汁调服栝楼根末半钱。3.天疱湿疮：天花粉、滑石等分，研为末，用水调匀外搽。4.咳嗽不止：栝楼仁一两、文蛤七分，同研末，用浓姜汁调成弹子大的丸子，噙口中咽汁。5.干咳无痰：熟栝楼捣烂绞汁，加蜜等分，再加白矾一钱，同熬成膏，频含咽汁。

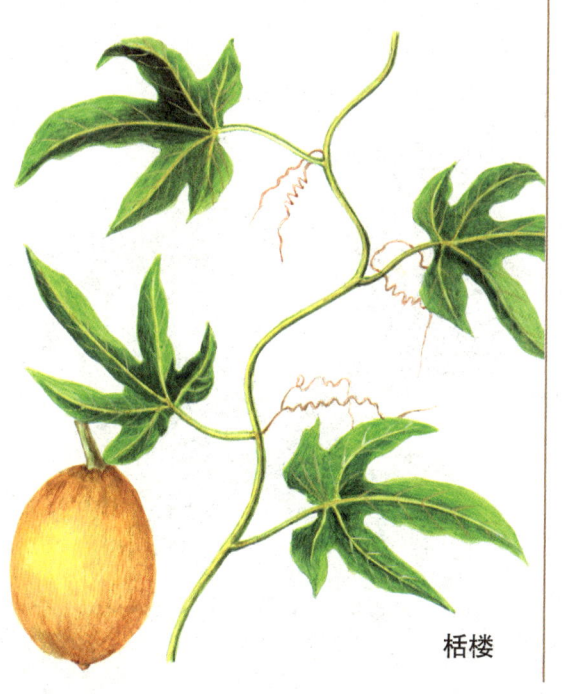

栝楼

牵牛子

【释名】 黑丑、草金铃、盆甑草、狗耳草。

【集解】 [苏颂说]现今牵牛到处都有生长。三月生苗，作藤蔓绕篱墙，高至有二三丈。叶为青色，三尖角。七月开花，碧色微红，似鼓子花，但大些。八月结实，外有白色皮裹成球状，球内有子四五枚，有三棱，大如荞麦。牵牛子有黑白两种，九月后采收。[李时珍说]牵牛有黑色及白色两种，野生多为黑色，到处都有。其藤，蔓生有白毛，折断后流有白汁。叶像枫叶，有三尖。花不作瓣，似旋花但较大些。其果实有蒂包裹着，生时青色，枯老时则泛白色。其核与棠棣子核一样，只是颜色呈深黑色。白的多为人工种植。其藤蔓，无毛微红，长有柔刺，折断出有浓汁。叶子有斜尖，圆形，像山药的茎叶。花比黑牵牛花小，色呈浅碧色略发红。其果实蒂长约一寸，生青色，干枯呈白色。其核稍粗，为白色。人们采摘嫩果实用蜜糖煎制成果品食用，叫作天茄。

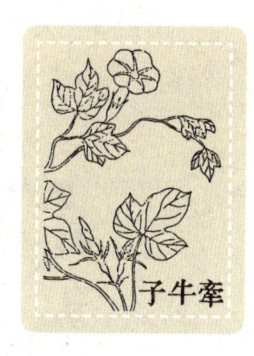

子

【性味】 味苦，性寒，有毒。

【主治】 主下气，疗脚满水肿，除风毒，利小便。治腹部肿块气结，利大小便，除虚肿，落胎。下寒性脓液，为泻蛊毒药，疗一切壅滞。与山茱萸同服，去水病。除气分湿热，三焦壅结。

有软刺。果实有核，三四十枚，其形状如鳖扁，八九月采收。岭南人常采其嫩苗叶及果实当食物，蒸来吃。[寇宗奭说]木鳖子属蔓生一年一枯，但根不死，到春天长出新叶，叶像葡萄。其子一头尖的称雄。凡种植时须雌雄相合，用麻线捆好。[李时珍说]木鳖核形扁，如围棋子大小。其核仁呈青绿色，入药用时去油。

仁

【性味】 味甘，性温，无毒。[李时珍说]味苦、微甘，有小毒。

【主治】 治疳积痞块，利大肠，疗泻痢、痔瘤瘰疬。疗妇人乳痈，肛

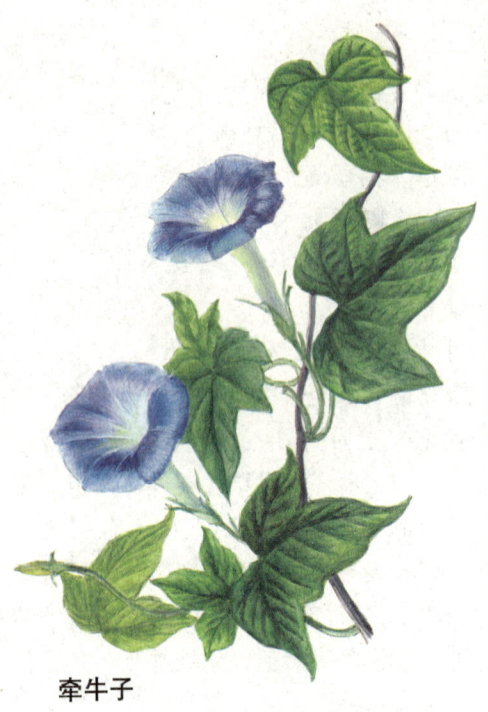

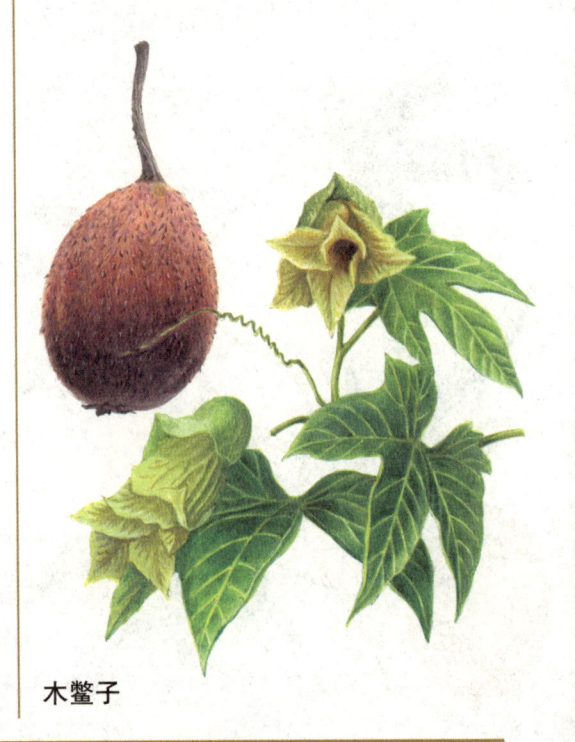

子鳖木

牵牛子

能祛痰消饮，通大肠气秘风秘，杀虫，达命门。

【附方】 1.水肿尿涩：牵牛子研末，每服一匙，以小便通为度。2.湿气中满，足胫微肿，小便不利，气急咳嗽：黑牵牛子末一两，制厚朴半两，同研末，用姜汤送服每次二钱。

木鳖子

【释名】 又名木蟹。

[马志说] 其核似鳖、蟹的形状，故取此名。

【集解】 [苏颂说]春天生苗，作藤生。叶子有五桠，形状像山药，面光滑，呈青色。四月开黄花，六月结果实。生为青色，成熟为红黄色，肉上长

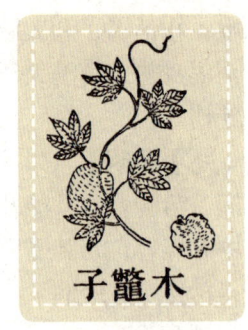

木鳖子

门肿痛。主折伤，消结肿恶疮，生肌肉，止腰痛，除粉刺。用醋按摩，能消肿毒。

【附方】1.肛门痔痛：取木鳖仁三枚，捣成泥，倒入百沸汤一碗，乘热先熏后洗，一日三次。并取少量木鳖仁泥外涂患处。2.酒疸脾黄：木鳖子磨醋，服一、二盏，治腹泻见效。

葛

【释名】又名鸡齐、鹿藿、黄斤。

【集解】[李时珍说]葛有野生、家种两种。藤蔓可用来制粗细葛布。其根内白外紫，长七八尺左右。叶有三尖，像枫叶而更长些，叶面青色，背面淡青色。开花呈穗状，累累相缀，红紫色。荚与小黄豆荚相似，有毛。子绿色，扁扁的像盐梅子核，生嚼，腥气，八九月采集，《神农本草经》中所说的葛谷也就是此子。花晒干后，可以炸来吃。

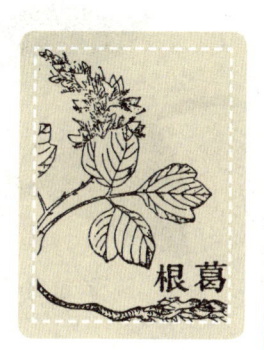

根

【性味】味甘、辛，性平，无毒。

【主治】主治胸膈烦热发狂，通小肠，排脓破血。还可外敷治蛇虫咬伤，止血痢。杀野葛、巴豆等百药毒。生的：堕胎。蒸食：消酒毒。消渴，身大热，呕吐，诸痹，起阴风，解诸毒。疗伤寒中风头痛，解肌发表出汗，开腠理，疗金疮，止胁风痛。治天行上气呕逆，开胃下食，解酒毒。捣汁饮，治小儿热痞。散郁火。做粉吃更妙。做粉：止渴，利大小便，解酒，祛烦热，压丹石，外敷治小儿热疮。

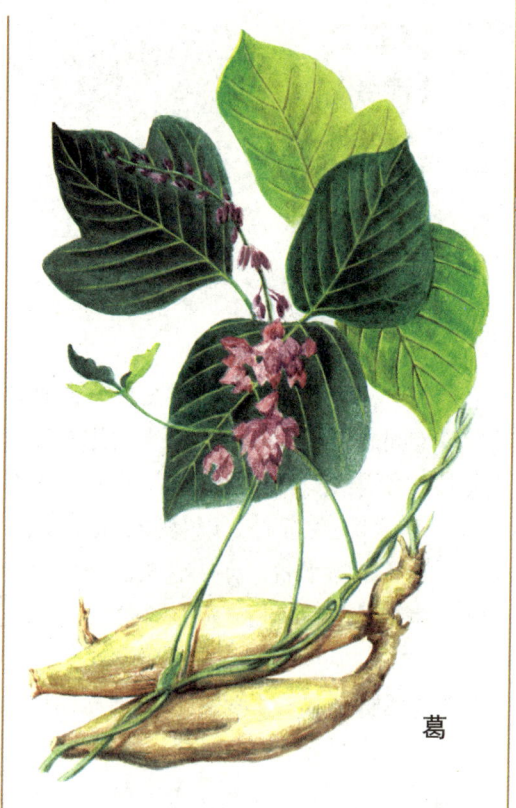

【发明】[陶弘景说]生葛捣汁饮，解温病发热。[朱震亨说]凡癍痘已见红点，不能用葛根升麻汤，怕表虚反增斑烂。

【附方】1.时气头痛，壮热：生葛根洗净，捣汁一大盏，加豉一合，煎成六分，去滓分次服，汗出即愈。如不出汗，再服。若心热，加栀子仁十枚。2.热毒下血，因食热物而发：生葛根二斤，捣汁一升，加藕汁一升，服下。3.酒醉不醒：取生葛根汁二升，服下。

何首乌

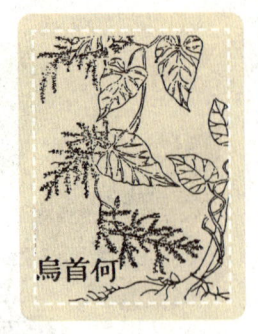

【释名】 交藤、夜合、地精、陈知白、马肝石、桃柳藤、九真藤、赤葛、疮帚、红内消。《日华子诸家本草》载：称何首乌为人名，是此人看到本草夜间藤交结在一起，采来食用，发现其功用很好，便以其人名来命名。[李时珍说]汉武帝时，以马肝石能黑须发，故后人隐于名，亦叫它马肝石。赤的，消肿毒，外科称其为疮帚、红内消。

【集解】 [李时珍说]名山、深山所产的，既大且好。

[苏颂说]何首乌，春天生苗，蔓延于竹木墙篱间。茎为紫色，叶叶相对，似薯蓣，但没有光泽。夏秋季节开花黄白色，似葛勒花。结子有棱，似荞麦但要细小些，大小如粟米。秋冬采根，大的似拳头，有五个棱瓣，似小甜瓜，有赤色或白色两种颜色。雄的为赤，雌的为白。此草原名叫交藤，因何首乌服用才取此名。

根

【修治】 [李时珍说]制法是：取何首乌赤、白豆各一斤，用竹刀刮掉粗皮，放淘米水中浸泡一夜，切片。取黑豆三斗，每次用三升三合三勺，以水泡过，在锅内铺一层豆，一层首乌，层层铺尽，蒸，豆熟后，取出，将何首乌晒干，再用豆如前一样方法蒸。九蒸九晒，使用才好。

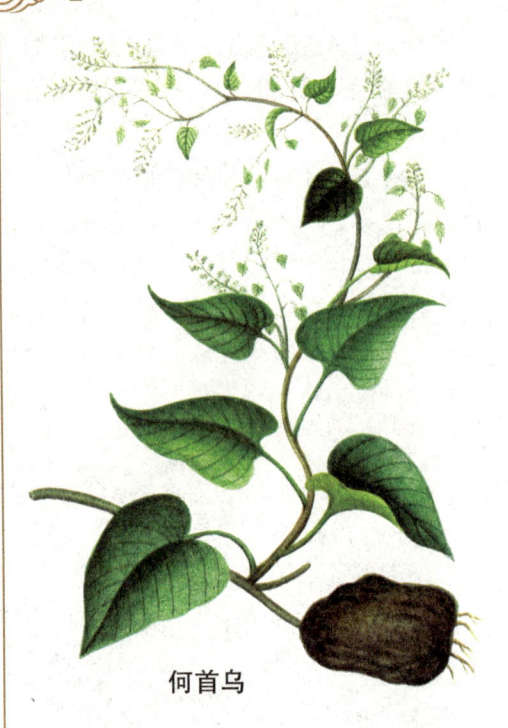

【性味】 味苦，性微温，无毒。

【主治】 主瘰疬，消痈肿，疗头面风疮，止心痛，益血气，治五痔，黑髭发，悦颜色。久食长筋骨，益精髓，延年不老，亦治妇人产后及带下各种疾病。久服令人有子，治腹脏一切宿疾，冷气肠风。泻肝风。

【发明】 [李时珍说]何首乌是足厥阴、少阴经的药物。白首乌入气分，赤首乌入血分。肾主闭藏，肝主疏泄。此草性温，味苦涩。苦补肾，温补肝，涩能收敛精气。因此能养血益肝，益肾固精，健筋骨，乌髭发，为滋补的良药。其性不寒，不燥，功效比地黄、天门冬强。

【附方】 1.骨软风疾，腰膝疼痛，行走困难，遍身瘙痒：取有花纹的大何首乌、牛膝各一斤，放入好酒一升中，浸泡七夜，取出晒干，捣成末，加枣肉作成丸子（如梧子大），空腹服每次三十至五十丸，酒送下。2.肠风脏毒，下血不止：何首乌二两，研末，饭前用米汤送服，每次二钱。

马兜铃

【释名】 都淋藤、独行根、土青木香、去南根、三百两银药。

[寇宗奭说]蔓生，攀木生长，叶脱落果还在，似马颈上的铃铛，故名马兜铃。[李时珍说]根使人呕吐、腹泻，微有香气，故取名独行、木香。岭南人用它来治蛊，隐其名为三百两银药。

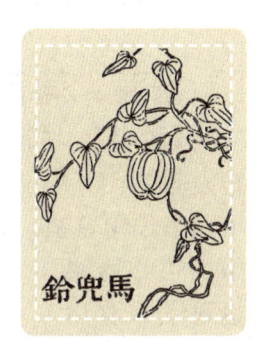

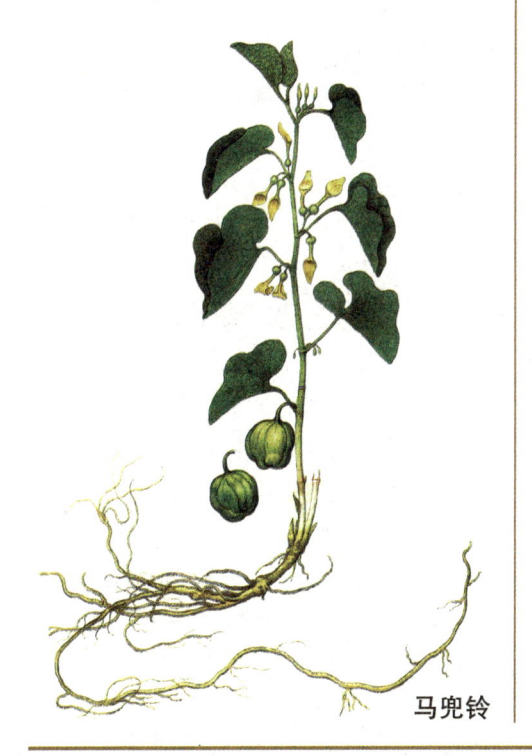

马兜铃

果实

【性味】 味苦，性寒，无毒。

【主治】 主清肺气，补肺，去肺中湿热。肺热咳嗽，痰结喘促，血痔瘘疮。治肺气上急，坐息不得，咳嗽连连不止。

【附方】 1.水肿腹大喘急：用马兜铃煎汤，日服。2.肺气喘急：马兜铃二两，去壳及膜，加酥油半两，拌匀后用慢火炒干，再加炙甘草一两，同研末。每次取一钱，加水一盏，煎至六成，温服，或噙口中。

泽泻

【释名】 水泻、鹄泻、及泻、芒芋、禹孙。

[李时珍说]去水称泻，如泽水之泻。禹能治水，所以又称禹孙。

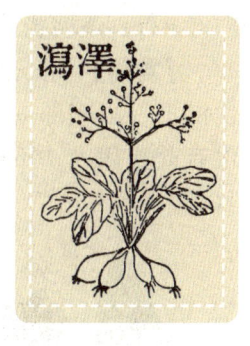

【集解】 [苏颂说]现在山东、河、陕、江、淮都有泽泻，以汉中所产的为佳。泽泻春天生苗，多生长在浅水中。叶像牛舌，独茎而长。秋天开白花，成一丛丛的像谷精羊。秋末采根，晒干。《名医别录》载：泽泻生于汝南沼泽地，五月采叶，八月采根，九月采实，阴干。[陶弘景说]泽泻易坏、易遭虫蛀，必须密封保存。

根

【修治】 [雷说]泽泻不计多少，细锉，用酒浸一夜，取出晒干，任用。

【性味】 味甘，性寒，无毒。[王

好古说]泽泻属阴中微阳，入足太阳、少阴经。扁鹊说：多服，伤人眼。[徐之才说]畏海蛤、文蛤。

【主治】 主肾虚遗精、滑精，治五淋，利膀胱热，能宣通水道。主头旋耳虚鸣，筋骨挛缩，通小肠，止尿血，主难产，补女人血海，令人有子。入肾经，去旧水，养新水，利小便，消肿胀，能渗泄止渴。利水，治心下水痞。渗湿热，行痰饮，止呕吐泻痢，疝痛脚气。主风寒湿痹，乳汁不通，能养五脏，益气力，使人肥健，可消水。补虚损五劳，除五脏痞满，起阴气，止泄精消渴淋沥，逐膀胱三焦停水。

【发明】 [张元素说]入肾经，治小便淋沥，去阴部潮湿是除湿的圣药。没有此疾病人，不能服用，不然令人目盲。

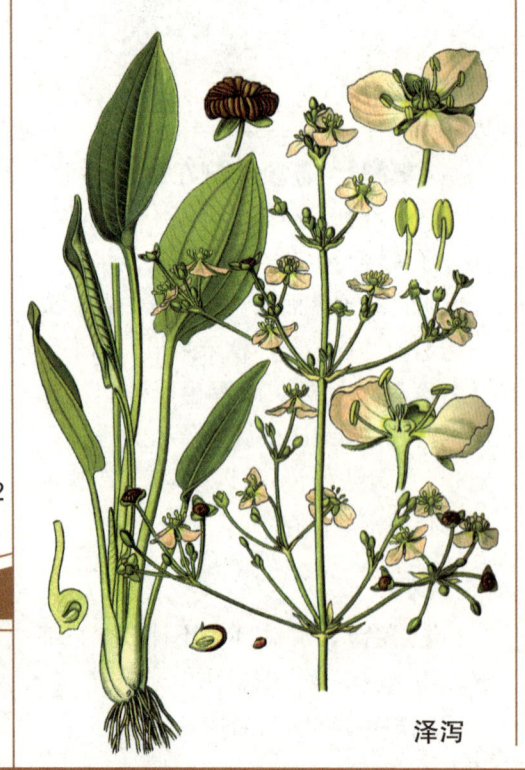

【附方】 1.水湿肿胀：泽泻、白术各一两，研末做成丸子，用茯苓汤送服每次三钱。2.暑天吐泻，口渴，头晕，小便不利：用泽泻、白术、白茯苓各三钱，加水一盏、姜五片、灯心草十根，煎至八分，温服。

香蒲、蒲黄

【释名】 甘蒲、醮石。花上的黄粉为蒲黄。[苏颂说]香蒲也就是甘蒲，可用来编织草垫。春天生苗，白色鲜嫩的可作腌菜，也可蒸米食用。山南人把它叫香蒲，把菖蒲称臭蒲。蒲黄也就是香蒲的花粉。

【集解】 [苏颂说]香蒲处处都有生长，以产自泰州的为好。初春生嫩叶，没出水面为红白色。取其中心种入地里长成白大如匕柄的生吃，甜脆。又可醋浸，像吃笋那样，味道很美。《周礼》中名为蒲菹，现在已很少有人吃。夏天，从丛叶中抽出茎梗，茎的顶端开花，像棒杵，故民间称其为蒲槌，也叫蒲厘花。蒲黄即花中蕊屑，细如金粉。花欲开时，采集。[李时珍说]蒲丛生于水边，二三月生苗，似莞但狭小，柔软有脊。采其嫩根，煮后腌制，过一夜可食。也可炸食、蒸食或晒干磨粉做成饼吃。八九月，收叶编席，也可制成扇子，软滑且舒适。

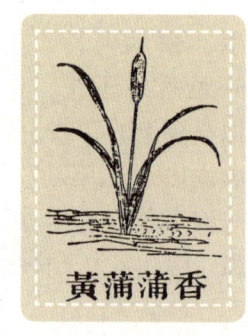

泽泻

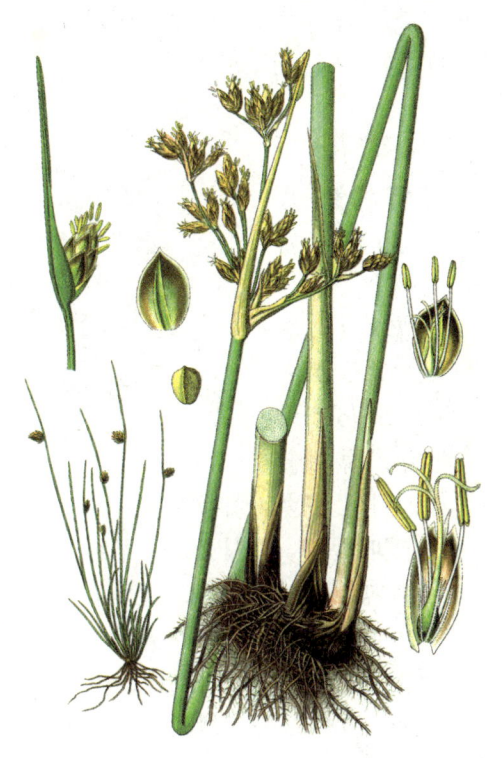

香蒲、蒲黄

蒲

【性味】 味甘，性平，无毒。
[李时珍说]性寒。

【主治】 能补中益气，和血脉。捣成汁服，治孕妇劳热烦躁，胎动下血。除五脏心下邪气，口烂臭。能固齿，耳聪目明。能祛热燥，利小便。生吃，可止消渴。

【附方】 1.乳汁不通及乳痈：将蒲黄草根捣碎外敷患处，同时煎汁，连渣带汤食用。2.热毒下痢：蒲根二两，粟米二合，加水煎服，一天两次。

蒲黄

【修治】 [雷说]用时，不用松黄和黄蒿。它们和蒲黄非常相似，只是味道不正，会令人呕吐。真蒲黄，须隔三层纸焙干至黄色，蒸半日，冷却后再焙干，备用。《日华子诸家本草》载：生用，破血消肿；炒用可补血、止血。

【性味】 味甘，性平，无毒。

【主治】 能利水道，通经脉，止女子崩漏。治妇人带下，月经不调，血气心腹痛，孕妇流血或流产。主心腹膀胱寒热，能利小便，止血，消淤血。治痢血、鼻血、吐血、尿血等血证。能排脓，治疮疖游风肿毒，下乳汁，止泄精。能凉血活血，止心腹诸痛。

【发明】 [李时珍说]蒲黄为手足厥阴血分主药，所以可治血治痛。蒲黄生用可行血，熟用则可止血。与五灵脂同用，可治一切心腹诸痛。

【附方】 1.产后血瘀：蒲黄三两，加水三升，煎取一升，一次服完。2.坠伤仆损，瘀血在内，烦闷者：用温酒送服蒲黄末三钱，空腹服。3.关节疼痛：蒲黄八两，熟附子一两，同研末，用凉水送服每次一钱，一日一次。4.重舌生疮：用蒲黄末外敷。5.肺热鼻出血：蒲黄、青黛各一钱，用新汲水调服。6.吐血咳血：蒲黄末二两，每天用温酒或冷水送服三钱。7.肠痔出血：蒲黄末方寸匕，水服，一日三次。

水萍

【释名】 水花、水白、水苏、水廉。

【集解】 [李时珍说]本草中用到的水萍是小浮萍而不是大。萍与，音虽相同，字不同，形状也不一样。浮萍大多

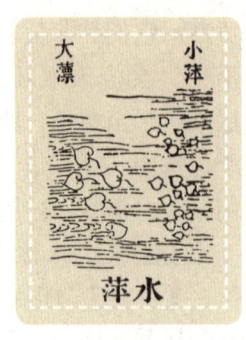

生长在沼泽有水的地方，春天开始生长。一夜可生长出好几叶。叶子下面长有微须，为它的根。一种萍两面都呈绿色。一种正面呈青色而背面呈紫色的，叫紫萍，入药用最佳，七月采收。

【修治】[李时珍说]七月采紫背浮萍，去除杂物，摊在竹筛内晒干，在竹筛下放一盆水，易干。

【性味】味辛，性寒，无毒。

【主治】主暴热身痒，下水气，醒酒，长须发，止消渴。能下气。用来沐浴，生毛发。治热毒、风热、热狂、疗疮肿毒、汤火伤、风疹。捣汁服用，主水肿，利小便。治人中毒：研成末，用酒调服方寸匕。制成膏，敷面上除黑斑。主风湿麻痹、脚气、跌打损伤、目赤、视物不清、口舌生疮、吐血鼻出血、瘾风丹毒。

【发明】[朱震亨说]浮萍发汗，赛过麻黄。[李时珍说]浮萍，其性轻浮，入肺经，达皮肤，固能发邪汗。

【附方】1.风热瘾疹：浮萍（蒸过，焙干）、牛蒡子（酒煮，晒干，炒）各一两，同研末，用薄荷汤送服每次一至二钱，一天两次。2.毒肿初起：取浮萍捣烂，外敷患处。3.烧烟熏蚊：夏季，取浮萍阴干烧灰，可熏蚊虫。4.夹惊伤寒：紫背浮萍一钱、犀角屑半钱、钩藤钩三至七个，同研末。每次用蜜水调服半钱，以出汗为好。5.水肿

小便不利：浮萍晒干，研末，用白开水送服每次一匙，一天两次。

□ **月季花**

【释名】月月红、胜春、瘦客、斗雪红。

【集解】[李时珍说]处处都有月季花，人家多有栽插，属蔷薇科。青茎长蔓硬刺，叶比蔷薇小，花深红色，千叶厚瓣，逐月开放，不结子。

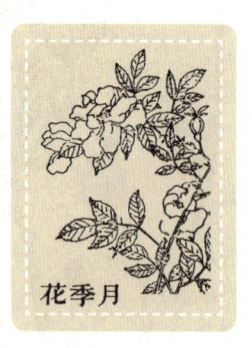

【性味】味甘，性温，无毒。

【主治】活血，消肿，散毒。

【附方】月季花梢二钱，沉香五钱，芫花（炒）三钱，锉碎，放入鲫鱼腹中，以鱼肠封固，用酒水各一盏，煮熟食用，可愈。

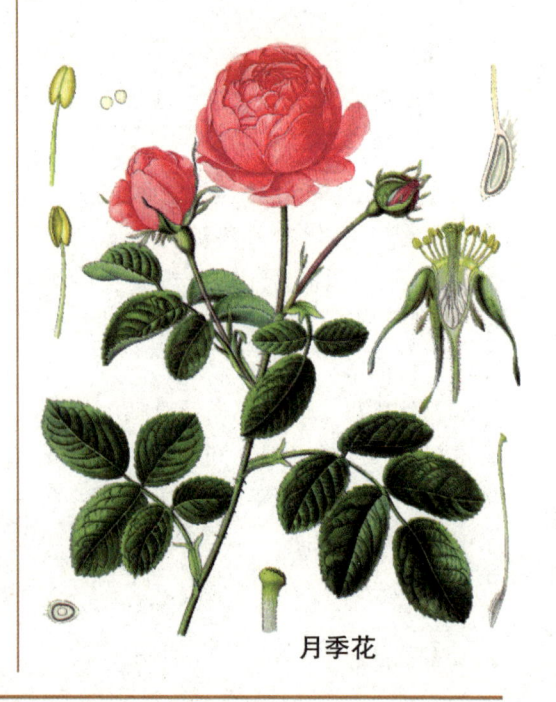

月季花

藻

【释名】[李时珍说]水草中有花纹的，称藻，其干净如澡浴，因此称为水藻。

【集解】[李时珍说]水中，藻有很多。一种水藻叫马藻，叶长二三寸，两两对生；另一种叫聚藻，叶如细丝，又像鱼鳃，节节连生，即水蕴，俗名鳃草，又叫牛尾蕴。这两种藻都可食用，入药选马藻为好。[苏颂说]藻生长在水中，到处都有。[陆玑说]藻长于水底，有两种。一种叶似鸡苏，茎似筷子，长四五尺；一种叶如蓬蒿，茎似钗股，称为聚藻。这两种藻都可以食用，饥荒年可用来充当粮食。[陈藏器说]马藻生长于水中，像马齿相连。

【性味】味甘，性大寒，无毒。

【主治】捣汁服，能祛暴热、热痢、止渴。将藻捣烂外敷，治小儿赤白风疹、火焱热疮。

【发明】[孙思邈说]凡天下性最冷的，没有超过水藻的。凡患热毒肿及丹毒的人，取水藻捣烂后外敷，厚敷三分，干了则换，其效无比。

海藻

【释名】落首、海萝。

【集解】[陶弘景说]海藻故名思义，长在海中，黑色如乱发，与藻叶相似但大些。[李时珍说]在近海诸地可采收海藻，又叫海菜，卖往各地。

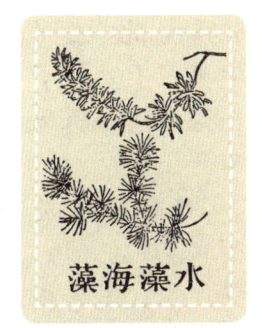

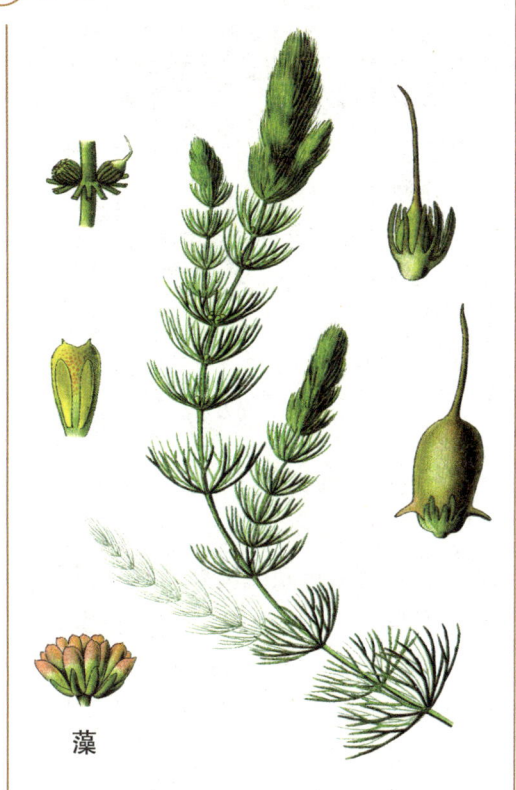

【修治】[李时珍说]将咸味洗去，焙干可用。

【性味】味苦、咸，性寒，无毒。

【主治】疗积聚，清湿热，利小便。治奔豚气脚气，水气浮肿，能消宿食，五膈痰壅。主治甲状腺肿大，散颈部包块痈肿，腹部包块。消水肿。疗积聚，清湿热，利小便。治奔豚气脚气，水气浮肿，能消宿食，五膈痰壅。

【附方】1.海藻酒，治瘿气：用绢袋盛海藻一斤，放入二升清酒中浸泡，春、夏季节浸两天，秋、冬季节浸三天。每次服二合，一日三次。其药渣晒干，研为末，每次服方寸匕，一日三次。2.瘿气初起：海藻一两，黄连二两，同研为末，随时含咽。

昆布

【释名】 又名纶布。

【集解】 《名医别录》载：昆布生长于东海。[陶弘景说]昆布柔韧可以食用。[陈藏器说]昆布生长在南海。它的叶像手，大如薄苇，紫赤色。其中叶子细小的是海藻。

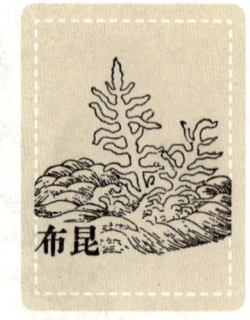

[李珣说]昆布顺流而生。新罗产的叶细，为黄黑色。胡人将其搓为绳索，阴干，从海上运到中国来。[李时珍说]昆布产自登、莱两州的，搓成绳索状；产自闽、浙的，叶大而像菜。海中诸菜性味相近，主疗一致，虽然稍有不同，但差别也不大。

【性味】 味咸，性寒，滑，无毒。

【主治】 十二种水肿，各种甲状腺肿大，颈淋巴结核溃烂。破积聚。治阴部疝肿，将其含在嘴里咽汁。能利水道，去面肿，治恶疮鼠瘘。

【发明】 [孟诜说]昆布下气，长期服用会使人消瘦。没有昆布主治病证的人不要经常吃。海岛上的人爱吃它，那是因为没有什么好菜，只有吃它。长期食用适应后成为习性，也就不生病，于是将它的功用传给北方人。北方人吃后都生病，那是因为水土不适宜。凡是海中菜，都有些伤人，不可多吃。

【附方】 1.瘿气结核，瘰疬肿硬：用昆布一两，洗去咸味，晒干研为末。每次取一钱，用棉裹好，放好醋中浸过，口含咽汁，味尽即换。2.项下渐肿成瘿：昆布、海藻等分，研为末，加蜜制成杏核大的丸子，随时含咽。3.膀胱结气，小便不通：高丽昆布一斤，用淘米水浸一夜，洗去咸味，加水一斛煮熟切细，放入葱白一把，切成一寸长的小段，煮到极烂加盐、醋、豆豉、姜、椒末，调和后吃。

海带

【集解】 [掌禹锡说]海带，产于东海水中的石头上，像海藻但要粗些，柔韧且长，医生用它利水，作用比海藻、昆布强。

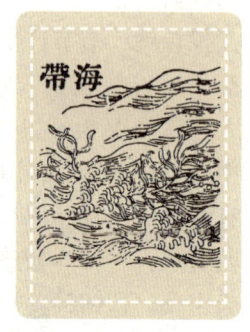

【性味】 味咸，性寒，无毒。

【主治】 主催生，治妇人病，疗水肿。治地方性甲状腺肿大，作用与海藻相同。

石韦

【释名】 石、石皮、石兰。[李时珍说]柔软的皮称韦，也是皮。[陶弘景说]此草蔓延生于石上，叶子长得像皮，所以叫石韦。

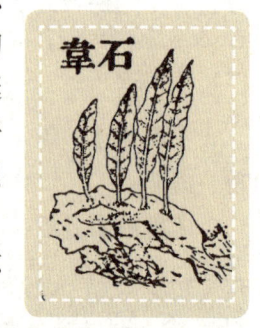

【集解】 [苏颂说]现在晋、绛、滁、海、福州、江宁都生长石韦。丛生，长于石上，叶子像柳叶，叶背有毛，叶上长有斑点像树皮。福州另外有一种石皮，三月开花，采叶用来做浴汤，治风。[李时珍说]石韦多生在背阴的崖缝处，叶子长约一尺，宽一寸多，柔韧如同树皮，背面有黄毛。也有的叶上斑点如金星，名金星草，凌冬不凋谢。还有一种叶如杏叶的，也生长于石上，其性相同。

【性味】 味苦，性平，无毒。

【主治】 主劳热邪气，治五淋，癃闭不通，利小便水道。除烦降气，通膀胱，补五劳，安五脏，去恶风，益精气。治小便淋沥不尽，遗尿。炒后研成末，用冷酒调服，治背部的痈疽。主崩漏、金疮，清肺气。

【附方】 1.小便淋痛：石韦、滑石，等分为末，用水送服每次方寸匕。2.气热咳嗽：石韦、槟榔，等分研为末，每次用姜汤送服二钱。

石胡荽

【释名】 天胡荽、野园荽、鹅不食草、鸡肠草。

【集解】 [李时珍说]石胡荽，生于石缝及阴湿处的小草，高二三寸。它冬天生苗，细茎小叶，外形像嫩胡荽。其气辛熏不堪食，鹅也不吃。夏天开黄色小花，结细子。石胡荽非常容易繁衍，遍地铺满。孙思邈《千金方》中说的，一种小草，生于近水渠中湿处，像胡荽，名天胡荽，也叫鸡肠草，就是指的这种草。它与繁缕的鸡肠，名字相同但物不同。

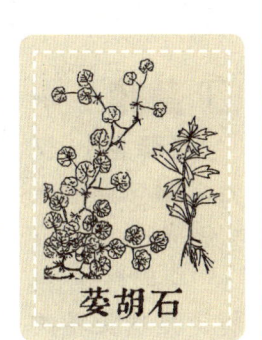

石胡荽

【性味】 味辛，性寒，无毒。

[李时珍说]味辛，性温。汁制砒石、雄黄。

【主治】 通鼻气，利九窍，吐风痰。疗痔疮。解毒，明目，消目赤肿痛，散云翳，疗耳聋头痛，治痰疟，鼻窒不通，塞鼻中可便息肉脱落，又散疮肿。

【发明】 [李时珍说]鹅不食草，性温而升，味辛而散，属阳，能通于天。头与肺都在上，所以能上达头脑，治头顶痛目病，通鼻气而落息肉；内达肺经，而治咳痰，散疮肿。它除翳膜的作用，尤显神妙。

【附方】 1.湿毒胫疮：夏季采石胡荽，晒收为末，每次取末五钱、汞粉五分，加桐油调，制成隔纸膏。先用茶洗净患处，然后贴膏包好。将有黄水流出，五六日病愈。2.脾寒疟疾：石胡荽一把，捣取汁半碗，加酒半碗服下。3.痔疮肿痛：取石胡荽捣烂敷贴。

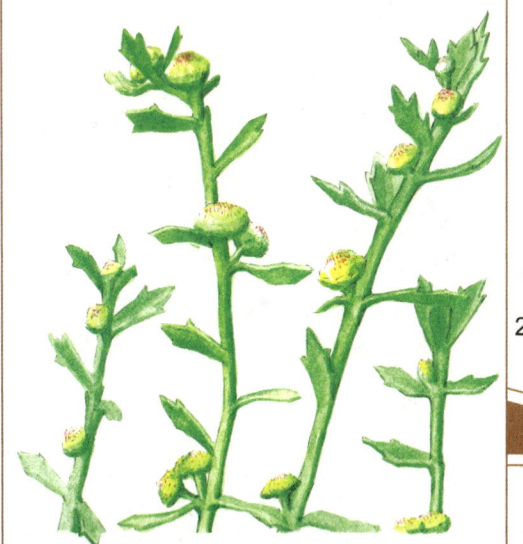

石胡荽

4.痰喘：用石胡荽研汁，和酒服。5.碧云散，治目赤肿胀，隐涩疼痛，眵泪风痒，鼻塞头痛，翳障等：取晒干的石胡荽二钱，青黛、川芎各一钱，共研为末。先含水一口，取米粒大一小撮药末嗅入鼻内，以泪出为度。有的配方中减去青黛。6.一切肿毒：取石胡荽一把、穿山甲（烧存性）七分、当归尾三钱，共捣烂，加酒一碗，绞汁服，并用渣外敷患处。

骨碎补

【释名】 猴姜、猢狲姜、石毛姜、石庵。[陈藏器说]骨碎补本名猴姜。开元皇帝以其主伤折，补骨碎，所以命名骨碎补。江西人叫它胡孙姜，是因为它的外形。

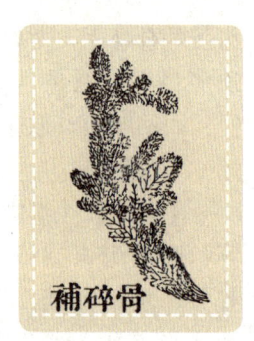

【集解】 [苏颂说]现在淮、浙、陕西、夔珞州郡都有骨碎补。它生长在木或石上，多在背阴处，引根成条，上有黄赤毛及短叶附着。又抽大叶成枝。叶面是青绿色，有青黄点；叶背面是青白色，有赤紫点。骨碎补春天生叶，到冬天则干黄。它没有花实，采根入药。[李时珍说]骨碎补的根扁长，略像姜。它的叶有桠缺，很像贯众叶。说它像庵叶、石韦叶，都是不对的。

根

【修治】 [雷说]采来骨碎补，用铜刀刮去黄赤毛，细切，用蜜拌润，入甑中蒸一日，晒干用。如急用只焙干，不蒸也可以。

【性味】 味苦，性温，无毒。

【主治】 治恶疮，蚀烂肉，杀虫。研末，夹猪肾中煨，空腹食，治耳鸣，及肾虚久泄，牙痛。破血止血，补伤折。主骨中毒气，风血疼痛，补五劳六极，疗足手不收，上热下冷。

【发明】 [苏颂说]骨碎补是入妇人血气的药。蜀人治跌打损伤，筋骨闪折，取其根捣后筛过，用来煮黄米粥，调和裹伤处有效。[李时珍说]骨碎补是足少阴药，所以能入骨，治牙痛及久泄痢。因肾主二便，久泄必肾虚，不能单从脾胃来治疗。

【附方】 1.虚气攻牙，齿痛出血：骨碎补二两，用铜刀锉细，入瓦锅中慢火炒黑，研为末，常用来擦齿，吐出或咽下均可。2.肠风失血：骨碎补烧存性五钱，用酒或米汤送服。

菖蒲

【释名】 又名昌阳、尧韭、水剑草。

[李时珍说]菖蒲，是蒲类植物中生长昌盛的，所以叫菖蒲。又有《吕氏春秋》上说，冬至后五十七天，菖蒲开始生长，是百草中最先开始生长的，标志耕种的开始，则菖蒲、昌阳的意义在此。《典术》上说，尧帝时，天降精于庭为韭，感百阴之气为菖蒲，所以叫尧韭。方士隐称它为水剑，是因它叶子的形状。

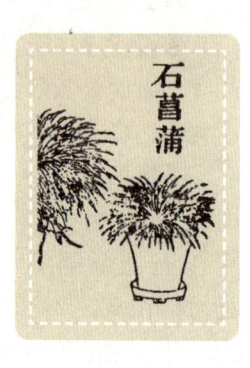

菖蒲

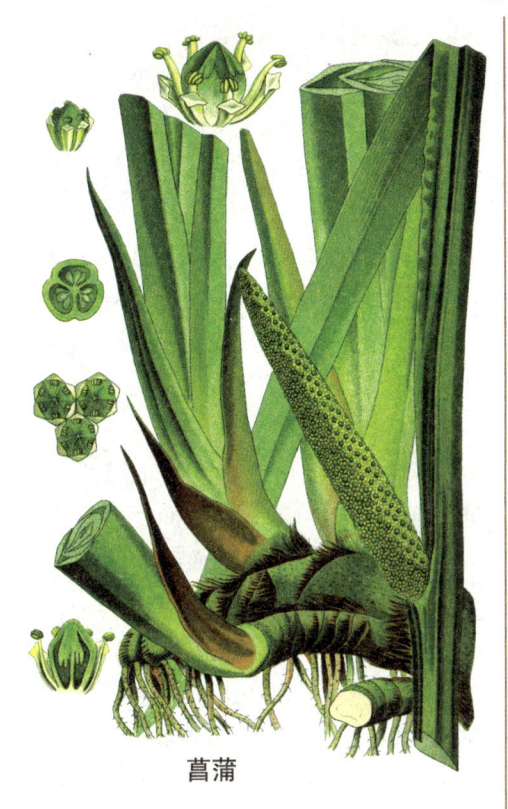

【集解】[李时珍说]菖蒲有五种，生长在池泽中，蒲叶肥，根长二三尺的是泥菖蒲，也叫白菖；生长在溪涧中，蒲叶瘦，根长二三尺的是水菖蒲，也叫溪荪；生长在水石之间，叶有剑脊，瘦根密节，根长一尺多的是石菖蒲；人们用砂石栽种一年的，到春于剪洗，越剪越细，高四五寸，叶如韭，根如匙柄粗的，也是石菖蒲；经多次剪洗，根长二三分，叶长一寸多的，称为钱蒲。服食入药用的只有上面所说的两种石菖蒲，其余的都不可用。此草新旧相代，四时常青。《日华子诸家本草》载：菖蒲以生长在石涧中，坚小，一寸九节的为好。

[苏颂说]菖蒲春天生青叶，长一二尺，其叶中心有脊，形状像剑。如今人们在五月初五收取。它的根盘屈有节，一根旁边引出三四根，旁根的节更密，也有一寸十二个节的。菖蒲刚采时虚软，晒干后才变得坚实。将其折断，中心呈微红色，嚼之辛香少滓。人们多将它种植在干燥的砂石中，腊月移栽更易成活，黔蜀蛮人常随身带着它，用来治突然心痛。菖蒲以生长在蛮谷中的尤其好。人们移栽的也能用，但干后辛香坚实比不上蛮谷中的。这都是医方中所用的石菖蒲。

根

【性味】 味辛，性温，无毒。

[徐之才说]与秦皮、秦艽相使，恶地胆、麻黄。

【主治】 主耳聋、痈疮，能温肠胃，治尿频。四肢湿痹不能屈伸，小儿温疟身热不退，可用菖蒲煎汤洗浴。治耳鸣、头昏、泪下，杀诸虫，疗恶疮疥瘙。将菖蒲根做末炒，趁热外敷，能除风下气，疗男子肾病、女子血海冷败，治健忘，除烦闷，止心腹痛，霍乱转筋及耳痛。治痰蒙清窍引起的昏迷、癫痫，疗崩漏，安胎漏，散痈肿。捣汁服，能解巴豆、大戟毒。能除风寒湿痹，咳逆上气，开心窍，补五脏，通九窍，明耳目，出声音。

【发明】[李时珍说]开国之初，周颠仙见太高祖皇帝经常嚼食菖蒲喝水，便问其中的原因。高祖皇帝说吃了不会有腹痛的毛病。这在高祖皇帝的御制碑中有记载。菖蒲性温味辛，入手少阴、足厥阴经。心气不足的人用它，是虚则补其母。肝苦急用辛来补治它就是了。

【附方】 1.病后耳聋：用生菖蒲绞汁滴耳中。2.眼睑长挑针：用菖蒲根同盐一起，研末敷患处。3.痈疽：用生菖蒲捣烂敷贴患处。如疮干燥，将菖蒲研末，加水调匀涂搽。4.阴部湿痒：石菖蒲、蛇床子等分，一起研为末，一日搽二至三次。5.霍乱胀痛：生菖蒲四两，水和捣汁，分四次温服。6.食积、气积、血积等引起的各种鼓胀：取石菖蒲八两，锉细，斑蝥四两，去翅足，同炒黄后，去掉斑蝥不用。将炒好的石菖蒲研为细末，加醋糊成梧子大的丸子，每次用温水送服三十至五十丸。也可以加入香附末两钱。7.赤白带下：石菖蒲、破故纸等分，同炒后研为末，每次用菖蒲泡的酒调服二钱，一日一次。

叶

【主治】 洗疥疮、大风疥。

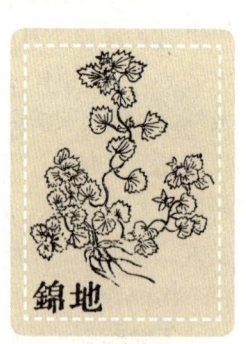

地锦

【释名】 地朕、地噤、夜光、承夜、草血竭、血见愁、血风草、马蚁草、雀儿单卧、酱瓣草、猢狲头草。[李时珍说]赤茎铺于地，所以叫地锦。因其专治血病，所以俗称为血竭、血见愁。蚂蚁、雀儿喜聚在草上，所以有蚂蚁草、雀儿单卧的名字。酱瓣草、猢狲头草是根据它花叶的形状而得名。

地锦

【集解】 [李时珍说]田野寺院及阶砌间都长有地锦。它就地而生，赤茎黄花黑实，像蒺藜的花朵，将茎折断有汁液。[掌禹锡说]地锦草生于近道田野，滁州产的尤其好。它的茎叶细弱，蔓延于地。茎为红色，叶为青紫色，夏季生长茂盛。地锦六月开红色花，结细实。取苗子入药用。络石藤注有地锦，与此同名异物。

【性味】 味辛，性平，无毒。

【主治】 主心气，治女子阴疝血结。通流血脉，也可治气。主痈肿恶疮，金刃、跌打损伤出血，治血痢、便血、崩漏，能散血止血，利小便。

【附方】 1.小便血淋：用地锦草加水擂汁服。2.刀伤出血不止：用地锦草捣烂涂。3.疮疡：用地锦草捣烂外敷患处。4.赤白痢：用地锦草洗净、暴晒干，研为末，米汤送服一钱。5.妇女血崩：用嫩地锦草蒸熟，加油、盐、姜调食，饮酒一二杯送下。或者将地锦草阴干，研为末，用姜、酒调服一、二钱，一服即有效。

石斛

【释名】 金钗、禁生、林兰、杜兰。[李时珍说]石斛名义不详。它的茎像金钗之股，所以古有金钗石斛的名字。

【集解】 [李时珍说]石斛丛生于石上，根纠结在一起。干的色白柔软。它的茎

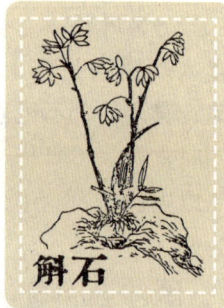

石斛

叶生的时候为青色，干后变为黄色。石斛开红色的花，节上生根须。人们也将它折下，用砂石栽种，或用物盛装挂在屋下，频浇水，经年不死，所以叫千处润。石斛短而茎中实，木斛长而茎中虚，很容易分别。石斛到处都有，以四川产的为好。《名医别录》载：石斛生长在六安山谷水旁的石上。七八月采茎，阴干。经年不死，俗称千年润。

【修治】 [雷说]将石斛去掉根头，用酒浸泡一夜，晒干，用酥拌蒸，从巳时至酉时，再徐徐焙干，用入补药有效。

【性味】 味甘，性平，无毒。[李时珍说]味甘、淡、微咸。[徐之才说]与陆英相使，恶凝水石、巴豆，畏雷丸、僵蚕。

【主治】 益气除热，治男子腰脚软弱，健阳，逐皮肌风痹，骨中久冷，补肾益力。壮筋骨，暖肾，益智清气。治发热自汗，痈疽排脓内塞。主伤中，除痹降气，补五脏虚劳羸瘦，养阴益精。久服健肠胃。补虚损，平胃气，长肌肉，逐皮肤邪热痱气，疗脚膝疼痛、冷痹、软弱，定志除惊，轻身延年。

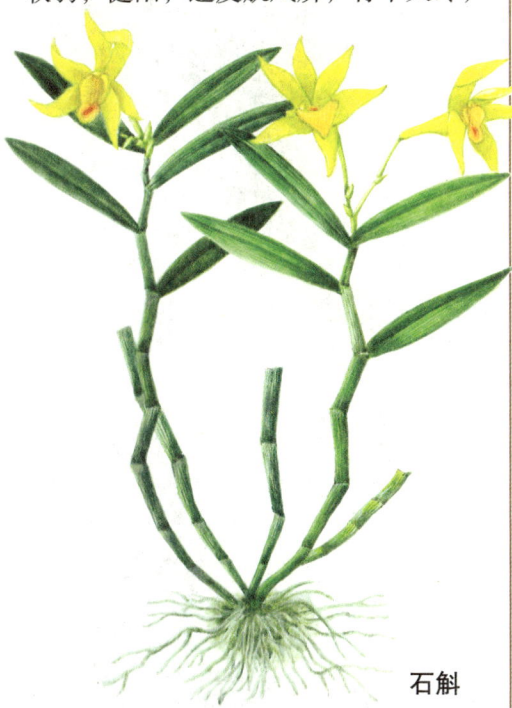

【发明】 [李时珍说]石斛性平，味甘、淡、微咸，属阴中之阳，主降，是足太阴脾、足少阴右肾的药。男子阴囊潮湿精少，小便余沥的，宜加用石斛。一法：用石斛二钱，加生姜一片，水煎代茶饮，能清肺补脾。[寇宗奭说]石斛治胃中虚热效果好。

海芋

【释名】 观音莲、羞天草、天荷、隔河仙。

【集解】 [李时珍说]海芋生在蜀中，现到处都生长。春天长苗，高约五尺。叶大如芋叶而且有干。夏季抽出花茎，花形如单瓣莲花，碧色。花中有蕊，成穗状。[方士说]可把铜铁变为金。其根似芋魁，大如升碗，长六七寸，属野芋。

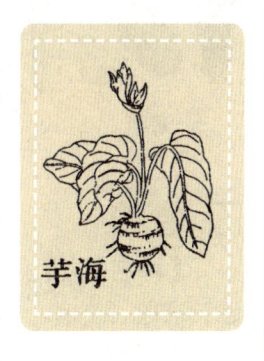

【性味】 味甘，性温，无毒。[李时珍说]味甘、涩，性凉。

【主治】 明目，益精气，令人不饥渴，轻身延年。生津润咽，解热化痰。

石斛

芋海

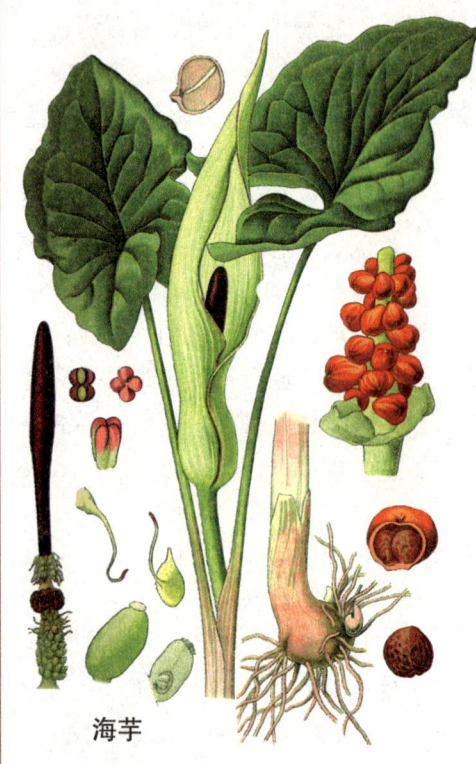

于石上。

【性味】 味辛，性温，无毒。

【主治】 祛五脏邪气，治女子阴中寒热痛，癥、血闭不孕。久服轻身，令人容颜润泽。止咳逆，治脱肛，散淋结。治头中风眩，痿蹶，养阴益精，令人好容颜。通月经，治尸疰鬼疰腹痛，惊恐啼泣。镇心，除头风，暖肾。生用破血，炙用止血。

【附方】 1.大肠下血：卷柏、侧柏、棕榈等分，烧存性为末。每次用酒送服三钱。也可用饭做成药丸服用。2.远年下血：卷柏、地榆焙等分。每用一两，加水一碗，煎数十沸，通口服。

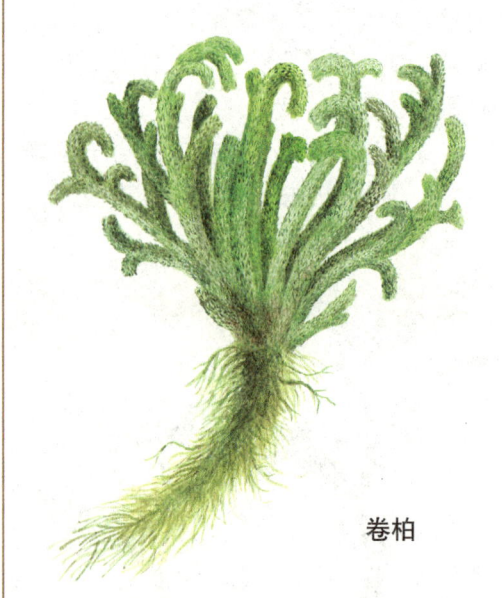

海芋

□ 卷柏

【释名】 万岁、长生不死草、豹足、求股、交时。[李时珍说]卷柏、豹足，象其形。万岁、长生，是说它耐久。

【集解】 《名医别录》载：卷柏生于常山山谷石间，五月、七月采摘，阴干用。[陶弘景说]现在近处也有，丛生于石上，细叶似柏，弯曲如鸡足，青黄色。使用时，去掉下面近沙石的部位。[苏颂说]老根呈紫色，多须。春天生苗，似柏叶而细，高三五寸。没有花、子，大多生

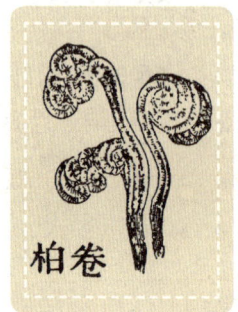

卷柏

柏卷

□ 乌蔹莓

【释名】 五叶莓、茏草同拔、茏葛、赤葛、五爪龙、赤泼藤。

【集解】 [李

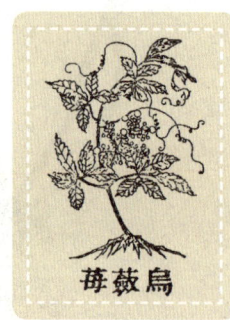

乌蔹莓

时珍说]塍堽间较多。其藤柔且有棱，一枝一须，凡五叶。叶长且光，有疏齿，面青背淡。七八月打苞成簇，青白色。花朵大如粟，黄色。果实如龙葵子，生青熟紫，内有细子。根白色，大如拇指，长二尺左右，捣之多涎滑。

【性味】 味酸、苦，性寒，无毒。

【主治】 风毒热肿游丹，捣敷并饮汁。凉血解毒，利小便。根擂酒服，消疖肿胀，显效。

【附方】 1.小便尿血：五叶藤阴干为末。每次服二钱，白汤下。2.跌打损伤：五爪龙捣汁，和童尿、热酒服之，发汗。3.喉痹肿痛：五爪龙草、车前草、马兰菊各一挫，捣汁咽下。

覆盆子

【释名】 西国草、毕楞伽、大麦莓。

【集解】 [藏器说]佛说苏密拿来点灯，就是指覆盆子。

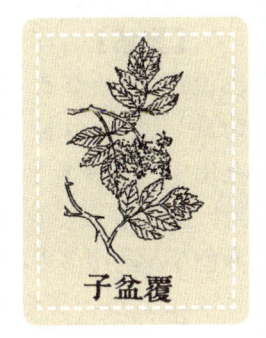

【性味】 味甘，性平，无毒。

【主治】 益气轻身，补虚，强阴健阳，安和五脏，温中益力。治疗劳损风虚、补肝明目、男子肾精虚竭，每天用水服三钱。妇女吃它治不孕不育。使人容颜变好。榨汁涂头发，发黑亮。益肾，缩小便。取汁与少量蜜糖煎成稀膏点服，治疗肺气虚寒。

叶

【性味】 味微酸，性平，无毒。

【主治】 绞取汁滴眼，去肿赤，明目止泪，收湿气。

【发明】 [李时珍说]《夷坚志》中记载：潭州赵太尉的母亲得了烂眼弦病已有二十年，一老妇说：你眼中有虫，我帮你除掉它。她便进山里采来覆盆子叶，咀嚼留汁入筒中，又用皂纱蒙上眼睛，滴汁入眼中，眼病便好了。后来多次用以治病都很灵验。覆盆子的叶，为治疗眼病的好药材。

根

【主治】 痘后白内障或伤后瘢痕，取根洗捣，澄粉晒干，掺少许蜜糖，点入眼中。每天点二至三次自然可消散。百日内易治。

【附方】 阳事不起。取覆盆子，用酒浸泡后焙干，研末，每天早上用酒服三钱。

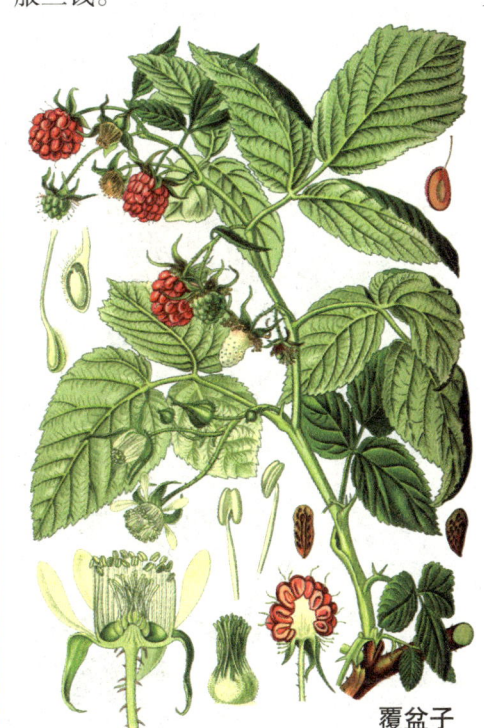

覆盆子

营实

【释名】 蔷薇、山棘、牛棘、牛勒、刺花。

【集解】 [李时珍说]蔷薇在春天发新芽,小孩经常掐去皮刺吃。稍长,则成丛似蔓,茎干硬且多刺。小叶尖薄有细齿。四五月开花,四出,黄心,有白色和粉红色两种。结子成族,生时青,熟则红。核有白毛,如金樱子核八月采摘。

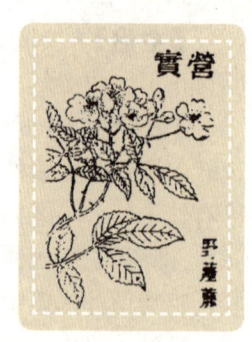

营实

【性味】 味酸,性温,无毒。

【主治】 痈疽恶疮,败疮热气,阴蚀不瘳,利关节。久服益气。

根

【性味】 味苦、涩,性冷,无毒。

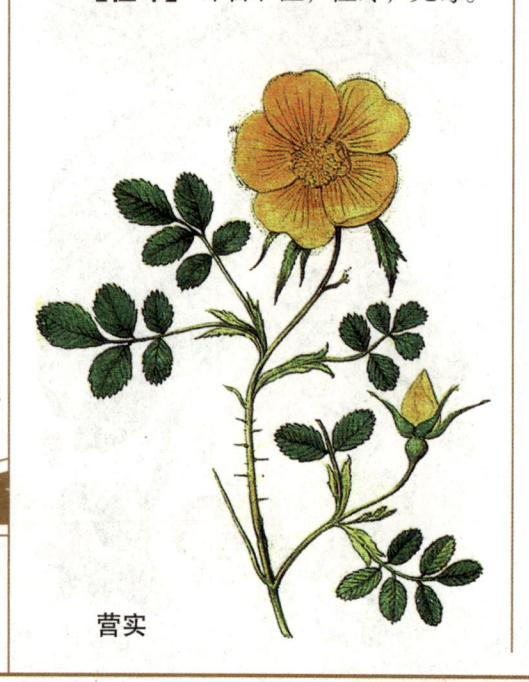

【主治】 痈疽恶疮,金疮伤挞,生肉复肌。治热毒风,除邪气,肠风泻血,治牙齿痛,小儿疳虫肚痛,痈疽疮癣,头生疮白秃。除风热湿,利小便。

【附方】 1.眼热昏暗:用营实、枸杞子、地肤子各二两,研末,每次服三钱,温酒送服。2.消渴尿多:蔷薇根一把,水煎,每日服用。3.口舌糜烂:用蔷薇根拍去尘土,煮成浓汁,温含口中,冷即吐出。

紫葳

【释名】 凌霄、陵苕、陵时、女葳、茇华、武威、瞿陵、鬼目。

【集解】 [苏颂说]现处处都有紫葳,大多生长在山中,农家园圃也有栽种。初为蔓生,依大木,久延至巅。夏茂盛,开黄赤色花。药用多采花,入妇科药用。

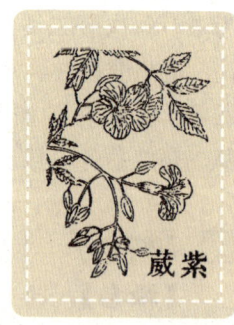

花

【性味】 味酸,性微寒,无毒。[李时珍说]不可近距离闻花,伤脑。花上露入目,令人昏沉。

【主治】 妇人产乳余疾,崩中,肿痿血闭,寒热羸瘦,安养胎。产后出血不止,淋沥,主热风风痫,大小便不利,肠中结实。酒鼻热毒风刺风,妇人血膈游风,崩中带下。

茎、叶

【性味】 味苦,性平,无毒。

【主治】 痿跛,益气。热风身

痒，游风风疹，淤血带下，花及根功能相同。治喉痹热痛，生肌凉血。

【附方】 1.痛身风痒：用凌霄花研末，每次服一钱，酒送下。2.月经不行：用凌霄花研末，每次服二钱，饭前温酒送服。3.妇女血崩：用凌霄花研末，每次服二钱，酒送下。

茜草

【释名】 地血、染绯草、血见愁、风车草、过山龙、牛蔓。

【集解】 [李时珍说]茜草十二月生苗，蔓延数尺。方茎中空有筋，外有细刺，数寸一节。每节五叶，叶如乌药叶粗涩，面青背绿。七八月开花，结实如小椒，里面有细子。《名医别录》载：茜根生于乔山山谷中。二月、三月采根曝干。苗根生阴山谷中，蔓草木上，茎有刺，实如椒。

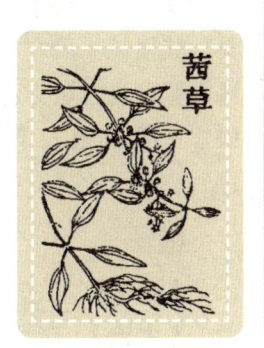

根

【性味】 味苦，性寒，无毒。

【主治】 主痹及热中伤跌损。治心肺，吐血泻血。止鼻洪尿血，产后血运，月经不止，带下，仆损淤血，泄精，痔瘘疮疖排脓。酒煎服。通经脉，治骨节风痛，活血行血。

【发明】 [震亨说]治痛风，用草药取速效。如石丝为君，过山龙等佐之。皆性热而燥，不能养阴，却能燥湿病之浅者。湿痰得燥而开，淤血得热而行，故亦暂效。若病深血少者，则愈劫愈虚，而病也越来越重。

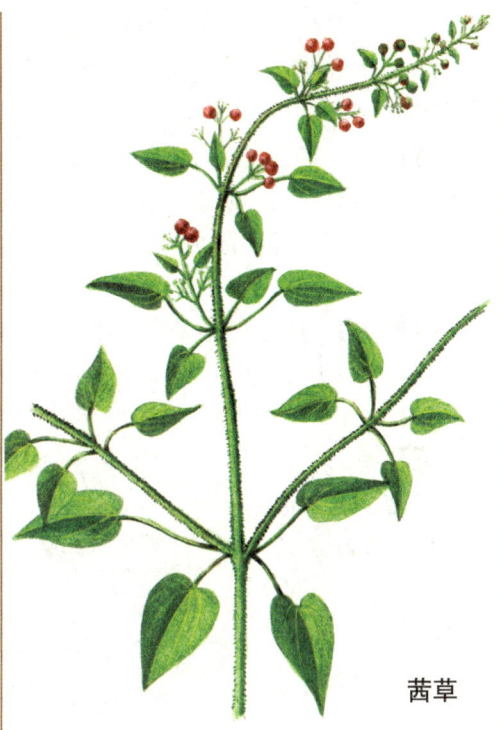

【附方】 1.脱肛不收：茜根、石榴皮各一挫，一盏酒煎七分，温服。2.吐血不止：茜根一两捣末。每次服二钱，水煎冷服。3.鼻血不止：茜根、艾叶各一两，乌梅肉三钱，研末，炼成梧桐子大小的蜜丸。每次服五十丸，乌梅汤送服。4.五旬行经：妇女五十岁过后，经水不止者，为败血论。用茜根一两，阿胶、侧柏叶、灼黄芩各五钱，生地黄一两，小儿胎发一枚烧灰，分作六贴。每贴一盏半水，煎七分，人发灰服之。

千里及

【集解】 [苏颂说]千里及，生长在天台山中。春天生苗，秋天开黄花，不结果实。土人采花叶入药。又筠州有千里光，生浅山及路旁。叶似菊而长，背有毛。枝干圆而青。采茎叶入眼药，名黄花演。

【性味】味苦，性平，有小毒。

【主治】同甘草煮汁饮，退烧清目，不入众药。同小青煎服，治赤痢腹痛。

【附方】烂弦风眼。九里光草，以笋壳叶包煨熟，捻汁滴入眼中。

女萎

【集解】[苏颂说]女萎叶像白蔹，蔓生，花白子细。

【修治】[苏颂说]采得阴干，去头并白蕊，于槐砧上锉，拌豆淋酒蒸，晒干。

【性味】味辛，性温，无毒。

【主治】消食，止下痢。主霍乱泻痢肠鸣，游气上下无常，惊痫寒热百病，出汗。

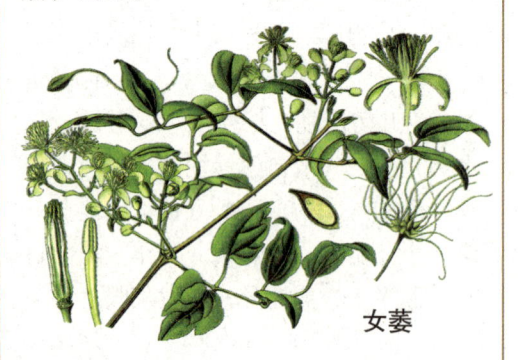

女萎

黄药子

【释名】木药子、大苦、赤药、红药子。

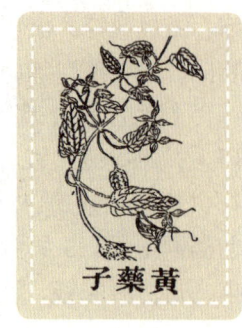

【集解】[李时珍说]黄药子处处都有栽种。茎高三尺左右。柔而有节，似藤实但不是藤。叶如拳头大小，长三寸多，也不像桑。其根长一尺左右，大者围二寸，外褐内黄，也有黄赤色者，肉色颇似羊蹄根。人都捣根入染蓝红中，说容易变色。

子蘖黃

根

【性味】味苦，性平，无毒。

【主治】诸恶肿疮瘘喉痹，蛇犬咬毒。研末水服之，亦含亦涂。降火凉血，消瘿解毒。

【附方】1.吐血不止：黄药子一两，水煎服。2.产后血晕，四肢冷痛，唇青腹胀：红药子一两，头红花一钱，水二盏，妇人油钗两只，同煎一盏服。利大小便，血自下。

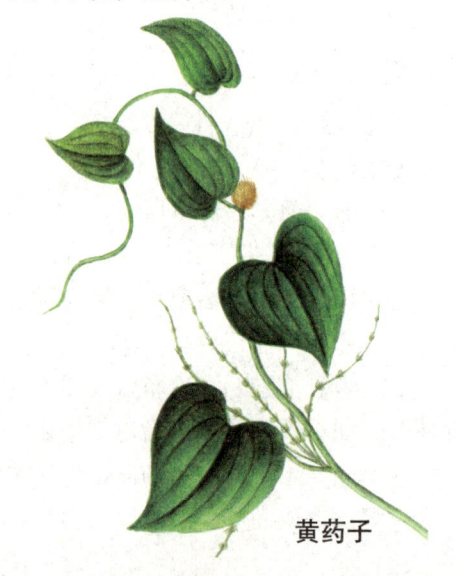

黄药子

卷八 谷部

[李时珍说]上古时期粮食匮乏，百姓只茹毛饮血。神农氏辨别草与谷，教人们耕耘；又区别草与药，救治人们的疾病。后来轩辕氏又教人们烹饪食物，制作方剂，此后，人们便开始懂得养生之道。各地的气候有别，百谷的性味各异，怎样天天食用而不知其性味与对人体的损益？于是搜集可以食用的草本类植物种子，列为谷部。

胡麻

【释名】 巨胜、方茎、狗虱、油麻、脂麻。叶名青蘘。茎名麻秸。

【集解】 [李时珍说]胡麻也就是芝麻，有迟、早两种，有黑、白、红三种颜色，茎秆呈方形。秋季开花，花色有白色或紫色。每节都长角，长达一寸多。角有四棱、六棱的，子房小且籽少；也有七棱、八棱的，角房大且籽多。此与土地的肥瘠有关系。茎高三四尺。有的一茎独上生长，角紧贴茎而籽少；有的分枝多而四面散开的，角多

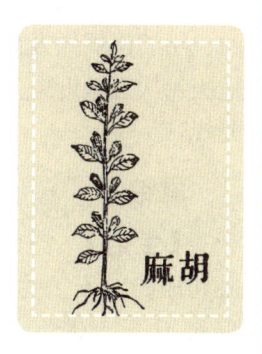

籽多。此与苗的稀疏有关系。叶片有的叶基圆而叶端尖锐，有的叶基圆而叶端成三丫形，如鸭掌。

[葛洪说]一叶两尖叫巨胜，指的就是这种。谁都知道乌麻、白麻本身就有两种叶型。市场上因茎有方有圆，就用芫蔚来冒充巨胜，用黄麻子和大藜子来冒充胡麻，是非常错误的。芫蔚子长一分多，有三棱。黄麻子色黑如细韭子，味苦。大藜子形如壁虱及酸枣核仁，味辛甘，并没有油脂，不可不辨。[唐慎微说]民间传说，胡麻由夫妇两人同种，生长才会茂盛。

胡麻

【性味】 味甘，性平，无毒。

【主治】 将胡麻和白蜜蒸成糕饼，治百病。炒吃，可预防中风，中风患者久食，可行走正常，语言顺达。小

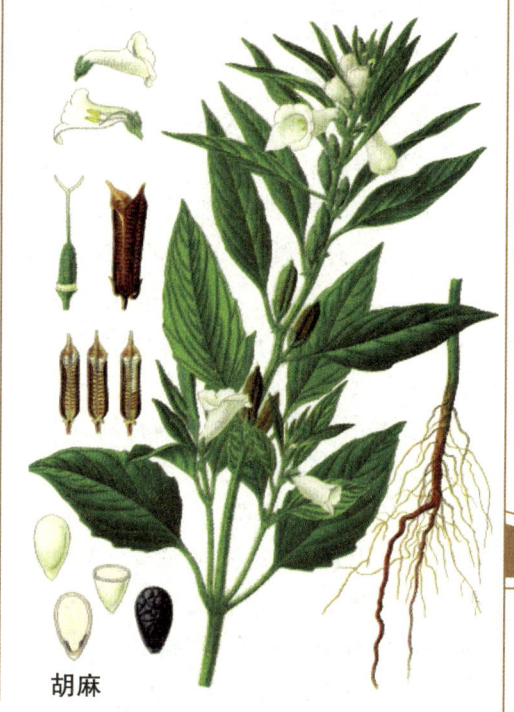

孩长头疮时，生嚼涂抹，有一定疗效。煎成汤洗浴，疗恶疮和妇女的阴道炎。主伤中虚亏，补五脏，增气力，长肌肉，填髓脑。长期服用，轻身不老。坚筋骨，明耳目，耐饥渴，延年益寿。疗金疮止疼痛，以及伤寒温疟呕吐后，身体虚热嗜睡。能补中益气，润养五脏，滋补肺气，止心惊，利大小肠，耐寒暑，逐风湿气、游风、头风，治劳伤，产后体虚疲乏，能催生使胞衣尽快剥离。将它研细末涂抹在头发上，有利头发生长。

大麻

【释名】 火麻、黄麻、汉麻。雄者名：麻、牡麻。雌者名：苴麻、麻。花名：麻勃。实名：麻。
[李时珍说]称汉麻，是为了与胡麻相区别。

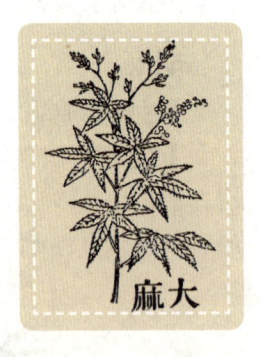

【集解】 [李时珍说]大麻就是现在的火麻，也叫黄麻，各地都有种植，剥麻收子。它有雌有雄。雄株叫枲，雌株叫苴。大的像油麻，叶狭窄细长，形状如益母草叶，一枝有七叶或九叶。五六月间开小黄花抽穗，随后结实，果实如胡荽子大小，可榨油。人们将它的皮织成麻布。秸秆色白而有棱角，轻虚可用来作烛心。[苏颂说]大麻处处都有种植，皮可用来织布。《吴普本草》载：麻勃一名麻花，味辛无毒。麻蓝一名麻蕡，一名青葛，味辛甘有毒。麻叶有毒，食之杀人。麻子中仁无毒，先藏于地中的，食之杀人。据此，则麻勃是花，麻蕡是实，麻仁是果实中的仁。

大麻油

【主治】 熬黑压油，用来敷头，治脱发不生。把它煎熟，常食，治硫黄毒发身热。

【附方】 咽喉痛痒：麻子烧取油脂，用酒调一钱服用。

大麻叶

【性味】 味辛，有毒。

【主治】 将它捣汁服五合，下蛔虫；捣烂外敷在蝎毒处，有效。用它浸汁洗头，能滋润头发，使人不生白发。

【附方】 疟疾不止：用大麻叶，干鲜均可，慢炒至香，连锅取下，用纸盖好。将其研为末，临发病前用茶或酒送服适量。另方：大麻叶如上方研末一两，加缩砂、丁香、陈皮、木香各半两，用酒调糊做丸如梧子大，用酒或茶送服每次五至七丸。亦治各种疟疾，壮元气。

麻根

【主治】 捣汁或煮汁服，治淤血和尿路结石。主破血壅胀，治难产胞衣不下，带下崩中不止，用水煮服。治热淋下血不止，取三到九根，洗净，加水五升，煮至三升，分次服用。用根和叶捣汁服，治打伤瘀血，心腹满气短，以及骨折疼痛。如无根叶，则用麻煮汁替代。

沤麻汁

【主治】 止消渴、治瘀血。

亚麻

【释名】 鸦麻、壁虱胡麻。

【集解】 [苏颂说]亚麻子生产于兖州、威胜军。苗、叶都为青色，花为白色。八月上旬，采果实用。[李时珍说]如今陕西也有种植，即壁虱胡麻。果实可榨油用来点灯，但气味难闻不可食用。茎很像荭蔚，但是结的子不同。

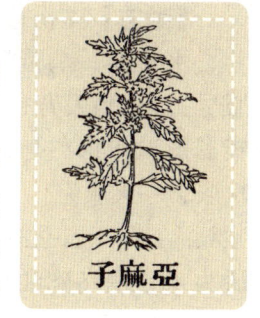

子

【性味】 味甘，性微温，无毒。

【主治】 大风疮癣。

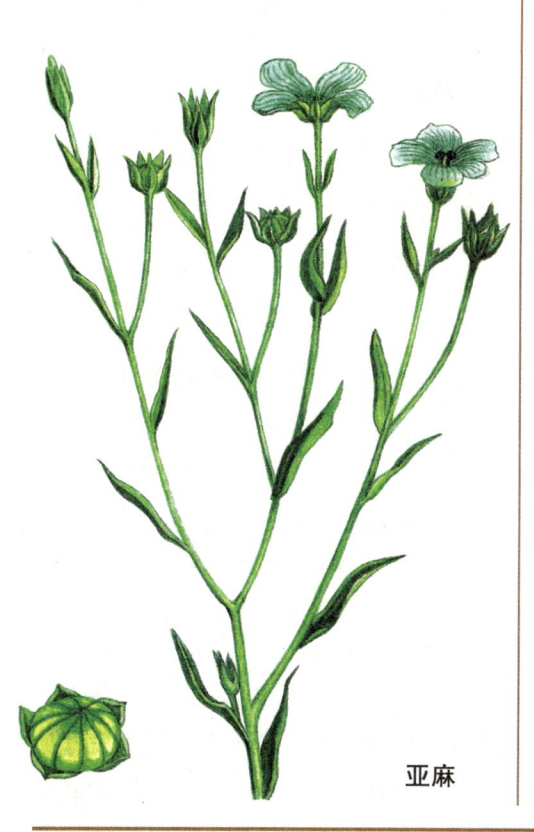

亚麻

麻蕡

【释名】 [吴普说]一名麻蓝，一名青葛。[李时珍说]也就是连壳的大麻果实。壳有毒而仁无毒。

【性味】 味辛，性平，有毒。[吴普说]畏牡蛎、白薇。

【主治】 主五劳七伤。多服，令人产生幻觉。利五脏，下血除寒气，破积止痹散脓。久用，轻身，通神明。

麻仁

【性味】 味甘，性平，无毒。

[陈士良说]多食，损血脉，滑精，阳痿。妇女多食，会引起白带不正常。

【主治】 润五脏、利大肠、风热结燥及热淋。补虚劳，逐一切风气，长肌肉，益毛发，通乳汁，止消渴，催生难产。取汁熬粥，祛五脏风，润肺，治关节不通，脱发。用来涂各种疮癞，杀虫。取汁煮粥食用，止呕逆。能补中益气。久服，轻身健康强壮。治中风出汗，逐水气，利小便，破积血，疏通血脉，治妇女产后疾病。利女人经脉，调大肠下痢。用它来洗头，可以升发、润发。

【发明】 [王好古说]麻仁，为手阳明、足太阴药。阳明病汗多、胃热、便难，三者皆燥，因此用麻仁来通润。[陶弘景说]用麻子仁，制丸、制药以及酿酒，非常好。但是性滑利。

【附方】 1.血痢不止：用麻子仁捣汁煮绿豆，空腹吃。2.腹中金疮瘀血：用大麻仁三升、葱白十四枚，捣烂，加水九升，煮取一升半，一次服完，血出即愈。不尽可再次服药。3.小儿头疮：

麻子仁五升，研细，水绞取汁，用蜜调搽疮上。4.麻子仁丸，治大便秘结，小便频数：麻子仁二升，芍药半斤，厚朴一尺，大黄、枳实各一斤，杏仁一升，一起研熬，加炼蜜和成丸子，如梧子大。用浆水送服每次十丸，一日三次。5.产后便秘，产后汗多则大便秘，不好下药，用麻子苏子粥最好，不只是产后可以服用，老人虚风便秘也可用：用大麻子仁、紫苏子各二合，洗净研细，再用水研，滤取汁一盏，分两次煮粥吃。

青蘘

【释名】 青蘘就是胡麻叶，生长于中原川谷。

【性味】 味甘，性寒，无毒。

【主治】 主伤暑热。熬汤洗头，可除头屑、润发，滋润肌肤，益血色。用来治疗崩中血凝注，取生青蘘一升捣，用热汤淋汁半升服。祛风解毒润肠。主五脏邪气，风寒湿痹。益气，补脑髓，坚筋骨。久服，使人耳聪目明，不饥不老，延年益寿。

【发明】 [寇宗奭说]青蘘入汤长时间浸泡后，出稠黄色涎液，妇人用此梳头发。

[陶弘景说]胡麻叶肥滑，可以用来洗头。

胡麻花

[孙思邈说]七月，采最上面的花，阴干使用。[陈藏器说]阴干渍汁，淘面食用，韧滑。

【主治】 生秃发。润大肠。身上长肉丁，用它擦，能消去。

【附方】 1.伤寒发黄：生乌麻油一盏，水半盏，鸡蛋清一枚，搅服一次服尽。2.痈疽发背初起：麻油一斤，用银器煎二十沸，加好醋两碗。分作五次服，一天服完。3.冬天唇裂：用香油频频涂抹。4.眉毛不生：胡麻花阴干，研为末，用乌麻油浸泡，每日用来擦眉部。5.小儿盐哮：取脂麻秸，放瓦内烧存性，祛火毒，研成末，用淡豆腐蘸着吃。6.腰脚疼痛：新胡麻一升，熬香后捣成末。每日服一小升，服至一斗后则愈。以姜汁、蜜汤、温酒送下均可。7.偶感风寒：将胡麻炒焦，乘热捣烂泡酒饮用。饮后暖卧，以微出汗为好。8.疔肿恶疮：胡麻（烧灰）、针砂，等分研为末，用醋调敷患处，一天三次。9.坐板疮疥：生胡麻嚼烂外敷涂。10.汤火伤灼：胡麻生研如泥，涂搽伤处。11.痈疮不合：胡麻炒黑，捣烂外敷患处。

大麦

【释名】 又名牟麦。

[李时珍说]此麦的颗粒比小麦大，因此叫大麦。牟，大的意思。

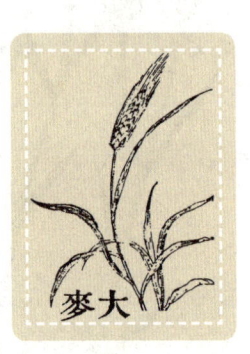

【集解】 [李时珍说]大麦和小麦的功效相当。糯麦有黏性可用来酿酒。

【性味】 味咸，性温、微寒，无毒。为五谷之首，多食令人热。[孟诜说]暴食会脚弱，是由于大麦降气的原因。长期食用，对人有益。熟食能补

卷八·谷部

伤处。

苗

【主治】将其捣汁每天服用，主各种黄疸。冬季手脚长冻疮，用大麦苗熬汁浸洗。

小麦

【释名】又名来。

许慎《说文解字》载：天降瑞麦，如芒刺之形，似足行来，所以麦字又称"来"。

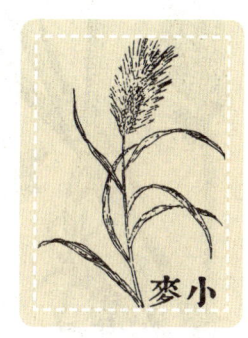

【集解】[李时珍说]北方人种麦漫撒，南方人则是撮撒。所以，北方产的麦子皮薄面多，南方产的麦子则相反。有人说，麦收获后在麦中掺蚕沙，可防虫蛀。或在立秋之前，将苍耳碾碎与小麦同晒。小麦性恶湿，所以，如果小麦生长期内雨水过多，产量会大大降低。[苏颂说]大小麦秋季播种，冬季生长，春季茂盛，夏季结实，具备四季中和之气，在五谷中营养最高。

麦仁

【性味】味甘，性微寒，无毒。入少阴、太阳经。

[苏颂说]李时珍说：新麦性热，陈麦性平和。小麦做汤，不许去掉皮，去皮则性温，不能消热止烦。[陈藏器说]小麦秋种夏熟，受四时气足，兼有寒热温凉。所以麦凉、曲温、麸冷、面热。

【主治】除热，止烦渴、咽喉干

大麦

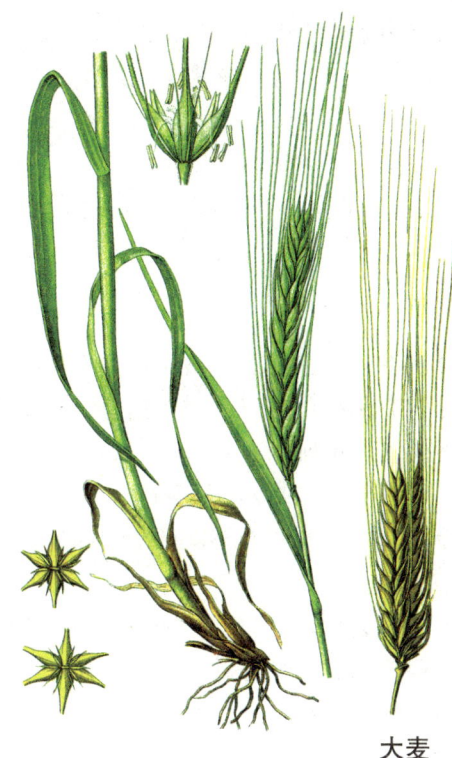

益，夹生则冷，对人体有害。与石蜜相使。

【主治】主消渴除热，益气调中。补虚劣，壮血脉，益肤色，实五脏，能消化谷食，止泄，不动风气。久食用，可令人白胖，肌肤滑腻。做面，比小麦好，不燥热。面：平胃止渴，消食疗腹胀。长期食用，令人头发不白。与针砂、没石子等药物配用，可以染黑头发。宽胸下气，凉血，消食开胃。

【发明】[李时珍说]大麦做饭食，有益；煮粥食用，很滑；磨面做酱，味也很甘美。

【附方】1.食饱烦胀：大麦面熬微香，用白开水送服每次方寸匕。2.汤火伤灼：将大麦炒黑，研末，用油调匀搽

小麦

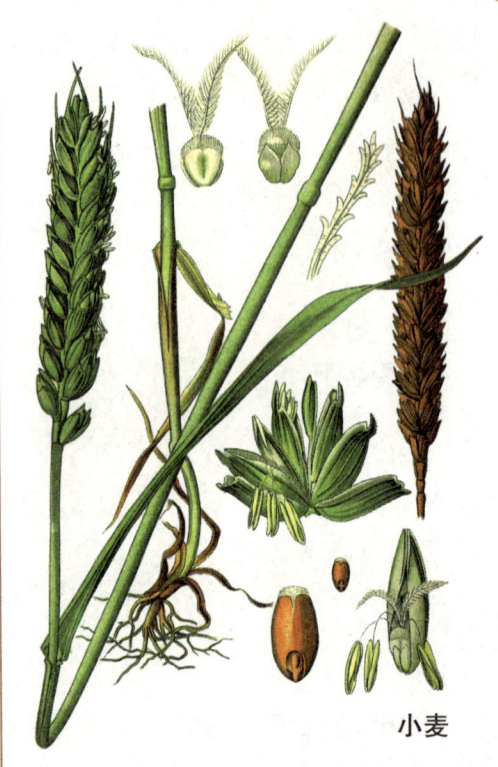

燥，利小便，补养肝气，止崩漏血吐血，使妇人易于怀孕。养心气，心病的人适宜食用。将它煎汤饮用，治突发淋证。熬成糊食用，能杀蛔虫。陈麦煎汤饮服，止虚汗。将它烧灰存性，用油调和，可涂治各种疮及烫伤、烧伤。

浮麦

水淘洗时浮于水面的小麦为浮麦，烘干后使用。

【性味】 味甘、咸，性寒，无毒。

【主治】 益气除热，止自汗盗汗，骨蒸虚热，妇人劳热。

麦麸

【主治】 主时疾热疮、汤火疮烂，跌伤折伤淤血，用醋炒后敷贴患处。和面做饼，能止泄痢，调中去热健

人。用醋拌后蒸热，装在袋中，熨冷湿腰脚伤折处，能止痛散血。醋蒸，熨手足风湿痹痛，寒湿脚气，凉即换直至出汗。研末服用，能止虚汗。

【发明】 [李时珍说]麦麸是麦皮，与浮麦性相同，但止汗的作用略次于浮麦。

面

【性味】 味甘，性温，有微毒。不能消热止烦。

《日华子诸家本草》载：性壅热，小动风气，发丹石毒。[孙思邈说]畏汉椒、萝卜。

【主治】 主补虚，长期食用，使人肌肉结实，厚肠胃，增强气力。助五脏，养气，补不足。用水调服，治疗人中暑、马病肺热。将它敷在痈疮损伤处，能散血止痛。生食，利大肠。用水调服，止鼻出血、吐血。

【发明】 [李时珍说]北面性温，食之不渴；南面性热，食之烦渴；西边面性凉。皆因地气所致。汉椒、萝卜均可用来解面毒。

面筋

【性味】 味甘，性凉，无毒。

【主治】 主解热和中，宽中益气，有劳热的人宜煮来吃。

【发明】 [李时珍说]面筋是用麸和面在水中揉洗而成的，是素食的主要食物。煮着吃性凉，很好，现在，人们多用油炒再食，则性热。

麦苗

【性味】 味辛，性寒，无毒。

卷八·谷部

【主治】 消酒毒暴热、酒疸目黄，将麦苗捣烂取汁，每日饮用。煮汁服用，还能解蛊毒。可除烦闷，解时疾狂热，退胸膈热，利小肠。制成粉末吃，使人面色红润。麦杆烧灰，加在祛疣痣，蚀恶肉的药膏中使用。

【附方】 1.乳痈不消：白面半斤炒黄，加醋煮成糊，涂后即消。2.刀伤血出：生面干敷，五、七日即愈。3.咽喉肿痛，不能咽食：用白面和醋调匀，涂喉外肿处。4.白癜风：用小麦摊在石上，烧铁物压出油，搽患处。5.烧伤、烫伤，没有成疮的：用小麦炒黑，研为末，加腻粉，调油涂伤处。注意不要接触冷水。6.祛身上瘢痕：春夏季节用大麦麸，秋冬季节用小麦麸，筛粉调油敷涂。7.颈上长瘤：小麦一升，用醋一升浸泡，晒干后研为末，加海藻（洗净，研为末）三两，和匀。每次用酒送服一匙，一日三次。8.远行脚上起疱：用水调生面外涂，一夜即消。9.火烧成疮：用炒面加栀子仁末，调油涂搽。10.治老人五淋，身热腹满：小麦一升、通草二两，加水三升煮成一升，饮服。

□ **雀麦**

【释名】 燕麦、杜姥草、牛星草。

【集解】 [苏颂说]雀麦处处都有，生长在野林中。苗叶类似小麦但较弱，实像麦但更细。[周定王说]燕麦穗相当细，每穗又分十多个小叉，

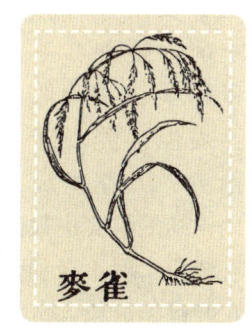

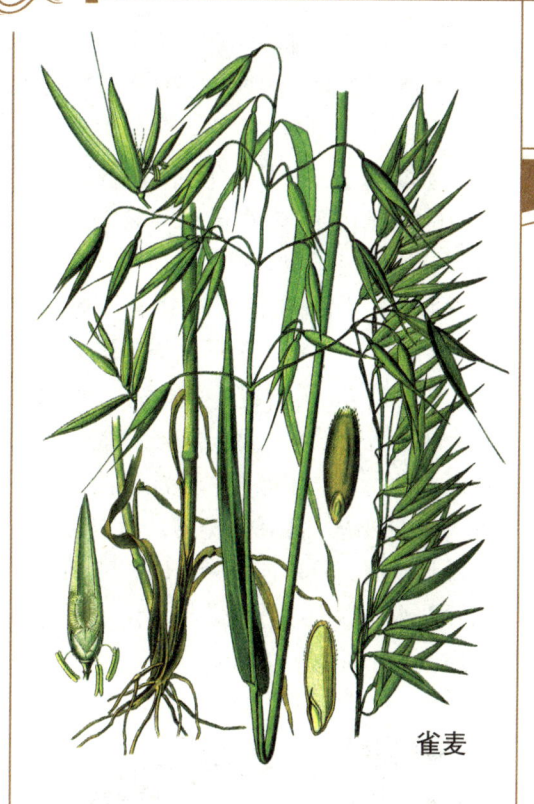

麦雀

子也非常细小。将其舂去皮，做面蒸食，或做成饼吃，可用救荒。

【性味】 味甘，性平，无毒。

【主治】 米用来充饥肠，苗煮汁饮用，主治女人难产。

【附方】 胎死腹中，胞衣不下：用雀麦一把，水五升，煮至二升，温服。

□ **荞麦**

【释名】 乌麦、花荞。

【集解】 [李时珍说]南北方都种植荞麦，在立秋前后播种，八九月份收割。生性怕霜，苗高达一二尺，红茎、绿

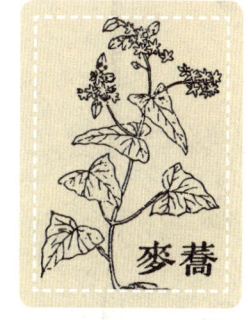

麦荞

雀麦

273

叶，似乌桕叶，开小白花，密密点点，果实累累似羊蹄。果实有三棱，老变成乌黑色。

【性味】 味甘，性平、寒，无毒。[孙思邈说]荞麦性微寒，味酸，食后不易消化。长期食用，易动风，令人头昏眼花。用它做面，同猪、羊肉热吃，能使人患热风，胡须、眉毛脱落。

【主治】 实肠胃，益气力，长精神，能除五脏滓秽。做成饭吃，能压丹石毒，效果好。用醋调粉外涂，治小孩丹毒红肿热疮。能降气宽肠，消积滞，消热肿风痛，除白浊白带，脾积泄泻。用砂糖水调炒面二钱服，治痢疾。将它炒焦，热水冲服，治绞肠痧痛。

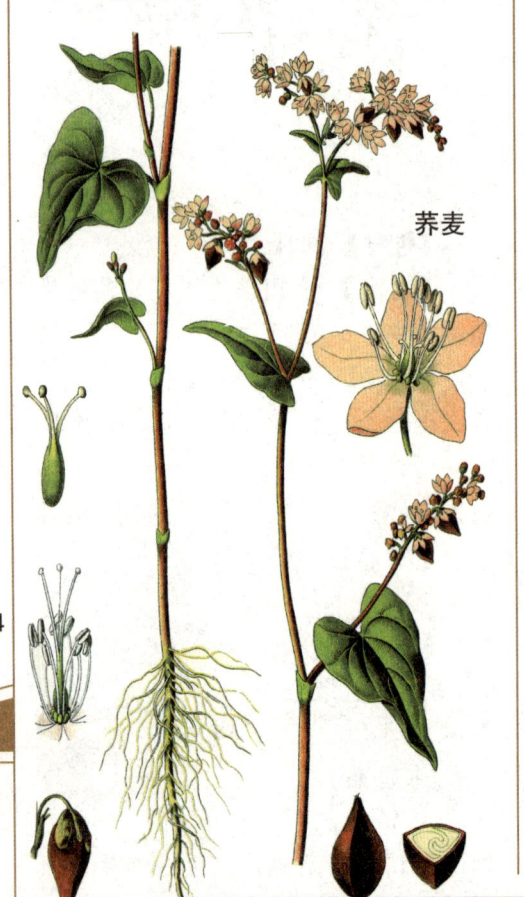

【发明】 [李时珍说]荞麦能降气宽肠，因此能治疗白浊、带下、泄痢、腹痛、上气等疾病，气盛有湿热者适宜。不适宜脾胃虚寒的人。

【附方】 1.痈疽发背，一切肿毒：荞麦面、硫黄各二两，同研末，加水做成饼，晒干收存，每次取一饼磨水敷疮。2.噤口痢：用砂糖水调服荞麦面二钱。3.水肿气喘：生大戟一钱、荞麦面二钱，加水做饼，烘熟后研末，空腹用茶服下。以大小便通畅为度。4.痘疮溃烂：用荞麦粉反复敷涂。5.绞肠沙痛：取荞麦面一撮，炒黄，水煎服。6.汤火伤灼：荞麦面炒黄研末，用水调敷伤处。

叶

【主治】 做菜吃，下气，利耳目。多吃使人有轻微腹泄。[孙思邈说]生吃动刺风，使人身上发痒。降气宽肠，消热肿风痛，脾积泄泻。

苦荞麦

【集解】 [李时珍说]苦荞麦生长在南方，春季前后播种。茎青而多枝，叶似荞麦但比荞麦叶稍尖，开花呈绿色，结的果实也很似荞麦，果实稍尖，有棱角，但不锋利。味道苦涩，农家将它磨碎捣成粉，蒸煮散去涩气，滴去黄汁后可做成糕点食用，颜色像猪肝。苦荞麦是粮食之中营养比较差的。

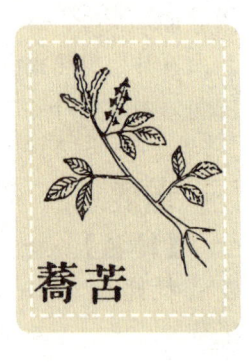

【性味】味苦，性温，有小毒。

[李时珍说]多吃伤胃，能发风动气，引发各种疾病，患黄病的人尤其不能食用。

【附方】 明目枕：苦荞麦皮、黑豆皮、绿豆皮、决明子、菊花，合在一起做成枕头，至老明目。

□ 紫堇

【释名】 赤芹、蜀芹、楚葵、水卜菜。

[李时珍说]《土宿真君本草》载：赤芹生长在悬崖峭壁、水边沼泽地、靠近水边和岩石之间的地方。形状似芍药。叶面深绿色，叶背红色，茎叶像荞麦，结出的果实也和荞麦相似。根像蜘蛛，嚼起来有较浓的苦、涩酸味。三四月份，江淮地区的人采摘紫堇的嫩叶，当菜食用。

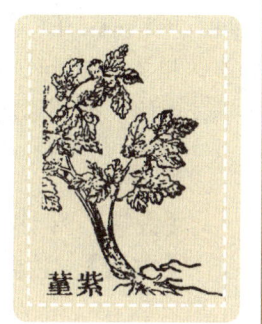

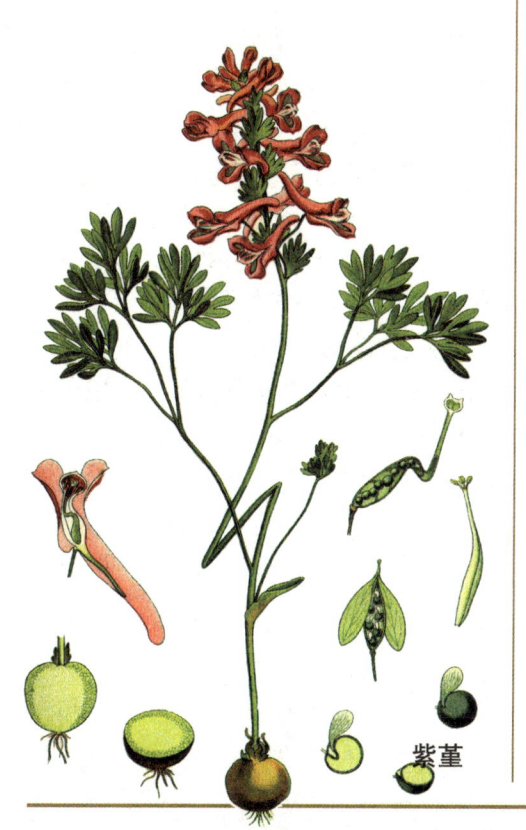

□ 稻

【释名】 也叫糯。

【集解】 [李时珍说]糯稻大多种植于南方水田中。有黏性，可用来酿酒，蒸糕，煮粥，还可用来祭祀。其种类很多，谷壳有白色和红色两种。用红色的糯米来酿酒，酒多糟少。古人酿酒大多数用秫，即糯粟。

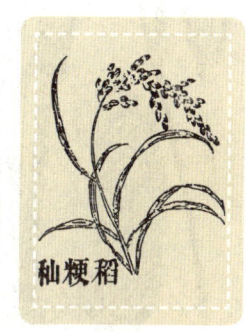

稻米

【性味】 味甘，性温，无毒。[陈藏器说]长期食用，令人筋骨无力，身体疲软。猫狗吃了，它们的脚会弯曲不能行走。马吃了，行走困难。孕妇如将其和肉一起吃，对胎儿不利。

【主治】 益气止泄，把一碗糯米碾碎和水服用，止霍乱后呕吐水止。做成粥服食，可消渴。使人气血充足、通畅，解莨菪、斑蝥的毒。主温中，发热，大便干涩。[李时珍说]其能暖脾胃，止虚寒泄痢，收自汗，发痘疮。

米泔

【性味】 味甘，性凉，无毒。

【主治】 主益气，止渴霍乱，解毒。食鸭肉不消化者，饮一杯可消除

稻

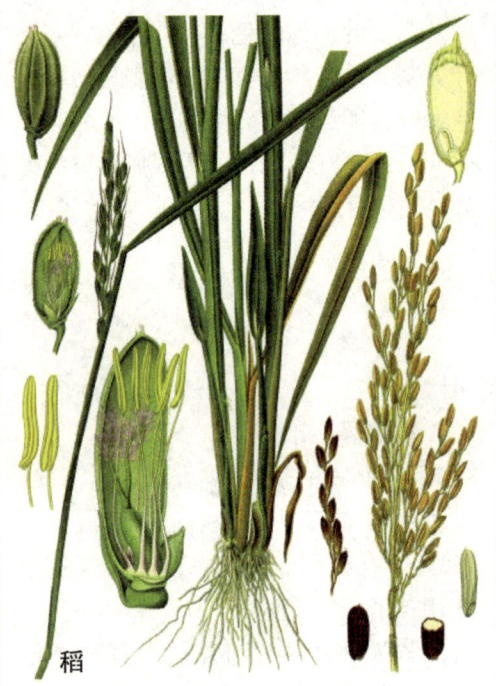

病症。

糯稻花

【主治】 放置阴凉处晾干，有乌须白牙的功用。

稻秆

【性味】 味辛、甘，性热，无毒。

【主治】 主黄疸，煮汁浸洗，将谷芒炒黄研末，和酒服用。将它烧成灰，治跌打损伤。烧成灰浸水喝，止消渴。将稻秆垫在鞋内，暖脚祛寒湿气。

粳

【释名】 与秔同字异体。

[李时珍说]粳为稻谷的总称，分早、中、晚三次收割。糯稻有黏性，粳稻没有黏性，糯米软，粳米硬。入解热药，以晚粳为佳。

【集解】 [陶弘景说]粳米即为现在人们常吃的米，有红、白、大、小四种，都属于同类。[李时珍说]粳有水、旱二稻。南方雨水多，适宜种植水稻。北方土地平坦，只有湿润的地方适宜种植旱稻。西南少数民族以烧山地来种植旱稻，称为火米。粳有近百个品种，各不相同，都是随不同的土质而栽种。其谷之光、芒、长、短、大、小，各不相同。米的红、白、紫、乌、坚、松、香，也大不相同。其性温、凉、寒、热，也因产地的不同而各异。

粳米

【性味】 味甘、苦，性平，无毒。

【主治】 主益气，止烦，止渴，止泄。温中，和胃气，长肌肉。通血脉，调和五脏，益肤色。经常吃干粳饭，使人不噎。用粳米和芡实一起煮粥食用，能益精强志，聪耳明目。能补中，壮筋骨，益肠胃。煮汁服，主心痛，能止渴，断热毒下痢。

【发明】 [李时珍说]早粳于六七月收割，只用来充饥；迟粳于八九月收割；晚粳于十月收割。北方天气寒冷，粳性凉，九月收的才可入药。南方天气炎热，粳性温，十月晚稻，性凉可入药。迟粳、晚粳受金气多，所以色白入肺而解热。早粳得土气多，固色红的益脾而白的益胃。

【附方】 1.自汗不止：用粳米粉代扑粉，经常扑身。2.赤根疔肿：取白粳米粉熬黑，调蜜外涂。

籼

【释名】 占稻、早稻。

[李时珍说]因种子来自占城国,故取此名占稻。

【集解】[李时珍说]籼似粳但颗粒较小,最初由福建人种植,种来自占城国。后来宋真宗派遣使者到福建,取得三万斛籼米,分给各府作为种子,因此现在各处都有。高原地区也有种植,成熟最早,六七月便可收割。它的品种也很多,有红、白两种颜色,与粳米大同小异。

籼米

【性味】 味甘,性温,无毒。

【主治】 主温中益气,养胃和脾,除湿止泄。

稷

【释名】 又名穄、粢。

【集解】[苏颂说]稷处处都有种植,如今,人们对它不太珍惜,只有在祭祀时作供品用。青黄不接时,农家用它充粮。[寇宗奭说]稷成熟期最早,用来做饭,疏松香美。

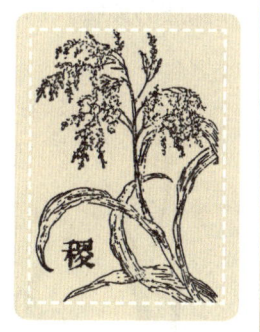

稷米

【性味】 味甘,性寒,无毒。

[李时珍说]稷与黍,属同类但为两品种。黏即黍,不黏即稷。黍可酿酒,稷作食用。就像稻有粳米和糯米一样。稷黍的苗像粟而低小有毛,结子成枝而散,粒像粟而光滑。三月下种,五六月可收,也有七八月收的。它的颜色有红、白、黄、黑几种,黑的禾稍高,现都通称为黍子,不再称稷。

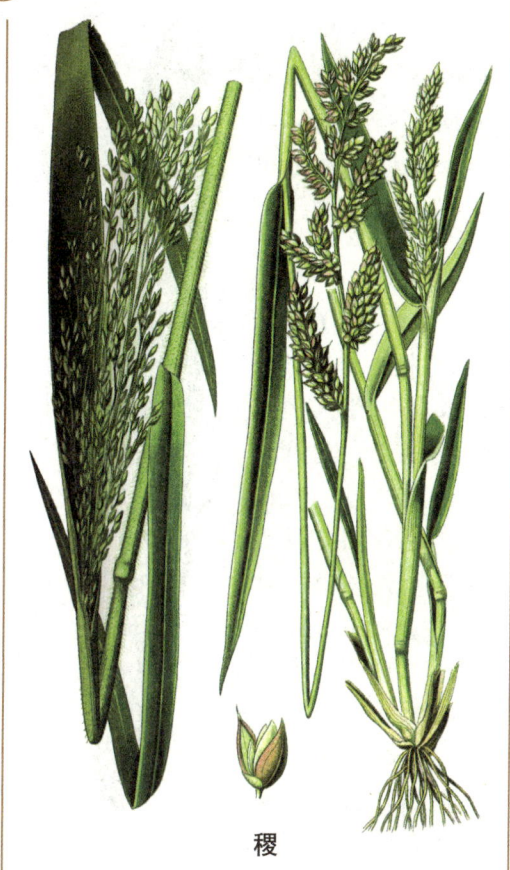

[孟诜说]多食会引发三十六种冷病气。不可与瓠子同吃,会发冷病,也不能与附子同服。

【主治】 主益气,补不足。作饭食,能安中利胃益脾。凉血解暑。治热,压丹石毒发热,解苦瓠毒。

黍

【释名】 赤黍名虋。白黍名芑。黑黍名秬。一稃二米名秠。

【集解】[李时珍说]黍即稷,也有红、白、黄、黑几种。三月种为上时,五月成熟。四月种为中时,七月成熟。

五月种为下时，八月成熟。白黍米的黏性比糯米弱，红黍米黏性最强，可蒸吃，也可煮粥。

米

【性味】 味甘，性温，无毒。长期使用令人多热燥。[孟诜说]性寒，有小毒，可诱发旧病。久食用搅乱五脏，使人昏睡，体乏无力。小儿不宜多吃，多吃会致行走延迟。

【主治】 烧灰，用油调和，外涂棒伤处，可止痛，不留瘢。主益气，补中。将它嚼成浓汁，涂治小孩的鹅口疮，有效。

丹黍米

【释名】 [宁源说]穗成熟后为赤色，因此属火，北方人用来酿酒和制作糕。

【性味】 味甘，性微寒，无毒。《日华子诸家本草》载：性温，有小毒。不能与同蜜、葵同吃。[寇宗奭说]丹黍米动风性热，多食不容易消化，与其他的黍米一样。

【主治】 主降气，止咳嗽，退热，咳嗽哮喘，霍乱，能止泄痢，除热，止烦渴。治包块（食鳖引起），用新收红黍米淘米，服淘米水一升，两三次就可治愈。

□ 蜀黍

【释名】 蜀秫、芦穄、芦粟、木稷、荻粱、高粱。[李时珍说]产自蜀地，所以取名蜀黍。

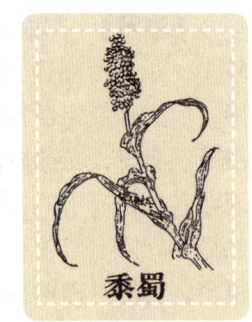

【集解】 [李时珍说]蜀黍，春天播种，秋天收获。茎秆高一丈开外，像芦苇但中间为实心。叶也似芦苇，黍穗如扫帚大，颗粒如花椒大，为红黑色。米质坚实，呈黄赤色。蜀黍有两种，黏性的可用酿酒，无黏性的做糕。以备荒年充饥，也用来

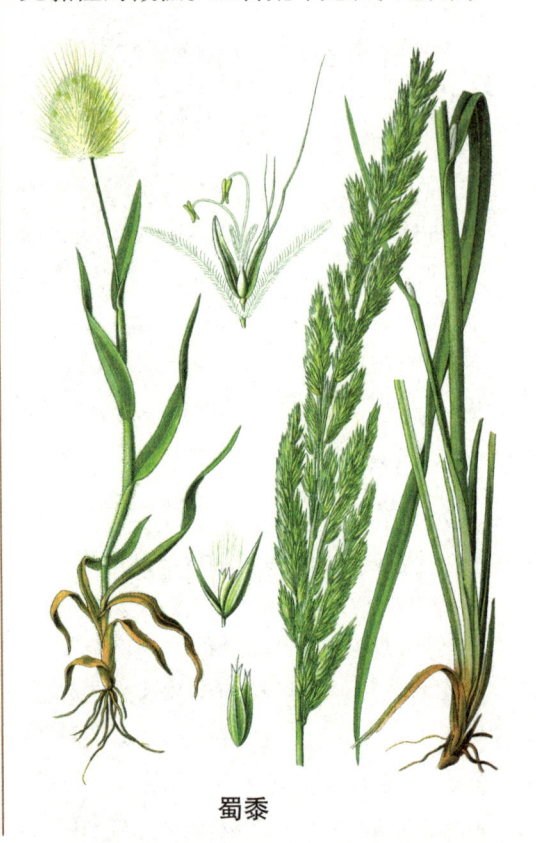

黍

蜀黍

蜀黍

饲养牲口，黍梢可制扫帚，茎可编织帘子和篱笆，很好。它的谷壳浸泡水后，呈红色，可用来酿红酒。《博物志》中说，常种植蜀黍的田地，多蛇。

米

【性味】 味甘、涩，性温，无毒。

【主治】 主温中，涩肠胃，止霍乱。黏性的蜀黍与黍米功效相当。

根

【主治】 止喘咳，利小便。

□ 梁

【释名】 [李时珍说]梁者，良也，为谷类中的良种。梁也叫粟。查《周礼》中九谷、六谷的名称，有梁而没有粟。从汉代后，才把粒大而毛长的叫作梁，把粒小而毛短的叫作粟。现在一律称为粟，而梁这个名称就不用了。现在人们把穗大芒长，粒粗大并且有红毛、白毛、黄毛的，这些品种称为梁。黄梁、白梁、青梁、红梁就是根据颜色来命名的。

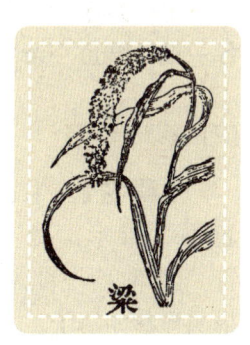

【集解】 [苏颂说]梁虽属于粟类，但仔细比较还是有区别的。黄梁产自蜀、汉、商、浙一带，穗大毛长，谷、米均比白梁大，产量少，且不耐水旱。但食用香美，超过其他梁。白梁穗大，毛多，长，谷粗扁，不像粟是圆的。它的米粒也白又大，味也香美，次于黄梁。青梁谷穗有毛，颗粒青色，米微青，颗粒比黄梁、白梁的小，米粒很像青稞但稍大些，成熟季节较早，但产量小。夏季食用，清凉。但是它的味道不是很香，颜色不好看，不如黄梁、白梁，所以很少有人种植。用它做粥，色清白，胜过其他米。

黄梁米

【性味】 味甘，性平，无毒。

【主治】 止霍乱下痢，利小便，除烦热。主益气，和中，止泄。除邪风顽痹。

【发明】 [寇宗奭说]青梁与白梁性都微凉，只有黄梁味甘，性平。[苏颂说]凡是梁和其他谷相比，最益脾胃。

【附方】 小儿丹毒：用鸡蛋清调土番黄米粉外敷，即愈。

白梁米

【性味】 味甘，性微寒，无毒。

【主治】 除胸膈中客热，除五脏气，缓筋骨。主除热，益气。凡是患胃虚呕吐者，用米汁两碗，生姜汁一碗，一起服用，效果好。做饭食用，能和中，止烦渴。

青梁米

【性味】 味甘，性微寒，无毒。

【主治】 主胃痹，热中消渴，止泄痢，利小便，能益气补中，延年轻身。宜煮成粥吃。能健脾，治泄精。

【发明】 [李时珍说]粟中颗粒较大，色为青黑色的叫青梁米。它的谷芒多而米少，禀受金水之气，性最凉，但对病人有宜。

【附方】 1.脾虚泄痢：青梁米半

升、神曲末一合，每天煮粥食用。解一切药毒。2.烦闷：取甘草三两，水五升，煮至二升，去渣入青粱粉一两，白蜜三两，煎食。

秫

【释名】众、糯秫、糯粟、黄糯。

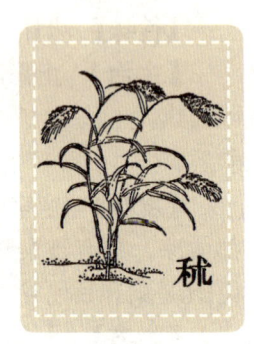

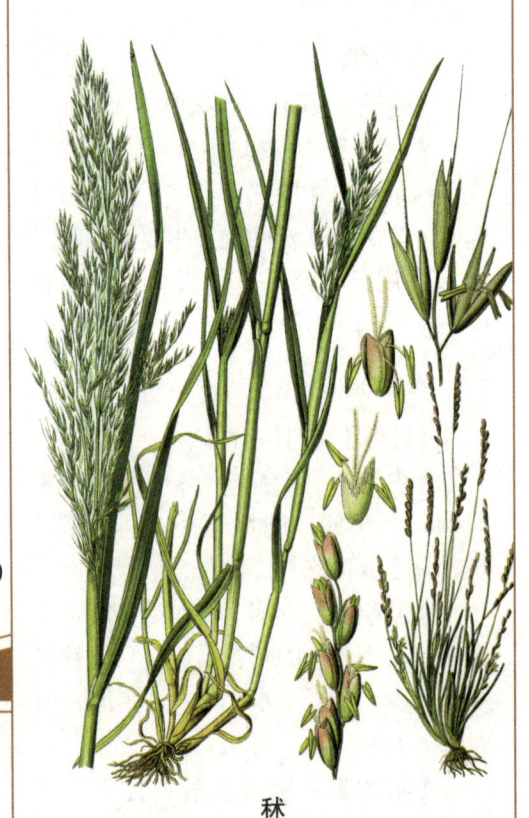

【集解】[李时珍说]秫米也就是粱米，粟米有黏性。它有红、白、黄三种颜色，均可以用来酿酒、熬糖、做糕食用。

秫米（黄米）

【性味】味甘，性微寒，无毒。

[李时珍说]按《养生集》所载，秫米性热味酸，黏滞，多食易患黄积病，小儿不宜多食。

【主治】将秫米嚼碎敷于伤处，治狗咬伤、冻疮。治肺虚及阳盛阴虚、失眠，妊娠流黄水。主寒热，利大肠，疗漆疮。治筋骨挛急，杀疮疥毒热。将生秫米捣碎，与鸡蛋清调和，敷于毒肿患处，效果好。

【附方】赤痢不止：秫米、薤白各一把，鲫鱼一条，煮粥食用。

罂子粟

【释名】米囊子、御米、象谷。[李时珍说]此果实形状如罂子，米如粟，又似谷，可上贡作为御用，故取诸名。

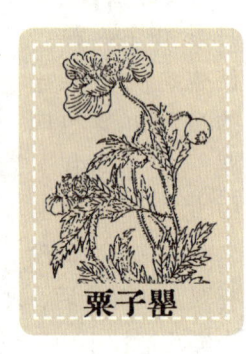

【集解】[李时珍说]罂粟，秋季种植，冬季生长，嫩苗可当蔬菜食用。它的叶子像白苣，三四月，抽茎打青苞，花开苞落。它的花有四瓣，大小如杯子。罂果长于花中，被花蕊包裹着。花开三天便要凋谢，罂果长在茎头，长约一二寸，大小如马兜铃，上有盖，下有蒂，形状似酒瓶。果实中的许多小白米，可用来煮粥、做饭。将米加水碾碎过滤成浆，和上绿豆粉做豆腐食用最好。也可榨油，果实的壳则多用来入药用。[苏颂说]罂粟处处都有，人们将它

罂子粟

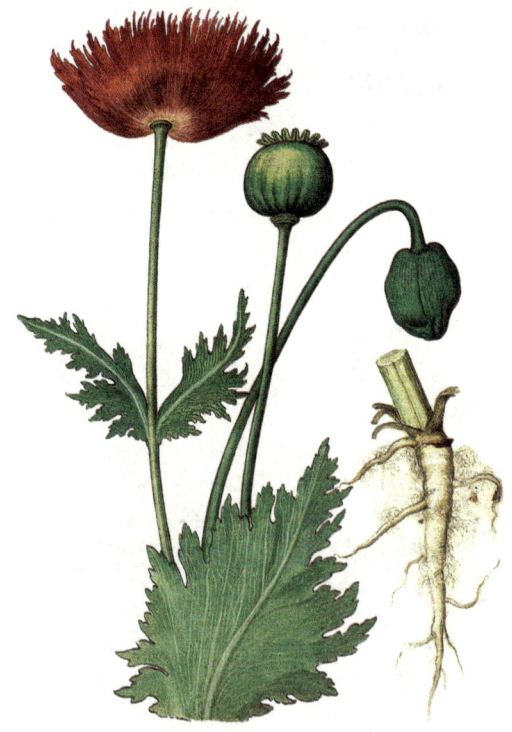

作为饰物。它的花有红、白两种，微带腥气。果实外形像瓶，里面有细小的米粒。等果实泛黄时，即可采摘。

米

【性味】 味甘，性平，无毒。[苏颂说]性寒。多食利大小便，动膀胱气。

【主治】 治疗服丹石药毒发，食欲低下，取粟米与竹沥煮粥食用，很好。能行风气，祛邪热，治疗反胃胸中痰滞。治疗泻痢，能润燥。

【附方】 1.赤白痢疾：罂粟米（炒）、罂粟壳（炙）等分，研为末，加炼蜜制成梧子大的丸子，用米汤送服每次三十丸。2.反胃吐食，煮罂粟粥食用：白罂粟米三合、人参末三钱、生山芋五寸（切细），同研，三物加水一升

二合，煮成六合，再加生姜汁及盐少许，和匀分次服。

壳

【修治】 [李时珍说]凡用罂子粟壳，首先以水洗润，去蒂及筋膜，取外面薄皮，阴干后细切，用米醋拌匀，炒入药。也可用蜜炒、蜜炙的。

【性味】 味酸、涩，性微寒，无毒。[李时珍说]得醋、乌梅、橘皮良。

【主治】 治疗遗精久咳，敛肺涩肠，止心腹筋骨诸痛，固脱肛。

【发明】 [朱震亨说]现在，患虚劳咳嗽者，多用罂粟壳止咳；患湿热泄痢者，用它来止泄。它治病的功效快，但就像一把杀人的剑，应谨慎使用。[李时珍说]酸主收涩，初病不能用。久泄则气散不固，肠滑肛脱；久咳则气散不收，肺胀痛剧，所以此二者可用罂壳收涩。[李杲说]用它来治骨病，效果佳。其因能收敛固元气，可入肾。

【附方】 1.久痢不止：罂粟壳醋炙后研为末，加蜜制成弹子大的药丸。每次取一丸，加水一盏，姜三片，煎成八分，温服。2.久咳虚嗽，自汗，用百劳散：粟壳二两半，去蒂膜。醋炒，取一两，加乌梅半两，焙后研为末。每服二钱，临睡时用白开水送服。

嫩苗

【性味】 味甘，性平，无毒。

【主治】 当菜吃，除热润燥，开胃厚肠。

粟

【释名】 又名籼粟。

[李时珍说]黏性的指秫，无黏性为粟。称为籼粟，是用来区别秫，故加个籼字。北方人称它为小米。

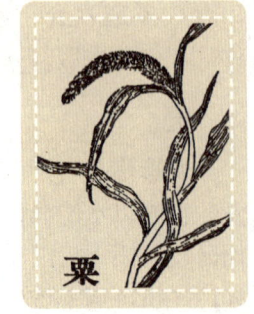

【集解】 [李时珍说]粟即粱。粱，穗大毛长，颗粒也大。粟，穗小毛短，颗粒也小。粱与粟的苗都与茅相似。粟分早熟与晚熟，早熟的皮薄米多，晚熟则皮厚米少。

粟米（小米）

【性味】 味咸，性微寒，无毒。

[寇宗奭说]生食难消化，熟食滞气。[陈藏器说]胃冷的人不宜多吃。[吴瑞说]与杏仁同吃，让人上吐下泻。

【主治】 主治胃热消渴，能利小便。止痢，抑制丹石热。加水煮服，治热腹痛以及鼻出血。制成粉末，加水滤汁服用，能解各种毒，治霍乱以及转筋入腹，又能镇静安神。能解小麦毒，治发热。治反胃热痢。煮成粥食用，可益丹田，补虚损，开肠胃。主养肾气，除脾胃中热，益气。陈粟米：味苦，性寒。

【附方】 1.汤火灼伤：将粟米烧焦加水，澄清后取汁，浓煎如糖，频搽伤处，能止痛，灭瘢痕。2.小儿丹毒：嚼粟米敷患处。3.反胃吐食，脾胃气弱，食不消化，汤饮不下：粟米半升磨成粉，加水做成丸子，如梧子大。取七枚煮熟，放少许盐，空腹连汁吞服，或加少许醋吞下。

粟泔汁

【主治】 臭泔：止消渴，尤其好。酸泔及淀：洗皮肤瘙疥，能杀虫。饮用，主五痔。与臭樗皮煎服，治小儿疳痢。主霍乱突然发热，心烦渴，喝粟泔汁数升，可愈。

粟糖

【主治】 主痔漏脱肛，配合其他药熏患处。

□ 薏苡

【释名】 解蠡、芑实、回回米、薏珠子。

【集解】 [苏颂说]薏苡处处都有生长，春天生苗，茎高三四尺。叶似黍叶，开红白色花呈穗状，五六月结青白色果实，形如珠子而稍长，因此称为薏珠子。小孩用线将珠穿成串玩。九月、十月采实。[李时珍说]二三月间，薏苡老根生苗，叶子如初生的芭茅。五六月间抽茎秆，开花结实。薏苡有两个品种。一种，果实尖且壳薄，粘牙。其米白色像糯米，可以用来煮粥、做饭及磨成面食用，也可以和米一起酿酒。一种是菩提子，果实圆且壳厚坚硬，子少。其很少，但可以将它穿成念经的佛珠。它们的根都为白色，大小如汤匙柄，根须交错，味甜。

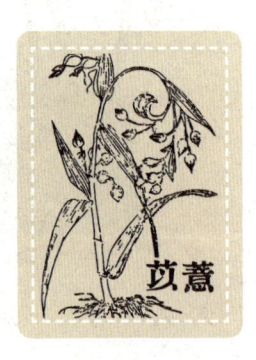

仁

【修治】 [雷说]用时，每一两加糯米一两，同炒熟，去糯米用。有的用盐汤煮过用。

【性味】 味甘，性微寒，无毒。

【主治】 主止咳嗽流涕、气喘，治肺痿、肺气，消脓血。将它煎服，能解毒肿。可治干湿脚气。健脾益胃，补肺清热，祛风胜湿。做饭食，治冷气。煎饮，利小便热淋。主筋急拘挛、不能屈伸，风湿久痹，可降气。除筋骨麻木，利肠胃，消水肿，使人开胃。煮饭或做面食，可充饥。将它煮粥喝，能解渴，杀蛔虫。

【发明】 [李时珍说]薏苡仁属土，为阳明经的药物，固然能健脾益胃。虚则补其母，因此肺痿、肺痈用之。筋骨之病，以治阳明为本，所以拘挛急风痹者用之。土能胜水除湿，因此泄痢水肿用它。

【附方】 1.肺痿咳吐脓血：薏苡仁十两，捣破，加水三升煎成一升，加酒少许服下。2.水肿喘急：郁李仁三两，研细，以水滤汁，煮薏苡仁饭，一天吃两次。3.风湿疼痛，用麻黄杏仁薏苡仁汤：麻黄三两，杏仁二十枚，甘草、薏苡仁各一两，加水四升，煮成二升，分两次服。4.痈疽不溃：取薏苡仁一枚，吞服。5.消渴饮水：用薏苡仁煮粥食用。

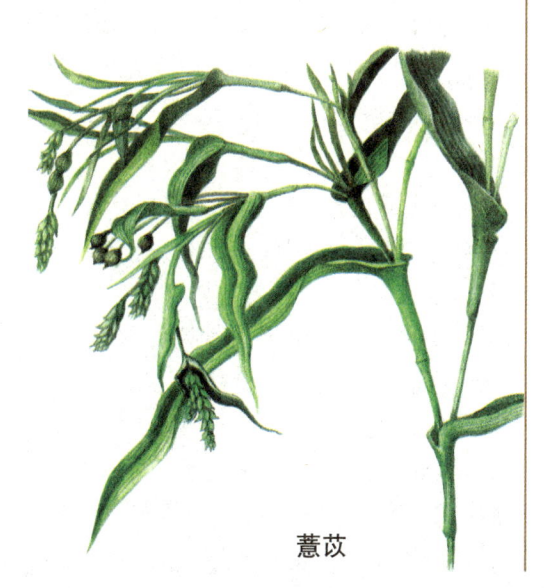

根

【性味】 味甘，性微寒。无毒。

【主治】 治疗心急腹胀，胸胁痛，将薏苡根锉破后煮成浓汁服下三升即可。捣汁和酒服用，能治黄疸。除肠虫。煮汁糜服，很香，驱蛔虫。煮服，可堕胎。

叶

【主治】 煎水饮，味道清香，益中空膈。

夏季煎服，暖胃益气血。初生小儿用薏苡叶来洗浴，有好处。

阿芙蓉

【释名】 阿片、俗称鸦片。

【集解】 [李时珍说]此为罂粟花的津液。罂粟结成青苞时，中午稍过，用大针刺破外面的青皮，但不要伤及里面的硬皮，刺破三五处，第二天早晨有津液流出，用竹刀刮取，收入罐中，阴干后用。所以现市场上卖出的鸦片还留有苞片。

【性味】 味酸、涩，性温，微毒。

【主治】 治泻痢脱肛不止，能收涩男子的精气。

【附方】 赤白痢下：阿芙蓉、木香、黄连、白术各一分，同研细末，加饭做成小豆大的丸子。强壮者服一分，

薏苡

老幼服半分，空腹，用米汤送服，忌食酸物、生冷、油腻、茶、酒、面。

玉蜀黍

【释名】 玉高粱。

【集解】 [李时珍说]玉蜀黍最初种于西部地区。它的苗和叶都如蜀黍，长得矮小、粗壮，和薏苡也相似。它的苗高三四尺，六七月开花成穗，像秕麦。苗心长出一个小苞，形状像同棕鱼，苞上生有缕缕白须，长到一定时候，苞内有颗粒，形状似牙齿，颗颗聚集在一块。颗粒大小像棕子，呈黄白色，可油炸或炒着吃。炒爆成白花，就像炒糯谷的样子。

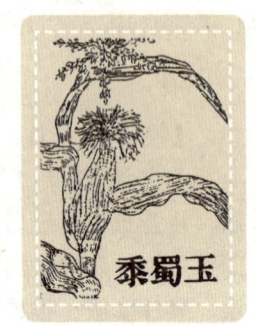

米

【性味】 味甘，性平，无毒。

【主治】 主调中开胃。

根叶

【主治】 主小便淋沥沙石及尿道结石，疼痛难忍，煎汤饮数次。

大豆

【释名】 菽。角名：荚。叶名：藿。茎名：萁。

【集解】 [李时珍说]大豆有黑、白、黄、褐、青、斑等多种颜色。黑的是乌豆，可用以入药或充当粮食，做豆豉；黄大豆用来做豆腐，榨油，制酱油；其他的只能用来做豆腐或炒着吃。它们都于夏至前后播种，苗高的达高三四尺，叶呈圆形，有尖，秋天开小花白色，成丛，结的豆荚长达一寸，遇霜就枯萎。

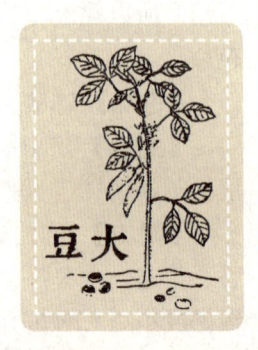

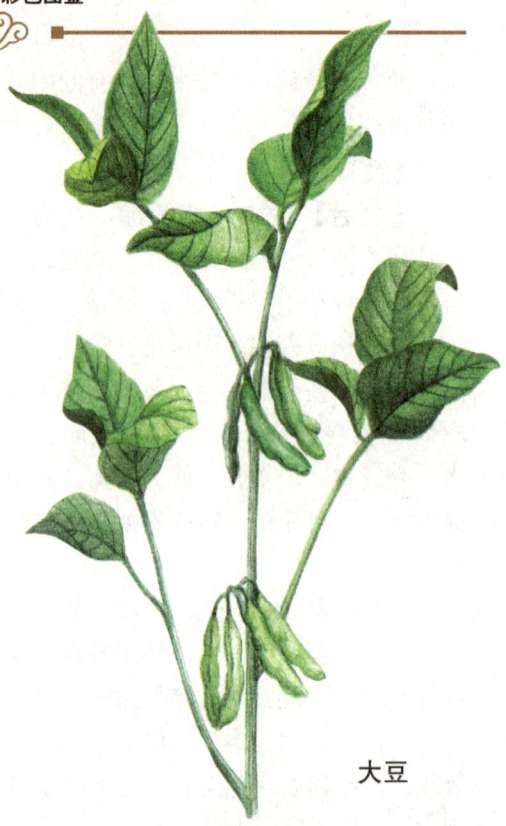

黑大豆

【性味】 味甘，性平，无毒。久服，令人身重。

【主治】 主中风脚软，产后诸疾。同甘草煮汤饮，能祛一切热毒气，治风毒脚气。煮食，治心痛筋挛、膝痛胀满。同桑柴灰汁煮来食用，下水鼓腹胀。与饭捣烂，外涂一切毒肿。治肾病，利水下气，制诸风热，活血，解诸毒。生研，可用来涂治痈肿。煮汁饮，能解毒止痛。治伤中淋露，能去淤血，散五脏内寒，解乌头毒。将它炒成粉末服用，能清胃中热，除痹消肿，止腹胀助消化。煮食，治温毒水肿。能调中下气，通关脉，制金石药毒，治牛马温毒。把它煮汁服，可以解矾石、砒石、甘遂、天雄、附子、射罔、巴豆、芫青、斑蝥等各种药毒及蛊毒。入药用，治下痢脐痛。冲酒服，治风痉及阴毒腹痛。将它放在牛胆中贮存，可止消渴。将黑大豆炒黑，趁热投入酒中饮用，能治风痹瘫痪、产后伤风头痛。食后生吞半两，可去心胸烦热，热风恍惚，能明目镇心，温补。煮来吃则性寒，能下热气肿，压丹石烦热。捣汁，消肿。

【发明】[李时珍说]古代药方中说黑豆能解百药之毒，每次试验却并不是这样。若加上甘草后，就非常有效。

【附方】 1.身面浮肿：乌豆一升，水五升，煮成三升，再加酒五升，又煮成三升，分三次温服。不愈再服。2.热毒攻眼，红痛、眼睑浮肿：用黑豆一升，分成十袋，放沸汤中蒸，交替熨患处。三遍见效。3.解巴豆毒，治下痢不止：取大豆煮汁一升，服下。

大豆皮

【主治】 生用疗痘疮目翳。嚼烂敷涂小儿痘疮。

大豆叶

【主治】 捣烂敷在伤处，治蛇咬，勤更换，可愈。

大豆花

【主治】 主治目盲，翳膜。

黄大豆

【集解】 [李时珍说]大豆有黑、青、黄、白、斑几种，唯有黑大豆可入药用，而黄豆、白豆炒食或做成豆腐，制作酱油或榨豆油，多用，不能不识别它们的性味。[周定王说]黄豆苗高一二尺，叶似黑大豆叶，略大，结的豆角略微比黑豆角肥大些，嫩叶可食用。

【性味】 味甘，性温，无毒。

【主治】 主治宽中下气，利大肠，消水胀肿毒。研末，加开水调和，涂于痘后生痈处。

豆油

【性味】 味辛、甘，性热，微毒。

【主治】 涂疮疥。

赤小豆

【释名】 赤豆、红豆。

【集解】 [李时珍说]此豆处处都有。以紧小而色赤黯的入药用，稍大而鲜红、淡红色的，都不能治病。夏至过后开始播种，豆茎高一尺左右，像豇豆的枝叶，叶微圆而小。它到秋开花，花像豇豆花但稍小些，颜色也稍淡一些，呈银褐色，有腥气。结的豆荚长二三寸，比绿豆荚稍大，皮色微白带红，半青半黄时，即可收取。豆可煮可炒，同米粉

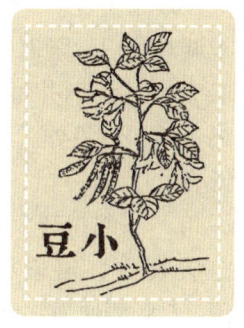

一起做糕或做馄饨馅儿都可以。

【性味】 味甘、酸，性平，无毒。

【主治】 能消热毒，散恶血，除烦满，可通气，健脾胃。将其捣末与蛋清调匀，涂治一切热毒痈肿。能下水肿，排痈肿脓血。疗消渴，止腹泄，利小便，除下腹胀满，止吐逆。赤小豆煮汁，能洗小儿黄烂疮。缩气行风，坚筋骨，久食，使人瘦。能散气，去关节烦热。下痢后，气满不能食者，取赤小豆煮食。与鲤鱼同煮食，治脚气。煮汁，解酒病。能辟瘟疫，治难产，下胞衣，通乳汁。与鲤鱼、鲫鱼、黄雌鸡同煮食，能利水消肿。可解小麦热毒。

【发明】 [陶弘景说]小豆逐津液，利小便，久服令人肌肤枯燥。

【附方】 1.乳汁不通：用赤小豆煮汁服下。2.腮颊热肿：取赤小豆末，用蜜调敷患处，一夜则消。或加芙蓉叶末，效果更佳。3.丹毒如火：取赤小豆末调鸡蛋白，随时敷涂。4.风疹瘙痒：取赤小豆、荆芥穗等分，同研末，用鸡蛋清调涂患处。5.水气肿胀：赤小豆五合、大蒜一颗、生姜五钱、商陆根一条，一起捣碎，加水煮烂后去药，空腹食豆，慢慢将药汁饮尽，肿立消。6.肠痔便血：赤小豆二升、苦酒五升，煮熟晒干，再将豆浸在酒中直至酒尽乃止，研豆为末。每次用酒服一钱，一天三次。

叶

【主治】 祛烦热，止尿频。煮来食用，能明目。

【附方】 小便频数：取小豆叶一斤，放入豉汁中煮汤服下。

芽

【主治】 主漏胎和房事伤胎，将芽研为末，温酒送服方寸匕，每日三次。

绿豆

【释名】 [李时珍说]因豆呈绿色而命名。

【集解】 [李时珍说]绿豆处处都有种植。三四月间，播种，苗约高一尺，叶小长有细毛，秋天开小花，豆荚与赤豆荚相似。颗粒粗大，颜色鲜艳的为官绿；皮较薄而粉多。粒小而颜色深的为油绿；皮厚粉少、种得早的，称为摘绿，可多次采收；种得晚的称为拔绿，只能采摘一次。绿豆的用处广泛，可用来做豆粥、豆饭、豆酒，还可将绿豆炒着吃或磨成面，澄清过滤后取其淀粉，用来做糕。用水浸泡会发芽，炒着

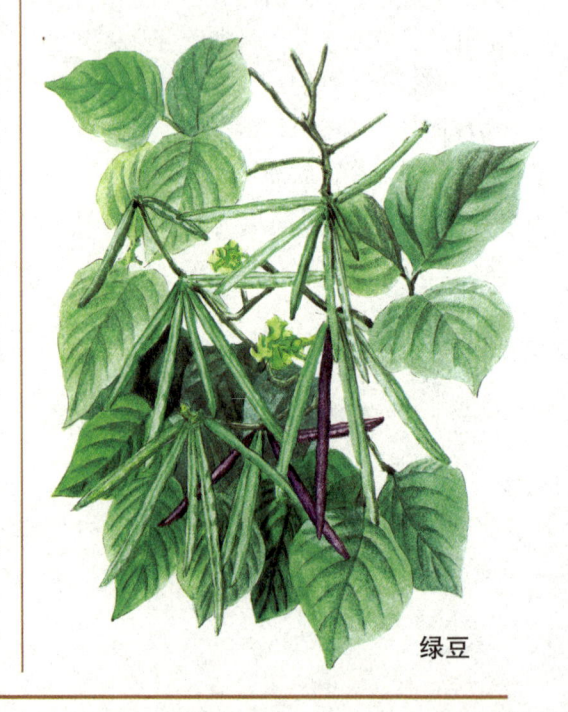

绿豆

吃，营养丰富。也能用来喂牛喂马。

【性味】 味甘，性寒，无毒。

[陈藏器说]用时宜带皮，去掉皮则令人壅气，因皮性寒而肉性平的原因。绿豆反榧子壳。合鲤鱼鲊食，时间久了让人发肝黄成渴病。

【主治】 补益元气，调和五脏，安神，通行十二经脉，去浮风，润皮肤，适宜经常食用。煮汁饮用，止消渴。解一切药草、牛马、金石之毒。治痘毒，利肿胀。煮来吃，可消肿下气，清热解毒。将生绿豆研碎绞汁服，治丹毒，烦热风疹，药石发动，热气奔豚。治寒热、热中，止泄痢，利小便，除胀满，补肠胃。做成枕头使用，能明目，治伤风头痛。止呕逆。

【发明】 [李时珍说]绿豆肉性平，皮性寒，能解金石、砒霜、草木一切毒，适宜连豆皮一起生研后用水服下。

【附方】 1.痘后痈毒初起，用三豆膏：绿豆、赤小豆、黑大豆等分，同研末，用醋调匀时时搽涂患处。2.小儿丹肿：绿豆五钱、大黄二钱，同研末，加生薄荷汁和蜜，调匀外涂。3.霍乱吐利：用绿豆粉、白糖各二两，新汲水调服，可愈。

粉

【性味】 味甘，性凉、平，无毒。

[宁源说]绿豆粉胶黏，脾胃虚的人不能多吃。

【主治】 能清热益气，解酒食等毒。治发于背上的痈疽疮肿，以及烫伤烧伤。痘疮湿烂不结痂的，用干豆粉扑在上面。用新水调服，治霍乱抽筋，解

各种药毒，只要心窝还是热的。解蘑菇毒、砒毒。

【发明】 [李时珍说]绿豆通于厥阴、阳明经。其性稍平，消肿治痘的作用虽然同赤豆，但解热、解毒的作用胜过了赤豆。而且绿豆能补气、厚肠胃，通经脉，因此长期服用，也不会令人枯瘦。但用它做凉粉，则偏冷，造豆酒，则偏热，均能使人生病。因豆芽受湿热郁闷之气，所以容易发疮动气，与绿豆之性稍有不同。

皮

【性味】 味甘，性寒，无毒。

【主治】 清热解毒，退眼内白翳。

花

【主治】 解酒毒。

芽

【性味】 味甘，性平，无毒。

【主治】 解热毒、酒毒，利三焦。

叶

【主治】 治疗霍乱吐下，用绿豆叶捣碎取汁，加醋少许，温服。

豇豆

【释名】 [李时珍说]此豆以红色居多，荚必双生，因此有豇豆的名字。

【集解】 [李时珍说]豇豆处处都有，三四月间下种。一种为蔓生，蔓长一丈有余；另有一种藤蔓较短。它的

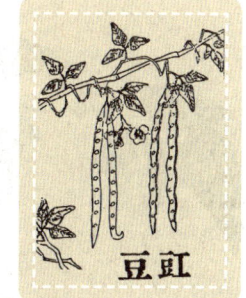

叶都是柄端大末端尖，嫩时可以食用。花有红、白两种颜色。豆荚也有数种颜色，白、红、紫、赤、斑，长的达两尺长，嫩时当菜食用，老了则收果实。豇豆可作菜，作果品，作粮食，用处相当多，是豆类中的良品。

【性味】 味甘、咸，性平，无毒。

【主治】 治吐逆泄痢，小便频数，可解鼠蛇之毒，主理中益气，补肾健胃，和五脏，调营卫，生精髓，止消渴。

【发明】 [李时珍说]豇豆开花结荚，一般是两两一起垂下，微微弯曲，形状与人的肾相似。人们说，有种豆为肾的粮食，指的就是豇豆。补肾吃豇豆与其他疾病不相冲，唯患有水肿的病人不能补肾，不适宜吃豇豆。

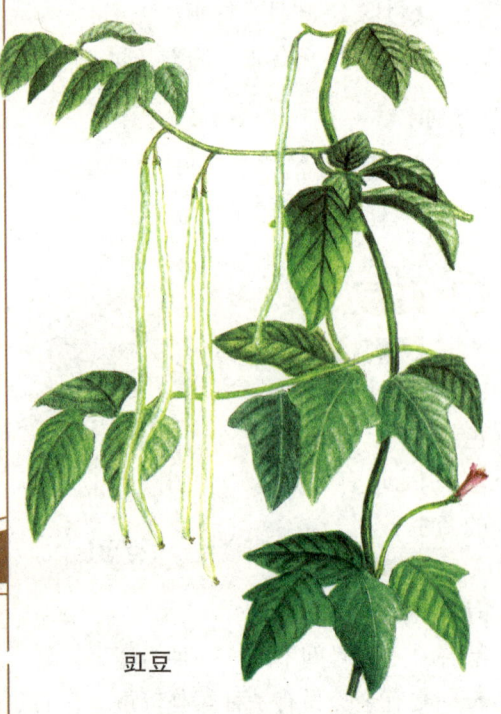

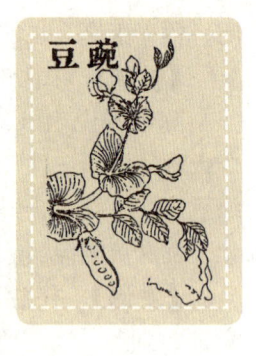

豇豆

豌豆

【释名】 胡豆、戎菽、回鹘豆、毕豆、青小豆、青斑豆、麻累。[李时珍说]其苗柔弱弯曲，故名豌豆。最初种于胡地，嫩呈青绿色，老呈麻斑花色，所以又有胡豆、戎豆、青豆、斑豆、麻豆等诸多名称。

【集解】 [李时珍说]现在北方种大量豌豆。它在八九月下种，豆苗柔弱如蔓，有须。叶似蒺藜叶，两两对生，嫩时可以吃。三四月间开小花，形状像小飞蛾，花淡紫色。结的豆荚长一寸左右，里面的子圆如药丸，又像甘草子。产自胡地的豌豆子像杏仁大小。豌豆煮、炒吃都很好，磨的粉又白又细腻。杂粮之中，以豌豆为上。还有一种野豌豆，颗粒很小，黑色不能食用，只有苗可吃，为翘摇。

【性味】 味甘，性平，无毒。[吴瑞说]多食发气病。

【主治】 煮成汤喝，能解乳石毒发。研成末，可涂痈肿痘疮。用豌豆粉洗浴，可除去污垢，使人面色光亮。清煮吃，治消渴。煮来食用，下乳汁。治寒热热中，除吐逆，止下泄痢疾，利小便，除腹胀满。能调营卫，益中平气。可作酱用。

【发明】 [李时珍说]豌豆属土，所以主治脾胃之病。

吃，又可用蜂蜜煎来吃，都很好。老时收其种子，子大小如拇指，为淡红色。与猪肉、鸡肉等同煮，味道特别鲜美。

【性味】 味甘，性平，无毒。

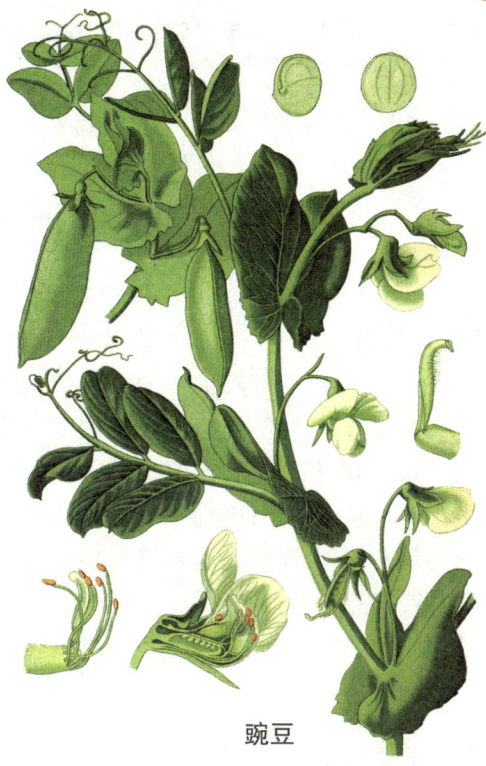

【主治】 温中下气，利肠胃，止呃逆，益肾补元气。

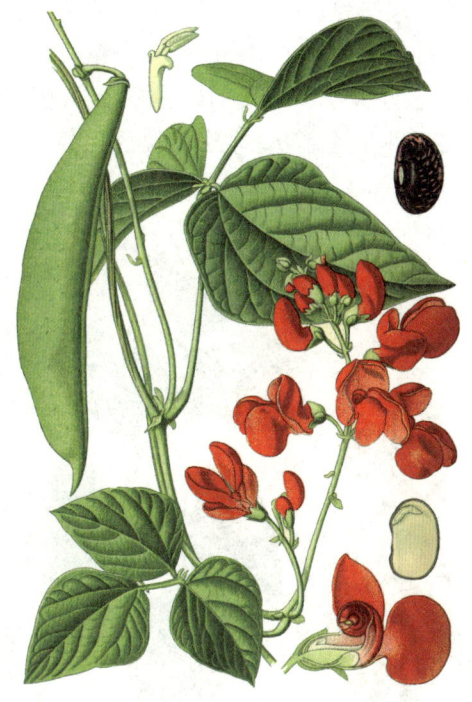

豌豆

刀豆

【释名】 挟剑豆。[李时珍说]以豆荚的形状来命名。《酉阳杂俎》载，乐浪有挟剑豆，其豆荚横斜着生长，像人挟持着刀剑，说的就是此豆。

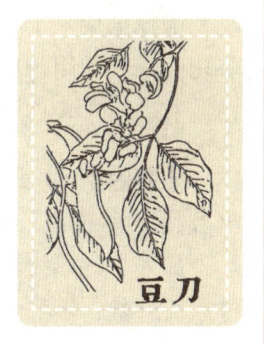

【集解】 [李时珍说]刀豆，种植的人很多。三月下种，藤蔓可长到一二丈长，叶子与豇豆的叶子相像，但稍长些。五六七月开花，呈紫色，像飞蛾的形状。结的豆荚约一尺长，有点像皂荚，但比皂荚扁而且有剑脊，三个棱很分明。刀豆嫩时可煮来吃，也可做酱

豆刀

刀豆

扁豆

【释名】 沿篱豆、峨眉豆。

[李时珍说]藊本来作扁，因荚是扁形。沿篱是豆藤蔓延的意思。峨眉，像豆荚脊有白路之形。

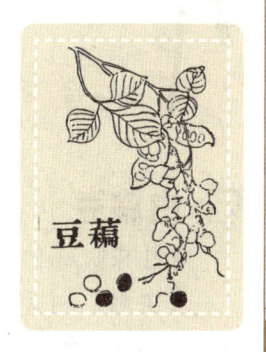

豆藊

【集解】 [李时珍说]扁豆在二月下种，枝叶蔓生缠绕。叶子大小如茶杯，

圆且有尖。花的形状像小飞蛾，也像翅尾的形状。其豆荚共有十多种，有长、圆，有的又像龙爪、虎爪，也有的像猪耳、刀镰，形状都不相同，一簇一簇结于茎上。白露后结实更多，嫩时可当蔬菜和茶料，老了则收子煮熟吃，味道很美。子呈黑、白、赤、斑四种颜色。有一种坚硬的豆荚不能吃。豆子粗圆形，白色的才可以入药。[陶弘景说]人们把扁豆种在篱笆边，取名沿篱豆。荚蒸来吃味道很好。

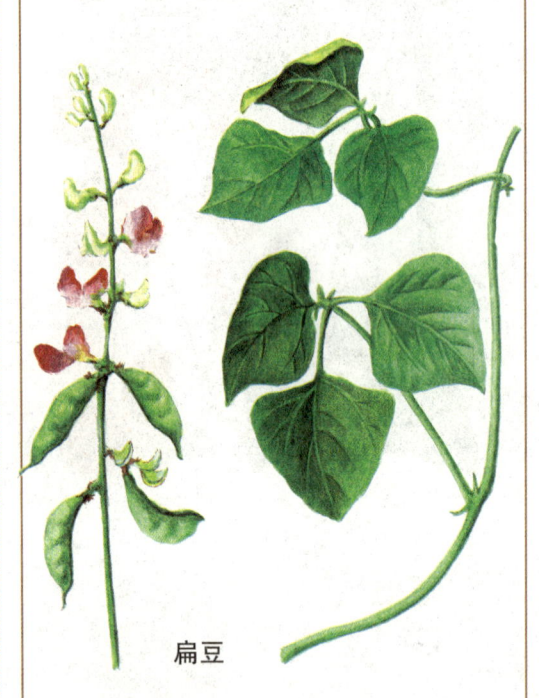

扁豆

白扁豆

【性味】 味甘，性微温，无毒。

【主治】 主和中，下气。能补养五脏，止呕吐。研末，用醋服下，可治疗霍乱呕吐腹泻不止。能行风气，治女子带下，解酒毒、河豚鱼毒。可解一切草木之毒，生嚼或煮汁喝，都

有效。止痢疾，消暑，暖脾胃，除湿热，止消渴。

【发明】 [李时珍说]硬壳白扁豆，子充实，其性温平，得以和中，能补脾。它入太阴气分，通达三焦，能化清降浊，专用来治中宫之病，能消暑除湿，也可解毒。其中，有一种软荚壳，色如黑鹊的豆，性微凉，可用来当食物，亦可以调养脾胃。

【附方】 1.血崩不止：取白扁豆花，焙干后研末，每次服二钱，空腹服，炒米煮汁加少许盐服下。2.赤白带下：白扁豆炒研末，用米汤送服，每次二钱。3.霍乱吐利：扁豆、香薷各一升，加水六升煮成二升，分次服用。

花

【主治】 研干花成末，米汤送服，治女子月经不调及白带多。做馄饨吃，治疗痢疾。干花粉，擂水服，解中一切药毒。功用与扁豆相同。

叶

【主治】 主霍乱呕吐下泻不止。呕吐泻下后抽筋，取生扁豆叶一把捣烂，加入少许醋绞汁液，服下，立愈。杵烂后外敷，治蛇咬伤，敷在被蛇咬伤的部位。

蚕豆

【释名】 胡豆。[李时珍说]豆荚形状像老蚕，故名。王祯《农书》载，此豆在养蚕的时节成熟，所以又

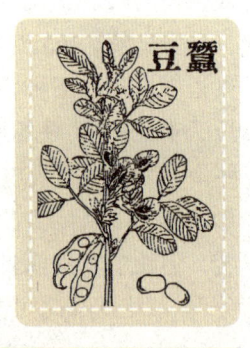

豆蠶

【主治】 利肠胃，和脏腑。酒醉不醒。

苗

【性味】 味苦、微甘，性温。

【主治】 酒醉不醒，用油盐将苗炒熟，加水煮汤灌服，用来醒酒很有效。

□ 大豆豉

【释名】 [李时珍说]按刘熙《释名》载：豉，通嗜，调和五味。

【集解】 [孟诜说]产自陕府的豉汁，比一般的豉汁味道更好。做法是：将大豆蒸熟，一斗豆加四斤盐，四两花椒，春季三天、夏季两天、冬天五天可做成。在半熟时加入生姜五两，这样既洁净味道又好。[李时珍说]各种大豆都可用来加工做豆豉，黑豆做成的可入药用。豆豉有淡豉和咸豉，治病时大多用淡豉汁，豉心是指装盛豆豉的中心部分，而不是剥开豆豉皮取心，此说法详见《外台秘要》。淡豆豉的制作方法：六月份，用黑大豆二三斗，淘洗干净，用水浸泡一夜后沥干，蒸熟后倒出摊在席上，等到微温时，用蒿叶覆盖。两三天查看一次，若表面布满黄色菌丝时，说明其已发酵，在菌丝不太厚的情况下，用簸箕簸干净，用水拌和，干湿适度，以汁出水为宜。再将这些黑豆豉放入瓮中筑紧，盖上三寸厚的桑叶，用泥密封瓮口，在太阳下晒七天。取出后再暴晒一个时辰，再加水拌和装入瓮中，反复七次。最后再在火上蒸透，摊开晾去火气，置瓮中收藏使用。咸豆豉的制作方法：用大豆一斗，入水中泡三天，

蚕豆

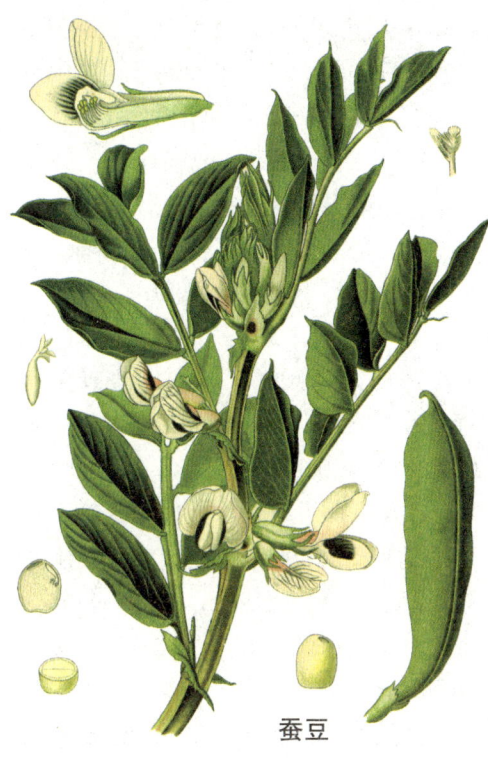

名蚕豆。种子也出自西胡，虽与豌豆同类，但外形、性味却完全不同。《太平御览》上载，西汉张骞出使西域，将胡豆种子带到中原。说的就是蚕豆。现在蜀人将此豆称为胡豆，豌豆就不再叫胡豆了。

【集解】 [李时珍说]现在，蚕豆大多种植在南方地区，四川种的尤其多。八月份下种，冬天生长，嫩苗可食用。此茎呈方形，中间空。叶子像饭勺端部，叶子柄端处微圆，末梢较细，呈尖状。叶受光的一面呈绿色，背光的一面呈微白色。叶柔且厚，一枝生三片叶子。二月间开花紫白色，形状像飞蛾，和豇豆花也很相像。豆角连缀起来如大豆，很像蚕的样子。

【性味】 味甘，性平，无毒。

淘洗净，蒸熟，摊席上，等长出黄色菌丝时取出簸干净，水洗沥干。每四斤加盐一斤，姜丝半斤，橘皮丝、辣椒、苏叶、杏仁、茴香各适量，拌匀，放进瓮中，加水浸泡，水面高出豆面约一寸。再用桑叶或桐叶盖封瓮口，晒一个月即成。豉汁的制作方法：十月或正月，取质好的豆豉三斗，清麻油熬至无烟时，用熬好的清麻油一升同豆豉拌匀后放在火上蒸熟，摊冷晒干，再用清麻油拌匀蒸透，如此三遍。用一斗白盐捣和，再用汤淋豆豉，出汁液三四斗，放入铁锅中，另放些辣椒、姜、葱、橘皮丝同煎，煎至剩三分之二的汁液，将煎好的豉汁放入易密封的容器中保存，味道香美。麸豉、瓜豉、酱豉等都可用来做豉汁，但只可以食用，不能入药用。

淡豉

【性味】 味苦，性寒，无毒。

[李杲说]淡豉为阴中之阴。

【主治】 主伤寒头痛寒热，瘴气恶毒，烦躁满闷，虚劳气喘，两脚疼冷。杀六畜胎子诸毒。治时疾热病发汗。熬末，能止盗汗，除烦躁。生捣做丸服，治寒热风，胸中生疮。煮服，治血痢腹痛。研末，涂阴茎生疮。治疟疾骨蒸，解毒除胀，治犬咬。下气调中，治伤寒温毒，发斑呕逆。

蒲州豉

【性味】 味咸，性寒，无毒。

【主治】 解烦热热毒，寒热虚劳，调中发汗，通关节，杀腥气，伤寒鼻塞。陕州豉汁亦能除烦热。

【发明】 [苏颂说]用豆豉治病在古今药方中用的很多。江南人多喜欢制作豆豉，凡因时令气候不和而生病，用葱豉汤服下，取汗，便可病愈。[李时珍说]黑豆性平，酿成豆豉则性温。因经蒸罯，故能升能散。得葱则发汗，得盐则能吐，得酒则治风，得薤则治痢，得蒜则止血。炒熟则又能止汗。

【附方】 1.痰喘（逢雨天即发，坐立不安，食欲低下）：取淡豆豉一两，蒸后捣烂，加一钱砒霜末，三钱枯白矾，做成绿豆大的丸子。每次服七丸，严重者服九丸，小儿减半，冷水送服。2.伤寒汗出不解，胸中闷恶：用豉一升、盐一合、水四升，煮成一升半，分次服用，取吐。3.口舌生疮，胸膈疼痛：用焦豉末含一夜。4.盗汗不止：用豉一升微炒香，放在清酒三升中浸泡三天，取汁服，冷热均可。如无效，可多服几剂。

豆腐

【集解】 [李时珍说]黑豆、黄豆、白豆、豌豆和绿豆等，都可用来做豆腐。制法是：用水浸泡豆子，使其发胀，用石磨磨碎，滤去豆渣，将豆浆烧沸，用盐卤汁或者山矾叶，或者酸浆、醋淀放入锅中点制。亦可用石膏粉来点豆腐。大概含咸、苦、酸、辛的东西，都可用来点豆腐。可揭取晾干，取上面凝结的一层，晾干后，叫豆皮，做菜吃很好。

【性味】 味甘，性寒，有小毒。

[苏颂说]豆腐寒而动气。[吴瑞说]豆腐多吃，会发肾气，疮疥、头风，用杏仁可解。

【主治】 宽中益气，调和脾胃，消除胀满，下大肠浊气。清热散血。

□ 饭

【集解】 [李时珍说]各种粮食都可用来做饭，米性也不相同。而每种饭食所治的疾病，又是不一样的，应当特别说明。大多数是用粳米、籼米、粟米做的饭。

荷叶烧饭

【主治】 厚脾胃，通三焦，资助升发之气。

【发明】 [李时珍说]荷叶烧饭，用新荷叶煮汤，加入粳米中做饭，味道也美。凡用粳米做饭，入荷叶汤，宽中。入芥叶汤，豁痰，入紫苏汤，行气解肌，入薄荷汤，祛热，入淡竹叶汤，辟暑，都可类推。

□ 粥

【释名】 糜。[李时珍说]粥字似米在釜中。《释名》说：把米煮成糜，使其糜烂。稠的叫饘，稀的叫酏。

小麦粥

【主治】 止消渴烦热。寒食粥：用杏仁和各种花制成。

糯米、秫米、黍米粥

【性味】 味甘，性温，无毒。

【主治】 主益气，治脾胃虚寒，泄痢吐逆，小儿痘疮白色。

粳米、籼米、粟米、粱米粥

【性味】 味甘，性温、平，无毒。

【主治】 养脾胃利小便，止烦渴。

【发明】 [李时珍说]《宝鉴》记载，用粳米、粟米做成的粥，气味淡薄，阳中带阴，所以清淡利小便。各种谷粮做粥，详看以下诸条：

赤小豆粥 利小便，消水肿脚气，能驱除邪气。

绿豆粥 解热毒，止烦渴。

御米粥 （即罂粟做成的粥）治反胃，利大肠。

薏苡仁粥 除湿热，利肠胃。

莲子粉粥 健脾胃，止泄痢。

芡实粉粥 固精气，明耳目。

菱实粉粥 益肠胃，解体内烦热。

栗子粥 补肾气，益腰脚。

薯蓣粥 补肾气，固肠胃。

芋粥 宽肠胃，使人不觉得饿。

百合粉粥 润肺调中。

萝卜粥 消食利膈。

胡萝卜粥 宽中下气。

马齿苋粥 治痹消肿。

油菜粥 调中下气。

菠菜粥 和中润燥。

荠菜粥 明目利肝。

芹菜粥 去伏热，利大小肠。

芥菜粥 豁痰辟恶。

葵菜粥 润燥宽肠。

韭菜粥 温中暖下。

生姜粥 温中辟恶。

花椒粥 辟瘴御寒。

茴香粥 和胃治疝。

胡椒粥、茱萸粥、辣米粥 治心腹疼痛。

麻子粥、胡麻粥、郁李仁粥 润肠胃，治痹。

苏子粥 下气，利膈。
竹叶汤粥 止渴清心。
猪肾粥、羊肾粥 补肾虚。
羊肝粥、鸡肝粥 补肝虚，明目。
鸭汁粥、鲤鱼汁粥 消水肿。
牛乳粥 补虚羸。
酥蜜粥 养心肺。
炒面加粥 食止白痢。
烧盐加粥 食止血痢。
葱豉粥 发汗解肌。
茯苓粉粥 清上实下。
松子仁粥 润心肺，调大肠。
酸枣仁粥 治烦热，益胆气。
枸杞子粥 补精血，益肾气。
薤白粥 治老人冷利。

□ 糕

【释名】 粢。[李时珍说]用黍、糯米加上粳米粉蒸成，形状像凝膏名糕。单用糯米粉做成的糕叫粢。米粉掺豆末、糖、蜜一起蒸的糕叫饵。

【性味】 味甘，性温，无毒。[李时珍说]粳米糕易消化，糯米糕最难消化，能损害脾胃，引起积食，尤其小孩不宜吃。

【主治】 粳糕：养脾胃，厚肠，益气和中。粢糕：益气暖中，减小便，令大便成形。

□ 粽

【释名】 角黍。[李时珍说]粽是古人用菰芦叶裹上黍米煮熟而成形，叫粽。尖角，像棕榈树的形状，所以名粽，也叫角黍。现在大多用糯米做成。如今的习俗，在农历五月初五将粽子作为节日礼物互相馈赠，现已成为一种风俗习惯。有人说是为了祭祀屈原，做粽子投入江中，用来喂蛟龙。

【性味】 味甘，性温，无毒。

□ 麴

【释名】 酒母。[李时珍说]用米、麦包罨而成叫麴，所以名字有麦、有米、有包，为会意字。没有麴就酿不成酒，因此叫酒母。

【集解】 [李时珍说]用麦、面或米来制作麴，其做法也不同，但用以酿酒，功效相当，都可以消积化食。造大小麦麴法：将大麦或小麦连皮，用水淘洗干净，晒干，磨成面粉，用淘麦的水来和面成块，取楮叶裹好，挂在通风处，七十天后就可以了。造面麴法：三伏天，取白面五斤，绿豆五升，用蓼汁煮烂，再放入五两辣蓼面，十两杏仁泥，和在一起，压成饼状用楮叶包起来，悬挂在通风的地方，待其发黄时收取。造白麴法：取五斤面，一斗糯米粉拌匀，用水拌微湿，筛后压成饼，用楮叶包好，挂于通风处，五十天成。造米麴法：取糯米粉一斗，和上自然辣蓼汁做成圆形的丸子，用楮叶包好挂在通风的地方，四十九天可成，晒干收藏。以上诸麴都可以用来入药。除此还有加各种药草及毒药制成的麴，均有毒，可用来酿酒但不能入药。

小麦曲

【性味】 味甘，性温，无毒。

【主治】 主霍乱、心膈之间闷气、积痰。除烦，破癥结。消食积止痢疾。平胃气，消痔疮，治小儿不消化。调中下气，开胃，疗脏腑中风寒。补虚，祛冷气，除肠胃阻塞，吃不下食物。落胎，并打死胎。解河中鱼的毒。

面曲、米曲

【性味】 味甘，性温，无毒。

【主治】 研末酒送服，消食积、酒积、糯米积。其他功效与小麦曲相同。

【附方】 1.米谷食积：炒研末，用白开水调服二钱，一日三次。2.赤白痢，水谷不消：用曲熬粟米粥，每次一匙，一天服四五次。

神麴（神曲）

【校正】 原附曲下，今分出。

【集解】 以古人用曲，大多是造酒的曲。后来，医家所制的曲，专用来治病，功效显著，称神曲。神曲制法：在五月五日，或六月六日，或三伏日也成，用白面一百斤，青蒿捣汁三升，赤小豆末、杏仁泥各三升，苍耳捣汁、野蓼捣汁各三升，取汁和面、豆、杏仁做成饼，用麻叶或楮叶包裹，用造酱黄的方法，等长出黄衣后，晒干收存。

【性味】 味甘、辛，性温，无毒。

[张元素说]神曲为阳中之阳药，入足阳明经。用时须用火炒黄，以助土气。用陈久的神曲为好。

【主治】 消食下气，除痰逆霍乱，泄痢胀满诸疾，其功效与曲同。闪挫腰痛者，煅过后淬酒温服有效。妇人产后欲回乳者，将它炒后研细，用酒送服二钱，一日两次即止。化水谷宿食，癥结积滞，健脾暖胃。养胃气，治赤白痢。

【附方】 强脾进食，治疗痞满暑泄，用曲术丸：神曲（炒），苍术（泔制炒），等分研为末，糊成丸子如梧子大。用米汤送服每次五十丸。冷者加干姜或吴茱萸。

蘖米

【集解】 [李时珍说]据苏颂所说，只要是粮食，都可以作蘖米，用粟、黍、谷、麦、豆等做蘖的话，都用水浸泡发涨，等其发芽时晒干去掉根须，取出中间的米，炒后磨粉吃，味道越香浓，消食化积的功能就越强。

粟蘖

【性味】 味苦，性温，无毒。

[寇宗奭说]粟蘖性温于麦蘖。

【主治】 主寒中，下气，除热。除燥，消积食，开胃。研末和上油脂敷于脸部，皮肤则红润有光泽。

稻蘖

【性味】 味甘，性温，无毒。

【主治】 主暖脾开胃，下气和中，消食化积。

麦蘖

【性味】 味咸，性温，无毒。

【主治】 能补脾胃虚弱，宽肠下气，腹鸣的人可用。能帮助消化米、面、诸果引起的食积。开胃，止霍乱，除烦闷，消痰饮。破癥结，能催生落胎。主消食和中。破冷气，祛心腹胀满。

【附方】 1.回乳，妇女无子食乳，乳不消散，令人发热恶寒：用大麦蘖二两，炒为末，用白开水送服每次五钱。

2.腹中虚冷，消化不良，瘦弱体乏：五升大麦蘖、半斤小麦面、五合豉、二升杏仁，捣碎筛过，共熬至黄香，加糊做成丸如弹子大小，用白开水送服每次一丸。3.产后便秘，五七天不通，不宜妄服药丸。宜用大麦芽炒黄研为末，用开水调服每次三钱，与粥交替饮服。

饴糖

【释名】 饧。[李时珍说]按刘熙《释名》载，糖中质清的称为饴，形容怡然也。稠的叫饧，形容其强硬如饧。

【集解】 [陶弘景说]方家所用的饴，叫云胶饴，是湿糖如厚蜜制成的。饴中凝固性强，扯动有白丝的叫饧糖，不入药用。[韩保升说]饴也叫软糖，北方称作饧。糯米、粳米、秫粟米、蜀秫米、大麻子、枳椇子、黄精、白术都能熬制。只有用糯米做成的可入药，粟米做的稍差，其余的只能用来食用。

【性味】 味甘，性大温，无毒。入太阴经。

[朱震亨说]饴糖属土而成于火，大发湿中之热。[李时珍说]凡腹胀、呕吐、便秘、龋齿的患者，不宜吃饴糖。因饴糖生痰动火厉害。甘属土，所以患肾病的患者要少吃甜的，甘伤肾，骨痛则齿落，指的都是同类病症。

【主治】 治吐血，能消痰、润肺、止咳。健脾胃，补中，治吐血。跌打损伤淤血的人，将饴糖熬焦用酒服用，能下恶血。治咳嗽（因伤寒引起），将饴糖放入蔓菁、薤汁中煮沸，顿服，效果佳。脾弱食欲不振的人食用少量的饴糖，能和胃气。也可用作配药。能解附子、草乌头的毒。主补虚乏，能止渴去血。补虚冷，益气力，止肠鸣咽痛。

【发明】 [陶弘景说]古方中多用饴糖。糖和酒均是用米蘖制成，糖居上品而酒居下品。是因糖以和润为优，酒以醺乱为劣。[王好古说]饴是脾经气分药。甘能补脾。

【附方】 1.老人燥渴：用大麦一升、水七升煎至五升，再加入赤饧二合，渴了即喝。2.鱼脐疔疮、毒疮，火烧伤：用饴糖涂搽，如糖已干，则烧灰涂搽。3.服药过量导致闷胸：取饴糖服用，即安。

酱

【释名】 [李时珍说]酱，从将。酱能制食物的毒性，如将之平暴恶。

【集解】 [李时珍说]面酱有大麦、小麦、甜酱、麸酱等种类；豆酱有大豆、小豆、豌豆及豆油等种类。豆油法：用大豆三斗，加水煮烂，以面二十四斤拌匀发酵成黄色。每十斤，加盐八斤，井水四十斤，搅晒成油即成。大豆酱法：黄豆炒后磨粉，每斗加面三斗和匀，切片发酵成黄色，晒干。每十斤加盐五斤，用腊水淹过，晒好收。小豆酱法：将豆磨碎，和面罨黄，次年再将其磨细。每十斤加盐五斤，以腊水浸过，晒出味道就成。豌豆酱法：将豌豆水浸泡蒸软，晒干去皮。每一斗，加小麦一斗，磨面和匀，蒸过罨黄晒干。每十斤，加盐五斤，水二十斤，晒出味道就成。麸酱法：用小麦麸蒸热罨黄，晒干磨碎。

每十斤，加盐三斤，熟水二十斤，晒出味道即收。甜面酱：用小麦面和匀，切成片，蒸熟罨黄，晒干。每十斤，加盐三斤，熟水二十斤，晒出味道即收。小麦面酱：用生面拌水和匀，用布包好踏成饼，罨黄，再晒松。每十斤加盐五斤，水二十斤，晒出味道即收。大麦酱：将黑豆一斗炒熟，水浸半天，用泡豆水煮烂，再用大麦面二十斤，拌匀，筛出面粉，用煮豆的水汁与筛过的面粉和匀，切成片蒸熟，罨黄，晒干捣细，每一斗加盐二斤，井水八斤，晒成后黑色，味道甜则水清。麻滓酱：将麻枯饼捣烂蒸熟，用面和匀罨黄，按一般方法加盐加水晒制而成，颜色味道都不错。

【性味】 味咸，性冷利，无毒。[李时珍说]面酱，味咸。豆酱、甜酱、豆油、大麦酱、麸酱，都是味咸、甘。[苏颂说]麦酱和鲤鱼同吃，易生口疮。[孟诜说]如果过多食用，会使小儿消化不良，生痰动气。妊娠时，酱与雀肉同吃，使胎儿面黑。

【主治】 用酱汁灌肠，治大便不通。灌耳中，治飞蛾、虫、蚁入耳。又有中砒毒的，调水服即解。涂在狂犬咬伤及烫伤、烧伤但没有成疮的部位，有效。除热，止烦满，杀百药及热汤火毒。杀一切鱼肉、菜蔬、蕈毒，并治蛇、虫、蜂、蝎等毒。

【发明】 [陶弘景说]酱大多用豆制成，纯麦制成的少。入药当选用陈久的豆酱更好。又有鱼酱、肉酱，都叫作醢，不可入药用。[寇宗奭说]圣人无酱不吃东西，这是以此来调和五味，使五脏舒服，这是养生的一种方法。

【附方】 1.痈疽风䟽：用酱清调石硫黄细末，每日涂搽。2.手指挚痛：取酱清和蜜，温热后用来泡手。

▢ 醋

【释名】 酢、醯、苦酒。

【集解】 [苏颂说]醋有数多种：有米醋、麦醋、麯醋、糠醋、糟醋、饧醋、桃醋，以及葡萄、大枣等各种杂果醋，味也很酸烈。只有存放了两三年的陈米醋可入药用，其余的只能食用，不能用来入药。[李时珍说]米醋：三伏天，取仓米一斗，淘净蒸饭，摊冷罨黄，晒干，簸净杂物，用水淋净。另外用仓米二斗，蒸成饭，与晒干淋净的饭和匀装入瓮中，用水将其淹没，密封后放在温度高的地方，约二十天酿成。糯米醋：秋天，用糯米一斗，淘洗后蒸饭，用小麦大曲与之拌匀，加水二斗，放入瓮中密封，二十天左右酿成。粟米醋：用陈粟米一斗，淘洗后浸泡七天，再蒸熟，入瓮密封，每天早晚搅拌，七天可酿成。小麦醋：将小麦用水浸三天，蒸熟罨黄，放入瓮中，水淹过，四十九天便酿成。大麦醋：用大麦一斗，水浸后蒸成饭罨黄，晒干，用水淋过，再用麦饭二斗和匀，放进水中封好，约二十天酿成。饧醋：用十斤饧，四十斤水，拌匀后放入瓮中，每天趁太阳初升时，用杨树枝旋搅四十至五十转，用净布渍水封住瓮口，几天后加入热糯米饭，一大盏，四十天左右，醋就酿成了，味甘酸香烈。不再尽述。

米醋

【性味】 味酸、苦，性温，无毒。

【主治】 治产后血晕，除癥块坚积，能消食，杀恶毒，破结气、心中酸水和痰饮。消痈肿，散水气，杀邪毒。理诸药，消毒。用醋磨青木香，止突然心痛、血气痛。用醋浸黄柏含服，治口疮。用醋调大黄末，涂治肿毒。用醋煎生大黄服，治胸腹胀痛很好。能散瘀血，治黄疸、黄汗。能下气除烦，治妇人心痛血气，及产后和伤损金疮出血眩晕，可杀一切鱼肉菜毒。

【发明】 [寇宗奭说]米醋比其他任何一种醋都好，多用来入药，因为它得到的谷气最全。所以比糟醋好。在产妇房中，经常用火炭烧醋生蒸气有好处，因为酸有益于血。[李鹏飞说]饮少许醋，来驱寒，比酒还要好。

【附方】 1.乳痈坚硬：用罐装醋，烧热石投入两次，待温，用醋敷痈上，醋冷则再次烧石投入，如此热敷数次即愈。2.牙齿疼痛：用米醋一升，煮枸杞、白皮一升，取半升含漱。3.腋下狐臭：用三年酽醋和石灰，敷涂。4.霍乱吐泻：用盐、醋煎服。5.汤火伤灼：用酸醋淋洗，并以醋泥涂伤处，有效，也不留瘢痕。

酒

【释名】 [李时珍说]《饮膳正要》说，酒之清者为酿，浊者为盎；厚者为醇，薄者为醨；重酿为酎，一宿为醴；美为醑，未榨为醅；绿为醽，红为醍，白为醝。

【集解】 [苏颂说]秫、黍、粳、糯、粟、曲、蜜、葡萄等都可用来酿酒，原料不同，则酿出的酒，色和味道都不尽相同。大凡酿酒作醴，都须用曲发酵，只有葡萄、蜜等酿酒不用曲。各种酒味道浓淡不同，唯米酒入药用。[寇宗奭说]《战国策》载，帝女仪狄造酒，进恭于禹。《说文解字》中载，杜康造酒。《神农本草经》中已著有酒名，《素问》中也有酒浆，所以酒始于黄帝，而不是仪狄。

[汪颖说]东阳酒用来入药为最好，其酒质很好。酿造的方法为用麸面、蓼汁拌造，是借麸面的辛辣之力，而蓼汁又有解毒的功用。酿好的酒，万里飘香，色泽金黄。饮用它即使醉了，头也不痛，口不干，腹不泻。酿造东阳酒的水重于其他地方的水，邻县所酿造的酒远不如东阳酒好，其因归结于水土好的缘故。处州的"金盆露"，用水和姜汁造曲，用浮饭酿造，酒味醇美还不错，但色香却不如东阳酒，主要因为是水没有东阳的水好。江西的"麻姑酒"，以泉得名，它的曲中含有许多药。金陵瓶酒，它的曲米无可挑剔，但水中有碱，且酿造时用了灰，味道太甜，多喝了会聚痰。山东的"秋露白"，颜色很纯正，但味道太烈。苏州的小瓶酒，曲中有葱和红豆、川乌之类的东西，喝了会头痛、口渴。淮南的绿豆酒，曲中有绿豆能解毒，但不足之处是酿造时也用了石灰。

[李时珍说]东阳酒即金华酒，是古代的兰陵酒。李太白诗中所说的"兰陵美酒郁金香"讲的就是它。东

阳酒平时饮用或入药都还不错。山西的"襄陵酒"、蓟州的"薏苡酒"，均清烈味美，但曲中有药物。黄酒也是用掺灰的曲酿造的。陕西、四川有"咂嘛酒"，用稻、麦、黍、秫作曲，封存在腹大口小的瓮中酿制而成，用筒吸饮，但这种酒谷气很杂，酒并不清美，且不可入药用。

米酒

【性味】味苦、甘、辛，性大热，有毒。

[李时珍说]酒后吃芥菜或辛辣之物，会令人筋骨松弛。酒后饮茶，伤肾，导致腰脚重坠，膀胱冷痛，兼患痰饮水肿、消渴挛痛的疾病。酒遇碱可解除酒性，此因为水可制火，酒性上升而咸润下的缘故。另外，酒畏枳椇、葛花、赤豆花、绿豆粉等之类的东西，因寒能制热。

[孟诜说]饮酒过量会伤神折寿，软筋骨，动气痢。醉酒，睡在有风的地方，会中风。醉酒后洗冷水澡，会全身疼痛，导致痛痹。服丹砂的人喝了，会头痛吐热。

【主治】养脾气，扶肝，除风下气。解马肉、桐油毒，丹石发动诸病，热饮效更好。通血脉，壮肠胃，润皮肤，散湿气，消忧发怒，宣言畅意。行药势，杀百邪恶毒气。

老酒

在腊月酿造的酒，可经数十年不坏。暖胃辟寒，发痰动火。

东阳酒

【性味】味甘、辛，无毒。

【主治】用来调制各种药，神效。

【发明】[陶弘景说]天气寒冷时，大海也会结冰，唯有酒不结冰。由此可知，酒性热，药物中列第一。所以药家多用酒来助药势。人饮酒过量，就会神志不清，说明酒是有毒的。

[王好古说]酒舒通经脉。酒味辛烈的酒有发散的功效；味苦的酒有下行的作用；味甘的酒平和，用其作药引，可使药效通达全身。酒味淡的，可以利尿。古人仅用麦造曲，黍酿酒，尚且辛热有毒。而现在，酿酒时加入乌头、巴豆、砒霜、姜、桂、石灰、灶灰等大毒大热的药，以此来增加酒的味道与浓度，岂不是伤筋劳神，使人折寿吗？[汪颖说]人们知道早上饮酒对人体有害，却不知道晚上饮酒危害更大。酒足饭饱卧床休息，酒热会伤心伤目。夜气收敛，酒以散出，乱其清明，伤其脾胃，停湿生疮，助火动欲，因此而导致患病的人很多。[李时珍说]酒是天之美禄。面曲酿的酒，饮少量可和血行气，壮神御寒，消愁遣兴；痛饮则伤神耗血，损胃亡津，生痰助火。邵康节有诗形容：美酒饮至微醉后，好花看到半开时。此为领略到了饮酒的妙处所在。也就是所讲的"醉中趣、壶中天"。如果沉溺无度，经常醉酒，轻者可致患病、败坏行为，重者就会丧国亡家，伤害性命，其害处为无法形容的。这便是大禹之所以疏远仪狄，周公之所以著"酒诰"，为世人定下规范准则的原因。

【附方】 产后血闷：清酒一升，与生地黄汁煎服。

【附诸酒方】

[李时珍说]各类药书上都载有治病酿酒的诸多方子。

黄精酒 能壮筋骨，益精髓，使白发变黑，治百病。制法：用黄精、苍术各四斤，枸杞根、柏叶各五斤，天门冬三斤，煮汁一石。同曲十斤、糯米一石，用一般方酿酒饮用。

桑椹酒 主补五脏，明耳目，治水肿。制法：用桑椹捣汁煎过，同曲、米用常法酿成酒饮用。

术酒 主治一切风湿筋骨等疾病，能驻颜，耐寒暑。制法：用术三十斤，去皮捣烂，用东流水三石，浸泡三十天，取汁，露放一夜，用汁浸曲、米酿成酒的饮用。

蜜酒 治风疹风癣。制法：用砂蜜一斤，糯米饭一升，面曲五两，熟水五升，一起装入瓶内，密封七天后便成酒。平常用蜜加入酒中代替，效果也好。

蓼酒 久服耳聪目明，脾胃健壮。制法：用蓼煎汁，与曲、米按照一般的方法酿成酒饮用。

姜酒 治偏风，中恶忤逆，心腹冷痛。制法：用姜浸酒，暖服一碗即止。另法：用姜汁与曲，如常法酿酒，饮服。

葱豉酒 解烦热，补虚劳，治伤寒头痛寒热，及冷痢肠痛，解肌发汗。制法：用葱根、豆豉泡酒，煮饮。

茴香酒 治突然肾气痛，偏坠牵引及心腹痛。制法：用茴香浸酒煮饮。用舶茴尤妙。

缩砂酒 消食和中，下气，止心腹痛。制法：用砂仁炒后研，装入袋中浸酒煮饮。

茵陈酒 治风疾，筋骨挛急。制法：用茵陈蒿（炙黄）一斤，秫米一石，曲三斤，用一般方法酿成酒，饮服。

百部酒 治一切新久咳嗽。制法：将百部根切片炒，装入袋中浸酒，频饮。

南藤酒 治风虚，逐冷气，除痹痛，强腰脚。制法：用石南藤煎汁，同曲、米酿酒饮用。

松节酒 治冷风虚弱，筋骨挛痛，脚气和缓痹。制法：用松节煮汁，与曲、米酿酒饮用。也可以用松叶煎汁。

竹叶酒 治各种风热病，清心畅意。制法：用淡竹叶煎汁，按常法酿成酒饮用。

巨胜酒 治风虚痹弱，腰膝疼痛。制法：用巨胜子（芝麻）二升，炒香，薏苡仁二升，生地黄半斤，装入袋中，浸酒饮用。

麻仁酒 治骨髓风毒痛，不能动。制法：用大麻子中仁，炒香，装入袋中，浸酒饮用。

花蛇酒 治诸风，顽痹瘫疾，挛急疼痛，恶疮疥癞。制法：用白花蛇一条，装入袋子中，将蛇与曲一同放在缸底，上面用糯米饭覆盖。二十一天后，取酒饮用。

蝮蛇酒 治诸风痛痹，杀虫辟瘴，治癞风疥癣恶疮。制法：用蝮蛇肉一斤，羌活一两，装入袋子中，与曲一起放置于缸底，上面盖上糯米饭，酿成酒饮用。也可将蝮蛇肉和羌活放在酒中浸泡。

豆淋酒 能破血祛风，治男子中风口歪，阴毒腹痛以及小便尿血。也治妇人产后一切中风疾病。制法：将黑豆炒焦，用酒淋，温饮。

虎骨酒 治臂胫疼痛，历节风，肾虚，膀胱寒痛。制法：用虎胫骨一具，炙黄捶碎，同曲、米用一般方法酿成酒饮用。也可以将虎骨浸泡在酒中饮用。

鹿茸酒 治阳虚痿弱，小便频繁，劳损诸虚。制法：用鹿茸、山药各一两，装入袋中，用酒浸泡七天饮用。（详见鹿茸下）

五加皮酒 去一切风湿痿痹，壮筋骨，填精髓。制法：用五加皮洗刮去骨煎汁，加曲、米酿成。或者将五加皮切碎，装入袋中，浸泡在酒中，煮来饮用。或者加入当归、牛膝、地榆等药。

女贞皮酒 治风虚，补腰膝。制法：女贞皮切成片，浸泡在酒中饮用。

仙灵脾酒 治偏风不遂，强筋健骨。制法：仙灵脾一斤，用袋装好，用二斗无灰酒浸泡，密封三天即成。

薏苡仁酒 祛风湿，强筋骨，健脾胃。制法：用好薏苡仁粉，同曲、米一起酿酒，或者将薏苡粉装入袋中，放在酒中煮后饮用。

天门冬酒 润五脏，和血脉，久服除五劳七伤，癫痫恶疾。常常服，不能大醉，忌生冷。十日当出风疹毒气，三十日乃停止，五十日内不能吹风。制法：冬天取天门冬去心煮成汁，与曲、米一起酿成酒。刚熟时味道微酸，时间长了味道就好。

百灵藤酒 治诸风。制法：百灵藤十斤，水一石，煎取汁三斗，再加入米三斗、神曲九两，按照一般方法酿制成酒。三五天后，另外煮糯米饭一斗，等冷后放进去。澄清后每天饮用，汗出便达到了药效。

地黄酒 补虚弱，壮筋骨，通血脉，治腹痛，使白发变黑。制法：用肥大的生地黄绞汁，同曲、米一起密封在容器中。春夏三到七天、秋冬五至七天，打开封口，其中有绿汁，这是真正的精华。应先将其喝下，然后滤汁，贮藏起来。加牛膝汁药效更速。

牛膝酒 壮筋骨，治痿痹，补虚损，除久疟。制法：用牛膝煎汁，和曲、米一起酿成酒。或者将牛膝切碎装入袋中，浸在酒中煮饮。

当归酒 和血脉，坚筋骨，止诸痛，调经水。制法：用当归煎汁，或酿或浸，同上法。

菖蒲酒 治三十六种风，一十二种痹，通血脉，治骨痿，久服耳聪目明。制法：用石菖蒲煎汁，或酿或浸，如上法。

枸杞酒 补虚弱，益精气，祛冷风，壮阳道，止泪，健腰脚。制法：用甘州枸杞子煮烂捣汁，与曲、米一起酿成酒，或装入袋中浸酒煮饮。

人参酒 补中益气，通治诸虚症。制法：取人参末与曲、米同酿成酒，或装入袋中浸酒煮饮。

薯蓣酒 治诸风眩晕，能益精髓，壮脾骨。制法：用薯蓣粉与麴、米一起酿酒，或浸酒煮饮。

茯苓酒 治头风虚眩，暖腰膝，主五劳七作。制法：用茯苓粉同曲、米一起酿酒，饮用。

菊花酒 治头风，明耳目，祛痿痹，消百病。制法：用甘菊花煎汁，同曲、米一起酿酒。或者加地黄、当归、枸杞诸药也很好。

烧酒

【释名】火酒、阿剌吉酒。

【集解】[李时珍说]烧酒并不是按古时的酿酒方法所制。此酒自元代时始创，用浓酒和糟一起放入甑中蒸，待蒸气上升时，用器皿承取滴露。凡是酸、坏的酒都可蒸烧。现在只用糯米，或粳米，或黍米，或秫，或大麦蒸熟，加曲在瓮中酿七天，再用甑蒸取。此酒清如水，味极浓烈。

【性味】味辛、甘，性大热，有大毒。

[李时珍说]过量饮用会败胃伤胆，衰心损寿，甚至烂肠腐胃而死。烧酒与姜、蒜同吃，会生痔疮。盐、冷水、绿豆粉能解烧酒毒。

【主治】消冷积寒气，燥湿痰，开郁结，止水泄，治霍乱疟疾，噎膈，心腹冷痛，阴毒欲死，能杀虫辟瘴，利小便，坚大便。洗赤目肿痛。

【发明】[李时珍说]烧酒是纯阳毒物。面上有细花的，是真正的烧酒。它与火的性质相同，遇火便燃。北方人一年四季都饮用此酒。烧酒味辛而甘，升阳发散，其气燥热，胜湿祛寒，所以能开抑郁而消沉积，通膈噎而散痰饮，治泄疟而止冷痛。辛味先入肺，如果同水一起饮用，则抑使下行，通调小便并使小便清亮。热能燥金耗血，大肠受

刑，所以使大便燥结。如果大量饮用而不加以节制，那么此酒杀死人只在顷刻之间。近来市面上卖的烧酒中又加入砒石、草乌、辣灰、香药，以增加酒的香味而诱人饮用，这是借杀刀人，善于养生的人宜戒之。

葡萄酒

【集解】[李时珍说]葡萄酒有两种。酿造后味道很好，按制烧酒的方法酿制成的葡萄酒有大毒。葡萄酿酒，是取葡萄汁和曲，按照通常酿糯米酒的方法酿制。没有葡萄汁，用葡萄干也可以。魏文帝所说的葡萄酿酒，甘于曲、米，醉而易醒，指的就是这种酒。葡萄烧酒，则是取葡萄数十斤，同大曲酿酢，再放入甑内蒸，以器皿承接滴露，颜色鲜红可爱。古时，西域人就造这种酒，唐代破高昌国时，才得到它的酿制方法。有人说：葡萄久贮，自己也会变成酒，芳香甘甜酷烈，这是真的葡萄酒。

【性味】味甘、辛，性热，微毒。

[李时珍说]有热性病、齿病、疮疹的人，不能饮用。

【主治】暖腰肾，驻颜色，耐寒。

葡萄酿酒

【性味】味辛、甘，性大热，有大毒。

[李时珍说]比酒大热大毒，比烧酒还厉害。北方人多饮成习惯而不觉得，南方人切不能轻易饮用。

【主治】益气调中，耐饥强志。消痰破癖。

卷九 菜部

[李时珍说]草木中凡是可以食用的都叫作菜。归为五类，即韭、薤、葵、葱、藿。《素问》中说："五谷为养，五菜为充。"所以五菜可以辅佐五谷，疏通壅滞。古时，人们发现了谷、菜，将它们种植在庭院里，以渡饥荒之年。明朝初年，周定王在《图草本》中记载：用来救济生命的草木多达四百多种，被尊定为《救荒本草》。育化生命，本在五味；五脏之亏损，伤在五味。调和五味，使脏腑通，气血流，骨正筋柔，腠理密，便能长寿。因此，《黄帝内经》中说"食医有方"，菜对于人，补益非小。但五气的良毒也各不相同，五味食后所入的脏腑又有偏胜，虽人们经常食用，但很少有人知道。于此搜集可以食的草，列为菜部。

韭

【释名】草钟乳、起阳草。

[苏颂说]据许慎《说文解字》中载，韭字像其叶长出地面的形状，栽种一次便长期生长，所以又叫韭。韭菜一年可割三四次，只要不伤及根，到冬天用土盖起来，来年春天老根重新生新苗。

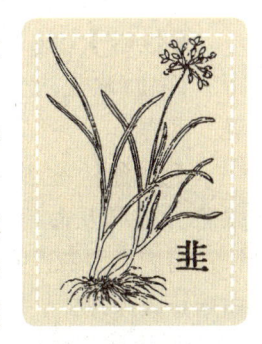

[陈藏器说]称韭为草钟乳，是说它有温补的功效。

[李时珍说]韭菜，丛生，叶繁茂，色青翠。韭菜可分根栽种，亦可撒种种植。叶子长至三寸便可割来食用。如果要收取韭菜籽，就只能割一次。八月开花，一丛一丛聚于茎梢，收取后可作腌菜，叫长生韭，意为割后又能长出，久久不衰。九月收种，种子黑色，形状扁平。

【集解】[李时珍说]韭菜丛生，长得很茂盛，叶长、颜色青翠。韭可以分根栽种，也可以撒子种植。韭叶长到三寸长时便割，但不宜在中午割，且一年中割不能超过五次，如果要收种子就只割一次。八月份开花成丛，收取后腌藏作为菜，叫作长生韭，说是割后又生，久久不衰。九月份收种子，其种子为黑色，形状扁平，需放在通风的地方阴干，勿受湿。到冬天北方人就把它的根移到土窖中，用马粪盖着保暖，韭叶还能生长，可长高至一尺左右，因地窖不见阳光，则韭叶呈嫩黄色，叫作韭黄，当菜吃，味很好。可生吃，又可熟吃，也可以腌制贮藏，是最有益于身体的一种蔬菜。

【性味】味辛、微酸、涩，性温，无毒。

[李时珍说]生：味辛，涩。熟：味甘、酸。[寇宗奭说]春天吃韭香，夏天吃韭臭，多食了会令人神昏目暗，酒后不宜吃韭菜。[孟诜说]忌与蜂蜜和牛肉

一起吃。

【主治】 主归心，安五脏，除胃中烦热，可以长期吃。主吐血咳血、鼻出血、尿血，妇女经脉逆行，跌打损伤和膈噎病。饮用生汁，治上气喘息，解肉脯毒。煮汁饮，可止消渴盗汗。气熏治产妇血晕。煎水洗治肠痔脱肛。叶：同鲫鱼煮来吃，可治急性痢疾。根：入升发膏中使用。根、叶：煮来吃，能温中下气，补虚益阳，调和脏腑，增加食欲，止泻脓血，治腹中冷痛。生捣汁服，治胸痹骨痛不能碰触，又解各种药物的毒性，治疗狂犬咬伤。用汁外涂，治毒蛇、蝎子、毒虫咬伤。煮食，补肺气，除心腹陈寒痼冷和腹部包块。捣汁服，治肥胖人中风后失音。煮食，归肾壮阳，止泄精，暖腰膝。炸熟，用盐、醋调，空腹吃十顿，治胸膈噎气。捣汁服，治胸痹刺痛如锥子扎，服后吐出胸中恶血可愈。

【发明】 [苏颂说]古时人们逢正月过节时，都要吃五辛避疠气，五辛也就是韭菜、薤、葱、蒜和生姜。[李时珍说]韭，根温叶热，功用相同。生食味辛，散血，熟食味甘，则补中。韭入足厥阴经，为肝之菜。《素问》说患心病者宜吃韭菜，《食鉴本草》说韭菜归肾，说法虽不同，但道理却是一样的。因心为肝之子，肾为肝之母，母能令子实，所以虚则补其母。

【附方】 1.痢疾：多吃韭菜，做汤、煮粥、炸食或炒吃都成。2.五般疮癣：取韭菜根炒存性，捣为末，调猪油涂搽。3.漆疮作痒：把韭叶捣烂外敷。4.胸痹急痛：痛如锥刺，不能俯仰，自汗：用生韭五斤（或韭根），水洗净捣汁服。5.盗汗：取韭菜根四十九根，加水二升，煮至一升，一次服下。

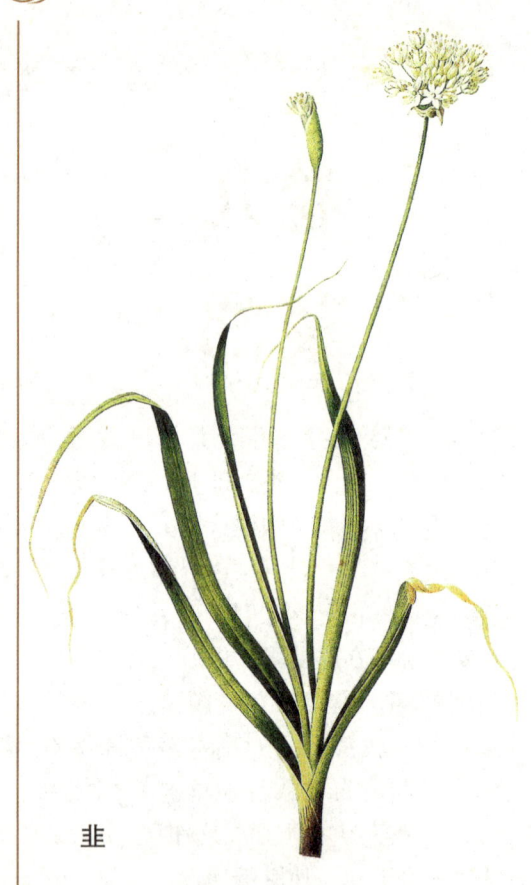

子

【修治】 《日华子诸家本草》载：韭子入药用须拣净杂质，蒸熟晒干，剥去黑皮，炒至泛黄使用。

【性味】 味辛、甘，性温，无毒。[李时珍说]韭子呈阳性，伏石钟乳、乳香。

【主治】 主梦中遗精，便血。暖腰膝，补肝及命门，治小便频数、遗尿，治妇人白带过多。将其研末，内拌白糖止腹泻；拌红糖治腹泻便血。

韭

葱

【释名】 又名芤、菜伯、和事草、鹿胎。

[李时珍说]葱同囱，外直中空，与囱通的形状相似。芤即草中有孔，所以字含孔字。刚长出来的小叶叫葱针，叶叫葱青，衣叫葱袍，茎叫葱白，叶中黏液叫葱苒。它和诸物皆宜，所以叫菜伯、和事。

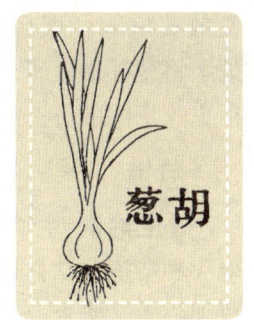

【集解】 [苏颂说]葱有好几种，但人们常食的有两种：冻葱和汉葱。冻葱，经冬不死，分茎栽，不结子；汉葱，临冬天叶即枯萎。食用或入药，以冻葱为好，气味也香。

[李时珍说]冬葱也叫慈葱，又称太官葱。其茎柔软、细弱带有香味，冬天也不会枯萎，适宜太官拿去上供，因此有太官葱等名字。因其茎粗硬，所以汉葱又名木葱，有木的名字。冬葱无子。汉葱，春末开花，一丛的，开青白色花，结黑色子，味辛。有折皱，三瓣。收取后阴干，防止受潮，可栽苗也可撒种。

葱茎白

【性味】 味辛，性平，无毒。

[寇宗奭说]葱主发散，多食让人神昏。[孙思邈说]生葱与蜂蜜同吃，令人泄泻。烧葱与蜂蜜食用，壅气杀人。[张仲景说]生葱与枣同吃，使人生病；与狗肉、雉肉同吃，多食会伤血。

【主治】 煮汤，治伤寒寒热，中风后面目浮肿，可发汗。治伤寒，骨肉疼痛，喉痹不通，可安胎，利眼睛，除肝中邪气，调中焦，利五脏，解药物的药毒。根：治伤寒头痛。治流行性传染病出现头痛高热，霍乱转筋以及奔豚气、脚气、心腹痛，眼睛发花，止心烦闷。通关节，止鼻血，利大小便。治阳明下痢、下血。能达表和里，止血。除风湿，治疼痛麻痹，治胆道蛔虫，止大人阳脱，阴毒腹痛，及小儿肠绞痛，

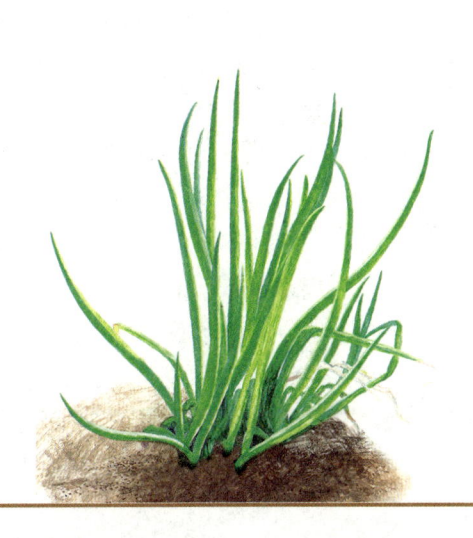

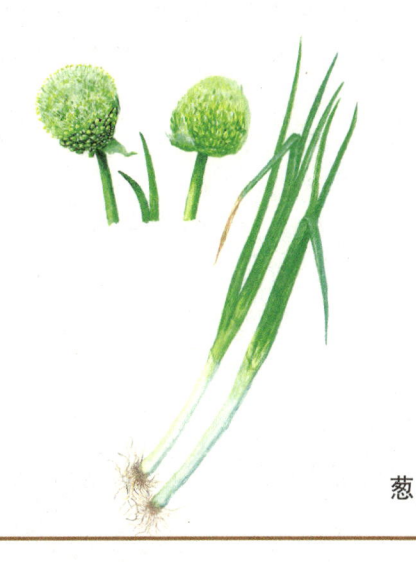

葱

妇人妊娠尿血，通乳汁，散乳痈，治耳鸣。局部外敷可治狂犬咬伤，制蚯蚓毒。解一切鱼、肉之毒。

【发明】 [张元素说]葱入手太阴、足阳明经，专主发散，以通上下阳气。茎白，味辛甘平，气厚味薄，主升，属阳。

[李时珍说]葱是佛家五荤之一。生食辛散，熟食甘温，中空外实，为肺之菜，肺病的人适宜吃。肺主气，外应皮毛，其合阳明，所以葱所治的症多属太阳、阳明，都是取其发散通气的作用，通气所以能解毒及埋血病。

【附方】 1.乌金散，治痈疖肿硬无头，不变色：用米粉四两、葱白一两，同炒黑，研为末，调醋敷贴，药干即换，以肿消为度。2.小便溺血：葱白一把，郁金一两，水一升煎至二合，温服，一日三次。3.阴囊肿痛：用葱白、乳香捣烂外涂。又方：用煨葱加一点盐，捣成泥，涂肿处。4.肠痔有血：用葱白三斤煮汤熏洗。5.感冒风寒初起：取葱白一把、淡豆豉半合，泡汤服，取汗。6.伤寒头痛：用连须葱白半斤、生姜二两，水煮温服。7.小便闭胀：葱白三斤锉细，炒过，包在两个手帕中，交替熨小腹，气透即通。8.霍乱烦躁，坐卧不安：用葱白二十根、大枣二十枚，水三升煎成二升，分次服用。9.因蛔虫导致心痛：取葱茎白二寸，铅粉二钱，捣丸服下。因葱可通气，铅粉可杀虫。

葱叶

【性味】 性温，无毒。

【主治】 治利五脏，益精明目，发散黄疸病。煨后研碎，敷外伤化脓处。将葱叶加盐研，用来敷在被毒蛇、毒虫咬伤的部位。治疗水病足肿。

葱须

【主治】 主通气。治大便带血、痢疾和痔疮，饮食过饱和房事过度。将葱须晒干，研末，每次服二钱，用温酒送下。

葱实

【性味】 味辛，性大温，无毒。

【主治】 能温中益精。养肺，归头。明目，补中气不足。

葫

【释名】 大蒜、荤菜。

[陶弘景说]如今，人们把葫叫作大蒜，蒜叫小蒜，与其气味相似。[李时珍说]按《唐韵》所载，张骞出使西域，将大蒜、胡荽带回中原。小蒜最初产自中原，而大蒜产自胡地，因此取名葫蒜。此蒜都属五荤，所以通称荤。

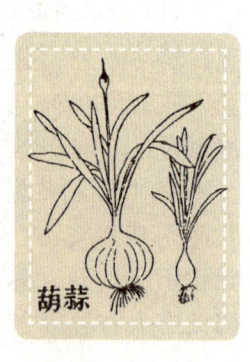

葫蒜

【集解】 [李时珍说]大蒜和小蒜都在八月下种。春天可吃蒜苗，夏初即吃蒜薹，五月则吃其根，秋季收种。北方人喜欢吃蒜。

【性味】 味辛，性温，有毒。久食对眼睛有害。[李时珍说]久食伤肝损眼。

【主治】 治毒疮、蛇虫、溪毒、沙虱，捣蒜外贴。大蒜用熟醋浸泡多年更好。治昏迷不醒（因中暑导致的），

葫

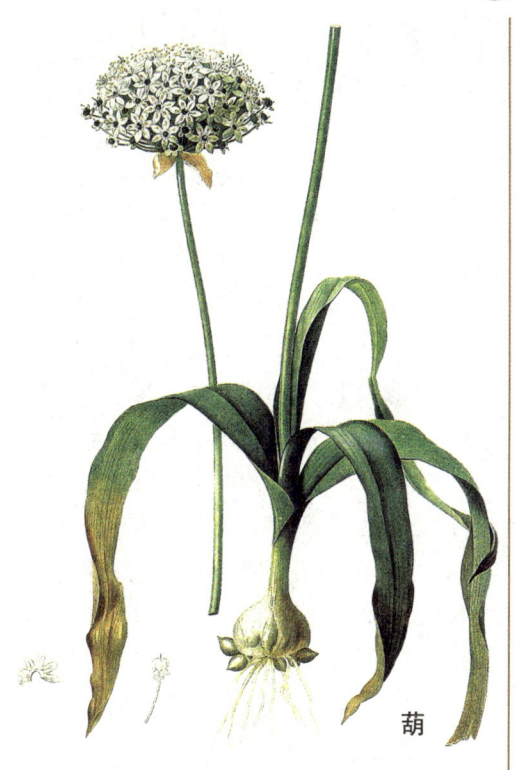

取蒜用温水捣烂服。止鼻出血不止，取蒜捣烂贴于足心。大蒜和豆豉制丸服下，治便血，利小便。将大蒜捣汁饮用，治吐血、心痛。煮出汁水喝下，治角弓反张。与鲫鱼同做成丸子服下，治胸闷胀满。与蛤粉做成丸子服，能消水肿。同黄丹做成丸，可治痢疾和孕痢。同乳香做丸，治腹痛。捣成膏敷在肚脐上，能通达下焦消水，利大、小便。将蒜贴于足心，治急性腹泻，止鼻出血。取蒜放入肛门中，能通幽门，治关格不通。主归五脏，散痈肿毒疮，除风邪，杀毒气。可下气、消谷、化腐肉。祛水恶瘴气，除风湿，破冷气，宣通温补，治疗毒疮、癣病，祛痛。强健脾胃，治肾气，止霍乱吐泻引起的抽筋及腹痛，祛除邪气和瘟疫，祛蛊毒，疗劳疟冷

风，外敷伤风冷痛。

【发明】 [李时珍说]按李迅《论蒜钱灸法》中所载，治疗红肿毒疮，用蒜灸胜过用药。热毒中隔，上下不通，将使毒气发散出去后，疮肿才可消散。毒疮初发，取大独蒜切片，如铜钱厚，贴在疮上，并用香艾灸，灸三次换一片蒜，以一百次为一个疗程。其作用，一使疮不增大，二使里面的肉不坏，三使疮口容易长好。但长在头部及颈部的疮，千万不要用此方法，怕引毒气上升，带来更大的隐患。

【附方】 1.肠毒下血，用蒜连丸：将独蒜煨过，捣烂，同黄连末做成丸子，每天用米汤送服。2.妇人阴肿作痒：熬蒜汤外洗，有效为止。3.脚肚抽筋：用大蒜擦足心，发热。同时用冷水送食瓣。4.食蟹中毒：用干蒜，煮汁服下。5.水气肿满：大蒜、田螺、车前子等分，熬成膏摊贴脐中，水从小便排出。几日即愈。6.突然泄痢：取大蒜捣烂贴于两足心，贴脐中也可以。

蒜（小蒜）

【释名】 小蒜、茆蒜、荤菜。

[李时珍说]中原地区原先光生长这种蒜，后来汉人把产自西域的葫蒜带回中原。于是将原先的蒜名为小蒜以示区分。蒜属五荤之一。也为五辛，意为：其性味辛、臭，生食令人心烦意乱，心神混乱。炼形家以小蒜、大蒜、韭菜、芸薹、胡荽为五荤；道家则以韭、薤、蒜、芸薹、胡荽为五荤；佛家以大蒜、小蒜、兴渠（即阿魏）、山葱、慈葱为五荤。虽然形状各不相同，但都属辛熏

之物，生食则更加令人烦躁，熟食发淫，有损人的精神意志，所以像这类食物还是少吃为好。

【集解】[李时珍说]家蒜有两种，大蒜和小蒜。大蒜（也就是胡蒜）：大蒜的根和茎都较粗大，并且蒜瓣数量多，性味辛带甜。小蒜：小蒜的根和茎都较细小，蒜瓣数量少，性味辛且辣。据《尔雅正义》上载，帝登嵩山，中了茿芋毒，快要断气时，嚼食生蒜才解了毒，于是开始收藏生蒜并大量种植蒜。蒜还能除腥膻虫鱼之毒。

蒜（小蒜根）

【性味】 味辛，性温，有小毒。

[陶弘景说]味辛性热，损人，食少量为好。

【主治】 益脾肾，止霍乱吐泻，解腹中不安，滞食，理胃温中，祛邪痹毒气。下气，治各种虫毒，外敷治蛇虫咬伤及沙虱疮上。外涂治疔肿，效果好。

叶

【主治】 主心烦躁，能解数种毒，治小儿出红疹。

【发明】 [苏颂说]在古方中常用到小蒜。煮汁饮用，治中冷霍乱。[李时珍说]大蒜是治蛊的重要药物，但现在很少有人知道。

【附方】 1.疟疾：用小蒜不定量，研为泥，加黄丹少许，做成丸子，如芡子大。每服一丸，新汲水送下。2.恶核肿结：用小蒜、吴茱萸等分，捣烂敷患处。3.小儿白秃：取蒜切细，每天搽患处。

□ 芸薹

【释名】 寒菜、胡菜、薹菜、薹芥、油菜。[李时珍说]此菜多抽薹，若采其薹食用，且分枝又多，因此取名芸薹。淮人把它称为薹芥，也就是现在所种的油菜，因它的子可榨油。羌陇氐胡等地苦寒，冬天多种此菜，能经霜雪。因其种源来自胡地，所以名胡菜。

【集解】[李时珍说]在九、十月间开始播种，新长出来叶子形状和颜色均与白菜有些相似。冬、春两季可以采薹心炒菜吃，三月就变老不能再吃了。芸薹开小黄色的花，有四瓣，似芥花。结荚收子，其子也与芥子相似，为灰赤色。油菜子榨油，油为黄色，点灯照明比较亮，吃起来没有麻油味美。

茎叶

【性味】 味辛，性温，无毒。

【主治】 治产后血风及淤血。芸薹煮来吃，治腰脚麻木。捣叶外敷，治女人乳房肿块。治瘭疽、豌豆疮，能散血消肿，伏蓬砂。治风游丹肿，乳痈。破癥瘕结血。

【发明】 [陈藏器说]芸苔破血，所以适宜产妇食用。

【附方】 1.风热肿毒：取芸薹苗叶根、蔓菁根各三两，同研末，用鸡蛋清调敷患处，即可消肿。要是没有蔓菁，可用商陆根代替，效果也很好。2.血痢腹痛：用芸薹叶捣汁二合，加蜜一合，温服。3.赤火丹毒：用芸薹叶捣烂敷涂。

子

【性味】 味辛，性温，无毒。

【主治】可行滞血，祛冷气，消肿散结，治难产，产后心腹诸疾，赤丹热肿，金疮血痔。主男子梦中遗精。取油敷头，能使头发长黑。

【发明】[李时珍说]芸薹菜子与叶的功效相同。其性温味辛，能散能温，长于行血滞，散结气。所以，古方中消肿散结，治产后一切心腹气血痛，各种游风丹毒热肿疮痔诸药都要用到它。《妇人方》中载，治难产歌说："黄金花结粟米实，细研酒下十五粒。灵丹功效妙如神，难产之时能救急。"

【附方】1.产后血晕：用芸薹子、生地黄，等分为末。每服三钱，加姜七片，酒、水各半碗，童便半碗，一起煎至七成，温服即苏。2.伤损接骨：用芸薹子一两、小黄米（炒）二合、龙骨少许，共研为末，加醋调成膏，摊纸上贴患处。

薤

【释名】莜子、火葱、菜芝、鸿荟。

[李时珍说]薤的叶子似葱而根又像蒜，收种宜火熏，故取名火葱。

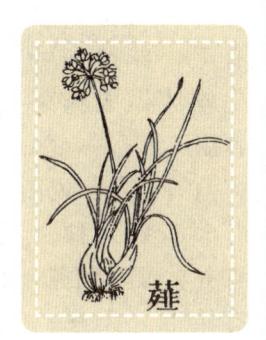

【集解】[李时珍说]薤，八月栽根，正月分苗移栽，适宜种在土质肥沃的土壤里。一根分多茎，叶茂盛。形状与韭菜有些相似，但韭菜叶为实心呈扁形，有剑脊；薤叶则中空，似小葱的叶子又有棱，气味也和葱相像。在二月，薤开紫白色的细花，根像小蒜，一根有几颗，相互依附而生。五月叶子还是青的时候便开始挖根了，否则，挖出的根肉不饱满。根煮食、腌制或醋泡都行。除此还有一种野薤实，俗名天薤，生长在麦地中，叶子像薤叶但比薤叶稍小，带有辛味，也可以食用，但不是很常见，这也就是《尔雅》中记载的山薤。

薤白

【性味】味辛、苦，性温，滑，无毒。

[孟诜说]薤白不宜多食，能发热病，三四月间，忌生食。

【主治】治少阴病厥逆泄痢及胸痹刺痛，能下血散气，安胎。用来作羹食用，治妇人赤白带下。骨刺卡喉，吃薤白后刺即咽下。补虚解毒。白薤补益，红薤能疗金疮，长新肉。与蜂蜜一起捣碎，涂抹，治烫伤、烧伤，见效快。温补，助阳道。主金疮溃烂。归骨，能除寒热，祛水气，温中散结气。各种疮中风寒，水气肿痛，取薤白捣汁外涂。煮食，可耐寒，调中补不足，止久痢冷泻，使人健壮。治泄痢下重，能泄下焦阳明气滞。

【发明】[陶弘景说]薤性温补。

【附方】1.奔豚气痛：取薤白捣汁饮服。2.赤白痢：取薤白一把，同米煮粥食用。3.胸痹刺痛，用栝楼薤白汤：栝楼实一枚、薤白半升，加白酒七升煮成二升，分两次服。

罗勒

【释名】兰香、香菜、翳子草。

【集解】[禹锡说]罗勒到处都可以生长。共分三种：一种叶片大，香气很浓；一种与紫苏叶相似；一种可拌凉菜食用。将罗勒子放入眼内，去除角膜上的沙石。稍会儿，罗勒子就会润湿发胀，随着眼泪和眼中沙石一同流出。

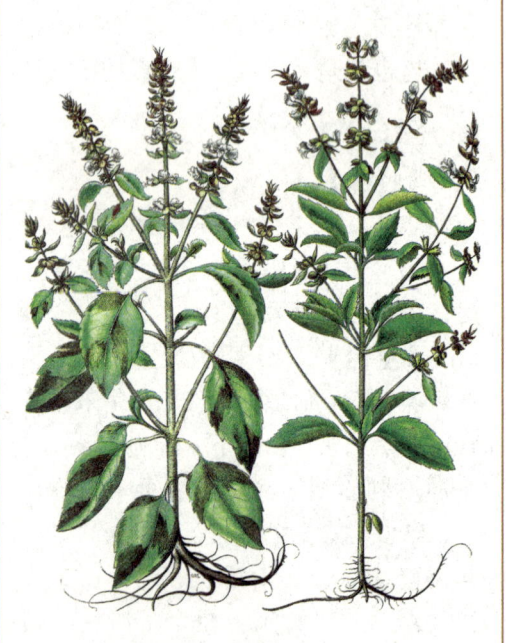

罗勒

菘

【释名】白菜。

【集解】[李时珍说]菘菜有两种，一种茎圆厚，色微青；一种茎扁薄，色白。它们的叶子都呈淡青白色。产自燕、赵、辽阳、扬州的菘菜，既大又肥，一颗重达数十斤。南方产的菘菜在地里过冬，北方产的菘菜大多存放在窖里。燕京的菜农，让其不见风日，还用马粪培植菘菜，长出来的苗叶相当嫩，黄色的，吃起来味道很好，称为黄芽菜，富贵人家将它视为佳品。此栽培法是效仿韭黄的栽培法。菘菜子与芸薹子很相似，为灰黑色，八月以后便下种，次年二月开黄花，花如芥花，四瓣。三月结角，也似芥角。用它制作腌菜，很好。

菘茎、叶

【性味】味甘，性温，无毒。

【主治】通利肠胃，除胸中烦闷，解酒后口渴。消食下气，治瘴气，止热邪咳嗽。冬天的白菜汁更好，能和中，利大小便。

子

【性味】味甘，性平，无毒。

【主治】其榨油，涂在头上，利头发生长，涂在刀剑上，则刀剑不上锈。

芥

【集解】[陶弘景说]芥似菘但有毛，味辣，可生吃或做成腌菜食用。

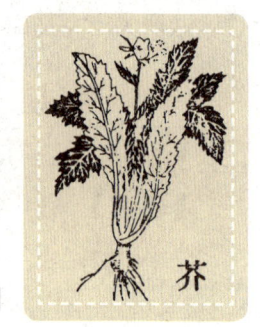

[李时珍说]芥菜有好几种。青芥，又名刺芥，似白菘，菜叶上长有柔毛。大芥，又名皱叶芥，有皱纹，叶子大且颜色深绿，比青芥味更辛、更辣。青芥和大芥都适宜入药用。马芥，叶子如青芥叶。花芥，像萝卜缨，叶子边缘多呈锯齿状。紫芥，茎、叶都为紫色，与紫苏相似。石芥，茎秆矮小。它们均在八、九月下种。在冬季吃的，叫作腊菜；春季吃的，俗名春菜；四月吃的，叫作夏

芥。芥菜中间抽出的嫩薹，称作芥蓝，煮来吃，味道美。芥菜，三月开黄色花，呈四瓣。结荚长一二寸。芥菜子大小如苏子，但味辛辣颜色呈紫色。将芥子研成末，用水泡过后便就是芥酱，用来当佐料调味食用，辛香爽口。

茎、叶

【性味】 味辛，性温，无毒。

[孟诜说]煮来食用动气与风，取生食用发丹石，不宜多吃。以大叶的为好，小叶的有毛，对人不利。

[宁原说]有疮疡、痔疾、便血的患者忌食。

【主治】 主咳逆降气，祛头面风。通肺消痰，利膈开胃。止咳嗽上气，除冷气。归鼻，除肾经邪气，能利九窍，聪耳目，安中。常吃温中。

【发明】 [李时珍说]芥菜性辛热而散气，因能开胃通肺，利气消痰。如长期吃就会积温至热，辛散过盛，耗人真元，肝脏受损，使人头昏眼花，诱发疮痔。

芥子

【性味】 味辛，性热，无毒。

【主治】 归鼻，祛诸邪恶疰气，咽喉肿痛。治射工毒，将芥子做成药丸或捣为末用醋调和外涂。将芥子用醋研后外敷，治风毒肿及麻痹。与生姜同研外涂贴，治跌打损伤瘀血，腰痛肾冷。用酒调服，治心痛。芥子研末做酱食用，很香美，能通利五脏。能温中散寒，豁痰利窍，治胃寒吐食，肺寒咳嗽，风冷气痛，口噤唇紧，能消散痈肿

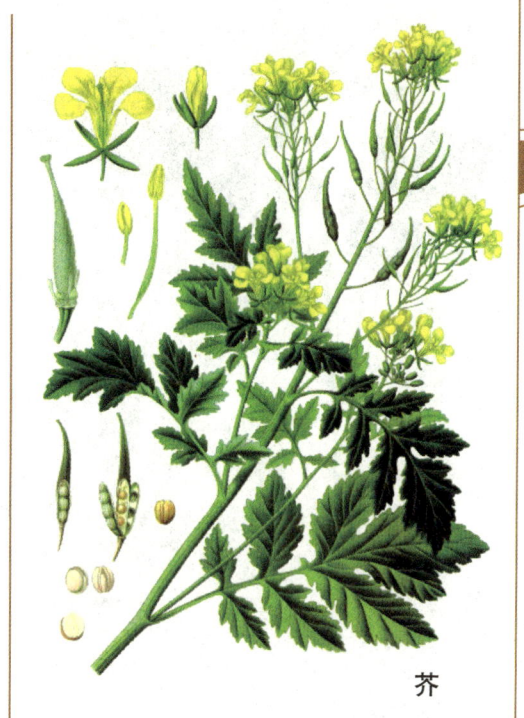

瘀血。

【发明】 [李时珍说]芥子与芥菜的功能相当。其味辛，散气，因此能利九窍，通经络，治口噤、耳聋、鼻衄之证，能消瘀血、痈肿、痛痹。其性热而温中，所以又能利气化痰，治咳嗽，主胸腹多种痛证。白芥子味更辛烈，治病相当好。

莱菔

【释名】 萝卜、雹突、紫花菘、温菘、土酥。

【集解】 [李时珍说]现到处都种莱菔。六月下种，秋季采苗，冬季挖根。春末抽薹，开紫绿色的小

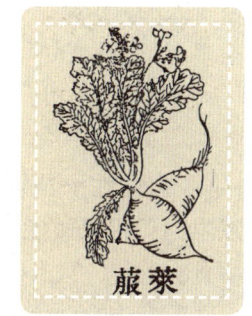

莱菔

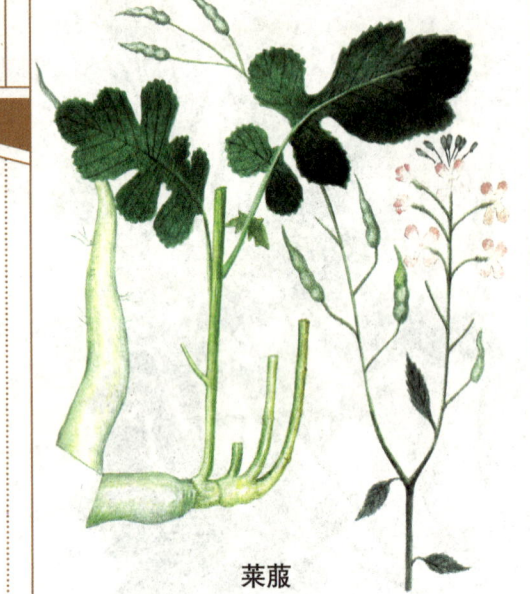

花。夏初结荚，荚中的子如大麻子大小，长圆都有，为赤黄色。五月，还可再种。莱菔叶大的如芜青叶，小的如花芥叶，但都有细小的柔毛。根有红、白两种颜色，形状有圆的或长的两类。一般来说，生长在沙性土壤中的萝卜脆甜，生长在贫瘠土壤中的萝卜则硬还很辣。莱菔的根、叶用来生吃或熟吃，都很好。亦可腌制、酱制、豉制、醋制、糖制、腊制，味道很美，是蔬菜中最有益于人的，但是，古人对此了解的不是很多。

【性味】 根：味辛、甘，性温，无毒。叶：味辛、苦，性温，无毒。[孙思邈说]性平。与地黄同食，令人头发发白，因莱菔能涩营卫。[李时珍说]多食会动气，只有生姜能解此毒。

【主治】 主吞酸水，化积滞，解酒毒，散淤血，效果十分好。将萝卜研末服，治五淋；制药丸服，治小便白浊；煎汤洗脚，治脚气；饮萝卜汁，治痢疾和失音，萝卜生捣外涂，治跌打损伤和烧、烫伤，也很有效。散服及炮制后煮服，能降气，消食和中，祛痰癖；莱菔生捣取汁服，清凉解渴。利五脏，使人肌肤光滑细腻。治肺痿、吐血，温中补不足，可消痰止咳。萝卜与羊肉、银鱼煮食，治劳嗽咳嗽。萝卜与猪肉一起吃，对人有益。生萝卜捣烂吃，治噤口痢。生萝卜捣汁服，治吐血、止鼻血。能宽胸膈，利大小便。萝卜生吃，止渴生津；煮来吃，化痰、消胃肠积滞。可除鱼腥味，治豆腐积。

【发明】 [萧炳说]萝卜捣烂取汁和面，做出的面食味道最好，多吃也不会发热。煎吃，下胀气。只要人吃得过多，生嚼萝卜咽下即可消食。[李时珍说]莱菔根叶的功效相同，生吃升气，熟吃降气。入太阴、阳明、少阳气分，主肺、脾、肠、胃、三焦。

【附方】 1.沙石诸淋，疼痛难忍：将萝卜切片，入蜜中浸泡一会，取出炙干数次，不可过焦。细嚼后，用盐汤送下，一日三次。2.汤火伤灼：将生萝卜捣烂外涂，用萝卜子也可以。3.食物作酸：嚼生萝卜数片，或生嚼萝卜叶，但是干者，熟者，盐腌者，都没有效果。4.反胃：萝卜用蜂蜜煎浸，慢慢嚼咽。5.肺痿咳血：用萝卜与羊肉或鲫鱼同煮熟，多食。

莱菔子

【性味】 味辛、甘，性平，无毒。

【主治】 下气定喘治痰，消食除

胀，利大小便，止气痛，治下痢后重，可发疮疹。捣汁服，治吐风痰。同醋研后外敷，消肿毒。

【发明】[寇宗奭说]服地黄、何首乌后，忌服莱菔，否则令人胡须头发发白。因莱菔味辛，散气慢，但下气相当快。因此，散气用生姜，下气则用莱菔。

【附方】 肺痰咳嗽：莱菔子半升，淘净焙干，炒黄研末，用糖和成丸子，如芡子大，用绵裹口含，咽下汁。

生姜

【释名】[李时珍说]按许慎《说文解字》中载，姜为御湿之菜。王安石的《字说》中载，姜能御百邪。

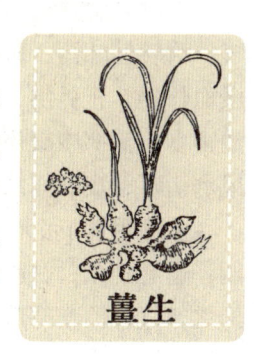

薑生

【集解】[李时珍说]生姜适宜种在微湿沙地里。四月，取母姜栽种，五月发出新苗，如初生的嫩芦，只不过叶稍宽一些像竹叶，对生，叶味也辛香。秋季前后新苗生长很快，如列指状。采嫩姜食无筋，称子姜。秋分后姜就老了。姜性恶湿而畏日，所以秋天很热就不会长姜。

【性味】味辛，性微温，无毒。

[李时珍说]长期吃姜，易积热损眼。凡有痔疮的人不宜多吃姜和酒，否则就会发。患痈疮的人多吃姜，会生恶肉。[陈藏器说]生姜性温，要热则去皮，要冷则留皮。[徐之才说]与秦椒相使。解半夏、莨菪毒。恶黄芩、黄连。

[相感志]中载：将蝉蜕装入盛有姜的瓶中，即便是老姜，也就没有筋了。

【主治】 除壮热，治痰喘胀满，冷痢腹痛，转筋胸闷，祛胸中臭气、狐臭，杀腹内寄生虫。益脾胃，散风寒。归五脏，除风邪寒热，伤寒头痛鼻塞，咳逆气喘，止呕吐，祛痰下气。祛水胀，疗时令外感咳嗽。与半夏同用，治胃脘部急痛。捣汁与杏仁煎服，治急痛气实，心胸冷热胸拥膈。捣汁调蜜服，治中暑呕吐不能下食。散烦闷，开胃气。能破血调中，祛冷气。姜汁能解药毒。

解菌蕈等各种菌毒。姜生用发散，熟用和中。能解吃野禽中毒而致的喉肿。浸汁点眼，治红眼病。与黄明胶同熬，贴风湿疼痛，效果很好。

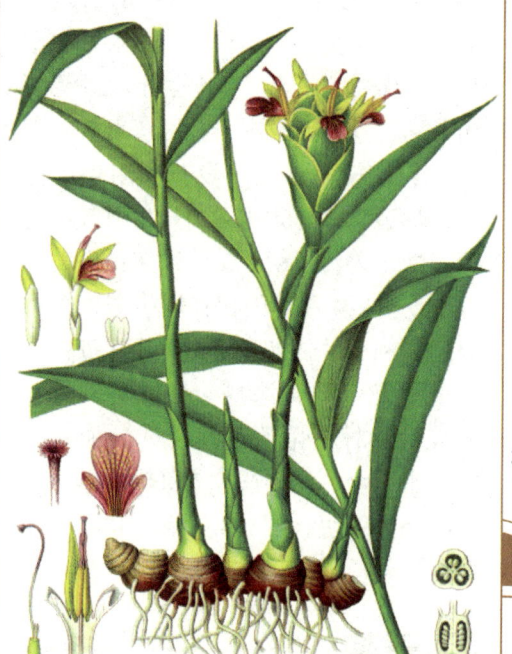

生姜

干生姜

【主治】 干生姜为肺经气分之药，益肺。病人虚而冷，宜加用。姜屑和酒服，治偏风。治嗽温中，治胀满，霍乱不止，腹痛，冷痢，血闭。

【发明】 [李杲说]生姜的药用有四：一制半夏、厚朴毒；二发散风寒；三是与枣同食，辛温益脾胃元气，能温中祛湿；四是与芍药同用，能温经散寒。姜为治呕吐的圣药，因为姜味辛能散之。而呕吐正是由于气逆不散所致，此药行阳而散气。俗话说"上床萝卜下床姜"，其意也就是姜能开胃，萝卜能消食。

[李时珍说]姜味辛而不荤，可祛邪辟恶。生吃、熟食，或用醋、酱、糟、盐、蜜煎后调和，无所不宜。既可作蔬菜、调料，还可入药，可作果脯，其功用甚多。凡是早上外出或者走山路，都宜口含一块生姜。据《心法附余》记载：凡中风、中毒、中恶、干霍乱等一切暴病，煮姜汁服用，立可解毒。

【附方】 1.湿热发黄：用生姜擦身，加茵陈蒿，效果更好。2.中各种药毒：饮生姜汁可解。3.刀斧伤：生姜嚼烂敷伤处。4.手足闪扭：取生姜、葱白捣烂，和面炒热外敷。5.两耳冻疮：用生姜自然汁熬膏涂搽。6.胃虚风热：取姜汁半杯，生地黄汁少许，加密一匙，水三合，调匀服。7.寒热痰嗽：初起时烧姜一块含咽。8.干呕：频嚼生姜即可。

□ 干姜

【释名】 白姜。

【集解】 [李时珍说]干姜用母姜制成。现在江西、襄都有，以白净结实的为上等，前人称其为白姜，又名均姜。凡入药都宜炮用。[苏颂说]干姜造法：采姜用长流水洗过，日晒为干姜。

【性味】 味辛，性温，无毒。

【主治】 主心下寒痞，目睛久赤。主胸满咳逆上气，能温中止血，出汗，逐风湿痹，止肠澼下痢。生的为好。治腰肾中疼冷、冷气，能破血祛风，通四肢关节，开五脏六腑，宣诸络脉，祛风毒冷痹，夜多小便。消痰下气，治转筋吐泻，腹脏冷，反胃干呕，淤血仆损，止鼻洪，解冷热毒，开胃，消宿食。治寒冷腹痛，中恶霍乱胀满，风邪诸毒，皮肤间结气，止唾血。

【发明】 [张元素说]干姜有四种功用：通心助阳；祛脏腑沉寒痼冷；发诸经之寒气；治伤寒腹痛。肾中无阳，脉气欲绝，以黑附子为引，水煎服，俗名姜附汤。也治中焦寒邪，寒淫所胜，以辛发散。干姜又可补下焦，因此在四逆汤中也用到它。干姜本辛，炮之稍苦，故止而不移，所以能治内寒，不像附子行而不止。理中汤中用干姜，因其能回阳。[李时珍说]干姜能引血药入血分，气药入气分，又能祛恶生新，有阳生阴长之意，适宜血虚的人食用；而对吐血、衄血、下血，有阴无阳的人，也都适宜使用。

【附方】 1.胃冷生痰致头晕呕吐：川干姜（炮）二钱半、甘草（炒）一钱二分，加水一碗半，煎至一半服下。2.中寒水泻：炮干姜研为末，用粥送服，二钱即愈。3.吐血不止：用干姜研末，童便调服即可。4.赤眼涩痛：用白姜末，水调贴脚掌心。

茼蒿

【释名】 又名蓬蒿。

【集解】 [李时珍说]茼蒿八、九月下种，春、冬季节采摘其肥茎食用。花、叶均有些像白蒿，味辛、甘，散发蒿气。四月茼蒿起薹，高约二尺，开深黄色的花，形状似单瓣菊花。一朵花结近百个子，成球形，像地菘及苦荬子，易繁茂。

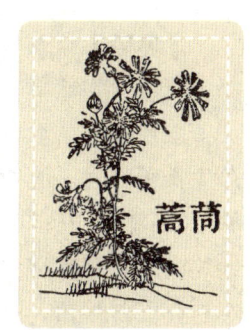

【性味】 味甘、辛，性平，无毒。

【主治】 安心顺气，养脾胃，消痰饮，利肠胃。不宜多食，多食动风气，熏人心，令人气胀。

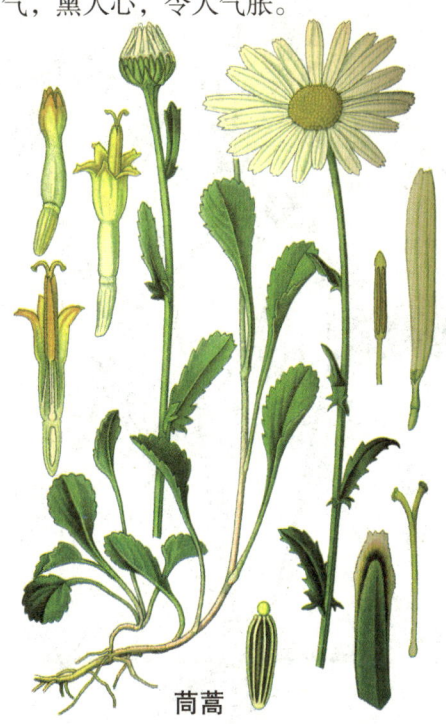

芫荽

【释名】 香荽、胡菜、胡荽。

[李时珍说]因张骞出使西域才将此种带回，故称胡荽。现俗称芫荽，芫为茎叶铺开的样子。

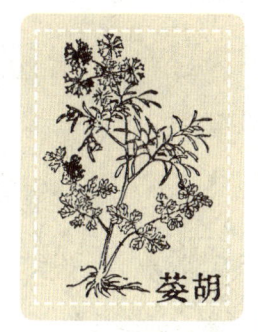

【集解】 [李时珍说]胡荽处处都有种植。八月下种，阴天更好。初生时茎柔叶圆，叶有花歧，根软而白。冬春可采摘食用，香浓，也可以用来做成酸菜。胡荽是道家五荤之一。立夏过后开细花成簇，与芹菜花相似，颜色呈淡紫色。五月收子，子如大麻子，味也辛香。

根、叶

【性味】 味辛，性温，微毒。

[李时珍说]凡服一切补药以及药中含有白术、牡丹的，均不能与胡荽同吃。[孟诜说]生吃，为荤菜，损人精神。华佗曾说，有胡臭、口臭、烂齿及脚气、金疮的人，都不可吃胡荽，否则会使病情加重。[陈藏器说]久食令人健忘。胡荽根，会发痼疾。切不可与邪蒿同食，否则令人汗臭难以治愈。

【主治】 消食，治五脏，补不足，利大、小肠，通小腹气，清四肢热，止头痛。主通心窍。补筋脉，助食欲。治肠风，用热饼裹食胡荽，效果好，与各种菜同吃，气香、爽口，辟毒虫。解鱼、肉毒。痧疹、豌豆疮不出，用胡荽酒喷患处，立出。

芫荽

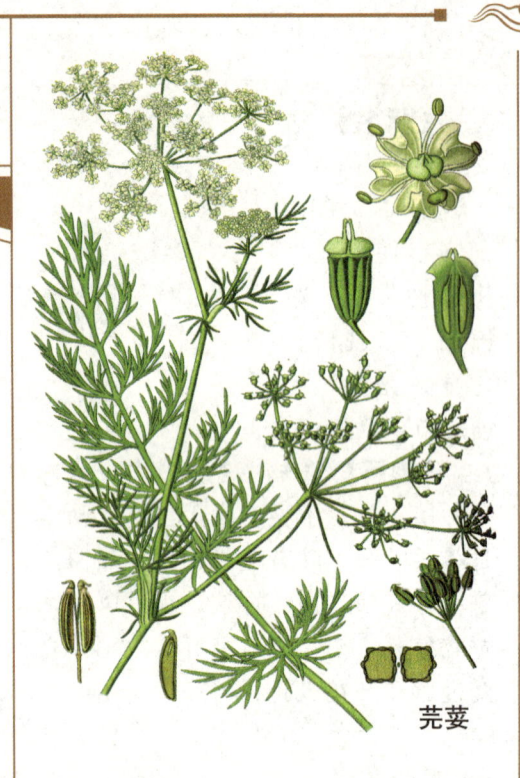

【发明】[李时珍说]胡荽辛温香窜，内通心脾，外达四肢，能辟一切不正之气。所以痘疮难出的，用胡荽能诱发出来。

【附方】 1.小便不畅：用胡荽二两、葵根一把，加水二升煎至一升，然后加滑石末一两，分四次服用。2.痢及泻血：将胡荽子一合，炒捣末，每次服二钱。赤痢用砂糖水送服，白痢用姜汤送服，泻血用开水送服。一天服两次。

子

【性味】 味辛、酸，性平，无毒。炒用。

【主治】 主消食开胃。解蛊毒、五痔，及吐血，下血，食肉中毒，可煮汁冷服。也可以用油煎，涂小儿秃疮。发痘疹，除鱼腥。

水芹

【释名】 芹菜、水英、楚葵。

【集解】[李时珍说]芹有旱芹、水芹两种。水芹生长于江河、池塘、沼泽水边；旱芹则生长在陆地上，有白、红两种。水芹，二月长苗，叶子两两相对，似川芎。茎中是空的，茎上有节棱，气味芳香。五月开细白花，与蛇床花相似。多食芹菜对人的身体有好处。

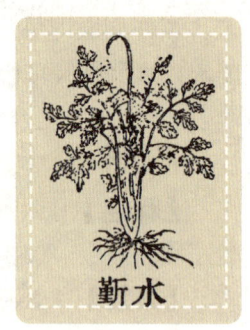

靳水

茎

【性味】 味甘，性平，无毒。

[孟诜说]调醋食用，对牙齿有害。
[李鹏飞说]红芹害人，不能吃。

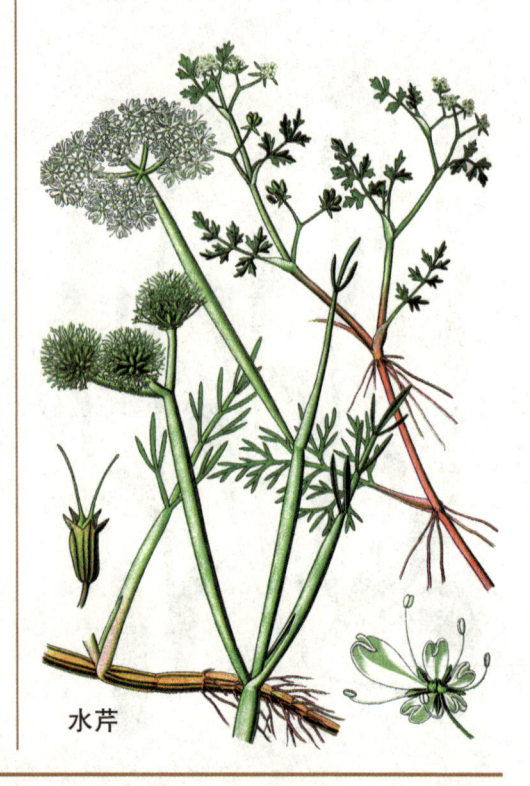

水芹

【主治】 止血养精，保血脉，益气。治烦闷口渴，崩中带下、五种黄病。捣汁服用，能祛伏热，杀石药毒。饮汁，祛小儿暴热，大人醉酒后热，鼻寒身热，能祛头中风热，利口齿，利大、小肠。

【附方】 1.小儿上吐下泻：将芹菜切细，煮汁服。2.小便淋痛、小便出血：取带白根的水芹菜，去叶，捣汁水冲服，每天服六合。

茴香

【释名】 八角珠。

【集解】 [李时珍说]冬天，宿根上长出很多新苗，茎肥叶细。五六月开花，花为黄色，形状与蛇床花相像。结的子大小如麦粒，轻有细棱，俗称大茴香，现在以产自宁夏的茴香最好。其他地方产的较小，叫小茴香。颗粒大小如柏实，裂开呈八瓣，每一瓣中有一核，如豆大，为黄褐色，里面有仁，味更甜，俗称八角茴香，也叫舶茴香，形状、颜色都与产自中原的完全不同，但气味相同。北方人用它下酒。

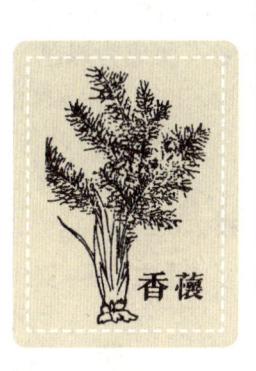

子

【性味】 味辛，性平，无毒。

【主治】 治干湿脚气，肾劳，腹疝，阴疼。主诸瘘、霍乱及蛇伤。开胃下食，补命门不足，暖丹田。除膀胱、胃部冷气，能调中，止痛，止呕吐。

【发明】 [李时珍说]小茴香性平，理气开胃，夏天驱蝇虫辟臭，适宜在食料中使用。大茴香性热，多食发疮伤目，食料中不宜使用过多。

【附方】 1.疝气：将茴香炒后，分作两包，布裹交替熨患处。2.胁下刺痛：小茴香一两（炒），枳壳五钱（麸炒），同研末，用盐酒调服，每次二钱。

胡萝卜

【释名】 [李时珍说]元朝时，此菜从胡地引种而来，气味有点像萝卜，故取名胡萝卜。

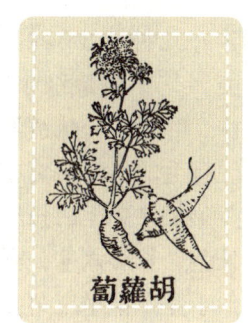

【集解】 [李时珍说]现在胡萝卜大多种植在北方及山东地区，淮、楚也都有种植。八月份下种，新长的苗似邪蒿，茎肥，且长有白毛，其辛臭味像蒿，不能吃。冬季挖根，生吃或熟吃都很好，也可作水果、蔬菜。根有黄色、红色两种，微带蒿气，长五六寸，粗的有手握满那么大。三四月，茎高约二三尺，开白色的小碎花，攒簇在一起，像伞的形状，又像蛇床花。胡萝卜子也与蛇床子相像，只是比蛇床子要稍长些但有毛，为褐色。又与莳萝子相像，也可作调料。

根

【性味】 味甘、辛，性温，无毒。

【主治】 下气补中，利肠胃、胸膈，安五脏，开胃，对人体有益。

荠菜

【释名】 护生草。

[李时珍说]荠生济济,故名荠。出家人取荠菜茎做挑灯棍,能避蚊子和飞虫叮咬,故取名为护生草,其意是能保护民众。

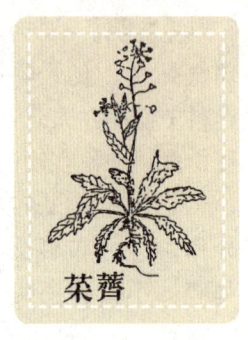

【集解】 [李时珍说]荠有大荠、小荠好几种。小荠的叶、花、茎扁,味美。其中数最细小,叫沙荠。大荠植株、叶都大,味道没有小荠好。其茎坚硬有毛的,叫菥蓂,味道也不是很好。荠菜都在冬至后长幼苗,次年的二三月长茎,长五六寸,开小花白色,结的荚似小萍,但呈三角。荚里面的荠菜子,大小如葶苈子,四月采收。

【性味】 味甘,性温,无毒。

【主治】 利五脏。利肝和中。治眼睛疼痛。明目益胃。根、叶烧成灰后饮用,治赤白痢非常有效。

花

【主治】 放在床席下面,可驱赶臭虫。又能避蚊子、飞蛾、虫叮咬。将花阴干研末,用枣汤送服,每天二钱,治久痢。

苜蓿

【释名】 木粟、光风草。

【集解】 [李时珍说]《西京杂记》上载,苜蓿原本产自大宛,张骞出使西域将其带到中原。现在处处田野都有,陕西、甘肃一带也有栽种。苜蓿每年自生自发。割其苗作蔬菜食用,一年能割三次。二月苜蓿生新苗,一个主根上可长几十条茎,茎很像灰藋。每个枝杈上有三片叶子,叶子像决明叶,但小如指尖,叶像碧玉一样的绿色。夏秋季,苜蓿开黄色的小花。结荚为圆扁形,周围有刺,结的荚非常多,老了便成为黑色。荚内有米,可以做饭,也可以用来酿酒。

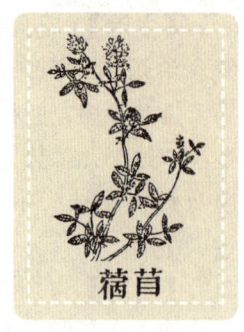

【性味】 味苦、涩,性平,无毒。

[孟诜说]性凉,少吃。[李鹏飞说]苜蓿不可与蜜同吃,否则会令人腹泻。

【主治】 安中调脾胃利人,利五

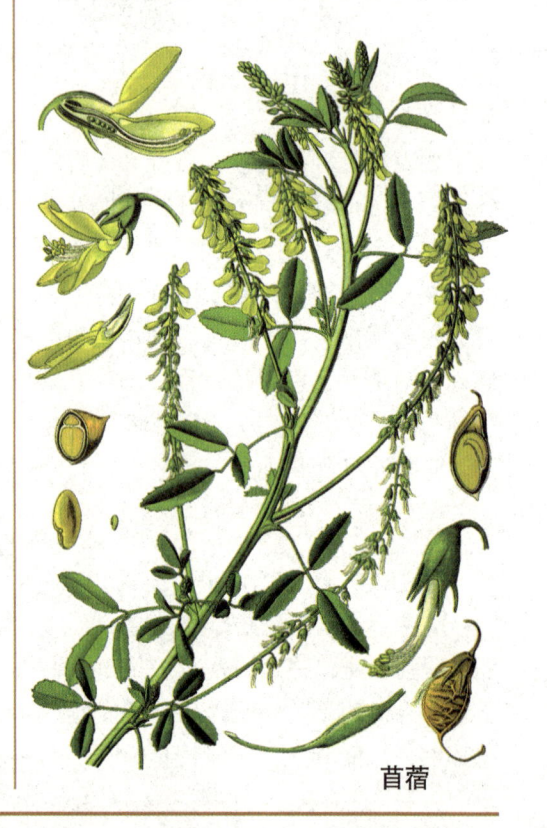

荠薴

苜蓿

苜蓿

脏，可以长期食用。轻身健体，祛脾胃间邪热，通小肠诸恶热毒，煮和酱食，也可煮成羹吃。利大、小肠。把苜蓿晒干食用，对人有益。

根

【性味】 性寒，无毒。

【主治】 治疗热病烦闷，眼睛发昏，小便黄，酒疸，取苜蓿根捣汁服一升，令人呕吐后可愈。捣取汁煎服，治疗沙石淋痛。

菠菜

【释名】 波斯草、赤根菜。

[唐慎微说]据刘禹锡《嘉话录》上载，菠菜种源自西方。一个和尚将它的种子带来，称它是颇陵国的种子。谐音为波棱。[李时珍说]据《唐会要》所载，唐太宗时期，尼波罗国献波棱菜，像红蓝，实如蒺藜，火煮后可食用。方士隐名为波斯草。

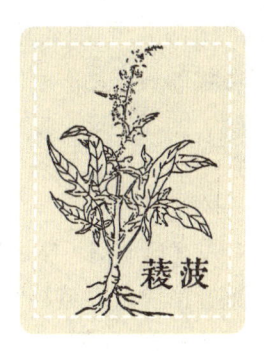

【集解】 [李时珍说]菠菜在八九月下种，可备冬天当蔬菜食用；正月、二月种的，以备作春天的蔬菜食用。茎柔脆，中空，叶呈绿色，细腻而柔厚，叶梢中间长出一个小尖，形状与鼓子红的叶相似，略长、大些。菠菜根，长数寸，大小如桔梗而呈红色，味道比桔梗更美。菠菜四月起薹，薹长一尺左右，有雄雌之分。雄的茎上开红色的小碎花，多花簇聚在一起，不显眼；雌的可结出果实，有刺，像蒺藜子。播种时须将种子破开，这样容易破壳出土。约一个多月才可冒芽生长。

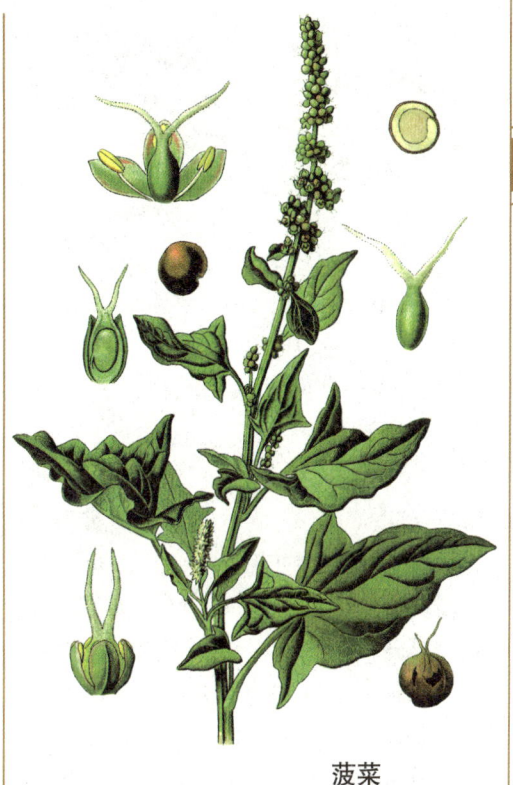

菜及根

【性味】 性冷，味甘、滑，无毒。[陈士良说]微毒，多食使人脚软，发腰痛，动冷气。

【主治】 能疏通血脉，开胸下气，止渴润燥。利五脏，通肠胃热，解酒毒。根尤好。

【发明】 [李时珍说]据张从正《儒门事亲》上记载，凡久病、大便涩滞不通，及有痔疮的人，宜多吃菠菜、葵菜一类的蔬菜，因性滑利窍，自然通利肠道。

苋

【释名】 苋菜。

【集解】 [韩保升说]苋有赤苋、白苋、人苋、紫苋、五色苋、马苋。其中只有人苋、白苋可以入药用。赤苋味辛,有特效。

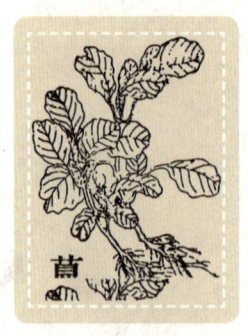

[苏颂说]人苋、白苋均属大寒的植物,又叫糠苋、胡苋、细苋,其实为一种。只是大的称白苋,小的称人苋。其子霜后成熟,子细小,色黑。紫苋的茎叶都呈紫色,江浙一带的人用它来染指甲,各种苋中只有紫苋没有毒,性也不寒。赤苋又叫花苋,味辛,茎叶深红,根茎可糟藏,食用起来味很美。五色苋现在已很少见。细苋俗称野苋,猪很喜欢吃,故取名猪苋。[李时珍说]苋都在三月撒种,六月后就没法吃了。苋长老则抽茎,高如人。茎稍长穗,开小花成穗,穗中藏有细子,子黑色,呈扁形。与青葙子、鸡冠子相同,九月收子。野苋,北方人叫糠苋,茎柔,叶细,则长出来就结子,味道不及家苋好。俗称青葙苗为鸡冠苋,可以食用。

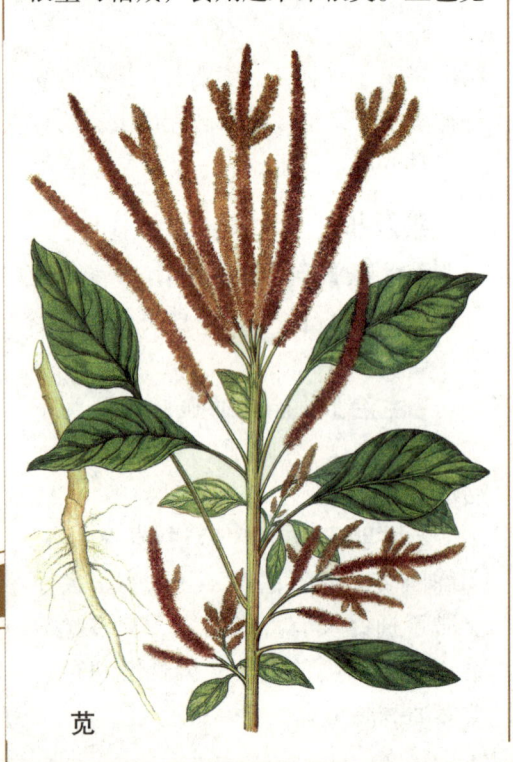

菜

【性味】 味甘,性冷利,无毒。

[陶弘景说]五月初五收苋菜子,同等量的马齿苋一起研末,孕妇常服易分娩。[张鼎说]苋动气,令人烦闷,性寒损中伤脾胃。另外,苋不能与鳖同食,会产生结石。

【主治】 六苋利大小肠,治初痢,滑胎。白苋补气除热,通九窍。赤苋主赤痢,疗射工、沙虱毒。紫苋:杀虫毒,治气痢。

苋实

【性味】 味甘,性寒,无毒。

【主治】 除肝风客热,翳目黑花。主青光眼,可明目除邪,利大、小便,祛寒除热。治白翳,杀蛔虫。益精。

【发明】 [李时珍说]苋实与青葙子是同类,所以也有治目疾的功效。

黄花菜

【释名】 黄瓜菜。

[李时珍说]此花为黄色,气味像瓜,所以取名黄瓜菜。

【集解】[汪颖说]此菜与油菜相像，但味比油菜略苦。用它做成羹食用，味道香美。[李时珍说]二月生苗，田野路边，遍处都有，植株小似荠菜。三至五月开黄花，花、茎、叶都与地丁相似，只是稍小些而已。开许多花但不像地丁的花成絮状，结细子。可采来食用，也可用来饲养鹅儿。

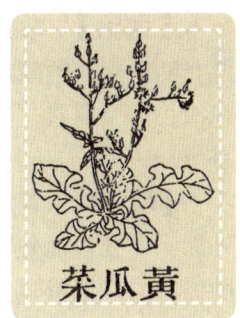

【性味】 味甘、微苦，性微寒，无毒。

【主治】 通结气，利肠胃。

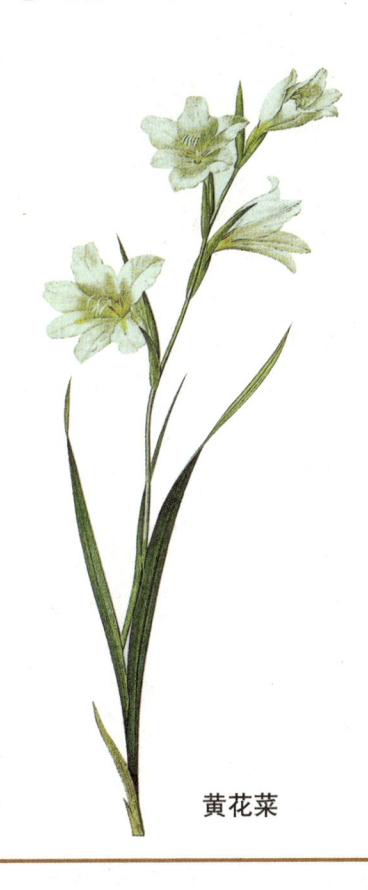

黄瓜菜

黄花菜

蒲公英

【释名】 耨耨草、金簪草、黄花地丁。

【集解】[韩保升说]蒲公英生长在平原、沼泽及田园中。茎、叶与苦苣相似，折断后便有白浆汁流出，可生吃，花像菊花但更大。[寇宗奭说]也就是现在的地丁。四季都可开花，花谢成絮，絮如柳絮一样，随风飞散，絮中有子，不管子落在何地，都会在春天发芽，长出新的蒲公英。

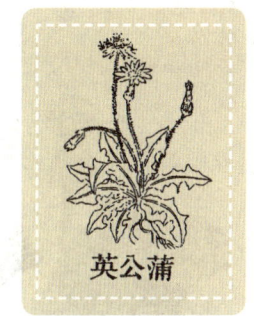

[李时珍说]蒲公英的茎、叶、花、絮都与苦苣相似，但较苦苣小些。嫩苗可以食用。二月采花，三月采根。

蒲公英

苗

【性味】 味甘，性平，无毒。

【主治】 解食物毒，散滞气，化热毒，消恶肿、结核、疔肿。用蒲公英的白汁外涂，治恶刺。能掺牙，乌须发，壮筋骨。蒲公英煮汁饮用，并外敷患处，治妇人乳痈痛。

【发明】[李杲说]蒲公英味苦，性寒，是入足少阴肾经的君药，本经必用。[朱震亨说]蒲公英同忍冬藤煎汤，加少量的酒调佐服用，治乳腺炎。服用后有睡意，入睡后出微汗，病即安。

【附方】 1.乳痈红肿：蒲公英一两，忍冬藤二两，同捣烂，加水两碗，煎至一碗，饭前服用。2.疳疮疔毒：取蒲公英捣烂外敷，同时另取蒲公英捣汁和酒煎服，取汗。

321

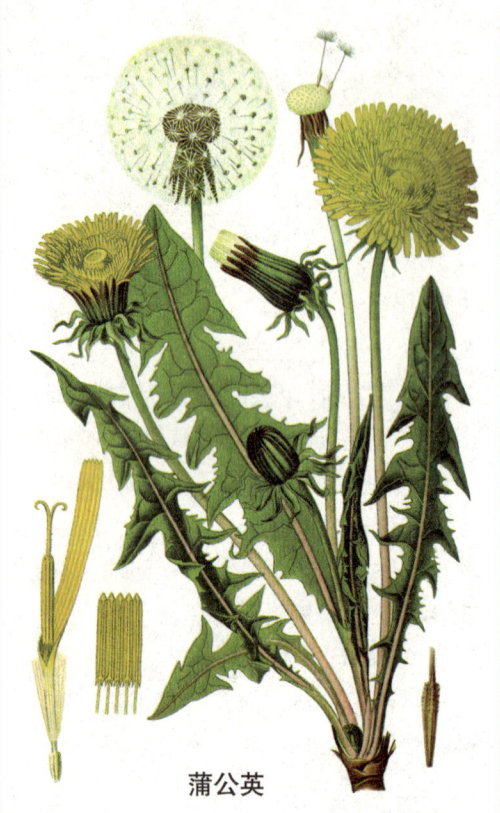

蒲公英

蕺

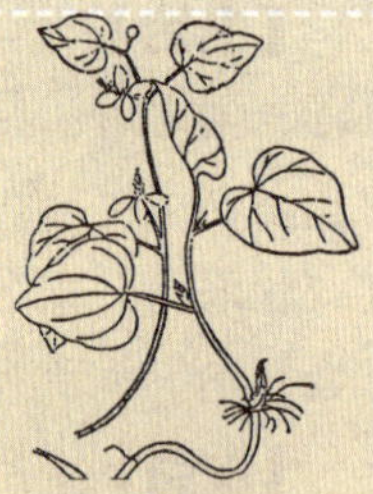

【释名】 葅菜、鱼腥草。

[李时珍说]此草的叶有腥气，因此取名为鱼腥草。

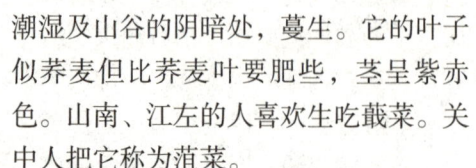

【集解】 [苏颂说]蕺菜生长在潮湿及山谷的阴暗处，蔓生。它的叶子似荞麦但比荞麦叶要肥些，茎呈紫赤色。山南、江左的人喜欢生吃蕺菜。关中人把它称为葅菜。

茱蕺

叶

【性味】 味辛，性微温，有小毒。《名医别录》载：多食，令人气喘。

【主治】 散热毒肿痛，疮痔脱肛，断疟疾，解硇毒。治尿疮。将蕺放在淡竹筒里煨熟，取出捣烂，用于敷治恶疮、白秃。

【附方】 1.背疮热肿：用蕺菜捣汁外涂，留孔以泄热毒，冷即换。2.痔疮肿痛：取一把鱼腥草，煎汤熏洗。洗后用鱼腥草包敷患处。

翘摇

【释名】 摇车、野蚕豆、小巢菜。

[李时珍说]称翘摇是形容茎叶柔婉，有翘怡飘逸的样子。[陈藏器说]翘摇蔓生，细叶开紫色花，可以食用。[陆游说]蜀地的蔬菜中有两巢，大巢，也就是不结果的豌豆。小巢生长在稻田中，吴地也有很多，又称漂摇草及野蚕豆。小巢菜炒食，味美，煮羹食更好。

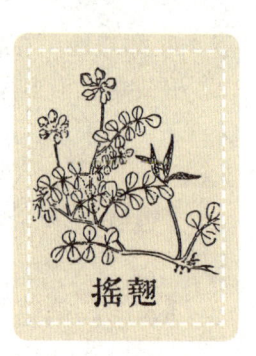

摇翘

【集解】 [李时珍说]翘摇处处都有种植，蜀人秋种春采。细蔓，叶像新生的槐芽及蒺藜，色青黄。趁它将开花但还没长萼时，采食。三月翘摇开紫白色小花。结角，子如豌豆但更小些。

【性味】 味辛，性平，无毒。[孟诜说]翘摇煮食较好，生吃则令人吐水。

【主治】 利五脏，明耳目，祛热风。主破血，止血生肌。捣汁服，疗五种黄病，以病好为度。止热疟，活血平胃。

蕨

【集解】[李时珍说]蕨山中处处都有。二三月发芽，形状卷曲，像小儿的拳头。长大后则像展开的凤尾，高三四尺。蕨茎嫩时采取，放在石灰汤里煮，去涎滑，然后晒干当蔬菜，味甘性滑。也可以和醋食用。蕨根呈紫色，皮内有白粉。将其捣烂再三淘洗，待汁沉淀，取粉做饼，或刨掉皮做粉吃，粉条颜色淡紫，味道也很滑美。

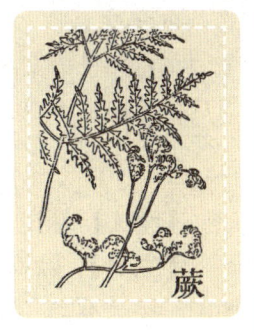

蕨及根

【性味】 味甘，性寒、滑，无毒。

[孟诜说]久食，令人目花，落发。体寒者食后，大多腹胀。

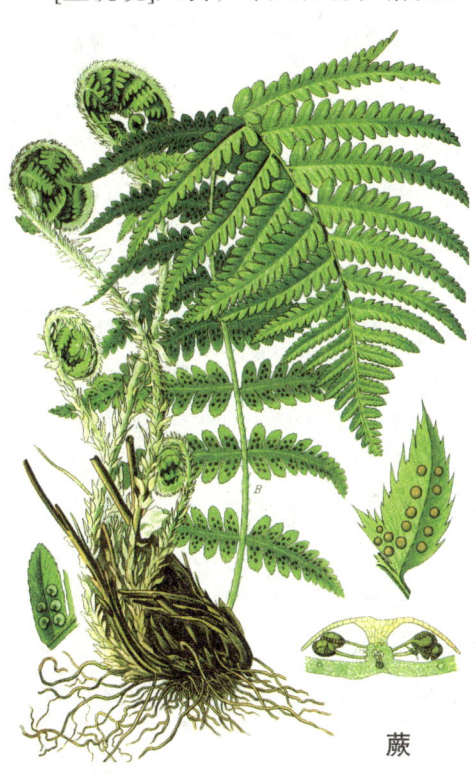

【主治】 补五脏不足，气壅塞在经络和筋骨间。祛暴热，利水道，令人睡。蕨根烧成灰后用油调匀，能敷治蛇、虫咬伤。

【发明】 [李时珍说]性冷而滑，能利水道，泄阳气，降而不升，耗人真元。

芋

【释名】 土芝、蹲鸱、芋艿。

【集解】[苏颂说]芋的种类很多。有青芋、紫芋、真芋、白芋、连禅芋、野芋。它们的苗都相似。茎约一尺高，叶大如扇子，与荷叶相似但长些，根像薯蓣而圆。白芋、真芋、连禅芋、紫芋，毒少，煮后可食用，同肉做羹，味道更好。青芋多子，细长而毒多，初煮须加灰汁，换水后再煮熟，才能食用。野芋有大毒，不能吃。

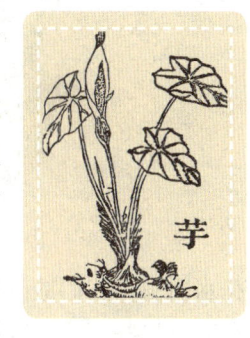

[陶弘景说]钱塘产芋最多。生时不能吃，有毒。芋种三年不采，便成梠芋。除此还有野生的芋，叫老芋，外形和叶子都与芋相似，根均有毒。

[寇宗奭说]江浙、二川所产的芋，既大又长。汴京、洛阳的芋较小，呈圆形。其美味，是别地的芋远远所不及的。芋当中出苗的是芋头，周围附着而生的为芋子，八九月以后可挖掘食用。

[李时珍说]芋的种类虽然很多，可分为水、旱两种。旱芋种在山地上，水芋种

芋

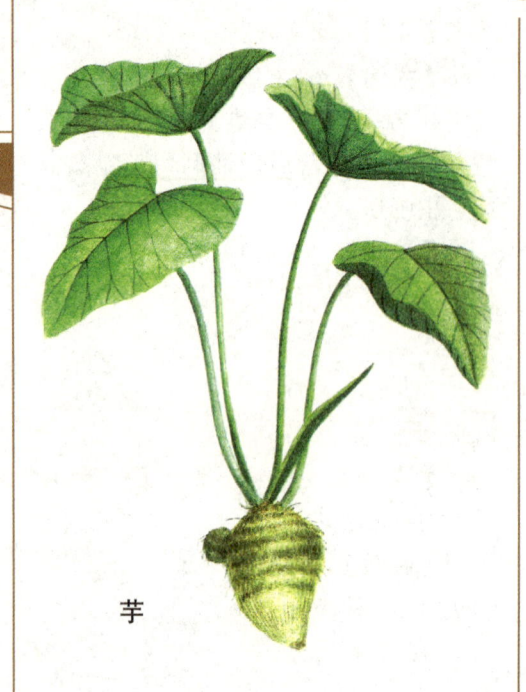

在水田中。它们的叶都相似，但水芋的味道要好些。

子

【性味】 味辛，性平，有小毒。

[陶弘景说]生食有毒，不可吃。性滑下石。[苏颂说]多食动宿冷。[寇宗奭说]吃多了消化不良，滞气困脾。

【主治】 宽肠胃，润肌肤，滑中。冷食，止渴，烦热。令人白胖，开胃通肠。产妇食用，破血；饮芋子汤，止血渴。破淤血，祛死肌。和鱼煮食，能下气，调中补虚。

【发明】 [孟诜说]白芋吃着无味，紫芋破气。用芋来煮汤喝，止渴。十月以后将芋晒干收好，放到冬天再吃，则不会发病。但在其他的季节不能吃。另外，芋与鲫鱼、鳢鱼同煮作羹，味很好。若长期吃芋，会令人虚劳无力。用煮芋的汤来洗脏衣，会使衣服白净如玉。《日华子诸家本草》载：芋与姜同煮后，须换水再煮一次，才能食用。

茎、叶

【性味】 味辛，性冷、滑，无毒。

【主治】 除燥止泻，疗妊妇心烦胸闷，胎动不安。将茎叶与盐同研碎，外敷可治疗蛇虫咬伤及痈肿毒痛、毒箭伤。梗可用来擦蜂刺毒很好。汁可用来涂蜘蛛咬伤。

【附方】 黄水疮：将芋苗晒干，烧存性，研后涂搽。

□ 茄

【释名】 落苏、昆化瓜、草鳖甲。

【集解】 [苏颂说]茄子处处都有。其种类也很多。紫茄、黄茄，属南北较多；白茄、青水茄，仅产自北方。江南有一种藤茄，蔓生，茄皮薄像葫芦，没听说可入药用。

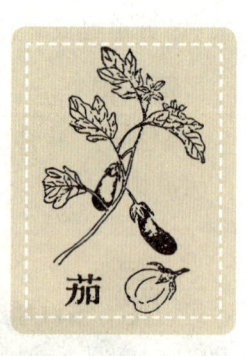

[李时珍说]茄种适宜在九月成熟时收取，洗净晒干，二月份即可播种，发新苗后再进行移栽。茄的植株约高二三尺，叶子如手掌大。从夏到秋开紫花，五瓣相连，五个棱角像绣了丝线，黄蕊绿蒂，蒂裹着茄。茄中有瓤，瓤中有子，且很像芝麻。茄有圆形的，如栝楼，也有长形的，四五寸长；有青茄、紫茄、白茄。白茄也叫作银茄，味道比青茄要好。

子

【性味】 味甘，性寒，无毒。

[李时珍说]茄性寒利，多食会令人腹痛下痢，女人伤子宫。[马志说]体寒的人不能多吃。因茄损人动气，能发疮和旧疾。[李鹏飞说]秋后吃茄子损眼。

【主治】 主寒热，五脏劳损。用醋磨后外敷毒肿。用老后自然裂开茄子烧成灰，可治乳裂。散血止痛，消肿宽肠。

【发明】 [寇宗奭说]《开宝本草》中没有记载茄子的功效，只说会伤人。另外，菜农将茄子保存在温棚中，盖上厚厚的粪土，然后在小满前后以昂贵的价格出售。这样既不适应季节，对人的健康也有很大的危害。"不合时令的不吃"，不可忽视。[朱震亨说]老茄子可治乳头裂；茄根煮汤可治冻疮；将茄蒂烧成灰治口疮，都有不错的效果，这与茄的甘甜能缓火有关。[李时珍说]段成式在《酉阳杂俎》中载：茄子能厚肠胃，动气发疾。此说全不知茄子性滑，不厚肠胃。

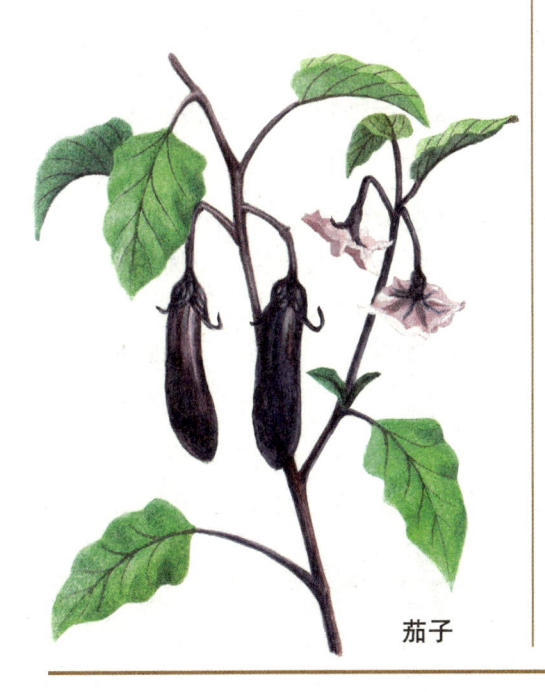

□ 壶卢

【释名】 葫芦、瓠瓜、匏瓜。

[李时珍说]壶，盛酒的器具；卢，盛饭的器具。因其形状与壶、卢相似，还可用来盛酒、盛饭，所以叫壶卢，俗称葫芦。其中圆的叫匏，也叫瓢，又因它像水泡一样，漂浮在水面上。凡蓏类都能称为瓜，所以叫瓠瓜，匏瓜。

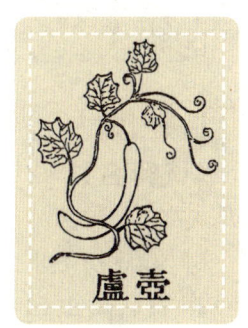

【集解】 [李时珍说]长瓠、悬瓠、壶卢、匏瓜、蒲卢，虽然都为同类，但名称、形状却完全不同。它们均在二月下种，生苗引蔓，叶子与冬瓜叶相像而稍圆，有柔毛，嫩时可食。五六月间开白色花，结白色果，大小及长短，各不相同。瓢中的子像牙齿一样排列略长，叫作瓠犀。壶匏类植物，既可烹晒，又能做成器具。大的，可做成瓮盎；小的，可做成瓢和酒樽；做成舟可浮水；做成笙可奏乐；皮和瓢用来养猪，用途实在是很广。

瓠

【性味】 味甘，性平、滑，无毒。
[苏颂说]味甘性冷，多食令人吐利。

【主治】 主治心热，利小肠，润心肺，治石淋。消渴恶疮，鼻口溃疡烂痛。能利尿。

茄子

卢壶

壶卢子

【主治】 治疗牙齿肿痛或牙露出，齿松动疼痛，用八两壶卢子同四两牛膝，每次取五钱，煎水含漱，每日三至四次。

冬瓜

【释名】 白瓜、水芝、地芝。

[马志说]冬瓜经霜后，皮上白如粉涂，连冬瓜子也是白色，因此叫白冬瓜，子叫白瓜子。[李时珍说]在冬季成熟，故名冬瓜。

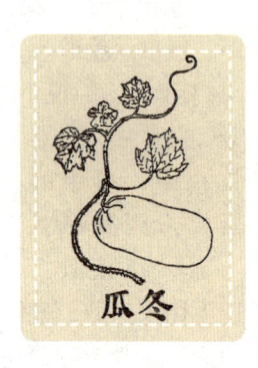

【集解】 [李时珍说]三月冬瓜生苗引蔓，叶大呈圆形并有尖，茎和叶子都长满小刺毛。六七月开黄色花。结的瓜大的直径达一尺，长达三四尺。瓜嫩时，绿色有毛，老熟后则变成苍色，皮坚厚有白粉，瓜肉肥白。瓜瓤叫作瓜练，白虚如絮，用来洗衣服很好。子叫瓜犀，在瓜瓤中排列生长。霜后采收冬瓜比较好，瓜肉可煮来吃，也可用蜜制成果脯。子仁也能食用。凡收瓜忌酒、漆、麝香及糯米，否则必烂。

【主治】 除烦闷不乐。可用来做面脂。

白冬瓜

【性味】 味甘，性微寒，无毒。

【主治】 益气耐老，除心胸胀满，祛头面热。消热毒痈肿。小腹水胀，利小便，止渴。捣汁服，止消渴烦闷，解毒。将冬瓜切片，用来摩擦痱子，效果很好。利大小肠，压丹石毒。

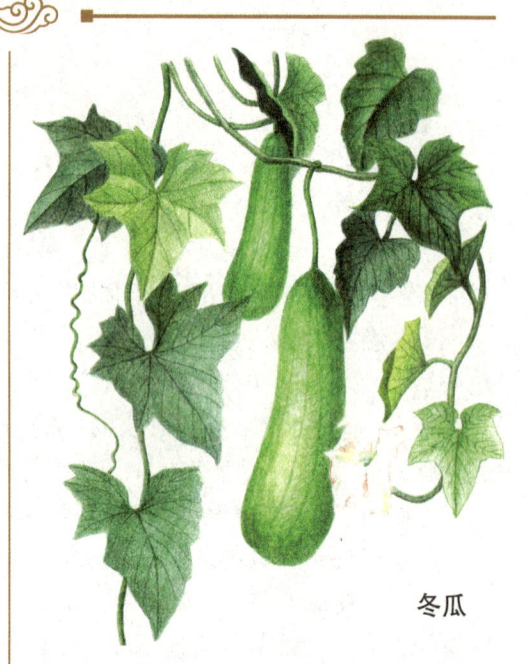

【发明】 [孟诜说]冬瓜热食味美，冷食会令人消瘦。煮食养五脏，能下气。

[寇宗奭说]凡患有发背及一切痈疽的人，可削一大块冬瓜贴在疮上，瓜热即换，分散热毒气的效果相当好。

【附方】 痔疮肿痛：煎汤洗。

瓜练 （瓜瓤）

【性味】 味甘，性平，无毒。

【主治】 捣汁服，止烦躁热渴，利小肠，治五淋，压丹石毒。用瓜练洗面沐浴，可祛黑斑，令人肌肤红润白皙。

白瓜子

【性味】 味甘，性平，无毒。

【主治】 清热解毒、利水消痰、除烦止渴、祛湿解暑。除烦闷，治肠痈。可用来做面脂。

南瓜

【集解】 [李时珍说]南瓜种源自南方少数民族地区，后传入闽、浙等带，现燕京各处也都有种植。南瓜三月下种，适宜种在土质肥沃的沙地里。四月生苗，藤蔓很茂密，一根蔓可长到十丈开外，节节有根，触地即扎根生长。南瓜茎中间是空心的，叶子与蜀葵的形状相似，但大小如荷叶。八九月，开黄色的花，与西瓜花相似。结的瓜呈圆形，大如西瓜，皮上有棱像甜瓜。一根南瓜藤至少可结十来个瓜，瓜的颜色有绿的，有黄的，还有红的。霜后将其收放在暖和的地方，可贮存到第二年春天。南瓜子像冬瓜子，南瓜肉厚色黄，不可生吃，只有将皮瓤去掉煮来食用，味道像山药。南瓜与猪肉煮食更好，还可蜜煎食用。

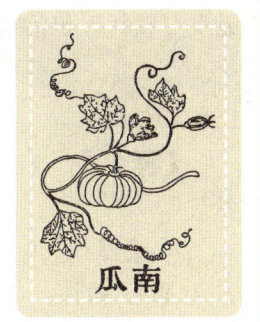

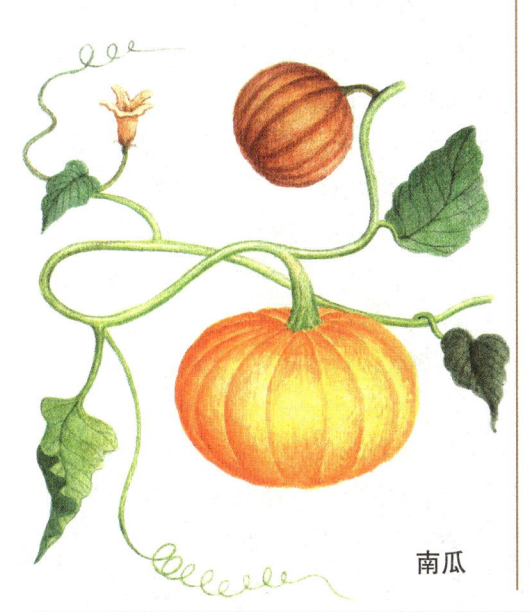

【性味】 味甘，性温，无毒。

[李时珍说]多食使人发脚气、黄疸。南瓜不可与羊肉同食，否则令人气壅。

【主治】 补中益气。

丝瓜

【释名】 天丝瓜、天罗、布瓜、蛮瓜、鱼鲮。

[李时珍说]此瓜老后筋丝众织，故取名叫丝罗。古人叫它鱼鲮、虞刺。丝瓜种源来自南方，所以叫蛮瓜。

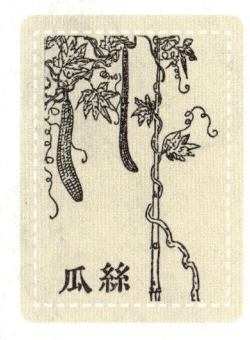

【集解】 [李时珍说]现在南北各地都栽种丝瓜，丝瓜在二月下种，生苗引藤，攀爬在树上、竹枝上，或作搭棚架，让它攀援其上。丝瓜叶大如蜀葵叶子，叶丫叉较多，叶上长有细毛刺，取汁可作绿色染料。它的茎上有棱。六七月开黄花，花有五瓣，有些像胡瓜花，花蕊和花瓣都是黄色的。丝瓜的直径约一寸左右，长二尺左右，甚至达三四尺，深绿色，有皱点，瓜头似鳖头。丝瓜嫩时去皮，可烹饪可晒干，煮汤、做菜都很好。老丝瓜则大如舂米棒，瓜内筋络缠绕如织成的一样，打霜后就枯萎了，用来垫鞋子，或洗锅等很好。故村人称它为洗锅罗瓜。瓜内有房隔，子在隔内，形状像栝楼子，黑色而扁。丝瓜的花苞、嫩叶和卷须，都可以食用。

瓜

【性味】 味甘，性平，无毒。

处反复揉搓。也治疗痈疽疔肿。

胡瓜

【释名】 又名黄瓜。

[陈藏器说]北方人避石勒讳，改称黄瓜。[李时珍说]张骞出使西域时，将此瓜种带回中原，因此取名胡瓜。

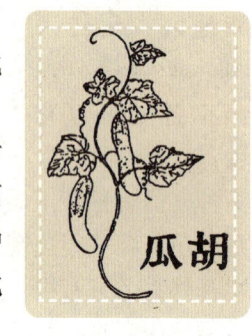

【集解】 [李时珍说]胡瓜处处都有种植。正二月下种，三月生苗引藤。叶如冬瓜叶，叶上也有毛。四五月，开黄色花。结的瓜，围度有二三寸，长的可达一尺。瓜皮青色，皮上有小结刺像疣子，老时皮则变为黄赤色。子与菜瓜子相同。有一种在五月下种，霜降时结瓜，白色而短，生的、熟的都可食用，也可作蔬菜和瓜果。

【性味】 味甘，性寒，有小毒。

[孟诜说]不宜多吃，否则动寒热，多疟疾，积淤热，发疰气，使人虚热上逆、少气，损阴血，发疮疥脚气、虚肿百病。患天行病者，也不能吃。

【主治】 清热解渴，利水道。

苦瓜

【释名】 锦荔枝、癞葡萄。

[李时珍说]因味苦而得此名。因实及茎、叶相似而又得名瓜、荔枝、葡萄。

【集解】 [李时珍说]苦瓜种源来自南番，现在闽、广都一带多有种植。苦瓜在五月下种，生苗牵蔓，茎叶卷

丝瓜

【主治】 将枯丝瓜烧灰存性，加朱砂研末，用蜜水调服，治痘疮不出。丝瓜煮食，能除热利肠。将老丝瓜烧灰存性，可祛风化痰，凉血解毒，杀虫，通经络，行血脉，下乳汁，治大小便带血、痔漏崩中、黄积、疝痛卵肿、血气作痛、痈疽疮肿、虫牙、痘疹胎毒。暖胃补阳，固气安胎。

【附方】 1.肠风下血：取霜后干丝瓜烧存性，研末，空腹用酒送服二钱。2.痈疽不敛，疮口太深：用丝瓜捣汁频频涂搽。3.化痰止咳：取丝瓜烧存性，研为末，加枣肉做成弹子大的丸子，每次用温酒服一丸。4.手足冻疮：老丝瓜烧存性，用腊猪油调涂患处。

丝瓜叶

【主治】 治疗癣疮，将叶在癣疮

胡瓜

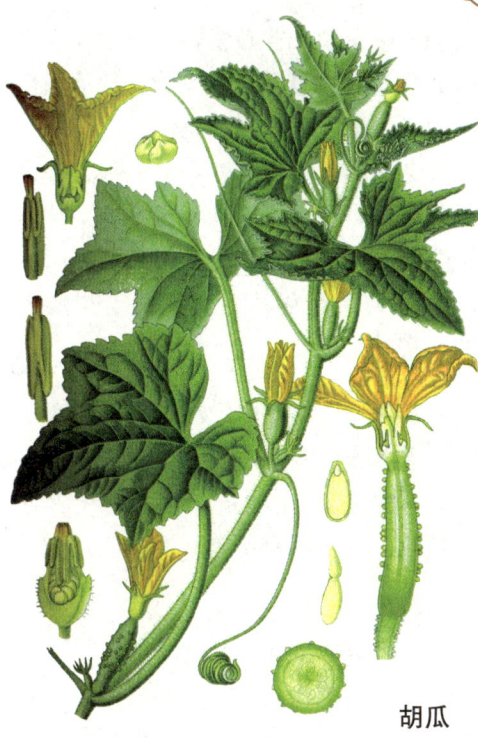

须，与葡萄相似但小些。七八月开黄色的小花，花有五瓣似碗形。结的瓜，长的达四五寸，短的却只有二三寸，青色，皮上的细齿与癞一样，又像荔枝壳，瓜熟时呈黄色会自己裂开，里面有红瓤裹子。瓤味甘美可食。其子形扁如木瓜子。南方人将青苦瓜去瓤后煮肉及用盐、酱做成菜食用，苦涩有青气。祛火。

瓜

【性味】 味苦，性寒，无毒。

【主治】 除邪热，解劳乏，清心明目。

苦瓜子

【性味】 味苦、甘，无毒。

【主治】 益气壮阳。

紫菜

【释名】 又名紫。

【集解】 [李时珍说]闽、越一带的海边都产紫菜，叶大而薄。当地人把它揉成饼状，晒干后出售。它的颜色发紫，也属石衣一类。

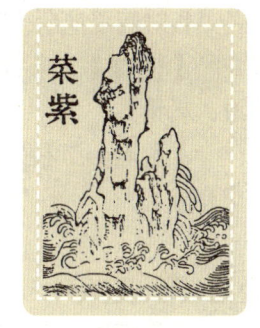

[孟诜说]紫菜生长在南海中，依附着石头上生长。生时为正青色，取来晒干则变成紫色。

【性味】 味甘，性寒，无毒。

[陈藏器说]多食使人腹痛作气，吐白沫。饮热醋少许，即消。

【主治】 紫菜煮汁后饮用，可治热气烦躁塞咽喉。适宜患有瘿瘤的人食用。

石花菜

【释名】 琼枝。[李时珍说]是因它的外形而取名石花、琼枝。

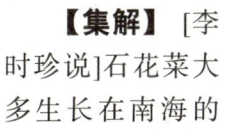

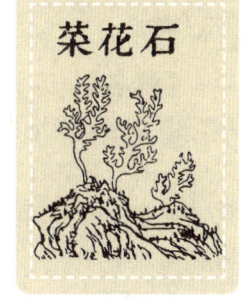

【集解】 [李时珍说]石花菜大多生长在南海的沙石之间，高约二三寸，形状类似于珊瑚，有红的和白的两种颜色。枝上长有细齿。将石花菜用沸水泡后去砂屑，放上姜、醋，拌吃，味道很好。它的根埋在沙地中，可生枝。有一种稍粗形状像鸡爪的，叫鸡脚菜，味道要更好。此两种菜长时间浸泡后，都会化成胶冻。

【性味】 味甘、咸，性大寒、滑，无毒。

【主治】 可祛上焦浮热，发下部虚寒。

龙须菜

【集解】 [李时珍说]龙须菜大多生长在东南海边的岩上。丛生无枝，叶的形状与柳叶相似，根须呈白色，长的有一尺多。龙须菜用醋浸泡食用，或同肉蒸食味道都很好。《博物志》中提到过的石发也就说的是龙须菜，与石衣之石发同名。

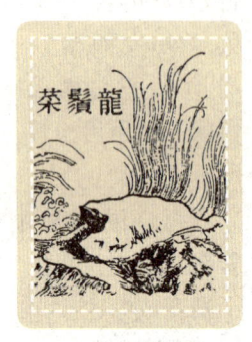

【性味】 味甘，性寒，无毒。

【主治】 主瘿结热气，利小便。

芝

【释名】 茵。[李时珍说]就是瑞草。生长在坚硬地方的是菌，生长在阴柔地方的是芝。古时四皓采芝供群仙服食，则芝也属于菌类，也可以食用，故将其列入菜部。

【集解】 [李时珍说]《神农本草经》载，吸收山川云雨、四时五行、阴阳昼夜的精华而生长的五色神芝，是供圣王修道用的。

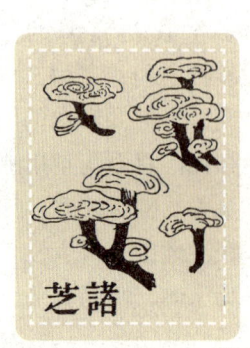

《瑞应图》说，芝草常在六月生长，春季颜色发青，夏季颜色发紫，秋季颜色发白，冬季颜色发黑。葛洪《抱朴子》载，芝有石芝、木芝、肉芝、菌芝等，品种多达数百种。时珍我常疑惑，芝乃是腐朽余气所生，就像人生瘤赘。而古今都认为芝是瑞草，又说吃了芝能成仙，实在是迂腐荒谬。

青芝（龙芝）

【性味】 味酸，性平，无毒。

【主治】 主明目，补肝气，养筋安精魂。久服轻身不老。增强记忆。

赤芝（丹芝）

【性味】 味苦，性平，无毒。

【主治】 益心气，补中，使人有智慧，增记性。久食，令人轻身不老，延年益寿。

黄芝（金芝）

【性味】 味甘，性平，无毒。

【主治】 主心腹五邪，益脾气，安神，使人忠信和乐。久食，令人轻身不老，延年益寿。

白芝（玉芝）

【性味】 味辛，性平，无毒。

【主治】 治咳逆上气，益肺气，通利口鼻，使人坚强，长勇气，安魄。久食，令人轻身不老，延年益寿。

黑芝（玄芝）

【性味】 味咸，性平，无毒。

【主治】 治尿闭，能利水道，益肾气，通九窍，使人耳聪目明。久食，令人轻身不老，延年成仙。

紫芝（木芝）

【性味】 味甘，性温，无毒。

【主治】 主耳聋，利关节，保精神，益精气，坚筋骨，令人面色好。久食，使人轻身不老。疗虚芝，治痔。

木耳

【释名】 木菌、树鸡、木蛾。

[李时珍说]木耳生长在朽木上，没有枝叶，是受湿热余气而生。因其形状而称耳、蛾。称鸡，是因其味与鸡相似而得此名。有人说，长在地上的叫菌，生长在木上的则为蛾。在北方，人们称它蛾，在南方，人们称它蕈。

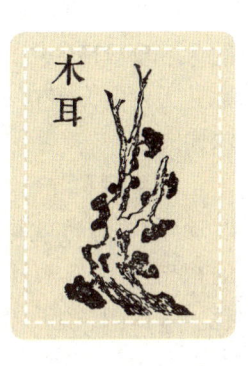

【集解】 [苏颂说]凡是在桑、槐、楮、榆、柳，这五种树木上生的木耳且软的，都可以食用。人们常食用的是楮耳。槐耳可治疗痔疮。煮浆粥倒在各种木上，用草盖好，就可生木耳。

[李时珍说]各种树木都能用来生长木耳。其自身的良毒也由木来决定，这一点必须要明白。然而现在市场上所出售的木耳，大多为杂木所生。

【性味】 味甘，性平，有小毒。

[甄权说]生长在古槐、桑树上的木耳为最好，生长在柘木上的次之。其余树木上生的木耳，吃后令人动风气，发旧疾，致人肋下急，损经络背膊，使人烦躁。

[陈藏器说]凡是有蛇、虫从下面经过的木耳，不可吃，有毒。生长在枫木上的木耳，不能食用。如木耳采来后，颜色有所变化，不可吃，有毒。夜间会发光的，欲烂而不生虫的均有毒。如吃木耳中毒，可取冬瓜藤生捣服汁可解。

[李时珍说]按张仲景所讲，赤色的和仰生的木耳，都不能吃。

【主治】 主益气不饥，轻身益志。能治疗痔疮。

蘑菰蕈

【释名】 肉蕈。

【集解】 [李时珍说]蘑菰产自山东、淮北各地。把桑、楮等木埋土中，用淘米水浇灌，待菰长成即可采摘。蘑菰蕈约长二三寸，根小顶大，白色，柔软，中间空虚，像未开放的玉簪花。俗名鸡腿蘑，味道与鸡肉相似。还有一种形状似羊肚，上面有蜂窠眼的，叫羊肚菜。

【性味】 味甘，性寒，无毒。

《饮膳正要》载：有毒，易动气发病，不宜多吃。

【主治】 益肠道，化痰理气。

香蕈

【释名】 [李时珍说]蕈字从覃。覃即延的意思。蕈味隽永，有覃延之意。

【集解】 [吴瑞说]蕈生长在桐、柳、枳椇木上。香蕈为紫色，肉蕈为白色，皆因湿气熏蒸而成。生长在山中偏僻处的有毒。

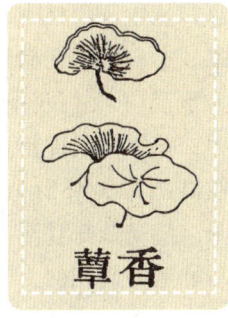

[李时珍说]蕈的品种有很多。宋人陈仁玉在《蕈谱》中记载得很详细，现将有关的略为摘录：一、合蕈，也叫台蕈。生长在韦羌山。春天万物苏醒，冰雪开始融化，土壤松动，合蕈开始发芽。它的表面呈褐色，肌理却玉洁，芳香无比，韵味十足。将它放入锅中煮，飘香于百步之外。山里人采其晒干后出售，香味不如新采的。其他山中也产此蕈，但柄高而香味粗劣，远不及韦羌山产的。二、稠膏蕈。生长在梦溪各山。秋季雨淋露浸时，肥沃的山土泥稠如膏，树木也十分肥阔，蕈花开始生长。稠膏蕈生长在很高的树尖上，初如蕊珠，圆莹剔透像从酥油上滴下的乳汁，浅黄白色，味相当甘美。待其长到如手掌大时，味就变了。春季也生有稠膏蕈，但膏液少。稠膏蕈的食法：将其入沸水中煮过后漉起，放入各种调料，特别是酒。三、松蕈，生长在松树树阴处，随时可采。四、麦蕈，生长在溪水边的沙壤中。味道十分鲜美，像蘑菇。五、玉蕈，入冬时生，洁白可爱，做羹食用微有些坚硬。俗名寒蒲蕈。六、黄蕈，丛生于山林中，黄色，俗名为黄缵蕈。七、紫蕈，赭紫色，产于山林中，为下品。八、四季蕈，生于繁林茂木中，味甘而肌理粗。九、鹅膏蕈，生长在高山中，外形似鹅蛋，久则张开如伞。鹅膏蕈味甘滑，不亚于稠膏蕈，但与杜蕈极其相似，容易混淆，不能不细辨。杜蕈，也是土蕈。

【性味】 味甘，性平，无毒。

【主治】 主益气不饥，治风破血。松蕈治尿浊不禁。

竹蓐

【释名】 竹肉、竹菰、竹蕈。

[李时珍说]草根生曰蓐，得溽湿之气而成。陈藏器的《本草拾遗》中称其为竹肉，因其味像肉。

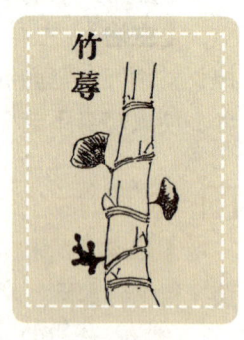

【集解】 [李时珍说]竹蓐也就是竹菰，生长于朽竹的根节上。与木耳的形状相似，呈红色。《酉阳杂俎》上载，江淮有竹肉，大如弹丸，味如白树鸡，指的就是竹蓐。生长在苦竹上的有毒。[孟诜说]慈竹林夏季逢雨时，汁滴到地上而生蓐。与鹿角的形状相似，白色，可以食用。[陈藏器说]竹肉生长在苦竹枝上，如鸡蛋，似肉块，有大毒。

【性味】 味甘、咸，性寒，无毒。

【主治】 治赤白痢，可和姜、酱食用。

卷十 果部

[李时珍说]木本植物的果实称果，草本植物的果实称蓏。成熟后可食用，晒干可作果脯。丰收或歉收之年，都可用来代替粮食充饥；生病时可用作药物来医病。它们作为粮食的补充，以养民生。果蓏因土壤的不同而存在差异。怎么能纵情于口腹之欲而不知道它们的性味、良毒呢？于是收集草木果实列为果部。

□ 李

【释名】 嘉庆子。

[李时珍说]据罗愿《尔雅翼》中记载：李是果木中结实较多的，故字从木，从子。树木中结果实较多的果木树有很多，为什么只有李称木子呢？按《素问》中所载：李味酸属肝，为东方之果，所以李在五果中属木，因而得此专称。如今人们称干李为嘉庆子。

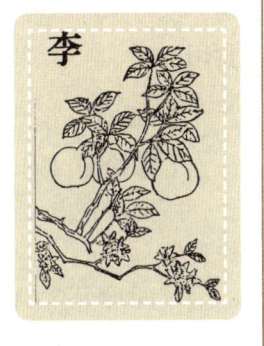

【集解】 [李时珍说]李，白花，树的存活期长，有上百个品种。它的果实大的像杯、卵，小的如弹丸、樱桃。它的味道有酸、甘、苦、涩几种。它的颜色有青、绿、紫、朱、黄、赤、胭脂、青皮、紫灰多种。它的形状有牛心、马肝、柰李、杏李、水李、离核、合核、无核、匾缝的差异。最早在四月成熟，如麦李、御李。较晚的是在十月、十一月成熟，如晚李、冬李。还有的在冬天开花春天成熟，如季春李。现在人们将李子用盐晒、糖藏、蜜煎等方法制成干果，只有晒干的白李有益。方法是：夏季在李子泛黄时采摘，用盐揉搓去汁，晒软，然后去核晒干即可。[马志说]李子有绿李、黄李、紫李、牛李、水李，味道都很甘甜，可以食用，但

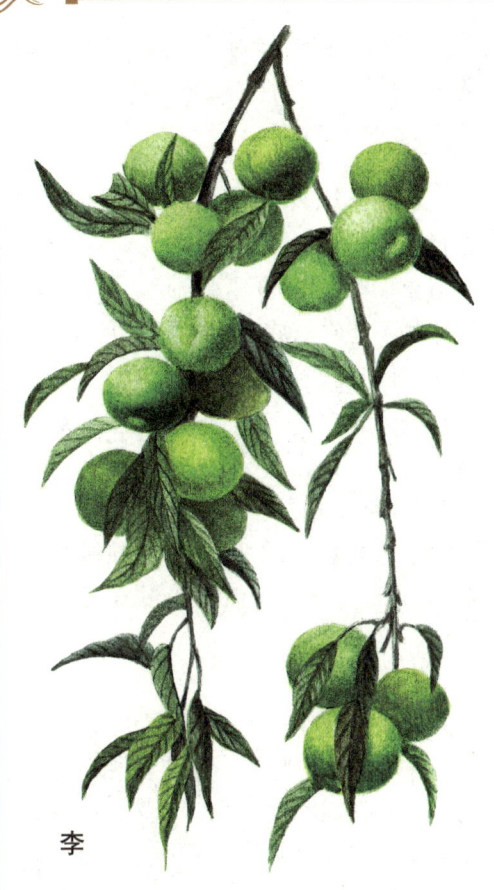

核不可用。独野李味苦，核仁可以入药。

实

【性味】 味苦、微酸，性微温，无毒。

[李时珍说]李子，味甘酸，味苦涩的那些不能吃。放在水中不下沉的李有毒，不能吃。《日华子诸家本草》载：多食使人发虚热，令人腹胀。[孟诜说]喝水前吃李会使人发痰疟。不能与雀肉同吃。与蜜同食，易损五脏。

【主治】 晒干后吃，能祛痼热，调中。祛骨节间劳热。患肝病的人宜食用。

杏

【释名】 甜梅。[李时珍说]杏字篆文形状像果实挂在树枝的样子。

【集解】 [李时珍说]杏的叶子都有尖呈圆形，二月开红色花，也有叶多不结果的。味道沙甜的叫沙杏，带酸味而色黄的叫梅杏，青而带黄的是㮏杏。其中金杏个大如梨，色黄如橘。王祯《农书》上记载：北方有种肉杏具有金刚拳之称。其肉厚，色红，既大且扁。在杏成熟时榨出浓汁，涂在盘中晒干，再用刀刮下来，即可用水调麦面吃。

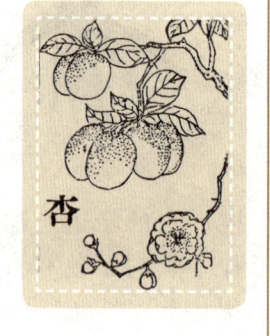

杏实

【性味】 味酸，性热，有小毒。生吃过多，伤筋骨。[寇宗奭说]只要是杏都多热。小儿不宜多吃，否则会致疮痈膈热。[扁鹊说]多食动旧疾，使人眼盲、须眉脱落。[宁源说]多食生痰热，使人精神昏乏。产妇尤忌。

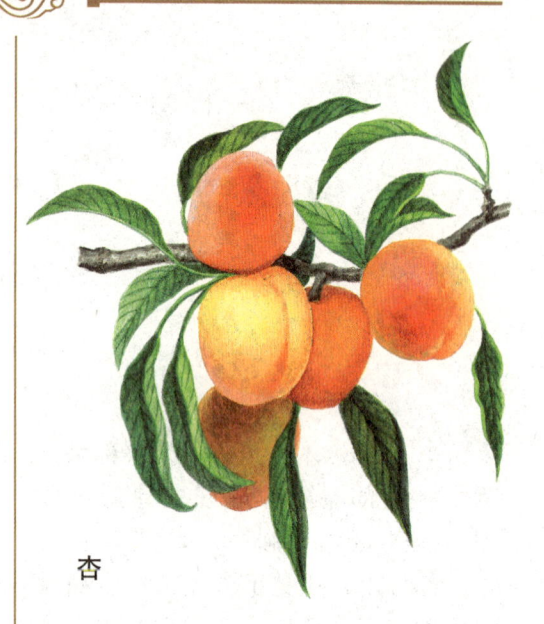

【主治】 晒干作果脯吃，能止渴，祛冷热毒。杏为心之果，心病者宜食用。

杏仁

【修治】 [陶弘景说]凡是食用杏仁，用汤浸去皮尖，炒黄。或用面麸炒过食用。

[李时珍说]治风寒肺病药中，也有连皮尖一起用的，具有发散的作用。

【性味】 味甘，性温，有小毒。一个杏核中有两粒果仁的毒性很大。

[朱震亨说]杏仁性热，寒证可用。[徐之才说]杏仁得火良，恶黄芩、黄芪、葛根，畏蘘草。

【主治】 治腹痹不通，能发汗，主温病脚气，咳嗽上气喘促。与天门冬同煎，润心肺。与酪做汤，润声音。除肺热，治上焦风燥，利胸膈气逆，润大肠治便秘。杀虫，治各种疮疥，能消肿，疗头面各种风气引起的水疱样疙瘩。主咳逆上气痰鸣，喉痹，下气，产乳金疮，寒心奔豚。疗惊痫，心下烦热，风气往来，时行头痛，能解肌，消心下胀痛，杀狗毒。解锡毒。

【发明】[李时珍说]杏仁之所以能治疮、杀虫，是取其有小毒的功用。

[张元素说]杏仁气薄味厚，浊而沉坠，主降，属阴，入手太阴经。它具有润肺、消食积、散滞气的功用。

【附方】1.小儿脐烂成风：杏仁去皮研后敷涂。2.上气喘急：杏仁、桃仁各半两，去皮尖，炒研，加水调生面和成梧子大的丸子，每次用姜、蜜汤送服十丸，以微泻为度。3.喘促浮肿，小便淋沥：杏仁一两，去皮尖，熬后磨细，加米同煮粥，空腹吃二合。

桃

【释名】[李时珍说]桃树开花很早，易种植且结果多，故字从木、兆。十亿称兆，为数量多的意思。

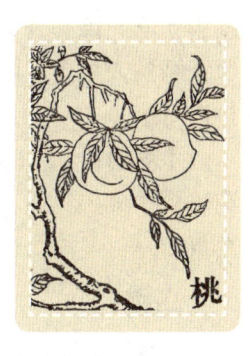

【集解】[陶弘景说]桃树到处都有种植。自然裂开的种核，其桃核仁入药是最好不过了，山桃仁不能用。

[李时珍说]桃种较多，易栽种，且结实早。桃树栽种五年后应当用刀割树皮，让其流出脂液，可延长桃树的存活期。桃花有红、紫、白、千叶、二色的区别；以颜色来命名，桃子有红桃、绯桃、碧桃、缃桃、白桃、乌桃、金桃、银桃、胭脂桃。以外形来命名，有绵桃、油桃、御桃、方桃、匾桃、偏核桃、脱核桃。以时令来命名，有五月早桃、十月冬桃、秋桃、霜桃。这些桃子都能食用，只有山中毛桃，即《尔雅》中所说的榹桃，小而多毛，核黏味差。但它的仁饱满多脂，可入药用，这大概就是外不足而内有余的缘故吧。

桃实

【性味】味辛、酸、甘，性热，微毒。多食令人生热。

[李时珍说]生桃多吃会令人膨胀，生痈疖，有损无益。这就是桃在五果中被列为下品的原因。

[孟诜说]能发丹石毒，生的尤其损人。

[吴瑞说]桃与鳖同食，患心痛。服术的人忌食。

【主治】制成果脯食用，养颜。桃为肺之果，得肺病的患者宜吃。食用冬桃，解劳热。

桃仁

【修治】[李时珍说]桃仁行血，宜连皮、尖生用。润燥活血，宜汤浸去皮、尖炒黄用。或与麦麸同炒，或烧存性，各随药方选择。双仁的有毒，不能食用。

【性味】味苦、甘，性平，无毒。

【主治】主瘀血血闭，腹内积块，杀小虫。治血结、血秘、血燥，通润大便，破瘀血。杀三虫。每天晚上嚼一枚和蜜，用来涂手和脸，效果好。主血滞，风痹，骨蒸，肝疟寒热，产后血病。止咳逆上气，消心下坚硬，疗突然出血，通月经，止心腹痛。

【附方】 1.崩中漏下：桃核烧存性，研为末，用酒送服一匙，一天三次。2.上气咳嗽，胸满气喘：桃仁三两，去皮尖，加水一升研汁，与粳米二合煮粥食用。

桃花

【性味】 味苦，性平，无毒。

【主治】 治心腹痛及秃疮。利宿水痰饮积滞，治风狂。除水气，破石淋，利大小便，下三虫。消肿胀，下恶气。将桃花研为末，可敷治头上的肥疮，手脚疮。使人面色红润光泽。

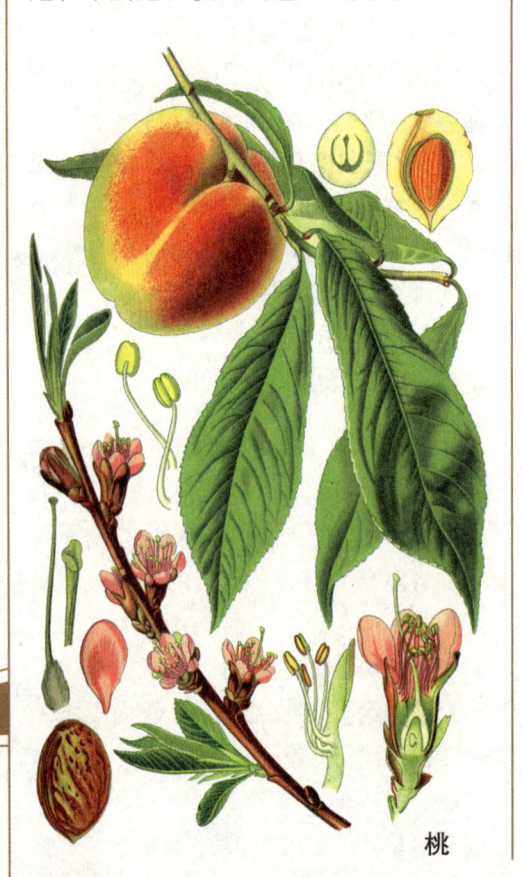

桃

梅

【集解】 [李时珍说]陆玑《诗疏》中记载：梅属于杏类，其树和叶子的形状都有些像杏。梅叶有长尖，比其他树早开花。它的果实味酸，晒干制果脯，可加到汤羹、肉羹中，也可含在嘴里吃，能香口。采半黄的梅子用烟熏制后为乌梅；青梅用盐腌后晒干，为白梅。也可将梅蜜煎，或用糖腌后制成果脯食用。取熟梅榨汁晒后成梅酱。只有乌梅、白梅可以入药。梅酱夏季可用来调水喝，解暑渴。

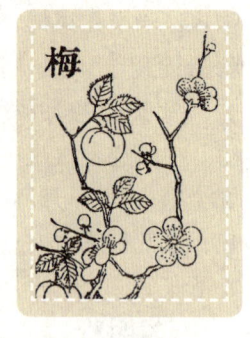

梅实

【性味】 味酸，性平，无毒。

《日华子诸家本草》记载：多食会损齿伤筋，蚀脾胃，使人发膈上痰热。服黄精的人忌食。吃梅后牙酸痛，嚼胡桃肉可解。

【发明】 [李时珍说]梅，在冬季开花，夏季成熟结果，其味最酸，得木之全气。

乌梅

【修治】 [陶弘景说]乌梅药用时须将核去掉，微炒过。

[李时珍说]制法：把青梅装在篮子里，用烟熏之，使其发黑，若用稻灰汁淋湿蒸制，则肥厚而不生蛀虫。

【性味】 味酸、涩，性温、平，无毒。

【主治】 敛肺涩肠，止久嗽、泻

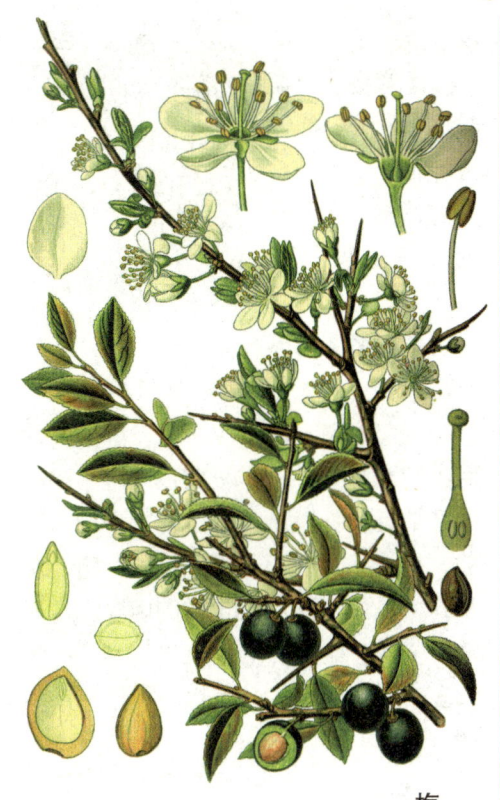

痢，反胃噎膈，蛔厥吐利，能消肿涌痰，杀虫，解鱼毒、马汗毒、硫黄毒。祛痹，利筋脉，止下痢，口干。泡水喝，治伤寒烦热。能止渴调中，祛痰，治疟瘴，止吐逆霍乱，除冷热下痢。治虚劳骨蒸，消酒毒，令人安睡。与建茶、干姜制成丸服，止休息痢最好。主下气，除热烦满，安心，止肢体疼痛，偏枯不仁，死肌，祛青黑痣，蚀恶肉。

白梅

【释名】霜梅、盐梅。

【修治】将大青梅放在盐水中浸泡，白天晒晚上泡，十日成。日子过久就会上霜。

【性味】味酸、咸，性平，无毒。

【主治】治疗乳痈肿毒，取白梅杵烂贴敷。可除痰。治中风惊痫，喉痹痰厥僵仆，牙关紧闭者，取梅肉揩擦牙龈，口水流出则口开。又治泻痢烦渴，霍乱吐下，下血血崩，功效与乌梅相同。和药点痣，蚀恶肉。有刺在肉中时，嚼白梅外敷即出。研烂后敷搽，治刀箭伤，止血。

【附方】1.血崩不止：乌梅肉七枚，烧存性，研成细末，用米汤送服，一天两次。2.痈疽疮肿，无论已溃未溃都可用：取盐白梅烧存性，研为末，加轻粉少许，用香油涂搽患处四周。3.赤痢腹痛：陈白梅与茶、蜜水各半，煎服。4.久咳不止：乌梅肉微炒，罂粟壳去筋膜蜜炒，等分研为末。每服二钱，睡前用蜜汤调下。5.蛔虫上行，出于口鼻：用乌梅煎汤频饮，并含口中，即安。

核仁

【性味】味酸，性平，无毒。

【主治】明目，益气，不饥。除烦热。治手指忽然肿痛，取梅核仁捣烂加醋浸泡，外洗。

栗

【集解】[李时珍说]栗不能移栽，只能播种长成。据《古今合璧事类备要》记载：栗树高约二三丈，苞上像猬毛的形状，多刺，每枝

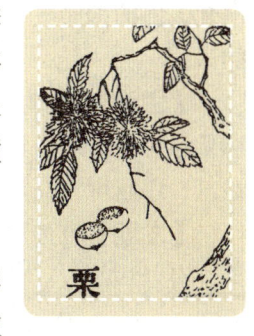

最少都要长四至五个苞。苞有青色、黄色、红色三色。苞中的子有单个的，也有两个的，还有三个或四个的。生时，子壳为黄色，熟时变紫，壳内有膜裹仁，到九月霜降时，成熟。只有在苞长熟，自己裂开掉出来的子才能长时间保存，苞没裂的子不易保存。栗花呈条状，如筷子头大小，长四五寸，可用它做灯芯。栗中大的叫板栗，中心子扁的叫栗楔，略小的叫山栗，山栗顶部尖的且中圆是锥栗。圆的小如橡子的是莘栗，如指头的大小叫茅栗，也就为《尔雅》所说的栭栗。[苏颂说]板栗、锥栗两树都长得很大。茅栗似板栗却细如橡子，此树虽小，叶也基本相同，只春季生长，夏季开花，秋季结实，冬季枯萎。

栗实

【性味】味咸，性温，无毒。

[孟诜说]吴栗虽大但是味道比较差，没有北栗的味道好。栗晒干后吃，均能下气补益；否则还是带木气，没有补益的功用。用火煨袪汗，又可除木气。生吃栗要发气。蒸炒熟食要壅气。患风水的人不宜吃，因栗味咸生水。

[寇宗奭说]小儿不宜多吃，生的难消化，熟的则滞气，膈食生虫，往往致病。

【主治】生吃，治腰脚不遂。生嚼栗涂患处，疗筋骨断碎，肿痛瘀血。益气，厚肠胃，补肾气，令人耐饥。

【发明】[孙思邈说]栗是益肾的果，有肾病的人宜食。

枣

【释名】[李时珍说]据陆佃《埤雅》中记载：大的称枣，小的称棘。棘也就是酸枣。

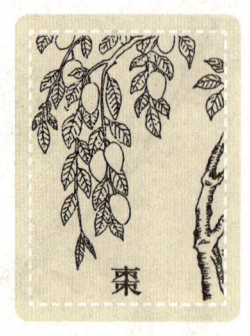

【集解】[李时珍说]枣树的木质中心呈红色，枝上长有刺。枣树，四月生小叶，叶面光泽而尖，五月开小花，呈白色微青。枣树处处都有栽种，产自青、晋的枣肥大甘美，用来入药很好。[苏颂说]晋州、绛州的枣虽大，但没有青州的肉厚，江南的枣坚燥少脂。枣的种类也相当多。枣大多产自华北地区，唯以青州出产的特佳。

生枣

【性味】味甘、辛，性热，无毒。多食使人寒热。体虚瘦弱的人不宜多吃。

[孙思邈说]多食使人热渴膨胀，动脏腑，损脾元，助湿热。

大枣

【释名】干枣、美枣、良枣。

[吴瑞说]大枣也就是指晒干后的干枣。味最好，故宜入药。

【性味】味甘，性平，无毒。

《日华子诸家本草》记载患有齿病、疳病或有蛔虫的人不能吃，小儿尤其不宜吃。枣与葱不能同食，否则使人五脏不和。枣与鱼同食，使人腰腹痛。

[李时珍说]现在，蒸枣大多都用糖或蜜拌，此枣久食最损脾，助湿热。还

研末，加少许生姜末，白开水送服。4.反胃吐食：大枣去核一枚，斑蝥去头翅一个，将斑蝥放枣内煨熟后，去斑蝥，空腹用白开水送下。5.妇女脏燥，悲伤欲哭，用大枣汤：大枣十枚、小麦一升、甘草二两，诸药合后每次取一两，水煎服。

梨

【释名】 快果、果宗、玉乳、蜜父。

[朱震亨说]梨即利的意思。其性下行流畅。[陶弘景说]梨的种类有很多，性味冷利，多食损人，所以人称之为快果。

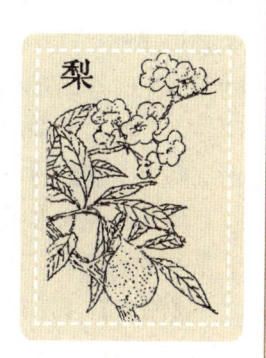

【集解】 [李时珍说]梨树高约二三丈，叶面光腻呈尖形，有细齿，二月开花，花白如雪，花六瓣。梨有青、黄、红、紫四种颜色。乳梨也就是雪梨，鹅梨也就是绵梨，消梨也就是香水梨。这几种梨都为上品，可以治病。其他如青皮、早谷、半斤、沙糜等梨，均粗涩不堪，只可蒸煮及切后烘制成脯。除此一种醋梨，用水煮熟后食用，则味道甜香不损人。

梨实

【性味】 味甘、微酸，性寒，无毒。金疮、乳妇、血虚者，不可食。多食令人寒中萎困。

【主治】 治急性伤风失音，用生梨捣成汁频服。胸中痞塞热结者，适宜

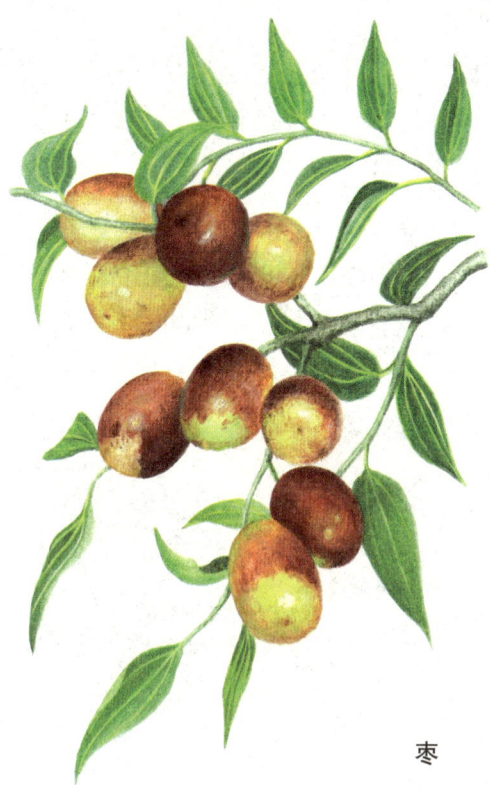

枣

有，枣吃多了，令人牙齿发黄且生虫。

【主治】 补中益气，坚志强力，除烦闷，疗心下悬，除肠澼。主心腹邪气，安中，养脾气，平胃气，通九窍，助十二经，补少气、少津液、身体虚弱，疗大惊，四肢重，能调和百药。能润心肺，止咳，补五脏，治虚损，除肠胃癖气。和阴阳，调荣卫，生津液。和光粉烧，治痔痢。可杀乌头、附子、天雄毒。

【附方】 1.烦闷难入睡：大枣十四枚、葱白七根，加水三升煮至一升，一次服下。2.上气咳嗽：枣去核二十枚，酥四两用小火煎，接着倒入枣肉中渍尽酥，取枣收存。常含一枚，微微咽汁。3.调和胃气：干枣去核，用缓火烤燥，

多吃。润肺凉心，消痰降火，解疮毒、酒毒。治热咳，止渴。切成片贴烫火伤，可止痛不烂。治客热，中风不语，伤寒发热，解丹石热气，疗惊邪，利大小便。除贼风，止心烦气喘热狂。将梨捣碎，取汁饮用，可吐风痰。

【发明】[李时珍说]《名医别录》中只谈梨的危害，不谈梨的功用。[陶弘景说]梨不可以入药用。因为人生病的大多原因与风寒有关，用药都是桂、附一类，不知梨有治风热、润肺凉心、消痰降火、解毒的功用。现在，人们生病，痰病、火病占了十之五六。梨的益处是不少，但不宜过多食用。

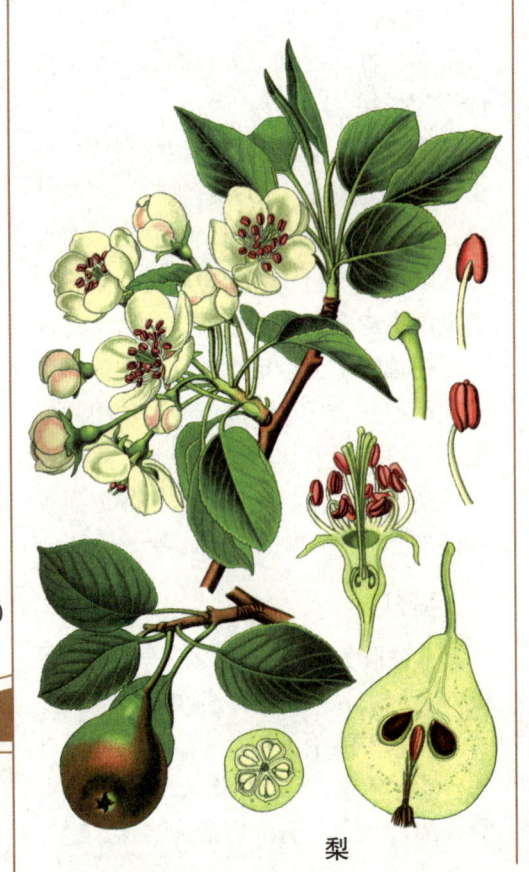

【附方】1.暗风失语：取生梨捣汁一盏饮下，一日两次。2.咳嗽：好梨去核，捣汁一碗，放入花椒四十粒，煎沸后去渣，加黑饧一两，待化匀后，细细含咽。

梨叶

【主治】煮汁服，治霍乱吐痢不止。煎服，治风。治小儿寒疝。捣汁服，解菌毒。

木瓜

【释名】楙（音茂）。

【集解】[苏颂说]木瓜处处都有，产自宣城的木瓜为最好。它的树木的与柰相似。春末开深红色花。果实大的像瓜，小的像拳，皮呈黄色像着过粉。[李时珍说]木瓜可种植，也可嫁接，还可以压枝。它的叶子又光又厚，果实如小瓜但有鼻。水分多味不木的叫木瓜。比木瓜要小而圆，味木但涩的叫木桃。像木瓜而无鼻，比木桃大，味涩的为木李，又叫木梨。木瓜的鼻是花脱外，并不是指脐蒂。木瓜性脆，可蜜渍制作果脯。将木瓜去子蒸烂，捣泥掺少许蜜与姜煎煮，冬天饮用非常好。木桃、木李质地坚硬，可与蜜同煎或制成糕点食用。

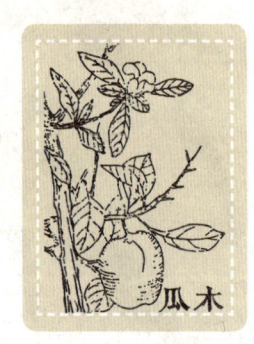

果实

【修治】[李时珍说]切片晒干后即可入药用。

【性味】味酸，性温，无毒。

【主治】祛湿和胃，滋脾益肺，

梨

卷十·果部

木瓜

换，一天换药三、五次。2.霍乱转筋：木瓜一两、酒一升，煮服。若不饮酒的人取木瓜煮汤服，并用煎汤热敷足部。3.项强筋急，不可转侧：木瓜两个，取盖去瓤，填入没药二两、乳香二钱半，盖严，捆好，置饭上蒸烂，捣成膏。每次取三钱，加生地黄汁半盏、酒二盏暖化温服。

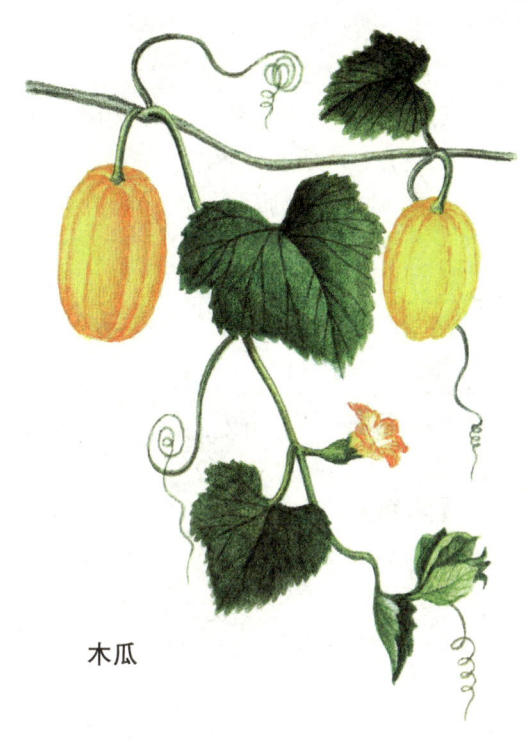

治腹胀善噫，心下烦痞。止吐泻奔豚，水肿冷热痢，心腹痛。调营卫，助谷气。治脚气冲心，取嫩木瓜一颗，去子煎服佳。能强筋骨，下冷气，止呕逆，祛心膈痰唾，可消食，止水利后渴不止，用木瓜煎汤，取汁饮用。治湿痹邪气，霍乱大吐下，转筋不止。

【发明】[李时珍说]木瓜所主霍乱吐利转筋脚气，都属脾胃病，非肝病。肝虽主筋，但转筋由湿热、寒湿之邪伤脾胃所致，故筋转必起于足腓。腓及宗筋都属阳明。木瓜治转筋，并不是益筋，而是理脾伐肝。[李杲说]木瓜入手、足太阴血分，气脱能收，气滞能和。[陶弘景说]木瓜最适宜治疗转筋。

【附方】1.脚筋挛痛：取木瓜数个，加酒、水各半煮烂，捣泥成膏状乘热贴于痛处，外用棉花包好，冷后便

山楂

【释名】赤爪子、鼠楂、猴楂、茅楂、朹子、羊梂、棠梂子、山里果。

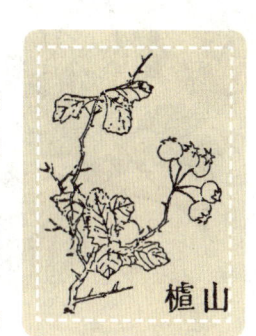

【集解】[李时珍说]赤爪、棠梂、山楂也属一种植物。山楂在古方中，用得不是很多，所以《新修本草》虽载有赤爪，后人也不知道那就是山楂。自朱丹溪发现山楂的功用后，才被列为重要的药物。山楂有两种，大多生长在山中。一种果实较小的，人们称它茅楂、猴楂，可入药用。树高数尺，叶有五尖，桠间有刺。三月开花，小白花五瓣。果实有红、黄两种颜色，大的如小林檎，小的像指头，九月成熟，小孩喜欢吃。闽人将熟山楂去掉皮、核后，与糖、蜜同捣，做成山楂糕，味道很好。它的核与牵牛子相像，黑色，很坚硬。还有一种大的，山里人称它羊朹子。树高一丈开外，花和叶子都与茅楂、猴楂相同，但果实颜色为黄绿色，皮涩肉虚，果实比茅楂稍大。初时味特别酸涩，只有经过霜打后才可以食。茅

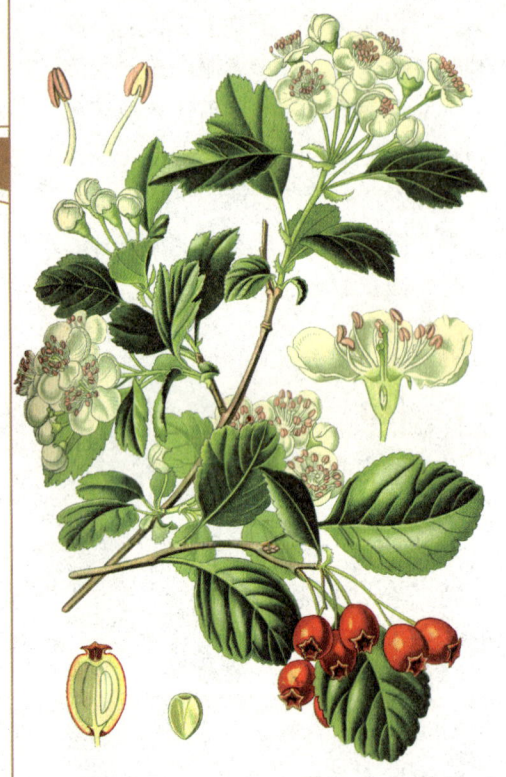

不能运化，食欲低下，多吃山楂，反而会克伐脾胃升发之气。

【附方】 1.偏坠疝气：山楂肉、茴香（炒）各一两，同研末，调糊做成梧子大的丸子，空腹服每次一百丸，白开水送下。2.肠风下血：干山楂研为末，用艾汤调下。

柿

【释名】 又名柹。

【集解】 [李时珍说]柿，树高约一丈开外，叶大圆而有光泽。四月开黄白色小花。果实为青绿色，八九月果实才成熟。生柿置于器皿中自行变红的，叫烘柿；晒干的叫白柿；[苏颂说]柿南北各地都有，种类也很多。红柿各地都有，黄柿产自汴、洛诸州。朱柿出自华山，如红柿而圆小，皮薄可口，味更甜。用火烤干的叫乌柿；水浸储藏的叫醂柿。

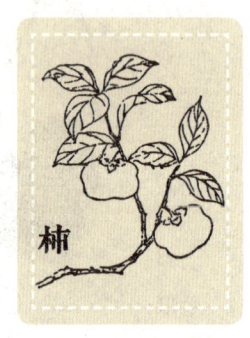

烘柿

[李时珍说]烘柿并不是指用火烘的柿子，而是将青绿味涩的柿放在器具中，数日自然变红成熟，像火烘的一样，涩味尽去，味甜如蜜。

【性味】 味甘、涩，性寒，无毒。

[苏颂说]柿不能与蟹同吃，否则，会令人腹痛泄泻。[李时珍说]据王璆《百一选方》上记载：一人吃了很多蟹，随后又吃了很多红柿，结果整夜呕吐、吐血，不省人事。一位道士说，此

楂与山楂的功效一样，只是不能入药。

果实

【性味】 味酸，性冷，无毒。

[李时珍说]味酸、甘，性微温。生吃令人烦躁易饥，损齿。有龋齿的人尤其不宜吃。

【主治】 化饮食，消肉积，治痰饮痞满吞酸，滞血痛胀。化血块气块，活血。煮汁服，止水痢。能消食积，补脾，治小肠疝气，发小儿疮疹。健胃，行结气。洗头浴身，治疮痒。煮汁洗漆疮，多愈。治腰痛有效。煎水加砂糖服，治妇人产后儿枕痛，恶露不尽。

【发明】 [朱震亨说]山楂有开胃助消化的功用。如果胃中没有食积，脾虚

毒只有木香可解。于是取木香磨汁灌下，才渐渐苏醒过来。

【主治】 能解酒毒，压胃间热，止口干。通耳鼻气，治肠澼不足。

柿蒂

【性味】 味涩，性平，无毒。

【主治】 煮汁服，治咳逆哕气。

【附方】 咳逆不止，用济生柿蒂散：柿蒂、丁香各二钱，生姜五片，水煎服。或将药研为末，用白开水冲服。

□ 安石榴

【释名】 若榴、丹若、金罂。

[李时珍说]榴即瘤，果子累累如赘瘤。《博物志》记载：汉朝张骞出使西域，把涂林安石国榴种带回来，因此取名安石榴。又按《齐民要术》所载，凡种石榴树，在根下放僵石、枯骨之类的东西，则花实繁盛。安石之名也就缘于其故。若木为扶桑的名称，榴花色丹又与其相像，所以又有丹若的名字。

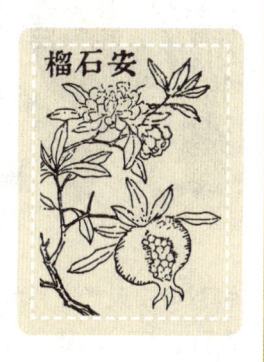

【集解】 [李时珍说]五月石榴开花，千叶不结果，单叶结果。结果但没有子。[陶弘景说]石榴花色泽红艳，所以人们较喜欢种植，尤其为外国所看重。石榴有甜、酸两种，只有酸石榴的根、壳才能入药。

[苏颂说]安石榴本产自西域，如今到处都有种植。石榴树不高大，枝干附于主干上，出地后便分离成丛。

它很容易繁殖成活，折其枝条擦在土中就能生长。石榴花有黄、红两种颜色。果实有甜、酸两种，甜的用来食用，酸的入药用。

□ 甘石榴

【性味】 味甘、酸、涩，性温，无毒。多食损人肺。

[朱震亨说]榴即留。其汁酸性滞，恋膈成痰。[孟诜说]多食损齿令黑。凡服食药物人忌食。

【主治】 治咽喉燥渴。能理乳石毒。制三尸虫。

□ 酸石榴

【主治】 治赤白痢疾、腹痛。止

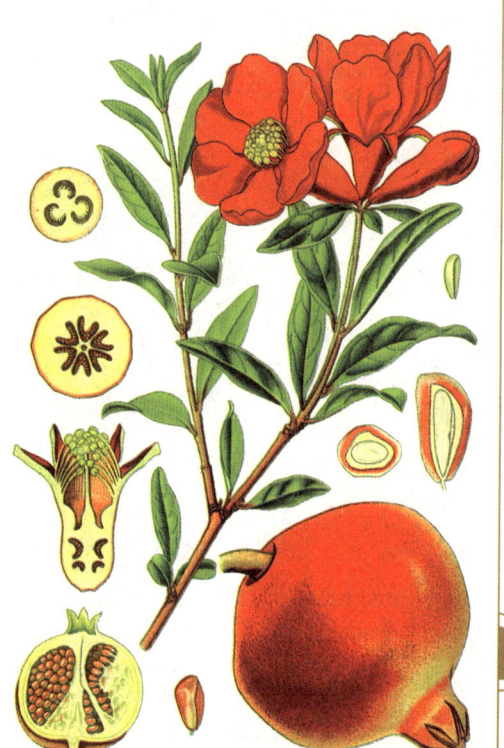

石榴

泻痢崩中带下：取酸石榴一枚连子同捣成汁，一次服下，即好。

【附方】 肠滑久痢，用黑神散：取酸石榴一个，煅至烟尽，出火毒一夜，研末，仍以酸榴一块煎汤送下。

酸榴皮

【性味】 味酸，性温。

【主治】 止下痢漏精。治筋骨风，腰脚不遂，行步挛急疼痛，能涩肠。煎服，下蛔虫。止泻痢，便血脱肛，崩中带下。

【附方】 1.赤白痢下，腹痛，食不消化：酸榴皮炙黄研末，加枣肉或粟米饭和梧子大的药丸，空腹服每次三十丸，米汤送下，一天三次。如为寒滑，加附子、赤石脂各一倍。2.久痢久泻：陈酸榴皮，焙后研细末，用米汤送服每次二钱。

槟榔

【释名】 又名宾门、仁频、洗瘴丹。

[李时珍说]宾与郎均是对贵客的尊称。嵇含的《南方草木状》中记载：交广人在接待贵客时，必先将此果呈上。如邂逅不设，就会引来嫌恨。取槟榔之名的意义即缘于此。

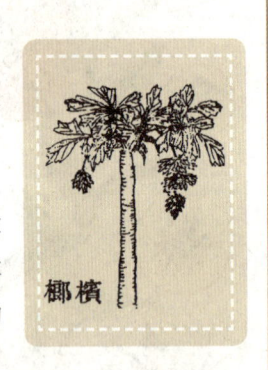

【集解】 [李时珍说]槟榔树初生时似笋竿，引茎直上。茎干很像椰子而有节，旁无分枝，条从心生。顶端长叶似甘蕉，叶脉成条状参差开裂，风吹时

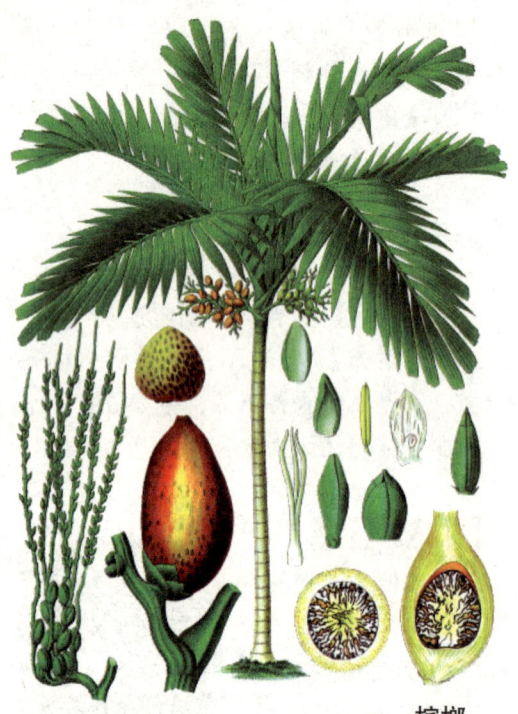

槟榔

如羽扇扫天。三月时，叶中突出一房，自行裂开，出穗共数百颗，大如桃李。穗下长有许多刺来保果护实。五月果实成熟，剥去外壳，煮其肉然后晒干。岭南人把槟榔当果食，生食味苦涩，若与扶留藤和蚶子灰同食，味则甘美。槟榔树喜温，不耐寒，大多生长在南方，北方不适宜种植。[陶弘景说]槟榔有三四种。出自交州的，果小味甘。产自广州以南，果大味涩。另外一种大的叫猪槟榔。这几种槟榔都可用来入药。小果叫槟榔孙，也可食用。

槟榔子

【修治】 [李时珍说]现在药方中也有用火煨焙用的。生食槟榔，必须与扶留藤、蚌灰同嚼，故有俗语"槟榔为命赖扶留"的说法。[雷说]用刀将槟榔子

底刮掉，切细。不经火，否则会失去药力。如用熟的还不如不用。

【性味】味苦、辛、涩，性温，无毒。

【主治】除一切风，下一切气，通关节，利九窍，补五劳七伤，健脾调中，除烦，破结。主奔豚气、风冷气，疗宿食不消。治冲脉为病，气逆里急。治泻痢后重，心腹诸痛，大小便气秘，痰气喘急，疗各种疟疾，御瘴疠。主消谷逐水，除痰澼，杀肠道寄生虫。治腹胀，将其生捣末服，能利水谷道。用来敷疮，能生肉止痛。烧成灰，可用来敷治口吻白疮。能宣利五脏六腑壅滞，破胸中气，下水肿，治心痛积聚。

【发明】[李时珍说]据罗大经《鹤林玉露》记载：岭南人把槟榔当茶饮，用来抵御瘴疠，其功能有四：其一，饮后使人兴奋如醉，食后不久则两颊发红，似饮酒的样子，即苏东坡所谓"红潮登颊醉槟榔"；其二，使醉酒的人清醒，其因槟榔能宽痰下气，固然醉意顿解；其三，能使饥饿的人感觉饱；因空腹食用，则感到气盛如饱；其四，能使饱食的人觉得饥饿。饱后食之，则能使食物很快消化。

【附方】1.口舌生疮：槟榔烧熟研末，加轻粉敷搽。2.醋心吐水：四两槟榔、一两橘皮，同研末，空腹服用每次一匙，用生蜜汤调下。3.寸白虫：槟榔数十枚，研末，先用水二升半煮槟榔皮，取一升，空腹调服药末一匙。第二天，有虫排出，如未排尽，可再次服药。

椰子

【释名】越王头、胥余。

【集解】[李时珍说]椰子在水果中属个头较大的。栽种椰子树时，在根下埋适量的盐则很容易成活。椰子树大的有三四围，高五六丈，木与桄榔、槟榔一样，通身无枝。它的叶生在树稍，长四五尺，直耸入天，与棕榈相似，又像凤凰的尾巴。二月开花成穗，出于叶间，长二三尺，如五斗容器大小。上连果实，一穗有好几枚，小的像栝楼，大的像寒

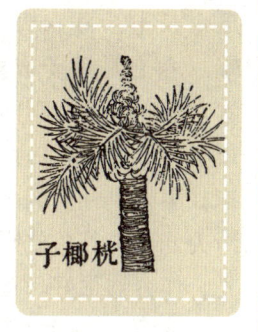

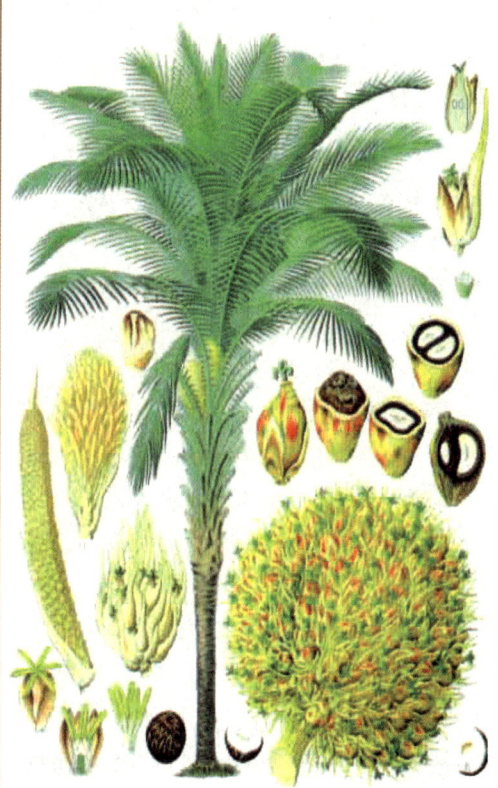

桄椰子

椰子

瓜，长七八寸，直径四五寸，悬在树端。六七月椰子成熟，外有粗皮包裹着。皮内有核，圆而黑润，厚二三分，很坚硬。壳内有白色肉瓤，如凝雪般，味甘美如牛乳。瓤肉空外，有浆数合，清美如酒。若久放则混浊不好。椰壳磨光，作容器很好。《唐史》记载番人用椰花造酒，也能醉人。

椰子瓤

【性味】 味甘，性平，无毒。

【主治】 主益气。治风。食之充饥，令人面容光滑红润。

椰子汁

【性味】 味甘，性温，无毒。

【主治】 治吐血水肿，祛风热。主消渴。用来涂头发，能使头发更黑。

橄榄

【释名】 青果、忠果、谏果。

[李时珍说]果虽然熟了，但颜色仍是青的，因此叫青果。其中颜色泛黄的不能食用，是病物。[王祯说]橄榄初食时味道又苦又涩，久后口味倍感甘甜。王元之作诗将它喻为忠言逆耳，所以人们又称它谏果。

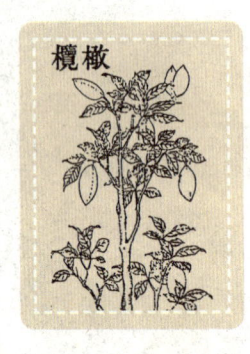

【集解】 [马志说]橄榄大多生长在岭南。橄榄树与木樨子相像，但高些，端直入天。结子形状如生诃子，无棱瓣，八九月采摘。[李时珍说]橄榄树高，在果子快要成熟的时候用木钉钉树，或在树皮内放少许盐，则果实一夜之间自落尽。橄榄果生食很好，蜜渍、盐藏后味道更甜。[孟诜说]橄榄树大数围，果实约长一寸，先长的向下，后长的渐高。熟吃味酸，蜜渍吃更甜。

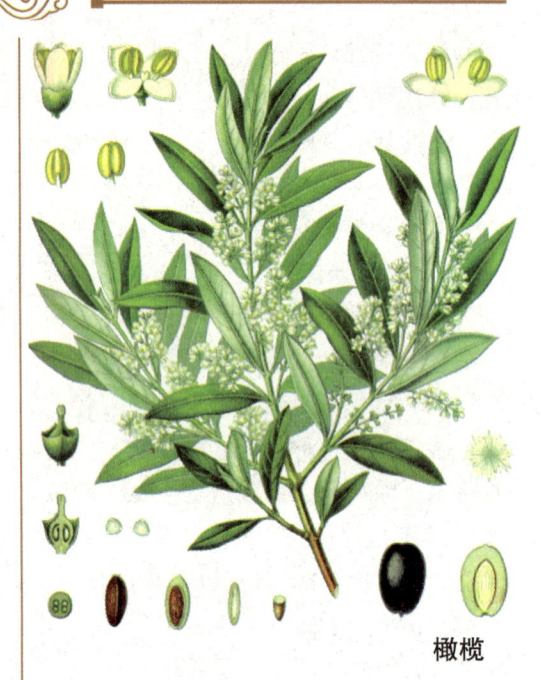

[李珣说]据《南州异物志》中记载：闽、广诸郡及沿海岛屿间多种植橄榄，树高丈余，叶与榉柳一样。二月开花，八月结实，形状如长枣，两头尖为青色。核也为两头尖而有棱，核内有三窍，窍中有仁可食用。

果实

【性味】 味酸、甘，性温，无毒。

[朱震亨说]橄榄味涩而甘，醉酒、饮食后宜食。其性热，多食可致上腹胀闷。

[李时珍说]用盐将橄榄渍后则不苦涩，与栗子同食，味更香。

【主治】 开胃下气，止泻。生津

橄榄

液，止烦渴，治咽喉痛。生食、煮饮，都消酒毒，可解河豚鱼毒。嚼汁咽下，治鱼骨鲠喉。生吃、煮汁，都能解各种毒。咀嚼咽汁，能解一切鱼、鳖毒。

【附方】 唇裂生疮：橄榄炒后研细，用猪油调涂患处。

橄榄仁

【性味】 味甘，性平，无毒。

【主治】 唇边干燥裂痛，取榄仁研烂敷患处。

荔枝

【释名】 离枝、丹荔。

[苏颂说]据朱应《扶南记》所记载：此木结果实后，枝弱弯曲但果蒂很牢固，不可用手摘取，必须用刀斧劙取其枝，因此取名劙枝，劙同荔。

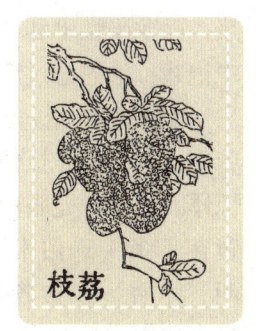

[李时珍说]诗人白居易曾形容此果一旦离开枝干，一日色变，二日香变，三日则味变，取离枝之名，也就是意。

【集解】 [李时珍说]荔枝为热带果实，最怕寒冷。荔枝根浮很容易种植，成活年头久，上百年的荔枝树仍能结果实。新鲜荔枝肉色白，晒干后则为红色。日晒火烘，卤浸蜜煎，都可长时间保存。荔枝最忌麝吞，若接触到，则花果尽落。[苏颂说]在岭南及巴中大多生长荔枝。现在福建的泉州、福州、漳州、兴化，四川的嘉州、蜀州、渝州、涪州及广西、广东等地也都有种植。以福建产的荔枝品质最好，四川的其次，岭南的为下。荔枝树高二三丈，树围从一尺到两手合抱，属桂木、冬青之类，四季长青，荣茂不凋。其木质坚韧，人们取荔枝根做阮咸（一种乐器）的架弦格子，及弹棋盘。其花青白，像帽子上下垂的装饰带。其子常并蒂而结，形状与初生的松球相似，壳有皱纹，初色青后，逐渐变为红色。果肉呈白色如玉，味甜而多汁。农历五六月时，荔枝繁熟。它的花及根都可用来入药用。

果实

【性味】 味甘，性平，无毒。

[李珣说]味甘、酸，性热。多食令人发虚热。

[李时珍说]荔枝气味纯阳，吃新鲜荔枝过多则会牙龈肿痛、鼻出血。因此有蛀牙及上火的人不要食。

【主治】 治瘰疬瘤赘，赤肿疔肿，发小儿痘疮。止烦渴，治头晕心胸烦躁不安，背膊劳闷。能通糖果，益智，健气。

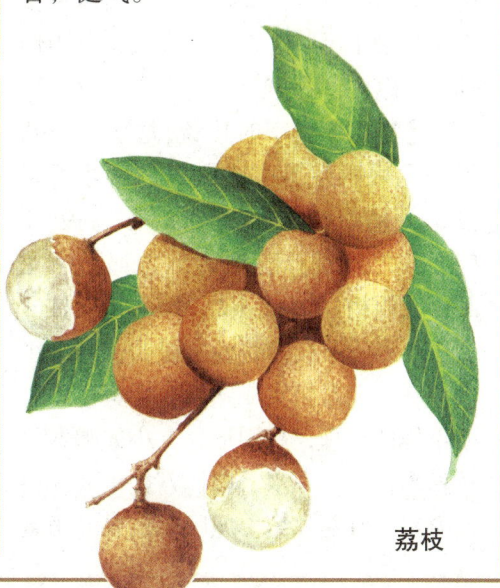

荔枝

荔枝核

【性味】 味甘、涩，性温，无毒。

【主治】 治心痛、小肠气痛、疝气痛、妇女血气刺痛。取荔枝核一枚煨存性，研为末，新酒调服。

荔枝壳

【主治】 小儿出疮痘较慢，用荔枝壳煎汤服。泡水喝，可解吃荔枝过多而导致的火热。

龙眼

【释名】 龙目、圆眼、益智、亚荔枝、荔枝奴、骊珠、燕卵、蜜脾、鲛泪、川弹子。[李时珍说]龙眼、龙目，都是根据外形而得名。[马志说]甘味归脾，能益人智，故名益智，并不是人们所说的益智子。[苏颂说]荔枝才过，龙眼即熟，所以南方人称龙眼为荔枝奴，又名木弹。将龙眼晒干可以远寄，北方人将其当作佳果，称其为亚荔枝。

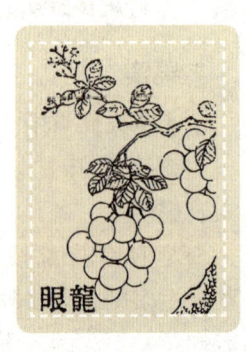

【集解】 [李时珍说]龙眼呈正圆形。龙眼树性畏寒，白露过后才可采摘，可晒焙制成龙眼干。[苏颂说]今闽、广、蜀地产荔枝的地方都盛产龙眼。龙眼树高约二三丈，似荔枝而枝叶微小，冬季不凋落。春末夏初，开细小的白花。七月果实成熟，壳青黄色且有鳞甲样的纹理，呈圆形，大小如弹丸，核像木梡子但不坚，肉比荔枝稍薄，白而有浆，甘甜如蜜。龙眼树结果实很繁盛，每枝可结二三十颗，成穗状如葡萄成串。

果实

【性味】 味甘，性平，无毒。[苏颂说]味甘、酸，性温。[李鹏飞说]用开水淘洗过的生龙眼，食后不动脾。

【主治】 主五脏邪气，能安志，治厌食。除蛊毒，祛三虫。能开胃健脾，补虚长智。

【发明】 [李时珍说]食品以荔枝为贵，而补益则以龙眼为良。因为荔枝性热，而龙眼性平和。严用和《济生方》中记载：治思虑过度伤心脾用归脾汤。

【附方】 用归脾汤，治思虑过度，劳伤心脾，健忘怔忡，虚烦不眠，自汗惊悸。制法：龙眼肉、酸枣仁（炒）、黄芪（炙）、白术（焙）、茯神各一两，木香、人参各半两，炙甘草二钱半，切细。每次取五钱，加姜三片、枣一枚、水二盏煎成一盏，温服。

松子

【释名】 新罗松子。

【集解】 [吴瑞说]松子有南松、北松之分。华阴松形小壳薄，有斑，味很香；新罗产的肉很香美。[李时珍说]海松子出产自辽东及云南，其树与中原松树有些相似，五叶一丛，球内结子，如巴豆大小而有三棱，一头呈尖形。久存也有油。中原松子大小如柏子，也可以入药，但不能当果食用。

仁

【性味】 味甘，性小温，无毒。

【主治】 逐风痹寒气，虚羸少

气，补不足，润皮肤，肥五脏。润肺，治燥结咳嗽。与柏子仁一样，能治体虚便秘。主骨节风、头眩，祛死肌，使人白，能散水气，润五脏，充饥。主诸风，温肠胃。

秦椒

【释名】 大椒、花椒。

【集解】 [李时珍说]秦椒也就是花椒。它最早产自秦地，现在各地都有种植，很容易繁衍。它的叶尖而有刺，为对生。四月开小花，五月结子，生时呈青色，熟后则变成红色，比蜀椒大，但果实中的子粒没有蜀椒的黑亮。范子计说，成都出产的蜀椒以红色为好，陕西天水出产的秦椒以粒小的为好。

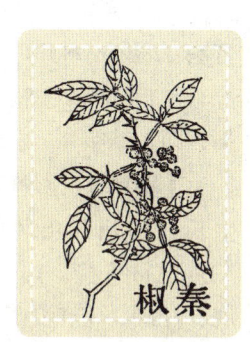

椒红

【性味】 味辛，性温，有毒。

[徐之才说]恶栝楼、防葵，畏雌黄。

【主治】 治恶风遍身，四肢麻痹，口齿浮肿摇动，闭经，产后恶血痢，慢性腹泻，疗腹中冷痛，生毛发，灭瘢痕。能消肿除湿。疗咽喉肿痛，吐逆疝瘕。散淤血，治产后腹痛。能发汗，利五脏。除风邪气，温中，祛寒痹，坚齿发，明目。治上气咳嗽，久风湿痹。

【附方】 1.久患口疮：取秦椒去掉闭口的颗粒，水洗后面拌，煮为粥，空腹服，以饭压下。重者可多服几次，以愈为度。2.牙齿风痛：秦椒煎醋含漱。3.手足心肿：椒、盐末各等份，用醋调匀敷肿处。

胡椒

【释名】 昧履支。

[苏颂说]胡椒产自西北部少数民族地区，其形状与鼠李子相似，可用来作调料，味辛辣。

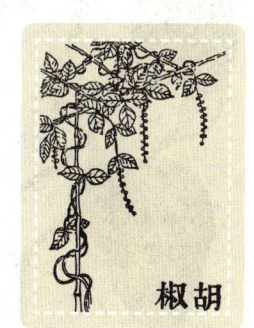

【集解】 [李时珍说]现在胡椒大多种植南番各国及交趾、滇南、海南等地。它蔓生，攀附在其他树上，或架棚引藤。胡椒叶与扁豆叶的形状相似，也像山药叶。正月开花黄白色，结椒很多，缠绕在藤蔓上，形状与梧桐子相似，也没有核，生时呈青色，熟后变红色，青的味更辣。四月成熟，五月采收，晒干后壳起皱。现在人们的食品中大多都要用它，成为人们饮食生活中必不可少的调味品。

[唐慎微说]按《酉阳杂俎》所载，胡椒出自摩伽陀国，称之为昧履支。

果实

【性味】 味辛，性大温，无毒。

[李时珍说]辛热纯阳，走气助火，昏目发疮。[李珣说]多食损肺，使人吐血。

【主治】 调五脏，壮肾气，治冷痢，杀一切鱼、肉、鳖、蕈毒。祛胃寒吐水，大肠寒滑。暖肠胃，除寒湿，治

胡椒

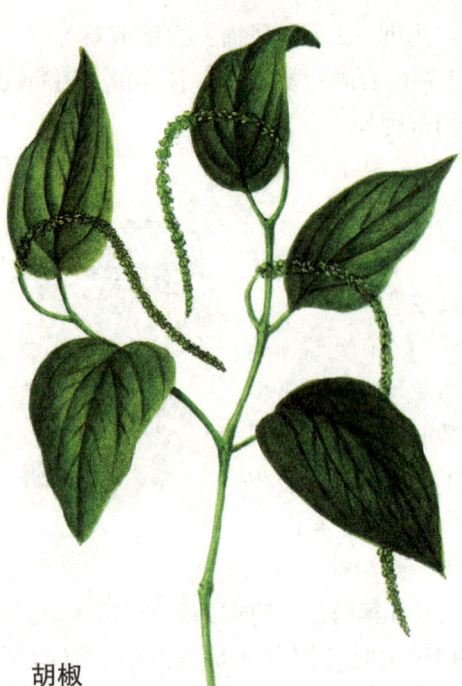

反胃虚胀，冷积阴毒，牙齿浮热疼痛。主下气温中祛痰，除脏腑中冷气。祛胃口虚冷气，积食不消，霍乱气逆，心腹疼痛，冷气上冲。

【发明】[李时珍说]胡椒大辛热，属纯阳之物，适宜肠胃寒湿的人吃。有热病的人吃了，动火伤气，深受其害。

【附方】1.沙石淋痛，用二拗散：胡椒、朴硝等分，研为末。每次用开水服二钱，一天两次。2.大小便闭：胡椒二十粒，研碎，加水一碗煎至六成，滤渣，另芒硝半两，煎服。3.心腹冷痛：胡椒二十粒，淡酒送服。4.伤寒咳逆，日夜不止：胡椒三十粒打碎，麝香半钱，酒一盏，煎成半盏，热服。

茗

【释名】又名苦、槚。

[苏颂说]按郭璞所说，早采为茶，晚采为茗，又名荈，蜀人称为苦茶。[李时珍说]茶，即古荼字。

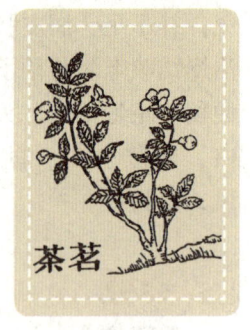

茶茗

【集解】《神农食经》记载：其生长在益州和山陵路旁，经冬不死，三月三日采摘。[苏颂说]现在闽浙、蜀荆、江湖、淮南山中都有种植，通称为茶。春天生嫩叶，蒸焙后，去苦水，就可以饮用。与古人的吃法不同。陆羽《茶经》说，其名有五，一茶，二槚，三蔎，四茗，五荈。茶是南方嘉木。树高一尺到数十尺不等。木似瓜芦，叶似栀子，花似白蔷薇，实如栟榈，蒂像丁香，根则像胡桃，为上等，生在烂石中，生长在砾土中为中等，生长在黄土中的为下等。种植的方法与种瓜的方法一样，三年可采。紫色的为好，绿色的稍次；以笋好，芽次之；以卷叶的好，舒展的次之。

[李时珍说]茶有野生、种生两种，种生用子。茶子呈圆形黑色，大如指头。它的仁放入口中，味道先甜而后苦，最戟人喉，闽用来榨油食用。茶在二月下种，因空壳多，所以一坎须放百颗以上才生一株。茶树怕水和太阳，适宜生长在坡地阴凉处。清明前采的最好，谷雨前采次之，以后采的就都是老茗了。采、蒸、揉、焙，制作都有方法，详见《茶谱》。

茶叶

【性味】 味苦、微甘，性微寒，无毒。

[李鹏飞说]大渴及酒后饮茶，水入肾经，令人腰、脚、膀胱冷痛，兼患水肿、挛痹诸疾。一般饮茶宜热不宜多，空腹最忌饮茶。[陈藏器说]茶叶苦寒，久饮，令人瘦，祛人脂，使人不睡。茶宜热饮，冷饮则会聚痰。

【主治】 治瘘疮，利小便，祛痰热，止渴，令人少睡，有力，悦志。能下气消食。清头目，治中风头昏，多睡不醒。治中暑。作饮料，加吴茱萸、葱、姜较好。破热气，除瘴气，利大小肠。与醋同用治泄痢，效果好。炒煎饮，治热毒赤白痢疾。与川芎、葱白同煎饮，止头痛。浓煎，吐风热痰涎。

【附方】 1.大便下血，脐腹作痛，里急后重及酒毒一切下血：取细茶半斤碾末，加百药煎五个烧存性，每次用米汤送服二钱，一天两次。2.产后便秘：用葱涎调茶末服自通，切不可服用大黄。3.脚丫湿烂：嚼茶叶外敷。

猕猴桃

【释名】 猕猴梨、藤梨、阳桃、木子。

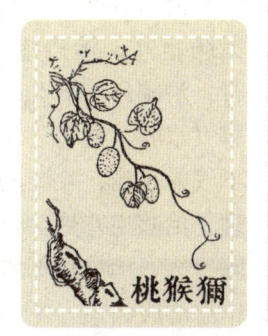

【集解】 [马志说]猕猴桃生长在山谷中。藤缘树而生，叶圆有毛。果实像鸡蛋大，皮为褐色，经霜后甘美可食。皮能用来作造纸原材料。

[寇宗奭说]现在，陕西永兴的军南山多种植猕猴桃。它的枝条柔弱，高约二三丈，大多附木而生。十月果实成熟，呈淡绿色，生时很酸。果实中有很多细小的子，色如芥子。

果实

【性味】 味酸、甘，性寒，无毒。

[寇宗奭说]适宜有实热的人食用，但不宜过多。多食，则使人脏寒致腹泻。

【主治】 可调中下气，主骨节风，疗长年白发，痔疮。能止暴渴，解烦热，压丹石，下石淋。

无花果

【释名】 映日果、优昙钵、阿驵。

【集解】 [李时珍说]无花果大多出产于扬州及云南，现在吴、楚、闽、越等地。可折枝插栽即可成活。枝叶如枇杷树，三月长叶如花构叶。五月不开花而结果实。果实结自枝间，像木馒头，里面虚软。无花果采来后用盐渍，压扁，然后晒干可当果脯食用。无花果成熟后为紫色，果肉软烂，无核味甜如柿子。

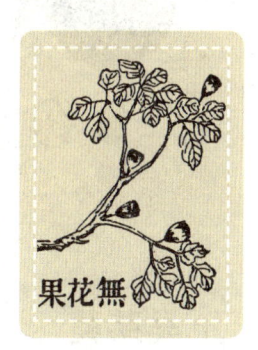

果实

【性味】 味甘，性平，无毒。

【主治】 治痔疮、咽喉痛。开胃，止泄痢。

无花果

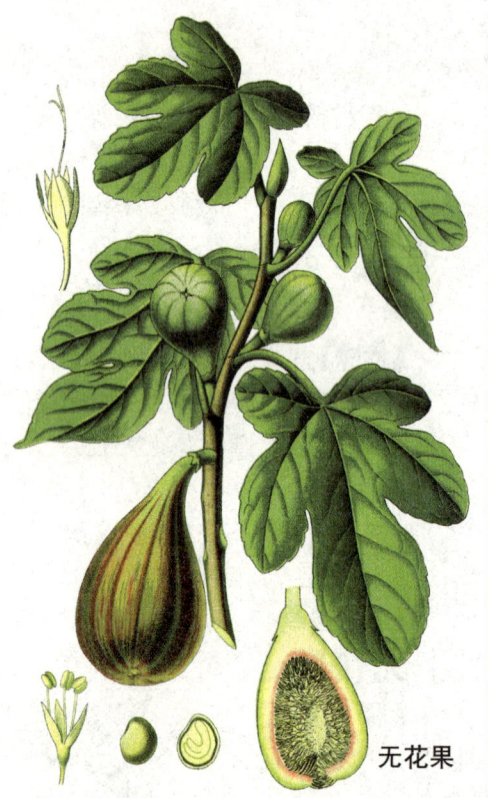

吴茱萸

【释名】 [陈藏器说]茱萸南北处处都有，入药首选吴地出产的，因此有吴之名。

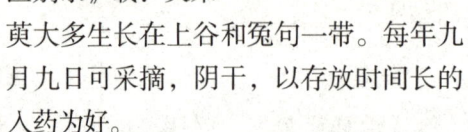

【集解】 《名医别录》载：吴茱萸大多生长在上谷和冤句一带。每年九月九日可采摘，阴干，以存放时间长的入药为好。

[李时珍说]茱萸的树枝粗而柔软，叶子修长且有皱。它的果实长在树梢，很多果实组成一簇，果实中没有核，与花椒不一样。一种粒大，另一种粒小，用粒小的入药用为好。《淮南万毕术》中记载：适宜在井边种植茱萸，叶子落入井水中，人们饮用后不易生病。在屋里挂上茱萸子，可以除邪气。

[苏颂说]吴茱萸树高一丈多，树皮为青绿色。树叶与椿树叶相似，颜色为紫色，但稍大且肥厚些。三月开红紫色的小花，七月、八月结实，果实如花椒子，嫩时呈淡黄色，熟后则变成深紫色。据周处《风土记》中所载，九月九日为上九，茱萸气烈、色赤，可折茱萸戴在头上，可以用来避邪气，抵御风寒，延年益寿。

【性味】 味辛，性温，有小毒。

[王好古说]味辛、苦，性热。性味俱厚，为阳中之阴。半浮半沉，入足太阴经血分，少阴、厥阴经气分。[孙思邈说]陈久的吴茱萸为好，闭口的有毒。多食伤神动火，使人咽喉不通。

[徐之才说]与蓼实相使。恶丹参、消石、白垩，畏紫石英。

【主治】 主痢疾，止泻，厚肠胃。治痞满塞胸，咽膈不通，润肝燥脾。能开郁化滞，治吞酸，厥阴痰涎头痛，阴毒腹痛，疝气血痢，喉舌口疮。疗霍乱转筋、胃冷吐泻、腹痛、产后心痛。治全身疼痛麻木，腰脚软弱，能利大肠壅气，治痔疮，杀三虫。杀恶虫毒，治䘌齿。下女产后余血，治肾气、脚气水肿，通关节，起阳健脾。能温中下气，止痛，除湿血痹，逐风邪，开腠理，治咳逆寒热。利五脏，祛痰止咳，除冷气，治饮食不消，心腹诸冷绞痛，中恶心腹痛。

【发明】[张元素说]吴茱萸功用为三，可祛胸中逆气满塞，止心腹感寒疼痛，消宿酒。

[李时珍说]茱萸辛热，能散能温；苦热，能燥能坚。用它治病，都是取其能散寒温中，除湿解郁的作用。

【附方】 1.赤白下痢，用戊己丸，治疗脾胃受湿，下痢腹痛，消化不良：吴茱萸、黄连、白芍药各一两，同炒为末，做成梧子大的丸子，用米汤服每次二三十丸。2.全身发痒：用茱萸一升，酒五升，煮成一升半，温洗。3.冬天受寒：吴茱萸五钱煎汤服，取汗。4.呕吐、头痛，用吴茱萸汤：茱萸一升、枣二十枚、生姜一两、人参一两，加水五升，煎成三升，每服七合，一天三次。5.多年脾虚泄泻，老人多患：吴茱萸三钱，泡过，取出后加水煎，放少许盐后服下。

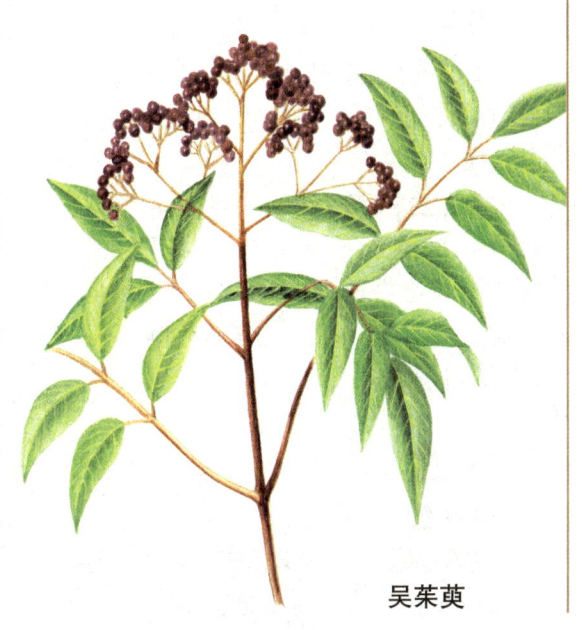

吴茱萸

西瓜

【释名】 又名寒瓜。

【集解】 据胡峤《陷虏记》记载：峤征回纥，得此种归，取名西瓜。用六畜粪覆盖栽培。结的果实如斗大，如匏圆，色呈青碧，子呈黄色，也有黑色的。[李时珍说]西瓜大多种植在北方，现在南方也有种植。南方产的不及北方的味道甜。西瓜也属甜瓜之类，二月下种，蔓生，花叶都像甜瓜。七八月果实成熟，有围长超过一尺的，甚至达二尺的。皮上棱线或有或无，颜色或青或绿，瓜瓤或白或红，红的味尤好，子或黄或红，或黑或白，白的味不好。味甘，有淡，有酸，酸的为下。瓜子晒裂取仁，生食、炒食都很好。西瓜皮不中吃，但也可蜜煎、酱藏。

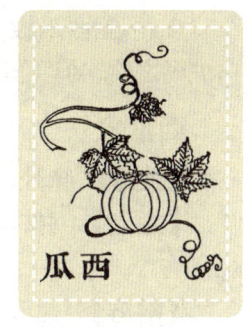

西瓜瓤

【性味】 味甘、淡，性寒，无毒。

[吴瑞说]有小毒，多食致吐利，胃弱者不可食。与油饼同食，损脾。

【主治】 宽中下气，利尿，止血痢，解酒毒。消烦止渴，解暑热。疗喉痹。含汁，治口疮。

【发明】[李时珍说]西瓜、甜瓜，都为生冷食物。常人以清热止渴而多食，其一时之快，不知道西瓜多食有伤脾助湿的害处。真西山《卫生歌》载："瓜桃生冷宜少飧，免致秋来成疟痢。"

[汪颖说]西瓜性寒解热，素有天生白虎汤之称，但不宜多吃。

西瓜皮

【性味】 味甘，性凉，无毒。

【主治】 主口、舌、唇内生疮，烧研噙含。

【附方】 食瓜过多：瓜皮煎汤服可解。

西瓜子仁

【性味】 味甘，性寒，无毒。

【主治】 与甜瓜仁相同。

葡萄

【释名】 蒲桃、草龙珠。

《物类相感志》载，用甘草削如钉状，钉在葡萄树上，树立死。把麝香放入葡萄树皮内，结出的葡萄则香气逼人。若葡萄藤穿过枣树林，果味更甜美。

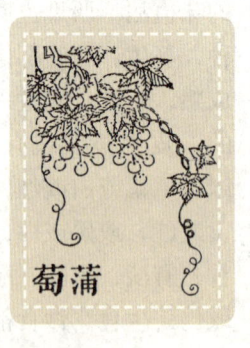

【集解】 [李时珍说]葡萄折藤、压枝载种，最易生活。春天打苞生叶，类似栝楼叶而有五尖。生须延藤，长数十丈。三月开小花成穗，为黄白色。果实犹如星编珠聚，七八月成熟，有紫色和白色两种。新疆、甘肃、太原等地将葡萄制成葡萄干，贩运到各地。蜀中有绿葡萄，成熟时为绿色。云南的葡萄，大如枣，味道很好。甘肃产的琐琐葡萄，大如五味子而无核。

[苏颂说]蘡薁即山葡萄，苗、叶都与葡萄相似，也可以酿酒。葡萄取子汁酿酒。

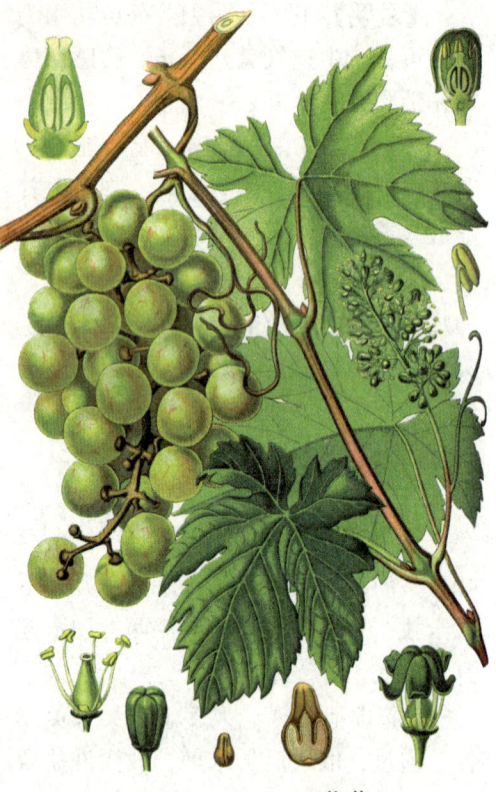

萄蒲

葡萄

果实

【性味】 味甘、涩，性平，无毒。

[孟诜说]味甘、酸，性温。多食，令人烦闷。

【主治】 除肠间水，调中治淋。时气痘疮不出，取葡萄食用或研酒饮，有效。主筋骨湿痹，能益气增力强志，令人肥健，可用来酿酒。逐水，利小便。

甘蔗

【释名】 竿蔗、藷。

【集解】 [李时珍说]蔗畦种，丛生。抽叶像芦叶而大，长三四尺。茎

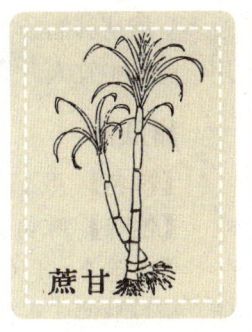

像竹但内为实心，粗的可达数寸，长六七尺，根下节密，向上渐疏。八九月收茎，可留过春天，当果品食用。据王灼《糖霜谱》记载，蔗有四色：杜蔗，又叫竹蔗，绿嫩薄皮，味极醇厚，专用来作霜；西蔗，作霜色浅；蔗，又叫蜡蔗，即荻蔗，可用来制砂糖；红蔗，也叫紫蔗，即昆化蔗，只可生吃，不能用来榨糖。凡蔗榨浆饮用虽然很好，还不如直接咀嚼，味美香甜。

蔗

【性味】味甘、涩，性平，无毒。

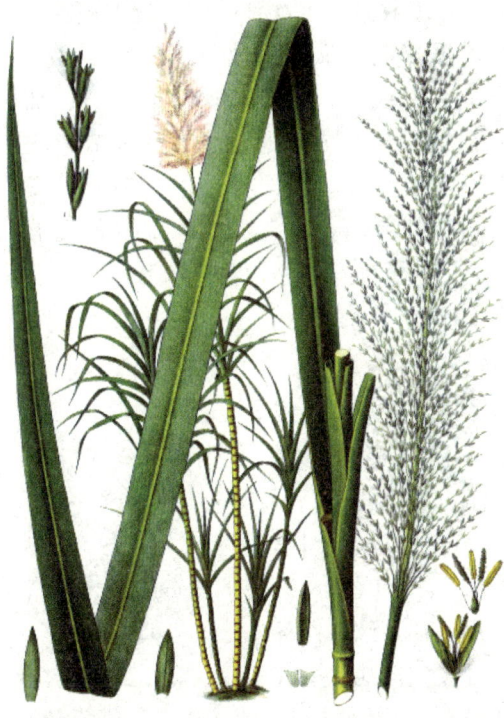

[孟诜说]甘蔗与酒同食，生痰。[吴瑞说]多食，发虚热，致鼻出血。

【主治】利大、小肠，消痰止渴，除心胸烦热，解酒毒。主下气和中，助脾气，利大肠。止呕吐反胃，宽胸膈。

甜瓜

【释名】甘瓜、果瓜。

[李时珍说]瓜的种类很多，按其作用可分两种：一是果品，如甜瓜，西瓜等；二是菜品，如胡瓜、越瓜等。甜瓜的味道比其他瓜要甜，故取此名。

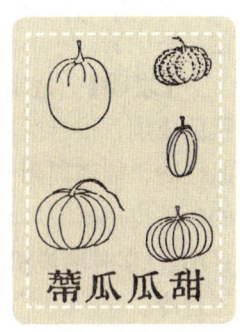

【集解】[李时珍说]甜瓜，北方、中原种植较多。它在三月下种，延蔓而生，叶大数寸，五六月开花为黄色，六七月瓜熟。瓜的形状大小也各异，有圆有长，有尖有扁。大的有一尺，小的只有一捻。有棱或无棱的。颜色也有青，有绿，或黄斑、糁斑，或白路、黄路。瓜瓤或白或红。瓜子或黄或红、或白或黑。甜瓜子，可作果品食用。凡是瓜类最怕麝香，如接触则瓜必减产甚至一蒂不收。

[苏颂说]瓜蒂即甜瓜蒂，处处都有。园圃里种的，有青色和白色两种，子都为黄色。入药首选早青瓜蒂。

瓜瓤

【性味】味甘，性寒，有小毒。

[孙思邈说]多食，令人虚弱健忘，

解药力，会发黄疸。病后多食，容易反胃。

[李时珍说]瓜最忌麝香与酒，凡吃瓜过多，可饮酒或用水服麝香，比用水渍或食盐的效果好。

【主治】止渴，除烦热，利小便，通三焦间壅塞气，治口鼻疮。暑热天食，不中暑。

【发明】[寇宗奭说]体虚者多食，秋后成痢，很难医治。甜瓜虽解暑气，但性冷，能消损阳气，吃多了则会腹泻的。瓜皮用蜜浸后收藏很好，也可作羹食用。[李时珍说]瓜性最寒，晒干后食还是冷。

甜瓜子仁

【性味】味甘，性寒，无毒。

【主治】主腹内结聚，能破溃脓血，是肠胃脾内壅最重要的药物。甜瓜子仁研末祛油，用水调服，止月经过多。能清肺润肠，和中止渴。炒来食用，能补中宜人。

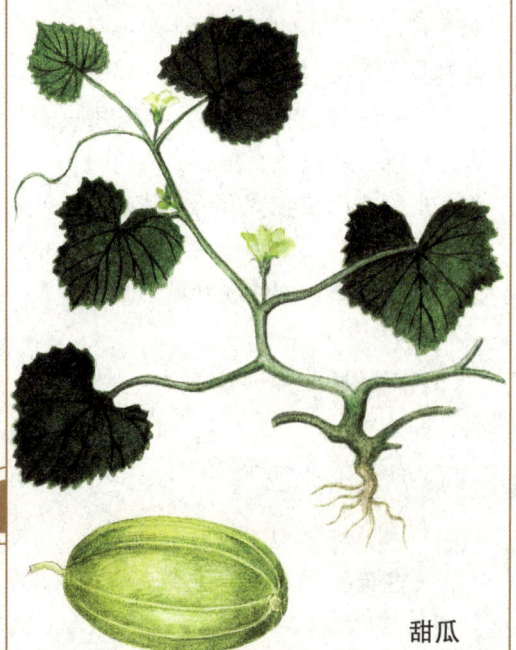

甜瓜蒂

【释名】瓜丁、苦丁香。

【性味】味苦，性寒，有毒。

【主治】吐风热痰涎，治风眩头痛，癫痫喉痹，头目有湿气。治大水，身面四肢浮肿，能下水杀蛊毒，疗咳逆上气。祛鼻中息肉，疗黄疸。与麝香、细辛同用，治鼻不闻香臭。

【发明】[李时珍说]瓜蒂为阳明经除湿热之药，能引祛胸脘痰涎，头目湿气，皮肤水气，黄疸湿热诸证。凡胃弱人及病后、产后用吐药，都须慎用。

[朱震亨说]瓜蒂性急，能伤胃气，胃弱者宜用他药代替。病后、产后尤宜深戒。

【附方】1.饮食内伤，胸中积寒，用瓜蒂散：瓜蒂（熬黄）二钱半、赤小豆二钱半，同研末。每取一钱，加香豉一合，热汤七合，煮烂去渣，服下。2.太阳中暍，身热、头痛而脉微弱，瓜蒂十四个，水一升，煮成五合，一次服下。

莲藕

【释名】根为藕。实为莲。茎、叶为荷。

【集解】[李时珍说]莲藕，荆、扬、豫、益各处湖泊塘池皆适宜生长。用莲子撒

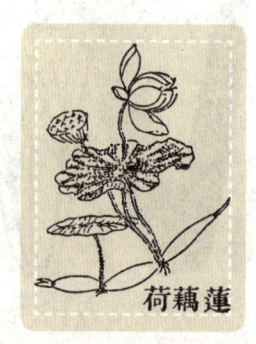

甜瓜

荷藕莲

种的生长慢，用藕芽栽种的易生长。其叶清明后生。六七月开花，有红、白、粉红三种颜色。花心有黄须，蕊长寸余，须内即为莲蓬。花谢后，莲房中长莲子，莲子在莲房内如蜜蜂在窠中的样子。六七月嫩时采摘，生食脆美。到秋季房枯子黑，坚硬如石，称为石莲子。八九月收获，削去黑壳，叫作莲肉。冬季至春掘藕食用，藕白有孔有丝，大的像肱臂，长六七尺，有五六节。一般野生及开红花的，莲多藕劣；种植及开白花的，莲少藕佳。荷花白的香，红的艳，荷叶多的则不结实。另有合欢（并头者），夜舒荷（夜开昼卷），睡莲（花夜入水），金莲（花黄），碧莲（花碧），绣莲（花如绣），不一一详述。

莲实

【释名】 藕实、菂、石莲子、水芝、泽芝。

【性味】 味甘、涩，性平，无毒。[李时珍说]嫩菂性平，石莲性温。得茯苓、山药、白术、枸杞子良。[孟诜说]生食过多，微动冷气胀人，蒸来吃很好。大便燥涩者，不可食。

【主治】 益心肾，厚肠胃，固精气，强筋骨，补虚损，利耳目，除寒湿，止脾泄久痢，赤白浊，女子带下崩中各种血证。捣碎加米煮粥食，令人强健。清上、下心肾火邪。补中养神，益气力，除百病。主五脏不足，伤中，益十二经脉血气。止渴祛热，安心止痢，治腰痛及泄精。

【修治】 [陶弘景说]藕实即莲子，

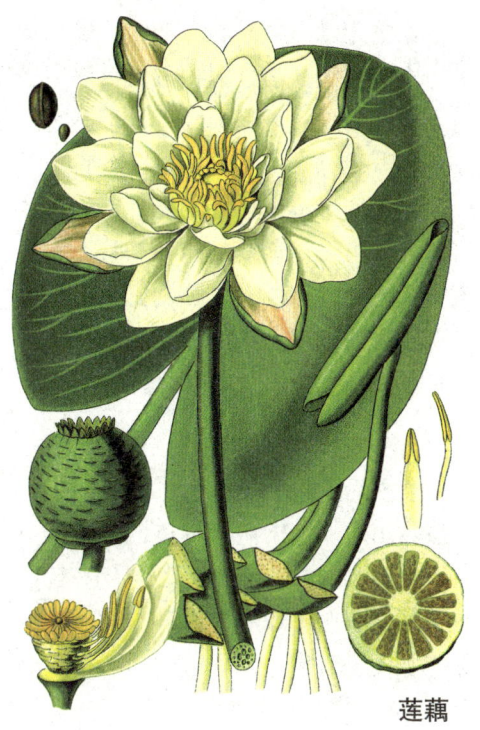

莲藕

八九月采黑坚如石的，干捣破之。[李时珍说]石莲剁去黑壳，称作莲肉，用水浸去赤皮、青仁，生食很好。入药须蒸熟去心，或晒或焙干用。

【附方】 1.白浊溃精：石莲子、龙骨、益智仁等分，研为末。每空腹服二钱，米汤送下。2.产后咳逆，呕吐，心忡目昏：石莲子一两半、白茯苓一两、丁香五钱，同研末，每次用米汤送服二钱。3.补中强志：莲实半两去皮心，研为末，用水煮熟。取粳米三合做成粥，将莲实末加粥中搅匀服。

藕

【性味】 味甘，性平，无毒。[李时珍说]按《物类相感志》所载，藕以盐水浸食，则不损口；同油炸糯米做果食，则无渣。煮时忌用铁器。

【主治】　主热渴，散淤血，生肌。止怒止泄，消食解酒毒，及病后干渴。捣汁服，止闷除烦开胃，治腹泻，下产后瘀血。捣膏，可外敷金疮及骨折，止暴痛。蒸来食用，能开胃。生食治霍乱后虚渴。蒸食，能补五脏，实下焦。与蜜同食，令人腹脏肥，不生寄生虫，也可耐饥饿。

藕节

【性味】　味涩，性平，无毒。

【主治】　捣汁服，主吐血不止，及口鼻出血。消瘀血，解热毒。取藕节与地黄研汁，加入热酒饮，治产后血闷。可止咳血、唾血、血淋、溺血、下血、血痢、血崩。

【发明】　[李时珍说]藕能消瘀血，解热开胃，又能解蟹毒。

【附方】　1.鼻血不止：藕节捣汁饮服，并取汁滴鼻中。2.大便下血：藕节晒干研成末，每服二钱，用人参、白蜜煎汤调下，每天服两次。

莲薏

【性味】　味苦，性寒，无毒。

[陈藏器说]食莲子不去心，易令人呕吐。

【主治】　治疗血渴、产后渴。取莲薏生研末，用米汤饮服二钱，治疗血渴、产后渴。止腹泻。清心祛热。

【附方】　劳心吐血：莲薏七个、糯米二十一粒，同研末，用酒送服。

藕汁

【主治】　解射罔毒、蟹毒。将藕捣后浸，澄粉服食，轻身益年。

【发明】　[李时珍说]白花藕大而孔扁的，生食味甘，煮食不美；红花及野藕，生食味涩，蒸煮则味佳。

【附方】　1.上焦痰热：藕汁、梨汁各半盏，和匀服下。2.小便热淋：生藕汁、生地黄汁、葡萄汁各等份，每服一盏，加蜜温服。3.时气烦渴：生藕汁一盏、生蜜一合，调匀细服。

莲花

【释名】　又名芙蓉、菡萏、芙蕖、水华。

【性味】　味苦、甘，性温，无毒。

【主治】　主镇心益色，养颜轻身。

【附方】　天疱湿疮：取荷花外贴。

莲房

【释名】　莲蓬壳。以陈久的为好。

【性味】　味苦、涩，性温，无毒。

【主治】　主破血。治血胀腹痛，产后胎衣不下，用酒煮莲房服。水煮服，解野菌毒。止血崩、下血、尿血。

【附方】　1.小便血淋：莲房烧存性，研末，加麝香少许。每次用米汤调服二钱半，一天两次。2.月经不止用瑞莲散：陈莲房烧存性，研末，每次用热酒送服二钱。

荷叶

【释名】　嫩者名：荷钱。贴水者名：藕荷。出水者名：芰荷。蒂名：荷鼻。

【修治】　《日华子诸家本草》载：凡入药都炙用。

【性味】　味苦，性平，无毒。

【主治】　治吐血、咯血、鼻出

血、便血、尿血、血淋、崩中、产后恶血、损伤败血等诸多血证。止渴，落胞破血，治产躁口干，心肺烦躁。取荷叶，酒煮服，治血胀腹痛，产后胎衣不下。荷鼻：安胎，祛恶血，留好血，止血痢，杀菌蕈毒，都用水煮服。升发元气，补助脾胃，涩精滑，散瘀血，消水肿痈肿，发痘疮。

【附方】 1.崩中下血：荷叶（烧过，研细）半两，蒲黄、黄芩各一两，同研末，每次空腹用酒服三钱。2.下痢赤白：荷叶烧过，研为末，每服二钱。红痢用蜜水，白痢用砂糖水送下。3.漆疮发痒：干荷叶煎汤洗。4.阳水浮肿：用败荷叶烧存性，研为末，每次用米汤调服二钱，一日三次。5.各种痈肿：取叶蒂不限量，煎汤淋洗患处。洗后擦干，用飞过的寒水石调猪油涂患处。6.产后心痛，恶血不尽或胎衣不下：荷叶炒香后研为末，每次用开水调服一匙。

乌芋

【释名】 凫茈、凫茨、荸荠、黑三棱、芍、地栗。[李时珍说]乌芋，其根的颜色与芋一样，故得此名。又因凫爱吃它，所以又称它为凫茈，后讹为凫茨，又讹为荸脐。三棱、地栗，皆因其外形而得名。[吴瑞说]大的叫凫茈，小的叫地栗。

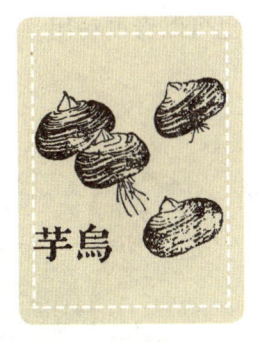

【集解】 [李时珍说]凫茈生长在水田中。其苗三四月出土，一茎直上，没有枝叶，形状似龙须。种在土质较肥的田里，茎粗如葱。蒲高二三尺。根白嫩，秋后结果，大如山楂、栗子，而脐有聚毛，累累向下伸入泥中。野生的，色黑而小，食时多滓。人工种植的，色紫而大，食时多汁脆甜。吴人三月下种，霜后苗枯，冬春时掘收为果，生食、煮食都很好。荸荠性能毁铜，在铜器中贮存荸荠，易腐坏。

【正误】 [李时珍说]乌芋、慈菇是两种植物。乌芋有茎无叶，根下生。慈菇有叶，根散生。两者不仅性味不同，主治也不相同。

根（荸荠）

【性味】 味甘，性微寒，无毒。

[孟诜说]性冷。患有冷气的人不能吃，令人腹胀气满。

【主治】 主血痢、便血、血崩，辟蛊毒。主消渴痹热，能温中益气。下丹石，消风毒，除胸中实热气。疗呃逆，消宿食，饭后宜食。治误吞铜物。可做成粉食用，能明耳目，消黄疸。开胃消食。做粉食，厚肠胃，能解毒。

菱实

【释名】 菱、水栗、沙角。

[李时珍说]叶支散，所以字从支。其角棱峭，故称菱，俗名为菱角。

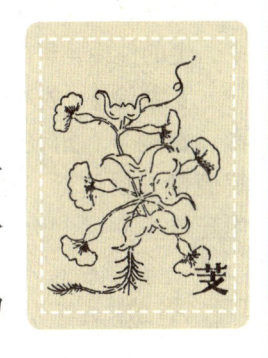

【集解】 [李时珍说]湖泊中都有生

长。菱落在泥中，易升发。野菱、家菱，都在三月生蔓延引。叶浮在水上，呈扁形而有尖，光滑如镜。叶下有茎。五六月开小白色的花，背日而生，白天合起而夜晚开放，随月亮的圆缺来转移花的方向。它的果实也有好几种，或两角、三角，亦有四角或无角。野菱生长在湖中，叶、实都小。它的角坚硬易刺人，嫩时颜色泛青，老时变黑。嫩时剥食甘美，老则蒸煮食用较好。乡村人家将它剁碎煮饭、煮粥、做糕，都可代替粮食。家菱种于池塘，叶及果实都大，角软而脆，也有两角弯卷如弓形的，颜色有青、红、紫。嫩时剥食，皮脆肉美。老则壳黑而硬，坠入塘底，称乌菱。冬季取来，风干为果，生食或熟食都很好。如夏季用粪水浇叶，则果实更肥美。

【性味】 味甘，性平，无毒。

[孟诜说]多食，伤人脏腑，损阳气，痿茎，生蛲虫。生食，性冷利。水族中以此物最不治病。若食过多菱实导致腹胀，可暖姜酒服下即消，也可含吴茱萸咽津。[李时珍说]菱花开时，背着太阳，芡花开时则向着太阳，所以菱性寒而芡性暖。《名医别录》载：芰实性平，生的性冷，干的性平。

【主治】 安中补五脏。解丹石毒。鲜菱争，解伤寒积热，止消渴，解酒毒、射冈毒。捣烂澄粉食用，补中延年。

芡实

【释名】 鸡头、雁喙、雁头、鸿头、鸡雍、卵菱、水流黄。

[李时珍说]歉收之年可用芡来代替粮食来充饥，故名芡。[陶弘景说]此物茎上花像鸡冠，因此又名鸡头。[苏颂说]它的花苞像鸡、雁头，故有诸名。

【集解】 [李时珍说]芡茎，三月生叶贴浮水面上，略大于荷叶，有皱纹如谷，叶面的颜色为青色，而叶背的颜色为紫色。茎、叶都长有刺。茎有一丈多长，中间有孔也有丝，嫩的剥去皮可以食用。五六月开紫花，花开时面向阳光结苞，苞上有青刺，形状与猬刺及栗球相似。花在苞顶，也像鸡喙及猬喙。剥开后有软肉裹子。壳内有白米，形状如鱼目。七八月成熟后，收取芡子。它的根有些像三棱，煮吃味道如芋。

[韩保升说]芡苗生在水中，叶与荷相似，皱而有刺。花子像鸡头，似拳头大。它的果实像石榴，皮青黑，肉白像菱米。

【修治】 [孟诜说]只要用芡实，须蒸熟，放在烈日下暴晒，裂开后取仁，也可以舂取粉用。[李时珍说]新采的煮

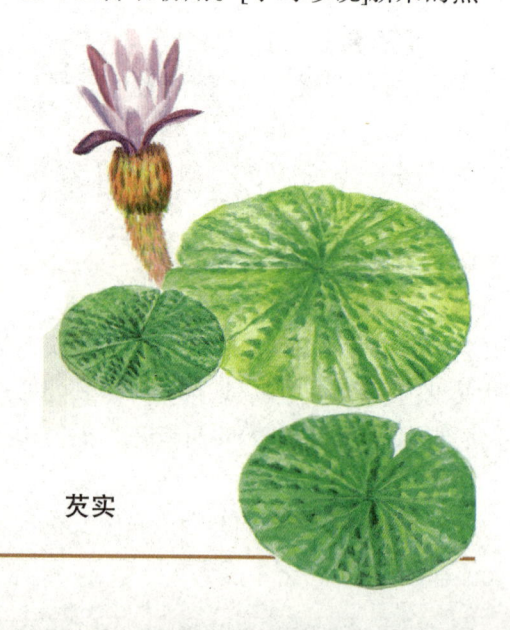

芡实

来食用好。入涩精药，连壳用也可。

【性味】 味甘、涩，性平，无毒。[孟诜说]生食多，动风冷气。[寇宗奭说]多食，不益脾胃，难以消化。

【主治】 开胃助气。止渴益肾，治小便不禁，遗精，白浊带下。主湿痹，腰脊膝痛，补中，益精气，强志，令人耳聪目明。

【附方】 鸡头粥，能益精气，强志意，利耳目：鸡头实三合，煮熟后去壳，加粳米一合煮粥，每天空腹食用。

芡茎

【性味】 味咸、甘，性平，无毒。

【主治】 止烦渴，除虚热，生熟都宜。

根

【性味】 同茎。

【主治】 煮食根，治小腹结气痛。

□ 慈菇

【释名】 藉姑、河凫茈、水萍、白地栗。苗名：剪刀草、箭搭草、槎丫草、燕尾草。

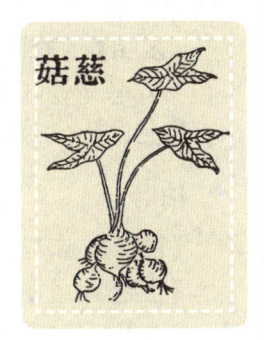

[李时珍说]慈菇，一根生十二子，像慈菇的许多乳子，故名。称河凫茈、白地栗，是与乌芋的凫茈、地栗相区别。剪刀、箭搭、槎丫、燕尾，均是以叶形来取名。

【集解】 [李时珍说]慈菇生长在浅水中，也可以人工载培。它在三月生苗，茎呈青色，中间空心，茎上有棱，叶如燕尾，前尖后歧。霜后叶枯萎，根硬结，冬末春初，掘来当果吃。须在灰汤内煮熟，去皮才可以食用，否则会麻涩难以下咽。嫩茎也可以食用。[苏颂说]剪刀草，如剪刀形状，茎干与嫩蒲相似，且像三棱。苗很软，颜色呈深青绿。每丛有十余茎，内抽出一两茎，茎上分枝，开小白花，四瓣，蕊为深黄色。根粗的如杏，细的如栗，色白而细滑。五六七月采叶，正月采根，说的也就是慈菇，煮熟后味甘甜。

根

【性味】 味苦、甘，性寒，无毒。

【主治】 主百毒，产后血瘀，胞衣不下，取慈菇捣汁服一升。又能下石淋。

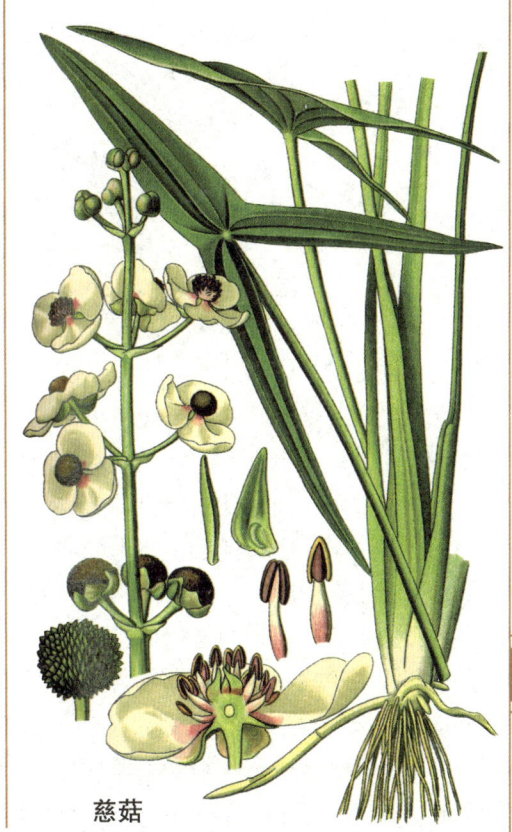

慈菇

卷十一 木部

[李时珍说]木是植物，居五行之一。其性与土相宜，而山谷原本性湿。开始由气化成，然后成形成质，不论是乔木还是灌木，根叶华实，坚脆美质，都各具完整形态。通过色香气味可区别树木的品类，果蔬可食，材木可作药器。各自的温寒良毒，早有考证。

柏

【释名】 亦称侧柏。

【集解】 [李时珍说]《史记》里称柏为百木之长，树耸直，皮薄，木质细腻，花细琐。它的果实是球形，形状如小铃，霜后四下裂开，中有大小如麦粒的几颗子，芬香可爱。柏树叶松树身的是桧，它的叶尖而硬，也叫栝，现在人们叫它圆柏，以和侧柏区别。松树叶柏树身的是枞。松桧各占一半的是桧柏。峨眉山中有一种竹叶柏树身的，称它为竹柏。[苏颂说]柏的果实以乾州最多。三月开花，九月成熟结子，收采来蒸后晒干，春捣取出核仁备用。以密州出产的为更好，虽然与其他柏树相似，但其叶子都侧向而生，功效就有相当大的差别。益州诸葛孔明庙中，有一棵大柏树，相传是蜀代时栽种的，当地的人们多采摘来做药，其味甘香，与一般的柏树不同。[寇宗奭说]我在陕西做官时，登高望柏，千万株都偏向西边。大概是因为这种树木坚硬，不畏霜雪，得木的正气，是其他的树木所不能及的，受金的正气所制而全部偏向西边。

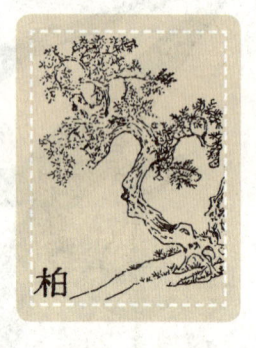

柏实

【性味】 味甘，性平，无毒。

【主治】 味甘而补，辛而能润，其气味清香，能透心肾，益脾胃。安心神，润肝肾，主治惊厥，小儿惊厥，神志不清，腹痛出虚汗，小便不利，有安神镇静的功用。久服用会使人润泽美色，耳聪目明，不饥不老，益寿延年，是仙家上乘药物，用来作为滋养品是很合适的。

【发明】 [李时珍说]《列仙传》里说，赤松子吃了柏实，牙齿落了又生，行如奔马。这并非假话。

柏叶

【性味】 味苦，性微温，无毒。

【主治】 主轻身益气，使人耐寒暑，祛湿痹，生肌。可治冷风导致的关节疼痛及冻疮。烧取汁涂头，可润发。治吐血、鼻出血、痢血、尿血、崩中赤白。敷汤火伤，止疼痛祛瘢痕。做成汤经常服用，杀五脏虫，有益健康。

【发明】 [李时珍说]柏性后凋而耐久，禀坚凝之质，是多寿的树木，所以可用来服食。道家用它点汤常饮，元旦用它浸酒辟邪，都是取它的特性。麝吃了它而身体有香气，人吃了它而体轻，也都有据可查。据传有一毛女，秦王宫人。关东贼人到时受惊吓后逃入山中。饿了没有食物吃，有一个老人教她吃松柏叶，刚吃时味道十分苦涩，久了就适应了，于是不再饥饿，冬不寒，夏不热。到汉成帝时，猎人在终南山看见一人，没穿衣服，身上长有黑毛，跳坑越涧如飞，就紧密包围并将她抓获，当时离秦朝已经二百多年了。此故事出自葛洪的《抱朴子》书中。[朱震亨说]柏属阴与金，善守。因此采其叶，根据月的圆缺来配方，取其多得月令之气，这是补阴的妙药。其性多燥，长久服用可益脾滋肺。

枝节

【主治】 煮汁酿酒，祛风痹，治关节活动不利，烧取油，治疥疮、虫癞等病。

脂

【主治】 治身面疣目，同松脂一起研细涂患处，几天后即愈。

根白皮

【主治】 治火灼烂疮，长毛发。

【附方】 [柏实] 1.平肝润肾，延年壮神。将柏实晒干，去壳，研末。每服二钱，温酒送服。一天服三次。又方：加松子仁等分，以松脂和丸服。又方：加菊花等分，以蜜和丸服。又方：用柏子仁二斤，研末，泡酒中成膏，加枣肉三斤，白蜜、白术末、地黄末各一斤，捣匀做成如弹子大的丸子。每嚼一丸，一日三服。2.老人便秘。用柏子仁、松子仁、大麻仁，等分同研末，加蜜、蜡做成如梧桐子大的丸子。每服二三十丸，饭前少黄丹汤调服。一天服两次。3.肠风下血。用柏子十四个，捶碎，贮布袋中，加入好酒三碗，煎至八成服下。4.小儿惊痫腹满，大便青白色。柏子仁研末，温水调服一钱。

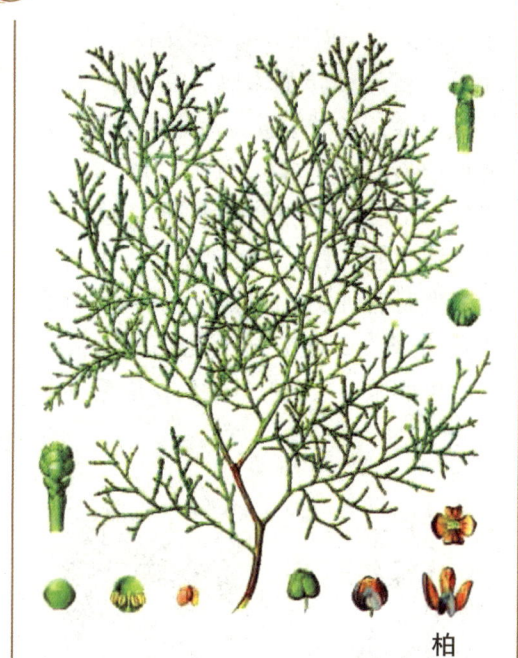

[柏叶] 1.鼻血不止。将柏叶、榴花共研末，吹入鼻中。2.吐血。青柏叶一把、干姜二片、炙过的阿胶一挺，加水二升，煮成一升去渣，另加马通汁一升，再合煎为一升，滤过，一次服下。3.中风。柏叶一把去枝，葱白一把连根研如泥，加酒一升，煎开多次后温服。4.汤火伤。用柏叶生捣涂擦，二三日后，止痛灭瘢。5.头发不生。用侧柏叶阴干研末，和麻油涂擦。6.月经不断。炙过的侧柏叶、芍药等分，每取三钱，

柏

加水、酒各半煎服。对未婚妇女，用侧柏叶、炒至微焦的木贼，等分研末。每服二钱，米汤送服。7.大肠下血。用柏叶烧存性，研末。每服二钱，米汤送服。8.尿血。将柏叶、黄连焙过，研细，酒送服三钱。9.大麻风。将侧柏叶九蒸九晒后研末，加炼蜜做成如梧桐子大的丸子。每服五至十丸。白天服三次，晚间服一次。百日之后，眉毛可再生。

□ 桂

【释名】 亦称牡桂。

【集解】 [李时珍说] 桂有很多种类。牡桂，叶与枇杷叶相似，坚硬，有毛并有细锯齿，花白色，其皮多脂；菌桂，叶子如柿叶，尖狭长而光净，有三纵纹路而没有锯齿，其花有黄有白，其皮薄而卷曲。现在市场上所出售的都是以上两种。但皮卷的为菌桂，半卷的和不卷的为牡桂。[尸子说] 春天开花、秋天落英的称桂。[嵇康说] 桂生在合浦、交趾，必定生在高山之巅，冬夏常青。桂树自为林，更不会有杂树。这是桂树生长在南方的特点。

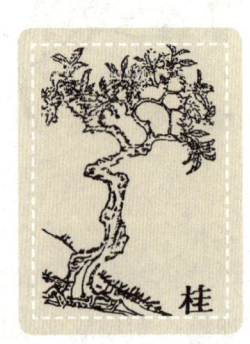

肉桂

【性味】 味甘、辛，性大热，有小毒。

【主治】 强筋骨，通血脉，理疏不足，宣导百药。补下焦不足，治沉寒痼冷之病，渗泄止渴，祛营卫中风寒，表虚自汗。春夏为禁药，秋冬腹痛，非此药不能止。补命门不足，益火消阴。治寒痹风喑，阴盛失血，泻痢惊痫。利肝肺气，心腹寒热冷疾，霍乱转筋，头痛腰痛出汗，止烦，咳嗽，堕胎，温中。

桂心

【性味】 味苦、辛，无毒。

【主治】 治一切风气，补五劳七伤，通九窍，利关节，益精明目，暖腰膝，治风痹骨节挛缩，生肌肉，消淤血，破胸腹胀痛，杀草木毒。治咽喉肿痛，失音，阳虚失血。治九种心痛，腹内冷气、痛不忍，咳逆结气壅痹，脚部痹，止下痢，除三虫，治鼻中息肉，破血，通利月闭，胞衣不下。

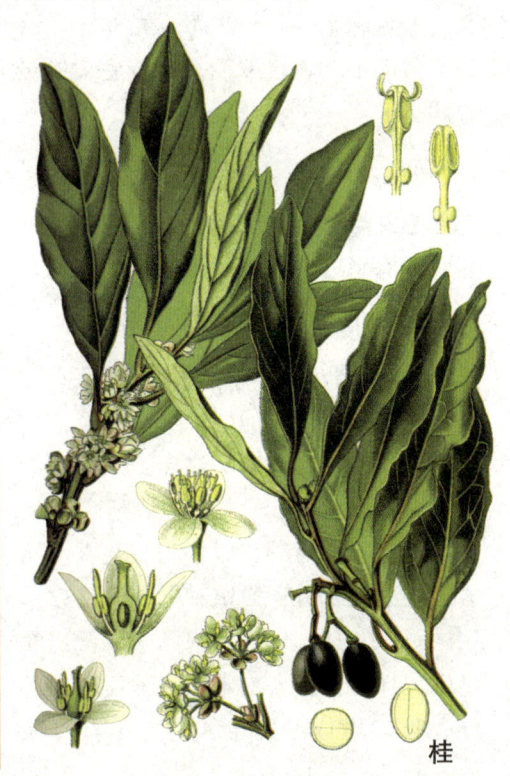

沉香

【释名】 亦称沉水香、蜜香。[李时珍说]因树心放在水中会下沉，所以叫沉水，又叫水沉。其中半浮半沉的是栈香，不下沉的是黄熟香。

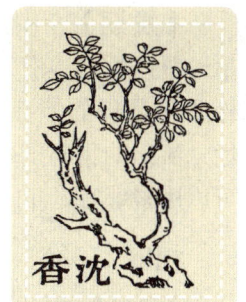

【集解】 [苏颂说]沉香与青桂、鸡骨、马蹄、煎香是同一种树，出自天竺等国。它的树似榉柳，树皮呈青色。叶似橘叶，经冬不凋。夏季开白花，呈圆形。秋季结实似槟榔，大如桑椹，色紫而味辛。

【性味】 味辛，性微温，无毒。

【主治】 治各种疮肿，宜入膏中。还可调中，补五脏，暖腰膝，益精壮阳，止转筋吐泻冷气，破腹部结块，冷风麻痹，皮肤瘙痒。也能补右肾命门，补脾胃，止痰涎、脾出血，益气和神，治上热下寒、小便气淋、气逆喘息、大肠虚闭、男子精冷。主风水毒肿，祛恶气，心腹痛，霍乱中恶，邪鬼疰气。能清人神，宜酒煮而服。

【附方】 1.心神不足：用沉香五钱，茯神二两，研末，炼蜜和成小豆大的丸（朱雀丸）。饭后人参汤送服三十丸，一日两次。2.大肠虚闭。用沉香一两，肉苁蓉酒浸焙二两，各研末，以麻仁研汁做糊，做成梧桐子大的丸。每次用蜜汤送服一百丸。3.诸虚寒热。冷香汤：沉香、附子（炮）等分，加水一盏，煎至七分，露一夜，空腹温服。4.骨冷久呃。用沉香、白豆蔻仁、紫苏各一钱，研末，每次用柿蒂汤送服五七分。5.肾虚目黑。用沉香一两，蜀椒去子，炒出汗，取四两研末，再用酒糊成梧桐子大的丸，每次服三十丸，空腹盐汤送服。

松

【释名】 [李时珍说]王安石说，松柏为百木之长。松好比公，柏好比伯。因此松从公，柏从白。

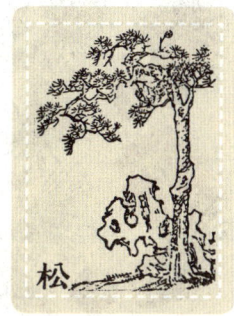

【集解】 [苏颂说]到处都有生长。其叶有两鬣、五鬣、七鬣。年岁长了就结很多果实。中原虽有出产，但不如塞上的好。[寇宗奭说]松黄一如蒲黄，但味差且淡。松子细小味薄。[李时珍说]松树挺拔耸直多枝节，其皮粗厚有鳞形，其叶后凋。二三月抽蕤开花，长四五寸，采其花蕊叫作松黄。结的果实叠成鳞砌，形状如猪心，秋后种子长成时鳞裂开，而且叶子有二针、三针、五针的区别。三针的是栝子松，五针的是松子松。其种子如柏子，只有辽海和云南的种子大小如巴豆，可以吃，称作海松子。[孙思邈说]松脂以衡山的为佳。衡山以东五百里，满山遍野所生长的，与其他地方所产的皆不同。[苏轼说]镇定的松脂也很优良。《抱朴子》记载，老松树皮中自然凝聚的脂是最好的，胜于凿取和煮成的。若根下有伤痕，又在阴暗处的脂是阴脂，尤其好。老松树余气结为茯苓，千年松脂变化成琥珀。

【发明】［李时珍说］松叶松果，服饵所须；松节松心，耐久不朽；松脂则是树的津液精华。在土里不朽烂，流出的脂日子一久就会变成琥珀，可以用来辟谷延年。

松叶

【性味】味苦，性温，无毒。

【主治】灸治冻疮、风疮效果颇佳。祛风痛脚痹，杀米虫。治风湿疮，生毛发，安五脏，不饥延年。切细，用水及面饮服，或者捣成粉制成丸服，可以断谷及治恶疾。

花

【性味】味甘，性温，无毒。多吃会引发上焦热病。

【主治】主润心肺，益气，除风止血，还可以酿酒。

【发明】［李时珍说］现在的人用松黄、白砂糖和米粉做成糕饼吃，特别好。［朱震亨说］松花即松黄，拂取正蒲黄，酒服，能轻身治病，比皮、叶和脂都好。［苏颂说］花上黄粉，山里人及时拂取，做汤时放少许，效果很好。但不能长久存放，所以很少寄往远方。

【附方】［松脂］1.关节酸疼。松脂三十斤，炼五十遍，每取三升，和炼酥三升，搅稠。每天清晨空心服一匙。一天服三次。服药期间，宜吃面食。忌食血腥、生冷、酸物。百日即愈。2.肝虚目泪。用炼过的松脂一斤、米二斗、水七斗、曲二斗造酒频饮。

［松节］1.妇女白带。用松香五两、酒二升，煮干，捣烂，加酒糊成梧桐子大的丸子。每服百丸，温酒送服。

松

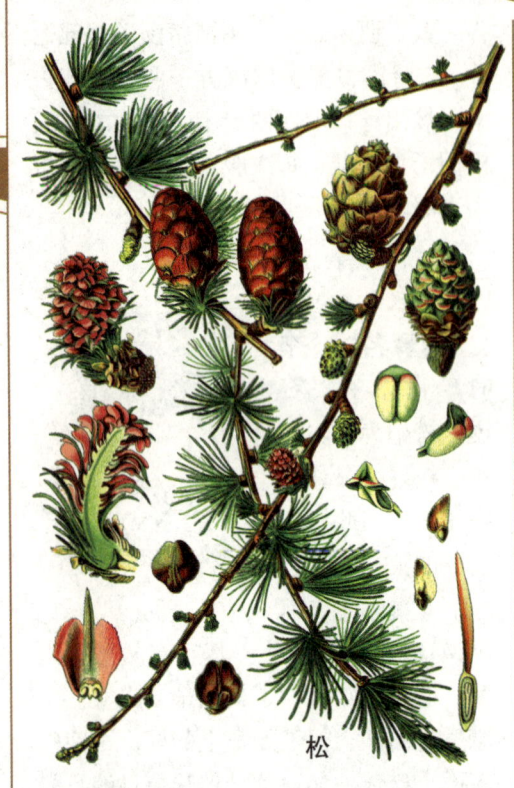

【修治】［苏颂说］凡是取用松脂，须先经炼制。用大釜加水放入瓦器中，用白茅垫在瓦器底部，又在茅上加黄沙，厚一寸左右。然后把松脂散布于上，用桑树发火来烧，汤变少时频加热水。等到松脂全部进入釜中再取出来，然后投入冷水里，冷凝后又蒸热，如此两次。其白如玉，再拿来使用。

【性味】味苦、甘，性温，无毒。

【主治】除胃中伏热，咽干，多饮多尿，风痹死肌，其中赤色松脂主恶痹。煎成膏有止痛排脓的作用，治各种脓血疮瘘烂。治痈疽恶疮，头疮溃疡、白秃及疥癣虫病，安益五脏，常服能轻身，不老延年。塞牙孔，杀虫。还能润心肺，治耳聋，强筋壮骨，利耳目，治白带过多。

2.风虫牙痛。把松脂在滚水中泡化，漱口，痛止。3.龋齿有孔。用棉裹松脂塞孔中。4.久聋不听。炼松脂三两，巴豆一两，和捣成丸，薄棉裹塞，一日两次。5.一切肿毒。松香八两、铜青二钱、蓖麻仁五钱，同捣做膏，贴患处。6.疥癣湿疮。松香研末，加轻粉少许，先以油涂疮上，再撒上药末。几次即见效。7.阴囊湿痒。用松香末卷入纸筒内，每筒加花椒三粒，油浸三日，令纸筒燃烧滴油，取油擦患处。擦油前，用淘米水把患处洗净。8.关节风痛。用松节泡酒，每服一合，一天服五六次。9.转筋挛急。用松节一两，锉细，加乳香一钱，慢火炒焦，出火毒，研末，每服一颗二钱，热木瓜酒调服。10.风热牙痛。油松节如枣大一块，切碎，加胡椒七颗，浸热酒中，乘热再加飞过的白矾少许，取以漱口。又方：松节二两，槐白皮、地骨皮各一两，煎汤漱口，热漱冷吐。11.反胃吐食。用松节煎酒细饮。12.跌仆伤损。用松节煎酒服。

[松叶]1.风牙肿痛。松叶一把、盐一合、酒二升，共煎含漱。2.大风恶疮。用松叶二斤、麻黄五两，锉细，泡酒二斗中。几日后，每次温服一小碗，见效止。3.阴囊湿痒。用松叶煎汤多洗。4.预防瘟疫。用松叶切细，每服一匙，酒送服，一天服三次，能防时疫。5.中风口斜。青松叶一斤，捣成汁，放酒中浸两宿，又在火旁温一宿，初服半升，渐加至一升，以头面出汗为度。6.关节风痛。用松叶捣汁一升，在酒中浸七日，每服一合，一天服三次。7.脚气风痛。用松叶六十斤，锉细，加水四

石，煮成五斗，和米五斗照常法酿酒。七日后饮酒，以醉为度。

杉

【释名】亦称沙木、檠木。

【集解】

[李时珍说]杉树的叶硬，微扁而像针，结的果实如枫实。惊蛰前后，江南的人取枝插种，倭国出产的叫倭木，但不及蜀、黔诸山所产的好。杉木有白、赤两种：赤杉木质实而且多油，白杉则木质虚而干燥。有雉纹一样花纹的叫野鸡斑，作棺木尤其珍贵。杉木不会被虫蛀，烧灰也可作发火药。

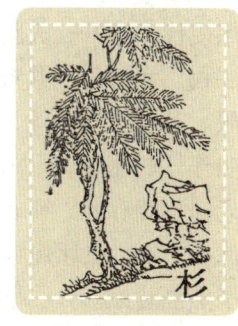

杉木

【性味】味辛，性微温，无毒。

【主治】治漆疮。煮汤洗没有不痊愈的。煮水浸捋脚气浮肿。服用则治心腹胀痛，祛恶气。治风毒奔豚，霍乱上气，都煎汤服。

皮

【主治】主金疮出血及汤火烧伤，取老树皮烧存性，研敷。或加鸡蛋清调敷，一二日即愈。

叶

【主治】治风虫牙痛，则同川芎、细辛煎酒含漱。

子

【主治】治疝气痛，一岁用一粒，烧研用酒服。

【附方】 1.小儿阴肿。将老杉木烧灰，加腻粉，调清油敷。2.脚气肿满。用杉木节一升、橘叶（切细）（无叶可用皮代）一升、大腹槟榔（连子打碎）一枚，水三升，共煮成一升半，分两次服。若初服即见效，则不必再服。此方叫作"杉木汤"。3.刀伤、汤火伤。取老树皮烧存性，研末敷擦。或调鸡蛋清涂擦。4.风虫牙痛。用杉叶同川芎、细辛煎酒含漱。

□ 芦荟

【释名】 奴会、讷会、象胆。[陈脏器说]俗称为象胆，以其味苦如胆也。

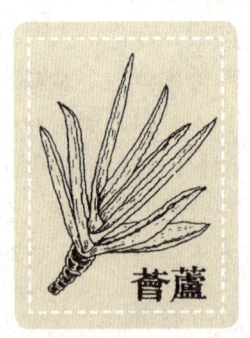

【集解】 [陶弘景说]芦荟生长在波斯国。状似黑饧，乃树脂也。[苏颂说]今惟广州有。其木生于山野中，滴脂泪而成。采之不拘时月。

【性味】 味苦，性寒，无毒。

【主治】 明目镇心，小儿癫痫惊风，治五疳，杀三虫及痔病疮瘘，解巴豆毒。主小儿诸疳热。吹鼻，杀脑疳，除鼻痒。研末，治湿癣出黄汁。

【发明】 [李时珍说]芦荟，乃厥阴经药也。其功专于杀虫清热。以上诸病，皆热与虫所生的原因。[苏颂说]刘禹锡传信方云：少儿患癣，开始在颈部，后延伸到左耳，遂也湿疮浸淫。用狗胆、桃根诸药，徒令蜇荔，其疮转盛。偶于楚州，卖药人教用芦荟一两、炙甘草半两，研末，先以温浆水洗癣，

拭净敷之，立干便瘥。

【附方】 小儿脾疳。芦荟、使君子等分，研末。海米饮服二钱。

□ 牡桂

【性味】 味辛，性温，无毒。

【主治】 治上气咳逆结气，喉痹吐吸，利关节，补中益气，久服通神，轻身延年。可温筋通脉，止烦出汗。祛冷风疼痛，祛伤风头痛，开腠理，解表发汗，祛皮肤风湿，利肺气。

叶

【主治】 捣碎浸水，洗发，祛垢除风。

【附方】 1.产后心痛，恶血冲心，气闷欲绝。桂心三两研末，狗胆汁做如芡子大小的丸子，每次用热酒服一丸。2.心腹胀痛，气短欲绝。桂二两，水一升二合，煮至八合，顿服。3.喉痹不语，中风失音。取桂放在舌下，咽汁。又方：桂末三钱，水二盏，煎成一盏，服用取汗。

□ 丁香

【释名】 也称为丁子香、鸡舌香。

【集解】 [苏颂说]生长在东海边及昆仑国，高一丈多，似桂树，叶似栎叶。二三月开花，花圆细。[马志说]寒冬不凋。子像钉，长在枝蕊上，长三四分，紫色。其中粗大

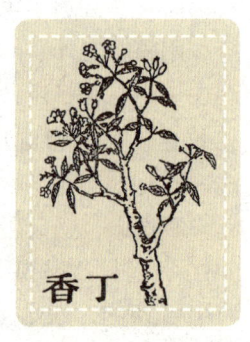

丁香

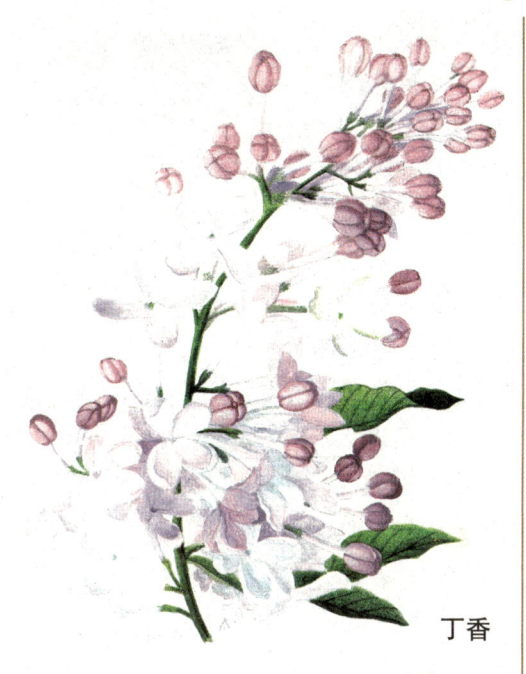

如山茱萸的俗称母丁香。二月和八月采子和根。

【性味】 味辛，性温，无毒。

【主治】 主温脾胃，止霍乱涌胀，风毒诸肿，齿疳溃疡。能发出各种香味，除虫辟恶祛邪。可治乳头花，止五色毒痢，疗五痔。还能治口气冷气，冷劳反胃，鬼疰蛊毒；杀酒毒，消胁肋间硬条块；治肾气奔豚气，阴痛腹痛，壮阳，暖腰膝。疗呕逆，除胃寒，理元气。但气血旺盛的人勿服。又可治虚哕，小儿吐泻，痘疮胃虚。丁皮：齿痛，心腹冷气诸病。方家用代丁香。治：一切冷气，心腹胀满，恶心，泄泻虚滑，水谷不消。根：风热毒肿，不入心腹之用。

【附方】 1.反胃，气噎不通。丁香、木香各一两，每取四钱，水煎服。2.妇女崩中。丁香二两，加酒二升，煎成一升，两次服下。3.妇女难产。丁香三十六粒、乳香三钱六分，共研末，加活兔胆同捣，做三十六丸。每服一丸，好酒化服，此方叫作"如意丹"。4.鼻中息肉。用棉裹丁香塞鼻内。5.唇舌生疮。用丁香研末，棉裹含口中。6.乳痛。丁香研末，水送服一匙。7.突然心痛。丁香末酒服一钱。8.干霍乱痛。丁香十四枚，研末，开水一碗送服。不愈再服。9.小儿吐泻。丁香、橘红等分，加蜜做成如黄豆大的丸子，米汤送服。如呕吐不止，可用丁香、生半夏各一钱，泡姜汁中一夜，晒干研末，以姜汁调面糊做成如黍米大的丸子。每服适量，姜汤送服。10.婴儿吐乳，便呈青色。用乳汁一碗，放入丁香十枚、去白陈皮一钱，煎开多次后，细细送服。11.胃冷呕逆。用丁香三个、去白陈橘皮一块焙干，水煎，趁热服。12.朝食暮吐。丁香十五个，研末，加甘蔗汁、姜汁调成如莲子大的丸子，口中噙咽。

相思子

【释名】 红豆。[李时珍说]《古今诗话》载，相思子呈圆形，色泽红艳。古时有人戍边而亡，其妻想念他，在此树下哭死，故此取名相思子。

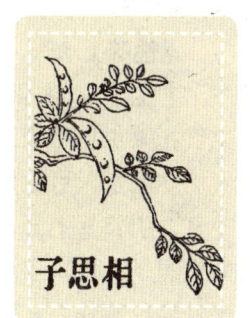

相思子

【集解】 [李时珍说]相思子生于岭南。高约一丈，白色，叶似槐树，花如皂荚，荚似扁豆，子如小豆，半截红半截黑，被人用来镶嵌着饰。

【性味】 祛心腹邪气，通九窍。

止热闷头痛，杀腹脏及皮肤内诸虫，祛蛊毒。取二七枚研服，当即吐出。

【附方】 瘴疟寒热。相思子数枚，杵末。半盏温水，和服。欲吐抑之勿吐，少顷当大吐。轻者服七枚，有显效。

檀香

【释名】 亦称旃檀、真檀。

【集解】 [李时珍说]出自广东、云南及占城、真腊、爪哇、渤泥、三佛齐等地，如今岭南各地皆有。它的树、叶都似荔枝，皮青色而滑泽。其中皮厚而色黄的是黄檀；皮洁而色白的是白檀；皮腐而色紫的是紫檀。它们的树木都坚硬而有清香，以白檀为最佳。

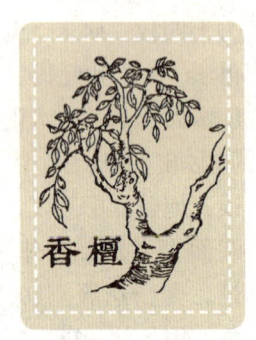

白檀

【性味】 味辛，性温，无毒。

【主治】 主消风热肿毒。治中恶鬼气，杀虫。煎服，止心腹痛，霍乱肾气痛。磨水，可涂外肾及腰肾痛处。散冷气，引胃气上升，噎膈吐食。另外如面生黑子，可每夜用浆水洗拭至红，再磨汁涂，甚佳。

紫檀

【性味】 味咸，性微寒，无毒。

【主治】 可抹涂风毒。刮末敷金疮，能止血止痛。

樟

【释名】 [李时珍说]木质多纹理，所以称为樟。

【集解】 [李时珍说]西南山谷处处都有栽种。木高丈余，叶似楠而尖长，背有黄赤茸毛，四时不凋。夏开细花，结小子，木大者数抱，肌理细而错纵有纹，适于雕刻，气味芬烈。豫、章为两种木名，是一类之二种。[陈藏器说]江东造船多用樟木。县名豫章，因木而得名。

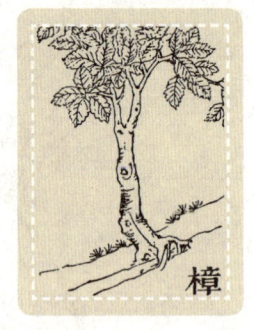

樟材

【性味】 味辛，性温，无毒。

【主治】 恶气中恶，心腹痛鬼疰，宿食不消，霍乱腹胀，常吐酸臭水，酒煮服。煎药，治脚气疥癣风痒。

椿樗

【释名】 香者名椿，臭者名樗。山樗为栲。

【集解】 [李时珍说]椿、樗、栲是同种树木的三个品种。椿树皮，细腻而质厚并呈红色，嫩叶香可以食用；樗树皮粗质虚而呈白色，其叶很臭，只有在年成不好欠收时才有人采来吃。生长在山中的樗就是栲树，树木也很虚软，有时搞雕版的人也用它作为原材料。然而如果用指甲抓，它就像腐朽

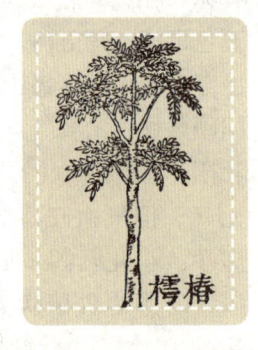

了的木材，不能作为栋梁之材。椿叶，现在的人在二三月时摘取其嫩芽制成酸菜，香醉可口，只是略带葱味，但又不像葱那样臭浊。[苏颂说]椿樗二木，南北皆有。形状枝干大致相似，但椿木厚实而叶香可以吃，樗木虚松而有臭味，但做饭的人也能熬去其气味后使用，其木材无成材之用。《尔雅》里载：栲，山樗。似樗，也类似漆树。陆玑《诗疏》载，山樗与田樗无差异，只是叶子窄些而已。吴人采它当茶饮用。

叶

【性味】 味苦，性温，有小毒。

[孟诜说]椿芽吃多了动风，熏十二经脉、五脏六腑，使人神经错乱，血气微弱。如果和肉、热面一起吃，久食就会产生腹胀。

【主治】 煮水洗疥疮风疽有效，樗树根、叶最好。白秃，不升发的患者，可取椿、桃、楸叶心捣成汁经常涂抹头发。嫩芽煮着吃，有消风祛毒的作用。

白皮、根皮

【性味】 味苦，性温，无毒。

【主治】 可除口鼻疳虫，肠道寄生虫，精神紧张，治慢性腹泻便血。得地榆，止疳痢。还可治妇女非经期大出血，血性白带，产后血不止。蜜炙后治肠道出血不止，腹泻，小便少及梦遗滑精，祛肺胃里陈积的痰。治慢性消化不良用樗根特别好。

【附方】 1.赤白痢。用香椿洗过，刮取皮，晒干研末，水送服一钱，立效。2.秋痢兼腰痛。取大樗根一两，捣碎，筛过，以好面调作小团，加水煮熟。每日空心服十枚。3.长年下血。用樗根三钱，加水一碗煎至七成，再加半碗酒服下。或做丸服亦可。4.女人白带。用椿根白皮、滑石，等份研末，加粥做成如梧桐子大的丸子。每服一百丸，空心开水送服。又方：椿根白皮一两半，干姜（炒黑）、白芍药（炒黑）、黄柏（炒黑）各二钱，共研末，加粥做成如梧桐子大的丸子。每服一百丸，空心开水送服。5.休息痢（日夜泻痢，腥臭不可近，脐腹疼痛）。用椿根白皮、诃黎勒各半两，丁香三十个，共研末，加醋，糊做成如梧桐子大的丸子。每服五十丸，米汤送服。又方：用

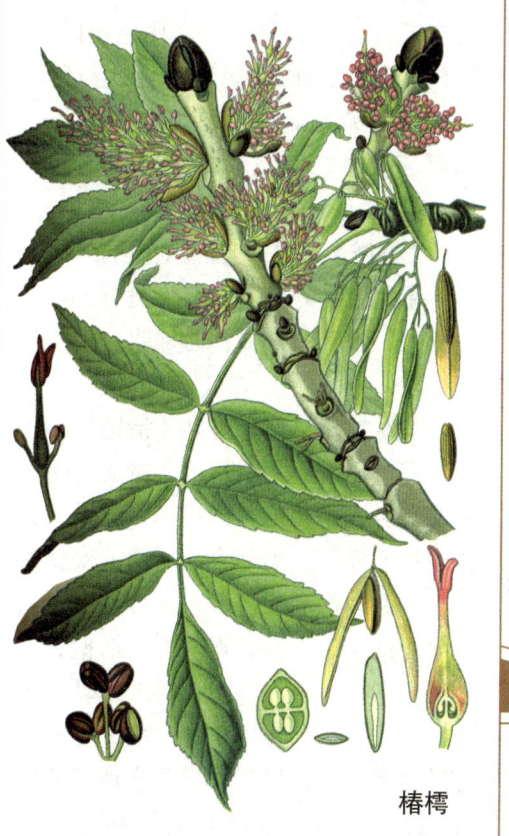

椿樗

椿根白皮，水漂三日，去黄皮，焙干研末。每一两，加木香二钱，以粳米饭调药成丸。每服一钱二分，空心米汤送服。6.男子白浊。治方同上。7.小儿疳疾。用椿白皮晒干，取二两研末，另以粟米淘净，研成浓汁，和末做成如梧桐子大的丸子。十岁小儿可服三四丸，米汤送服。其他年龄的小儿酌量加减。

苏合香

【释名】［李时珍说］此香出自苏合国，因此得名。

【集解】［李时珍说］苏合香出于安南、三佛齐诸国。树生膏，可为药，以气味浓烈而无渣滓者为上。沈括《梦溪笔谈》载，苏合香赤色如坚木，又有苏合油如明胶，人多用它。[苏颂说]来自西域及昆仑。紫赤色，与紫檀相似，坚实，极香。[苏颂说]广州虽然也有苏合香，但与苏木类似，无甚香气。药中只用气味极浓烈者。

【性味】味甘，性温，无毒。

【主治】辟恶，主温疟蛊毒癫痫，消三虫，除邪。久服，通神明，轻身延年。

【附方】1.苏合香丸（治结核，霍乱，鬼魅瘴疠，赤白暴痢，淤血月闭，痃癖疔肿，小儿惊痫客忤，大人中风，中气，心痛）。用苏合油一两，安息香末二两，以酒熬成膏，入苏合油内。白术、香附子、丁香、青木香、白檀香、沉香、麝香、荜茇、诃黎勒（煨、去核）、朱砂、乌犀牛角各二两，龙脑、熏陆香各一两，研末，以香膏加炼蜜和成剂，蜡纸包收。每服旋丸梧子大，早取井华水，化服四丸。老人、小孩各一丸。2.水气浮肿。苏合香、白粉、水银各等份，捣匀，以蜜制成如小豆大的丸，每服二丸，白水送服。

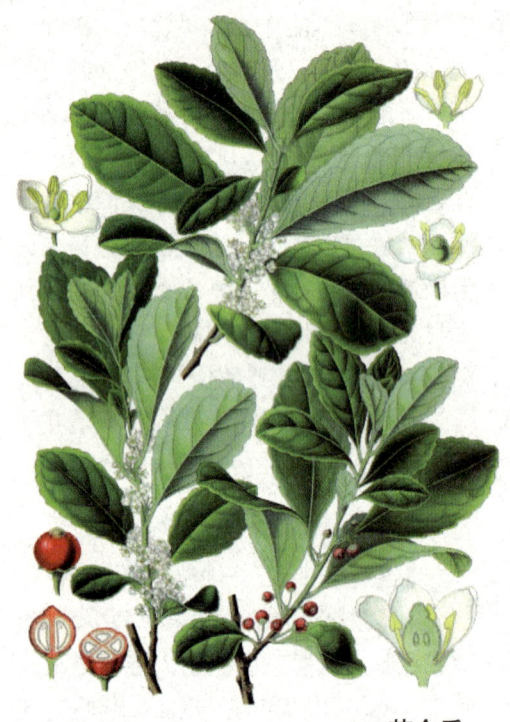

苏合香

龙脑香

【释名】亦称片脑、羯婆罗香。膏名婆律香。

【集解】［李时珍说］龙脑香，南疆皆有。叶廷珪《名香谱》载，其为深山老谷中千年老杉树。枝干不曾损动者，有香。土人解作板，板缝有脑出，劈开取。大者成片如花瓣，清者名脑油。

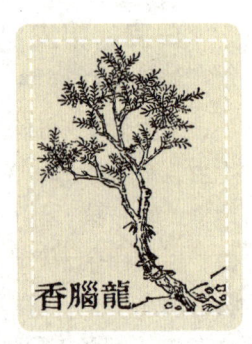

【修治】[苏颂说]龙脑香与糯米炭、相思子合贮，则不耗。

【性味】味辛、微苦，性微寒，无毒。

【主治】散心盛有热，治骨痛。治大肠脱。疗喉痹脑痛，鼻息肉齿痛，伤寒舌出，小儿痘陷。通诸窍，散郁火。妇人难产，研末少许，新汲水服，立下。祛心腹邪气，风湿积聚。主耳聋，明目，去目赤肤翳、内外障眼，镇心秘精，治三虫五痔。

【附方】 1.内外痔疮。用龙脑香一二分，加葱汁化匀涂擦。2.目翳。用龙脑末一两，每天点眼三五次。3.风热上攻头目。龙脑末半两、南蓬砂末一两，频点鼻孔中。4.风热喉痹。用灯芯一钱、黄柏五分，并烧存性，白矾（煅过）七分、龙脑香三分，共研末。每服一二分，吹入喉中患处，效果佳。5.中风牙闭。用龙脑香、天南星各等份，每服二三分，擦牙二三十遍，口即可开。6.牙齿疼痛。用龙脑香、朱砂各少许擦牙，即止。7.头脑疼痛。用龙脑香一钱，卷于纸中做成捻子，烧烟熏鼻，吐出痰涎即可。

安息香

【释名】[李时珍说]此香辟恶，安息诸邪，故得此名。有人说，安息是国名。《梵书》称为拙贝罗香。

【集解】[苏颂说]安息香出自西戎。状如松脂，黄黑色，块状。新者柔韧。

[掌禹锡说]段成式《西阳杂俎》载，安息香树出自波斯国，称为辟邪树。高二三丈，皮色黄黑。叶有四角，经寒不凋。二月开黄色花，花心微碧。不结实。刻其树皮，胶如饴，名安息香，六、七月坚凝时即可取。烧，通神明，辟众恶。

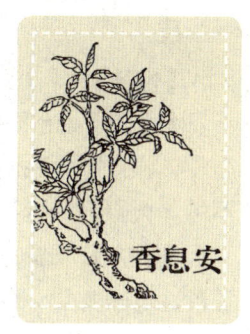

【性味】味辛、苦，性平，无毒。

【主治】辟蛊毒，霍乱风痛，男子遗精，暖肾气，妇人血噤，并产后血晕。妇人夜梦鬼交，同臭黄合做成丸，烧熏丹穴，永断。烧，去鬼来神。心腹恶气，鬼疰。邪气魍魉，鬼胎血邪。

【附方】 1.关节风痛。猪精肉四两，切片，裹安息香二两，另以瓶装一层灰。药放灰上，在大火上烧出烟，即将瓶口对准痛处熏治，勿令烟散走。2.小儿肚痛。用安息香酒蒸成膏，再用沉香、木香、丁香、藿香、八角茴香各三钱，香附子、缩砂仁、炙甘草各五钱，共研末，以膏和炼蜜调各药做成如芡子大的丸子。每服一丸，紫苏汤化下。此方叫作"安息香丸"。3.突然心痛，或时发时止。安息香研末，开水送服半钱。

杜仲

【释名】思仲、思仙、木棉。

【集解】[苏颂说]生长在商州、成州、峡州附近的大山中。树高数丈，叶似辛夷，它的皮折断后，有白丝相连。刚长出的嫩芽可食。

皮

【性味】 味辛，性平，无毒。

【主治】 治腰膝痛，益精气，壮筋骨，强意志。除阴部痒湿，小便淋沥不尽。久服轻身延年。

【附方】 1.肾虚腰痛。杜仲去皮，炙黄，取一大斤，分作十剂。每夜用一剂，在一升水中浸至五更，煎至三分之二，去渣留汁，放入羊肾三四片，煮开几次，加上椒盐做羹，空心一次服下。2.产后诸疾及胎体不安。用杜仲去皮，瓦上焙干，捣末，煮枣肉调末做成如弹子大的丸。每服一丸，糯米汤送服。一天服两次。3.病后虚汗及自流汗。用杜仲、牡蛎，等分研末，卧时用水送服五小匙。4.风冷伤肾，腰背虚痛。杜仲一斤，切细，炒过，放酒二升中浸十日。每日服三合。又方：用杜仲研末，每日清晨以温酒送服二钱。

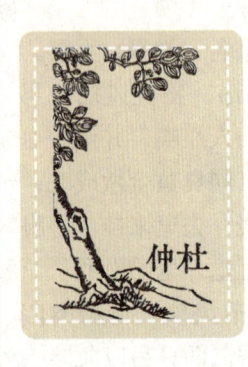

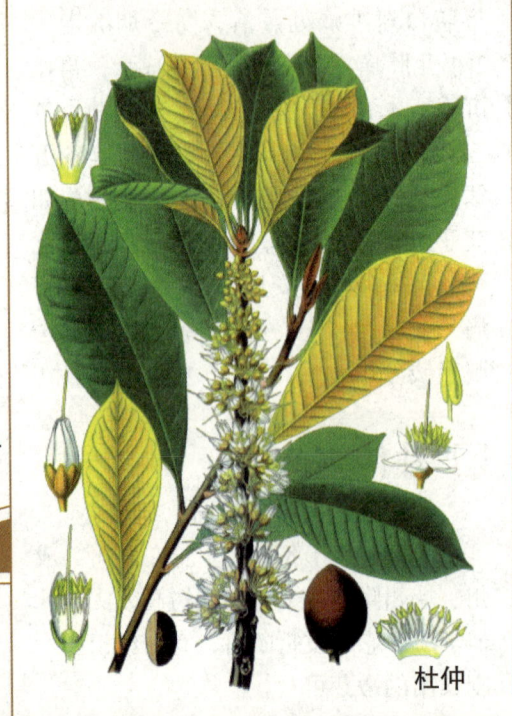

漆

【释名】 亦称黍。[李时珍说]许慎《说文解字》说，漆本作泰，木汁可以染物，其字像水滴而下之形。

【集解】 [李时珍说]漆树人多栽种，春分前移栽易成，有利。树身如柿，叶似椿。六月取汁漆物，黄泽如金，即《唐书》所谓黄漆。入药当用黑漆。[韩保升说]漆树高二三丈，皮白，叶似椿，花似槐，子似牛李子，木心黄。六、七月刻取滋汁。金州者为上。漆性急，取时需荏油解破，故淳者难得。[苏颂说]今蜀、汉、金、峡、襄、歙州都有。以竹筒钉入木中，取汁。

【性味】 味辛，性温，无毒。

[陶弘景说]生漆毒烈，人以鸡蛋和服去虫，但自啮肠胃。[大明说]毒发，饮铁浆并黄栌汁、甘豆汤，吃蟹，可解。

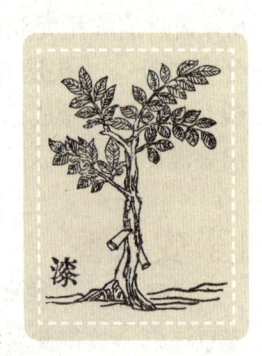

【主治】 干漆：疗咳嗽，消淤血痞结腰痛，女子疝瘕，利小肠，除蛔虫。杀三虫，主女人经脉不通。治传尸

杜仲

劳，除风。削年深坚结之积滞，破日久凝结之淤血。绝伤，补中，安五脏，续筋骨，填髓脑，五缓六急，风寒湿痹。

生漆：去长虫。久服，轻身延年。

【附方】1.男子疝气或小肠气痛。治方同上。此方叫作"二圣丸"。2.妇女经闭或腹内肿瘕。用干漆（打碎，炒烟尽）一两、牛膝末一两、生地黄汁一升，共在慢火上熬浓，做成如梧桐子大的丸子。每服一丸，渐增至三五丸，酒或汤送服。又方：用当归四钱、干漆（炒烟尽）三钱，共研末，加炼蜜做成如梧桐子大的丸子。每服十五丸，空心温酒送服。又方：干漆（烧研）一斤、生地黄二十斤，两药合煎做成如梧桐子大的丸子。每服三丸，空心酒送服。3.产后青肿疼痛。用干漆、大麦芽，等分研末，分别相间铺入瓦罐中，封紧，煅红，冷后再研散。每服一二钱，热酒送服。产后各种疾病，都可以用此方。4.小儿虫病。用干漆（捣碎，烧烟尽）、白芜荑，等分研末，每服二分至一钱，米汤送服。5.妇女血气痛。用湿漆一两，熬一顿饭时间，加干漆末一两，调成如梧桐子大的丸子。每服三四丸，温酒送服。怕漆人不可服。6.喉痹。用干漆烧烟，以筒吸烟入喉。7.五劳七伤。用干漆、柏子仁、山茱萸、酸枣仁，等分研末，加蜜做成如梧桐子大的丸子。每服二七丸，温酒送服。一天服两次。

桐

【释名】亦称白桐、黄桐、泡桐、椅桐、荣桐。

【集解】[李时珍说]桐有四种，以无子者为青桐、冈桐，有子者为梧桐、白桐。贾思勰《齐民要术》载，有实而皮青者为梧桐，华而不实者为白桐。白桐冬结似实者，是明年之华房，不是实。冈桐即油桐，子大有油。经考证，白桐就是泡桐。叶大径尺，最易生长。木轻虚，皮色粗白，不生虫蛀，制作器物、屋柱都很好。二月开白色花如牵牛。结实大如巨枣，长寸余，壳内有子片，轻虚如榆荚、葵实之状，老则壳裂，随风飘扬。花紫色者名冈桐。荏桐即是油桐。青桐即梧桐之无实者。[苏颂说]桐处处都有。陆玑《草木疏》说，白桐宜制琴瑟。今江南人用来制油者，即冈桐，子大于梧子。江南有紫桐，花似百合，实可糖煮以啖。岭南有刺桐，花色深红。

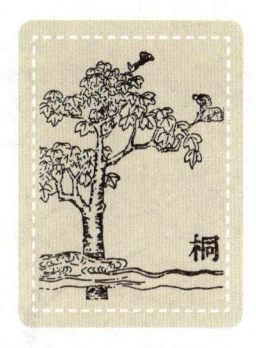

桐叶

【性味】味苦，性寒，无毒。

【主治】恶蚀疮着阴。消肿毒，升发。

木皮

【主治】治五痔，杀三虫。疗奔豚气病。沐发，祛头风，升发滋润。治恶疮，小儿丹毒，煎汁涂。

【附方】1.跌打损伤。桐树皮（去青留白）醋炒，捣烂敷涂。2.眼睛发花，眼前似有禽虫飞走。桐花、酸枣仁、玄明粉、羌活各一两，共研末，每

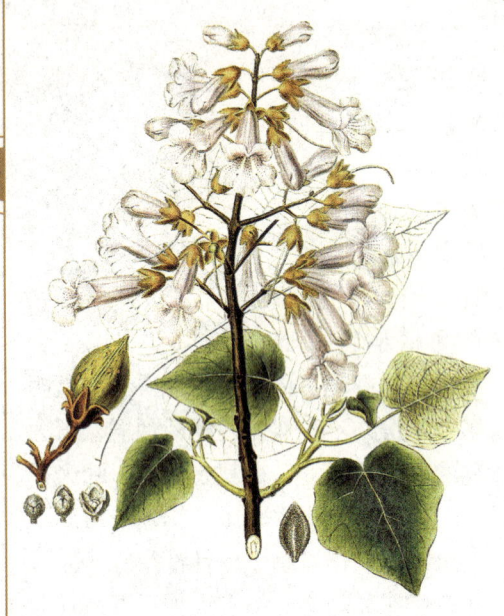

服二钱，水煎，连滓服下。一天服三次。3.手足浮肿。桐叶煮汁浸泡，同时饮少许汁。汁中加小豆效果更好。4.痈疽发背（大如盘，臭腐不可近）。用桐叶在醋中蒸过贴患处。退热止痛。逐渐生肉收口，有特效。5.头发脱落。用桐叶一把、麻子仁三升，加淘米水煮开五六次，去渣，每日洗头部，则头发渐长。

梧桐

【集解】［李时珍说］梧桐处处都有，树似桐而皮总是青色，其木无节笔直生长，纹理细而木质紧密，叶似桐而光滑有尖。梧桐的花蕊细，坠下如百霉。它的荚长三寸左右，由五片合成，长老后就裂开像箕一样，种子长在荚上面，多的五六颗，少的两三颗。种子的大小如胡椒，皮有皱纹。罗愿《尔雅翼》载，梧桐多阴，青皮而木质白，似青桐而种子多。其树容易生长，乌鸦衔的种子落到地上以后就能发芽生长。但是在晚春长出的叶子，早秋即凋落。梧桐多向阳生长。《齐民要术》载，生长在山石之间的梧桐树，做成乐器音色更加响亮。［陶弘景说］梧桐皮白，叶似青桐，而果子肥大可以吃。[苏颂说]《遁甲书》载，观梧桐可知日月正闰。它生有十二叶，一边各六叶。从下数一叶为一月，至上共十二月，有闰十三叶的，多余的小叶生在哪里，就是闰几月。所以说：如果梧桐不生叶，天下就会改变。［寇宗奭说］梧桐四月开小花，嫩黄色，犹如枣花。枝头长出丝，落到地上后成为油，沾在衣服上就成了污渍。五六月结果，人们摘来可炒着吃，味道像菱和芡，这就是《月令》里的"清明桐始华"。

木白皮

【主治】 烧存性，研末和乳汁，涂须发变黄赤色，可治肠痔。

叶

【主治】 治发背，将叶烤焦研末，用蜜调敷，干即换。

子

【性味】 味甘，性平，无毒。

【主治】 捣汁涂于头部，拔去白发根，必然生出黑发来。和鸡蛋烧存性，研成末掺，治小儿口疮。

合欢

【释名】 亦称合昏、夜合、青裳、萌葛、乌赖树。[苏颂说]崔豹在

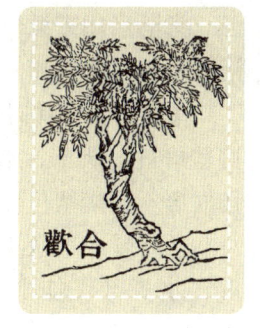

《古今注》里说，想帮助别人摆脱烦恼和怨忿，就把合欢送给他，种植在庭院中，可以使他心情愉快。故嵇康《养生论》载，合欢免忿，萱草忘忧。

【集解】[苏颂说]此树叶似皂荚及槐，很小。五月开花呈红白色，上面有丝茸。秋天结果成荚，种子极细薄。一般都生长在山谷之中，现在西京富贵人家的山池里也有种植。[苏颂说]合欢的枝很柔软，叶细小而繁密，枝相互交织在一起，每当风吹来时，又自行解开，互不牵缀，但夜晚又合在一起。嫩芽叶洗净煮熟后可食。

木皮

【性味】味甘，性平，无毒。

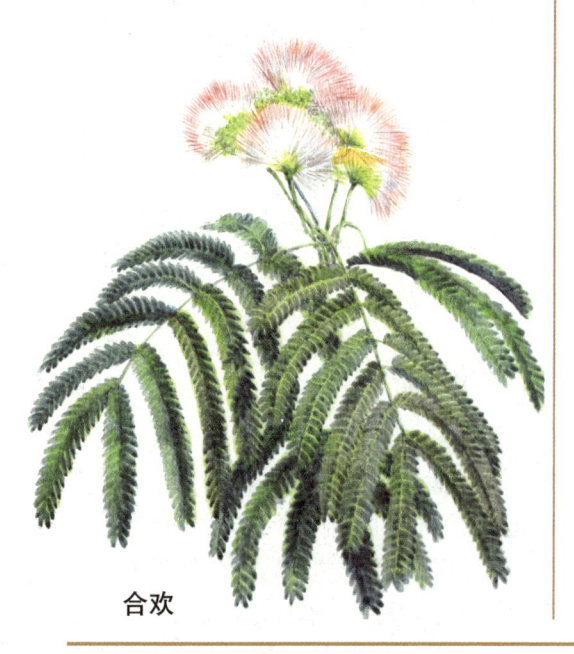

【主治】主安五脏，和心志，令人欢乐无忧。轻身明目，心想事成。煎膏，消痈肿，续筋骨，杀虫。活血，消肿止痛。

【附方】1.肺痈。取合欢皮一掌大，加水三升，煮至一半，分两次服。2.跌打损伤。合欢皮，把粗皮去掉，炒黑，取四两，与芥菜子（炒）一两，共研末，每服二钱，睡前温酒送服，另以药末敷伤处，能助接骨。3.小儿撮口风。用合欢花枝煮成浓汁，揩洗口腔。4.中风挛缩。用合欢枝、柏枝、槐枝、桑枝、石榴枝各五两，生锉；另取糯米五升、黑豆五升、羌活二两、防风五钱、细曲七升半。先以水五斗煎五枝，取二斗五升浸米、豆蒸熟，加曲与防风、羌活，照常法酿。密封二十日后，压汁饮服，每饮五合，常有酒气即可，不宜过醉致吐。

柳

【释名】也叫小杨、杨柳。

【集解】[李时珍说]将杨柳纵横倒顺而插都能生长。初春生柔荑，随后开黄蕊花，到春末叶长成后，花中便结细小的黑子。花蕊落下时产生的絮如白绒，随风而飞，沾到衣服上能生虫，飞入池沼中就化为浮萍。古代人在春天常取榆木和柳枝。[陶朱公说]种千株柳树，可供给足够的柴炭，其嫩芽可以做汤代茶饮。[苏颂说]现在处处都有，俗

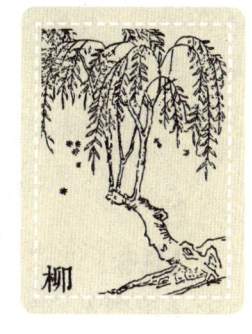

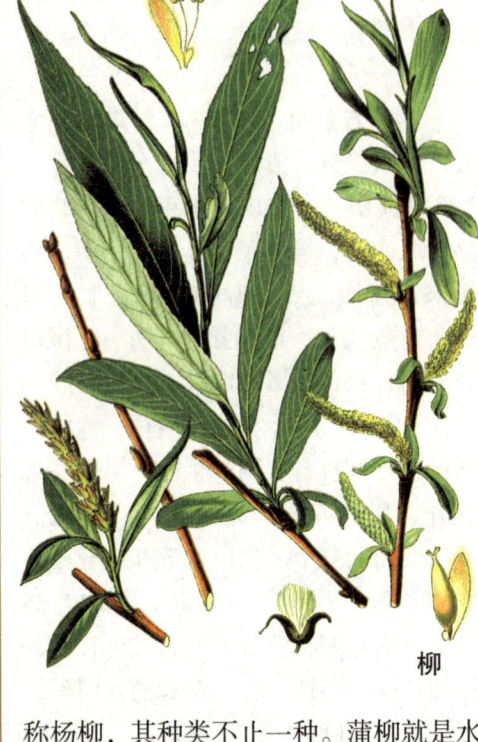

称杨柳，其种类不止一种。蒲柳就是水杨，枝条刚劲有韧性，可以做箭杆，多长在河北。杞柳则长在水边，叶粗而白，木质纹理微赤，可以做车毂辘。现在的人取其细小的枝条，用火烤软，弯曲制成箱箧。

叶

【性味】 味苦，性寒，无毒。

【主治】 治天行热病，阴虚发热，下水气，解丹毒，治腹内血，止痛。煎水洗可治漆疮及恶疥疮。煎膏可续接筋骨，长肉止痛。另外，服用它还能治金石发大热毒，除汤火气入腹及疔疮。

枝、根白皮

【主治】 治痰热淋疾，黄疸白浊。煮酒后用来漱口还可治牙齿痛，做浴汤可治风肿发痒。

【附方】 ［柳花］1.吐血咯血：用柳絮焙过，研末，米汤送服一钱。2.刀伤血出：用柳絮包敷即可痊愈。

［柳叶］1.无名恶疮：用柳叶或皮，水煮汁。加少许盐洗患处。2.漆疮：用柳叶煎水洗。3.眉毛脱落：用垂柳阴干，研末，放在铁器中加姜汁调匀，每夜涂抹眉部。4.小儿丹毒：用柳叶一斤，加水一斗，煮取汁三升，洗患处。一天洗七八次为宜。5.小便白浊：用清明柳叶煎汤代茶，以愈为度。

［枝、根白皮］1.风毒肿痛：治方同上。2.项下瘿气：用柳根（水边露出者）三十斤，加水一斛。煮取一升，泡糯米三斗，照常法酿酒，每日饮服适量。3.走注气痛，痛处游走不定，有时觉痛和有时觉冷：用白酒煮杨柳白皮，趁热熨痛处。4.脾胃虚弱，食欲不振，病似反胃噎膈：取新柳枝一大把，熬汤，煮小米做饭。加酒、面做饭滚成珠子，晒干，装袋中悬挂通风处。用时烧滚水随意下米，待米浮起查看无硬心则为熟。一次吃完。稍久，面和米就会分散开，这样制成的米，叫作"络索米"。5.黄疸初起：用柳枝煮浓汁半升，一次服下。

□ 白杨

【释名】 也叫独摇。

【集解】 ［寇宗奭说］陕西很多地方都有生长，某些地方居民修的房顶，多数是用的这种树木。只要土地适宜，它的根不论季节和零整，入土就能存活，所以容易种植。风刚吹到，叶的响声便像大雨声。如果风微小时，其叶子稀少的地方，就往往会独自摇动，因其蒂长而叶重宽大，显得虚张声势。[李时珍说]白杨树高大。叶像梨树叶而肥大有尖，叶面青色而有光泽，叶背白，有锯齿。木质细白，性坚直，用来作梁拱始终不会弯曲，与移杨是一个种类的两个品种，治病的功效大致相仿。嫩叶也可以用来救饥荒，老叶可以作为制酒的曲料。

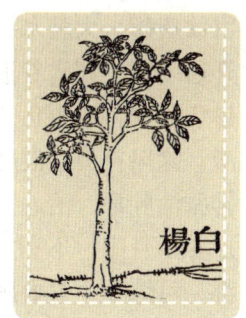

木皮

【性味】 味苦，性寒，无毒。

【主治】 用酒浸泡后服用，可治毒风脚肢气肿，四肢活动不便以及痰癖等症。掺杂五木制成汤水，浸泡被损伤的地方。和酒一起煎服，祛风痹淤血、跌打损伤引起的血肿，痛不可忍以及皮肤风痒肿。煎制成药膏，可以续接断了的筋骨。煎汤每天喝，可止孕妇腹泻。煎醋后含漱可止牙痛。煎成浆水加盐后含漱，可治口疮。

枝

【主治】 主消腹痛及嘴唇疮。

叶

【主治】 治龋齿，煎水含漱。

桦木

【释名】

[李时珍说]画工以皮烧烟熏纸，作古画字，省作桦字。

【集解】

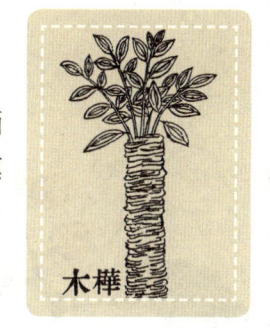

[李时珍说]桦木生于辽东及临洮、河州、西北等地。木色黄，有红色小斑点，能收肥腻。皮厚而轻虚软柔，皮匠家用来衬靴里、制刀靶之类，谓之暖皮。胡人尤其看重。以皮卷蜡，可作烛点。[陈藏器说]桦木像山桃，皮可为烛。

木皮

【性味】 味苦，性平，无毒。

【主治】 诸黄疸，浓煮汁饮。煮汁冷饮，主伤寒时行热毒疮，甚佳。即今豌豆疮。烧灰合他药，治肺风毒。治乳痈。

巴豆

【释名】 也叫巴菽、刚子、老阳子。[李时珍说]出于巴豆，因此得名。

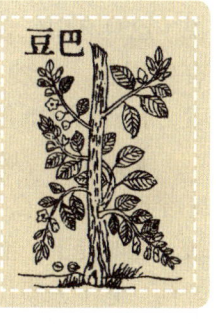

【集解】

《名医别录》载：生于巴郡川谷。八月采，阴干用，去心、皮。[苏颂说]今嘉州、眉州、戎州都有。树高一二丈。叶如樱桃而厚大，初生，后渐黄赤，至十二月叶渐凋，二月复生，四月旧叶落尽，新叶生

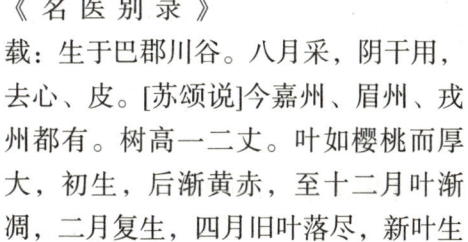

巴豆

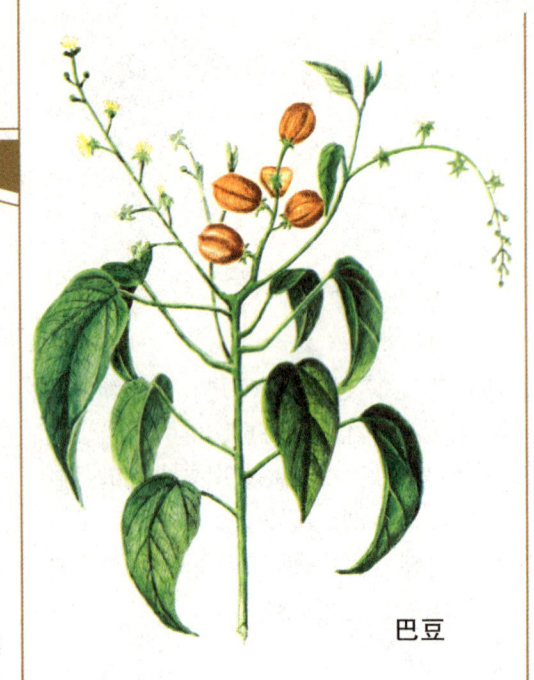

齐，花微黄色，发成穗。五六月结实作房，生青，八月熟而黄。一房有三瓣，一瓣一子，共三子，子有壳。

【修治】［陶弘景说］巴豆最能泻人，新者尤佳，用之去心、皮，熬令黄黑，捣如膏，乃和丸散。［李时珍说］巴豆有用仁者，用壳者，用油者，有生用者，麸炒者，醋煮者，烧存性者，有研烂以纸包压去油者。

【性味】味辛，性温，有毒。［李时珍说］巴豆气热味辛，生猛熟缓，能吐能下，能止能行，是可升可降之药。它不去膜伤胃，不去心作呕，以沉香水浸后则能升能降，与大黄同用泻人反缓，因其药性相畏之故。［张元素说］巴豆属阴，性熟味苦，气薄味厚，体重而沉降。

【主治】主喉痹牙痛，通利关窍。伤寒温疟寒热，破癥瘕结聚坚积，留饮痰癖，大腹水胀，荡涤五脏六腑，开通闭塞，利水谷道，祛恶肉，除鬼毒蛊疰邪物，杀虫鱼。通宣一切病，泄壅滞，除风补劳，健脾开胃，消痰破血，排脓消肿毒，治恶疮息肉及疥癞疔肿。疗女子月闭，不利丈夫阴，除斑蝥蛇虺毒。可炼食，益血脉，令人色好，变化与鬼神通。治十种水肿，痿痹，落胎。

【发明】［李时珍说］巴豆峻用则有伐乱劫病之功，微用则有抚缓调中之妙。［张元素说］巴豆乃斩关夺门之将，不可轻用。世以巴豆热药治酒病膈气，以其辛热能开肠胃郁结也。但郁结开而亡血液，损其真阴。［陈藏器说］巴豆主症癖疟气，痞满积聚，冷气血块，宿食不消，痰饮吐水。取青黑大者，每日空腹服一枚，去壳但勿令白膜破，作两片（并四边不得有损缺）吞，以饮压令下。少顷腹内则热如火，利出恶物。

【附方】1.寒痰气喘。用青橘皮一片，包巴豆一粒，麻线捆好，烧存性，研末，加姜汁和酒一杯，慢慢饮服。有特效。2.一切积滞。用巴豆一两、蛤粉二两、黄柏三两，共研末，调水做成如绿豆大的丸子。每服五丸，水送服。3.泻血不止。去皮巴豆一个，放入事先开了小孔的鸡蛋中，纸包好，煨熟。去豆吃蛋，病即止。体虚的病人分作两次服。甚效。4.宿食不化，大便闭塞。用巴豆仁一升、清酒五升，同煮三日三夜，研烂，合酒微火煎至能团成丸子，做成如豌豆大的丸子。每服一丸，水送下。想呕吐者服两丸。5.水蛊大腹，皮肤色黑。用巴豆（去皮、心，熬黄）

九十枚、杏仁（去皮、尖，熬黄）六十枚，共捣成如小豆大的丸子。每服一丸，水送下，以泻为度。6.小儿吐泻。用巴豆一粒烧存性，黄蜡豆大一块，滴水中，一起捣匀做成如黍米大的丸子。每服五至七丸，莲子灯心汤送服。7.干霍乱（心腹胀痛，吐泻不出）。用巴豆一枚，去皮心，热水研服，能吐泻好见效。8.气痢赤白。用巴豆一两，去皮心，炒过，研末，加熟猪肝和成如绿豆大的丸子。空心米汤送服三四丸。9.一切恶疮。用巴豆三十粒，麻油煎黑，去豆，以油调硫黄、轻粉末，频涂疮处。10.疥疮。用巴豆十粒，炮黄，去皮、心，研末，加酥和腻粉少许，把疮抓破擦上。注意本剂不得近目及肾囊。如必须在这些部位擦药，须先用黄丹涂过。11.小儿口疮，不能吃乳。用巴豆一粒，连油研烂，加黄丹少许，剃去小儿囟门头发，把药敷贴好，待四边起小水疱，即用温水洗去，再用菖蒲汤洗，便不会长成疮。12.中风口㖞。用巴豆七枚，去皮，研烂，左㖞涂右手心，右㖞涂左手心，再以热水一杯放在涂药的手上，不久，口即复原。13.舌上出血。用巴豆一枚、乱发一团（如鸡蛋大），烧存性，研末，酒冲服。14.疣痣。用巴豆（石灰炒过）一钱、砒一钱、炒过的糯米五分，共研末，点患处。15.痈疽恶肉。用巴豆仁炒焦，研成膏药点痛处，能解毒；涂淤肉上，腐处自消。方中加少许乳香亦可，此方叫"乌金膏"。16.滞泻痢，腹痛里急。用杏仁（去皮、尖）、巴豆（去皮、心）各四十九个，同烧存性，研成泥，溶蜡和成如绿豆大的丸子。每服二三丸，煎大黄汤送服。隔日一服。17.食疟、积疟。用巴豆（去皮、心）二钱，皂荚（去皮、子）六钱，捣烂和成如绿豆大的丸子。每服一丸，冷汤送服。18.心痛腹胀，大便不通用巴豆（去皮、心后熬黄）二枚、杏仁二枚，棉包捶碎，以热水一合，捻取白汁取下。19.夏月水泻不止。用巴豆一粒针头烧存性，黄蜡和成一丸，水送服。

桑

【释名】 子名葚。[李时珍说]桑字象形。

【集解】 [李时珍说]桑有好多种：白桑，叶大似掌而厚；鸡桑，叶和花较薄；子桑，先长葚而后生叶；山桑，叶尖而长。用种子栽种的，不如压条分栽的。桑若产生黄衣，称作金桑，是树木将要干枯的表现。

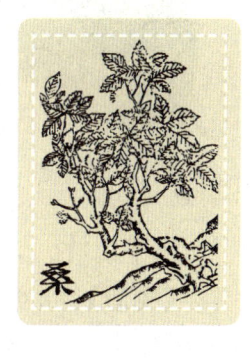

桑根白皮

【性味】 味甘，性寒，无毒。

【主治】 治肺气喘满，虚劳客热和头痛，内补不足。煮汁饮利五脏。加入散用，下一切风气水气。调中下气，化痰止渴，开胃下食，杀肠道寄生虫，止霍乱吐泻。研汁可治小儿天吊惊痫及敷鹅口疮，效果佳。治伤中五劳六极，消瘦，脉细弱，可补虚益气，祛肺中水气，唾血热渴，水肿腹满腹胀，利水道，敷金疮。

桑

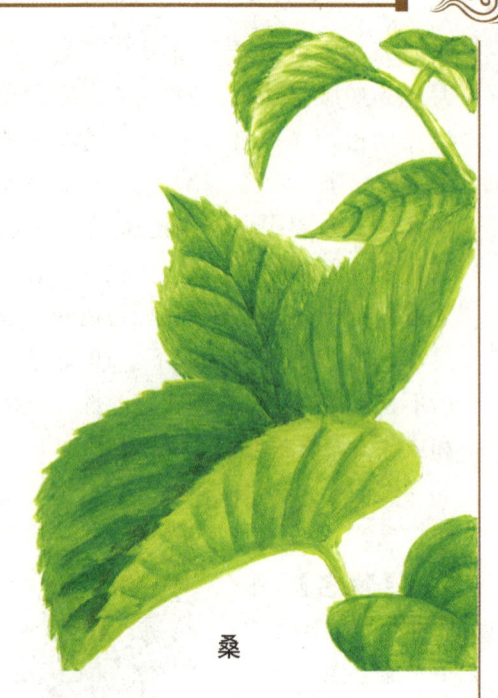

皮中自汁

【主治】 治小儿口疮白，拭擦干净后涂上即愈。另外涂金刃所伤燥痛，一会儿血止，用白皮裹伤口更好。涂蛇、蜈蚣、蜘蛛蜇伤有效。取树枝烧汤，治大风疮疥，生眉发。

桑椹

【主治】 单独吃可消渴，通血气，利五脏关节。晒干制成末，做成蜜丸每天服，使人不感到饥饿，还可以镇魂安神，令人聪明，头发不白，延年益寿。捣汁饮可解酒毒。酿成酒服，利水气消肿。

【发明】 [李时珍说]桑椹有乌、白两种。杨氏《产乳》载，桑椹性寒，不能给小儿食，食后心寒。陆玑《诗疏》里说，鸠吃桑椹，过多会醉伤。《四时月令诏条》里说，四月适宜饮桑椹酒，能解百种风热。其做法是：桑椹汁三斗，重汤煮到一斗半，放入白蜜二合，酥油一两，生姜一合适当煮后，用瓶装起来。每次服一合，和酒一起饮。也可以用桑汁熬烧酒收藏起来，经过几年后，其味道和药力会更好。史载魏武帝的军队缺乏食物，得到干桑椹以充饥。金末大灾荒时，人们都吃桑椹，得以存活的人不计其数。由于湿桑椹可以救灾度荒，平时应及时采摘收藏。

叶

【性味】 味苦、甘，性寒，有小毒。

【主治】 主除寒热出汗。汁能解蜈蚣毒。煎浓汁服，可除脚气水肿，利大小肠，止霍乱腹痛吐下，也可以用干叶来煮。炙热后煎饮，能代茶止渴。煎饮可以利五脏，通关节，下气。而嫩叶煎酒服，能治一切风。蒸熟捣烂治风痛出汗及仆损淤血。揉烂可治蛇虫咬伤。研成汁治金疮以及小儿口腔溃疡。

【附方】 [桑根白皮]1.刀伤成疮。用新桑白皮烧灰，与马粪调匀涂疮上，换药数次即愈。2.发枯不润。用桑根白皮、柏叶各一斤，煎汁洗头，有奇效。3.跌伤。用桑根白皮五斤，研末，取一升，煎成膏，敷伤处，痛即止。4.月经后带红不断。锯桑根取屑一撮，酒冲服。一天服三次。5.咳嗽吐血。用新鲜桑根白皮一斤，浸淘米水中三夜，刮去黄皮，锉细，加糯米四两，焙干研末。每服一钱，米汤送服。6.小儿丹毒。用桑根白皮煮汁洗浴，或研末，调羊膏涂擦。7.小儿流涎（脾热，胸膈有痰）。用新桑根白皮捣取自然汁饮服。

[桑椹] 1.汤火伤疮。用经霜桑叶烧存性，研末，油调敷涂。数日可愈。2.手足麻木，不知痛痒。用霜降后桑叶煎汤频洗即可。3.水肿胀满。用桑心皮切细，加水二斗，煮至一斗，放入桑椹，再煮取五升，和糯米饭五升酿酒饮服。此方叫作"桑椹酒"。4.结核。用黑熟的桑椹二斗，取汁，熬成膏。每服一匙。白汤调服。一日服三次，此方叫作"文武膏"。5.疮口不收。用经霜黄桑叶，研末敷涂。6.肺毒风疮。将好桑叶洗净。蒸熟一宿，晒干，研末，水调服二钱。7.吐血不止。用晚桑叶焙干，研末，凉茶送服三钱，血止后，宜服补肝、肺的药物。

[桑叶] 1.眼红涩痛。桑叶研末，卷入纸中烧烟熏鼻，有效。2.风眼多泪。取冬季不落的桑叶，每日煎汤温洗。3.青盲。取青桑叶焙干研细，煎汁乘热洗目，坚持见效。有患此病二十年者，照此洗浴，双目复明。4.头发不长。用桑叶、麻叶煮淘米水洗头。七次后，发即长。

[桑柴灰] 1.白癜风。用桑柴灰二斗，蒸于甑内，取锅中热汤洗患处。几次即可愈。2.大麻风。用桑柴灰热汤淋取汁洗头，再用大豆磨浆洗，用绿豆粉泡熟水洗。三日一洗头，一日一洗脸，不过十次即可见效。3.头风白屑。用桑灰淋汁洗头即可。4.身、面水肿，坐卧不得。用桑枝烧灰淋汁煮赤小豆，每饥时即食豆，不喝豆汤。5.目赤肿痛。用桑灰一两、黄连半两，共研末。每用一钱，泡汤澄清后洗眼。

枳

【释名】 子名枳实、枳壳。

【集解】 [马志说]原长在商州川谷。[苏颂说]现在洛西、江湖州郡等地皆有，以商州的为最好。树木像橘但稍小，高五七尺。叶如橙、多刺。春天开白花，秋天长成果实，在九、十月采摘的为枳壳。现在的人用汤泡去苦味后，蜜渍糖拌，当作果品。

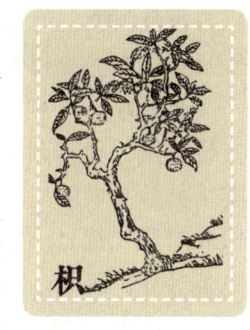

枳实

【性味】 味苦，性寒，无毒。
[张元素说]性寒味苦，气厚味薄，浮而升（微降），阴中之阳。

【主治】 除胸胁痰癖，逐停水，破结实，心下急痞痛逆气，胁风痛，安胃气，消胀满，止溏泄，明目。大风在皮肤中，如麻豆苦痒，除寒热结，长肌肉，利五脏，止痢，益气轻身。解伤寒结胸，主上气喘咳，肾内伤冷，阴痿而有气。消食，散败血，破积坚，祛胃中湿热。

枳壳

【性味】 味苦、酸，性寒，无毒。

【主治】 风痒麻痹，通利关节，劳气咳嗽，背膊闷倦，散留结胸膈痰滞，逐水，消胀满大肠风，安胃，止风痛。遍身风疹，肌中如麻豆恶痒，肠风痔疾，心腹结气，两胁胀虚。健脾开胃，调五脏，下气，止呕逆，消痰，治反胃霍乱泻痢，消食，破症结痃癖五膈气及肺气水肿，利大小肠，除风明目。

【附方】［枳实］1.小儿头疮。枳实烧成灰，猪脂调涂。2.肠风下血。枳实（麸炒）半斤，黄芪半斤，研末。米饮非时服二钱匕。3.大便不通。枳实、皂荚等分，研末，制饭丸，米汤送服。4.妇人阴肿、坚痛。枳实半斤碎炒，棉裹熨。5.奔豚气痛。枳实炙后研末。饮下方寸匕，日三次、夜一次。6.产后腹痛。枳实（麸炒）、芍药（酒炒）各二钱，水一盏煎服。亦可研末服。7.卒胸痹痛。枳实捣末。汤服方寸匕，每日三次、夜一次。

［枳壳］1.肠风下血。用枳壳（烧黑存性）五钱，羊胫炭（为末）三钱，和令匀，五更空心米饮服。2.顺气止痢。枳壳（炒）二两四钱，甘草六钱，研末。每沸汤服二钱。3.消积顺气。枳壳三斤去穰，每个入巴豆仁一个，合定扎煮，慢火水煮一日。汤减再加热汤，勿用冷水。待时足汁尽，去巴豆，切片晒干研末，醋煮面糊做成如梧桐子大的丸子。每服三四十丸。4.老幼腹胀，血气凝滞。用此宽肠顺气，叫四炒丸。商州枳壳（厚而绿背者，去穰）四两，分四份，一份与苍术一两同炒，一份与萝卜子一两同炒，一份与干漆一两同炒，一份与茴香一两同炒黄。祛四味，只取枳壳研末。以四味煎汁煮面糊和成如梧桐子大的丸子。饭后米饮下五十丸。5.伤寒呃噫。枳壳半两，木香一钱，研末。每白汤服一钱。

□ 金樱子

【释名】也叫刺梨子、山石榴、山鸡头子。

【集解】［李时珍说］此树山林间有很多，花最白腻，其果实大如指头，状如石榴但略长。其核细碎而且有白毛，如营实的核而味涩。［苏颂说］现在南中州郡等地有生长，以江西、剑南、岭外的为最好。丛生在郊荒地中，类似蔷薇，有刺。四月开白色的花，夏秋季结果实，也有刺。呈黄赤色，状似小石榴，十一月、十二月采摘。江南、蜀中的人熬或煎，制成酒服。

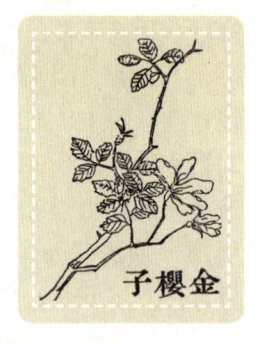

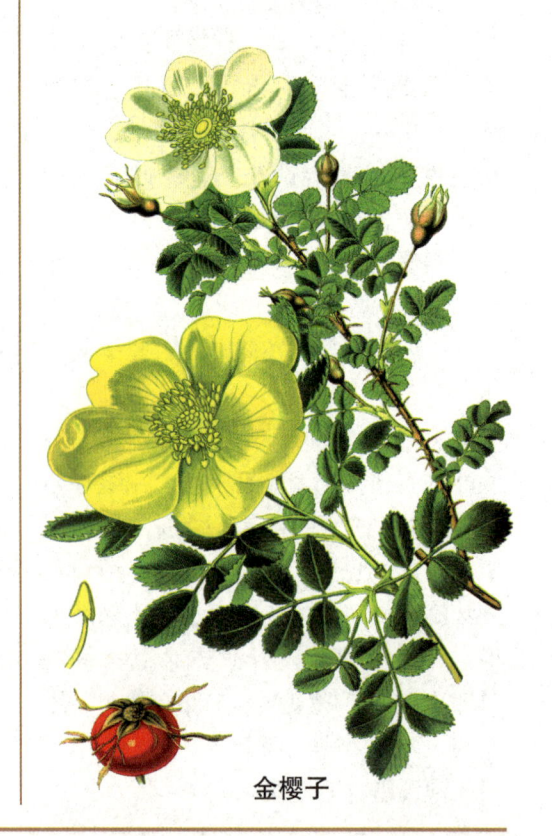

金樱子

金樱子

子

【性味】 味酸、涩，性平，无毒。

【主治】 治因脾虚导致的泻痢。止小便次数多，固涩精气，久服可耐寒轻身。

【发明】 ［李时珍说］无故而服用它，或只是为了获取快意就不可服用。若精气不固的人服用它，则无可非议。[苏颂说]洪州、昌州，都煮其子作煎，寄赠给别人。服用的人用煎的鸡头实粉制成丹丸服，名说水陆丹，益气补真很好。

花

【主治】 治各种腹泻，驱肠虫。和铁物混合捣末，有染须发的作用。

叶

【主治】 治痈肿，嫩叶研烂，加少量盐涂于患处，留出一头泄气的孔。另可止金疮出血，五月五日采叶后，同桑叶、苎叶等分，阴干后研末敷，血止伤口愈合，又称"军中一捻金"。

【附方】 1.补血益精。用金樱子（去刺及子，焙过）四两、缩砂二两，共研末，加炼蜜和成如梧桐子大的丸子。每服五十丸，空心温酒送服。2.活血强身。霜后摘取金樱子果实，去刺、核，以水淘洗后再捣烂，放入大锅水中熬煎。不得绝火。煎至水减半时，过滤，继续熬煎成膏。每服一匙，用暖酒一碗调下。3.驱寸白虫（即绦虫）。用金樱子根二两，锉细，加糯米三十粒，注入水二升煎至五合，空心服，不久即可泻虫。4.痈肿。用金樱子嫩叶捣极烂，加盐少许涂肿处，留出疮头透气。

5.久痢不止。用罂粟壳（醋炒）、金樱子各等份研末，加蜜做成如芡子大的丸子。每服五至七丸，陈皮煎汤化下。

□ 酸枣

【释名】 也叫山枣。

【集解】 ［陈藏器说］嵩阳子说，现在的酸枣县就是从属于滑台的城镇。树高几丈，直径一二尺，木理极细。木质坚硬而且重，可以制成车轴及匙、箸等。树皮细而且硬，纹如蛇鳞。其枣圆小而味酸，其核微圆，色赤如丹。枣肉酸滑好吃，山里人常拿它当果品。

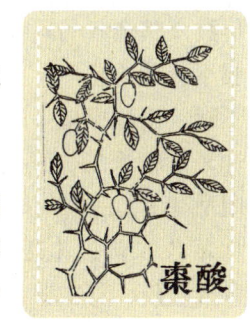

【性味】 味酸，性平，无毒。

【主治】 治心腹寒热、邪结气聚、四肢酸痛湿痹。久服安五脏，轻身延年。可治烦心不得眠、脐上下痛、血转久泄、虚汗烦渴等症。补中益肝，壮

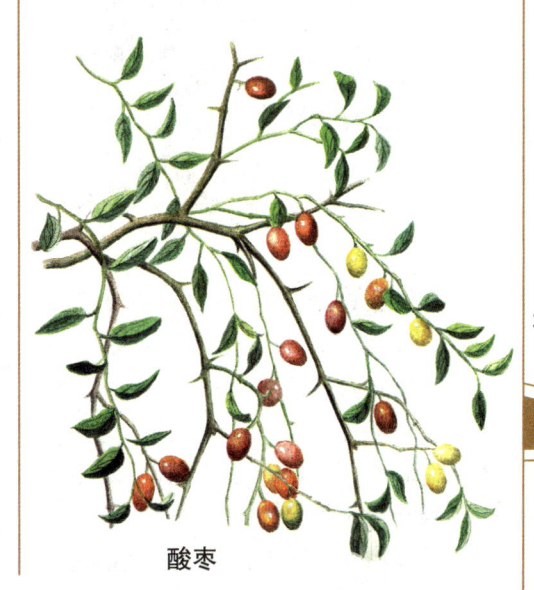

酸枣

筋骨，助阴气，能使人肥健。

【附方】1.虚烦不眠。用酸枣仁二升、干姜、茯苓、川芎各二两，甘草一两，先以水一斗煮枣仁，得汁七升，再放入其余各药同煮，得汁三升，分次服下。此方也叫"酸枣仁汤"。2.骨蒸不眠。用酸枣仁一两，加水二碗研绞取汁，下粳米二合煮粥食。3.振悸不眠。用酸枣仁二升，茯苓、白术、人参、甘草各二两，生姜六两，加水八升，煮成三份，分次服。此方叫作"酸枣仁汤"。4.胆虚不眠。用酸枣仁一两，炒香，捣散。每服二钱，竹叶汤调服。又方：再加人参一两、辰砂半两、乳香二钱半，调炼蜜做成丸子服。5.胆风沉睡（胆风毒气，虚实不调，昏沉多睡）。生酸枣仁一两、蜡茶二两，以生姜汁涂，炙微焦，为散。每取二钱，加水七分煎至六分，温服。

木槿

【释名】也称为椴、榇、日及、朝开暮落花、藩篱草、花奴、王蒸。[李时珍说]木槿朝开暮落，故名日及。

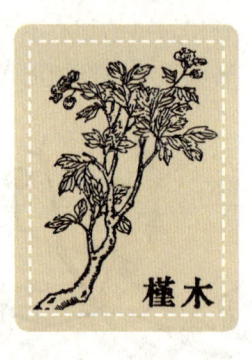

槿木

【集解】[寇宗奭说]木槿花如小葵，淡红色，五叶成一花，朝开暮收。湖南北人家多种植为篱障。花与枝两用。[李时珍说]槿，小木。可种可插，木似李。叶末尖而有桠齿。花小而艳。白色或粉红色。有单叶、千叶之分。五月初开。结实轻虚，大如指头，秋深自裂，子如榆荚、泡桐、马兜铃之仁。种之易生。嫩叶可食，可代茶饮。

皮、根

【性味】味甘，性平、滑，无毒。

【主治】止肠风泻血，痢后热渴，作饮服，令人得睡，并炒用。治赤白带下，肿痛疥癣，洗目令明，润燥活血。

【发明】[李时珍说]木槿皮及花，滑如葵花，故能润燥。色如紫荆，故能活血。

花

【性味】同皮。

【主治】肠风泻血，赤白痢，并焙入药。做汤代茶饮，治肠风。消疮肿，利小便，祛湿热。

子

【性味】同皮。

【主治】偏正头风，烧烟熏患处。又治黄水脓疮，烧存性，猪骨髓调涂。

【附方】1.黄水脓疮。用木槿子烧存性，调猪骨髓涂擦。2.赤白带下。槿皮二两，切细，用白酒一碗半，煎至一碗，空心服。3.牛皮癣。用川槿皮一两、大风子仁十五个、半夏（锉细）五钱，放在两碗水中浸露七宿，取出加轻粉少许，共研末涂癣。4.头面钱癣。用槿树皮研末，醋调匀，隔水煮成膏敷涂患处。5.风痰逆。木槿花晒干，焙过，研末。每服一二匙，空心开水送服。白花最好。6.下痢噤口。用红木槿花，去蒂，阴干研末，煎面饼两个，蘸末吃下。7.大肠脱肛。用木槿皮或叶煎汤，先熏洗，再以白矾、五倍子调敷。8.痔疮肿痛。用藩篱草根煎汤，先熏后洗。

郁李

【释名】 也叫车下李、爵李、雀梅、常棣。

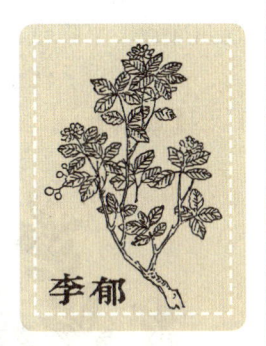

【集解】 《名医别录》载生于高山川谷及丘陵上，五六月采根。[陶弘景说]山野到处都有。子熟赤色，可食。[寇宗奭说]郁李子红熟可食，微涩，可蜜煎，陕西甚多。

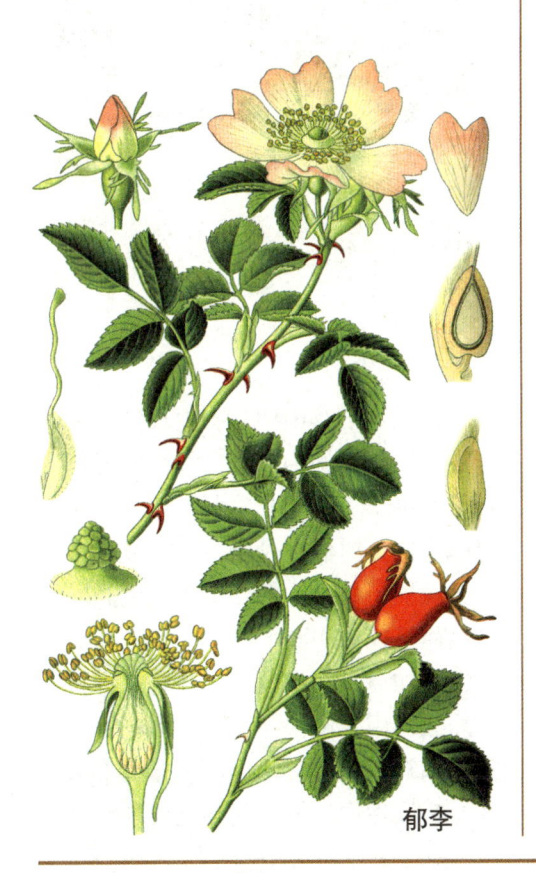

郁李

核仁

【性味】 味酸，性平，无毒。
[张元素说]辛、苦，阴中之阳，乃脾经气分药。

【主治】 破癖气，下四肢水。酒服四十九粒，可泻结气。破血润燥。专治大肠气滞，燥涩不通。研和龙脑，点赤眼。主大腹水肿，面目四肢浮肿，利小便水道。肠中结气，关格不通。通泄五脏膀胱急痛，宣腰胯冷脓，消宿食下气。

【发明】 [李时珍说]郁李仁甘苦而润，性主降，能下气利水。

【附方】 1.心腹胀满，二便不通，气急喘息，脚气浮肿。郁李仁十二分，捣烂，水磨取汁，薏苡三合，捣如粟大。一同煮粥吃。2.皮肤血汗。用郁李仁（去皮，研细）一钱，鹅梨捣汁调服即可。3.肿满气急，睡卧不得。用郁李仁一合，捣末，和面做饼吃，吃下即可通便，气泄出后即愈。4.小儿惊热痰实，大小便不通。用大黄（酒浸后炒过）、郁李仁（去皮，研末）各一钱，滑石末一两，一起捣和成如黍米大的丸子。二岁小儿服三丸，其他儿童根据情况加减，开水送服。

根

【性味】 味酸，性凉，无毒。

【主治】 牙龈痛，龋齿。祛白虫。治风虫牙痛，浓煎含漱。治小儿身热，做汤浴之。

扶桑

【释名】 也叫佛桑、朱槿、赤槿、日及。[李时珍说]东海日出处有扶桑树。花光艳照日，其叶似桑，因此得名。

【集解】 [李时珍说]扶桑产自南方，为木槿别种。枝柯柔弱，叶深绿，微涩如桑。花有红、黄、白三种颜色，红者尤贵，称作朱槿。稽含《南方草木状》载，朱槿一名赤槿，一名日及，出于高凉郡。花、茎、叶皆如桑。叶光而厚。木高四五尺，枝叶婆娑。花深红色，五出，大如蜀葵，重敷柔泽。有一条蕊，长于花叶，上缀金屑，日光闪烁，疑若焰生。一丛之上，一日开花数百朵，朝开暮落。自二月始至中冬乃歇。插枝即可活。

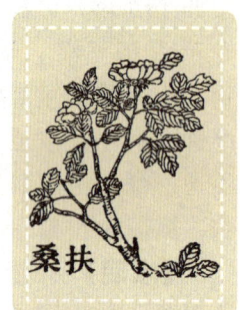

扶桑

叶、花

扶桑

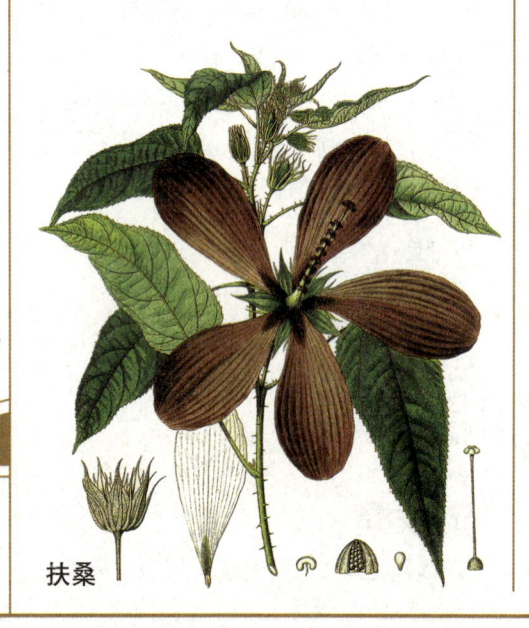

【性味】 味甘，性平，无毒。

【主治】 痈疽腮肿，取叶或花同白芙蓉叶、牛蒡叶、白蜜研膏敷，即散。

□ 冬青

【释名】 原附女贞下，今分出。也叫冻青。[陈藏器说]因冬月叶仍翠青，故名冬青。江东人称作冻青。

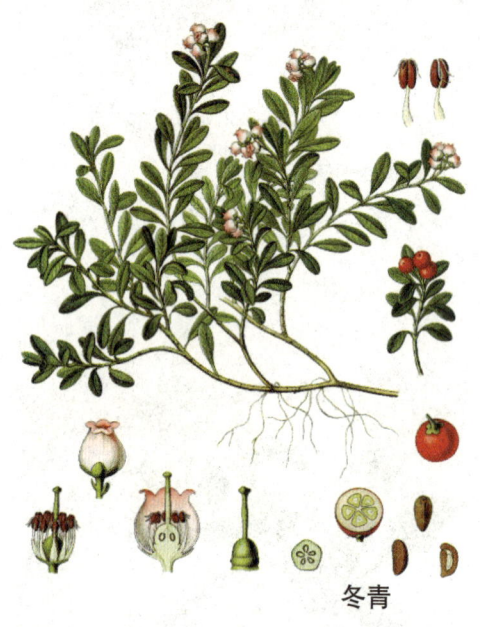

【集解】 [李时珍说]冻青，即另一种女贞子，山中常有生长。但是以叶微团而子红的为冻青，叶长而子黑的则是女贞子。《救荒本草》记载，冻青树高丈许，树似枸骨子树而且极茂盛。叶子像栌子树叶，但要小些，也似椿叶微窄而且顶头颇圆，不尖。五月开细白花，结如豆子大小的子，红色。将其嫩叶炸熟，用水浸去除苦味，淘洗后，用五味调料调和可食。[陈藏器说]木质白，有纹理像齿笏，其叶能染制红色。

冬青

[李邕说]冬青出自五台山，如椿子，红似郁李，味微酸而性热。与此有点不同，应当是两种冬青。

冬青子、木皮
【性味】 味甘、苦，性凉，无毒。
【主治】 浸酒后吃可祛风虚，补益肌肤。

叶
【主治】 烧成灰加入面膏中，可祛瘢痕，有奇效。

蜡梅
【释名】 亦称黄梅花。
[李时珍说]此物本非梅类，因其与梅同时，香又接近，色似蜜蜡，因此得名。
【集解】 [李时珍说]蜡梅小树，丛枝尖叶。凡三种：以子种出不经嫁接者，腊月开香淡小花，名狗蝇梅；经嫁接而花疏，开叶含口者，名磬口梅；花香浓而密，色深黄如紫檀者，名檀香梅，最佳。结实如垂铃，尖长寸余，子在其中。树皮浸水磨墨，有光彩。

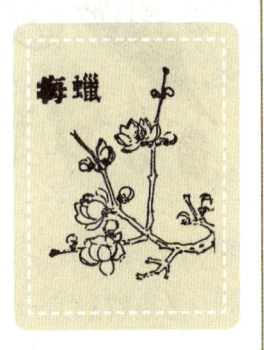

花
【性味】 味辛，性温，无毒。
【主治】 解暑生津。

木芙蓉
【释名】 亦称地芙蓉、木莲、华木、拒霜。[李时珍说]花艳如荷花，故有芙蓉、木莲之名。八九月初开，故名拒霜。《相如赋》谓之华木。苏东坡诗云：唤作拒霜犹未称，看来却是最宜霜。
【集解】 [李时珍说]木芙蓉处处皆有，插条即生，为小木。干丛生如荆，高者丈余。叶大如桐，有五尖及七尖之分，冬凋夏茂。仲秋始开花，花如牡丹、芍药，有红、白、黄、千叶多种。耐寒而不落。不结子实。山人取皮制索。川、广有添色拒霜花，初开白色，次日稍红，再过一日则深红，先后变幻多种色。霜时采花，霜后采叶，阴干可入药。

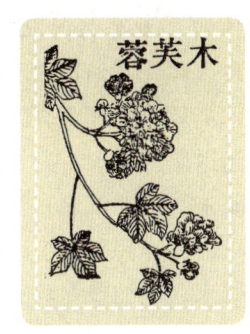

叶、花
【性味】 味微辛，性平，无毒。
【主治】 清肺凉血，散热解毒，治一切大小痈疽肿毒恶疮，可消肿排脓止痛。
【发明】 [李时珍说]芙蓉花和叶，气平而不寒不热，味微辛而性滑涎黏，治痈肿，殊有神效。其方治一切痈疽发背，乳痈恶疮，不拘已成未成，已穿未穿。用芙蓉叶或根皮，或花，或生研，或干研末，以蜜调涂于肿处四周，中间留头，干则频换。或加生赤小豆末，尤妙。
【附方】 1.一切疮肿。用木芙蓉叶、菊花叶一起煎水，频熏洗。2.赤眼肿痛。木芙蓉叶研末，水调匀贴太阳穴。叫作"清凉膏"。3.月经不止。用木芙蓉花、莲蓬壳，等分研末，每次米汤送服二钱。4.头上癞疮。木芙蓉根皮研末，香油调涂。涂前以松毛、柳枝煎汤，洗净患处。5.汤火灼疮。木芙蓉花研末，调油敷涂。有奇效。

黄杨木

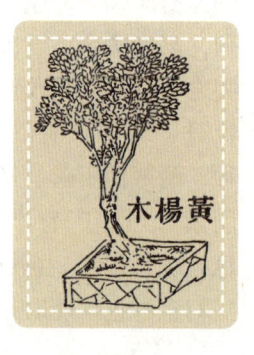

【集解】[李时珍说]黄杨生于诸多山野中，人家多有栽种。枝叶攒簇上耸，叶似初生槐芽而青厚，不花不实，四时不凋。性难长，俗说岁长一寸，遇闰则退。木坚硬滑腻，制作梳子、刻印章最好。段成式《酉阳杂俎》说，世重黄杨，因其无火。

叶

【性味】 味苦，性平，无毒。

【主治】 妇人难产，入达生散中用。主暑月生疖，捣烂涂即可。

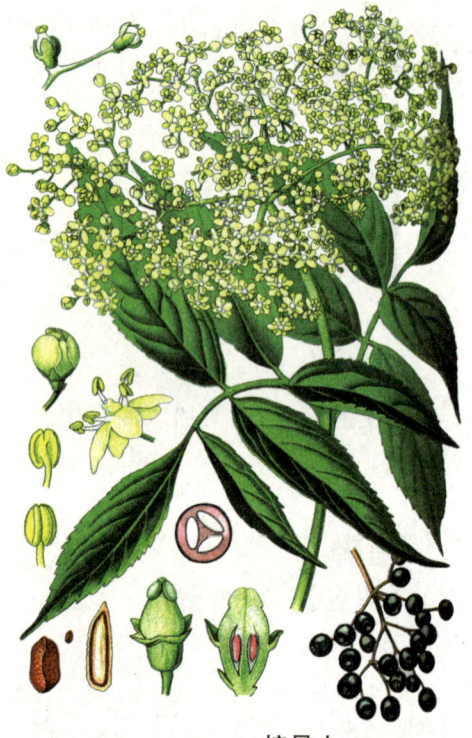

接骨木

【释名】 又名续骨木、木蒴藋。[苏颂说]接骨以功而名。花、叶都类蒴藋、陆英、水芹辈，故又名木蒴藋。

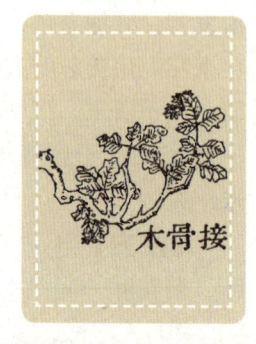

【集解】[苏颂说] 所在皆有之。叶如陆英，花亦相似。树高一二丈许，木体轻虚无心。斫枝扦之便生，人家亦种之。

【性味】 味甘、苦，性平，无毒。

【主治】 折伤，续筋骨，除风痹龋齿，可做浴汤。根皮：主痰饮，下水肿及痰疟，煮汁服。当利下及吐出。不可多服。打伤瘀血及产妇恶血，一切血不行或不止，并煮汁服。

【附方】 1.折伤筋骨。接骨木半两，乳香半钱，芍药、当归、川芎、自然铜各一两，为末。化黄蜡四两，投药搅匀，做如芡子大的丸子。若止伤损，酒化一丸。若碎折筋骨，先用此贴，乃服。2.产后血晕，五心烦热，气力欲绝及寒热不禁。以接骨木破如筹子一握，用水一升，煎取半升，分服。或小便频数，恶血不止，服之即愈。

木棉

【释名】 亦称古贝、古终。

[李时珍说] 木棉有两种：似木者名古贝，似草者名古终。梵书谓之㕮婆，亦称迦罗婆劫。

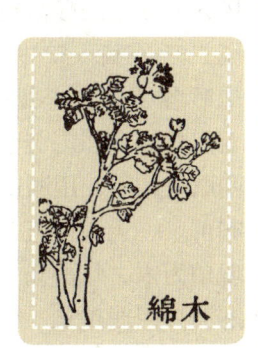

【集解】 [李时珍说] 木棉有草、木两种。交广木棉，树大如抱。枝似桐。叶大如胡桃叶。入秋开红花，如山茶花，黄蕊，花片极厚，为房甚繁。结实大如拳，实中有白棉，棉中有子。今人谓之斑枝花，误为攀枝花。江南、淮北所种木棉，四月下种，茎弱如蔓，高者四五尺，叶有三尖如枫叶，入秋开黄色花，如葵花而小，也有红紫者，结实大如桃，中有白棉，棉中有子，大如梧桐子，也有紫绵者，谓之棉花。

白棉

【性味】 味甘，性温，无毒。

【主治】 血崩金疮，烧灰用。

子油

【修治】 用两瓶合烧取沥。

【性味】 味辛，性热，微毒。

【主治】 主治恶疮疥癣。燃灯，损目。

茯苓

【释名】 亦称伏灵、伏菟、松腴、不死面。抱根者名茯神。

【集解】 [李时珍说] 下有茯苓，则上有灵气如丝的东西，山里人常见到它，现在有的人认为是菟丝，其实不是。茯苓有大如斗的，有坚如石的，绝好，轻虚的不好，大概是年限短不坚硬的原因。《茯苓赞》记载：皓苓下居，彤丝上荟。中状鸡凫，其容龟蔡。神侔少司，保延幼艾。终志不移，柔红可佩。观此彤丝，即是菟丝。《名医别录》载生长在泰山山谷中及松树下。二八月采摘，阴干备用。[陶弘景说] 现出产于郁州。大的如三四升的器具，皮黑且有细皱纹，肉坚而白，形似鸟兽龟鳖的为好。内虚泛红色的不好。茯苓能防腐及虫蛀，埋地下三十年，颜色及纹理不变。[掌禹锡说]《淮南子》里说，千年的松树，下面有茯苓，上面有菟丝。《典术》里说，松脂埋入地下千年变为茯苓，见松树呈红色的就有。《广志》中说，茯神是松汁形成的，好于茯苓。有的说茯苓贯穿着松树根。

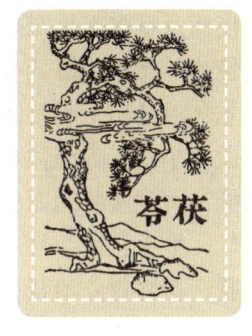

【性味】 味甘，性平，无毒。

【主治】 治胸胁逆气，忧恐惊邪，心下结痛，寒热烦满咳逆，口焦舌干，利小便。经常服用可安魂养神，使人不饥延年，止消渴嗜睡，治腹水、胸水及水肿病症，还有开胸腑，调脏气，祛肾邪，长阴益气，保神气的功能。可开胃止呕逆，善安心神。主治慢性肺部疾病及痰多不易咳出，心腹胀满，小儿惊痫，女人热淋。补五劳七伤，开心益志，治健忘，暖腰膝并安胎。止烦渴，通利小便，除湿益燥，有和中益气的功能，可利腰脐间血，逐水缓脾，生津导气，平火止泄，祛虚热，开腠理，泻膀胱，益脾胃。治肾积水。

琥珀

【释名】 亦称江珠。[李时珍说]虎死后埋入地下精魄化为石头，此物状似虎，故称虎珀。因其像玉，故从"玉"。梵书中称为阿湿摩揭婆。

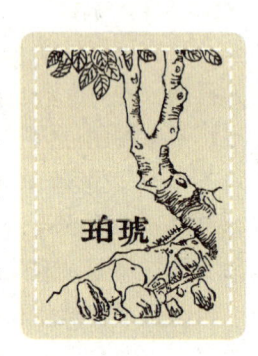

【集解】 [韩保升说]枫脂埋入地里，千年后变成琥珀，不只是松脂变的，大概木脂埋入地下千年都会变化，但不及枫、松脂能够经年累月。琥珀是海松木中的津液，初若桃胶，后方凝结。

【性味】 味甘，性平，无毒。

【主治】 安五脏，定魂魄，除邪鬼。散淤血，治泌尿结石及小便不利。安心神，明目除内障，止心痛癫邪，疗体内毒物，破结症。治产后血枕痛。有止血生肌，促进外伤金疮愈合，清肺通利小肠的作用。

【发明】 [陈藏器说]和大黄、鳖甲做成散，用酒服下一方寸匕，下恶血，治妇人腹内血，尽即止。宋高祖时，宁州贡上琥珀枕，捣碎后赐予军士，涂金疮。

【附方】 1.瘕气块，产后血晕。治方同上。 2.初生婴儿惊痫。用琥珀、防风各一钱，朱砂半钱，共研末，以猪乳调二三分滴入口中。又方：用琥珀、朱砂各少许，全蝎一枚，共研末，以麦门冬汤调二三分送服。3.坠跌淤血。刮取琥珀屑，用酒送服一匙，或加蒲黄亦可。一天服四五次。4.小便尿血。用琥珀为末，灯心汤每送服二钱。5.小便淋沥。用琥珀末二钱、麝香少许，开水或萱草煎汤送服。年老和体虚的人可用人参汤送服。亦可加蜜调末做成丸子，用赤茯苓汤送服。6.镇心明目，止血生肌。用琥珀一两、鳖甲一两、京三棱一两、延胡索半两、没药半两、大黄五分，一起熬捣为散。每服二匙，空心酒送服。一天服两次。此方叫作"琥珀散"。

雷丸

【释名】 雷实、雷矢、竹苓。[李时珍说]此物生土中，无苗叶而杀虫逐邪，犹雷之丸也。竹之余气所结，故说竹苓。

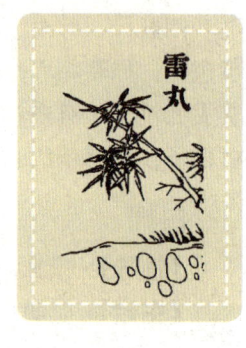

【集解】 《名医别录》载：雷丸生石城山谷及汉中土中。八月采根，曝干。[李时珍说]雷丸大小如栗，状如猪苓而圆，皮黑肉白，甚坚实。[陶弘景说]今出建平、宜都间。累累相连如丸。[苏颂说]雷丸，竹之苓也。无有苗蔓，皆零，无相连者。今出房州、金州。

【性味】味苦，性寒，有小毒。

【主治】杀三虫，逐毒气胃中热。利丈夫，不利女子。做抹膏，除小儿百病，逐邪气恶风汗出，除皮中热结积蛊毒，久服会令人阴痿。逐风，主癫痫狂走。

【附方】1.小儿出汗有热。雷丸四两，粉半斤，为末扑之。2.下寸白虫。雷丸，水浸去皮，切焙研末。五更初，食炙肉少许，以稀粥饮服一钱匕。须上半月服，虫乃下。

枸杞

【释名】亦称枸棘、天精、苦杞、甜菜、地骨、地铺、地仙、却暑、羊乳。

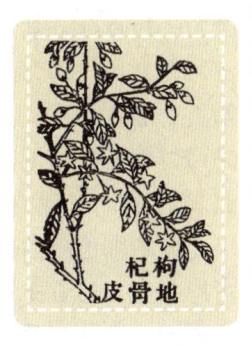

【集解】[李时珍说]古时产于常山的枸杞、地骨为上品，其他丘陵阪岸的皆可用。后以陕西的枸杞为最好，且以甘州产的为绝品。其子圆如樱桃，晒干后果小核少，干时甘美红润，味如葡萄可当果品吃，与其他地方所产的有些不同。《种树书》记载：收子及掘根种在土质肥沃的土地里，等苗发出，剪来当作蔬菜吃。[苏颂说]如今到处都生长，春天生苗，如石榴叶软薄可食。茎干高五尺左右。六七月开红紫色小花，结红色的果实，形状似枣核，微长。其根名为地骨。

【性味】味苦，性寒，无毒。

【主治】主五脏内邪气，风痹及风湿症，热中消渴。久服可强健筋骨，轻身不老，耐寒暑。治热头痛，补内伤大劳虚极，滋阴，通大小肠。补各种精气不足，养颜，明目安神，长寿。

苗

【性味】味苦，性寒。

【主治】除烦益志，补五劳七伤。壮心气。治骨关节痛，消除热毒，散疮肿。用羊肉一起做羹吃除风明目。当花饮消渴止烦，壮阳解毒。但与乳酪相恶。汁注入眼中，祛上焦心肺客热。

地骨皮

【性味】味苦，性寒。

【主治】细锉，拌面煮熟，可益精气。祛骨热消渴。解骨蒸肌热消渴，风湿痹，坚筋骨，凉血。治在表无定之风邪，泻肾火，降肺中伏火，祛胞中

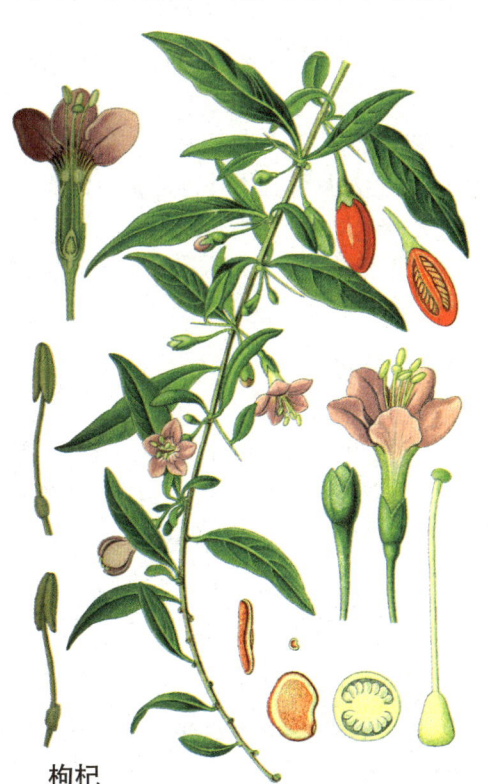

枸杞

火，退热。治上膈吐血。煎汤漱口，可止齿血，治骨槽风。治金疮神验。

枸杞子

【性味】 味苦，性寒。

【主治】 壮筋骨，耐老，除风，祛虚劳，补精气。治心病嗌干心痛，渴而引饮，肾病消中。又能滋肾润肺。用枸杞子榨油点灯可明目。

【附方】 1.口舌糜烂：用柴胡、地骨皮各三钱，水煎服。此方为"地骨皮汤"。2.妇女阴肿或生疮：用枸杞根煎水反复洗多次，令脓血尽，以穰敷贴患处，马上见效。3.肾经虚损，眼目昏眩：将枸杞子一斤，好酒浸泡。分四份：一份用小茴香一两炒，一份用蜀椒一两炒，一份用芝麻一两炒，一份用川楝肉一两炒。炒后拣出枸杞，加熟地黄、白术、白茯苓各一两，一起研末，掺蜜做成丸子，每天服适量。这个药方为"四神丸"。4.小便出血：将洗干净的新地骨皮捣汁。无汁则加水煎汁。每次服一碗，加少许酒饭前温服。

❏ 竹

【释名】 [李时珍说]竹字象形。

【集解】 [陶弘景说]竹类很多，入药用淡、苦竹等。一种薄壳者名甘竹，叶最胜。又有实中竹、篁竹者，则以笋为佳，于药无用。[李时珍说]竹在江河之南很多，故说，九河鲜有，五岭实繁。大抵都是土中苞笋，各以时而出，旬日落籜而成竹。茎有节，节有枝；枝有节，节有叶。一簇必三叶，一节必两枝。根下之枝，一为雄，二为雌，雌者可生笋。根鞭喜行东南，六十年开一次花，花结实，其竹则枯。肉薄，可作屋柱。严州越王竹高止尺余。辰州龙孙竹则细如针，高不盈尺。其叶或细或大。凤尾竹叶细三分，龙公竹叶似芭蕉，百叶竹一枝百叶。其性或柔或劲，或滑或涩。劲者可以为戈刀箭矢，谓之矛竹、箭竹、筋竹、石麻。柔者可为绳索，谓之弓竹、苦竹、把发。其色有青有黄，有乌有紫，有赤有白。有斑者驳文点染，紫者黯色黝然，乌者黑而害母，赤者厚且直，白者薄且曲，黄者如金，青者似玉。别种有棘竹，芒棘森然，大者围二尺，可御盗贼。棕竹一名实竹，其叶似棕，可为柱杖。慈竹一名义竹，丛生不散，人栽来玩。

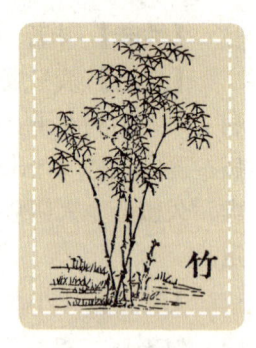

淡竹叶

【性味】 味辛，性平、寒，无毒。

【主治】 喉痹，鬼疰恶气，烦热，杀小虫。凉心经，益元气，除热缓脾。煎浓汁，漱齿中出血，洗可治脱肛不收。主胸中痰热，咳逆上气，吐血，热毒风。止消渴，压丹石毒。消痰，治热狂烦闷，中风失语，壮热头痛头风，止惊悸，瘟疫迷闷，孕妇头眩倒地，小儿惊痫。

苦竹叶

【性味】 味苦，性冷，无毒。

【主治】口疮目痛，明目利九窍。治不眠，止消渴，解酒毒，除烦热，发汗，疗中风喑哑。杀虫。烧末，和猪胆，涂小儿头疮疥癣。

淡竹根

【主治】除烦热，解丹石发热渴，煮汁服。消痰祛风热，惊悸，小儿惊痫。同叶煎汤，洗妇人子宫下脱。

苦竹根

【主治】下心肺五脏热毒气。锉一斤，水五升，煮汁至一升，分三次服。

甘竹根

【主治】煮汁服可安胎，止产后烦热。

淡竹茹

【性味】味甘，性微寒，无毒。

【主治】呕逆，温气寒热，吐血崩中。止肺痿唾血鼻衄，治五痔。伤寒劳复，小儿热痫，妇人胎动。

苦竹茹

【主治】下热壅。水煎竹服，可止尿血。

淡竹沥

【集解】[李时珍说]生截长五六寸，以瓶盛，倒悬，下用器具承接，周围以炭火烘烤，其油沥于器中。

【性味】味甘，性大寒，无毒。

【主治】暴中风风痹，胸中大热，止烦闷，消渴，劳复。中风失语，养血清痰，风痰虚痰在胸膈，使人癫狂，痰在经络四肢及皮里膜外，非此不达不行。

苦竹沥

【主治】口疮目痛，明目，利九窍。亦可治牙痛。

【附方】[竹叶]1.小儿头疮、耳疮、疥癣。用苦竹叶烧末，调猪胆涂擦。2.牙齿出血。淡竹叶煎浓汁含漱。3.脱肛不收。淡竹叶煎浓汁热洗。

[竹茹]1.月经不尽。用竹茹微炙，研末。每服三钱，加水一碗煎服。2.伤寒劳复，卵肿股痛。用竹茹一升，加水三升，煮沸几次后服汁即可。3.妇女劳复（病初愈因过劳复发，热气冲胸，手足抽搐，状如中风）。用淡竹茹半斤、栝楼二两，加水二升，煎至一升，分两次服下。

[竹沥]1.产后虚汗。用淡竹沥三合，温服。过一会再服一次。2.目赤痛，眼不得开。用苦竹沥五合、黄连二分，棉裹浸一宿，频点眼，令热泪出。

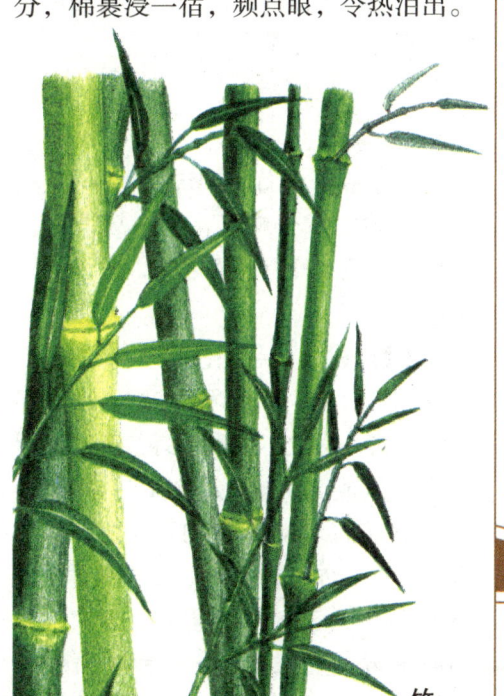

竹

卷十二 虫部

[李时珍说]虫是生物中之微小者，种类繁多，故字从三虫会意。《考工记》中记载：外骨、内骨、却行、仄行、连行、纡行、以项鸣、喙鸣、旁鸣、翼鸣、腹鸣、胸鸣者，都属虫类。其物虽小，不能与凤、龟、龙相比，但有羽虫、毛虫、鳞虫、介虫与裸虫不同的形体，也有胎生、卵生、风生、湿生与化生的区别。蠢笨与轻巧的运动含有灵性，也各有性情特征。记录其功用，明察其毒害，让圣人辨析。

蜜蜂

【释名】 蜡蜂。[李时珍说]蜂尾垂锋，故谓之蜂。蜂有礼范，故谓之。《化书》载：蜂有君臣之礼，此话一点不假。

【集解】 《名医别录》载：蜂子生在武都山谷。[苏颂说]现在处处都有，即蜜炒食之。[李时珍说]蜂子，即蜜蜂子未成时白蛹。《礼记》有雀、蜩、范，皆以供食，则自古食之。其蜂有三种：一种在林木或土穴中作房，为野蜂；一种人家以器收养者，为家蜂，小而微黄，蜜味浓美；一种在山岩高处作房，即石蜜也，其蜂黑色似牛虻。

三种皆群居有王。蜂王大于众蜂，色青苍。皆一日两衙，应潮上下。凡雄蜂尾部坚锐，雌蜂尾部都有分歧，相交则黄退。嗅花则以须代鼻，采花则用尾部吸取。按王元之《蜂记》载：蜂王所居的地方，众蜂都不螫。如果众蜂失去蜂王，就会众溃而死。其酿蜜如脾，称作蜜脾。凡取其蜜不可取太多，多后蜂饥而不繁衍。又不可少取，少后蜂变惰后而不再酿蜜。蜂王无毒，似君德。营巢如台，似建国。子复为王，似分定。拥王而行，似卫主。王所不螫，似遵法。王失则溃，守义节。取惟得中，似什一而税也。

蜂子

【性味】 味甘，性平、微寒，无毒。[大明说]凉，有毒。食之者须以冬瓜、苦荬、生姜、紫苏制其毒。[徐之才说]畏黄芩、芍药、牡蛎、白前。

【主治】 风头，除蛊毒，补虚羸伤中。久服令人光泽，好颜色，不老。酒渍敷面，令人悦白。轻身益气，治心腹痛，面目黄，大人小儿腹中五虫从口吐出者。主丹毒风疹，腹内留热，利大小便涩。大风疠疾。

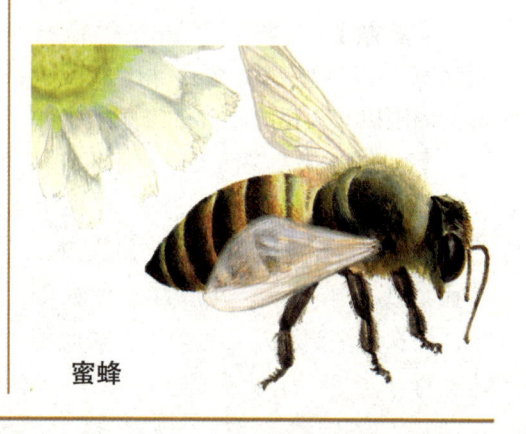

蜜蜂

【发明】[李时珍说]蜂子古人以充馔品，故《本经》《别录》着其功治大风疾，兼用诸蜂子，盖亦足阳明、太阴之药。

【附方】 大风疠疾，须眉堕落，皮肉已烂成疮者：用蜜蜂子、胡蜂子、黄蜂子（并炒）各一分，白花蛇、乌蛇（并酒浸，去皮、骨，炙干）、全蝎（去土，炒）、白僵蚕（炒）各一两，地龙（去土，炒）半两，蝎虎（全者，炒）、赤足蜈蚣（全者，炒）各十五枚，丹砂一两，雄黄（醋煮）一分，龙脑半钱，上为末。每服一钱匕，温蜜汤调下，日三五服。

蜂蜜

【释名】 蜂糖，生岩石者名石蜜、石饴、岩蜜。[李时珍说]蜜以密成，故谓之蜜。《本经》原作石蜜，盖以生岩石者为良耳，而诸家反致疑辩。今直题曰蜂蜜，正名也。

【集解】 《名医别录》载：石蜜生长在武都山谷、河源山谷及诸山石中。以色白如膏的为最好。[陶弘景说]石蜜即崖蜜，在高山岩石间长成，色青赤，味酸，食后心烦，蜂是黑色，似虻。木蜜悬在树枝上，色青白。土蜜在土中，色也是青白色，味酸。人家及树上挂的，均白色而浓味浓美。产自晋安檀崖的多为土蜜，数最好。产自东阳临海及江南西部的多为木蜜。产于潜、怀安诸县的多为崖蜜。也有树木及家养的。许多蜜都有杂质，煎煮时要亲自看才可放心。凡是蜜蜂酿蜜，皆采集各种花粉，才可酿出，呈饴状。[陈藏器说]寻常的蜜，有木中做的、土中做的。北方地燥，多在土中，南方地湿，多在木中。各随土地所宜。崖蜜是另外一种蜂，如陶弘景所说出自南方崖岭间，蜂房悬在崖上或土窟中。人不易得到，但以长竿刺使蜜出，以物承接，多时有三四石，味酸色绿，入药胜于普通的蜜。张华《博物志》载：南方诸山幽僻处，产蜜蜡。蜜蜡都在绝岩石壁，不攀缘就拿不到。只有到山顶以篮悬下，才可采取。蜂飞走后蜡留在石上，有成群的鸟雀来食，名灵雀。到春天，蜂飞回一切照旧，此叫作蜜塞，也就是石蜜。

[苏颂说]石蜜也有两种：一种在山林木上做房，一种在人家屋檐下做房，这两种蜜味道十分浓厚。近来，宣州有黄连蜜，色黄，味小苦，主目热。雍、洛间有梨花蜜，白如凝脂。亳州太清宫有桧花蜜，色淡红。柘城县有何首乌蜜，色更红。因蜜蜂采各种花粉，所以温凉性各随花性的不同而不同。[寇宗奭说]山蜜多在石中木上，有的经一二年时间，气味醇浓。家蜂蜜一年取二次，气味不足，所以不好，时间久则容易变酸。[李时珍说]陈藏器所说的灵雀也就是小鸟。名叫蜜母，黑色。正月则到岩石间寻找安家处，群蜂也随之而来。南方也有此现象。

【修治】 [李时珍说]凡炼沙蜜，每斤入水四两，银石器内，以桑柴火慢炼，掠去浮沫，至滴水成珠不散即可。此为水火炼法。又法：以器皿盛装，放汤中煮一日，等滴水不散，就行了，这样不伤火。

【性味】 味甘，性平，无毒。《名医别录》载：微温。[汪颖说]诸蜜的气味，当以花为主。冬、夏的为上，秋次之，春天容易变酸。闽、广蜜极热，因南方少霜雪，许多花性热。四川的蜜性温，西部的蜜则性凉。[刘完素说]蜜成于蜂，蜂寒而蜜温，同质异性也。[李时珍说]蜂蜜生凉熟温，不冷不燥，得中和之气，故十二脏腑之病，没有不适宜的。但多食也生湿热虫，小儿尤其不宜吃。王充《论衡》载：蜂虿禀太阳火气而生，其毒在尾。蜜为蜂酿之液，多食令人毒，不可不知。炼过则无毒了。[寇宗奭说]蜜虽无毒，多食也生风。[朱震亨说]蜜喜入脾。西北天高气燥，所以人吃了有益。东南潮湿，多食则伤脾。[孙思邈说]七月不要食生蜜，使人暴下霍乱。青的、赤的、酸的，食后心烦。不可与生葱、莴苣同食，会腹泻。食蜜饱，不可吃咸鱼，使人暴死。

【主治】 治卒心痛及赤白痢，水作蜜浆，顿服一碗止；或以姜汁同蜜各一合，水和顿服。常服，面如花红。治心腹血刺痛，及赤白痢，同生地黄汁各一匙服，即下。同薤白捣，涂汤火，调脾胃。心腹邪气，诸惊痫，安五脏诸不足，益气补中，止痛解毒，除众病，和百药。久服，强志轻身，不饥不老，延年益寿。养脾气，除心烦，饮食不下，止肠，肌中疼痛，口疮，明耳目。牙齿疳，唇口疮，目肤赤障，杀虫。

【发明】 [陶弘景说]石蜜，道家用作丸饵，为必需之药。仙方也单炼服食，说会生不老。[李时珍说]蜂采无毒之花，酿以小便而成蜜，所谓臭腐生神奇。其入药之功有五：清热，补中，解毒，润燥，止痛。生则性凉，故能清热；熟则性温，故能补中。甘而和平，故能解毒；柔而濡泽，故能润燥。缓可以祛急，故能止心腹、肌肉、疮疡之痛；和可以致中，故能调和百药，而与甘草同功。张仲景治阳明结燥，大便不通，蜜煎导法，成千古神方。[孟诜说]但凡觉得热，四肢不和，即服蜜浆一碗，甚好。又点目中热膜，用家养的白蜜为好，木蜜次之，崖蜜更次。与姜汁熬炼，治癞更好。

【附方】 1.五色丹毒：蜜和干姜末敷之。2.口中生疮：蜜浸大青叶含之。3.阴头生疮：以蜜煎甘草，涂之瘥。4.肛门生疮：肛门主肺，肺热即肛塞肿缩生疮。白蜜一升，猪胆汁一枚相和。微火煎令可丸，丸三寸长作挺，涂油纳下部，卧令后重，须臾通泄。5.热油烧痛：以白蜜涂之。6.疔肿恶毒：用生蜜与隔年葱研膏，先刺破涂之。如人行五里许，则疔出，后以热醋汤洗去。7.治年少发白：拔去白发，以白蜜涂毛孔中，即生黑发。不生，取梧桐子捣汁涂上，必生黑者。8.诸鱼骨鲠：以好蜜稍稍服之令下。9.面上点：取白蜜和茯苓末涂之，七日便瘥。10.大风癞疮：取白蜜一斤，生姜（捣取汁）二斤。先秤铜铛斤两，下姜汁于蜜中消之，又秤之平旦，服枣许大一丸，一日三服，温酒下。忌生冷、醋、滑、臭物。功用甚多，不能一一具之。11.误吞铜钱：炼蜜服二升，可出。12.大便不通：阳明病，自汗，小便反利，大热捣作挺，令头锐，大如指细辛（为末）少许，尤速。13.噎不下食：取崖蜜含，微微咽下。14.产后口渴：用炼过蜜，不计多少，熟水调服，即止。15.难产横生：蜂蜜、真麻油各半碗，煎减半服，立下。16.天行疱疮：比岁有病天行斑疮，头面及身，须臾周匝，状如火疮，皆戴白浆，随决随生。不即疗，数日必死。17.瘥后疮瘢黯色，一岁方灭，此恶毒之气。18.痘疹作痒：难忍，抓成疮痂，欲落不落。19.瘾疹瘙痒：白蜜不以多少，好酒调下，有效。

土蜂

【释名】 蜚零。

[苏颂说]郭璞注《尔雅》载：现在江东把在地中作房的称大蜂，也叫土蜂，也就是马蜂。荆、巴一带称为蜂。

【集解】《名医别录》载：土蜂生在武都山谷。[陈藏器说]土蜂穴居作房，赤黑色，最大，可螫人致死，也能酿蜜，蜂子亦大而白。[苏颂说]土蜂子，江东人喜欢吃。又有一种木蜂似土蜂的，人也吃其蜂子。然则蜜蜂、土蜂、木蜂、黄蜂子俱可食。大抵蜂类同科，其性效不相远矣。

蜂

【主治】 烧末，油和，敷蜘蛛咬疮。[陈藏器说]此物能食蜘蛛，取其相伏也。

蜂子

【性味】 味甘，性平，有毒。[大明说]同蜜蜂。畏亦同也。

【主治】 痈肿。嗌痛。利大小便，治妇人带下。功同蜜蜂子。酒浸敷面，令人悦白。痈肿不消。为末，醋调涂之，干更易之。

【附方】 1.面黑令白：土蜂子未成头翅者，炒食，并以酒浸敷面。2.疔肿疮毒已笃者：二服即愈，轻者一服立效。用土蜂房一个，蛇蜕一条，黄存性，为末。每服一钱，空心好酒下。少顷腹中大痛，痛止，其疮已化为黄水矣。

大黄蜂

【释名】 黑色者名胡蜂、壶蜂。

[李时珍说]以黑色，称胡。其壶、瓠，都以象形命名，苦瓠之名。

【集解】 [陶弘景说]大黄蜂子，在农家屋檐下及林木间做房。其蜂黄色，比蜜蜂更大。按《岭表录异》记载，宣、歙大如巨钟，其房数百层。土人采时，着草衣遮蔽身体，以防止被其毒螫。再用烟火熏散蜂母，才敢攀缘崖木断其蒂。一房蜂子多达五六斗至一石。拣形状如蚕蛹，用盐炒，至干。如房中蜂儿三分之一翅足已生成，就不能用了。据此，则木上作房，盖之类。然今宣城蜂子，乃掘地取之，似土峰也。郭璞注《尔雅》载：土蜂也就是大蜂，在地中作房；木蜂似土蜂而小，江东人喜欢吃其子。此二种蜂皆可食用，其性味也相当。

【性味】 味甘，性凉，有小毒。[大明说]见蜜蜂下。

【主治】 心腹胀满痛，干呕，轻身益气。

【附方】 雀斑面：七月七日取露

蜂子，于漆碗中水酒浸过，滤汁，调糊粉敷之。

蜜蜡

【释名】[陶弘景说]生于蜜中，故谓蜜蜡。[李时珍说]蜡犹鬣。蜂造蜜蜡而皆成鬣也。

【集解】《名医别录》载：蜡生在武都山谷蜜房木石中。[陶弘景说]蜂先以此为蜜跖，煎蜜可得。初时很香软。人工煮炼，或加少许醋酒，便黄赤，以烛色为好。今医家都用白蜡，但取削之，在夏天暴晒百十天，自然发白。[寇宗奭说]新蜡色白，时间久了则发黄。白蜡为蜡中之精良。[李时珍说]蜡也就是蜜脾底。取蜜后炼过，滤入水中，等凝结后取出，黄色俗名黄蜡，煎炼极净色白的为白蜡，非新则白而久则黄也。与今时所用虫造白蜡不同。

【性味】味甘，性微温，无毒。[徐之才说]恶芫花、齐蛤。

【主治】蜜蜡：主下痢脓血，补中，续绝伤金疮，益气，不饥，耐老。权曰和松脂、杏仁、枣肉、茯苓等分合成，食后服五十丸，便不饥。[苏颂说]古人荒岁多食蜡以度饥，但合大枣咀嚼，即易烂也）。白蜡：疗久泄后重见白脓，补绝伤，利小儿。久服轻身不饥。孕妇胎动，下血不绝，欲死。以鸡子大，煎三五沸，投美酒半升服，立瘥。又主白发，镊去，消蜡点孔中，即生黑者。

【发明】[李时珍说]蜜成于蜡，而万物之至味，没有甜过蜜的，没有淡于蜡的。蜜的气味俱浓，属乎阴也，故养脾；蜡的气味俱薄，属乎阳也，故养胃。浓者味甘，而性缓质柔，故润脏腑；薄者味淡，而性啬质坚，故止泄痢。张仲景治痢有"调气饮"，《千金方》治痢用"胶蜡汤"，很是有效。又华佗治老少下痢，食入即吐。用白蜡方寸匕，鸡子黄一个，石蜜、苦酒、发灰、黄连末，各半，先煎蜜、蜡、苦酒、鸡子黄四味，调匀，再入黄连、发灰，熬稠制丸。二日服尽，神效无比，屡经效验。

【附方】1.胶蜡汤：治热痢，及妇人产后下痢。用蜡二棋子大，阿胶二钱，当归二钱半，黄连三钱，黄柏一钱，陈廪米半升，水三升，煮米至一升，去米入药，煎至一盏，温服神效。2.急心疼痛：用黄蜡灯上烧化，丸芡子大，百草霜为衣。井水下三丸。3.肺虚咳嗽：立效丸，治肺虚膈热，咳嗽气急烦满，咽干燥渴，欲饮冷水，体倦肌瘦，发热减食，喉音嘶不出。黄蜡（熔滤令净，浆水煮过）八两，再化作一百二十丸，以蛤粉四两为衣养药。每服一丸，胡桃半个，细嚼温水下，即卧，闭口不语，日二。4.肝虚雀目：黄蜡不以多少，熔汁取出，入蛤粉相和得所。每用刀子切下二钱，以猪肝二两剖开，掺药在内，麻绳扎定。水一碗，同入铫子内煮熟，取出乘热蒸眼。至温，并肝食之，日二，以平安为度，其效如神。5.头风掣痛：湖南押衙颜思退传方：用蜡二斤，盐半斤相和，于罗中熔令相入，捏作一兜鍪，势可合脑大小。搭头至额，其痛立止也。6.脚上转筋：用蜡半斤销之，涂旧绢帛上，随患大小阔狭，趁热缠脚，须当脚心，便着袜裹之，冷即易。仍贴两手心。7.暴风身冷：暴风，通身冰冷如瘫痪者。用上方法，随所患大小阔狭摊贴，并裹手足心。8.风毒惊悸：同上方法。破伤风湿如疟者：以黄蜡一块，热酒化开服，立效。9.脚上冻疮：浓煎黄蜡涂之。10.狐尿刺疮肿痛：用热蜡着疮，并烟熏之，令汁出即愈。11.犬咬疮发：以蜡灸熔，灌入疮中。12.蛇毒螫伤：以竹筒合疮上，熔蜡灌之，效。13.汤火伤疮：赤疼痛，毒腐成脓。用此拔热毒，止疼痛，敛疮口。用麻油四两，当归一两，煎焦去滓。入黄蜡一两，搅化放冷，摊帛贴之，神效。14.胫烂疮：用桃、柳、槐、椿、楝五枝，同荆芥煎汤，洗拭净。以生黄蜡摊油纸上，随疮大小贴十层，以帛拴定。三日一洗，除去一层不用，一月痊愈。15.妊娠胎漏：黄蜡一两，老酒一碗，熔化热服，顷刻即止。16.呃逆不止：黄蜡烧烟熏，二三次即止。17.霍乱吐利：蜡一弹丸，热酒一升化服，即止。

露蜂房

【释名】 又名蜂肠、蜂百穿、紫金沙。

【集解】 《名医别录》载：露蜂房生山谷。七月七日采，阴干。[陶弘景说]此蜂房多在树腹中及地中。现在的露蜂房，多在人家屋间及树枝间包裹者。[苏颂说]此蜂房悬在树上，受风露。蜂黄黑色，长一寸左右，螫马、牛及人，乃至欲死。并非农家屋下小小的蜂房。[韩保升说]露蜂房也就是树上大黄蜂筑的窠。现处处都有，大的如瓮，小的如桶。十一月、十二月采之。[寇宗奭说]露蜂房有二种：一种小而色淡黄，窠长六七寸至一尺，宽二三寸，如蜜脾下垂一边，多在丛木深林之中，谓之牛舌蜂；一种多在高木之上，或屋檐下，中间的窠穴如瓠状，由此得名玄瓠蜂，其色赤黄，大于其他蜂。又说，蜂房有四种，一种叫革蜂窠，大的约一二丈围，在树上、内窠小隔六百二十个，大的至一千二百四十个，其木蒂是用七姑木汁裹粘，盖是用牛粪末，隔是用叶蕊；第二种叫石蜂窠，在人家屋上，大小如拳，色苍黑，内有青色蜂二十一个，或只十四个，其盖是石垢，其粘处是七姑木汁，其隔是竹蛀；三名独蜂窠，大小如鹅卵大，皮浓苍黄色，是小蜂肉并蜂翅，盛向里只有一个蜂，大如小石燕子许，人马被螫后，立死；第四种是草蜂窠。入以革蜂窠为胜。[李时珍说]革蜂，也就山中大黄蜂，其房重重叠叠如楼台。石蜂、草蜂，寻常所见蜂也。独蜂，俗名七里蜂，其毒最猛。

【修治】 [大明说]凡使革蜂窠，先以鸦豆枕等同拌蒸，从巳时至未时，出鸦豆枕了，晒干用。入药并炙用。

【性味】 味苦，性平，有毒。《名医别录》载：咸。[徐之才说]恶干姜、丹参、黄芩、芍药、牡蛎。

【主治】 惊痫瘛，寒热邪气，癫疾，鬼精蛊毒，肠痔。疗蜂毒、毒肿。合乱发、蛇皮烧灰，以酒日服方寸匕，治恶疽恶脉诸毒皆瘥。疗上气赤白痢疮。服汁，下乳石毒。

【发明】 [李时珍说]露蜂房，为阳明药。外科、齿科及他病用之者，亦皆取其以毒攻毒，兼杀虫之功耳。

【附方】 1.阴寒痿弱：蜂房灰，夜敷阴上，即热起。2.阴毒腹痛：露蜂房三钱（烧存性），葱白五寸，同研为丸。男左女右，着手中，握阴卧之，汗出即愈。寸白蛔虫：蜂窠烧存性，酒服一匙。虫即死出。3.乳石热毒壅闷，头痛口干，便溺赤少者：用蜂房煮汁五合服，乳石末从小便中下，效果显著。4.鼻外瘤，脓水血出：蜂房炙研，酒服方寸匕，日三服。5.头上疮癣：蜂房研末，腊猪脂和，涂之效。6.软疖频作：露蜂房二枚，烧存性。以巴豆二十一粒，煎清油二、三沸，去豆。用油调敷，很好。7.女人妒乳：乳痈汁不出，内结成脓肿，名妒乳。用蜂房烧灰，研。每服二钱，水一小盏，煎六分，去渣温服。8.风不合：露蜂房一枚，炙黄研末。每以一钱，腊猪脂和涂。9.下部漏痔：大露蜂房烧存性研，掺之。干则以真菜子油调。10.蜂螫肿疼：蜂房，为末，猪膏和敷。或煎水洗。11.小儿卒痫：大蜂房一枚，水三升，煮浓汁洗浴，每日三四次佳。12.脐风湿肿：久不瘥者。蜂房烧末，敷之，有效。13.手足风痹：黄蜂窠大者一个（小者三四个）烧灰，独头蒜一碗，百草霜一钱半，同捣敷上。一时取下，埋在阴处。忌生冷、风气瘙痒及瘾疹：集验方，蜂房（炙）、蝉蜕等分，为末。酒服一钱，日三服。14.风热牙肿连及头面：用露蜂房，烧存性，研末，以酒少许调，噙漱之。15.风虫牙痛：露蜂房煎醋，热漱之。亦可用草蜂房一枚，盐实孔内烧过盐汤漱去。或取一块咬之。16.喉痹肿痛：《普济方》露蜂房灰、白僵蚕各等份，为末。每乳香汤服半钱。17.重舌肿痛：蜂房炙研，酒和敷之，日三四次。18.舌上出血窍如针孔：用紫金沙（即露蜂房顶上实处）一两，贝母四钱，芦荟三钱，为末，蜜和丸雷丸大。每用一丸，水一小盏，煎至五分，温服。吐血，温酒调服。19.吐血衄血：方同上。崩中漏下五色，使人无子：蜂房末三指撮，温酒服之，大神效。20.小儿下痢赤白者：蜂房烧末，饮服五分。21.小儿咳嗽：蜂房二两，洗净烧研。每服一字，二便不通：蜂房烧末，酒服二、三钱，每日二服。阴痿不兴：蜂窠烧研，新汲井水服二钱，可御十女。

螳螂

【释名】 桑螵蛸、蜱蛸、野狐鼻涕。

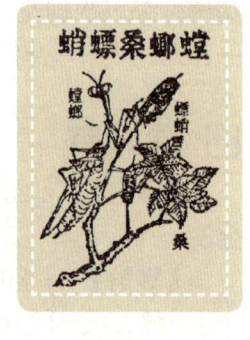

[李时珍说] 螂，两臂如斧，当辙不避，所以得当郎之名。俗称为刀螂，兖人呼不过。代人谓之天马，因其首如骧马也。燕赵之间谓之蚀疣。疣即疣子，小肉赘也。今人病疣者，往往捕此食之，其来有自矣。其子房名螵蛸者饲小儿，云止夜尿，则、致神之名，盖取诸此。《酉阳杂俎》谓之野狐鼻涕，象形。

【集解】 [陶弘景说]螳螂俗呼石

螂，逢树便产，以桑树上的为好，是兼得桑皮之津气也。唯连枝断取者为真，伪者亦以胶着桑枝之上也。[韩保升说]螵蛸处处都有，螳螂多在小桑树上或丛荆棘间产卵。三四月中，一枝可产出小螳螂上百枚。[李时珍说]螳螂，骧首奋臂，修颈大腹，二手四足，善缘而捷，以须代鼻，喜食人发，能翳叶捕蝉。或云术家取翳作法，可以隐形。深秋乳子作房，粘着枝上，也就是螵蛸。房长寸许，大如拇指，其内重重有隔房。每房有子如蛆卵，至芒种过后一齐出。

【修治】 《名医别录》载：桑螵蛸生桑枝上，也叫螳螂子。二月、三月采，令人泄。凡使勿用杂树上生的，叫螺螺。须觅桑树东畔枝上的。采后去核子，用沸浆水浸淘七次，锅中熬干用。别的没有什么效果。[韩保升说]三四月采得，以热浆水浸一伏时，焙干，于柳木灰中炮黄用。

螳螂

【主治】 小儿急惊风搐搦，又出箭镞。生者能食疣目。

【发明】 [李时珍说]螳螂，古方中用得很少，只在《普济方》治惊风，吹鼻亦蚕、蝎定搐。古方风药多用螵蛸，则螳螂治风，同一理也。又《医林集要》：出箭镞亦用之。

【附方】 惊风定搐，用中分散：用螳螂一个，蜥蜴一条，赤足蜈蚣一条，各中分之，随左右研末。记定男用左，女用右。每以一字吹鼻内，搐之。吹左即左定，吹右即右定也。箭镞入肉不可拔者：用螳螂一个，巴豆半个，同研，敷伤处。微痒且忍，极痒乃撼拔之。以黄连、贯众汤洗拭，煅石敷之。

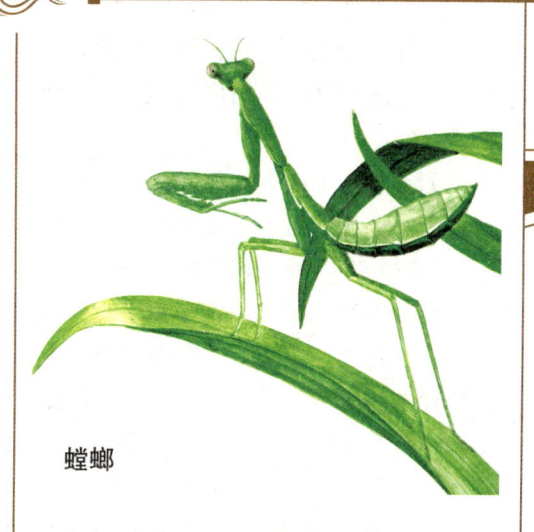

桑螵蛸

【性味】 味咸、甘，性平，无毒。[徐之才说]得龙骨，疗泄精。畏旋复花。

【主治】 伤中疝瘕阴痿，益精生子，女子血闭腰痛，通五淋，利小便水道疗男子虚损，五脏气微，梦寐失精遗溺。久服益气养神利。

【发明】 [李时珍说]桑螵蛸，肝、肾、命门药也，古方盛用之。[甄权说]男子肾衰精自出，及虚而小便利者，加而用之。[苏颂说]古今方漏精及风药中，多用之。[寇宗奭说]男女虚损，肾衰阴痿，梦中失精遗溺，白浊疝瘕，不可阙也。邻家一男子，小便日数十次。如稠米泔，心神恍惚，瘦瘁食减，得之女劳。令服桑螵蛸散药，未终一剂而愈。其药安神魂，定心志，治健忘，补心气，止小便数。用桑螵蛸、远志、龙骨、菖蒲、人参、茯神、当归、龟甲（醋炙）各一两，为末。卧时，人参汤调下二钱。如无桑上者，即用他树者，以炙桑白皮佐之。桑白皮行水，以接螵蛸就肾经也。

【附方】 1.妇人遗尿：桑螵蛸酒炒为末，姜汤服二钱。2.妊娠遗尿产后遗尿、咽喉肿塞：桑上螳螂窠（烧灰）一两，马勃半两，研匀，蜜丸梧子大。煎犀角汤，每服三五丸。3.咽喉骨鲠：桑螵蛸醋煎，呷之。4.底耳疼痛：桑螵蛸（烧存性）一个，麝香一字。研末。每用半字，掺入神效。有脓先缴净。5.小儿软疖桑螵蛸烧存性，研末，油调敷之。6.遗精白浊下，小便不通：桑螵蛸（炙黄）三十枚，黄芩二两，水煎。分二服。7.妇人胞转，小便不通：用桑螵蛸炙为末，饮服方寸匕，日三。

蚕

【释名】 自死者名白僵蚕。

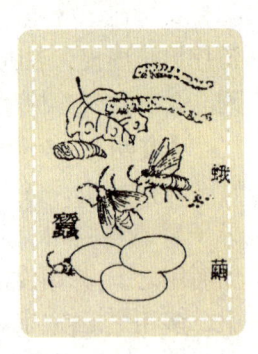

【集解】 [李时珍说]蚕也叫孕丝虫。种类繁多，有大、小、白、乌、斑色之异。其虫属阳，喜燥恶湿。食叶而不饮，三眠三起，二十七日而老。自卵出而，茧而蛹，蛹而蛾，蛾而卵，卵而复，也有胎生的，与母同老，为神虫。南粤有三眠、四眠、两生、七出、八出。其茧有黄、白二色。

白僵蚕

【修治】 《名医别录》载：人家

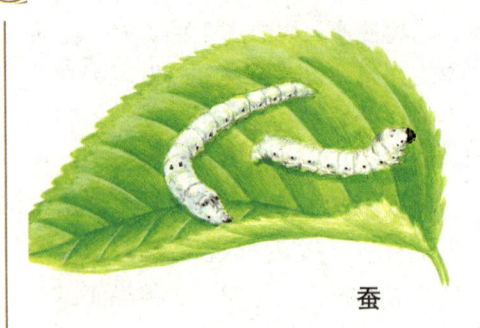

蚕

养蚕时，有合箔皆僵的，即暴躁都不坏。今见小白似有盐度者为好。[苏颂说]蚕自僵死，其色自白。陶云似有盐度，误矣。[苏颂说]所在养蚕的地方处处都有。不拘早晚，但用白色而条直、食桑叶的为最佳。用时去丝绵及子，炒过。[寇宗奭说]凡使，先以糯米泔浸一日，等蚕桑涎流出，如蜗涎浮水上，漉出，小火焙干，用布拭净黄肉、毛，并黑口甲了，捣筛如粉，入药。

【性味】 味咸、辛，性平，无毒。[甄权说]微温，有小毒。

【主治】 小儿惊痫夜啼，祛三虫，灭黑黯，令人面色好，男子阴痒病。女子崩中赤白，产后余痛，灭中白鱼、鹰屎白各等份，治疮灭痕。以七枚为末，酒服，治中风失音，并一小儿客忤，男子阴痒痛，女子带下。焙研姜汁调灌，立愈。散风痰结核瘰，头风，风虫齿乳汁不通，崩中下血。

【发明】 [张元素说]僵蚕性微温，味微辛，气味俱薄，轻浮而升，阳中之阳，故能祛皮肤诸风如虫行。[朱震亨说]僵蚕属火，兼土与金、木。老得金气，僵而不化。治喉痹者，取其清化之气，从治相火，散浊逆结滞之痰也。[王觐说]凡咽喉肿痛及喉痹，用此下咽，立愈。吴《内翰》载：僵蚕，蚕之病风者也。治风化痰，散结行经，所谓因其气相感，而以意使之者也。又人指甲软薄者，用此烧烟熏之则浓，也是取此意。盖厥阴、阳明之药，所以又能治诸血病、疟病、疳病。

【附方】 1.小儿鳞体：皮肤如蛇皮鳞甲之状，由气血否涩，亦曰胎垢，又曰蛇体。白僵蚕，去嘴，为末，煎汤浴之。一加蛇蜕。2.小儿久疳体虚不食：诸病后，天柱骨倒，医者不识，谓之五软者。用白僵蚕（直者），炒研。每服半钱，薄荷酒下。名金灵散。3.小儿口疮通白者：白僵蚕，炒黄。拭去黄肉、毛，研末，蜜和敷之，立效。4.风疳蚀疮：同上方。5.项上瘰：白僵蚕为末。水服五分，日三服。十日瘥。6.风痹肿痛：发、歇不定者，是也。白僵蚕二两。洗锉，炒黄为末，乌梅肉和丸梧桐子大。每姜蜜汤空心下五丸，妙。7.一切金疮及刀斧伤：白僵蚕炒黄研末，敷之立愈。8.乳汁不通：白僵蚕末二钱，酒服。少顷，以脂麻茶一盏热投之，梳头数十遍，奶汁如泉也。9.崩中下血不止：用白僵蚕、衣中白鱼各等份。为末。井华水服之，一日二遍。10.重舌木舌：僵蚕，为末，吹之，吐痰甚妙。一方：僵蚕一钱，黄连（蜜炒）二钱，为末。掺之，涎出为妙。11.一切风痰：白僵蚕（直者）七个，细研，姜汁一茶脚，温水调灌之。12.小儿惊风：白僵蚕、蝎梢等分，天雄尖、附子尖共一钱。13.酒后咳嗽：白僵蚕焙研末，每茶服一钱。14.喉风喉

痹：用白僵蚕（炒）、白矾（半生半烧）等分，为末。每以一钱，用自然姜汁调灌，得吐顽痰，立效。小儿加薄荷、生姜少许，同调。一方用白梅肉和丸，绵裹含之，咽汁也。《朱氏集验》中说亦可用白僵蚕立愈。

【性味】 有小毒。[陈藏器说]此在簇上乌臭者。

【主治】 蚀疮有根者，及外野鸡病，并敷之。白死者主白游疹，赤死者主赤游疹。

蚕蛹

[吴瑞说]缲丝后蛹子。现在人食之，称小蜂儿。[孙思邈说]犬啮者，终身禁食，发则难免。

【主治】 炒食，治风及劳瘦。研敷疮恶疮。为末饮服，热，除蛔虫。煎汁饮，止消渴。

【附方】 消渴烦乱：蚕蛹二两，以无灰服。

茧卤汁

[陈藏器说]此是茧中蛹汁，非碱卤也。于盐茧瓮下收之。

【主治】 百虫入肉，蚀瘘疥，及牛马虫疮。为汤浴小儿，祛疮疥，杀虫。以竹筒盛之，浸山蜍、山蛭入肉，蚊子诸虫咬毒。亦可预带一筒，取一蛭入中，并持干海苔一片，亦辟诸蛭。

【发明】 [陈藏器说]苏颂注蛭云：山人自有疗法，盖此法也。[李时珍说]山蛭见蛭条。山蜍，蜘蛛也。啮人甚毒。

蚕茧

【性味】 味甘，性温，无毒。

【主治】 烧灰酒服，治痈肿无头，次日即破。又疗诸疳疮，及下血、血淋、血崩汁饮，止消渴反胃，除蛔虫。

【发明】 [李时珍说]蚕茧在药方中多用，而诸家本草并没有提。近世用治痈疽代针，用一枚即出一头，二枚即出二头，神效无比。煮汤治消渴，古方甚称之。丹溪朱氏言此物属火，有阴之用，能泻膀胱中相火，引清气上朝于口，故能止渴也。缫丝汤及丝绵煮汁，功并相同。又黄丝绢能补脬，锦灰止血，并见服器部。

【附方】 1.痘疮疳蚀脓水不绝：用出了蚕蛾茧，以生白矾末填满。枯为末，擦之甚效。2.口舌生疮：蚕茧五个，包硼砂，瓦上焙焦为末，抹之。3.治肠风，大小便血，淋沥疼痛：用茧黄、蚕蜕纸（并烧存性）、晚蚕沙、白僵蚕（并炒）等分为末，入麝香少许。每服二钱。4.妇人血崩：方法同上。5.反胃吐食：蚕茧十个煮汁，烹鸡子三枚食之，以无灰酒下，每日服二次，神效。或以缫丝汤煮粟米粥食之。

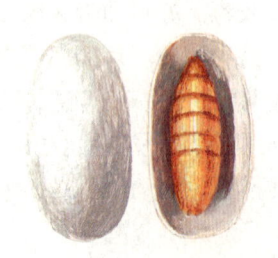

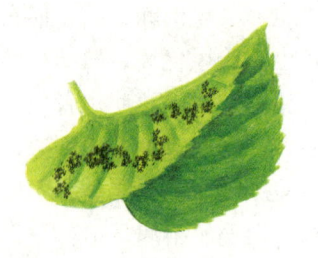

蚕蜕

【释名】 马明退。

【性味】 味甘，性平，无毒。

【主治】 血风病，益妇人。妇人血风。

蚕连

【主治】 吐血鼻洪，肠风泻血，崩中带下，赤白。牙宣牙痛，牙痈牙疳，头疮喉痹，风癫狂祟。蛊毒药毒，沙证腹痛，小便淋，妇人难产及吹乳疼痛。

【发明】 [掌禹锡说]蚕蜕，今医家多用初出蚕子（蜕在纸上者），东方诸医用老蚕眠起所蜕皮，功用相近，当以蜕皮为正。入药微炒用。[寇宗奭说]蚕蜕，当用眠起时所蜕皮。蚕连烧灰亦可用。[李时珍说]马明蜕、蚕连纸，功用相同，亦如蝉蜕、蛇蜕之义。但古方多用蚕纸者，因其易得耳。

【附方】 1.中蛊药毒：虽面青脉绝，腹胀吐血者，服之即活。用蚕蜕纸烧存性，为末。新汲水服一钱。2.中诸药毒：用蚕纸数张，烧灰，冷水服。3.小便涩痛不通：用蚕蜕纸，烧存性，入麝香少许，米饮每服二钱。4.热淋如血：蚕种烧灰，入麝香少许，水服二钱，极效方也。5.崩中不止：蚕蜕纸（剪碎炒焦）一张、槐子（炒黄）等份，为末。酒服立愈。6.吹奶疼痛：马明蜕（烧灰）一钱五分，轻粉五分，麝香少许。酒服。7.妇人断产：蚕子故纸一尺，烧为末，酒服。终身不产。8.痔漏下血：蚕纸半张，碗内烧灰，酒服自除。9.吐血不止：蚕蜕纸烧存性，蜜和，丸如芡实大。含化咽津。10.牙宣牙痛及口疮：并用蚕蜕纸烧灰，干敷之。11.风虫牙痛：蚕纸烧灰擦之。良久，盐汤漱口。12.走马牙疳：用蚕蜕纸灰，入麝香少许，贴之。13.一切疮疥：马明蜕（烧灰）三钱，轻粉、乳香少许。先以温浆水洗净，敷之。14.小儿头疮：蚕蜕纸烧存性，入轻粉少许，麻油调敷。15.缠喉风疾：用蚕蜕纸烧存性，炼蜜和丸如芡实大。含化咽津。16.熏耳治聋：蚕蜕纸作捻，入麝香二钱，入笔筒烧烟熏之。三次即开。癫狂邪祟：凡狂发欲走，或自高贵称神，或悲泣呻吟，此为邪祟。以蚕纸烧灰，酒、水任下方寸匕。亦治风癫。17.沙证壮热：江南有沙证，状如伤寒，头痛壮热呕恶，手足指末微厥。或腹痛闷乱，须臾杀人。先用蚕蜕纸剪碎，安于瓶中，以碟盖之，滚汤沃之，封固良久。乘热服，暖卧取汗。

九香虫

【释名】 黑兜虫。

【集解】 [李时珍说]九香虫，产于贵州永宁卫赤水河中。大小如小指头，形状如水龟，身青黑色。至冬伏于石下，土人多取之，以充人事。至惊蛰后即飞出，不可用矣。

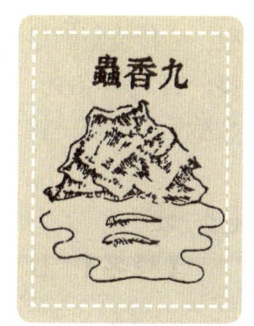

【性味】 味咸，性温，无毒。

【主治】 膈脘滞气，脾肾亏损，壮元阳。

【发明】 [李时珍说]《摄生方》记载：乌龙丸治上证，久服益人。用九香虫（半生、焙）一两，车前子（微炒）、陈橘皮各四钱，白术（焙）五钱，杜仲（酥炙）八钱。上为末，炼蜜丸梧桐子大。每服一钱五分，以盐白汤或盐酒服，早晚各一服，此方妙在此虫。

斑蝥

【释名】 斑猫、龙尾、螌虫、龙蚝、斑蚝。[李时珍说]斑言其色，蝥刺言其毒，如矛刺也。亦作螌，俗讹为斑蝥。

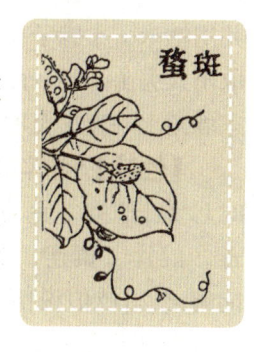

【集解】 《名医别录》载：斑蝥生长在河东川谷。八月取，阴干。[吴普说]生河内川谷，亦生水石。[韩保升说]斑蝥现在处处都有，也就是大豆叶上的甲虫。长五六分，黄黑斑纹，乌腹尖喙。就叶上采取，阴干用。[陶弘景说]此一虫五变，主要功能相似。二三月在芫花上，即呼为芫青；四五月在王不留行草上，即呼为王不留行虫；六七月在葛花上，即呼为葛上亭长；八九月在豆花上，即呼为斑豆，甲上有黄黑斑点；芫青，青黑色；亭长，身黑头赤。

[苏颂说]四虫皆为一类，但随时变耳。《深师方》载：四月、五月、六月为葛上亭长，七月为斑蝥，九月、十月为地胆。今医家知用芫青、斑蝥，而地胆、亭长少使。[苏颂说]本草、古今诸方，并无王不留行虫。若陶氏所言，则四虫专在一处。今地胆出豳州，芫青出宁州，亭长出雍州，斑蝥所在皆有。芫青、斑蝥，形段相似，亭长、地胆，状貌大殊。且豳州地胆三月至十月采自草叶上，非地中取。

【修治】 [大明说]入药须去翅、足，糯米炒熟，不可生用，即吐泻。[李时珍说]一法用麸炒过，醋煮用之也。凡斑蝥、芫青、亭长、地胆修事，并用糯米、小麻子相拌炒，至米黄黑色取出，去头、足、两翅，以血余裹，悬东墙角上一夜，至明用之，则可祛毒。

【性味】 味辛，性寒，有毒。[李时珍说]斑蝥、芫青、亭长、地胆之毒，靛汁、黄连、黑豆、葱、茶，皆能解之。[岐伯说]咸。[扁鹊说]甘，有大毒。马刀为之使。畏巴豆、丹参、空青。恶肤青、甘草、豆花。

【主治】 寒热，鬼疰蛊毒，鼠瘘恶疮疽，蚀死肌，破石癃。治疥癣，堕胎。治瘰，通利水道。疗淋疾，敷恶疮烂。治疝瘕，解疔毒、犬毒、沙虱毒、蛊毒等。

【发明】 [李时珍说]斑蝥，人获取后，其尾后恶气射出，臭不可闻。所以其入药亦专主走下窍，直至精溺之处，蚀下败物，痛不可当。[葛氏说]凡用斑蝥，取其利小便，引药行气，以毒攻毒是矣。

【附方】 1.内消瘰，不拘大人小儿：用斑蝥（去翅、足）一两，以粟一升同炒，米焦去米不用，入干薄荷四两为一丸，减至一丸后，每日五丸，以消为度。2.治瘰经久不瘥：用斑蝥（去翅、足）一枚，微炙，以浆水一盏。3.空疮有虫：八月中多取斑蝥，以苦酒浸半日，晒干。每用五个（铜器炒熟为末），巴豆一粒，黄犬背上毛二七根（炒研），朱砂痈疽拔脓，痈疽不破，或破而肿硬无脓：斑蝥为末，以蒜捣膏，和水一豆许，贴之。少顷脓出，即去药。4.疔肿拔根：斑蝥一枚捻破，以针划疮上，作米字形样，封之，即出根也。5.血疝便毒：不拘已成、未成，随即消散。斑蝥（去翅、足，炒）三个，滑石三钱，同研，分作三服。空心白汤下，日一服，毒从小便出。如痛，以车前、木通、泽泻、猪苓煎饮，名破毒饮，甚效。6.积年癣疮：用斑蝥半两，微炒。为末，蜜调敷之。7.用斑蝥七个，醋浸，露一夜，搽之。8.疣痣黑子：斑蝥三个，人言少许。以糯米五钱，炒黄，去米，入蒜一个，捣烂点之。9.疯狗咬伤：此乃九死一生之病。急用斑蝥七枚，以糯米炒黄，去米为末。酒无狗形，永不再发也，累试累验。10.沙虱毒：斑蝥二枚：一枚末服；一枚烧至烟尽，研末，敷疮中，立瘥。11.塞耳治聋：斑蝥（炒）。12.妊娠胎死：斑蝥一枚，烧研水服，即下。

□ 蝎

【释名】 杜伯、主簿虫、虿尾虫。

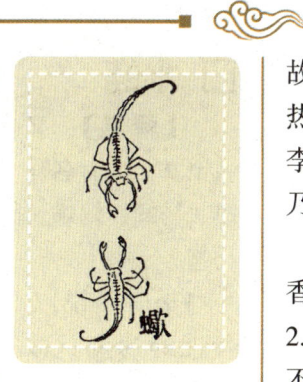

[李时珍说]《唐史》记载：剑南本无蝎，有主簿将至，遂呼为主簿虫。《诗疏》记载：虿又名杜伯，幽州人称为蝎。[许慎说]蝎，也就是虿尾虫。长尾为虿，短尾为蝎。[葛洪说]蝎前为螫，后为虿。

【集解】[许志说]蝎出青州。形状紧小的为好。[段成式说]鼠负虫巨者，多化为蝎。蝎子多负于背，子色白，才如稻粒。陈州古仓有蝎，形如钱，螫人必死。蜗能食之，先以迹规之，不复去也。[寇宗奭说]今青州山中石下捕得，慢火逼之，或烈日中晒，至蝎渴死，食以青泥；既饱，以火逼杀之，故其色多赤。欲其体重而售之也。用者当去其土。[苏颂说]今汴洛、河陕州郡皆有之。采无时，以火逼干死收之。陶隐居《集验方》言：蝎有雄雌：雄者螫人痛止在一处，用井泥敷之；雌者痛牵诸处，用瓦屋沟下泥敷之。[李时珍说]蝎形如水龟，八足而长尾，有节色青。今捕者多以盐泥食之，入药去足焙用。《古今录验》载：被蝎螫者，但以木碗合之，神验不传之方也。

【性味】味甘、辛，性平，有毒。

【主治】诸风瘾疹，及中风半身不遂，口眼㖞斜，语涩，手足抽掣。

【发明】[苏颂说]古今治中风抽掣，及小儿惊搐方多用之。《箧中方》，治小儿风痫有方。[李时珍说]蝎产于东方，色青属木，足厥阴经药也，故治厥阴诸病。诸风掉眩搐挛，疟疾寒热，耳聋无闻，皆属厥阴风木。故东垣李杲说：凡疝气、带下，皆属于风。蝎乃治风要药，俱宜加而用之。

【附方】1.破伤中风：用干蝎、麝香各一分，为末。敷患处，令风速愈。2.气冷痛：治肾虚，冷气攻脐腹，疼痛不可忍，及两胁疼痛干蝎七钱半，焙为末。以酒及童便各三升，煎如稠膏，丸梧子大。每温酒下二十丸。又散：用淋醋一升入内。3.小肠疝气：用紧小全蝎焙为末。每发时服一钱，入麝香半字，温酒调效。4.肾虚耳聋：十年者，二服可愈。小蝎四十九个，生为度。研末，温酒服之。至一二更时，再服一次，至醉。5.耳暴聋闭：全蝎，祛毒，为末，酒服一钱，以耳中闻水声即效。6.风牙痛痛：全蝎三个，蜂房二钱，炒研，擦。7.肠风下血、干蝎（炒）、白矾（烧）子肠不收：全蝎，炒，研末。口噙水，鼻中之，立效。8.诸痔发痒：用全蝎不以多少，烧烟熏之，即效，秘法之。9.诸疮毒肿：全蝎七枚，栀子七个，麻油煎黑，去滓，入黄蜡，化成膏，敷之。10.小儿风痫：取蝎五枚，以一大石榴割头剜空，纳蝎于中，以头盖之。纸筋和黄泥封裹，微火炙干，渐加火赤。候冷去泥，取中焦黑者细研。乳汁调半钱，灌之便定。儿稍大，以防风汤调服。11.慢脾惊风：小儿久病后，或吐泻后生惊，转成慢脾。用蝎梢一两为末，以石榴一枚剜空，用无灰酒调末，填入盖定。坐文武火上，时时搅动，熬膏，取出放冷。每服一字，金、银、薄荷汤调下。12.小儿胎惊：蝎一枚，薄荷叶包，炙为末，入朱砂、麝香少许。麦门冬煎汤，调下一字，有效。

13.汤小儿惊风：用蝎（头尾全者）一个，以薄荷四叶裹定，火上炙焦白汤下。14.风淫湿痹：手足不举，筋节挛疼。先与通关，次以全蝎七个瓦炒，入麝香一字研匀，酒三盏，空心调服。如觉已透则止，未透再服。如病未尽除，自后专以婆蒿根洗二服。

蚁

【释名】 蚍蜉。[李时珍说]蚁有君臣之义，故字从义。大的叫蚍蜉，又叫马蚁。

【集解】 [李时珍说]蚁处处都有。有大的、小的、黑的、白的、黄的、赤的等数种，穴居卵生。其居有等，行之有队。能知雨候，春出冬蛰。壅土成封，叫蚁封，以及蚁垤、蚁、蚁冢，状其如封、垤、之豆有云之，卖与养柑子者，以辟蠹虫。古今《五行记》云：后魏时，兖州有赤蚁与黑蚁斗，长六七步，广四也。

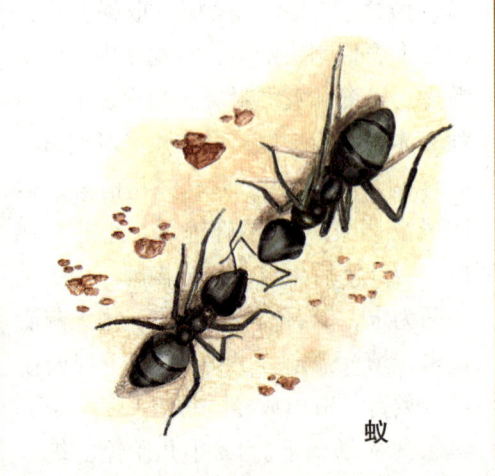

蚁

水蛭

【释名】 又名至掌。大者名马蜞、马蛭、蚂蟥、马鳖。

[李时珍说]方音讹蛭为痴，故俗有水痴、草痴之称。[寇宗奭说]江浙人把大的称马鳖，腹部黄色的称蚂蟥。

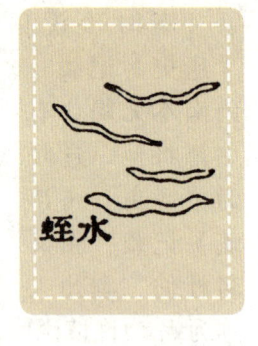

【集解】 《名医别录》载：水蛭生雷泽及池泽。五月、六月采，曝干。[陶弘景说]处处河池都有，有数种，以水中马蜞得啮人、腹面有血的，干者为佳。其余的不可用。[苏颂说]有水蛭、草蛭。大的长一尺左右，并能啮牛、马、人血。入药用取多取水中较小的，很有效。不必食人血满腹者。其草蛭生在深山草地上，人行走即着胫股，不觉入于肉中，产育为害，山人自有疗法。[韩保升说]入药用，采水中小的为好。还有一类石蛭生石上，泥蛭生泥中，二蛭头尖腰粗色赤。误食，令人眼中如生烟，渐致枯损。[李时珍说]李石《续博物志》载：南方水痴似鼻涕，闻人气闪闪而动，就人体成疮，惟以麝香、朱砂涂之即愈。其实就是草蛭。

【修治】 [韩保升说]采得，以竹筒盛；待干，用米泔浸一夜然后用之。[陈藏器说]收干蛭，当展其身令长，去掉腹中的子。性最难死，虽以火炙，亦如鱼子烟熏经年，得水犹活也。[大明说]此物极难修治，须细锉，以微火炒，色黄乃熟。否则，入腹生子为害。[李时珍说]昔有途行饮水，及食水菜，

蛭水

误吞水蛭入腹，生子为害，唉咂脏血，肠痛黄瘦者唯以田泥或擂黄土水饮数升，则必尽下出也。盖蛭在人腹，忽得土气而下尔。或以牛、羊热血一二升，同猪脂饮之，亦下也。

【性味】 味咸、苦，性平，有毒。《名医别录》载：微寒。畏煅石、食盐。

【主治】 逐恶血瘀血月闭，破血症积聚，无子，利水道。治女子月闭，欲成血劳。

【发明】 [成无己说]咸走血，苦胜血。水蛭之咸苦，以除蓄血，乃肝经血分药，故能通肝经聚血。[陶弘景说]楚王食寒菹，见蛭吞之，果能祛结积。虽曰阴，亦是物性兼然。[陈藏器说]此物难死，故为楚王之病也。[李时珍说]按贾谊《新书》记载：楚惠王食寒菹得蛭，恐监食当死，遂吞之，腹有疾而不能食。令尹曰：天道无亲，惟德是辅。王有仁德，病不为伤。王果病愈。此楚王吞蛭之事也。

【附方】 1.漏血不止：水蛭，炒为末，酒服一钱，日二服，恶血消即愈。2.产后血晕：血结聚于胸中，或偏于少腹，或连于胁肋。用水蛭（炒）、虻虫（去翅、足、炒）、没药、麝香各一钱，为末，以四物折伤疼痛：水蛭，新瓦焙为细末。酒服一钱。食顷作痛，可更一服。痛止，便将折骨药封，以物夹定，调理。3.大小便不通，气绝欲死：用红蛭（煅石炒黄）半两，大黄、牵牛头末各二两，为末。每服二钱，热酒调下。当下恶血，以尽为度。名夺命散。4.坠跌打击、内伤神效方：水蛭、麝香各一两锉碎，烧令烟出，为末。酒服一钱，当下蓄血。未止再服，其效如神。5.杖疮肿痛：水蛭，炒研，同朴硝等分。研末，水调敷之。6.赤白丹肿：以水蛭十余枚，令咂病处，取皮皱肉白为效。冬月无蛭，地中掘取，暖水养之令动。先净人皮肤，以竹筒盛蛭合之，须臾咂唼，血满自脱，更用饥者。7.纫染白须：谈野翁方：用水蛭为极细末，以龟尿调，捻须梢，自行入根也。一用白乌骨鸡一只，杀血入瓶中，纳活水蛭数十于内，待化成水，以猪胆皮包指，蘸捻须梢，自黑入根也。

蚱蝉

【释名】 又名蜩，齐女。[李时珍说]蝉者，变化相禅而死，化为蝉，故蝉名齐女。

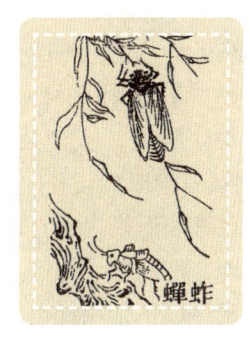

【集解】 《名医别录》载：蚱蝉生杨柳上。五月采，蒸干之，勿令蠹。[陶弘景说]蚱蝉也叫哑蝉。雌蝉不能鸣。蝉的种类很多，形大而色黑，五月开始鸣。俗云：五月不鸣，婴儿多灾。蚱蝉，夏月身与声俱大，始终一般声。傍晚天黑，爬出洞穴，爬至高处，拆背壳而出。日出则怕人，怕阳光炙干其壳，不可蜕。[李时珍说]蝉，诸蜩之总名。自蛴螬变为蝉，三十日而死。方首广额，两翼六足，以胁而鸣，吸风饮露，溺而无粪便。夏月开始鸣叫，大而色黑者，为蚱蝉。

蝉

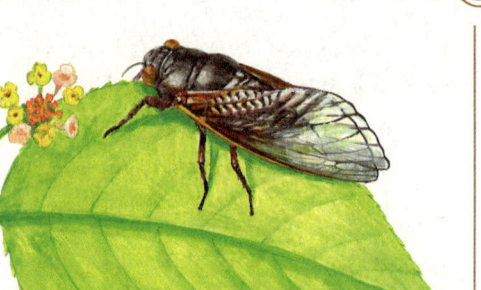

蚱蝉

【性味】 味咸、甘，性寒，无毒。[甄权说]酸。

【主治】 小儿惊痫夜啼，癫病寒热。小儿痫绝不能言。

【发明】 [陈藏器说]本功外、其脑煮汁服之，主产后胞衣不下，自有正传。[李时珍说]蝉主产难、下胞衣，亦取其能退蜕之义。治小儿发痫，有蚱蝉汤、蚱蝉散、蚱蝉丸等方。今人只知用蜕，而不知用蝉也。

【附方】 1.百日发惊：蚱蝉（去翅、足，炙）三分，赤芍药三分，黄芩二分，水二盏，煎一盏，温服。2.破伤风病无问表里，角弓反张：秋蝉一个，地肤子（炒）八分，麝香少许，为末。酒服二钱。3.头风疼痛：蚱蝉二枚生研，入乳香、朱砂各半分，丸小豆大。每用一丸，随左右纳鼻中，出黄水为效。

蝉蜕

【释名】 蝉壳、枯蝉。

【修治】 [李时珍说]凡用蜕壳，沸汤洗去泥土、翅、足，浆水煮过，晒干用。

【性味】 味咸、甘，性寒，无毒。

【主治】 小儿惊痫，妇人生子不下。烧灰水服，治久痢。小儿壮热惊痫，止渴。研末一钱，井华水服以水煎汁服，治小儿疮疹出不快，甚良风及疔肿毒疮。

【发明】 [王好古说]蝉蜕去翳膜，取其蜕义也。蝉性蜕而退翳，蛇性窜而祛风，因其性而为用也。[李时珍说]蝉乃土木余气所化，饮风吸露，其气清虚。故其主疗，皆一切风热之证。古人用身，后人用蜕。大抵治脏腑经络，当用蝉身。治皮肤疮疡风热，当用蝉蜕，各从其类也。又主哑病、夜啼者，取其昼鸣而夜息也。

【附方】 1.小儿夜啼：治小儿一百二十日内夜啼。用蝉蜕四十九个，去末，分四服。钩藤汤调灌之。2.小儿天吊：头目仰视，痰塞内热。用金牛儿（即蝉蜕）以浆水煮一日，晒干为末。每服一字，冷水调下。3.小儿噤风：初生口噤不乳。用蝉蜕二七枚，全蝎（去毒）二七枚。为末。入轻粉末少许，乳汁调灌。4.破伤风病发热：用蝉蜕，炒研，酒服一钱，神效。5.头风眩晕：蝉壳一两，微炒为末。非时酒下一钱，白汤亦可。6.皮肤风痒、蝉蜕痘疮作痒：蝉蜕三七枚，甘草（炙）一钱，水煎服之。7.痘后目翳：蝉蜕为末。每服一钱，羊肝煎汤下，每日二次。8.耳出脓：蝉蜕（烧存性）半两，麝香（炒）半钱，上为末，绵裹塞之。追出恶物，有效。9.小儿阴肿：多因坐地风袭，及虫蚁所吹。用蝉蜕半两，煎水洗。仍服五苓散，即肿消痛止。10.胃热吐食、清膈散：用蝉蜕五十个，去泥，滑石一两，为末。每服二钱，水一盏，入蜜调服。11.疗疮毒肿，不破则毒入腹：蝉蜕，炒为末。蜜水调服一钱，外以津和，涂之。

蝉花

【释名】 冠蝉、胡蝉。

[李时珍说]花、冠，以象名也。胡，其状如胡也。唐，黑色也。古俗谓之胡蝉，江南谓之螗，蜀人谓之蝉花。

【集解】 [慎微说]蝉花所在有之，生苦竹林者良。花出头上，七月采。[苏颂说]出蜀中。其蝉头上有一角，如花冠状，谓之蝉花。

【性味】 味甘，性寒，无毒。

【主治】 小儿天吊，惊痫瘛疭，夜啼心悸。

蜣螂

【释名】 也称推丸、推车客、黑牛儿、铁甲将军、夜游将军。[陶弘景说]庄子云：蜣螂之智，在于转丸。喜入粪土中取屎丸而推却，故俗名推丸。[李时珍说]崔豹《古今注》谓之转丸、弄丸，俗呼推车客，皆此义也。其虫深目高鼻，状如羌胡，背负黑甲，状如武士，故有蜣螂、将军之称。

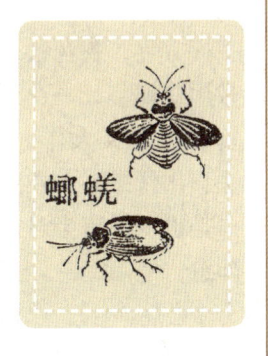

【集解】 《名医别录》载：蜣螂生长沙池泽。[陶弘景说]其类有三、四种，以大而鼻头扁者为真。[韩保升说]此类多种，所在有之。以鼻高目深者入药，名胡蜣螂。[寇宗奭说]蜣螂有大、小二种，大的叫胡蜣螂，身黑而光，腹翼下有小黄，子附母而飞，昼伏夜出，见灯光则来，宜入药用。小的身黑而暗，昼飞夜伏。狐并喜食之。小的不能入药用，唯牛马胀结，以三十枚研水灌之，绝佳。[李时珍说]蜣螂以土包粪，转而成丸，雄曳雌推，置于坎中，覆之而去。数日有小蜣螂出，盖孚乳于中也。

【修治】 《名医别录》载：五月五日采取，蒸藏之，临用，去足，火炙。勿置水中，令人吐。

【性味】 味咸，生寒，有毒。[王好古说]酸。[徐之才说]畏羊角、羊肉、石膏。

【主治】 小儿惊痫瘛疭，腹胀寒热，大人癫疾狂易。手足端寒，肢满贲豚。捣丸塞下部，引痔虫出尽，永瘥。治小儿疳蚀。能堕胎，治疰忤。和干姜敷恶疮，出箭头。烧末，和醋敷蜂。祛大肠风热。

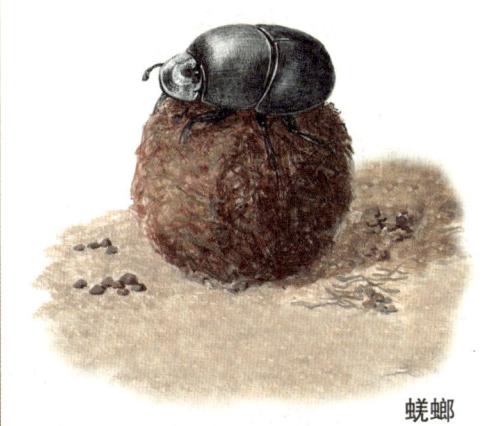

蜣螂

【发明】[李时珍说]蜣螂乃手足阳明、足厥阴之药，故所主皆三经之病。《总微论》言：古方治小儿惊痫，蜣螂为第一。现在医学不见常用。[苏颂说]箭镞入骨不可移者，用巴豆微炒，同蜣螂捣涂。

【附方】1.小儿惊风：不拘急慢。用蜣螂一枚杵烂，以水一小盏，于百沸汤中荡热，去滓饮之。2.小儿疳疾：土裹蜣螂，煨熟，与食之。3.小儿重舌：蜣螂，烧末，唾和，敷舌上。4.膈气吐食：用地牛儿二个，推屎虫一公一母，同入罐中，待虫食尽牛儿，以泥裹煨存性；用去白陈皮二钱，以巴豆同炒过，去豆，将陈皮及虫为末。每用一二分，吹入咽中。吐痰三四次，即愈。5.赤白下痢：黑牛散：治赤白痢、噤口痢及泄泻。用黑牛儿（即蜣螂，一名铁甲将军），烧研。每服半大肠脱肛：蜣螂，烧存性，为末，入冰片研匀。掺肛上，托之即入。6.大小便闭，经月欲死者：用推车客七个（男用头，女用身），土狗七个（男用身，女用头），新瓦焙，研末。用虎目树南向皮，煎汁调服。只一服即通。7.大肠秘塞：蜣螂（炒，去翅、足）为末，热酒服一钱。8.小便转胞不通：用死蜣螂二枚，烧末，井华水一盏调服。9.小便血淋：蜣螂研水服。10.痔漏出水：用蜣螂一枚阴干，入冰片少许，为细末，纸捻蘸末入孔内。渐渐生肉，药自退出，一切漏疮不拘蜂、鼠。蜣螂烧末，醋和敷。11.附骨疽漏：蜣螂七枚，同大麦捣敷。12.一切恶疮及沙虱、水弩、恶疽：五月五日取蜣螂蒸过，阴干为末，油和敷之。13.疗肿恶疮：杨柳上大乌壳硬虫（或地上新粪内及泥堆中者），生取，以蜜汤浸死，新瓦焙焦，为末。先以烧过针拨开，好醋调，敷无名恶疮；忽得不识者：用死蜣螂杵汁涂之。14.灸疮血出不止：用死蜣螂，烧研，猪脂和涂。15.大赫疮疾，急防毒瓦斯入心：先灸，后用干蜣螂为末，和盐水敷四围，如韭叶阔、日一上之。16.疬风病：取涂中死蜣螂杵烂，揩疮令热，封之。17.鼻中息肉：蜣螂十枚，纳青竹筒中，油纸密封，少许，为末涂之。当化为水也。18.沙尘入目：取生蜣螂一枚，手持其背，于眼上影之，自出。19.下部虫：痛痒脓血，旁生孔窍。蜣螂（五月五日收者）七枚，新牛粪半两，肥羊肉（炒黄）一两，同捣成膏，丸莲子大，炙热，绵裹纳肛中。半日即大便中虫出，三度永瘥。

【主治】疔疮：按刘禹锡纂柳州救三死方笃，善药敷之莫效。长乐贾方伯教用蜣螂心，一夕百苦皆已。明年正月食羊肉，又大作，再用亦如神验。其法：用蜣螂心，在腹下度取之，其肉稍白是也。贴疮半日许，再易，血尽根出即愈。

天牛

【释名】天水牛、八角儿。

[李时珍说]此虫有黑角如八字，似水牛角，故名。还有一个角的名独角仙。

【集解】[陈藏器说]蝎一名蠹，在朽木中，食木心，穿如锥刀，口黑，身长足短，节慢无毛。至春雨后化为

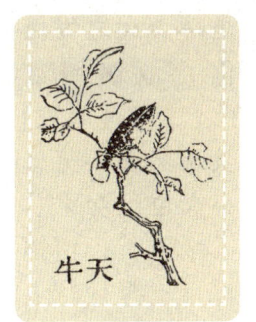

天牛，两角状如水牛（也有一角者）。色黑，背有白点，上下缘木，飞腾不远。

[李时珍说]天牛处处有之。大如蝉，黑甲光如漆，甲上有黄白点，甲下有翅能飞。目前有二黑角甚长，前向如水牛角，能动。其喙黑而扁，如钳甚利，又像蜈蚣喙。六足在腹，为诸树蠹虫所变。夏月有之，出则降雨。

【性味】 有毒。

【主治】 疟疾寒热，小儿急惊风，及疔肿箭镞入肉，祛痣靥。

【发明】 [李时珍说]天牛、独角仙，本草不载。宋、金以来，方家时用之。治小儿急惊风吹鼻定命丹，点身面痣靥芙蓉膏中，俱用独角仙，不录。蝎化天牛有毒，蛴螬化蝉无毒，又可见蛴螬与蝎之性味良恶也。

【附方】 1.疔肿恶毒：用八角儿（杨柳上者，阴干去壳）四个（如冬月无此，用其窠代之），蟾酥半钱，巴豆仁一个，粉霜、雄黄、麝香少许。先以八角儿研如泥，入熔化黄蜡少许，同众药末和作膏子（透骨膏），密收。每以针刺疮头破出血，用榆条送膏子（麦粒大）入疮中，以雀粪二个放疮口。2.疮回即止：不必再用也。忌冷水。如针破无血，系是着骨疔。即男左女右中指甲末，刺出血糊药。又无血，即刺足箭镞入肉：用天水牛（取一角者），小瓶盛之，入砂一钱，同水数滴在内。待自然化水，取滴伤处，即出也。3.寒热疟疾：治疟疾发渴，往来不定。腊猪膏二两，独角仙一枚，独头蒜一个，楼葱一握，五月五日三家粽尖。于五月五日五更时，净处露头赤脚，舌拄上，回面向北，捣一千杵，丸皂子大。每以新绵裹一丸，系臂上，男左女右。

蝼

【释名】 蟪蛄、天蝼、仙姑、石鼠、梧鼠、土狗。

[李时珍说]《周礼注》载：蝼，臭也。此虫气臭，故得蝼名。曰姑，曰婆，曰虫之名。蟪蛄同蝉名，蝼蝈同蛙名，石鼠同硕鼠名，梧鼠同飞生名，皆名同物异也。

【集解】 《名医别录》载：蝼蛄生东城平泽。夜出的为良。夏至取，曝干。[苏颂说]今处处都有。穴地粪壤中而生，夜晚出来觅食。《荀子》所谓梧鼠五技而穷，蔡邕所谓硕鼠五能不成一技者，皆指此也。《魏诗》硕鼠乃大鼠，与此同名而技不穷，固不同耳。[李时珍说]蝼蛄穴土而居，有短翅四足。雄者善鸣而飞，雌者腹大羽小，不善飞翔。吸风食土，喜就灯光。入药用雄。或用火烧地赤，置蝼于上，任其跳死，覆者雄，仰者雌也。

【性味】 味咸，性寒，无毒。《日华》载：凉，有毒。去翅、足，炒用。

【主治】 产难，出肉中刺，溃痈肿，下哽噎，解毒，除恶疮。利大小便，通石淋。

【发明】 [陶弘景说]自腰前甚涩，能止大小便；自腰以后甚利。[朱震亨说]蝼蛄治水甚效，但其性急，虚人戒之。[苏颂说]今方家治石淋导水，用蝼蛄七枚，盐二两，新瓦上铺盖焙干，研末。每温酒服一钱匕，即愈也。

【附方】1.肿满喘促不得卧：以蝼蛄五枚，焙干为末。食前白汤服一钱，小便利为效。2.半边散，治水病：用大戟、芫花、甘遂、大黄各三钱，为末。以土狗（五月能飞者）七枚，捣葱铺新瓦上焙之，待干去翅、足。每个剪作两半边，分左右记收。欲退左即以左边七片焙研，门冬煎汤，五更调服。等左退三日后，服右边如前法。3.鼻消水，面浮甚者：用土妙小便不通；用大蝼蛄二枚，取下体，以水一升渍饮，须臾即通。4.大小便闭，经月欲死：用土狗、推车客各七枚，并男用头，女用身以向南樗皮煎汁饮，一服神效。灌入，下喉即出也。5.脐风出汁：蝼蛄、甘草各等份，并炙为末。敷之。6.牙齿疼痛：土狗一个，旧糟裹定，湿纸包，煨焦，去糟研末，敷之立止。7.紧唇裂痛：蝼蛄烧灰，敷之。8.塞耳治聋：蝼蛄五钱，穿山甲（炮）五钱，麝香少许，为末，葱汁和丸，塞之。外用鼻药，即通。9.颈项瘰：用带壳蝼蛄七枚，生取肉，入丁香七粒于壳内，烧过，与肉同研，用纸花贴之。10.箭镞入肉：以蝼蛄杵汁滴上，三五度，自出。11.针刺不出：同上。12.误吞钩线：蝼蛄，去身，吞其头数枚。

萤火

【释名】夜光、熠耀、挟火。

[寇宗奭说]萤常在大暑前后飞出，是得大火之气而化，故明照如此。[李时珍说]萤从荧省，荧，小火也，会意。《豳风》：熠耀宵行。宵行乃虫名，熠耀其光也。《诗》注及本草，皆误以熠耀为萤名矣。

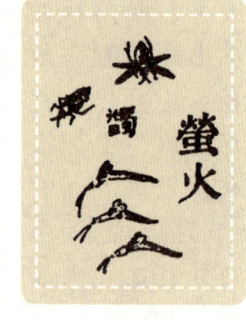

【集解】《名医别录》载：萤火生阶地池泽。七月七日取，阴干。[陶弘景说]此是腐草及烂竹根所化，初时如蛹，腹下已有光，数日变而能飞。方术家捕置酒中令死，乃干之。俗用亦稀。[李时珍说]萤有三种：一种小而宵飞，腹下光明，乃茅根所化也，吕氏《月令》所谓"腐草蛆"，《明堂月令》所谓"腐草化为蠲"者是也，其名宵行，茅竹之气，遂变化成形尔。一种水萤，居水中，入药用飞萤。

【性味】味辛，性微温，无毒。

【主治】明目。疗青盲。小儿火疮伤，热气蛊毒鬼疰，通神精。

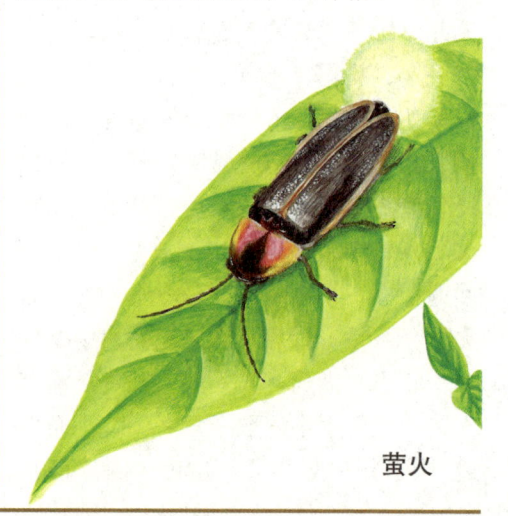

萤火

【附方】 1.黑发：七月七日夜，取萤火虫二七枚，捻发自黑也。2.明目：劳伤肝气目。暗方：用萤极妙。一方用白犬胆。

蛙

【释名】 长股、田鸡、青鸡、坐鱼、蛤鱼。

[李时珍说]肉味像鸡，生性喜坐，故有诸名。

【性味】 味甘，性寒，无毒。

【集解】 《名医别录》载，生活在水泽、田沟边。[李时珍说]按《三元延寿书》载，蛙骨热，食后可致小便苦淋。孕妇食蛙，会令胎儿夭折。多食幼蛙，令人尿闭，脐下酸痛，甚至死亡。捣车前草汁饮服，可解。[苏颂说]蛙处处都有，像蛤蟆而脊部呈青绿色，嘴尖腹细，俗称青蛙。也有脊部长黄路纹的，叫金线蛙。四月味最好，五月变老，可用来入药。浙江、福建和四川一带的人将它作为上等佳肴。

【主治】 1.水肿。用活蛙三个，每个口内放一铜钱，钱上涂黄连末少许；另取猪肚一个，以茶油洗净后，包蛙在其中，扎好，煮一会取出，去掉蛙的皮、肠，只吃蛙肉和猪肚，酒送下。忌食酸、咸、鱼、面、鸡、鹅、羊肉，宜吃猪、鸭。此方名"蛤馔"。2.水蛊腹在。动有水声，皮肤变黑。用干青蛙两个，以油炒干；蝼蛄七枚，炒过；苦戎芦半两，炒过。共研为末。每服二钱，空心服，温酒送下。三服可愈。3.毒痢噤口。用青蛙一个，连肠肚捣碎，瓦上烘热，加麝香五分，做饼贴脐上，气通后即能进食。4.诸痔疼痛。用青蛙一个，烧存性，研为末，加米糕做丸，如梧子大。每空腹时，先吃饭二匙，再服药十五丸，枳壳汤送下。5.恶疮如眼（上高下深，颗颗累垂如眼，顶上露出舌状物，毒孔透里）。用蛙皮烧存性，研为末，蜜水调匀敷患处。

蝌蚪

【释名】 活师、活东、玄鱼、悬针、水仙子、蛤蟆台。

【性味】 味甘，性寒，无毒。

【主治】 1.热疮、疥疮。用蝌蚪捣烂敷涂。2.染须发。用蝌蚪、黑桑椹各半斤瓶中封固，百日化泥，取涂须发，永黑如漆。

蟾蜍

【释名】 癞蛤蟆。

【集解】 《名医别录》载：蟾蜍生长在江湖池泽中。[郭璞说]像蛤蟆生长在陆地，行动极迟缓，不能跳跃，也不鸣叫。蛤蟆多在陂泽间。形小，皮上多黑斑点。能跳接百虫，举动极急。二物虽一类，但功用也有所不同。[李时珍说]蟾蜍锐头皤腹，促眉浊声，上形，有大如盘者。《自然论》载：蟾蜍吐生，挪粪自其口出也。《抱朴子》载：蟾蜍千岁，头上有角，腹下丹书，名叫肉芝，能食山精。人得食之可于此可推。

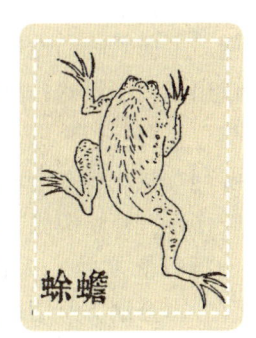

【修治】 《蜀图经》载：五月五

日取得，日干或烘干用。一法：去皮、爪，酒浸一宿，又用黄精自然。[李时珍说]现在的人都于端午日捕取，风干，黄泥固济，存性用之。《永类钤方》载：蟾目赤，腹无八字者不可用。崔实《四民月令》载：五月五日取蟾蜍，可治恶疮。也有酒浸取肉者。钱仲阳治小儿冷热疳泻，如圣丸，用干者，酒煮成膏丸药。

【性味】 味辛，性凉，微毒。

【主治】 阴蚀，疽疬恶疮，犬伤疮，能合玉石。烧灰敷疮，立验。[陈藏器说]捣烂绞汁饮，或烧末服。杀疳虫，治鼠漏恶疮。烧灰，敷一切有虫恶痒滋胤疮。治疳气，小儿面黄癖气，破症结。烧瘦疳疾，最好。

【发明】 [李时珍说]蟾蜍，土之精。上应月魄而性灵异，穴土食虫，又伏山精，制蜈蚣；故能入阳明经，退虚热，行湿气，杀虫，而为疳病痈疽诸疮要药。按沈约《宋书》载：张牧为狗所咬伤，宜唼蟾蜍脍，食之遂愈。此亦治痈疽疔肿之意，大抵是物能攻毒拔毒耳。古今诸方所用蛤蟆，不甚分别，多是蟾蜍。

【附方】 1.腹中冷癖：水谷结，心下停痰，两胁痞满，按之鸣转，逆害饮食。大蟾蜍一枚，去皮、肠，切成小块，加芒硝（强壮者一升，中等者七合，体弱者五合），以水七升，煮成四升，一次服下，以得泻为度。2.小儿疳积：治小儿疳积腹大，黄瘦骨立，头生疮结如麦穗。用立秋后大蛤蟆去首、足、肠，以清油涂之，阴阳瓦炙熟食之，积秽自下。连服五六枚，一月之后，脸色变好，妙不可言。3.五疳八痢：面黄肌瘦，好食泥土，不思乳食。用大干蟾蜍（烧存性）一枚，皂角（去皮、弦）（烧存性）一钱，蛤粉（水飞）三钱，麝香一钱，为末，糊丸粟米大。空腹服，每次三四十丸，每日服二次。此方为"五疳保童丸"。4.小儿疳泄下痢：用蛤蟆烧存性研，饮服方寸匕。5.走马牙疳，侵蚀口鼻：干蚵（黄泥裹固）、黄连各二钱半，青黛一钱，为末，入麝香少许和研，敷之。6.疳蚀腮穿：金鞭散，治疳疮，腮穿牙落。以抱退鸡子软白皮，包活土狗一个，放入大蛤蟆口内，草缚泥固过，取出研末，贴之，以愈为度。7.小儿口疮：五月五日蛤蟆炙研末，敷之即瘥。8.一切疳：蛤蟆，烧灰，醋和敷，一日三五次，以好为度。9.阴蚀欲尽：蛤蟆灰、兔屎各等份为末，敷之。10.月蚀耳疮：五月五日蛤蟆，烧末，猪膏和敷。11.小儿蓐疮：五月五日取蟾蜍炙研末，敷之即瘥。12.小儿脐疮出汁，久不瘥：蛤蟆，烧末，敷之，日三，甚验。一加牡蛎等分。13.一切湿疮：蟾蜍烧灰，猪脂和敷。14.小儿癣疮：蟾蜍烧灰，猪脂和敷。15.癞风虫疮：干蛤蟆（炙）一两，长肥皂（炙，去皮、子，蘸酒再炙）一条为末，以竹管引入羊肠内，系定，以麸铺甑内，置药麸上蒸熟，入麝酒服二十一丸。16.肿毒初起：大蛤蟆一个刴碎，同炒煅石研如泥，敷之。频易。17.破伤风病：用蟾二两半，切少顷通身汗出，神效。18.治疯犬咬伤：用蛤蟆后足捣烂，水调服之。先于顶心拔去血发三肠头挺出：蟾蜍皮一片，瓶内烧烟熏之，并敷之。19.大肠痔疾：蟾蜍一个，以砖砌四方，安于内，泥住，火存性为末。以猪广肠一截，扎定两头，煮熟切碎，蘸蟾末食之。

头

【主治】 功同蟾蜍。蟾酥（采治）[寇宗奭说]眉间白汁，谓之蟾酥。以油单纸裹眉裂之，酥出纸上，阴干用。[李时珍说]取蟾酥不一：或以手捏眉棱，取白汁于油纸上及桑叶上，插背阴处，一宿即自干白，安置竹筒内盛之，真者轻浮，入口味甜也。或以蒜及胡椒等辣物纳口中，则蟾身白汁出，以竹篦刮下，面和成块，干之。其汁不可入人目，令人赤、肿、盲。或以紫草汁洗点，即消。

【性味】 味甘、辛，性温，有毒。

【主治】 小儿疳疾、脑疳：端午日取眉脂，以朱砂、麝香为丸，如麻子大，治小孩子疳瘦，空心服一丸。

【附方】 1.拔取疔黄：蟾蜍，以面丸梧子大。每用一丸安舌下，即黄出也。2.拔取疔毒：蟾酥，以白面、黄丹搜作剂，每丸麦粒大。以指爬动疮上插入。重之。仍以水澄膏贴之。3.疔疮恶肿：蟾酥一钱，巴豆四以蓄根、黄荆子研酒半碗服。4.诸疮肿硬：针头散：用蟾酥、麝香各一钱研匀，乳汁调和，入罐中待干。每用少许，津调敷之。5.喉痹乳蛾：用癞蛤蟆眉酥，和草乌尖末、猪牙皂角末等分。做成小丸，点患处，神效。6.一切齿痛疳蚀、龋齿、瘀肿：用蚵一枚，鞭其头背，以竹篦刮眉间，即有许点之，即止也。7.风虫牙痛不可忍：《圣惠》裹咬定，吐涎愈。8.破伤风病：蟾酥二钱，汤化为糊；干蝎（酒炒）、天麻各半两，为末，合捣，丸绿豆大。每服一丸至二丸，豆淋酒下。

蚯蚓

【释名】 也称坚蚕、土龙、地龙子、寒蚓、附蚓、歌女。[李时珍说]因爬行时，先向后伸，堞起一丘再向前行，故名。

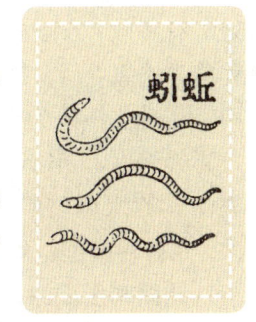

【性味】 味咸，性寒，无毒。

【集解】 [李时珍说]现在的平原、水泽地、山地中处处都有。夏天始出。冬月蛰伏。雨前先出，天晴则夜鸣。它与蚱蟆同穴才有雌雄。因此说蚯蚓是土中的精灵，无心的虫类，同蚱蟆交合时，很难分开，也就是这个道理。现小儿阴肿，大多认为是此物所吹，经验方说，蚯蚓咬人，形如大风，眉毛和胡须都要脱落，只有用石灰水浸敷，有效。

【附方】 1.咽喉肿痛：不能下食：用蚯蚓十四条捣烂，涂喉外，另以一条着盐化水，加蜜少许内服。2.鼻中息肉：用蚯蚓（炒）一分、皂荚一挺，共研为末，调蜜涂患处，清水滴尽即愈。3.耳出脓：用生蚯蚓、釜上墨、生猪油，等分研匀，加葱汁做成挺子，棉裹塞耳内，又方：用蚯蚓研末吹耳内。4.耳中耵聍干结不出：用蚯蚓包在葱叶中，取化出来的水滴耳令满。灵敏次之后，即可把干结物挑出。5.瘰疬溃烂：

先用荆芥根上段煎汤温洗，在疮破紫黑处，针刺去血，再洗三四次，然后在黎明时收集蚯蚓一把，放炭火上烧红为末。每一匙加乳香、没药、轻粉各半钱，穿山甲九片，炙为末，调油敷涂患处。有特效。6.阳症脱肛：用荆芥、生姜煎汤洗患处后，即取蚯蚓（去土）一两、相硝二钱研为末，调油敷涂。7.对口毒辣疮（已出脓者）。用韭地蚯蚓捣烂，凉水调匀敷涂。每天换药三四次。8.口舌糜疮：用蚯蚓、吴茱萸研为末，调醋和生面涂足心，有效。9.伤寒热结：用大蚓半斤，去泥，以人尿煮汁饮服。或以生蚓绞汁服亦可。10.诸疟烦热：用生蚯蚓四条，洗净，研如泥，加生姜汁少许，薄荷汁少许，蜜一匙，水调服。11.小便不通：和蚯蚓捣烂，浸水中，滤取浓汁半碗服下，立通。12.小儿急惊：用生蚯蚓一研烂，加五福化毒丹一丸，同研。以薄荷汤少许化开。此方名"五福丸"。13.小儿慢惊：用乳香半钱、胡粉一钱，研匀，加活蚯蚓捏去土，捣烂，和药做成丸子，如麻子大。每服七至十五丸，葱白煎汤送下。此方名"乳香丸"。14.小儿阴囊肿大：用蚯蚓连土为末，调唾液敷涂。15.老人尿闭：用蚯蚓、茴香各等份，捣汁饮服。即愈。16.手足肿痛欲断：用蚯蚓三升，加水五升，绞汁二升半，服下。17.风热头痛：用蚯蚓炒过，研细，加姜汁、半夏饼、赤茯苓，各药等分为末。每取三分至五分，以生姜荆芥汤送服。18.偏正头痛：用蚯蚓（去土，焙干）、乳香，等分为末。每取三分作纸捻烧出烟，从鼻嗅入。19.风赤眼痛：用蚯蚓十条，炙为末，每服三钱，茶送下。齿缝出血用蚯蚓末、枯矾各一钱，麝香少许，研匀，搽患处。20.木舌肿满：用蝗蚓一条擦盐化出水，涂舌上。肿满渐消。

蜈蚣

【释名】 蒺藜、蛆、天龙。

【性味】 味辛、性温，有毒。

【集解】 《名医别录》载，蜈蚣生大吴川谷及江南。头、足赤者为佳。[陶弘景说]今赤足者，多出京口、长山、高丽山、茅山，得于腐烂积草处，勿伤，曝干。足为黄色的不能入药。蜈蚣啮人，用桑汁、白盐涂即愈。[李时珍说]西南处处都有。春出冬蛰，节节有足，双须歧尾巴。性畏蜘蛛，若蜘蛛以溺射，即断烂。段成式《酉阳杂俎》载，绥定县蜈蚣，大的能以气吸蛇及蝎晰，相去三四尺，骨肉自消。沈怀远《南越志》载，南方晋安有山出蜈蚣。大者长丈余，可吃掉牛，山人点火把以捕获，以皮蒙鼓，曝肉为脯，味美胜过牛肉。

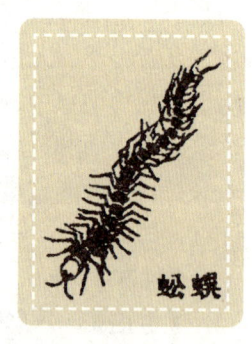

【主治】 1.蝮蛇螫伤：用蜈蚣研末敷涂。天蛇头疮（生手指头上）。用蜈蚣一条，烧烟熏一两次即愈。或研蜈蚣为末，调猪胆汁敷涂。2.丹毒瘤肿：用蜈蚣一条、白矾如皂角子大一块、雷丸一个、百部二钱，共研为末，调醋敷涂。3.瘰疬溃疮：用茶和蜈蚣二味，炙至香熟。捣筛为末，先以甘草汤洗净患处。再将药末敷上。4.耳出脓：用蜈蚣研末吹耳内。5.小儿秃疮：用大蜈蚣一条、盐一发，放油内浸七天，取油涂搽，即效。6.痔疮疼痛：用赤足蜈蚣焙为末，加片脑少许，调敷涂。又方：用蜈蚣三、四条，浸入煮开一两次的香油中，再加五倍子末二三钱，瓶封收存。在痔痛不可忍时，取油点涂，即时痛止。7.腹大如箕：用蜈蚣三、五条，酒炙过，研为末。每服一钱，分为两份，分别装入两个开孔的鸡蛋内，搅匀，封好，煮熟吃下。一天一次，连进三服可愈。8.脚腿转筋：用蜈蚣烧为末，调猪油涂搽。9.小儿撮口（舌上有疮，如粟米大）。用生蜈蚣捣汁敷涂。10.小儿急惊：用蜈蚣（去足）一条，炙为末，丹砂、轻粉，等份研匀，加乳汁和成丸子，如绿豆大。按病人年龄。每岁服一丸，乳汁送下。11.破伤风：用蜈蚣研末擦牙，吐出涎沫即愈。又方：用蜈蚣头、乌头尖、附子底、蝎梢，等分为末。每用一分至三分，热酒灌服。另以药末敷患处，出汗即愈。12.口眼㖞斜，口内麻木：用蜈蚣（去掉头足）三条，一蜜炙，一酒浸，一纸裹火煨；天南星一个，切作四片，一蜜炙，一酒浸，一纸裹火煨，一生用；半夏、白芷各五钱。各药研为末，加麝香少许。每服一钱，热水调下。一天服一次。

蜗牛

【释名】 称俞、山蜗牛、蜗蠃、蜒蚰蠃、土牛儿。

【性味】 味咸，性寒，有毒。

【集解】 [陶弘景说]生在山林和居家的周围，头形状像蛞蝓，但有甲壳。[韩保升说]开头像小螺，白色。头有四个黑角，走动时头伸出，受到惊吓时则头尾一块缩进甲壳内。[苏颂说]凡用蜗牛，以体形圆而大的为好。[李时珍说]蜗牛身上有唾涎，能制约蜈蚣、蝎子。夏天热时会自悬在叶下，往上升高，直到唾液干了即死亡。

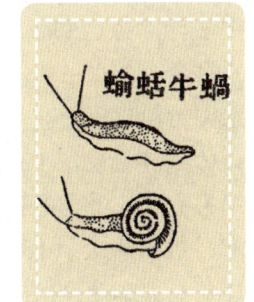

【主治】 1.喉痹肿塞：用蜗牛棉裹，水浸，放口中含咽，不久即通。2.耳肋疰肿及喉部诸肿：用蜗牛同面研末敷涂。3.脸上毒辣疮：用蜗牛一二个，加酱少许，共捣烂摊纸上，贴患处。纸上留一小孔透气，极效。4.赤白翳膜：用生蜗牛一个，加丹砂末，在火上炙沸，以棉球蘸汁涂眼中。每天二次。5.鼻血不止：用蜗牛一个焙干，乌贼骨半钱，共研为末，吹鼻内。6.撮口脐风：用蜗牛五个，去壳，研汁涂口，有效即止。又方：用蜗牛十个，去壳研烂，加莳萝要半分，研匀涂搽，有效即止。7.耳聋闭：用蜗牛一两，石胆、钟乳粉各二钱半，共研为末，装产盒中，火煅过，加片脑少许。每以酒调药二三分滴耳中，即愈。8.虫牙作痛：用蜗牛壳三十个烧灰，研为末，每日擦痛处。9.大肠脱胎换骨肛：用蜗牛一两烧灰，调猪油敷涂，立缩。又方；用干蜗牛一百个，炒研。每取一钱，以飞过赤汁的磁石末五钱，加水一碗，煎成半碗，调药服下。10.痔疮肿痛：用蜗牛浸油涂搽，或烧过研末敷涂。又方：用蜗牛一个，加麝香少许，装碗中，次日取碗中液汁涂搽。11.背疮初起：用活蜗牛二百个、加水一碗，封瓶中一夜，取涎水调蛤粉敷疮上。每天十多次，热痛渐止，疮亦渐愈。12.瘰疬未溃：用连壳蜗牛七个、丁香七粒，一起烧过，研细末，敷贴患处。13.瘰疬已溃：用蜗牛烧研，加轻粉少许，调猪脊髓涂搽。14.小便不通：用蜗牛捣烂贴脐下，以手摩擦。加麝香少许更好。

樗鸡

【释名】 红娘子、灰花蛾。

[李时珍说]其鸣叫有一定的时间，故名鸡。

【性味】 味苦、性平，有毒。

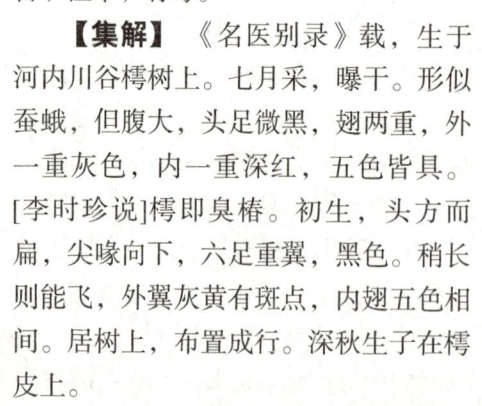

【集解】 《名医别录》载，生于河内川谷樗树上。七月采，曝干。形似蚕蛾，但腹大，头足微黑，翅两重，外一重灰色，内一重深红，五色皆具。[李时珍说]樗即臭椿。初生，头方而扁，尖喙向下，六足重翼，黑色。稍长则能飞，外翼灰黄有斑点，内翅五色相间。居树上，布置成行。深秋生子在樗皮上。

【主治】 腰痛下气，强阴多精。心腹邪气，阴痿，益精强志，生子好色，补中轻身。能通血闭，行淤血。主

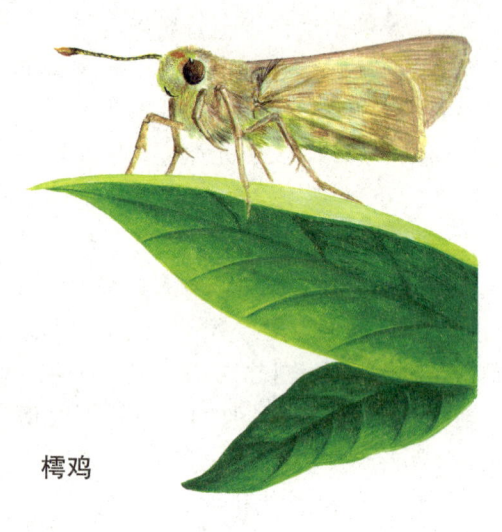

樗鸡

瘰疬，散目中结翳，辟邪气，疗犬伤。

【主治】 1.瘰疬结核：用樗鸡十四枚，乳香、砒霜各一钱，硇砂钱半，黄丹五分，共研为末，加糯米粥和药做饼，贴患处。一月病愈。2.横痃便毒：用鸡蛋一个，开孔，放入樗鸡六个，纸饮煨熟。去樗鸡，只吃鸡蛋，酒送下。3.子宫虚寒，月经不调：用樗鸡六十枚，大黄、皂荚、葶苈各一两，巴豆一百二十枚，共研为末，加枣肉做成丸子，如弹子大。棉裹塞阴道内，三日取出。每日以鸡蛋三枚、胡椒末二分，同炒吃，酒送下。久则子宫变暖。

蛴螬

【释名】 地蚕、乳齐、应条。

【性味】 味咸、性温，有毒。

【主治】 1.小儿脐疮。用蛴螬研末敷涂，数次可愈。2.小儿唇紧。用蛴螬研末，猪油调搽。3.丹毒。用蛴螬捣烂敷涂。4.痈疽痔漏。用蛴螬研末敷涂，

每天一次。5.断酒不饮，用蛴螬研末，酒送服。6.目中翳障。用蛴螬捣取针，滴眼中。

䗪虫

【释名】 地鳖、土鳖、过街。

【性味】 味咸，性寒，有毒。

【主治】 1.产后腹痛（有干血）。用䗪虫（去足）二十个、桃仁二十枚、大黄二两，共研为末，加炼蜜捣匀，分作四丸。每取一丸，以酒一升，煮成二合，温服。下血愈。此方名"大黄䗪虫丸"。2.木舌肿强（塞口，治甚险）。有䗪虫（炙）五个、食盐半两，共研为末，在水二碗中煎开多次，随时热含吐涎，直至病愈。3.折伤接骨。用䗪虫烧存性，研为末，每服二三钱，接骨有特效。又方，用生䗪虫捣出汁，酒送服。又方：用䗪虫六钱隔纸，砂锅内焙干；自然铜二两，火煅过，醋淬七闪，两药共研为末，每服二钱，温酒送下。伤在上方，饭后服；伤在下方饭前服。有特效。又方：用䗪虫一个，阴干临时研末入药，先用乳香、没药、龙骨、自然铜、火煅醋淬后，各取等份，加麝香少许，共研为末。每次取三分，与䗪虫末拌匀，酒调服。服药前要所折的部位整理好，否则接骨不能复原。

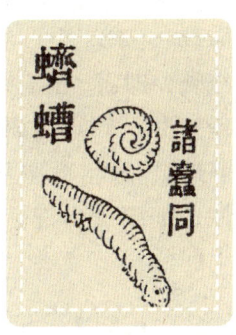

蜚蠊

【释名】 石姜、负盘、滑虫、茶婆虫、香娘子。

【性味】 味咸，性寒，有毒。

【主治】 瘀血，症坚，寒热，下气，利血脉。

蜚虻

【释名】 虻虫。

【性味】 味苦，性微寒，有毒。

【主治】 1.蛇螫血出。取虻虫初食牛马血腹满者二十个，烧过，研为末，开水送服。2.因病去胎。用虻虫十个，炙过，研为末，酒送服，胎即下。3.跌坠瘀血。用虻虫二十个、牡丹皮一两，共研为末，酒送服一匙，血即化为水。若骨节中有宿血。则两味取等量。

卷十三

鳞部

[李时珍说]鳞虫分水、陆二类，种类虽不同，但都长有鳞甲。龙蛇是灵物，鱼是水畜，种族虽有区别，但变化规律相通。鳞都属卵生，但蝮蛇是胎生；水族都不闭眼，而河豚的眼却可以眨动。蓝蛇的尾可解自己头部的毒；鲨鱼的皮还能消积。若不知道这些，怎么去分辨认识它们呢？现在将其列鳞部。

鲮鲤

【释名】 龙鲤、穿山甲、石鲮鱼。

[李时珍说]外形像鲤，在山坡的洞穴中居住，故曰鲮鲤，俗称穿山甲。

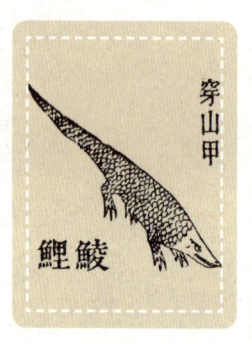

【集解】 [李时珍说]鲮鲤形如鼍而小，背像鲤而宽，头像鼠头但没有牙齿，腹部没有鳞而有毛，长舌尖喙，尾与身等长。尾鳞尖厚，为三角形。

甲

【修治】 药方中有炮、烧、酥炙、油煎、土炒、蛤粉炒后用的，都各随药方而用。若入药用，以尾甲部位最佳，因药效最强。

【性味】 味咸，性微寒，有毒。

【主治】 除痰疟寒热，风痹强直疼痛，通经脉，下乳汁，消痈肿，排脓血，通窍杀虫。烧灰，用酒服方寸匕，主五邪，惊啼悲伤。疗蚁瘘。治小儿惊邪，疥癣痔漏。烧灰敷治恶疮。又治山岚瘴疟。

【附方】 1.乳汁不通，乳痈，用涌泉散：穿山甲炮后研为细末，每服一匙，酒送下，一天二服。外用油梳梳乳，即通。2.下痢里急：穿山甲、蛤粉等分，同炒后研为末，每空腹用温酒送服一钱。3.聤耳出脓：穿山甲烧存性，加麝香少许，吹耳，三日后，水干即愈。

蛤蚧

【释名】 蛤蟹、仙蟾。

[李时珍说]因它发出的声音而得名。因体形而得名仙蟾。岭南人称蛙为蛤，又因为它的头像蛙、蟾，故名。[雷说]以雄蛤蚧为蛤，雌蛤蚧为蚧，也说得通。

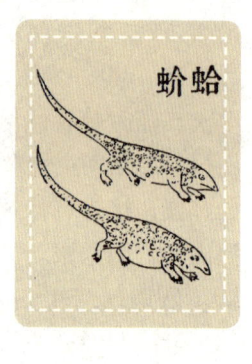

【集解】 [马志说]蛤蚧大多生长在岭南山谷间，及城墙缝或大树间。它的外形像大的守宫，身长四五寸，尾巴与身子等长。它最爱惜自己的生命，若有人将其尾捉住，它往往咬断自己的尾巴逃生。药力也都在尾巴上，尾不全就没有效。

[苏颂说]人们若想捕到头尾完备的蛤蚧，便要用两股长柄铁叉，好像粘竿的样子，等候在榕树之间，看到蛤蚧就用叉刺，一股刺头，一股刺尾，这样就可以捕捉到了，入药应雌雄同用。

[雷说]雄的是蛤，皮粗口大，身小尾粗；雌的是蚧，皮细口尖，身大尾小。

[李时珍说]按段公路《北户录》上所载，蛤蚧的头有些像蟾蜍，背呈浅绿色，上面有土黄色的斑点，如古锦纹，长约一尺，尾巴短，叫声却很大，大多住在古树洞里，和守宫、蜥蜴同属一类。

【性味】 味咸，性平，有小毒。

【主治】 治肺痿咳血、咳嗽喘气、跌打损伤。补肺气，益精血，定喘止咳，疗肺痈消渴，助阳道。治长久咳嗽，肺痨，杀鬼物邪气，下淋沥，通水道。下石淋，通月经，疗咳血。

【发明】 [寇宗奭说]蛤蚧补肺虚，治疗虚劳咳嗽功效好。

【附方】 久嗽肺痈，久咳不愈，肺积虚热成痈，咳出脓血，胸膈噎痛：蛤蚧、阿胶、鹿角胶、生犀角、羚羊角各二钱半，加水三升，置于银器或石器内用文火熬至半升，滤出汁，仰卧小口咽，一天一次。

守宫

【释名】 壁官、壁虎、蝎虎。

【性味】 味咸，性寒，有毒。

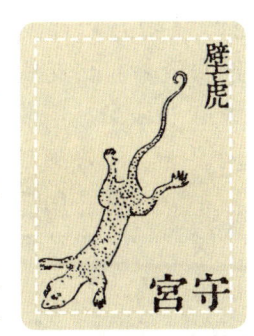

【主治】 主治中风瘫痪，手足不举，或历节风痛，惊痫，小儿疳痢，血积成痞，疠风瘰疬，疗蝎螫。

【发明】 [李时珍说]守宫食蝎蚕，为治风的要药。所以守宫所治惊痫诸病，像蜈、蝎之性能透经络。况且，守宫还入血分，所以又治血病疮疡。守宫祛风，石龙利水，功用不一样，一定要知道。

【附方】 1.痈疮疼痛：守宫焙干，研为细末，用油调匀敷涂。2.久年惊痫，用守宫膏：守宫一个，剪去四足，连血研烂，加珍珠、麝香、龙脑香各一字，研匀，用薄荷汤调服。先令病人吐过，或赶下痰涎，然后服药，效果最好。

蛇蜕

【释名】 蛇皮、蛇壳、龙退、龙子衣、龙子皮、弓皮、蛇符、蛇筋。[李时珍说]蛇的古字，如其宛转盘曲的样子。蜕音脱，又音退，即退脱的意思。龙、弓、符、筋都是后世的隐名。

【集解】 [苏颂说]蛇蜕在南方的木石上，及人家墙屋角多有。蛇蜕皮没有固定的地方。

【修治】 [李时珍说]今人用蛇蜕，先用皂荚水洗净缠在竹上，或酒，或醋，或蜜浸，炙黄用。或烧存性，或用盐泥固煅，各随方法。

【性味】 味咸、甘，性平，无毒。用火熬过好。[甄权说]有毒。畏磁石及酒。孕妇忌用。

【主治】 主喉痹。炙用辟恶，止小儿惊悸客忤。煎汁敷疮疡，白癜风。催生。安胎。辟恶祛风杀虫。烧末服，治妇人吹奶，大人喉风，退目翳，消木舌。敷小儿重舌重腭，唇紧解颅，面疮月蚀，天疱疮，大人疔肿，漏疮肿毒。煮汤，洗各种恶虫伤。主小儿惊痫、蛇痫、癫疾、弄舌摇头，寒热肠痔，蛊毒。大人五邪，言语僻越，止呕逆，明目。烧之疗各种恶疮。

【附方】 小儿重舌，白癜风：都取蛇蜕烧灰，用醋调敷。

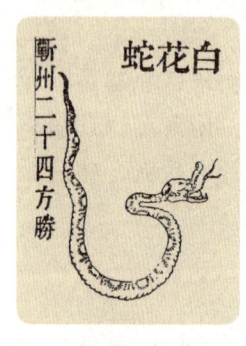

白花蛇

【释名】 蕲蛇、褰鼻蛇。

[寇宗奭说]其他蛇的鼻均向下，唯此蛇鼻向上，背上有方胜样花纹，故得名。

【集解】[李时珍说]花蛇，湖、蜀都有，现只以蕲州的为好。但是，蕲州出的也不多，现在集市上所出售的，都来自江南兴国州等地的山中。此蛇龙头虎口，黑质白花，胁部有二十四个方形花纹，腹部有念珠斑，口有四根长牙，尾巴上长有像佛指样的鳞甲，长一二分，肠形如连着的珠子。蕲蛇常在石楠藤上吃花叶，人们凭此捕获它。捕捉时，先撒一把沙土，蛇便盘曲不动。用叉来捕捉，然后将蛇用绳子挂起来，剖腹取出内脏等杂物，洗净，接着用竹片撑开，屈曲盘起捆好，烘干。生长在蕲州的蛇，即使干枯了，其眼睛一点也不凹陷仍发亮，如活时一样，其他地方的蛇就不是这样。

【修治】 [寇宗奭说]凡用白花蛇，去头尾，换酒浸泡三天，用火炙干后去尽皮、骨。因皮、骨毒性很大，定小心为好。

[李时珍说]黔蛇长大，所以头尾可各去一尺。蕲蛇则只能头尾各去三寸。也有单用头尾的。一条大蛇，仅只能得到净肉四两左右。久放会蛀虫，若将肉密封贮藏，数达十年也不会变质。按《圣济总录》上载，凡用白花蛇，春秋二季用酒浸三天，夏季浸一天，冬天浸五天，然后取出用炭火焙干，如此三次；再用瓶装好，埋在地下过一夜，消除火气，除去皮、骨，取肉用。

白花蛇肉

【性味】 味甘、咸，性温，有毒。[李时珍说]得酒良。

【主治】 治肺风鼻塞，浮风瘾疹，白癜风、疬疡斑点。治各种风证，破伤风，小儿风热及急慢惊风抽搐，瘰疬漏疾，杨梅疮，痘疮倒陷。治中风湿痹不仁，筋脉拘急，口眼㖞斜，半身不遂，骨节疼痛，脚软不能长久站立。突然受风邪致全身瘙痒，疥癣。

【发明】 [雷说]蛇性窜，可引药至有风疾处，故能治风。

[李时珍说]蛇为风痹惊搐、癫癣恶疮之要药。凡服蛇酒、药，切忌见风。

【附方】 驱风膏，治风瘫疠风，遍身疥癣：白花蛇肉四两（酒炙），天麻七钱半，薄荷、荆芥各二钱半，同研末，加好酒二升、蜜四两，放石器中熬成膏。用温汤送服每次一盏，一天三次。服后须在暖处出汗，十日后可见效。

蝮蛇

【释名】 反鼻蛇。

【集解】 [陶弘景说]腹蛇,黄黑色如土,白斑,黄颔尖口,毒性最烈。

【性味】 味苦,性微寒,有毒。

【主治】 疗各种漏疮,将其研成末涂抹患处。如果疼痛,取杏仁捣烂抹患处。主阴部生疮。杀下部虫。

蝮蛇肉

【性味】 味甘,性温,有毒。

【主治】 主治麻风,各种恶风,恶疮瘰疬,皮肤顽痹,半身枯死,手足脏腑间重疾。酿成酒,可治疗癫疾诸瘘,心腹痛,能下结气,除蛊毒。疗五痔,肠风泻血。

蝮蛇蜕

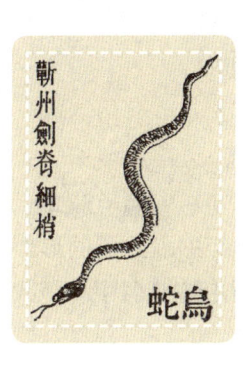

【主治】 主身痒、疥癣、恶疮。

乌蛇

【释名】 乌梢蛇、黑花蛇。

【集解】 [马志说]乌蛇生长在商洛山。其背部有三条棱线,色黑如漆,性情温和,从不乱伤物。江东有黑梢蛇,能缠物至死,也属此类。

[寇宗奭说]乌蛇脊高,世称剑脊乌梢。它的尾细长,以能穿一百文铜钱的为好。也有的身长一丈多,生性怕黄鼠狼。蛇类中入药最多还得数乌蛇。

[李时珍说]乌蛇有两种,一种剑脊细尾的,为上品;一种长、大而没有剑脊且尾巴较粗的,名风梢蛇,也能治风邪,但药力不及。

乌蛇肉

【性味】 味甘,性平,无毒。

【主治】 主热毒风,皮肤生癞、眉毛胡须脱落,疥疮等。功效与白花蛇相同,但性善无毒。治诸风顽痹、皮肤不仁、风瘙瘾疹、疥癣。

乌蛇胆

【主治】 治大风疠疾、木舌胀塞。

【附方】 木舌塞胀:取蛇胆一枚,焙干后研成细末,敷舌上。有涎吐去。

乌蛇皮

【主治】 治风毒气、眼生翳、唇紧唇疮。

鲤鱼

【释名】 [李时珍说]鲤鱼鳞有十字纹理,故名鲤。虽困死,鳞不反白。

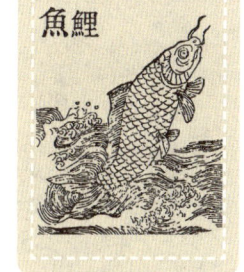

【集解】 [苏颂说]鲤鱼到处都有。其脊中鳞一道,从头至尾,鱼无论大小都有三十六鳞,每鳞上有小黑点。鱼的种类中以鲤鱼最佳,为上等食品。[陶弘景说]山涧水中的鲤鱼,不可食用。

鲤鱼肉

【性味】 味甘,性平,无毒。

【主治】 能温补,祛冷气、胸闷腹胀。治上气,咳嗽喘促。烧研成末,能发汗，定气喘咳嗽，下乳汁，消肿。用米汤调服，治大人小儿严重腹泻。煮来食用，可治咳逆上气、黄疸、口渴。生的，能治水肿脚满，可降气。治妊娠水肿及胎气不安。煮来吃，能下水气，利小便。

【附方】 1.水肿：大鲤鱼一尾，加醋三升煮干吃下，一天一次。又方：大鲤鱼一尾，赤小豆一升，加水二斗，煮食饮汁，一次服完，下泻即愈。2.乳汁不通：鲤鱼一尾烧为末，每次用酒调服一钱。3.咳嗽气喘：鲤鱼一尾去鳞，纸裹炮熟，去刺研成细末，同糯米煮粥，空腹服下。

鲤鱼胆

【性味】 味苦，性寒，无毒。

【主治】 主目热赤痛，青光眼，能明目。点眼，治赤肿翳痛。涂治小儿热肿。滴耳，治聋病。

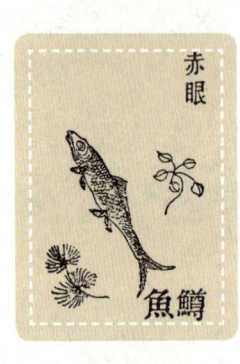

□ 鳟鱼

【释名】 鮅鱼、赤眼鱼。

[李时珍说]据孙炎说，鳟喜好独行。尊而必者，所以字从尊，从必。

【集解】 [李时珍说]现到处都有鳟鱼。形状似草鱼但小些，有一条红色的脉纵贯全骨止于鱼目，鱼身圆而长，鱼鳞比草鱼细小，颜色为青底赤纹。好食螺、蚌，不易捕捞。

鳟鱼肉

【性味】 味甘，性温，无毒。

【主治】 暖胃和中。多食，动风热，发疥癣。

□ 鲩鱼

【释名】 鳠鱼、草鱼。

[李时珍说]鲩又音混，郭璞写作鰀。其性舒缓，所以叫鲩，叫鳠。俗名草鱼，是因为它吃草。

【集解】 [李时珍说]草鱼形体长而身体圆，肉厚而松，像青鱼，有青、白两种颜色。白色的味道好。

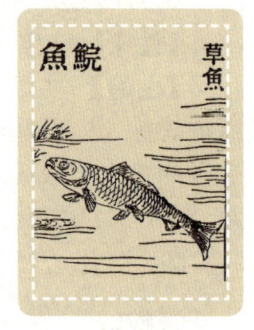

草鱼肉

【性味】 味甘，性温，无毒。
[李鹏飞说]能发各种疮。

【主治】 暖胃和中。

□ 鲚鱼

【释名】 又名鮆鱼、鲚鱼、鱭鱼、觜鱼、望鱼。[李时珍说]因此鱼的形似裂篾的刀，所以有以上这些名字。魏武食制谓之望鱼。

【集解】 [李时珍说]鲚鱼生长在江湖中，在三月常出现。它的外形狭长而薄，如削木片，也像长薄的尖刀。它的鳞细呈白色，唇边有两根硬须，腮下有像麦芒的长毛，腹下有硬角刺，锋利如刀。腹后近尾部有短毛，鱼肉中有很多细刺。将它煎、烤、腌制后食用，味道都很好，但蒸煮后味道就差了。

鲚鱼肉

【性味】 味甘，性温，无毒。

[孟诜说]鲚鱼会引发疥疮，忌多吃。

[宁源说]鲚鱼助火生痰，易引疾。

鲥鱼

【释名】 [宁源说]此鱼只在初夏出现，其他时间都没有，所以叫鲥鱼。

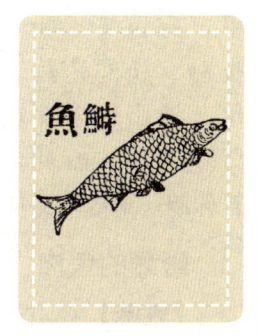

【出产】 [李时珍说]鲥鱼最初产自江东，如今江中也有，数江东最多。所以应天府将它作为贡品。每年四月鲚鱼出后，鲥鱼即出，说是从海中逆流沿江而上，作为珍品。四川人把它称为瘟鱼，因畏惧而不敢食。

【集解】 [李时珍说]鲥鱼形体优美而扁，有些像鲂鱼但更长些，体白如银，肉中的细刺多如牛毛。它产的卵相当细腻。所以，何景明称鲥鱼银鳞细骨，彭渊材喜其味美恨其刺多。鲥鱼大的不超过三尺，鱼腹下有三角形硬鳞，像甲。脂肪就藏在鳞甲中，非常爱惜自己的鳞甲。鲥鱼爱浮游，渔民用丝网沉在水中数寸即可捕获。一旦它的鳞片绊在网线上，就动不了。捞出后离水很快就会死亡，而且很容易腐烂。所以袁达的《禽虫述》中说，鲥鱼挂住网就不动了，是因为它爱护自己的鳞甲。鲥鱼不宜烹煮，只有加入笋、苋、芹、荻这类植物，与鲥鱼不去鳞一起蒸熟食用，味才鲜美。还可以用酒糟将其储藏。鲥鱼鳞与其他鱼鳞不同，将其用石灰水浸泡，晒干后就会一层层分开，女人常拿来当饰物，很好。

鲥鱼肉

【性味】 味甘，性平，无毒。

【主治】 补虚劳。蒸鲥鱼后留在锅中的鱼油用瓶装后埋于土中，过段时间取出，用来涂治汤火伤，效果好。

鲫鱼

【释名】 又名鲋鱼。

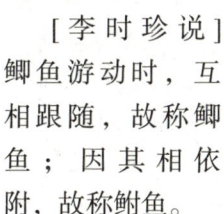

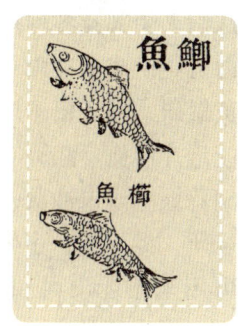

[李时珍说]鲫鱼游动时，互相跟随，故称鲫鱼；因其相依附，故称鲋鱼。

【集解】 [韩保升说]鲫鱼，各处池塘水泽都有。它的外形如小鲤鱼，体胖而色黑，肚腹大而脊隆起。大的有三四斤重。

[李时珍说]鲫鱼喜欢藏在柔软的淤泥中，不食其他杂物，所以可补胃。冬天的鲫鱼肉肥厚且鱼子多，味道相当美。

鲫鱼肉

【性味】 味甘，性温，无毒。

[张鼎说]与芥菜同食，可以引发水肿。与猪肝、鸡肉、雉肉、鹿肉、猴肉同食，易生痈疽。与麦门冬同食，对人体有害。鲫鱼与蒜同食，使体内热盛。与砂糖同食，易生肠虫，致消化不良。

【主治】 能温中下气。止下痢，治肠痔。与五味煮食，主身体虚弱消瘦。治夏季热痢有效，冬季不宜。与莼菜做羹吃，治疗脾胃虚弱、饮食不下，能调中益五脏。与茭白做羹，治疗丹石发热。生捣，涂恶核肿毒不散及恶疮。与赤小豆一起捣烂外敷，治疗丹毒。烧成灰与酱汁调匀，涂治诸疮久不收敛。用猪油煎鱼灰服用，治肠痈。与小豆同煮汁服，消水肿。烤鱼滴出的油用来涂抹妇人阴部及各种疮，可杀虫止痒。酿白矾烧研成末冲服，治肠风血痢。酿硫黄煅研，酿五倍子煅研，用酒冲服，都能治疗便血。酿茗叶煨服，治消渴。酿胡蒜煨后研末冲服，治疗膈气。酿盐花烧研，掺齿缝，止牙痛。酿当归烧研，可用来止牙出血和乌胡须。酿白盐烧研，可治疗骨疽。酿附子炙焦，用油调和，可擦治头疮、白秃。

【发明】[朱震亨说]诸鱼属火，只有鲫鱼属土，有调胃实肠的功效。但如果吃多了，也能动火。

【附方】1.突患水肿：鲫鱼三尾，去肠留鳞，以商陆、赤小豆各等份，填满鱼腹后扎好，加水三升久煮，去鱼，吃豆饮汁。两天吃一次，不过三次，小便通畅即愈。2.鹘突羹，治脾胃虚冷，饮食不下：鲫鱼半斤切碎，放入沸豉汁中，加胡椒、荜萝、干姜、橘皮末，空腹吃下。3.肠痔滴血：常用鲫鱼做羹吃。

鳗鲡鱼

【释名】白鳝、蛇鱼。干的名：风鳗。

【集解】[苏颂说]鳗鲡鱼到处都有。它像鳝鱼但腹部较大，青黄色。

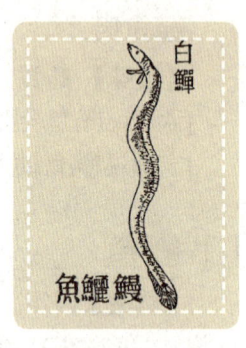

[李时珍说]鳗鲡外形与蛇相似，背部长有肉刺，一直延续至尾部，无鳞甲，有舌头，肚腹白。长的达数尺，油脂较多。

背部有黄脉的，叫金丝鳗鲡。鳗鲡鱼善打深洞，不像蛟鼍那样攻击江岸。

鳗鲡的鱼肉

【性味】味甘，性平，有毒。

[寇宗奭说]动风。[吴瑞说]腹下长有黑斑的，毒性很大。与银杏同食，患软风。

[汪机说]鳗鲡鱼中体形小的可食用，体重达四五斤及在水中游动时昂起头的不可食用。[李时珍说]按《夷坚续志》记载，四只眼睛的鳗鲡有大毒，能毒死人。背部生有白点，无鳃的，不能吃。孕妇不能吃。

【主治】主各种痔疮及瘘，能杀诸虫。治疗湿脚气，腰肾间湿风痹，用五味煮食，很是补益力。患各种疮瘘疬疡风的人，应该经常食用。治小儿疳劳及肠虫引起的腹痛。治恶疮，女人阴疮虫痒，劳损，能暖腰膝，壮阳。治妇人带下，疗一切风瘙如虫行，又压一切草石药毒。

鳝鱼

【释名】黄鳝。

[寇宗奭说]鳝鱼的腹部是黄色的，所以人们把它称为黄鳝。

【集解】[韩保升说]鳝鱼生长在河边及池溏的泥洞中，形体细长，与蛇相像，但不长鳞甲，有青色和黄色两种颜色。

鳝鱼肉

【性味】 味甘，性大温，无毒。

[孙思邈说]黑的有毒。[李时珍说]按《延寿书》所载，多食，引发各种疮，损人寿。大的，有毒杀人。不能与狗肉及狗血同食。[陶弘景说]鳝鱼性热能补。流行病后食用，疾病会经常复发。[寇宗奭说]鳝鱼动风气。多食，令人霍乱。

【主治】 能补五脏，驱除十二经的风邪。专贴一切冷漏、痔瘘、廉疮引虫。补中益血，治疗渗出的唇部湿疮。补虚损。治妇人产后恶露淋漓，血气不调，消瘦，可止血，除腹中冷气肠鸣及湿痹气。善补气，妇人产后宜食。

鳝鱼血

【主治】 治疗口眼㖞斜，加少量麝香调匀，左边歪涂右边，右边歪涂左边，恢复正常后就洗去。用来涂疥癣及痔瘘。又可用来涂治赤游风。

乌贼鱼

【释名】 乌鲗、墨鱼、缆鱼。干者：名鲞。骨名：海螵蛸。

【集解】[苏颂说]乌贼鱼，沿海各州郡都有。形状似皮袋，嘴巴长在腹部的下面，八只脚都聚生在嘴边。其背上只有一根骨，厚约四分左右，如一叶小舟，体白而轻虚。乌贼还长有两根带状的长胡须。血液和胆汁如墨汁一样漆黑，可用来写字，但一年后纸上的字迹便会消褪，只剩下一张白纸。

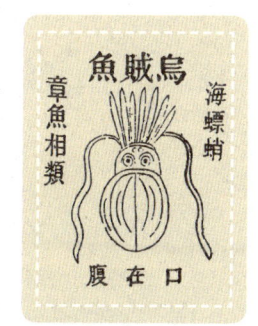

[李时珍说]乌贼没有鳞甲但有须，皮黑且肉白，大如蒲扇。炸熟后与姜、醋同食，清香可口。背部长骨头名海螵蛸，形状如樗蒲子而长，两头尖，白色，如通草脆，重重有纹，就用指甲便可将它刮成粉末，人们也用它雕刻装饰品。

乌贼鱼肉

【性味】 味酸，性平，无毒。[吴瑞说]味香，能动风气。

【主治】 益气，通经，益人。能动风气，不可久食。

骨（海螵蛸）

【性味】 味咸，性微温，无毒。

【主治】 治惊气入腹，腹痛绕脐，男子睾丸肿痛，杀虫，令人有子，又止疮多脓汁不燥。能疗血崩，杀虫。炙后研末饮服，治妇人血瘕，大人小儿下痢，杀小虫。治眼中热泪，及一切浮翳，将其研末用蜜调匀点眼。主女子赤白漏下、闭经、阴蚀肿痛、寒热癥瘕、不孕。治女子血枯病，肝伤咳血、下血，疗疟消瘿。研成末外敷，可治小儿疳疮、痘疮臭烂、男子阴疮、水火烫伤及外伤出血。与鸡蛋黄同研成末外涂，治疗小儿重舌、鹅口疮。与槐花末同吹鼻，止鼻衄出血。与麝香同吹耳，治疗中耳炎及耳聋。

鳅鱼

【释名】 泥鳅、鳛鱼。

[李时珍说]按陆佃所说，泥鳅性酋健，好动善扰，故名。

【集解】 [李时珍说]海鳅生长在海中，体形非常大。江鳅生长在江中，约长七八寸。泥鳅生活在湖池里，形体最小，长三四寸，沉于水底污泥中。外形有点像鳝鱼但小些，头尖身圆，颜色青黑，无鳞，浑身沾满了黏液，滑腻难捉住。闽、广人剔去它的脊骨，制成肉羹吃，味道极好。《物类相感志》载，用灯心煮鳅鱼，很好。

【性味】 味甘，性平，无毒。

【主治】 暖中益气，醒酒，解消渴。与米粉煮羹食，可调中，治痔疮。

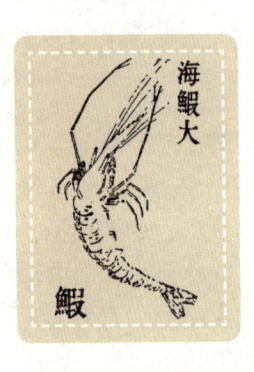

虾

【释名】 [李时珍说]虾音近霞，因它入汤呈红色如霞，故名。

【集解】 [李时珍说]产自江湖中的虾，大呈白色；产自溪池中的，小呈青色。它们都长有胡须钩鼻，背弓呈节状，一节一节可以活动，尾部有硬鳞，脚多，善跳跃。其肠连接到脑，其子在腹外。以虾的精粗来命名，有米虾和糠虾；以虾的颜色来命名，有青虾和白虾；梅虾则是梅雨时节有的；以虾的产地命名，有泥虾和海虾。凡虾中大的，蒸后晒干去其壳，称虾米，用姜、醋拌吃，为佳肴。

【性味】 味甘，性温，有小毒。

[孟诜说]生于水田及渠沟的虾有毒，制成腌品更有害。[陈藏器说]与热饭盛于密器中腌来吃，能将人毒死。[宁源说]动风热，有病的患者不要吃。

海虾

【释名】 红虾。

【集解】 [李时珍说]按段公路《北户录》中所说，海中大虾长二尺多。其头可作茶杯，须可用作簪。其肉可作鲙，味道很香美。又刘恂《岭表录》上载，海虾皮壳呈嫩红色，中脑壳与有钳的双前足为朱色。最大的可长达七八尺至一丈。闽中有五色虾，也长一尺多，人们将其两两晒干，称为对虾。

【性味】 味甘，性平，有小毒。

[李时珍说]与猪肉同食，令人多唾液。

海鰕大
鰕

卷十四 介部

[李时珍说]介虫的种类很多，而龟为其长。龟是介虫中的灵长者。介物是圣世供馔之从不废者，更何况还可用来入药。现将其分出，列为介部。

水龟

【释名】 玄衣督邮。

【集解】 [李时珍说]甲虫有三百六十种，而以神龟为首。龟壳的形态像离卦，神韵却在坎卦。龟背隆起的地方有花纹与苍穹对应，龟板平坦与地相吻合。背阴向阳，头如蛇头，颈如龙颈，外甲内肉，肠属于首，通运任脉，肩宽腰粗。属卵生动物，喜欢蜷缩，用耳朵呼吸。雄龟与雌龟以尾交配。在春夏季节龟苏醒出洞，秋冬之际则藏在洞穴中休养，故灵慧而且长寿。《抱朴子》载，千年的灵龟，各种颜色都有，如宝玉一样。其大小变化难测，有爬游在莲叶上的，也有藏在菁草中的。

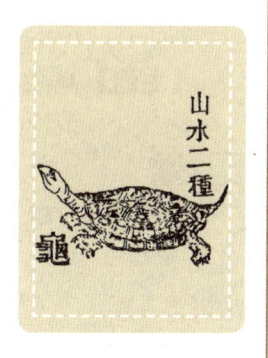

龟甲

【释名】 神屋、败龟版、败将、漏天机。

【集解】 [李时珍说]龟有龟王、龟相、龟将之分，主要是根据其腹部、背部的纹理来进行分辨。龟背部有正中的直纹，叫千里。龟头的第一条横纹两边有斜纹与千里相接的是龟王。其他龟没有这个特征。据说占卜时帝王用龟王，文臣用龟相，武将用龟将，各有等级。

【性味】 味甘，性平，有毒。

【主治】 治惊恐，胸腹痛、不能久立、骨中寒热、伤寒劳复，肢体寒热欲死，用甲做汤饮服，效果良。烧灰，治小儿头疮、女子阴疮。主久咳，断疟。治漏下赤白、腹内包块、疟疾、痔疮、外阴溃烂、湿痹、四肢痿弱、小儿囟门不合。

【附方】 1.疟疾不止：龟甲烧存性，研为末，每次用酒送服方寸匕。2.小儿头疮：用龟甲烧灰外敷。3.治阴虚血弱：龟下甲（酒炙）、熟地黄（九蒸九晒）各六两，黄柏（盐水浸炒）、知母（酒炒）各四两，在石器内研为末，加猪脊髓和成梧子大的丸子，每次空腹服百丸，温酒下。

肉

【性味】 味甘、酸，性温，无毒。

[陶弘景说]做羹食用大补，但因龟多神灵，所以不可轻杀。

【主治】 治筋骨疼痛及长年寒嗽。止泻血、血痢。用它酿酒，治风证四肢拘挛，或长期瘫痪。煮来食用，能除湿痹、风痹，身肿、骨折。

【附方】 1.年久痔漏：用乌龟三个，煮后取肉，加茴香、葱、酱，常食，忌食糟、醋等热物。2.筋骨疼痛：用乌龟一个，分作四脚，每次取一脚，加天花粉、枸杞子各一钱二分，雄黄五分，麝香五分，槐花三钱，水一碗，煎服。3.多年咳嗽不愈：用生龟三个，照平常方法洗净，去肠，加水五升，煮成三升，用来浸曲，酿秫米四升，按平常酿酒方法酿制。待熟后，常取饮服。

血

【性味】 味咸，性寒，无毒。

【主治】 治跌打损伤，同酒饮用，并捣生龟肉外涂。外涂治脱肛。

龟胆汁

【性味】 味苦，性寒，无毒。

【主治】 治痘疹后眼睛浮肿，睁不开，取龟胆汁点眼。

玳瑁

【集解】 [陈藏器说]玳瑁生活在岭南海畔山水间。如扇大，像龟，甲中有文。

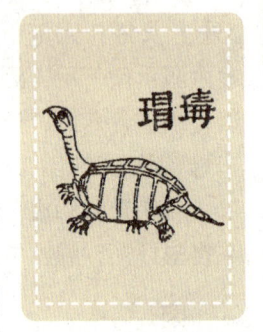

[李时珍说]按范成大《虞衡志》载，玳瑁生活于海洋深处，形状似龟，鼋，但壳稍长，背上有十三片甲，黑白斑纹，相错而成。裙边有花，残缺如锯齿。人们喜欢把它养在盐水里。

甲

【性味】 味甘，性寒，无毒。

[寇宗奭说]生的，入药用，性味全。若经汤火，则不能用，与生、熟犀一样。

【主治】 解百药毒。破癥结，消痈毒，止惊痫。疗心风，解烦热，行气血，利大小肠，功效与肉相同。磨汁服，解蛊毒。解痘毒，镇心神，治急惊，疗伤寒热结狂言。

肉

【性味】 味甘，性平，无毒。

【主治】 主各种风毒，逐邪热，夫胸膈风痰，行气血，镇心神，利大小肠，通妇人经脉。

血

【主治】 解各种药毒。

鳖

【释名】 团鱼、神守、河伯从事。

【集解】 [李时珍说]鳖也就是甲鱼，可在水里和陆地上生活，脊背隆起与胁相连，与龟同类。甲壳的边缘有肉裙。因此说，龟的肉在甲壳内；鳖的甲壳在肉里。鳖没有耳朵，全靠眼睛代替耳。鳖在水里时，水面上有鳖吐出的泡沫，叫鳖津。人们根据此液来捕捉它。《类从》载，扬子鳄一叫，鳖就伏着不动。鳖又惧怕蚊子，活鳖被蚊子叮咬后即死，煮鳖时投入蚊子则烂，鳖甲又可用来熏蚊。这都是事物间的相互制约。

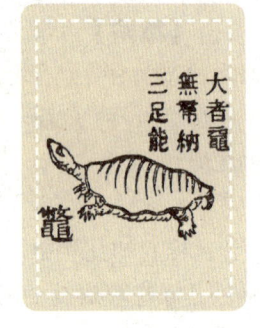

甲

【性味】 味咸，性平，无毒。[徐之才说]恶矾石、理石。

【主治】 消宿食，治虚劳瘦弱，除骨热、骨节间劳热、结滞壅塞，能下气，止妇人漏下、赤白带下，能祛淤血。能祛血气，破恶血，堕胎，消疮肿肠痈及跌损淤血。治胸腹包块、积滞寒热，去痞块息肉、阴疮痔疮恶肉。疗温疟、血瘕腰痛、小儿胁下肿胀。治久疟、阴毒腹痛，食积劳伤，斑痘烦闷气喘，小儿惊痫，妇人经脉不通，难产，产后阴脱，男子阴疮石淋。还可收敛疮口。

【发明】 鳖甲为厥阴肝经血分之药。龟、鳖之类，功效各有侧重。鳖色青入肝，故所主的都是疟劳寒执、经水痈肿等厥阴血分之病。秦龟色黄入脾，故所主的都是顽风湿痹等太阴血分之病。玳瑁色赤入心，故所主的都是心风惊热、伤寒狂乱、痘毒肿毒等少阴血分之病。水龟色黑入肾，故所主的都是阴虚精弱、阴疟泄痢等少阴血分之病。介虫属阴类，所以都主阴经血分之病。

【附方】 1.痈疽不敛：用鳖甲烧存性，研为末，掺敷患处。2.妇人漏下：取鳖甲醋炙后研为末，清酒送服方寸匕，一天两次。3.老疟劳疟：取鳖甲醋炙后研为末，用酒送服方寸匕。隔夜服一次，清早服一次，病发时服一次，加雄黄少许更有效。

肉

【性味】 味甘，性平，无毒。

[李九华说]鳖肉主聚，鳖甲主散。吃鳖时，锉少许鳖甲入汤中同煮，则稍微平缓。又说，薄荷煮鳖对人体不好。这些都是人们所不知道的。

【主治】 能祛血热，补阴虚。补阴。做肉羹食，治久痢，长胡须。做成丸服，治虚劳、脚气。补中益气。治热气湿痹，腹内积热，和五味煮食，微有腹泻。妇人漏下、赤白带下、形体消瘦，宜常食用。主妇人带下、血瘕腰痛。

蟹

【释名】 螃蟹、郭索、横行介士、无肠公子。雌的名：博带。[李时珍说]按傅肱《蟹谱》所载，蟹属水虫，故字从虫。蟹也属鱼，所以古文从鱼。因其横着行走，所以叫螃蟹；因它爬行时发出的声音，所以又得郭索之名；因其外为骨，所以叫介士；因其内空，故名无肠。

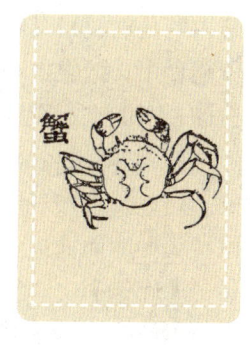

【集解】 [李时珍说]蟹为横行的甲虫，外刚内柔，似离卦。骨眼蝉腹，脑袋像大虾，足与鲨鱼的脚相似。蟹有两只螯，八只脚，都十分锋利，外壳脆硬，上有十二星点。雄蟹脐长，雌蟹脐圆。腹中的蟹黄随季节而盈亏。蟹性浮躁，引声喷沫，至死才止。生活在流水中的蟹，色黄而带腥味；生活在死水中的，色黑红而有香气。《佛经》上说，蟹产子后则自己枯死。霜前的蟹有毒，霜后即将冬蛰的蟹味美。蟛蜞，大于蟛蝻，生活在池塘田中，有毒，吃后令人呕吐、腹泻。外形像螃蟹但生活在沙穴中，见人便躲的，是沙狗，不能吃。像螃蟹而生活在海中，涨潮时出洞穴窥视的，是望潮，可以食用。两只螯极小如石的，是蚌江，不能食。生活在溪涧石穴中，体小而壳坚硬色红的，是石蟹，山里人爱吃。另外，海中有红蟹，大而色红。还有一种能飞的飞蟹。善苑国有百足之蟹。海中有蟹大如铜钱，而腹下又有小蟹像榆荚，是蟹奴。寄生在蚌腹内的是蛎奴，又叫寄居蟹。这些蟹都不能食用。蟹腹中有虫像小木鳖子而色白的，不能吃，否则能引发各种风证。

[寇宗奭说]农历八九月间捉蟹为好。可趁蟹出穴观潮时捡拾，夜晚则可以持火照明而捕捉。此时的蟹最肥美。

【修治】 [李时珍说]蟹生烹、盐藏、糟收、酒浸或酱汁浸，味都很好。但不宜久放，否则容易枯槁沙蚀，见灯光也易枯槁，遇椒容易腐烂。得白芷则蟹黄不散，与葱及五味子同煮食则颜色不变。

蟹

【性味】 味咸，性寒，有小毒。

[李时珍说]蟹不能与柿子、荆芥同食，否则会发霍乱、动风，木香汁能解。[寇宗奭说]蟹极能动风气，有风证的人不能吃。

【主治】 能解漆毒。解结散血，愈漆疮，养筋益气。能散诸热，治胃气，理经脉，消食。用醋蘸食，能利肢节，祛五脏中烦闷气，益人。产后腹痛瘀血不下的，取蟹同酒食。筋伤骨折的，将蟹生捣后炒烂贴在患处。主胸中邪气，热结作痛，口眼㖞斜，面部浮肿。小儿囟门不合，将蟹螯与白及末同捣后涂用，直到合为止。蟹能解莨菪毒，解鳝鱼毒、漆毒，治疟疾、黄疸。捣烂外涂，能治疥癣。捣汁滴入耳中，治耳聋。

牡蛎

【释名】 又名牡蛤、蛎蛤、古贲。

[李时珍说]蛤蚌这一类的生物，分胎生和卵生。唯此物只有雄的，没有雌的，故得牡蛎之名。称蛎，是比喻它粗大。

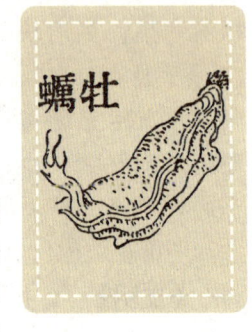

【集解】 [苏颂说]现在海边处处都有牡蛎，尤其以东海、南海为多。牡蛎一般都附石而生，如房子一样相连，称为蛎房。晋安人叫它蠔莆。刚生长时如拳头大小，慢慢向四面扩展生长，可长到一两丈长，漫布于岩石之上，像小山一样，俗称蠔山。每一房内有一块肉，大房如马蹄，小房如人的手指头。涨潮时，每个房门都打开，若有小虫进入，则合上房门，以充饥。渔民得到它后，凿开蛎房，用烈火烧烤，将房中的肉挑出食用，味道鲜美，为很珍贵的海味。

[李时珍说]南海人用蛎房砌墙，用煅烧的灰粉刷墙壁，吃牡蛎肉。他们称牡蛎肉为蛎黄。

【性味】 味咸，性微寒，无毒。

[徐之才说]与甘草、牛膝、远志、

蛇床子配用为好。与贝母相使。恶麻黄、辛夷、吴茱萸。

【主治】 治男子虚劳，能补肾安神、祛烦热，疗小儿惊痫。去胁下坚满，瘰疬，一切疮肿。能化痰软坚，清热除湿，止心脾气痛，下痢，白浊，治疝瘕积块，瘿疾。治伤寒寒热、温疟，除筋脉拘挛，疗女子带下赤白。除留滞于骨节、荣卫之间的热邪，疗虚热、心中烦满疼痛气结。能止汗止渴，除淤血，治泄精，涩大小肠，止大小便频繁。还能治喉痹、咳嗽、胸肋下痞热。将其做成粉擦身，止大人、小孩盗汗。与麻黄根、蛇床子、干姜制成粉，可治阴虚盗汗。

【附方】 1.虚劳盗汗：牡蛎粉、麻黄根、黄芪各等份，同研末。每次取二钱，加水一盏，煎成七分，温服，一日一次。2.梦遗便溏：牡蛎粉加醋、糊做成梧子大的丸子，每次用米汤送服三十丸，一天两次。3.疟疾寒热：牡蛎粉、杜仲各等份，研为末，加蜜做成梧子大的丸子，每次用温水送服五十丸。

牡蛎肉

【性味】 味甘，性温，无毒。

【主治】 用姜、醋拌来生吃，治丹毒，酒后烦热，能止渴。炙食味道很好。煮食，治虚损，调中，解丹毒，疗妇人血气。还可以美容。

蚌

【释名】 [李时珍说]蚌与蛤属同类，但形状却有所不同。长的通常称蚌，圆的通常称蛤。所以蚌字从丰，蛤字从合，取其象形之意。

【集解】 [李时珍说]蚌的种类很多，现在江河湖泊处处都有，而数洞庭湖和江沔为最多。蚌，大的约有七寸，形状似牡蛎；小的只有三四寸，像石决明。肉可供食用，壳可用来制粉末。湖沔一带的人将其印成锭子进行出售，称蚌粉，也叫蛤粉。古人把它称为蜃灰，用来装饰墙壁和封墓穴，就像现在用的石灰一样。

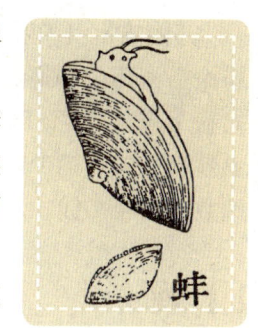

蚌肉

【性味】 味甘、咸，性冷，无毒。

[寇宗奭说]性微冷，多食，会发风动冷气。

【主治】 能除热止渴，解酒毒，清肝热，明目除湿。能治妇女劳损下血、白带过多、痔瘘，解丹石毒。止渴除热，解酒毒，祛目赤。明目除湿，治妇女劳损下血。除烦，解热毒，止血崩、白带过多，治痔瘘，压丹石药毒。将黄连末放入蚌中取汁，点眼，可治眼红肿、视物不明。

蚌粉

【性味】 味咸，性寒，无毒。

【主治】 能解热燥湿，化痰消积，止白浊、带下、痢疾，除湿肿水嗽，可明目，还可外搽治阴疮、湿疮、痱痒。治各种疳积，能止痢，止呕吐呃逆。用醋调蚌粉，外涂治痈肿。治反胃，心胸痰饮，用米汤送服。

【附方】 1.痈疽赤肿：用米醋调蚌粉涂搽，药干即换。2.脚趾湿烂：用蚌蛤粉干搽。3.痰饮咳嗽：取蚌粉在新瓦上炒红，加青黛少许，用淡齑水滴入麻油数点调服二钱。

蚬

【释名】 又名扁螺。

【集解】 [陈藏器说]蚬到处都有。蚬体小如蚌，为黑色。
[李时珍说]蚬大多生活在溪湖中。它的种类较多，大小厚薄也都不一样。渔人多食用。

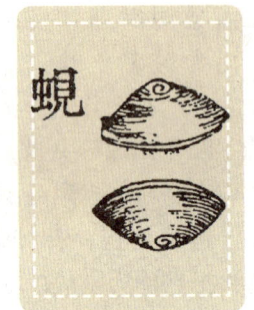

蚬肉

【性味】 味甘、咸，性冷，无毒。

【主治】 除暴热，明目，利小便，治热气脚气湿毒，能解酒毒、目黄。浸汁服，治消渴。取生蚬浸水，用来洗痘痈，不留瘢痕。治流行病，能开胃，压丹石毒及疔疮，除湿气，通乳汁，糟腌、煮食都很好。将生肉浸过取汁，用来洗疔疮。

石决明

【释名】 又名九孔螺。壳名千里光。

[李时珍说]称决明、千里光，是说它的功用；称九孔螺，是以其外形来命名。

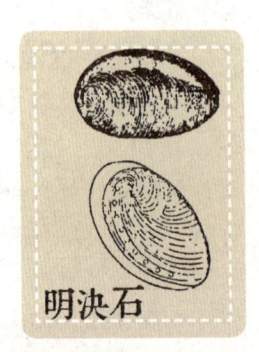

【集解】 [寇宗奭说]石决明盛产于登州、莱州海边。人们采来食其肉或将干的石决明入菜。石决明的肉与壳都可入药用。[李时珍说]石决明形长如小蚌但略扁，表皮很粗，有杂乱的细孔，内部比较光滑，背侧有一行整齐的小孔，像人工穿成。石决明生长在石崖顶上的，渔人泅水过去，乘其不备就可轻易取到，否则紧粘在石崖上，难以剥脱。江浙一带以糟决明、酒蛤蜊当作美食。

壳

【性味】 味咸，性平，无毒。[寇宗奭说]石决明肉的功用与壳相同。

【主治】 除肝肺风热，青盲内障，骨蒸劳极。通五淋。治目生翳障、青盲。

【附方】 1.畏光：石决明、黄菊花、甘草各一钱，水煎，待冷后服。2.青盲、雀目：石决明一两（烧存性）、苍术三两（去皮），同研末。每次取三钱，放入切开的猪肝中，将猪肝扎好，加水用砂罐煮熟，乘热熏目，待转温后，食肝饮汁。

海蛤

【释名】 [李时珍说]海蛤是海中各种蛤的烂壳的总称，并不是专指一种蛤。

【性味】 味苦、咸，性平，无毒。[徐之才说]与蜀漆相使。畏狗胆、甘遂、芫花。

【主治】 主治水气浮肿，能下小便，疗项下瘿瘤。疗呕逆，胸胁胀急，腰痛五痔，妇人崩漏带下。止消渴，润五脏，治服丹石人生疮。清热利湿，化痰饮，消积聚，除血痢，治妇人血淤，疗伤寒反汗抽搐，中风瘫痪。主咳逆上气，喘息烦满，胸痛寒热。疗阴痿。主水满急痛，能利膀胱大小肠。

【附方】 水肿发热，小便不通，用海蛤汤：海蛤、木通、猪苓、泽泻、滑石、黄葵子、桑白皮各一钱，灯心三分，水煎服，一天两次。

文蛤

【释名】 花蛤。[李时珍说]以外形命名。

【集解】 [韩保升说]文蛤现出自莱州海中，三月中旬收集，背上有花纹。[李时珍说]按沈括《梦溪笔谈》所说，文蛤也就是现在吴人所吃的花蛤。它的外形一头大一头小，壳上有花斑。

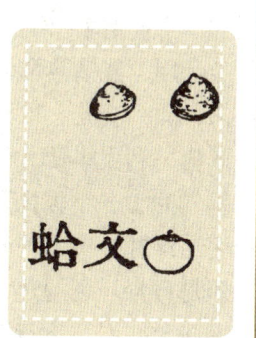

【性味】 味咸，性平，无毒。

【主治】 治恶疮、痔疮。治咳逆胸痹，腰胁疼痛，鼠瘘穿孔出血，女子崩中漏下。能止烦渴，利小便，化痰软坚，治口鼻中糜烂。

【发明】 [李时珍说]按成无己说，文蛤咸走肾，胜水气。

蛤蜊

【释名】 [李时珍说]此物是蛤类中对人体有利的，故名。

【集解】 [汪机说]蛤蜊生长在东南沿海，白壳紫唇，大约二三寸。福建、浙江人用它的肉充海味，也用酱、醋、糟藏后食用。它的壳火煅做粉，叫作蛤蜊粉。

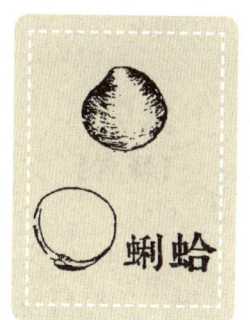

肉

【性味】 味咸，性冷，无毒。

【主治】 润五脏，止消渴，开胃。治寒热引起的结胀，妇人淤血，宜煮来食用，能醒酒。

粉

【释名】 海蛤粉。

【性味】 味咸，性寒，无毒。

【主治】 主热痰、湿痰、老痰、顽痰、疝气、小便白浊、白带过多。与香附末、姜汁调服，止心痛。能清热利湿，化痰饮，定喘嗽，止呕吐，消浮肿，利小便，止遗精、白浊，疗心脾疼痛，化积块，解结气，消瘿核，散肿毒，治妇人血病。用油调匀可涂汤火伤。

【发明】 [朱震亨说]蛤粉能除能消，能软能燥。[王好古说]蛤粉为肾经血分之药，故主湿嗽肾滑等疾病。

【附方】 白浊遗精，用珍珠粉丸：蛤蜊粉（煅）一斤，黄柏（新瓦炒过）一斤，同研末，滴水做成梧子大的丸子，每次空腹服一百丸，温酒送下，一天两次。

紫贝

【释名】 文贝、砑螺。

[李时珍说]文贝很大，质白而有紫色纹理，形态自然，不加雕琢而光彩夺目，故名紫贝。[苏颂说]画家用紫贝来砑物，所以名砑螺。

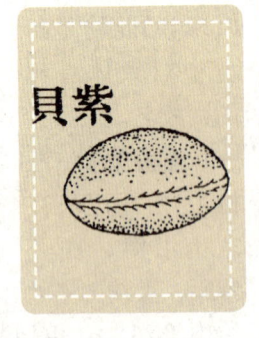

【集解】 [苏颂说]紫贝出自东、南海中，形状与贝子相似，但比贝子大，质地白洁如玉，背面长有紫色斑点。[李时珍说]紫贝大的直径达一尺八寸。交趾、九真产的紫贝可以作杯盘。

【性味】 味咸，性平，无毒。

【主治】 主明目，祛热毒。治小儿斑疹，眼睛生翳。

海螺

【释名】 流螺、假猪螺。厣名：甲香。注：厣为螺类介壳口圆片状的盖。

【集解】 [李时珍说]螺属蚌类，大的像斗，生长在南海中。老钿螺光彩可饰镜背；红螺色微红；青螺色如翡翠；蓼螺味辛像蓼；紫贝螺即紫贝。鹦鹉螺质白而紫，头如鸟形。它的肉常常离壳外出觅食。当鹦鹉螺肉外出时，寄居虫便进入壳内，当螺肉回缩时，则寄居虫出壳。如螺肉被鱼吃后，壳便浮出水面，人们取来当杯子用。

肉

【性味】 味甘，性冷，无毒。

田螺

【集解】 [陶弘景说]田螺生长在水田里及湖泊岸边。形状呈圆形，大的如梨、橘，小的像桃、李。可煮来食用。

[李时珍说]螺属于蚌类。它的外壳上有螺旋样的纹理，肉随着月亮的圆缺而肥瘦。所以王充说，月亮从空中消失，螺便沉于水底。

肉

【性味】 味甘，性大寒，无毒。

【主治】 治目赤肿痛，能止渴。煮汁用，能清热醒酒。加入珍珠、黄连末，隔一会儿，取汁点目，可止目痛。煮食，利大小便，祛腹中结热、目黄、脚气冲心、小腹拘急、小便短赤涩痛、手足浮肿。捣其肉外敷，可治热疮。能压丹石毒。利湿热，治黄疸。将其捣烂贴脐，能引热下行，止噤口痢，下水气淋闭。取其汁外涂，可治痔疮、胡臭。将其烧灰研末外抹，此刻瘰疬癣疮。

【附方】 1.酒醉不醒：用螺、蚌加葱、豉，煮食饮汁。2.水气浮肿：用大田螺、大蒜、车前子各等份，捣成膏后摊贴脐上，水排出，肿即消。3.腋下狐臭：用活田螺一个，塞入巴豆仁一粒，放在杯中，待壳内有水汁流出，即取汁搽患处。

淡菜

【释名】 壳菜、海蚝、东海夫人。

[李时珍说]淡是形容它的味道，壳是说它的外形，夫人是因其像而命名。

【集解】[陈藏器说]东海夫人，生长在东南海中。它与珍珠母相像，一头尖小，中间衔着少许毛。其味甘美，南方人爱吃。[孟诜说]若经常将淡菜烧来吃，则味苦，对身体也不利。如果取少许米与淡菜同煮熟，然后去毛，再加入萝卜，或紫苏，或冬瓜同煮，味道特别好。《日华子诸家本草》载：淡菜的外形虽然不好看，但对人体很有补益作用。[李时珍说]按阮氏所说，淡菜生长在海藻上，所以治疗瘿病的作用与海藻相同。

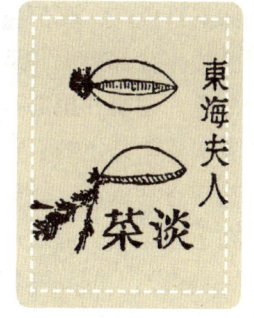

【性味】 味甘，性温，无毒。

《日华子诸家本草》载：不宜多食，不然会令人头昏眼涨。[陈藏器说]多吃淡菜会发丹石，令人大便干结。久食则使人脱发。

【主治】 主虚劳伤惫、精血衰少、吐血、久痢肠鸣、腰痛、疝瘕、妇人白带过多、产后体虚。疗产后淤血，腹中冷痛，腹部结块，能润毛发，治崩中带下。煮熟食用，能补五脏，益阳事，消宿食，除腹中冷气。也可煮沸取汁食用。能消瘿气。

蜗螺

【释名】 又名螺蛳。烂壳名：鬼眼睛。

[李时珍说]蛳，是形容它的多。它的外形像蜗牛，又有很多，故有蜗螺、螺蛳之名。

【集解】[李时珍说]各处湖泊溪流中都有螺蛳，尤其湖北最多。它大小如指头，壳比田螺厚，只喜欢泥水。春天，人们将其采来放锅中蒸，其肉自出，可用酒烹或糟煮而食。清明过后，螺蛳中有虫，不能吃。

[陈藏器说]螺蛳的生命力很强。如误将它混在泥中敷于墙上，仍可活几年。

肉

【性味】 味甘，性寒，无毒。

【主治】 明目利尿。能止渴。可醒酒解热，利大小便，消黄疸水肿。治反胃、痢疾、脱肛痔漏。

烂壳

[李时珍说]以泥中及墙壁上年久的为好，火煅后用。

【主治】 主痰饮积及胃脘痛。治反胃膈气，痰嗽、鼻渊，脱肛痔疮，水火烫伤。

【附方】 汤火伤疮：用多年干白螺蛳壳煅过，研为末，调油外搽。

卷十五 禽部

[李时珍说]有两足及翅膀的叫禽。师旷在《禽经》是说，羽虫类有三百六十种，它们的羽毛与四季协调，颜色与五方相合。山禽栖息在岩石上，原野之鸟居住在陆地上，林鸟在早晨啼鸣，水鸟则在夜晚鸣叫。山禽喙短而尾长，水禽则喙长而尾短。《礼记》上说，天产物为阳。羽类则为阳中之阳，大抵多养阳。于是汇集了可供食用、药用及毒性清楚的禽鸟，列为禽部，分为水禽、原禽、林禽、山禽四类。

☐ 鹤

【释名】仙禽、胎禽。

[李时珍说]鹤字，篆文像翘首短尾的形状。也有人说是因其羽毛洁白而得名。世人认为鹤不是卵生的，这是错误的。

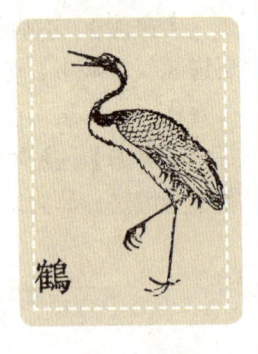

【集解】[掌禹锡说]鹤有黑色、黄色、白色、灰白色，入药用白色的最好。

[李时珍说]鹤比鹄大，长三尺，高三尺多，喙长四寸，头顶、眼睛与颊部都是色红，脚部色青，颈部修长，尾巴短，膝部粗大，爪指纤细。鹤羽毛为白色，翅膀和尾部有的羽毛为黑色，也有灰色、苍色的。常常半夜鸣叫，声音高亢直冲云霄。雄鹤在上风鸣叫，雌鹤在下风鸣叫，通过声音寻配而孕。它能吞食毒蛇，闻到降真香的烟味则降落，粪能化作石头。按《相鹤经》上所说，鹤为阳鸟，游于阴处，它生活在沙滩河流，不在林间栖息。生后两年脱落子毛，换上有黑点的毛，三年后可产卵，再过七年羽翼丰满，又过七年才能搏击长天，再过七年会和着节拍跳舞，又一个七年鸣声可以合音律，再过一个七年则羽毛脱落，长出雪白或漆黑的毛。又按俞琰所说，龟鹤能通运任脉，固然长寿。用鹤骨做成的笛子，声音相当清远。

白鹤血

【性味】味咸，性平，无毒。

【主治】益气力，补虚乏，祛风益肺。

☐ 鹳

【释名】皂君、负釜、黑尻。

[李时珍说]鹳字，篆文为象形字。它的背和尾部为黑色，所以陆机《诗疏》中有皂君等名字。

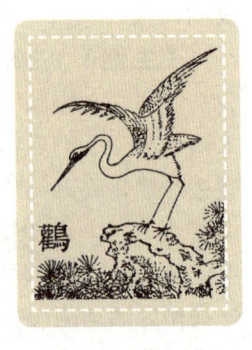

【集解】[李时珍说]鹳像鹤但顶部不红，颈长喙是红色，毛色灰白，翅膀

和尾巴都是黑色。鹳多在高树上筑巢，起飞时立冲云霄仰天鸣号定会下雨。它们孵卵时就隐藏起来，也有人说是发出吵闹声。[陶弘景说]鹳有两种：像鹄而在树上筑巢的叫白鹳，毛色黑、颈项屈曲的为乌鹳。现在多用白鹳。[寇宗奭说]鹳身形如鹤，但头顶不是红色，项部没有乌带而且不喜欢鸣叫，只是用喙相击而鸣。鹳多在楼殿上筑巢。

骨

【性味】 味甘，性大寒，无毒。

[陈藏器说]有小毒。如加入沐汤中用来洗头，会令头发脱尽，不能再生。又能杀树木。

【主治】 主鬼蛊各种疰毒，传染病及心腹疼痛。

鸹鸡

【释名】 鸹鹖、麋鸹、鸹鹿、麦鸡。

[李时珍说]按罗愿说，鸹麋，其色苍，像麋。关西叫鸹鹿，关东称鸹鹖（讹为错落），南方人叫鸹鸡，江人称麦鸡。

【集解】 [李时珍说]鸹为水鸟，生活在水田湖畔中。体形大小如鹤，青苍色，也有的呈灰色，颈长腿高，结伴而飞行。它的皮毛可制裘衣。[汪颖说]鸹鸡大如鹤，但是头顶不红，两颊为红色。

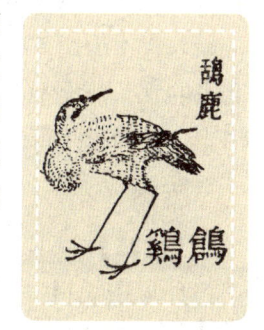

肉

【性味】 味甘，性温，无毒。
【主治】 杀虫，解蛊毒。

鹅

【释名】 家雁、舒雁。

[李时珍说]鹅的叫声，好像在叫自己。江东称鹅为舒雁，因为它像雁但行动迟缓。

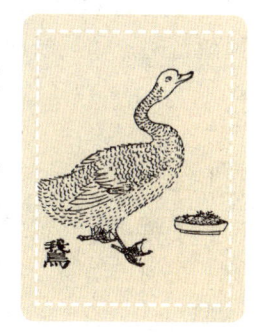

【集解】 [李时珍说]江淮以南的地区，人们大多爱养鹅。它有灰、白两种颜色，还有一种体大有胡下垂的。鹅的眼睛是绿色，嘴巴是黄色，脚掌为红色，夜晚鸣叫与更声相应。它能吃蛇及蚯蚓，制射工，固然养鹅可避虫蛇。

肉

【性味】 味甘，性平，无毒。

[李鹏飞说]嫩鹅的肉有毒不宜吃。老鹅的肉适于食用。

【主治】 利五脏。

解五脏热邪，服丹石药的人适宜食用。煮汤喝，治消渴。

【发明】 [李时珍说]鹅气味俱厚，能发风发疮，用火熏的尤其毒。

血

【性味】 味咸，性平，微毒。
【主治】 解药毒。

胆

【性味】 味苦，性寒，无毒。

【主治】 解热毒及痔疮初起，用鹅胆频频涂抹，自消。

掌上黄皮

【主治】 烧过研末，外搽，治脚趾缝湿烂。焙后研末，用油调，外涂治冻疮。

鹈鹕

【释名】 犁鹕、逃河、淘河、淘鹅。

[李时珍说]据《山海经》所讲，犁鹕大多生活在沙水中，它的名字因其叫声而来，后人传为鹈鹕。又有吴谚说，夏至前称犁鹕，说它主水；夏至后称犁涂，说它主旱。陆机说鹈鹕遇到浅水沼泽便用颔下肉盛水，使其干涸后则取鱼食用，因此叫淘河。俗名淘鹅，是因其外形，又讹为驼鹤。

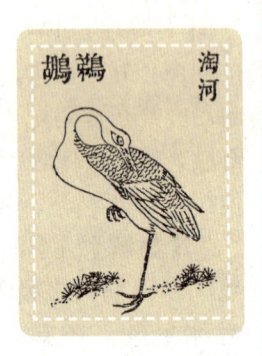

【集解】 [掌禹锡说]鹈鹕，大如苍鹅。它的颔下有皮袋，可容纳两升物，收缩自如。

[李时珍说]鹈鹕到处都有，是一种水鸟。它像鹗但比鹗大很多，色灰像苍鹅，喙长一尺多，直且大，口中为正红色，颔下有袋状结构，可容物数升。鹈鹕喜欢成群飞行，能潜入水中捕食鱼，也能淘干小处的积水而取鱼。当地人吃它的肉，用它的油脂入药。将它的翅骨做筒，用于吹药入喉、鼻，很方便。

脂油

[李时珍说]抽取它的油脂，熬化提取，就用鹈鹕的嗉袋盛，不会渗漏。用其他的东西盛装，则会透走。

【性味】 味咸，性温、滑，无毒。

【主治】 可用来涂痈肿，治风痹，透经络，通耳聋。

【发明】 [李时珍说]淘鹅油性走，能引各药入病处拔毒，所以能治聋、痹、肿毒各种疾病。

雁

【释名】 又名鸿。

【集解】 [苏颂说]雁为阳性鸟，与燕子往来相反，冬天南飞，夏天到北方繁殖。

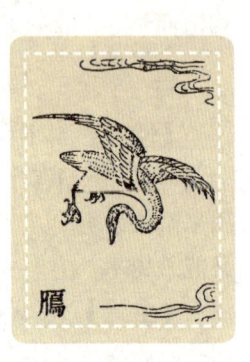

[李时珍说]雁的外形与鹅相像，也有苍、白两种颜色。现在，人们把白而小的称为雁，大的称为鸿，苍色的称野鹅，也叫鴚鹅。雁有四德：寒冷时则自北向南飞，止于衡阳，热时则自南向北飞，归于雁门，此为守信；雁飞行时有序，前鸣后和，此为礼节；雁失偶后则不再交配，此为守其贞节；雁在夜晚群集休息，留一雁做巡警，白天则口衔芦草以躲避射击它的凶器，此为智慧。但雁有一愚，很容易被人诱捕，捕雁的人常豢养它作为诱耳去引诱同类。从南向北飞的雁儿消瘦不可吃，从北向南飞时肉肥，可捕食味很美。

雁肉

【性味】 味甘，性平，无毒。

[孙思邈说]七月不宜吃雁肉，否则

会伤人神。

【主治】 主中风麻痹。长期食用，能补气，壮筋骨。利脏腑，解丹石毒。

雁骨

【主治】 烧成灰和淘米水洗头，可以生头发。

鹄

【释名】 又名天鹅。

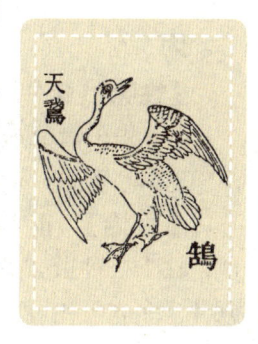

[李时珍说]据师旷《禽经》上所说"鹄鸣哠哠"，因此称为鹄。吴僧赞宁说，只要是大的事物，均以天命名。天即大的意思。因此天鹅名字的意义，也就与此相同。

【集解】 [李时珍说]鹄比雁大，羽毛洁白有光泽，飞得很高很远，也善步行。所以有"鹄不浴而白，一举千里"的说法。另外，也有黄鹄、丹鹄，湖、海、长江、汉水之间都有。它的皮毛可做衣服等，叫作天鹅绒。

肉

【性味】 味甘，性平，无毒。

【主治】 腌炙后食用，益人气力，利脏腑。

鸳鸯

【释名】 黄鸭、匹鸟。

[李时珍说]鸳鸯终日并游，宛如像在水中央的意思。也有人说，雄的叫声像鸳，雌的叫声像鸯。崔豹《古今注》上说，鸳鸯雌雄不分离，如果人捉了其中的一只，则另一只相思而死，所以称之为匹鸟。《涅槃经》中把它称为婆罗迦邻提。

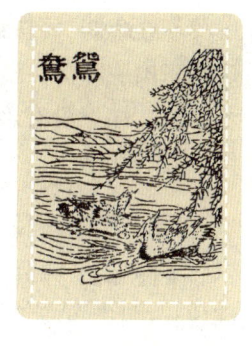

【集解】 [李时珍说]鸳鸯属凫类，南方的湖溪中常有。它栖息在土穴中，大小如水鸭，颜色为杏黄色，有纹理，红头翠颈，黑翅，黑尾，红掌，头部有很长的白毛可垂到尾部，交颈而卧。

肉

【性味】 味咸，性平，有小毒。

【主治】 治各种瘘疮疥癣，将其用酒浸后，炙热外敷疮上，冷后即换。

鹜

【释名】 鸭、舒凫、家凫。[李时珍说]鹜（音木）通木。鹜性质朴，而无他心，所以百姓常以它为礼品。《禽经》上说"鸭鸣呷呷"，其名根据其叫声而来。凫能高飞，而鸭舒缓不能飞，所以叫舒凫。

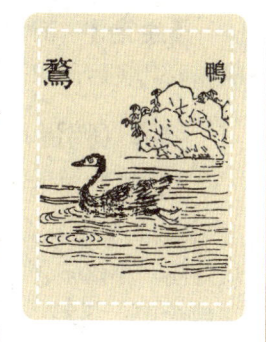

【集解】 [李时珍说]《格物论》上说，鸭，雄的为绿头，翅膀上有纹理，雌的为黄斑色。也有纯黑色和纯白色的，还有毛白而骨黑的，入药食更佳。

雄鸭不会鸣叫，雌鸭才会叫。重阳节过后鸭子肉肥味美。清明后鸭产卵则肉少不丰满。如果没有母鸭孵鸭蛋，也可以用牛粪孵鸭蛋。

肉

【性味】 味甘，性冷，微毒。[孟诜说]白鸭肉可食味美，黑鸭肉有毒，易损伤中焦致中焦虚寒。[吴瑞说]肠风下血的人不能吃。[李时珍说]嫩鸭毒，老鸭好。

【主治】 补虚除客热，调和脏腑，通利水道，疗小儿惊痫。解丹毒，止热痢。治头生疮肿。将鸭肉和葱、豆豉同煮，除心中烦热。

胆

【性味】 味苦、辛，性寒，无毒。

【主治】 用来涂痔核，效好。也可以用来点赤目初起。

肫衣

【主治】 消食导滞。各种骨鲠喉，取其炙后研末，用水送服一钱。

鸭卵（鸭蛋）

【性味】 味甘、咸，性寒，无毒。[孟诜说]多食会损伤阳气，令人气短背闷。小孩多食导致下肢乏力。用盐藏后食用，很好。[陶弘景说]不可与鳖肉、李子同吃，对人身体不利。

【主治】 治疗心腹胸膈热邪。

□ 凫

【释名】 野鸭、野鹜、沉凫。

【集解】 [李时珍说]凫大多生活在东南江海湖泊中。它们常常数百只结伴而飞，飞行时遮蔽天日，而飞行时发出的声音如起风下雨。它们所经之处庄稼尽毁。陆机《诗疏》上说，凫像鸭但比鸭小，羽毛青白夹杂，背部有纹理，喙短尾长，脚小掌红，体形肥胖而耐寒。

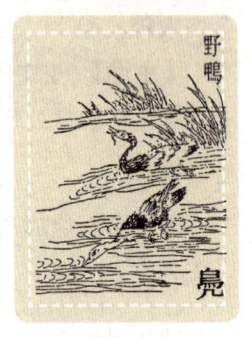

肉

【性味】 味甘，性凉，无毒。《日华子诸家本草》载：不可与胡桃、木耳、豆豉一起吃。

【主治】 能补中益气，平胃消食，除十二种虫。身上有小热疮年久不愈者，多吃野鸭可以治好。

□ 鸥

【释名】 鹭（音医）、水鸮。

[李时珍说]鸥浮于水上，轻漾如沤，所以取名鸥。鹭是形容它的叫声。称水鸮，是其外形与鸮相似。在海边生活的叫海鸥，在江边生活的叫江鸥，江夏人讹传为江鹅。又有一种鸥，随海潮的涨落而来去，人们叫它信鸥。

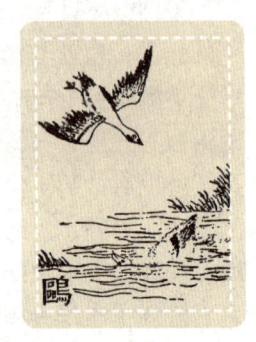

【集解】 [李时珍说]鸥大多生活在南方江海湖溪间。它们的形色与白鸽或小白鸡相像，长嘴长脚，成群飞翔，三月份产卵。

鹭

【释名】 鹭鸶、丝禽、雪客、春锄、白鸟。[李时珍说]《禽经》上说，鹤飞则下霜，鹭飞则有露，故取此名。此鸟步于浅水中，喜欢独自低头昂胸，像春、锄的形状，所以叫春锄。陆机《诗疏》上说，青海、山东一带叫它春锄，辽东、江浙一带则叫它白鹭。

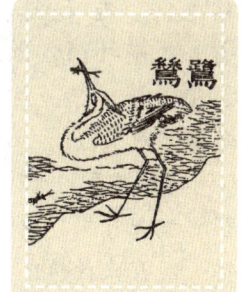

【集解】 [李时珍说]鹭属水鸟。它在树林里栖息，在水中觅食，成群飞行而排列有序。鹭的毛洁白如雪，颈细长，脚呈青色善翘，高约一尺多，脚趾分开，尾巴很短，嘴长三寸，头顶有数十根长毛，毛细如丝，欲捕鱼时则弯如弓状。

肉

【性味】 味咸，性平，无毒。

【主治】 主虚瘦，能益脾补气，炙熟食用，味美。

鸬鹚

【释名】 鹳、水老鸦。

[李时珍说]查《韵书》，卢与兹都是黑色，此鸟的颜色深黑，因此叫鸬鹚。鹳，是它叫的声音。

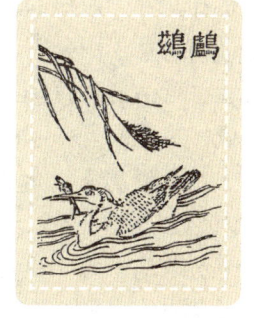

【集解】 [李时珍说]水乡处处都有鸬鹚，像鸦但形体小，毛色黑。又像乌鸦，但喙长微钩曲，沉入水中捕鱼很有利。它们白天大多聚集在水中的小岛上，夜间栖息于林木间。日久，则其粪的毒性会使树木枯死。南方渔民往往养上数十只，用来捕鱼。杜甫诗中"家家养乌鬼，顿顿食黄鱼"，指的也就是鸬鹚。

肉

【性味】 味酸、咸，性冷，微毒。

【主治】 治大腹膨胀，能利水道。

鱼狗

【释名】 天狗、水狗、鱼虎、鱼师、翠鸟。

【集解】 [陈藏器说]翠鸟以洞穴为窠。大的叫翠鸟，小的叫鱼狗。羽毛一般为青翠色，尾巴可用来做装饰品。也有毛色斑白的鱼狗，它们都擅长在水上捕鱼。

[李时珍说]水涯处处都有鱼狗，大小如燕子，喙尖而长，足红而短，背部毛色翠中带碧，翅膀上的毛呈青黑色，可用作女人的装饰品。

鱼狗肉

【性味】 味咸，性平，无毒。

鸡

【释名】 又名烛夜。

[李时珍说]按徐铉所说，鸡为稽，能报时辰。《广志》说，大的

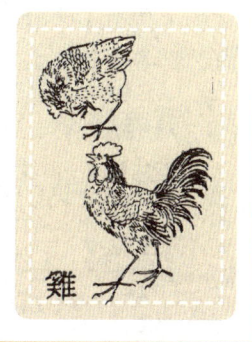

称蜀,小的称荆,幼鸡叫鷇。梵书上把鸡叫鸠七咤。

【集解】 [李时珍说]鸡的种类相当多,各地所产的鸡,大小、形态、颜色都不相同。朝鲜有一种长尾鸡,尾巴长三四尺。辽阳的食鸡和角鸡,肉味比其他的鸡肥美。南越有一种长鸣鸡,不分昼夜鸣啼。南海有一种石鸡,潮水一涨就啼叫。四川有一种鹖鸡,楚中有一种伧鸡,体高大都约三四尺。江南则有一种矮鸡,脚长才二寸左右。鸡属巽卦,在星与昴相应。如果一家人的鸡无故地集体鸣叫,称为荒鸡,有不祥之兆。如果在黄昏时只有一只鸡鸣叫,叫盗啼,预示着这户人家吉星高照。老鸡能发出像人一样的声音,或母鸡公鸣,或雄鸡产蛋的,这样的鸡要杀掉。

丹雄鸡肉

【性味】 味甘,性微温,无毒。

【主治】 治妇人崩中漏下。能补虚温中止血。治疗疮疡溃烂久不愈。能补肺。

【发明】 [李时珍说]鸡虽然属木,但丹雄鸡得离火阳阴之象,白雄鸡得庚金太白之象,因此宜于辟恶邪;乌雄鸡属木,乌雌鸡属水,故孕、产妇适宜;黄雌鸡属土,所以适宜养脾胃;而乌骨鸡又得水木的清气,所以虚热的人适宜,都各从其类。

黄雌鸡肉

【性味】 味甘、酸、咸,性平,无毒。

【主治】 主伤中,消渴,小便频数而不禁、泄泻痢疾,能补益五脏,续绝伤,疗五劳,益气力。可治劳劣,添髓补精,助阳气,暖小肠,止泄精,补水气。治产后虚羸,煮汤煎药服,效果好。

【附方】 1.脾胃弱乏,人瘦黄瘦:黄雌鸡肉五两、白面七两,切肉做成馄饨,下五味煮熟,空腹吃,一天一次。2.产后虚羸:取黄雌鸡一只,去毛及肠肚,从背上破开,加入生百合三枚、白粳米半升,缝合,入五味汁中煮熟后,开腹取出百合及饭,和汁做羹食用,并吃鸡肉。

乌骨鸡

【性味】 味甘,性平,无毒。

【主治】 补虚劳羸弱,治消渴、心腹疼痛,对产妇有益,能治疗妇人崩中带下,一切虚损病,以及大人小孩下痢噤口,都取乌骨鸡煮汤饮汁,也可以捣和成药丸。

【发明】 [李时珍说]乌骨鸡有白毛的,有黑毛的,有斑毛的,也有骨和肉都是乌的,还有肉白骨乌的,只要看鸡舌是黑的,则这种鸡便骨肉都乌,入药最好。乌骨鸡禀受了水木的精气,所以患肝、肾、血病的人适宜食用。男子用母鸡,女子用公鸡。妇人药方中有乌鸡丸,可治妇科百病,将鸡煮烂后和药,或将鸡连同骨一起研细使用。

【附方】 赤白带下:白果、莲肉、江米各五钱,胡椒一钱,均研为末。取乌骨鸡一只,洗净,在鸡腹中装入药末,煮熟,空腹食用。

鸡冠血

【性味】 味咸,性平,无毒。

【主治】 乌鸡的鸡冠血，主乳汁不通。丹鸡的鸡冠血，可治白癜风。能疗经络间风热。用来涂面颊，治口歪不正。还能用来涂治各种疮癣，解蜈蚣、蜘蛛毒。

鸡肝

【性味】 味甘、苦，性温，无毒。

[李时珍说] 肝有微毒。《内经》上说"吃鸡去肝"，是认为肝对人不利。

鸡内金

【性味】 味甘，性平，无毒。

【主治】 治泄泻下痢。疗小便频数，能除热止烦。治小儿食疟，疗大人淋漓反胃，能消酒积，主喉闭乳蛾，一切口疮，牙疳诸疮。止遗精、尿血、崩中带下、肠风泻血。能消食和胃。

【附方】 1.噤口痢疾：鸡内金焙过，研为末，乳汁送服。2.一切口疮：用鸡内金烧灰敷涂。

鸡蛋

【性味】 味甘，性平，无毒。

【集解】 [张鼎说]鸡蛋不宜多食，多食使人腹鸣、动风气。与葱、蒜同吃，使人气短；同韭子吃，成风痛；与鳖肉同吃，损人；与獭肉同吃，成遁尸；与兔肉同吃，使人泄痢。

[李时珍说]小儿患痘疹时，忌吃鸡蛋，也不要闻煎食的气味，否则会生翳膜。

【主治】 镇心，安五脏，止惊安胎，治孕妇急性热病，男子阴囊湿痒，能治声音嘶哑。用醋煮食，治赤白久痢及产后虚痢。用光粉同蛋炒干，止疳痢及妇人阴疮。与豆淋酒同服，治风邪引起的麻痹。用醋浸泡使蛋坏，可用来敷疵。作酒服，可止产后血晕，能温肾，缩小便，止耳鸣。

【附方】 1.身面肿满：用鸡蛋黄、蛋白相和，涂肿处，干了再涂。2.妇人白带：用酒及艾叶煮鸡蛋，每天食用。

鸡蛋清

【性味】 味甘，性微寒，无毒。

【主治】 蛋清与赤小豆末调和，可涂一切热毒、丹肿、腮痛，有神效。冬月新生的蛋，取蛋清用酒浸，密封七天后取出，每天晚上用来涂脸，可除面上黑块与疮疔，有美容作用。

【附方】 汤火烧灼：用鸡蛋清调酒勤洗痛处，忌发物。或者将其生敷也可以。

雉

【释名】 又名野鸡。

[寇宗奭说]雉在飞翔的时候与矢相像，一直向前，突然坠下，所以字从矢。汉吕太后取名雉，因此汉高祖将雉改称为野鸡。[李时珍说]黄氏《韵会》中说，雉即纹理的意思。雉有华丽的花纹，固此在《尚书》中称它为华虫，《曲礼》中称作疏趾。雉的种类有很多，都是以各自不同的形态、颜色所区别的。

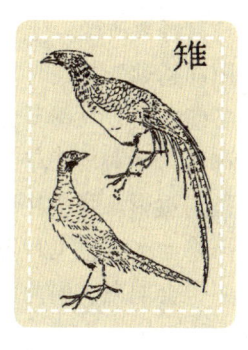

【集解】 [李时珍说]雉，南北都

有。它如鸡大小而毛色五彩斑斓。雄雉的羽毛色彩艳丽，尾巴长；雌雉的羽毛色彩较暗，且尾巴也短。其性好斗，叫声为鷕，卵为褐色。雌雉要产卵时，会避开雄雉，否则雄雉会吃掉雉卵。

肉

【性味】 味酸，性微寒，无毒。

《日华子诸家本草》说：性平，微毒。秋冬季节捕食对人体有益，春夏季食用有毒。

[苏颂说]雉有小毒，不能经常食用，损多益少。

【主治】 补中，益气力，止泄痢，除蚁瘘。

鹧鸪

【释名】 又名越雉。

[李时珍说]按《禽经》所说，随阳即越雉，起飞时必向着南方。晋安称其为怀南，江左称为逐影。张华注释说，鹧鸪是因其叫声来命名。它飞时必先向南，虽在飞行中也会向东、向西回旋飞翔，但起飞时必定是朝着南方。它有怀南的习惯，从不往北。

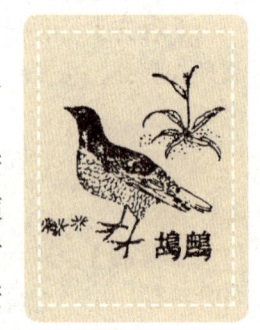

【集解】 [孔志约说]鹧鸪生于江南一带。

[苏颂说]现在江西、福建、两广、四川都有鹧鸪。其外形与母鸡相似，头像鹑，胸前有白圆点如珍珠，背部的羽毛红紫色并有波浪状花纹。[李时珍说]

鹧鸪畏露霜，早晚很少出来活动，夜间休息时，用草和树叶覆盖身体。鹧鸪雌雄两只相对鸣叫，民间形容它的叫声是"行不得哥"。其性喜好洁净，所以猎人用竿来粘捕，或用媒介诱取。南方人将鹧鸪炙烤后食用，其肉白且脆，味道比鸡、雉好。

肉

【性味】 味甘，性温，无毒。

[孟诜说]鹧鸪不能与竹笋一起吃，否则会使人小腹胀。自己死去的鹧鸪也不能吃。

【主治】 岭南野葛、菌子毒，生金毒以及温瘴长期不愈，将鹧鸪连毛熬后用酒浸泡，取汁服。与酒同服，主蛊气欲死。能补五脏。

【发明】 [李时珍说]鹧鸪吃多了，有微毒。但它的功用又能解毒解蛊，功过不相掩。

鸽

【释名】 鹁鸽、飞奴。

[李时珍说]鸽性淫而易交合，故取此名。鹁形容它的叫声。张九龄以鸽传书，所以也叫飞奴。梵书中称其为迦布德迦。

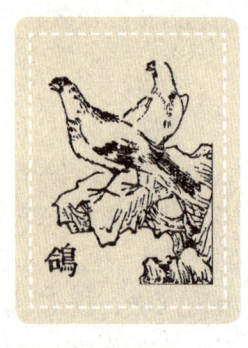

【集解】 [寇宗奭说]鸽羽毛的颜色在禽类中是最多的，但只有白鸽入药。鸟类绝大多数是雄性骑在雌性身上，唯独鸽是雌性骑在雄性身上。[李时珍说]各地的人们都饲养鸽子，也有野鸽。鸽的品种虽然很多，但其羽毛的颜色不外乎青、白、皂、绿、鹊斑这几种。鸽的眼睛有大有小，颜色有黄，有红，有绿。

肉

【性味】味咸，性平，无毒。

【主治】能调精益气，治恶疮疥癣，风瘙白癜，疬疡风，炒熟与酒同服。解各种药毒以及人、马久患疮疥。虽然其对人有益，但吃多了恐减药力。

鹑

【释名】[李时珍说]鹑性淳，窜伏于浅草中，随遇而安，庄子所谓"圣人鹑居"就是此意。鹑行动中遇小草也要躲避。

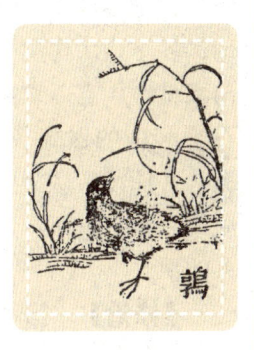

[寇宗奭说]鹑蛋刚生时叫作罗鹑，到秋初称早秋，中秋后则叫作白唐，一物却有四个称呼。

【集解】[李时珍说]鹑大小如鸡雏，头细而无尾，毛有斑点，很肥。雄鹑足高，雌鹑足短。其性畏寒，生活在田野里，夜晚成群飞翔，白天则伏在草丛中。人们能用声音来诱捕鹑，将其养起来，让它们打架。

肉

【性味】味甘，性平，无毒。

[掌禹锡说]四月以前不能吃鹑肉。不可与猪肝同食，否则会令人长雀斑；也不能与菌子同食，否则会致痔疮。

【主治】能补五脏，益中气，强筋健骨，耐寒暑，消热结。与小豆、生姜同煮食用，可止泄痢。酥煎食用，令人下焦肥健。

雀

【释名】瓦雀、宾雀。

[李时珍说]雀为短尾巴小鸟，故字从小，从隹。隹（音锥），指鸟的短尾巴。雀栖宿在屋檐和瓦之间，有的还栖息在台阶的边缘，如同宾客，所以称它为瓦雀、宾雀，也叫嘉宾。俗呼老而斑的为麻雀，个小而口黄的为黄雀。

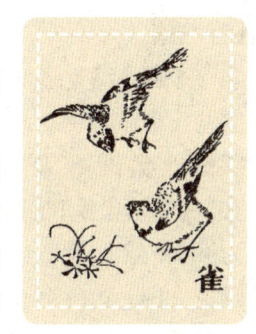

【集解】[李时珍说]雀，处处都有。它的羽毛为褐色且有斑点，下颌和嘴都为黑色，头的形状与独蒜相似，眼睛像大的辣椒。雀的尾巴长约二寸，脚爪为黄白色，只会跳跃，不会行走。它的眼睛在晚上看不见东西。雀蛋有斑点。个小的叫黄雀，八、九月份间，成群结队在田间飞翔。黄雀很肥壮，背部有一层脂肪，如同披了棉衣。雀肉可以烤来吃，油炸后味道更好。

肉

【性味】味甘，性温，无毒。

[陶弘景说]雀肉不可与李、酱同食。凡服白术的人也忌食用。

【主治】能壮阳益气，暖腰膝，缩小便，治血崩带下。

【附方】补益老人，治老人脏腑虚损羸瘦，阳气衰弱：将雀儿五只，洗净，炒熟，加酒一合，稍煮一会，再加水二盏半、粟米一合、葱白三根，同煮粥食用。

燕

【释名】 乙鸟、玄鸟、鸷鸟、鹒䴇、游波、天女。[李时珍说]燕为篆文的象形字。以它的叫声命名乙鸟。以它的颜色来命名玄鸟。鹰、鹞捕食了它就会死。燕又能制东海的青鹅，故有鸷鸟之名。它能兴波祈雨，所以有游波之号。京人说，人见到白燕，会生贵女，所以燕有天女的名称。

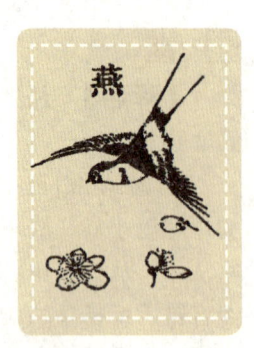

【集解】 [李时珍说]燕大小如雀而身长，口小而尖，颔大，翅薄且尾有分叉。燕在春天飞来，秋天飞走。它来时衔泥在屋檐下筑巢，飞走后在南方的洞穴中藏身。

肉

【性味】 味酸，性平，有毒。

伏翼

【释名】 蝙蝠、天鼠、仙鼠、飞鼠、夜燕。[苏颂说]因此物昼伏而有翼，所以称为伏翼。

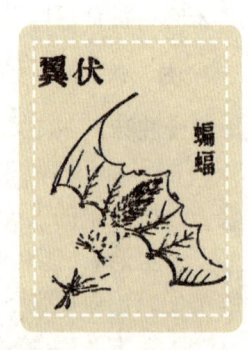

[李时珍说]伏翼，《尔雅》中作服翼，齐人称之为仙鼠，《仙经》中叫它肉芝。

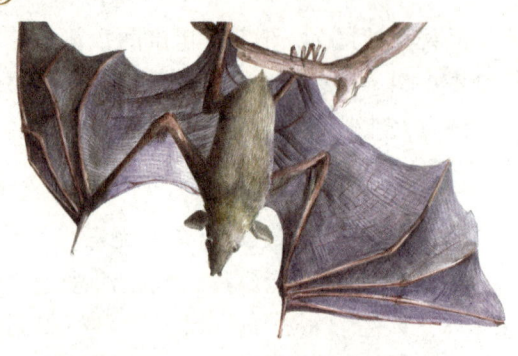

【集解】 [李时珍说]伏翼像老鼠，呈灰黑色。它有很薄的肉翅，翅膀与四足、尾巴连为一体。伏翼夏季出来活动，冬季蛰伏在洞中；白天休息，晚上出来觅食。它以蚊蚋为食。生活在钟乳石岩洞中的伏翼较大。也有白色的伏翼。《仙经》认为白色伏翼有千百岁，服用后令人不死。这都是求仙炼丹者骗人的话。

【修治】 [李时珍说]现在多用煅后存性的伏翼。

【性味】 味咸，性平，无毒。

【主治】 治久咳上气，久疟瘰疬，金疮内漏，小儿惊风。

【附方】 久咳上气，多年服药均无效：用蝙蝠除去翅、足，烧焦研末，用米汤送服。

斑鸠

【释名】 又名斑隹、锦鸠、鹁鸠、祝鸠。

【集解】 [寇宗奭说]斑鸠有长斑的，有无斑的，有灰色的，有大的也有小的。[李时珍说]一般体小而灰色

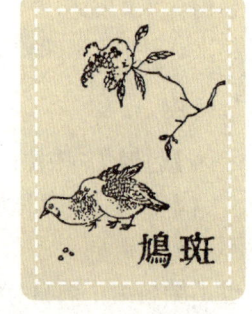

的，以及大而如梨花样斑点的，并不善于鸣叫。只有项下有珍珠样斑点的，声音大且能鸣叫。斑鸠性情温和，不善于做巢，它产的卵往往会从巢中落下来。

肉

【性味】 味甘，性平，无毒。

【主治】 明目，久吃可益气，助阴阳。久病虚损的人食用，有补益作用。

鸲鹆

【释名】 鸲鹆、八哥、寒皋。

[李时珍说]此鸟爱戏水，它的眼睛常惊恐紧张地四处张望，故名鸲鹆。唎唎鸟的名字是因它的叫声而来的。冬天将要下雪前，其成群结队相互转告，故名寒皋。皋也就是告诉的意思。

【集解】 [李时珍说]八哥居住在鹊巢、树洞及人家的屋脊中。头和身体都呈黑色，两只翅膀下各有白点。它的舌头像人舌，也可模仿人说话。雏鸟的口为黄色，老八哥则口白。有的八哥头上长着头巾一样的冠毛，而有的又没有。

肉

【性味】 味甘，性平，无毒。

鹊

【释名】 又名飞驳鸟、喜鹊、干鹊。

【集解】 [李时珍说]鹊，属乌类，体形如乌鸦大小，尾巴长，嘴巴尖，爪子黑，背部羽毛绿色，腹部羽毛为白色，尾巴上的毛黑白相间。鹊常上下来回飞行，喜欢鸣叫，季冬才开始筑巢，巢口面向太乙，背向太岁。观察鹊巢能预测来年的气候，如果来年风多，它必将巢筑在低洼避风处。

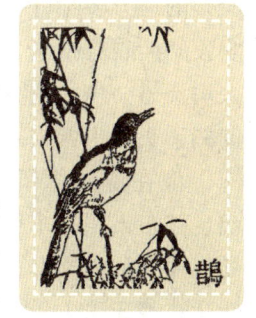

雄鹊肉

【性味】 味甘，性寒，无毒。

【主治】 主石淋，消热结。将鹊烧成灰，取石投入灰中，如灰散，则是雄鹊肉。治疗消渴，能祛风，利大小便，并除四肢烦热，胸膈痰结。妇人不可食。

啄木鸟

【释名】 斫木、䴕。

[李时珍说]此鸟能啄破树木而食树中蛀虫，故名啄木鸟。

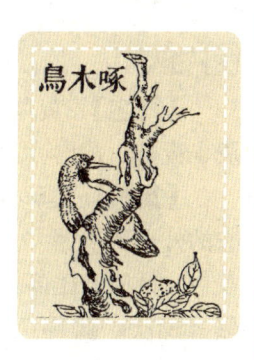

【集解】 [掌禹锡说]《异物志》上说，啄木鸟有大，有小，褐色的是雌鸟，有斑点的是雄鸟，能啄木食虫。[李时珍说]啄木鸟小的像雀，大的像乌鸦，面部粉红如桃花，嘴、脚都是青色的。它的爪非常坚硬，嘴锋利如锥，有几寸长。其舌头比嘴长，舌尖有针刺，用嘴啄得虫后，再用舌头钩出吃掉。

肉

【性味】 味甘、酸，性平，无毒。

【主治】 治疗痔疮、牙病及龋齿。

慈乌

【释名】 慈鸦、孝乌、寒鸦。

【集解】 [李时珍说]乌有四种：慈乌体形小而毛色纯黑，小嘴反哺的；鸦乌像慈乌但嘴大，腹部白，不反哺；燕乌像鸦乌但体大，白项；山乌像鸦乌但体小，红嘴穴居。同乌一名鹱乌，出自西方。

肉

【性味】 味酸、咸，性平，无毒。

【主治】 补虚劳，治消瘦，助气止咳。

莺

【释名】 黄鸟、黄鹂、黧黄、仓庚、青鸟、黄伯劳。

【集解】 [李时珍说]莺处处都有。它的外形比鸲鹆大，雌雄双飞，羽毛为黄色，翅膀和尾部都长有黑毛。莺的眉黑，嘴尖，脚部色青。立春后开始鸣叫，在小麦黄、桑葚熟的盛夏季节叫得最欢。它的声音圆润，像织布机的声音。此鸟冬天藏在田塘中，用泥将自己裹成卵状，进入冬眠状态，到第二年春天才出来。

肉

【性味】 味甘，性温，无毒。

【主治】 补益阳气，助脾。

乌鸦

【释名】 鸦乌、老雅、楚乌、大嘴乌。

【集解】 [李时珍说]乌鸦嘴大而性贪鸷，喜欢鸣叫，会躲避绳套。古有《鸦经》来占卜吉凶。只是北方人喜欢乌鸦不喜欢喜鹊，南方人喜欢喜鹊不喜欢乌鸦。

肉

【性味】 味酸、涩，性平，无毒。

【主治】 疗瘦病咳嗽，骨蒸劳疾，腊月取乌鸦，以泥固封烧存性，研为末，每饮服一钱。又治小儿惊痫。治痫疾，五劳七伤，吐血咳嗽，能杀虫。

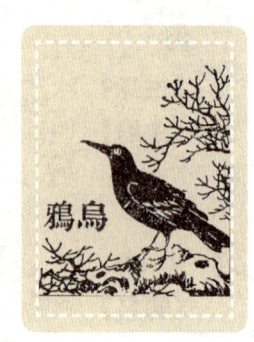

鸱鸺

【释名】 角鸱、怪鸱、老兔、毂辘鹰、夜食鹰。

【集解】 [李时珍说]此物分两种。鸱鸺与鸱鹰差不多大，羽毛呈黄黑色，上面长有斑纹。它的头目像猫，有毛角两耳。此鸟昼伏夜出，鸣叫时雌雄相互呼唤，发出的声音像是老人在说话，刚开始像呼唤，后来的声音则像笑。它所到的地方多不祥。《庄子》中载，鸱鸺夜间能观察秋毫，白天则看不见高山大川。另一种为鸺鹠，大如鸲鹆，毛色像鹠，头目也像猫，鸣叫时声音连续委婉，像在说"休留、休留"，故名鸺鹠。江东人叫它车载板，楚人叫它快扛乌，蜀人称它为春哥儿，都说它鸣叫也就意味着死了人。

杜鹃

【释名】 杜宇、子规、催归、思归、怨鸟、周燕、阳雀。[李时珍说]蜀人看到鹃鸟便思念杜宇，故取名杜鹃。子规、催归等名称，均是因其叫声而得名，因各地的方言不同而有不同的叫法。杜鹃鸣叫的声音像"不如归去"。

【集解】 [李时珍说]杜鹃大多生活在四川，现在南方也都常见。它的外形与雀、鹞相像，但毛色很黑而无光泽，嘴红，头顶有小冠。它在暮春就开始鸣叫，通宵达旦，总是朝向北方鸣叫。到夏天，杜鹃鸣叫声更甚，昼夜不止，声音凄凉，极其哀切。种田的人根据它的叫声来安排农事。它以虫为主食，不会做巢，依靠其他鸟的巢来产卵孵子，冬天则躲藏起来。

肉

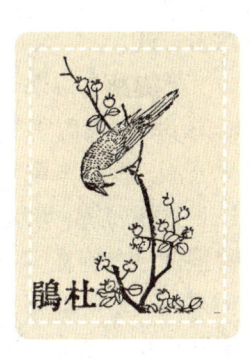

【性味】 味甘，性平，无毒。

【主治】 疮瘘有虫，将杜鹃肉切成薄片烤热外贴。

孔雀

【释名】 又名越鸟。

【集解】 [李时珍说]按《南方异物志》载，孔雀大多生长在交趾、雷州、罗州等地的高山乔木树林中。孔雀体大如雁，高三四尺，不矮于鹤。它的颈部细长，背部隆起，头顶有三根约一寸长的毛，常常数十只结伴而飞，栖息于山岗、丘陵。早晨，鸣叫声此起彼伏，鸣声像"都护"。雌孔雀尾巴短且没有灿烂的羽毛，三岁的雄孔雀尾巴较短，到它五岁后，可长到二三尺长，夏季羽毛脱落，春天后再长出新的羽毛。雄孔雀从背部到尾巴的羽毛上有圆形的花纹，花纹五彩斑斓、金光翠绿，每两个图案之间相互串绕如铜钱一样。它很爱惜它的尾巴，停栖时必须考虑到有地方容纳它的尾巴。在雨天，孔雀的尾巴淋湿后很重，也就不能飞高了。人们乘此机会捕捉它，或者躲在它经过的地方，扯断它的尾巴。孔雀听到人们唱歌跳舞，则跟着起舞。它性情善妒，见到穿着色彩华丽衣服的人就会去啄他。

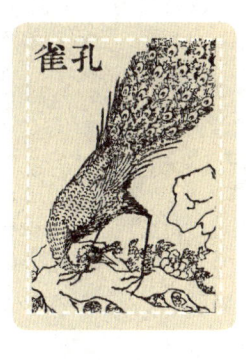

肉

【性味】 味咸，性凉，微毒。

【主治】 能解药物及虫蛇的毒。

孔雀尾毛

【性味】 有毒。

[寇宗奭说]不能入目，否则使人视物不清。

鹰

【释名】 角鹰、鹅鸠。

[李时珍说]鹰用膺部攻击其他鸟类，故名鹰。因它的头顶长有毛角，故名角鹰。其性直爽、勇猛，故名鹅鸠。

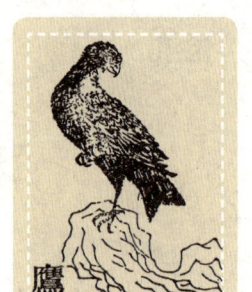

【集解】[李时珍说]性情凶暴的鸟类，有雏鹰、兔鹰。这类鸟都在夏末的时候学习攻击的本领，到秋初就能捕捉其他的鸟了。鹰的嘴像钩子般锐利，羽毛上长有斑点，有的白如散花，有的黑如点漆；大的花纹似锦，小的斑点似丝织品。它身重如金，爪如钢铁，毛常常脱落，新生出来的羽毛颜色往往不同。雌鹰体形较大，雄性较小。

肉

【主治】吃肉，可治疗精神错乱。

□ 鹦鹉

【释名】鹦哥、干皋。

[李时珍说]按《字说》上所说，鹦像婴儿学说话，故字从婴、母，也写作鹦䳇。

【集解】[李时珍说]鹦鹉的品种有很多。绿鹦哥出自陇蜀，而滇南、交广近海各地尤多，大如乌鹊，经常成百只鸟结伴飞翔；红鹦鹉为紫赤色，大小像绿鹦鹉；白鹦鹉出自西洋、南番，大小如母鸡；五色鹦鹉出自海外各国，比绿鹦鹉大但小于白鹦鹉，特别聪慧伶俐。各种鹦鹉都是红嘴，嘴尖弯曲如钩，长尾，赤足，眼放金光而深陷，上下眼睑都能眨动，舌头如婴儿。它的脚趾前后各有二趾，与别的鸟类不同。鹦鹉生性怕冷，受寒就浑身发颤而死，给它喂余甘子可解其寒。

肉

【性味】味甘、咸，性温，无毒。
【主治】治疗虚劳久咳。

□ 雕

【释名】又名鹫。

[李时珍说]《禽经》上载，鹰用膺部撞击猎物，鹘凭借狡猾，隼靠其威猛，雕倚借周旋，鹫借其凑近，都有不同的攻击方式。

【集解】[李时珍说]雕像鹰但体形比鹰大，尾巴长，翅膀短，羽毛是土黄色。其性凶悍强健，盘旋在空中，能看见地上的任何东西。皂雕即鹫，出自北方，黑色；青雕出自辽东；羌雕出自西南夷部，头黄，目赤，羽毛五色俱备。雕类能捕捉鸿鹄、獐、鹿、猪、犬。还有一种虎鹰，翅膀展开有一丈多宽，能与虎捕斗。鹰、雕虽然凶猛，但畏惧燕子。雕翅膀上的羽毛可做箭羽。

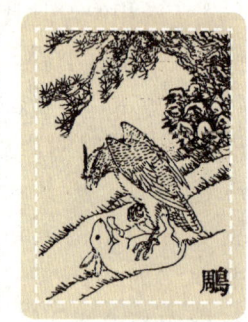

□ 鹗

【释名】又名鱼鹰、鵰鸡、雎鸠、王雎、沸波、下窟乌。

【集解】[李时珍说]鹗属于雕

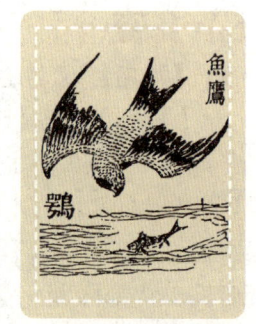

类。它的体形与鹰相似，羽毛呈土黄色，眼眶深陷。雄雌之间与鹰不同，交合时雌雄同飞，其他时间不会分开。它能在水面上飞翔捕鱼吃，江南人称它为食鱼鹰。也吃蛇。《诗经》中的"关关雎鸠，在河之洲"指的也就是它。鹗肉腥臭，不能食用。

鹞

【释名】雀鹰、鸢、隼、鹞。

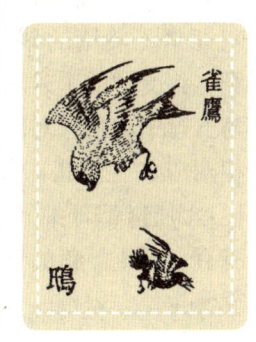

[李时珍说]鹞、鸢二字的篆文是象形字。有一种说法，鹞是形容它的声音；鸢是说它捕捉猎物时动作迅速，像箭一样快；隼是说它攻击目标准确无误；鹞是形容它看得远。《诗经注疏》上载，隼的种类有好几种，通称为鹞。

【集解】[陶弘景说]俗称老鹞。与雕、鹗、鹞外形都相似，只是大小有些不同。

[李时珍说]鹞像鹰但比鹰稍小。它的尾巴像船舵，擅长于高空飞行，专门捕捉鸡、雀。隼虽然凶猛，但很讲义气，通常说鹰不伏击猎物，隼不攻击年幼的动物。鹞握鸠以保暖，直至天亮才放开。

鸩

【释名】同力鸟。

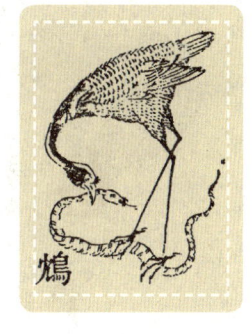

【集解】[李时珍说]按《尔雅翼》中所说，鸩的体形与鹰相似，但比鹰大，羽毛呈紫黑色，红色嘴黑色眼，颈长七八寸。雄鸟名运日，雌鸟名阴谐，运日鸣叫则天晴，阴谐鸣叫则下雨。它吃蛇及橡实。蛇一旦被咬住，即被腐蚀。鸩鸟的屎落在石头上，石头也会变黄烂掉。它饮过水的沟渠，别的动物再来饮水，都会被毒死，只有犀角才能解它的毒。它发出的声音像打腰鼓。它的巢筑在大树的顶端，巢下数十步内草木不能生长。

鸩毛

【性味】有大毒。入五脏，杀人。

卷十六 兽部

[李时珍说]兽是有四条腿而周身长毛的动物的总称,产于地。家养的称为畜。《素问》中说,五畜对人有益。……各物的性质、功用都不相同,人们在使用时要慎重,并不是只知道它们的名称就行了。于是集中诸兽中可供膳食、药物、衣饰的为兽部,分为畜、兽、鼠、寓和怪五类。

猪

【释名】豕、豚、豭(音加,雄性)、彘(音滞,雌性)、豶(音坟,阉割后的)。

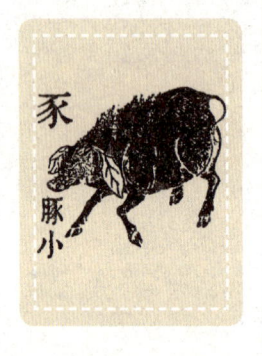

[李时珍说]按许慎《说文解字》中说,豕字像周身有毛,长脚而后面有尾巴的样子。[苏颂说]按扬雄《方言》所说:"燕、朝鲜之间叫猪为豭;关西把它叫作彘,或者叫豕;南楚叫豨;吴扬之间叫猪子。"叫法不同,其实说的都是一种动物。《礼记》中称它为刚鬣。崔豹的《古今注》还称它为参军。

【集解】[李时珍说]处处都畜养猪,但因地方不同,猪也各不相同。青兖、徐淮养的猪,耳朵大;燕冀养的猪,皮厚;梁雍养的猪,四肢短;辽东养的猪,头毛白;江南养的猪耳朵小,叫江猪;岭南的猪,皮毛纯白而且很肥。猪受孕四个月左右出生,在畜类中与五行中的水相对应,在八卦中与坎卦相对应,在禽兽中相应于室星。[苏颂说]大凡猪都骨细、少筋、多油,大的有百多斤重。猪的食物单一,很易于畜养、生长、繁殖。

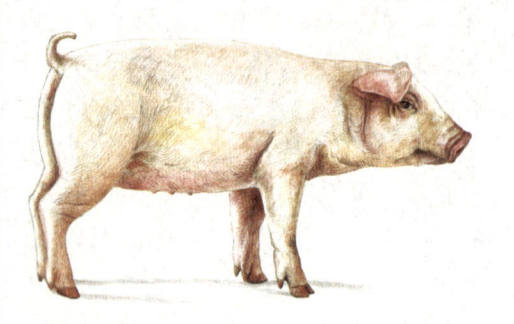

肉

【性味】味苦,性微寒,有小毒。

[李时珍说]北猪味薄,煮后汤汁清;南猪味厚,煮后汤汁浓,毒性相当大。纯黑公猪入药较好。凡是母猪、黄膘猪、病猪、米猪,均不可食。黄膘猪煮后汤汁发黄,米猪肉中有虫卵。猪肉反乌梅、桔梗、黄连、胡黄连,与此类同食,令人泻利。还与苍耳相反,同食令人动风。猪肉与荞麦同食,会使人毛发脱落,患风病;与葵菜一起吃,使人少气;与百花菜、吴茱萸一起吃,会发痔疾;与胡荽一起吃,会使腹内脐溃烂;与牛肉合食,使人生虫;与羊肝、鸡蛋、鲫鱼、豆黄合食,使人滞气;与龟、鳖肉合食,会伤人。凡是煮猪肉时,加入皂荚子、桑白皮、高良姜、黄

蜡，则不致发风气；用旧篦箴烧火煮，容易煮熟。

脂膏

【集解】[李时珍说]凝结的称脂、肪，未凝的叫膏、油，腊月炼净藏用。

【性味】 味甘，性微寒，无毒。

【主治】 可用来煎膏药，可解斑蝥、芫青毒。利肠胃，通小便，除五疸水肿，生毛发。破冷结，散淤血。解地胆、亭长、野葛、硫黄等毒，也可解各种肝的毒性。利血脉，散风热，润肺。入膏药，主治各种疮。杀虫，治皮肤病，外涂治恶疮。治疗痈疽。能滋养皮肤，用作手膏涂手，可使皮肤不皲裂。

【附方】 1.大小便不通：用猪脂、姜汁各二升，微火煎至二升，加酒五合同煎，分次服。2.手足皲破：取猪脂化热酒中擦洗。3.口疮塞咽：猪膏、白蜜各一斤，黄连末一两，合煎取汁，熬浓。每次服枣大一点，一日五次。4.疥疮有虫：用猪膏煎芫花，外涂。5.鼠瘘瘰疬：用猪膏淹生地黄，煎沸六七次，凉后涂患处。

脑

【性味】 味甘，性寒，有毒。

[李时珍说]《礼记》上说，吃猪时应去掉脑。《延寿书》上也说：现在的人用盐酒吃猪脑，实在是自引贼邪害自己的身体。孙思邈《食忌》说，猪脑损男子阳道，临房时不能行事，酒后尤其不能吃。

【主治】 治痈肿，将其涂在纸上贴患处，待纸干则换。治疗手足皲裂出血，用酒化猪脑涂抹患处。

髓

【性味】 味甘，性寒，无毒。

【主治】 外涂，治小儿解颅、头疮以及脐肿、眉疮。服用，能补骨髓，益虚劳。

血

【性味】 味咸，性平，无毒。

[李时珍说]服用地黄、何首乌等各种补药的人忌食，据说能损阳。与黄豆同吃，滞气。

【主治】 生血：疗贲豚暴气以及海外瘴气。疗中风绝伤，头痛眩晕及淋沥。下身突然出血不止，用清酒合猪血炒食。用清油炒食，可治嘈杂有虫。可压丹石，解诸毒。

心

【性味】 味甘、咸，性平，无毒。

[苏颂说]多吃会耗心气，更不可与吴茱萸同食。

【主治】 疗惊邪忧愤。治虚悸气逆，妇人产后中风，血气惊恐。补养血亏、虚劣。

【附方】 心虚自汗失眠：取公猪心一个，带血剖开，放入人参、当归各二两，扎定后煮熟，去药后食。不过数服即愈。

肝

【性味】 味苦，性温，无毒。[李时珍说]《延寿书》上说：猪临杀时，惊恐之气入心，绝气则归肝脏，都不可多吃，会伤人。

【主治】 治小儿惊痫。补肝明

目，治疗肝虚浮肿。

【附方】 水肿尿涩：取猪肝尖三块、绿豆四撮、陈仓米一合，同水煮粥吃，毒从小便排出。

猪脾

【性味】 味涩，性平，无毒。

[孙思邈说]凡六畜的脾，都不要吃，为好。

【主治】 治脾胃虚热，同陈橘红、人参、生姜、葱白、陈米煮羹食。

猪肾

【性味】 味咸，性冷，无毒。

[孟诜说]久食，伤肾。《日华子诸家本草》载：猪肾虽然补肾，但久食则令人少子。

【主治】 主理肾气，通膀胱。补虚壮气，消积滞。治食生冷食物引起的腹泻。止消渴，治产劳虚汗，下痢崩中。

【发明】 [李时珍说]猪肾性寒，不能补命门精气。方药所用，只是借其引导而已。《名医别录》中的理、通二字最合理。肾有虚热的人，适宜食猪肾。如果是肾气虚寒的人，则不适宜吃。现在的人不了解其中的差异，往往吃猪肾加以补养，不可不慎。

【附方】 1.肾虚遗精，盗汗：猪肾一枚，切开去膜，填入附子末一钱，用湿纸裹好，煨熟，空腹食用，同时饮酒一杯。2.肾虚腰痛：猪腰子一个，切成片，用椒、盐腌去腥水，加入杜仲末三钱，包在荷叶中煨食，用酒送服。3.突然咳嗽：猪肾二枚、干姜三两，加水七升，煮至二升，饮服取汗。4.久泄不止：取猪肾一个，劈开，掺入骨碎补末，煨熟吃下，很有效。5.产后虚汗、发热、肢体疼痛，此病也叫作蓐劳：取猪肾一对，切小，加水三升，粳米半合，放入椒、盐、葱白煮粥吃。

胆

【性味】 味苦，性寒，无毒。

【主治】 治伤寒发热口渴。主骨热劳极，消渴，小儿五疳，杀虫。可外敷小儿头疮。治便秘，用芦苇筒从肛门纳入三寸灌汁，立即就会解下。通小便，敷恶疮，杀痔，治目赤视物不清，能明目清心，凉肝脾。加在热水中洗头发，可去油腻使头发有光泽。

【附方】 1.疔疮恶肿：取猪胆风干，和生葱捣烂，敷患处。2.汤火伤疮：用猪胆调黄柏末涂搽。

母猪蹄

【性味】 味咸，性小寒，无毒。

【主治】 煮汤服，可下乳汁，解百药的毒性，还可用来洗伤挞后的各种败疮。滑肌肤，祛寒热。煮羹吃，通乳脉，托痈疽，压丹石。煮成清汤，用于洗痈疽，溃热毒，消毒气，去烂肉，有效。

【附方】 1.妇女无乳：用母猪蹄一具，加水二斗，煮成五、六升，饮服。或加通草六分也可以。又方：母猪蹄四枚，加水二斗，煮成一斗，去蹄，放入土瓜根、通草、漏芦各三两，再煮至六升，去渣，加葱、豉做粥或汤吃。如身觉热并有微汗即为有效。乳若不通，可再次服药。2.痈疽发背：母猪蹄一双，通草六分，用绵裹煮羹吃。

狗

【释名】 犬、地羊。

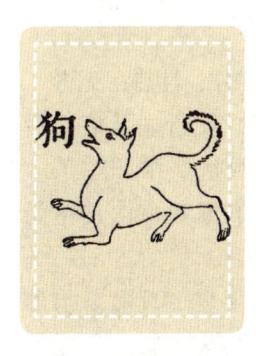

[李时珍说]狗，叩的意思。狗吠声有节奏，如同叩击物体一般。也有人说是因其苟且，故称之为狗，也就是韩非所说的"蝇营狗苟"的意思。卷尾有悬蹄的为犬，犬是象形字。所以孔子说，犬字像画狗。齐人称它为地羊。民间因忌讳狗字而为龙，所以狗又有乌龙、白龙的名称。

【集解】 [李时珍说]狗的品种非常多，但就用途来说可分作三类：田犬长嘴，善于狩猎；吠犬短嘴，善于看家；食犬体肥，可供食用。凡本草中所用到的，都是食犬。犬孕三个月而生，在畜属五行中的木，在八卦居艮位，在禽与娄星相对应。豺见到狗会下跪，虎吃了狗会醉，狗吃了番木鳖则死，这是物性相制伏。

狗肉

[李时珍说]肉以黄犬为上品，黑犬、白犬稍次。

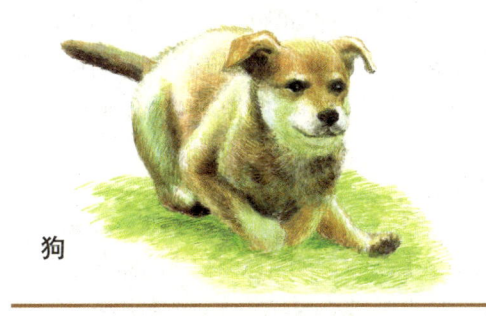

【性味】 味咸、酸，性温，无毒。反商陆，畏杏仁。与蒜同食，对人不利。

【主治】 安五脏，补绝伤，轻身益气。对肾有益。补五劳七伤，益阳事，补血脉，增强肠胃功能，填补精髓，将狗肉用五味烹煮，空腹食用。凡是吃狗肉，不可去血，去血则力少不益人。

【发明】 [李时珍说]脾胃属土，喜暖恶寒。犬性温暖，所以能治脾胃虚寒的疾病。脾胃温和，则腰肾受益。如素体气壮多火的人，宜忌食。

【附方】 1.戊戌酒，能大补元气：黄狗一只，取肉煮熟，再捣成泥，连汁拌煮好的糯米三斗，加曲，按常规方法酿成酒，每日清晨空腹饮适量。2.脾胃虚冷，腹满刺痛：用肥狗肉半斤加米和盐、豉煮粥吃。

狗胆

【性味】 味苦，性平，有小毒。

【主治】 主明目。外敷治痂疡恶疮。疗鼻道阻塞和鼻中息肉。主鼻出血和耳病，止消渴，杀虫除积，能破血。凡是血气痛以及伤损的人，用热酒送服半个，则瘀血尽下。治刀箭疮。可祛肠中脓水。

【附方】 1.耳出脓：用狗胆一枚、枯矾一钱，调匀，棉裹塞耳内。三、四次即愈。2.反胃吐食：取五灵脂末，用黄狗胆汁调和，制成龙眼大的丸子，每次取一丸，用好酒半盏磨化服。不过三服，即可见效。

羊

【释名】 羝、羯。

[李时珍说]《说文解字》上说，羊字像其头角足尾的形状。孔子说，牛、羊两字，各像其形。董子说，羊即祥的意思，所以用作吉祥的礼物。

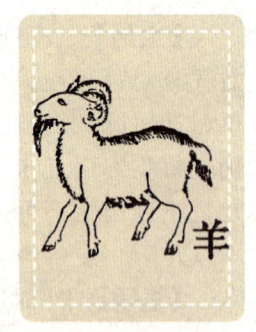

公羊叫羝，骟后的羊叫羯。羊之子叫羔。《内经》中称羊为柔毛、少牢。

【集解】 [寇宗奭说]生产在陕西、河东的羝羊尤为肥健，毛长而且很厚，入药用最好。如果是食用，倒不如北方无角的白大羊。[李时珍说]生长在江南的为吴羊，头身等长而毛短；生长在秦晋的是夏羊，头小身大而毛长。当地人在它两岁时就剪其毛，用来制毡物，也叫绵羊；广南英州有一种乳羊，吃仙茅，很肥硕，几乎没有血肉之分，吃了营养丰富很补人。无论何种羊都是孕四个月而生。羊的双目无神，其肠薄而回曲。羊在畜属五行中的火，所以容易繁殖而性热。在八卦中居兑卦，故其性格外柔内刚，厌恶潮湿而喜干燥。羊吃钩吻则肥，吃仙茅则多脂肪，吃仙灵脾则淫，吃踯躅则死。这是物性的宜忌。

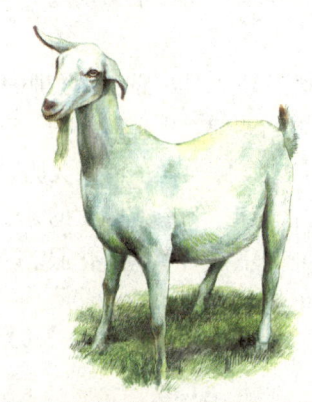

羊肉

【性味】 味苦，甘，性热，无毒。

[李时珍说]热病、流行病及疟疾后食用，必定会发热致危。孕妇吃了，会使子女多热。中羊毒者，饮甘草汤可解毒。

[汪机说]羊肉反半夏、菖蒲。与荞面、豆酱同食，会引发旧病。与醋同食，伤人心。

【主治】 暖中，治乳疾和头脑大风出汗，虚劳寒冷，能补中益气，安心止惊。止痛，利产妇。治因风所致眩晕，消瘦，补男子五劳七伤，疗小儿惊痫。能开胃健力。

【发明】 [李杲说]羊肉是有形之物，能补有形的肌肉之气，所以说补可祛弱，是人参、羊肉的属性。人参补气，羊肉补形。凡味与羊肉相同的，都能补血虚，是由于阳生则阴长的缘故。

【附方】 1.羊肉汤，治疗寒劳虚弱，产后心腹痛：肥羊肉一斤，加水一斗，煮汁八升，放入当归五两、黄芪八两、生姜六两，煮取二升，分作四次服。2.骨蒸久冷：羊肉、山药各一斤，分别煮烂，研如泥，下米煮粥吃。3.壮胃健脾：羊肉三斤，切小，加粱米二升同煮，下五味做粥吃。4.损伤青肿：新羊肉切片贴上。

羊乳

【性味】 味甘，性温，无毒。

【主治】 主补寒冷虚乏。润心肺，治消渴。利大肠，治小儿惊痫。口含，治口疮。疗虚劳，益精气，补肺、肾气，调小肠气。同羊脂一起做羹食用，可补肾虚和男女中风。治大人干呕和反胃，小儿干哕和舌肿，可时时温饮。解蜘蛛咬毒。

脑

【性味】 有毒。

胆

【性味】 味苦，性寒，无毒。

【主治】 主青盲，能明目。点眼，治赤障、白翳、风泪眼，能解蛊毒。疗疳湿，时行热疮，同醋服用，效果好。治各种疮，活全身血脉。

羊肚

【性味】 味甘，性温，无毒。

【主治】 疗反胃，止虚汗，治虚弱，小便频数，取羊胃做羹食，三五次即愈。

脊骨

【性味】 味甘，性热，无毒。

【主治】 主虚劳、寒中、羸瘦。补肾虚，通督脉，治腰痛、下痢。

【附方】 肾虚腰痛：取羊脊骨一具，捶碎，同蒜、薤煮食，同时饮少量酒为好。

羊胫骨

【性味】 味甘，性温，无毒。

【主治】 主虚冷劳。补脾弱，治肾虚者不能摄精，白浊，能除湿热，健腰脚，固牙齿，治误吞铜铁。

【附方】 筋骨挛痛：用羊胫骨泡酒饮服。

马

【集解】 [李时珍说]《名医别录》中以大同府所产的马最好。大抵马以西北的最强壮，东南的劣弱不及。马应月，所以怀孕十二月而生。马在畜属火，在时辰中属午时，在卦属乾，在五行属金。马食杜衡的善于奔跑，吃稻草的则足重。

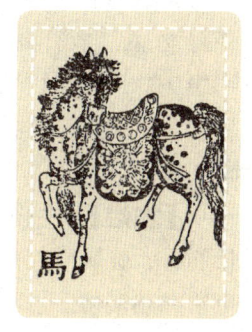

马肉

【性味】 味辛、苦，性冷，有毒。以纯白公马的肉最好。

《日华子诸家本草》载：只堪煮食，余食难以消化。将肉用清水浸泡，直至捏出的水无血后才可以煮食。不然则毒不能出，使人生疔肿。或者用冷水煮，不可盖上锅盖。

[李时珍说]若吃马肉中毒，可饮莱菔汁、吃杏仁来解毒。

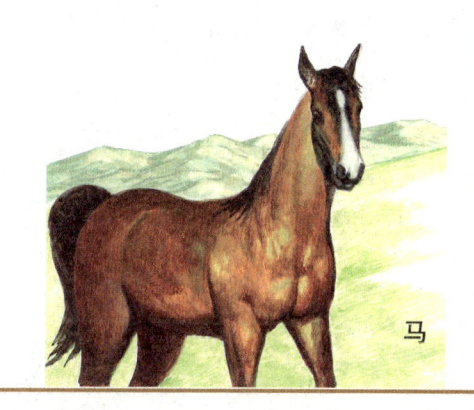

[萧炳说]患痢疾和生疥疮的人不要食用，否则会使病情加重。妊妇及乳母也不宜食用。

[孟诜说]马肉与苍米、苍耳同食，必得恶病，十有九死。与猪肉同食，致腹泻。与姜同食，生气嗽。吃马肉后毒发心闷者，饮清酒可解，饮浊酒则加重。

【主治】 主伤中，能除热下气，长筋骨，强腰脊，使人健壮。做肉干，可治寒热痿痹。煮汤，用来洗头疮引起的白秃。

马乳

【性味】 味甘，性冷，无毒。

【主治】 可止渴，治热。做成酪后则性温，食后会消肉。

马肝

【性味】 有大毒。

[李时珍说]按汉武帝所说，吃马肉不要吃肝。又说，文成王食马肝而死。由此可知马肝的毒性相当大。方家用豆豉汤和鼠屎解马肝中毒。

马鬃毛

【性味】 有毒。

【主治】 治小儿惊痫，女子崩中赤白。烧灰服用，能止血，可涂治恶疮。

马血

【性味】 有大毒。

[孟诜说]凡生马的血进入人肉中，一二日便会肿起，伤及心后即死。

马汗

【性味】 有大毒。

[陶弘景说]长疮的人接触了马汗、马气、马毛、马尿、马屎都会使疮疾加剧。

□ 牛

【集解】 [陈藏器说]牛有好几种。南方人以水牛为牛，北方人则以黄牛、乌牛为牛。

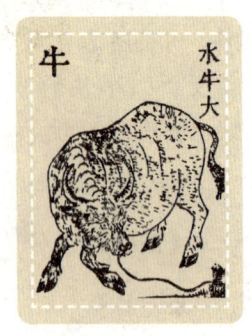

[李时珍说]水牛为青苍色，腹大头尖锐，形状类似于猪，角像战矛，护卫其犊，能与虎搏斗，也有白色的。牛只有下齿没有上齿，以牙齿来判断牛的年龄，二颗牙齿的三岁，四颗牙齿的四岁，六颗牙齿的五岁，六岁以后，每年增加一节脊骨。牛耳聋，用鼻子听声音。牛的瞳孔竖长而不是横的。它的叫声为"牟"，腹中未消化的草叫圣齑。牛在畜居五行的土位，在八卦中居坤位，土性缓和，所以牛的性格很温顺。

黄牛肉

【性味】 味甘，性温，无毒。

《日华子诸家本草》载：黄牛肉微毒，食用后会诱发药毒，引发旧疾，不如水牛肉好。[李时珍说]病死的牛有大毒，使人生疔疮而暴亡。黄牛、水牛肉，与猪肉及黍米酒同食，会生寸白虫；与韭、薤同食，使人生热病；与生姜同食，损害牙齿。煮牛肉时加入杏仁、芦叶，则易熟烂。

【主治】 安中益气，养脾胃。补

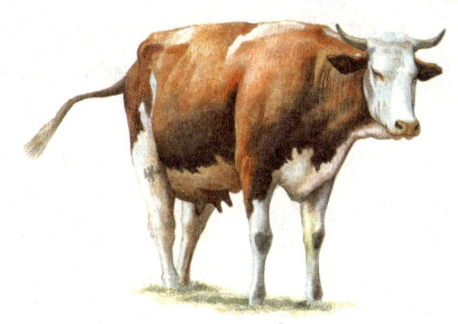

益腰脚，能消渴和止唾涎。

水牛肉

【性味】 味甘，性平，无毒。宜忌与黄牛相同。

【主治】 治消渴止吐，能安中益气，养脾胃。补虚壮健，强筋骨，消水肿，除湿气。

牛乳

【性味】 味甘，性微寒，无毒。[陈藏器说]牛乳与酸物相反。

【主治】 补虚羸，止渴。养心肺，解热毒，润皮肤。冷补，下热气。与酥煎沸后饮，祛冷气所致的胸腹胀痛。患热风的人适宜饮用。老人煮食有益。加姜、葱，可止小儿吐乳，补劳。治反胃热哕，补益劳损，润大肠，治气痢，除黄疸，老人煮粥吃十分适宜。

【发明】 [李时珍说]用牛乳煎荜茇，治疗痢疾有效，因一寒一热能调和阴阳。其法为：牛乳半斤，荜茇三钱，同煎至一半，空腹一次服完。

牛脂

【性味】 味甘，性温，微毒。多食会引发旧病、疮疡。黄牛的牛脂好，炼过后使用。

【主治】 治各种疮癣白秃，也可以加到面脂中。

牛髓

【性味】 味甘，性温，微毒。黑牛、黄牛、母牛的牛髓好，炼过后使用。

【主治】 主补中，填骨髓，久服增寿。平胃气，通十二经脉。用黑牛髓、地黄汁、白蜜各等份，煎服，治瘦弱。安五脏，平三焦，续绝伤，益气力，止泄利，祛消渴，都用清酒暖后送服。能润肺补肾，润泽肌肤，调理折伤，搽损痛，非常好。

牛百叶

牛羊吃草，与其他兽不同，所以其胃内有牛百叶，有肫，有蜂窝，也与其他兽不同。肫即胃最厚的地方。

牛胆

【性味】 味苦，性大寒，无毒。

【主治】 可制成丸药使用。除心腹热渴，止下痢及口干焦燥，还能益目养精。腊月酿槐子服用，可明目，治痔湿的效果很好。用牛胆酿南星末，阴干，治疗惊风有神效。除黄杀虫，治痈肿。

牛角

【性味】 味苦，性寒，无毒。

【主治】 水牛角烧烤后，治时气寒热头痛。煎汤，治热毒风及壮热。治淋破血。

驴

【释名】 [李时珍说]驴即胪。胪指腹部。马的力气在前腿，驴的力气却在腹部。

【集解】 [李时珍说]驴的面颊长，额头宽，竖耳朵，长尾巴，夜晚鸣叫与更次相应，善于驮负货物。驴有褐、黑、白三色。女真、辽东等地出野驴，像驴但色驳杂，尾巴和鬃毛很长，骨骼大，食用它的功效与驴相同。西部出的山驴，有角像羚羊。东海岛上的海驴，却能入水。

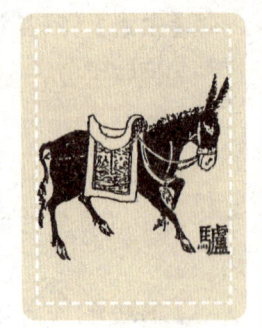

驴肉

【性味】 味甘，性凉，无毒。

[吴瑞说]病死的驴有毒。吃驴肉，同时饮荆芥茶，会死人。驴肉与凫茈同食，令人拘挛抽搐。

【主治】 治忧愁不乐，能安心气。补血益气，治多年劳损，将其煮汤后空腹饮。还能疗痔引虫。

【发明】 [寇宗奭说]吃驴肉后动风，脂肥的尤甚，屡试屡验。

驴皮

【主治】 煎成胶食用，治一切风毒，骨节疼痛，呻吟不止。如与酒同服效更好。用生驴皮覆盖疟疾病人，疗效好。煎成胶服，主鼻出血、吐血、肠风血痢，崩中带下等。详见阿胶。

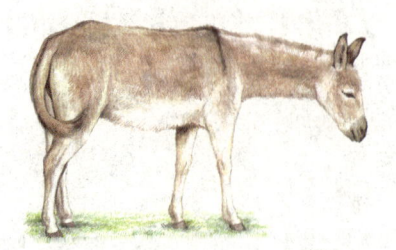

【附方】 牛皮风癣：生驴皮一片，用朴硝腌过，烧成灰，用油调后搽涂。名一扫光。

骡

【集解】 [李时珍说]骡的体形比驴大，而又比马强健。它的力量在腰部，盆骨不能开合，所以不能产子。

肉

【性味】 味辛、苦，性温，有毒。

[宁源说]骡的品性顽劣，肉不益人，孕妇吃了会难产。

驼

【释名】 橐驼、骆驼。

【集解】 [马志说]野驼、家驼，都生长在塞北、河西一带。其脂在两峰内，都能入药。

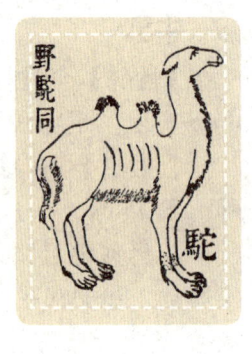

[李时珍说]驼的形状与马相似，而头又像羊，颈长，垂耳，脚有三节，背上有两个突出的肉峰成鞍形，有苍、褐、黄、紫等皮色。其性耐寒恶热，所以夏至时毛都褪去。它的粪烧出的烟像狼烟一样直冲云霄。它能负载千斤，日行二三百里，又能感知泉源水脉和风候。人们在沙漠中如果找不到水，沿驼足踏的地方即可找到水源。沙漠的夏季多沙尘暴，旅行者遇到了会死，风来临

前，驼必定会聚在一起鸣叫，并会将口鼻埋入沙中。卧倒时腹部不会着地，屈足后腹下能透光的是明驼，最能远行。于阗国有风脚驼，疾如风，可日行千里。土番有独峰的骆驼。

阿胶

【释名】 傅致胶。

[陶弘景说]出自山东的东阿，所以叫阿胶。

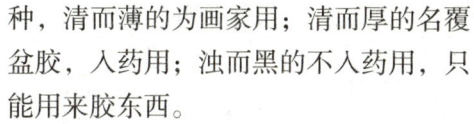

【集解】 [陶弘景说]胶有三种，清而薄的为画家用；清而厚的名覆盆胶，入药用；浊而黑的不入药用，只能用来胶东西。

[李时珍说]十月到次年三月间制胶较好，用牛皮、驴皮制的为上品，猪、马、骡、驼皮的次之，旧皮、鞋等为下品。制胶时都取生皮，用水浸泡四五天，洗刮得非常干净后熬煮，不断搅动，并时时添水。熬煮至极烂的时，滤汁再熬成胶，倒入盆中放冷凝固。靠近盆底的名盆胶，熬胶水以咸苦的为好。古方多用牛皮，后来才以驴皮制的为好。假胶都掺有马皮、旧革等，其气浊臭，不能入药用。当以色黄透明如琥珀色，或者黑而光亮如漆的为真品。真的阿胶没有皮革的腥臭味，在夏天也不会湿软。

【性味】 味甘，性平，无毒。[张元素说]阿胶性平味淡，气味俱薄，浮而升，属阳。它入手太阴、足少阴、厥阴经。阿胶得火良，与薯蓣相使，畏大黄。

【主治】 主心腹内出血，腰腹痛，四肢酸痛，女子下血，能安胎。疗男子小腹痛，虚劳羸瘦，脚酸不能长时间站立，能养肝气。坚筋骨，益气止痢。疗吐血、衄血、血淋、尿血、肠风下痢、妇人血痛血枯、月经不调、不孕、崩中带下、胎前产生诸病。还能治男女一切风病、骨节疼痛、水气浮肿、虚劳咳嗽喘急、肺痿唾脓血以及痈疽肿毒。能和血滋阴、除风润燥、化痰清肺、利小便、调大肠。

【发明】 [陈藏器说]各种胶都主风、止泄、补虚，而以驴皮主风为最好。[李时珍说]阿胶主要是补血与液，所以能清肺益阴而治诸症。

【附方】 1.肺风喘促：取透明阿胶切小，炒过，加紫苏、乌梅肉（焙研）各等份，用水煎服。2.老人虚秘：阿胶（炒）二钱、葱白三根，水煎化，加蜜两匙，温服。3.赤白痢疾，用黄连阿胶丸，治肠胃气虚，冷热不调，下痢赤白，里急后重，腹痛口渴，小便不利：阿胶（炒过，水化成膏）一两、黄连三两、茯苓二两，同研末，捣成梧子大的丸子，每次用粟米汤送服五十丸，一天三次。4.吐血不止：阿胶（炒）二两、蒲黄六合、生地黄三升，加水五升，煮取三升，分三次服。5.月经不调：阿胶一钱，蛤粉炒成珠后研末，用热酒送服。6.月经不止：阿胶炒焦研为末，用酒送服二钱。7.妊娠胎动，用胶艾汤：阿胶（炒）二两、熟艾叶二两、葱白一升，水四升，煮成一升半，分次服。8.多年咳嗽：阿胶（炒）、人参各二两，同研末。每次取三钱，加豉汤一盏，葱白少许，煎服，一天三次。

麝

【释名】 射父、香獐。

[李时珍说]麝的香气能向远处播散，所以叫麝。也有人说麝父之香来射，故名，也说得通。它的外形与獐相似，所以俗称香獐。梵书上把麝香叫莫诃婆伽。

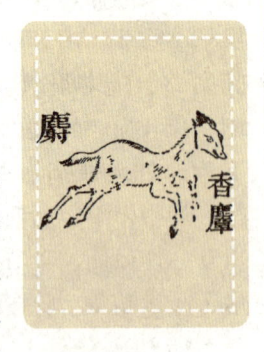

【集解】 [陶弘景说]麝的外形像獐但比獐小，为黑色。常吃柏树叶，也吃蛇。麝香长在阴茎前的皮下，并有膜袋裹着。五月时获得香，往往可以在麝香中看到蛇皮和骨。现在的人用蛇蜕皮裹麝香，说是会更香，这是两物相使的原因。麝在夏天捕食很多的蛇、虫，到寒冬时，则香已填满，入春后麝脐内急痛，便自己用爪子剔出香，还拉屎尿将香覆盖住。麝常在一个固定的地方剔香。曾有人遇到麝藏香之处，得香一斗五升，这样的香绝对超过杀取获得的香。

[苏颂说]现在，麝常出没在陕西、益州、利州、河东等处的山中，而秦州、文州各少数民族地方也很多。蕲州、光州有时也有，但香特别的小，一子才只有弹丸般大，不过往往是真的，因那的人不大会做假。麝香分三等：生香最好，名遗香，是麝自己剔出来的香，很难获得，价如明珠。这种香聚合处，远近的草木都不生长，或者变为焦

黄。如有人带香走过园林，则园中的瓜果都不会结果实。脐香为二等，为捕杀麝而获得的。心结香为三等，这是是麝遇到大兽追逐，惊恐失心，狂跑跌死。有人获得，剖开心看到血流出，滴在脾上，成干血块的就是，不堪入药用。

[慎微说]《谈苑》载，商汝山中有很多麝，常在一个固定的地方遗粪，人以此而获得。麝天生对自己的脐很爱护，如果人追赶它过急，它即跳岩，并举爪剔裂其香，死后仍拱起四足保护脐。所以李商隐有诗说："投岩麝退香。"许浑诗说："寻麝采生香。"

[李时珍说]麝居住在山中，獐居住在沼泽之地，可以此来分辨它们。西北产的麝香结实，东南产的叫土麝，也可以用，只是药力次之。中南有灵猫囊，其香气如麝，人们常将它们混淆。

麝脐香

【性味】 味辛，性温，无毒。

[李鹏飞说]麝香不可接近鼻子，否则有白虫入脑，会得癫病。将麝香长期带在身上，香会穿透关节，让人生怪病。

【主治】 通诸窍，开经络，透肌骨，解酒毒，消瓜果食积，治中风、中气、中恶，痰厥，积聚癥瘕。辟恶气，

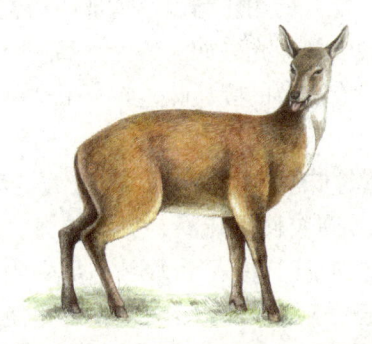

杀鬼精物，除三虫蛊毒，治温疟惊痫。疗各种凶邪鬼气，中恶，心腹暴痛，胀急痞满，风毒，能祛面黑斑、目生翳膜，治妇人难产，可堕胎。疗鼻窒，闻不到香臭。

【附方】1.中风不省：麝香二钱，研为末，加清油二两和匀，灌服，过一会则病人自己苏醒。2.瓜果食积，伤脾作胀，气急：取麝香一钱，生桂末一两，加饭和成绿豆大的丸子。大人服十五丸，小儿服七丸，白开水送下。3.催生易产：用麝香一钱，水研服，立下。4.山岚瘴气：用水送服麝香三分即解。

麝肉

【性味】味甘，性温，无毒。

[孟诜说]蛮人常食用，味像獐肉而带腥气，说是吃了不怕蛇毒。

【主治】主治腹内积块、腹胀痛。

狐

【释名】[李时珍说]《埤雅》说，狐，孤也。狐生性多疑，多疑则不合群，所以狐字从孤。也有人说狐善知虚实，以虚击实，实即孤，所以字从孤，也说得通。

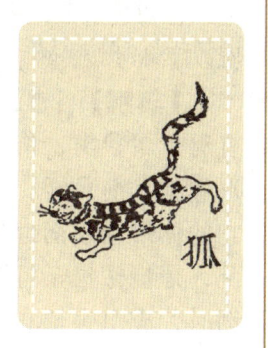

【集解】[苏颂说]狐外形像小黄狗，但鼻子尖，尾巴大。

[李时珍说]狐，南北方都有，北方偏多。狐有黄、黑、白三种颜色，白色的尤其稀有。尾有白钱纹理的狐也很好。白天狐在洞穴里伏着，夜间出来偷食。它的声音像婴儿，气味极臊烈，毛皮可做裘衣。它的腋毛为纯白色，叫作狐白。[许慎说]狐是妖兽，为鬼邪所附。狐有三个特点，色中和，前小后大，死时头朝向洞穴所在的山坡。

狐肉

【性味】味甘，性温，无毒。

【主治】狐肉同肠一道做肉羹吃，治疮疥不愈。煮、烤来吃，可补虚损；又主五脏邪气。患蛊毒寒热的人，宜多吃。切成细肉生吃，可暖中祛风，补虚劳。

狐皮

【主治】辟邪魅。

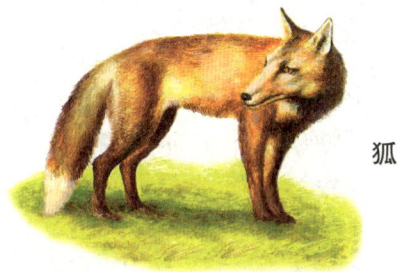

貉

【释名】[李时珍说]按《字说》上载，貉与獾在同一洞穴中不同地方，故字从各。《说文解字》作貃。

【集解】[寇宗奭说]貉的外形与小狐相像，毛呈黄褐色。[李时珍说]貉生活在山林野丛间。外形像狸，头锐鼻尖，斑色。它的毛深厚滑顺，可用来制作裘服。与獾同居一穴而各在一处，白天伏睡夜晚出来，捕食虫物，出来活动总是与獾随行。它生性爱睡，人们饲养它，用竹将它叩醒，过不了一会儿它又睡了，所以把好睡叫作貊睡。俗言打瞌睡，是谬误。俚人又说，它其实并不是爱睡觉，只是耳朵聋，所以一见到人就跑。

肉

【性味】 味甘，性温，无毒。

【主治】 主五脏虚劳及女子虚惫。

□ 猪獾

【释名】 貒、猪獾。

【集解】 [李时珍说]貒也就是现在所说的猪獾，山野间处处都有，穴居。它的外形与小猪相像，形体肥胖而行动迟钝。其耳聋，见人便跑。它脚短，尾短，嘴尖，毛呈褐色，能打洞入地，以虫、蚁和瓜果为食。它的肉微带些土味，皮毛不如狗獾的好。

肉

【性味】 味甘、酸，性平，无毒。

【主治】 水胀久不愈的人，将貒做羹吃，逐水效果好。服丹石动热，下痢赤白久不愈的，将貒肉煮后露一夜，空腹和酱食用，一顿即愈。瘦人加五味调和煮食，可长肌肉。野兽中只有猪獾的肉味最甘美，对瘦人有益。治上气虚乏，咳逆劳热，将貒肉加五味煮食。

□ 獾

【释名】 狗獾、天狗。

[李时珍说]獾又作狟，说它肥钝的样子，蜀人把它叫作天狗。

【集解】 [李时珍说]貒是猪獾，獾为狗獾，两者相似但略有不同。狗獾像小狗而更肥壮，尖嘴短足，尾短毛长，呈褐色，皮可做裘领，也吃虫蚁瓜果。另外，辽东女真地区有海獾，它的皮可用来做裘衣，也属此类。[汪颖说]各处山野间都有狗獾。它居住在土洞里，外形与家狗相似而脚短，吃果实。其肉味很香美，皮可制成裘衣。

肉

【性味】 味甘、酸，性平，无毒。

【主治】 主补中益气，宜人。小儿疳瘦，杀蛔虫，适宜食用。其他功用与猪獾相同。

□ 豺

【释名】 又名豺狗。

[李时珍说]按《字说》上说法，豺能胜过同类，且知道祭兽，可以说有一定才智，所以字从才。

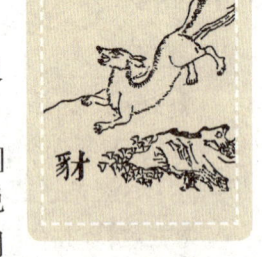

【集解】 [李时珍说]山中到处都有豺，属狼类，俗名叫豺狗。它的外形像狗，前足矮，后足高，尾巴长。它的体形细瘦而健猛，毛色黄褐而散乱，牙齿像锥子且能噬物。豺成群行动时，虎也害怕它们。豺喜欢吃羊，声音像狗，人们都讨厌它，认为它能招引鬼怪，为不祥之物。它的气味臊恶无比。罗愿说："世间传言狗是豺的舅舅，豺见到狗则下跪。"这不过是动物间相互制约罢了。

肉

【性味】 味酸，性热，有毒。

[孟诜说]吃豺肉，会损人的精神，消耗人的脂肉，让人消瘦。

豺皮

【性味】 性热。

【主治】 治冷痹脚软，将皮炮制好后缠裹病处。疗各种疳痢，腹中各种疮，将其煮汁饮，或烧成灰用酒冲服。烧成的灰也可以用来敷齿疮。

狼

【释名】 又名毛狗。

[李时珍说]按《禽书》上的说法，狼追逐猎物时，能倒立，能预测猎物所在的方向，属兽中厉害的，所以字从良。《尔雅》上载，雄狼叫獾，雌狼叫狼，子狼为獥。

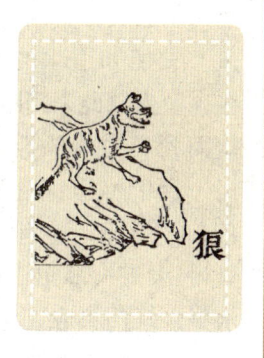

【集解】[李时珍说]狼属豺类，处处都有，北方尤其多，人们喜欢吃。南方人叫它毛狗。它居住在洞穴中，形体大如狗，锐头尖嘴，面颊白色而两肋相连，身体前部窄、高，后部宽、矮，脚不高，吃鸡、鸭、鼠类。它的毛色黄黑相杂，也有苍灰色的；声音忽大忽小，还能装作小儿啼哭声来迷惑人，山村人相当厌恶它在冬天啼叫。它的肠直，所以鸣叫时尾部扬起，粪便接连不断。把它的粪便点成烽烟，烽烟直上而不斜，即使狂风也吹不散，所以军情紧急时点燃它示警。狼生性警惕，食前善于张望而吃时凶暴，践踏猎物，散乱不堪。狼老时，颌下肉垂着像袋子，向前走时会踩到，向后退时会被自己的尾巴绊倒，进退两难。

[汪颖说]狈前足短，知道哪有食物，狼后足短，背狈而走，所以称为狼狈。

狼肉

【性味】 味咸，性热，无毒。味道比狐、犬要好。

【主治】 主补益五脏，厚肠胃，填精髓，腹内有积冷的人适宜吃。

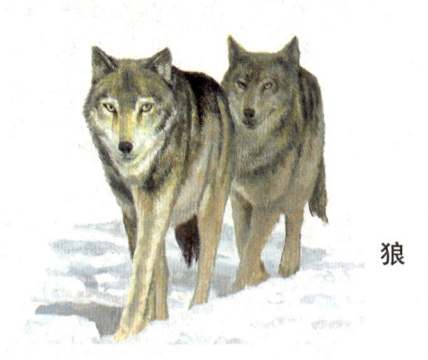

兔

【释名】 又名明视。

[李时珍说]《礼记》叫它明视，是说兔子眼睛不眨，看东西清楚明了的意思。梵书上把兔叫舍舍迦。

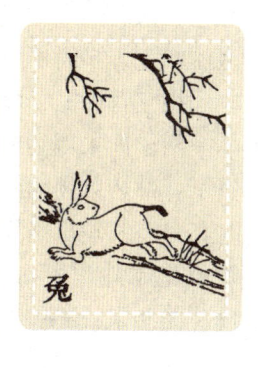

【集解】[苏颂说]到处都有兔子。它为食物中的上味。[李时珍说]按《事类合璧》载，兔大如狸而毛为褐色，外形像鼠而尾短，耳大而尖。上唇缺，体内没有脾，胡须长，前脚短。屁股有九个孔，靠脚背坐，动作灵敏快捷善跑跳。

兔肉

【性味】 味辛，性平，无毒。

【主治】 主湿热痹症。能止渴健脾，兔肉生吃，可压丹石毒。补中益气。凉血，解热毒，利大肠。

【发明】 [李时珍说]兔到冬天咬树皮，是因为已得金气，气血充实，故味美。到春天食草麦而金气衰退，故味道不如冬天的好。给小儿吃兔肉，说是使痘出得稀少，大概是因其性寒而解热的缘故，所以又能治消渴，压丹石毒。如痘已出及虚寒的人，不要吃兔肉。

山獭

【集解】 [李时珍说]山獭大多产于宜州、嵊峒以及南丹州，当地人叫它插翘。它性情淫毒，山中常有山獭，母兽便会逃避离去。獭没有配偶则抱木而枯死。据说瑶族妇女在春天集体进山捉取它。獭闻妇人的气味，必定会跳起来抱住妇人，牢固不可摆脱，因而可扼杀它。把它背回家，取阴卵一枚，价值黄金一两，如果得到抱木而死的獭就更奇贵了。部族首领对此栽物甚为珍惜，如有私自将其卖出瑶界的，立刻论死。此物就是本地也不常见，方士们多用鼠璞、猴胎来冒充。

山獭阴茎

【性味】 味甘，性热，无毒。

【主治】 阳虚阴痿，精寒而清的人，用酒磨少许服用。

山獭骨

【主治】 解药箭毒，研少许敷搽，立消。

水獭

【释名】 水狗。

[李时珍说]《字说》上载，水獭在正月、十月将捕到的鱼陈列水边，如祭祀一般，知恩图报，一些兽多依赖它，又因其外形似狗，所以字从犬，从赖。

【集解】 [李时珍说]獭像青狐但体形小，毛为青黑色，像狗，皮肤像蝙蝠，尾巴长，有四足，居住在水中，吃鱼。它能知道水的汛期而选择洞穴所在，乡人以此来判断涝旱。古有"熊吃盐而死，獭饮酒而毙"的说法。现在川、沔的渔家，往往驯养它，让它捕鱼，很敏捷。也有白色的水獭。[陶弘景说]水獭大多出没在溪岸边。有两种水獭，入药只取以鱼祭天的那种。还有一种是猨獭，个头大而头像马，身像蝙蝠，不入药用。[寇宗奭说]獭，四脚都短，头、身和尾都狭小，毛色像旧的紫帛。大的身至尾长三尺多。它吃鱼，生活在水中，也在树木上休息。如将獭放在大水瓮中，它在里面旋转如风，水都成旋涡。西戎的人用它的皮来装饰氅服领、袖，说是不沾污垢。

水獭肉

【性味】 味甘、咸，性寒，无毒。

[陶弘景说]不可与兔肉一起吃。

【主治】 煮汁服，疗疫气温病，以及牛马时令流行病。治水气胀满，热毒风。主骨蒸热劳，血脉不行，荣卫虚满，及女子经络不通，血热，大小肠秘。另外，它能消耗男子阳气，不宜多吃。

卷十七 人部

[李时珍说]《神农本草经》的人部，唯脱发可入药，因此把人和别物区分开来。后世的方士，把人的骨、肉、胆、血，都入药用，不仁。凡于仁义无害的内容才详细论述，将残忍邪秽的则略去不述。

□ 乳汁

【释名】 奶汁、仙人酒。

【集解】 [李时珍说]乳是阴血所化，生于脾胃，摄于冲任。未受孕则下为月经，受孕后留而养胎，产后则由红变白，上成为乳汁，这是造化之妙。凡是入药，应取首胎生男孩且乳妇健康的乳汁，白而稠的最好。色黄赤、清淡而有腥秽味的都不能用。正在怀孕中的妇人的乳汁，叫忌奶，小儿饮了会出现呕吐腹泄，成疳病，十分有害。

【性味】 味甘、咸，性平，无毒。

【主治】 补益五脏，使人健壮，白洁、悦泽。治疗眼红肿疼痛流泪，解独肝牛肉毒，用它和浓豉汁同服，有神效。

【发明】 [李时珍说]人乳无定性。如果乳妇情绪平和，饮食清淡，则其乳性必定平和。如果乳妇脾气暴躁，饮酒食辛辣之物，其乳必热。凡服乳汁，须热饮，如晒干成粉，入药效果则更佳。

□ 口津唾

【释名】 也称灵液、神水、金浆和醴泉。

【集解】 [李时珍说]人的舌下有四窍，两窍与心气相通，两窍与肾液相连。心气流入舌下的是神水，肾液流入舌下的则叫灵液。道家认为，口津液是金浆玉醴。溢为醴泉，聚为华池，散为津液，降为甘露。所以能灌溉脏腑，润泽肢体。故养生修行的人咽津纳气，都称为清水灌灵根。人若终日不唾，则精气常留，颜色也因此不会枯干；若久唾则会损精气，成肺疾，皮肤枯涸。

【性味】 味甘、咸，性平，无毒。

【主治】 主疮肿、疥癣。明目退翳，消肿解毒，避邪。

【发明】 [李时珍说]人如能每天早晨漱口擦齿，以津养目，或在平时用舌舐拇指甲后，揩目，长此下去会使人双眼光明不暗。

□ 人胞

【释名】 也叫胞衣、胎衣、混沌衣、紫河车、混元母、佛袈裟、仙人衣等。[李时珍说]人胞是因为包人如衣，所以得名。

【集解】 生第一胎的最佳，其次是健壮无病的妇人的。取来后用淘米水洗净，盛于竹器内，在溪流中流去筋膜，再用乳香酒洗过，于篾笼内烘干研末。

【性味】 味甘、咸，性平，无毒。

【主治】 主气血不足，妇人劳

损，面皮黑，腹内诸病瘦弱。则打理干净，用五味和之，给妇人吃。治癫痫失志恍惚，安神养血，益气补精。

【附方】 1.五劳七伤，吐血虚瘦。用初生的紫河车，洗净至清汁流出乃止。以酒煮烂，捣如泥，加白茯神末，和成丸子，如梧子大。每服百丸，米汤送下。忌用铁器煮熟。2.大小痫疾。用初生紫河车一具，洗净后放水中浸几天（春三、夏一、秋五、冬七）取出焙干为末，加羌活、天麻、防风、各半两，白僵蚕、白附子各一两，南星二两，川乌一个，全蝎二十一个，一起研末，再加糊做成丸子，如梧子大，以朱砂为衣，每服五十丸，好酒送下。3.母赤生翳。用初生婴儿的河车晒干，焙过，研为细末，每日敷眼中，直至病愈。